누가 봐도 재미있고 완전 쉬운

기초 인체 해부생리 1

누가 봐도 재미있고 완전 쉬운

기초 인체 해부생리 I

이정욱, 김주현, 양승민, 김중환 저

그림 천기영

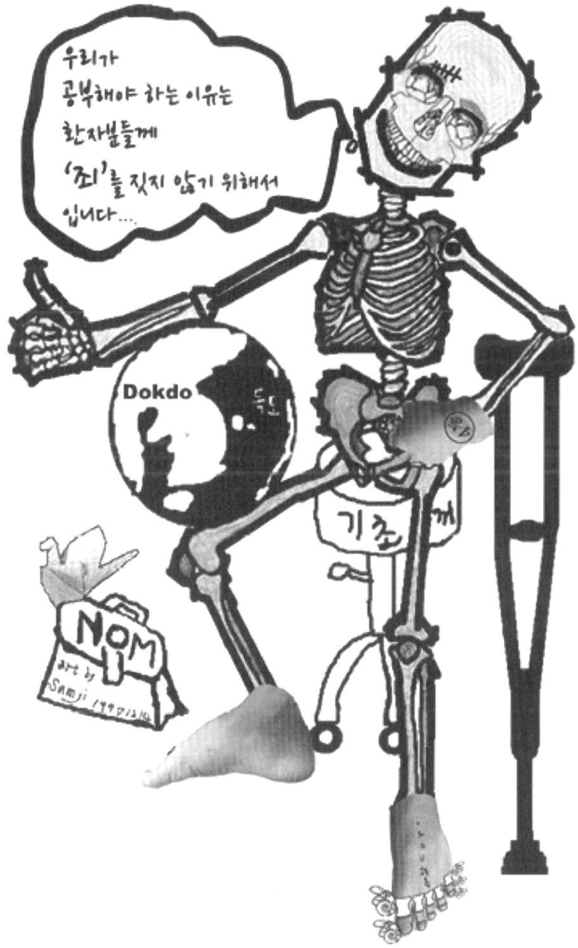

영 문 출 판 사

■ 대표저자

김중환 : 용인대학교 물리치료학과 교수

■ 공동저자

이정욱 : 호남대학교 물리치료학과 교수
김주현 : 원광보건대학교 물리치료학과 교수
양승민 : 원광보건대학교 물리치료학과 외래강사

■ 그림

천기영 : 용인대학교 재활복지대학원 석사

해부생리

기초 인체 해부생리 1

2022년 2월 15일 초판인쇄
2022년 2월 28일 초판발행

지은이 : 김 중 환 외
발행인 : 박 병 조
발행처 : 도서출판 영문출판사
등 록 : 1987년 12월 21일 제2-419호
주 소 : 서울시 강남구 삼성동 69-1
전 화 : (02) 514-5590, 776-5590
팩 스 : (02) 756-8943
E-mail: yeongmunsa@empas.com
홈페이지 : www.ymsbook.net
정 가 : 45,000원
ISBN 978-89-7224-524-7 93510

※ 파본은 교환해 드립니다.

차례서序 글월문文 및 느낄감感 사례할사謝 의 글

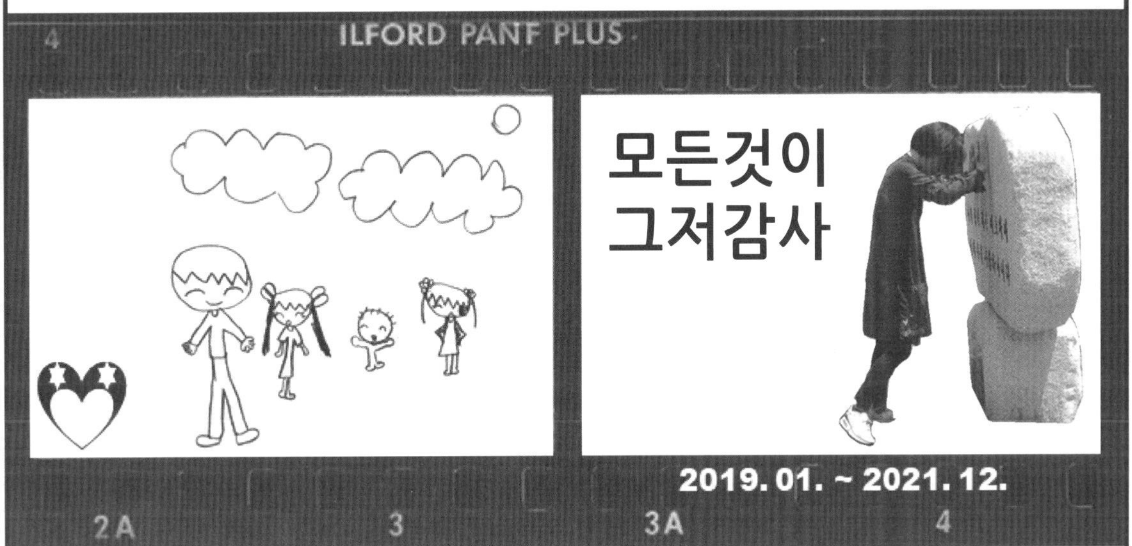

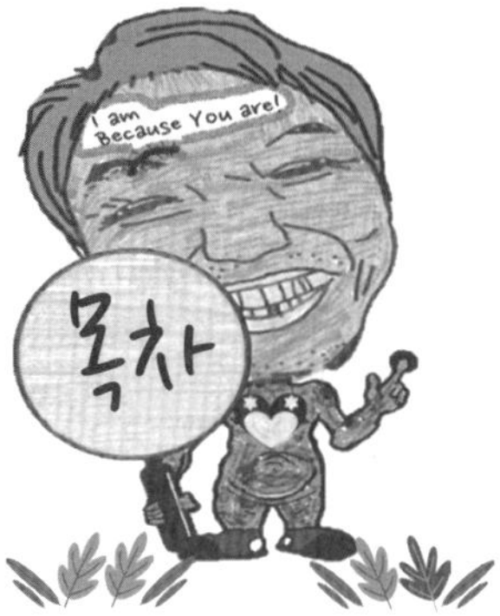

내용의 순서

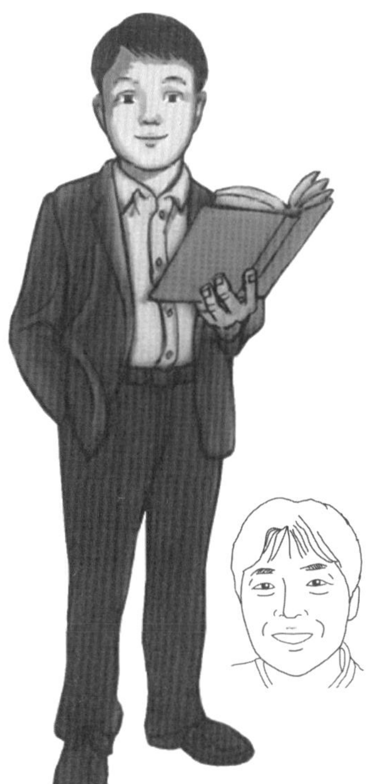

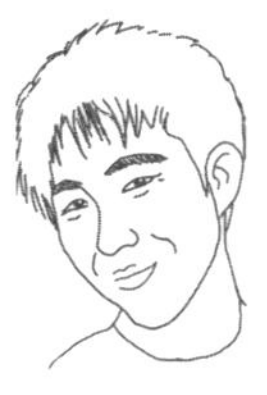

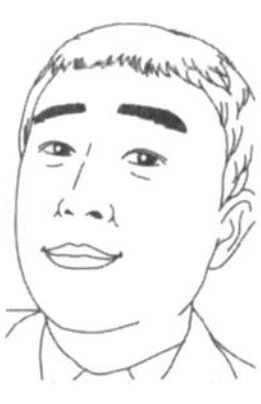

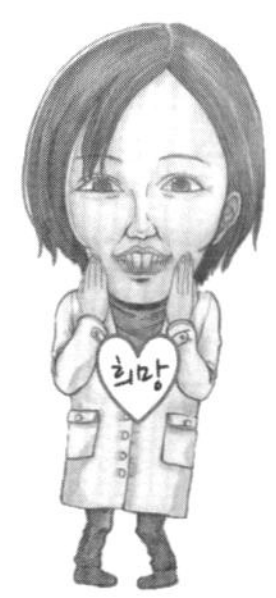

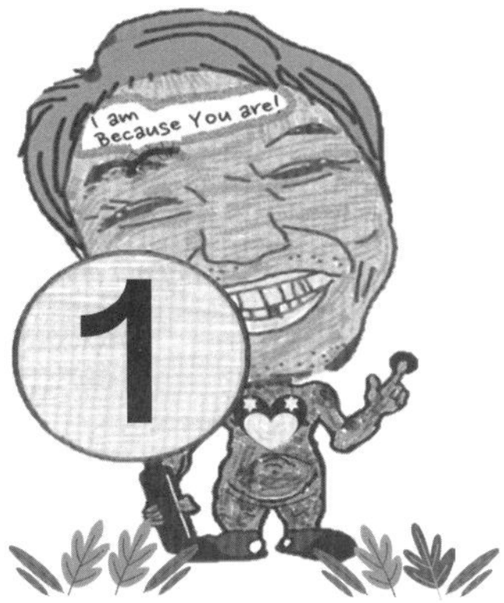

1 인체 개요와 뼈의 구조 및 생리

소년은 늙기 쉽고 학문은 이루기 어렵다.
일초의 짧은 시간이라하여 가벼이 여기지 마라.
연못가의 봄풀이 채 깨어나지도 못했는데
계단 앞 오동나무잎은 벌써 가을을 알리는구나.

주자 권학문

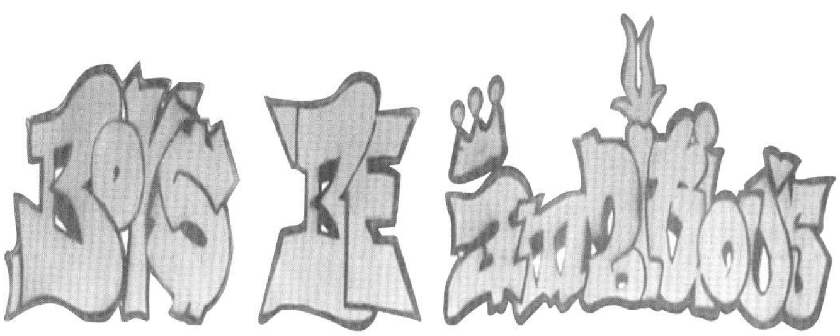

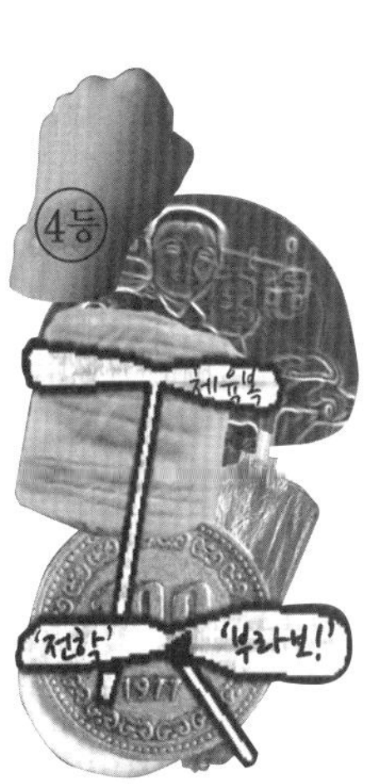

Skeletal System

뼈골骨 격식격格 이을계系

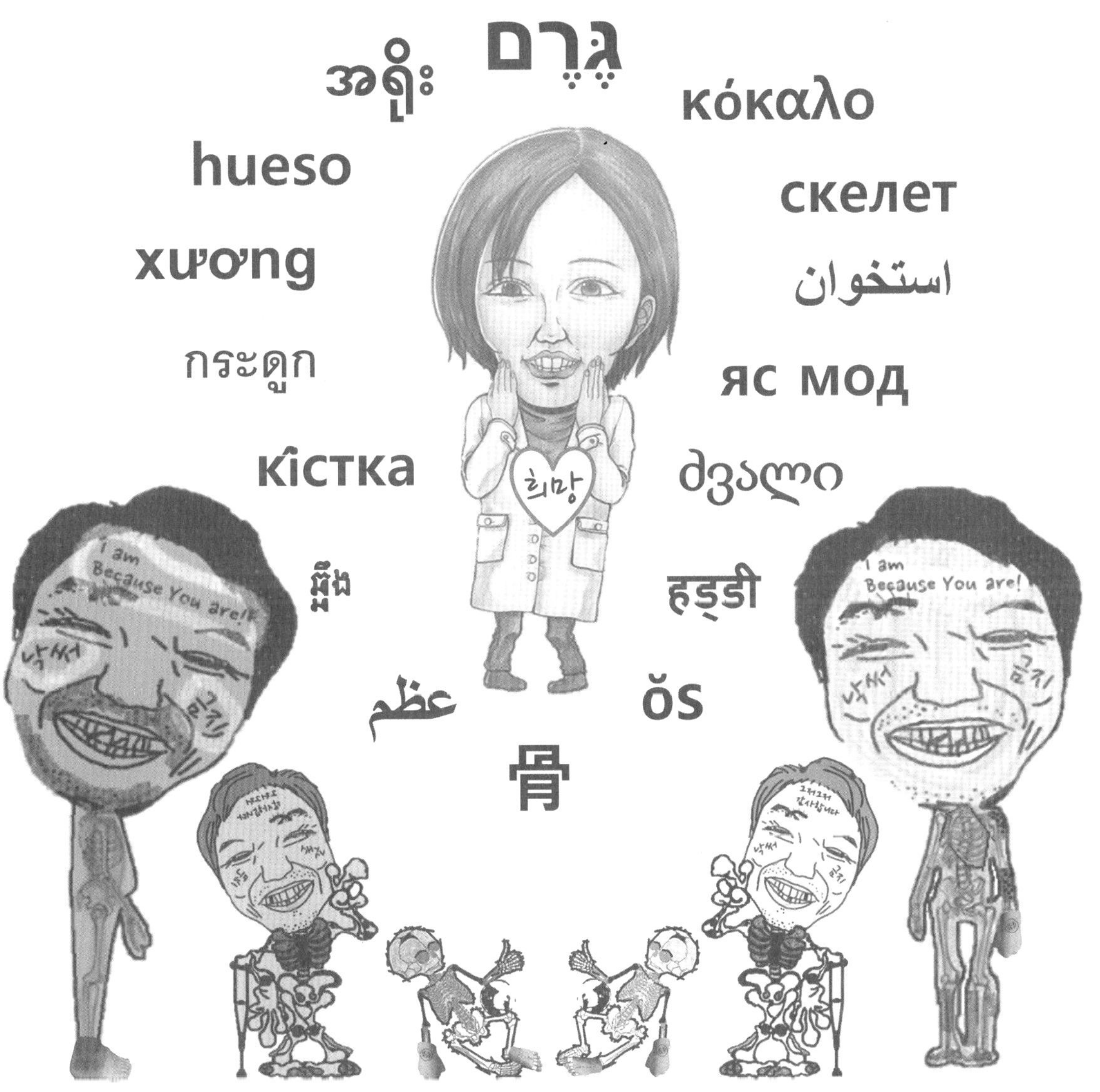

1-1

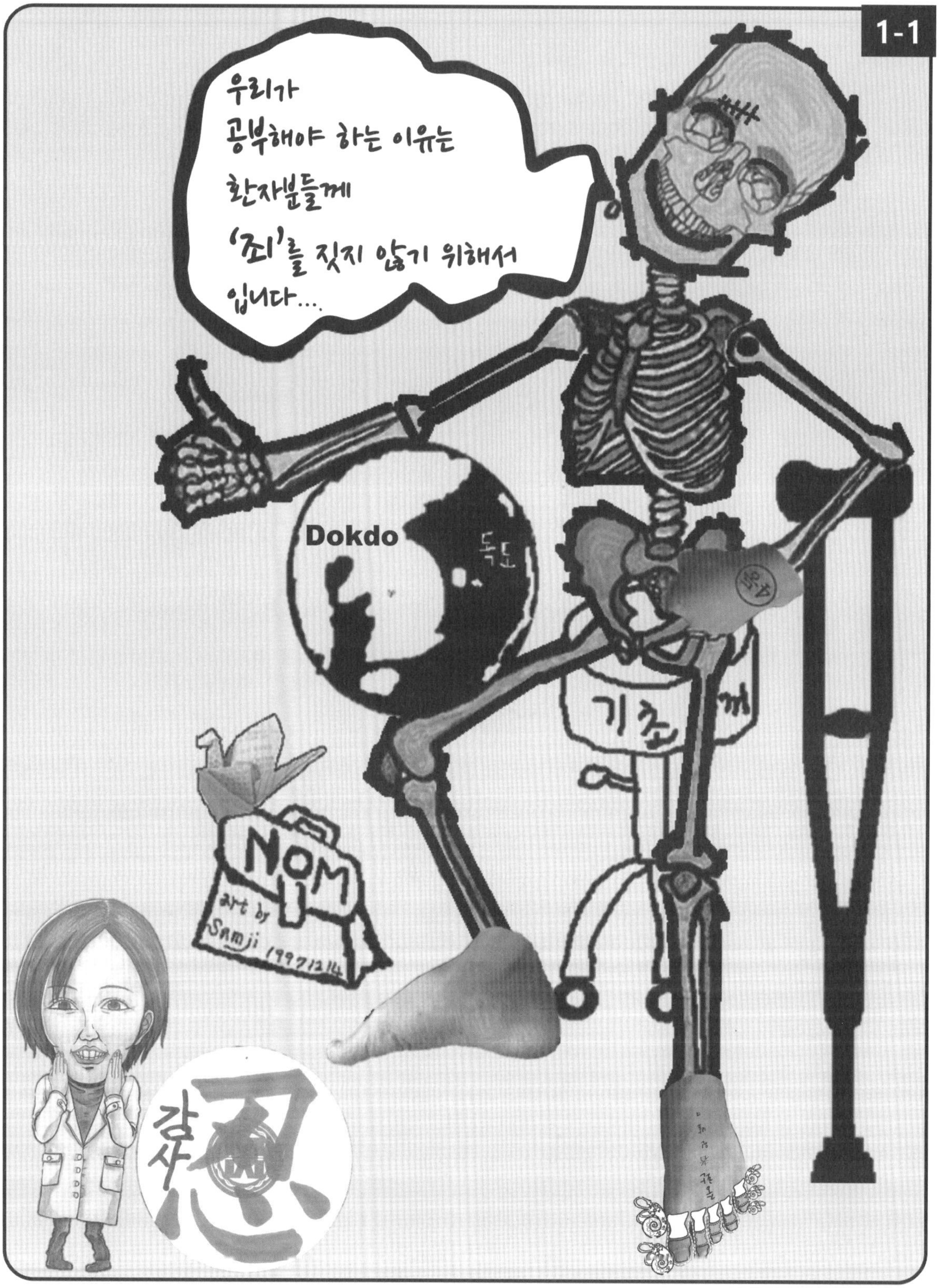
우리가
공부해야 하는 이유는
환자분들께
'죄'를 짓지 않기 위해서
입니다....
Dokdo
독도
기초
NOM
art by
Samji
강사

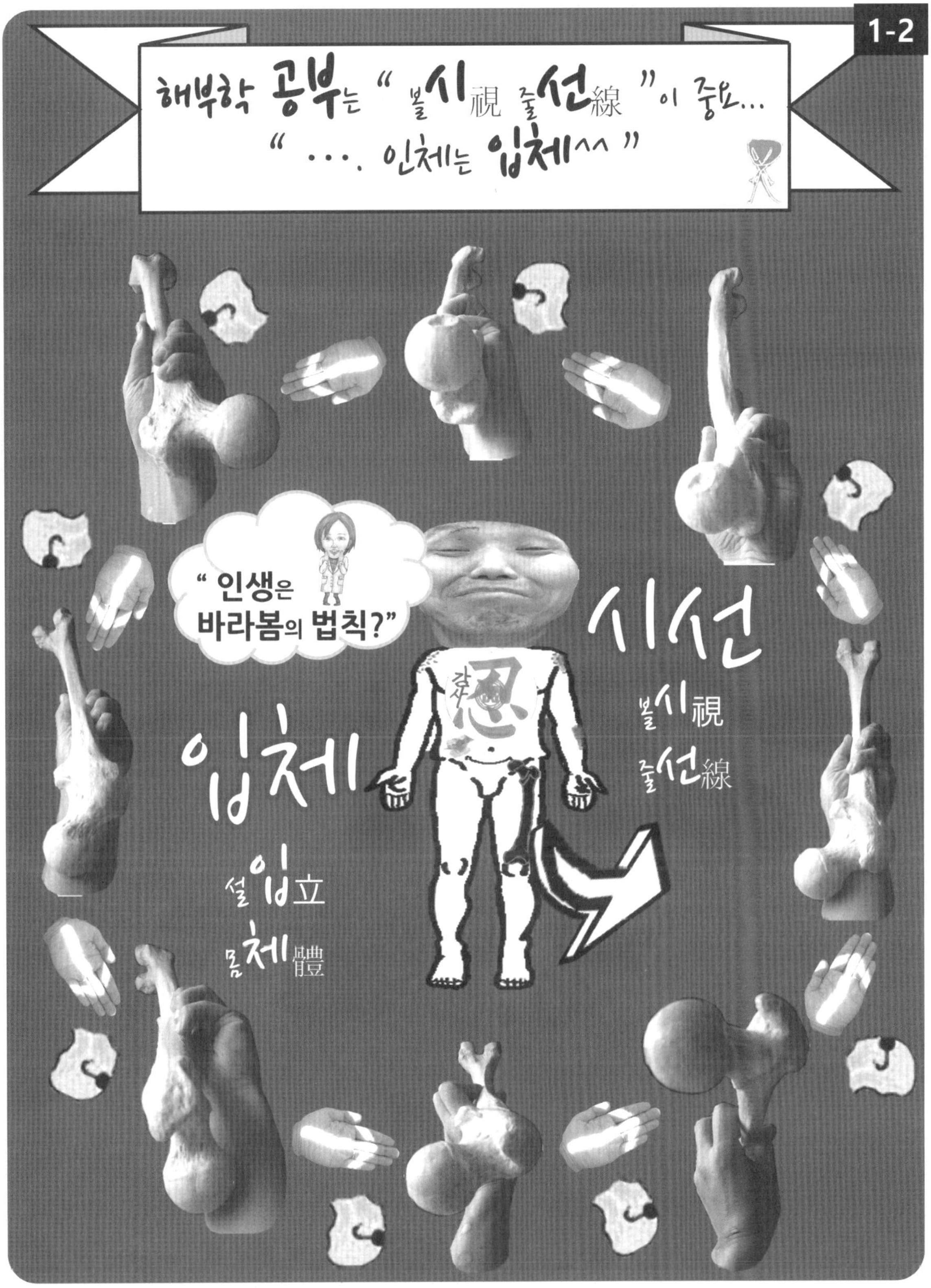
1-2
해부학 공부는 " 볼시視 줄선線 "이 중요...
" .... 인체는 입체^^ "
" 인생은 바라봄의 법칙?"
시선
볼시視
줄선線
입체
설입立
몸체體

connective tissue 1-3

맺을 결結 합할 합合 짤 조組 짤 직織

Proper connective tissue
굳을 고固 있을 유有
결結 합合 조組 직織

Loose - -
성길 소疏 성품 성性

→ Areolar - -
그물 고罟 구멍 규竅

→ Adipose - -
기름 지脂 기름 방肪

→ Reticular - -
그물 망網 형상 상狀

Dense - -
촘촘할 치緻 빽빽할 밀密

→ Regular - -
법칙 규規 법칙 칙則

→ irregular - -
아닐 불不 규規 칙則

→ Elastic - -
탄알 탄彈 성性

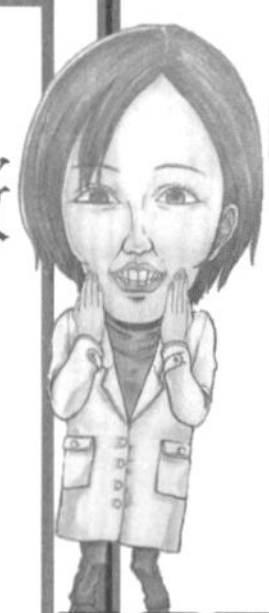

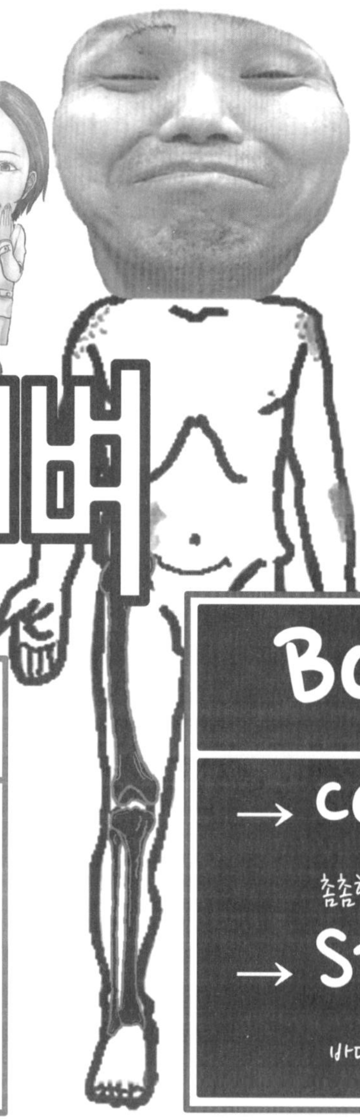

Specialized connective tissue
특별할 특特 뛰어날 수殊
결結 합合 조組 직織

Blood
피 혈血 진액 액液

cartilage
연할 연軟 골骨

→ Hyaline -
유리 초硝 아들 자子

→ Fibro-
가늘 섬纖 밧줄 유維

→ Elastic -
탄알 탄彈 성性

Bone 뼈 골骨

→ compact bone
촘촘할 치緻 빽빽할 밀密 골骨

→ Sponge bone
바다 해海 솜 면綿 골骨

1-4 나타날 현顯 작을 미微 거울 경鏡으로 본 뼈-구조와 특징^^

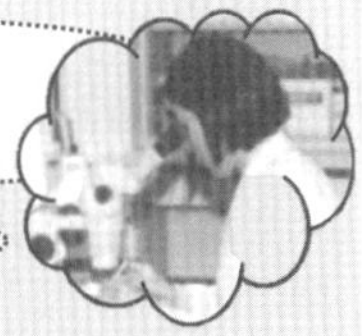

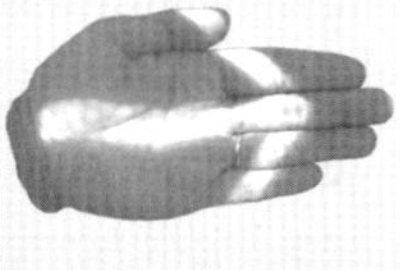

Woven bone 없을 무無 층 층層 뼈 골骨

→ 미세구조가 스트레스선(lines of stress)-방향을 갖지 않는 유약하고 강도가 약한 특징의 뼈

Immature bone 아닐 미未 이룰 성成 익을 숙熟 뼈 골骨

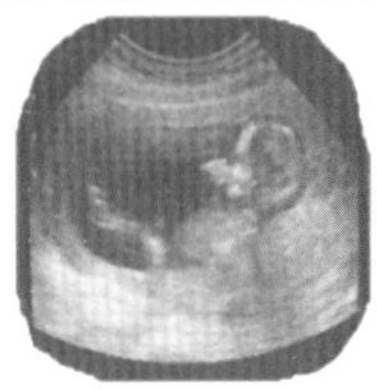

→ 엄마 배 속 태아의 뼈 (Fetal bones) 와

→ 골절 치유 시 생성되는 가골(거짓 가假 뼈 골骨, Callus)

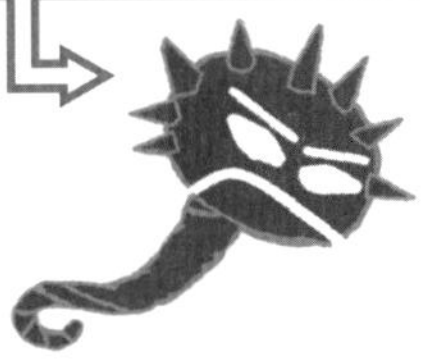

Pathologic bone 병들 병病 과녁 적的 골骨

→ '골 종양(bone tumor)' 및 '섬유성 골형성이상증(fibrous dysplasia)' 등,...

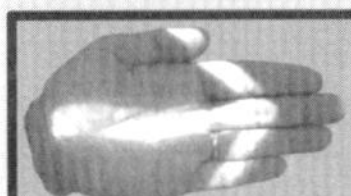

Lamellar bone 층 층層 널조각 판板 뼈 골骨

→ 미세구조가 스트레스선-방향으로 배열되어 체중 및 외력을 견딜 수 있는 매우 강한 특징의 뼈

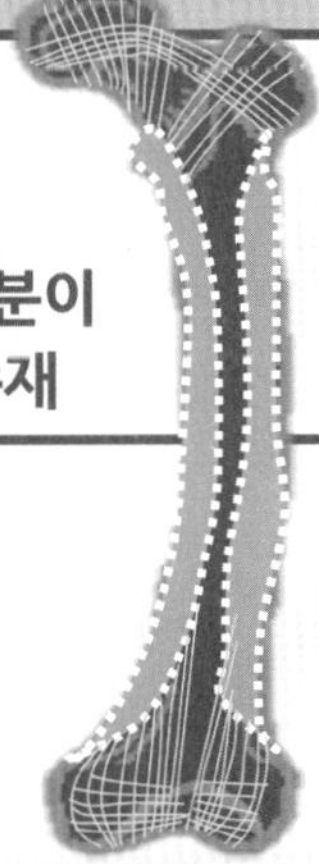

Compact bone 촘촘할 치緻 빽빽할 밀密 뼈 골骨

→ 장골(long bone)의 '골간(diaphysis)'을 구성하는 뼈의 강한 부분이 특징적이며, ► '골원(뼈 골骨 근원 원原, Osteon)'이 밀집 형태로 존재

Sponge bone 바다 해海 솜 면綿 골骨

→ 장골의 '골간단(metaphysis)'을 이루는 부분이 대표가 되며,

► 골소주(뼈 골骨 작을 소小 기둥 주柱, trabecula)가 관찰됨

1-5 Woven / Lamellar bone

없을무無 층층層 / 층層 널조각판板 뼈골骨

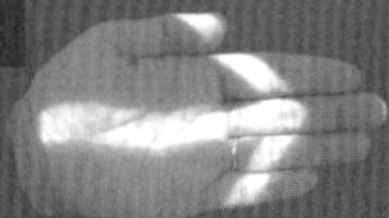

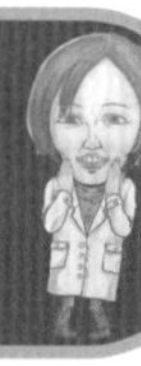

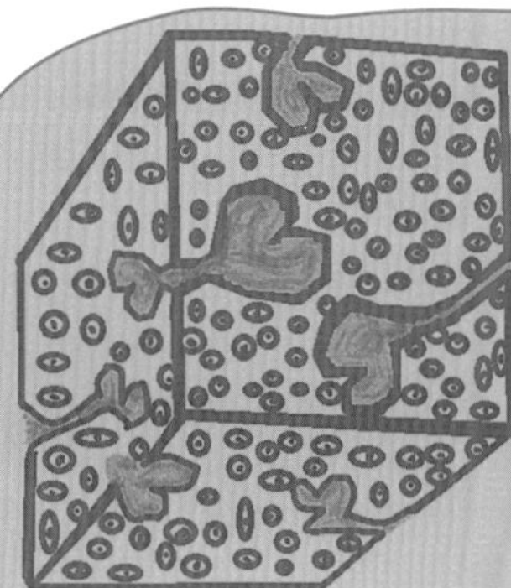

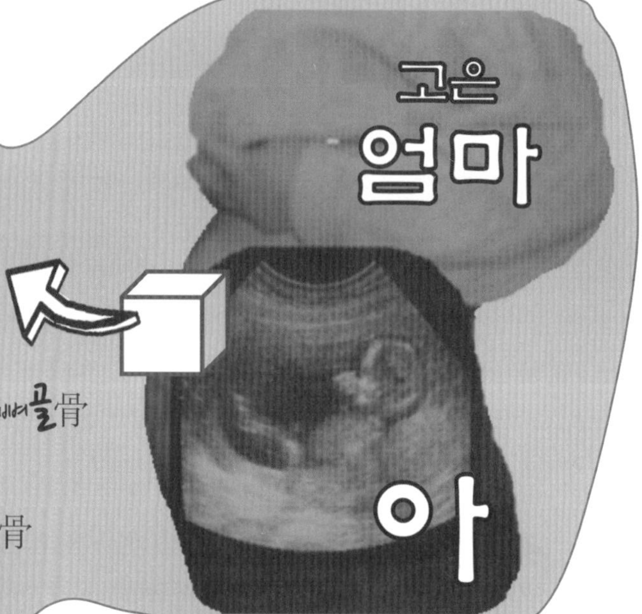

Woven bone 없을무無 층층層 뼈골骨

≒ immature bone

아닐미未 이룰성成 익을숙熟 뼈골骨

≒ Pathologic bone

병들병病 과녁적的 뼈골骨

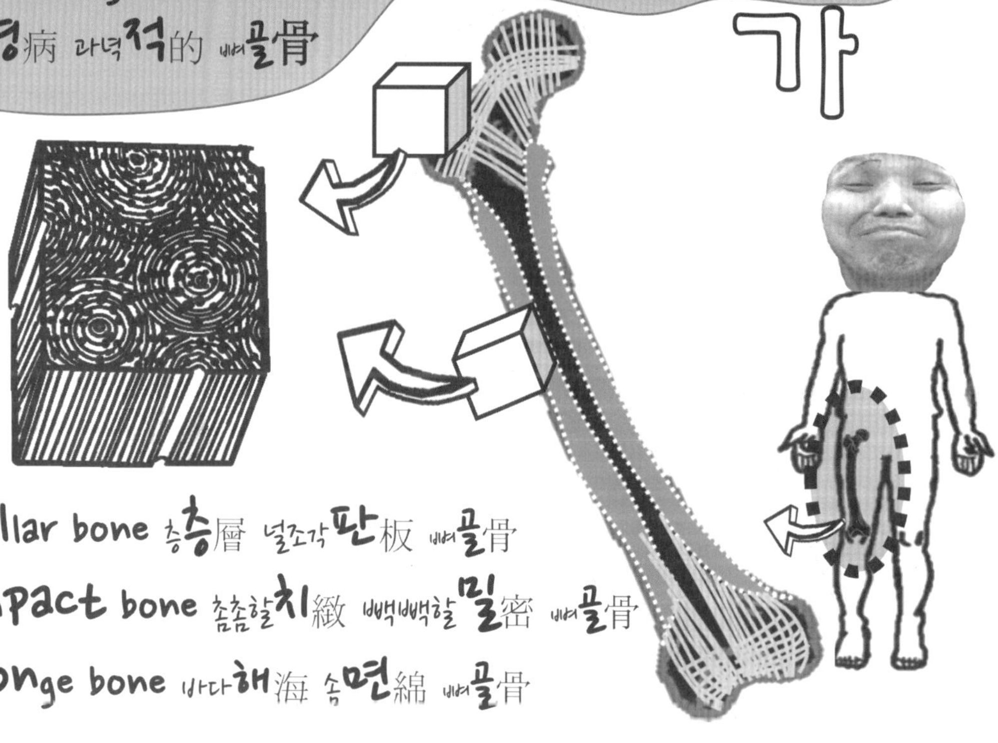

Lamellar bone 층층層 널조각판板 뼈골骨

≒ compact bone 촘촘할치緻 빽빽할밀密 뼈골骨

≒ sponge bone 바다해海 솜면綿 뼈골骨

1-6

Intramembranous & Endochondral ossification

막막膜 안내內 뼈골骨 될화化 와

연할연軟 골骨 내內 골骨 화化

Mesenchymal (stem) cells

사이간間 잎엽葉 가늘세細 태보포胞

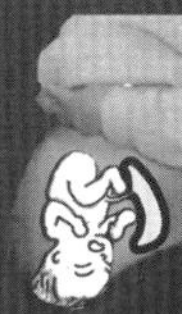

chondroblasts

연할연軟 골骨 어미모母 세細 포胞

"Cartilage Model" 형성!

Osteoclast

깨뜨릴파破 뼈골滑 가늘세細 태보포胞 관여!

☞ 연골의 파괴(destruction)

Osteoblasts ☞ osteocytes

"Osteogenic bud"

(골骨 형形 성成 싹아芽)

(≒ 골骨 발發 생生 꽃봉오리뢰蕾) 형성!

* Long bones 의 대부분을 만듦!

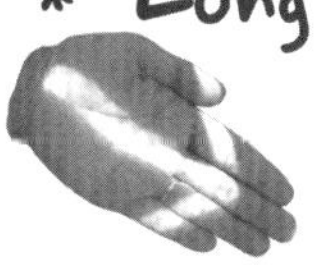

Endochondral Ossification

연골 내 골화

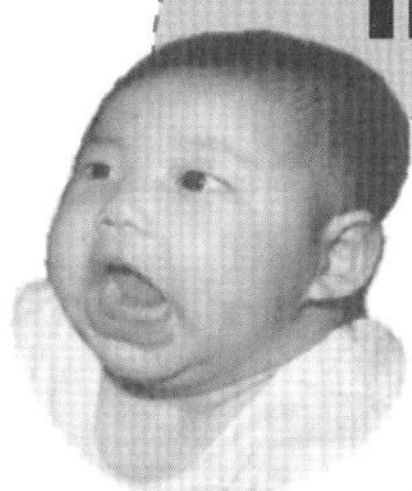

Osteoblasts

골骨 모母 세細 포胞

Osteocytes

뼈골骨 가늘세細 태보포胞

* 뇌-두개골 (cranial bones)의 대부분

* Mandible(하下 악顎 골骨)을 포함한 얼굴의 flat bones (넓적할편扁 평평할평平 골骨)

* Clavicle 쇠사슬쇄鎖 골骨

intramembranous Ossification

막 내 골화

1-7 연골내 골화

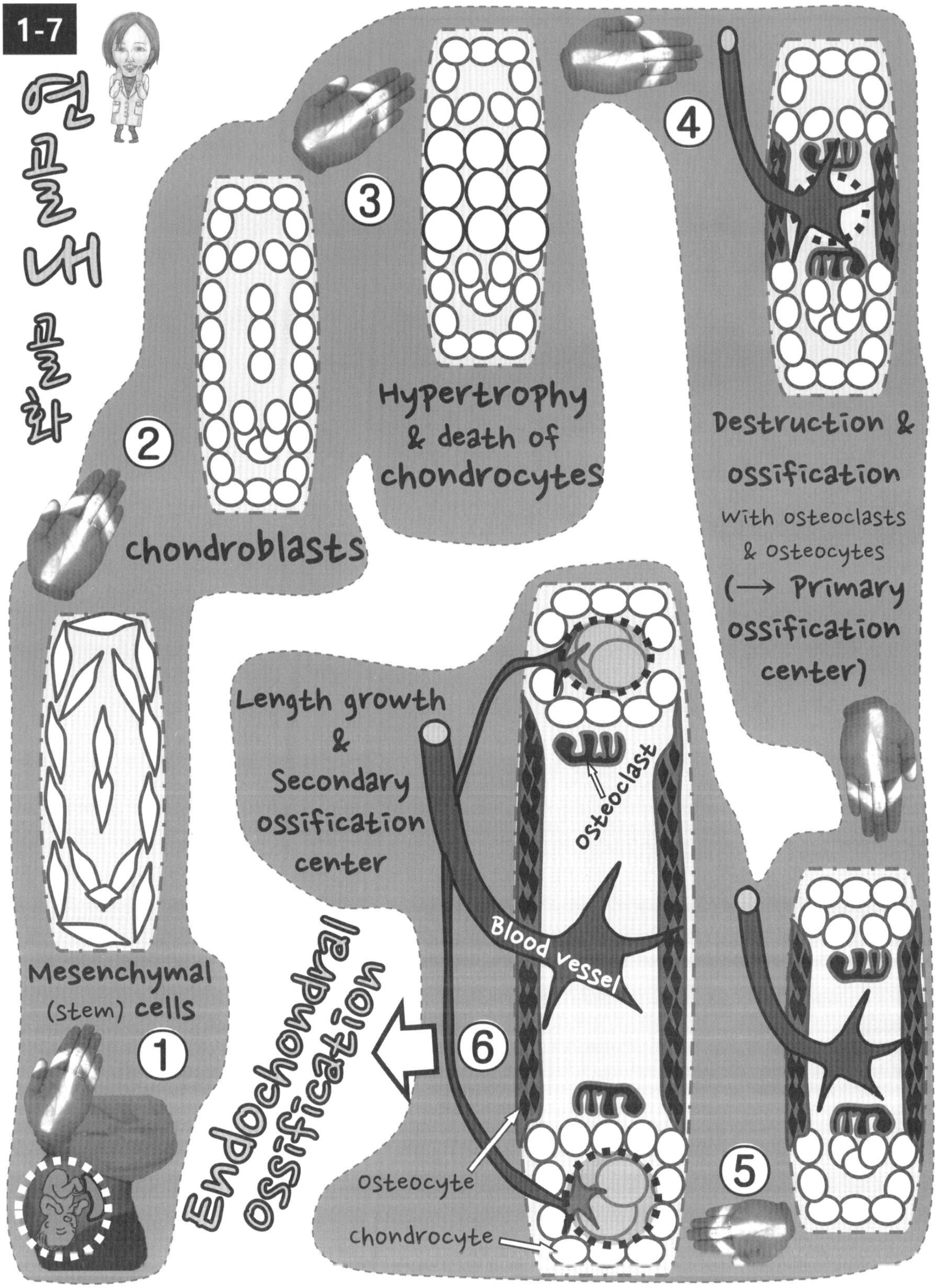

① Mesenchymal (stem) cells
② chondroblasts
③ Hypertrophy & death of chondrocytes
④ Destruction & ossification with osteoclasts & osteocytes (→ Primary ossification center)
⑤
⑥ Length growth & Secondary ossification center
osteoclast
Blood vessel
osteocyte
chondrocyte
Endochondral ossification

1-8

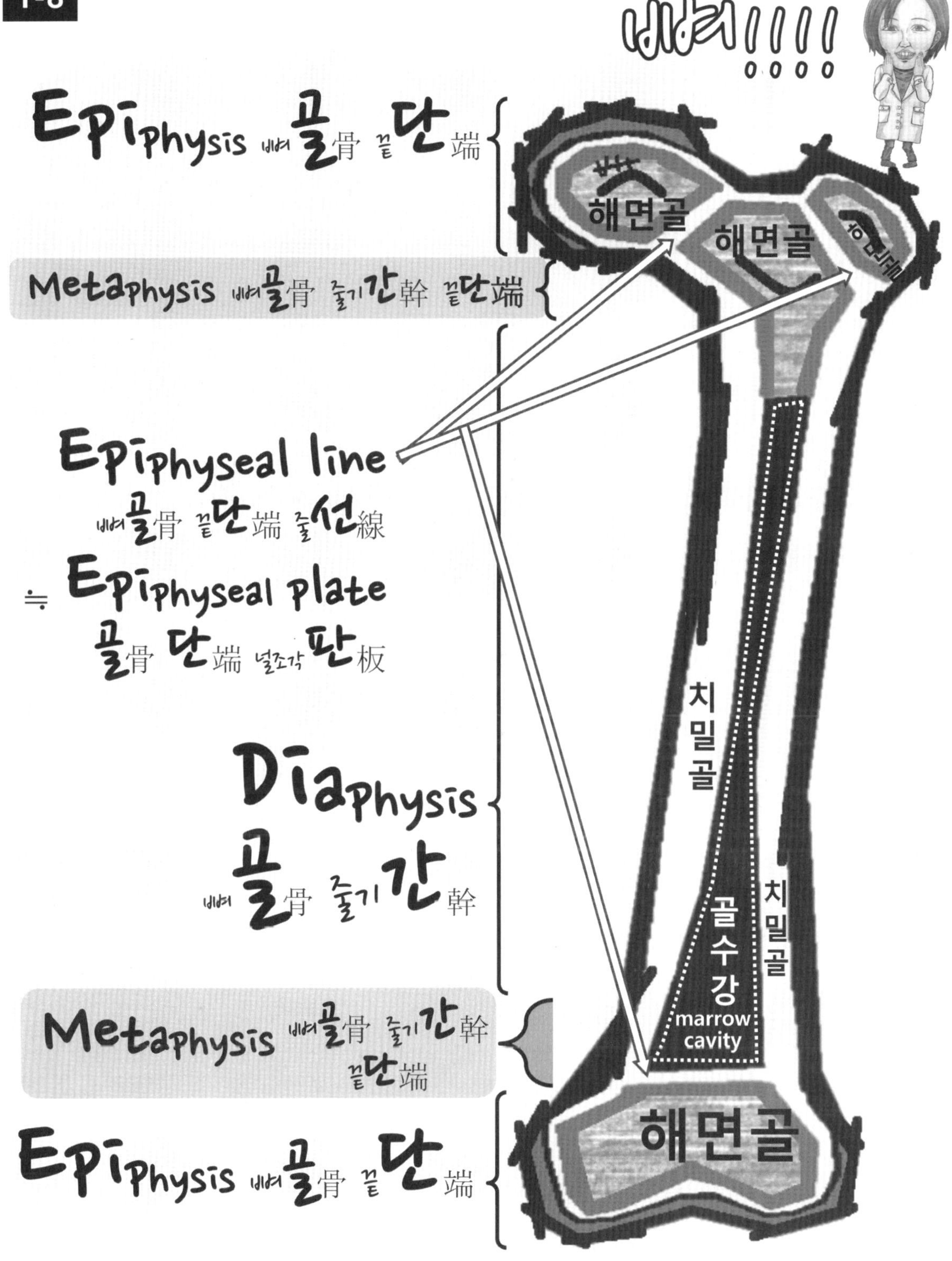
뼈!!!!
Epiphysis 뼈골骨 끝단端
Metaphysis 뼈골骨 줄기간幹 끝단端
Epiphyseal line 뼈골骨 끝단端 줄선線
≒ Epiphyseal plate 골骨 단端 널조각판板
Diaphysis 뼈골骨 줄기간幹
Metaphysis 뼈골骨 줄기간幹 끝단端
Epiphysis 뼈골骨 끝단端
해면골
해면골
해면골
해면골
치밀골
치밀골
골수강
marrow cavity

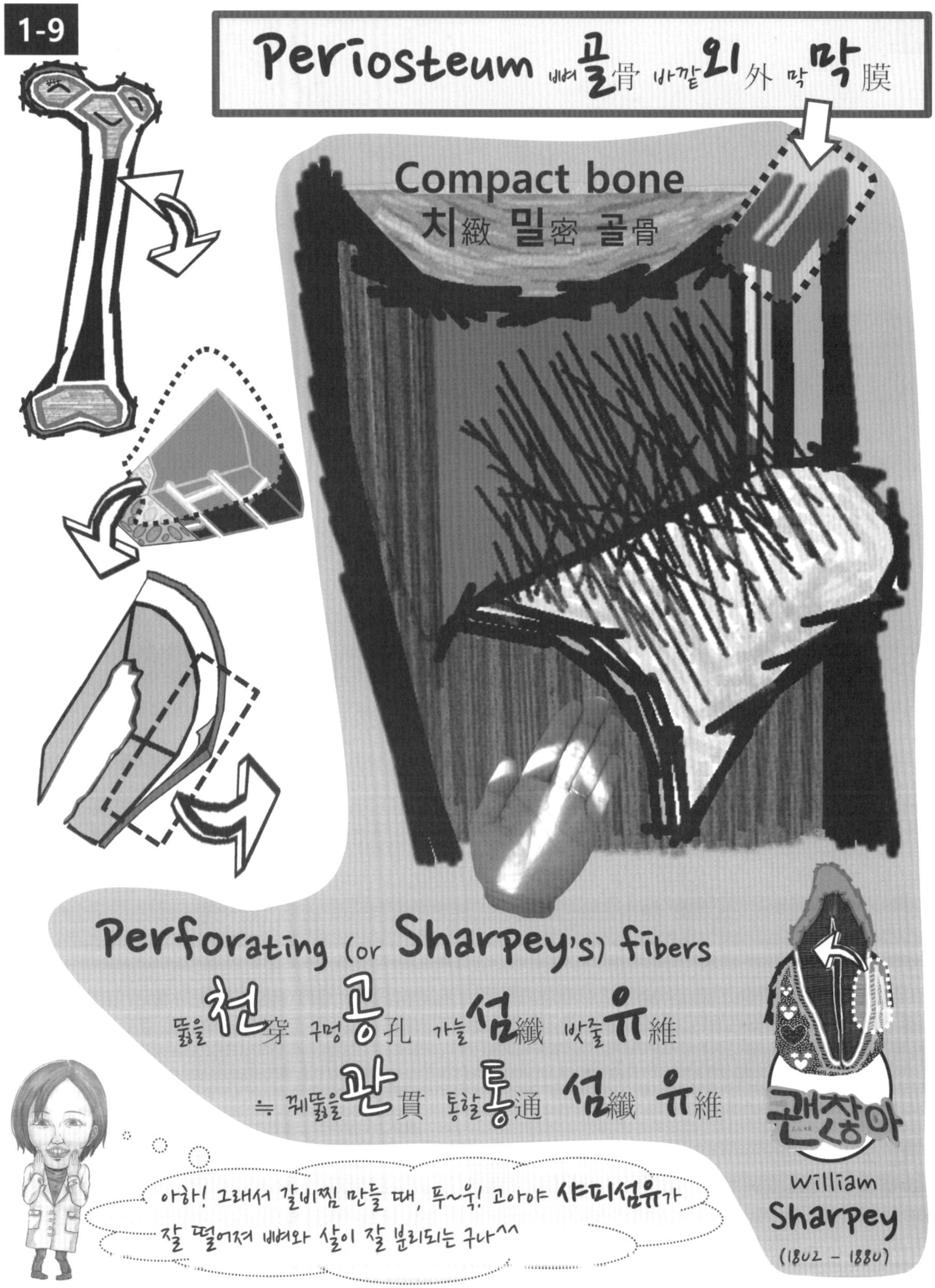
1-9
Periosteum 뼈골骨 바깥외外 막막膜
Compact bone
치緻 밀密 골骨
Perforating (or Sharpey's) fibers
뚫을천穿 구멍공孔 가늘섬纖 밧줄유維
≒ 꿰뚫을관貫 통할통通 섬纖 유維
아하! 그래서 갈비찜 만들 때, 푸~욱! 고아야 샤피섬유가 잘 떨어져 뼈와 살이 잘 분리되는 구나^^
괜찮아
William Sharpey
(1802 - 1880)

1-10

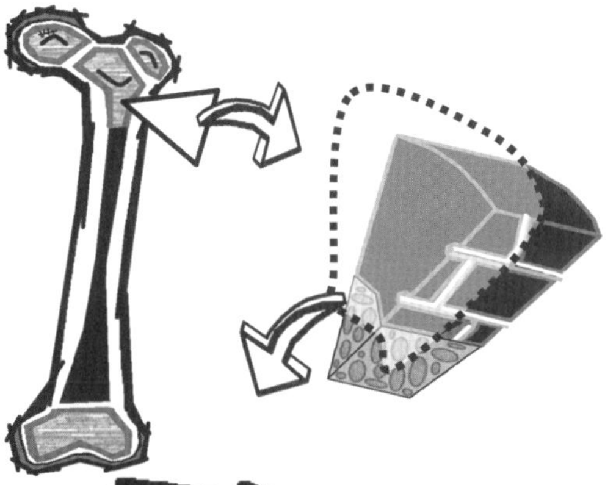

Periosteum

뼈 골骨 바깥 외外 막 막膜

outer layer

바깥 외外 층 층層

(≒ Fibrous layer)

(가늘 섬纖 밧줄 유維 층 층層)

inner layer

안 내內 층 층層

(≒캄비움층, cambium layer)

(→ mesenchymal osteogenic layer

사이 간間 잎 엽葉 짤 조組 짤 직織 성품 성性 골骨 형상 형形 이룰 성成 층層)

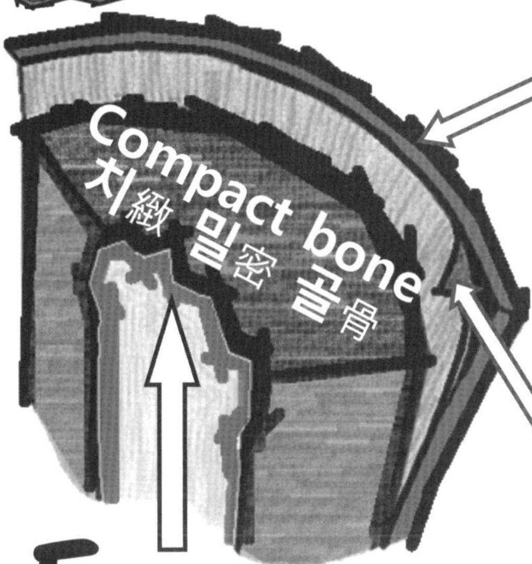

Endosteum

뼈 골骨
안 내內 막 막膜

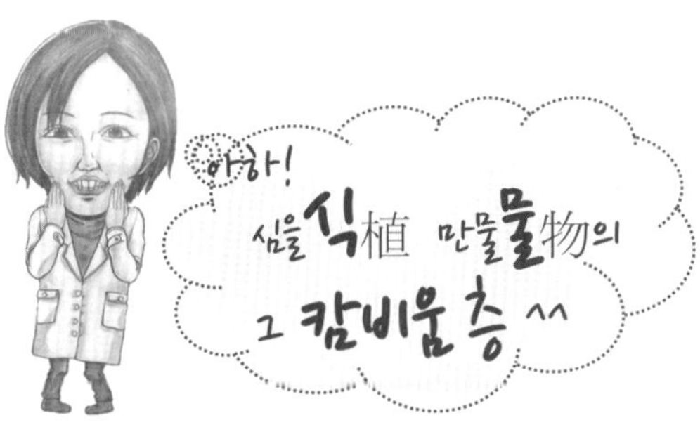

1-11

Cambium layer

≒ mesenchymal osteogenic layer

사이 간 間 잎 엽 葉 뼈 골 骨 형상 형 形 이룰 성 成 층 층 層

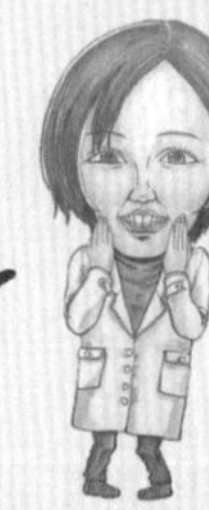

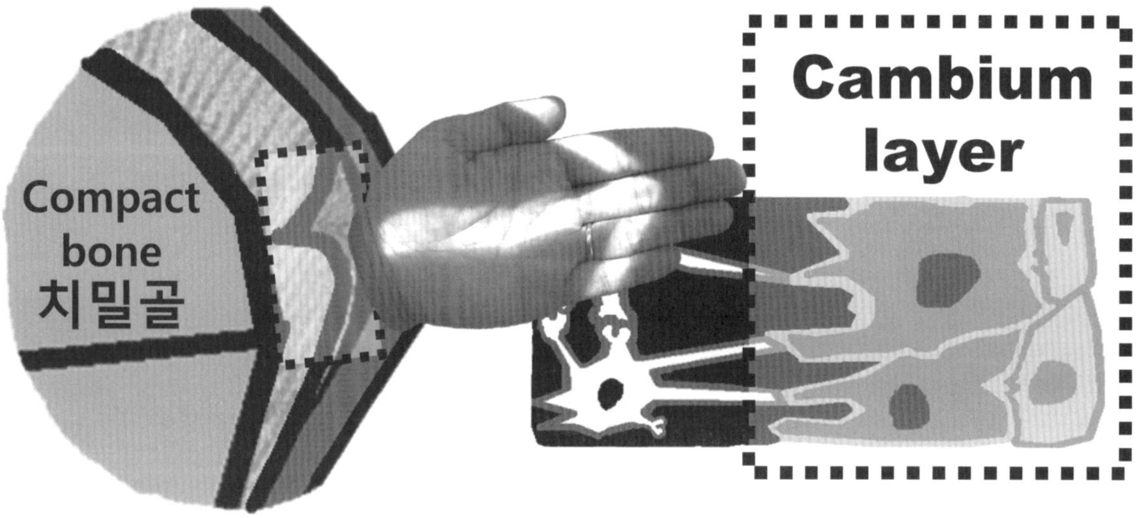

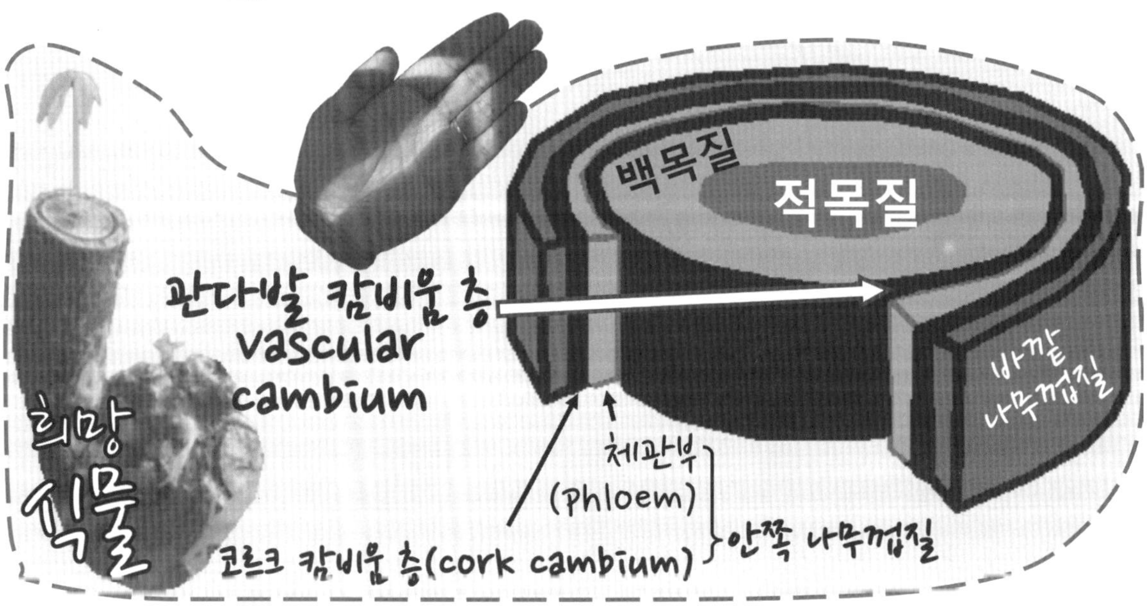

1-12

Cambium layer ≒ Mesenchymal Osteogenic layer

사이간間 잎엽葉 뼈골骨 형상형形 이룰성成 층층層

Mesenchymal osteogenic cells

사이간間 잎엽葉 뼈골骨 형상형形 이룰성成 가늘세細 태보포胞

≒ osteoprogenitor cell 골骨 조상조祖 상上 세細 포胞

(≒ ☞ osteoblast precursor)

(골骨 모母 세細 포胞 앞전前 앞잡이구驅 몸체體)

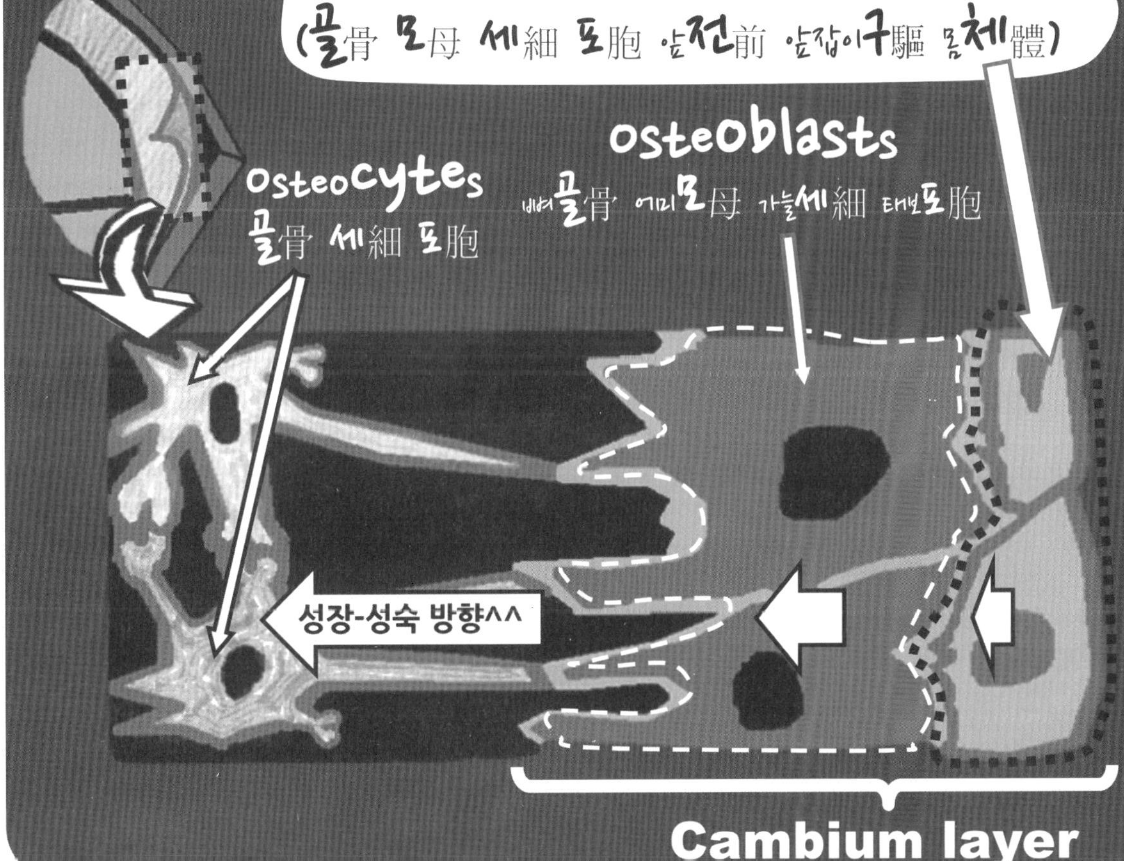

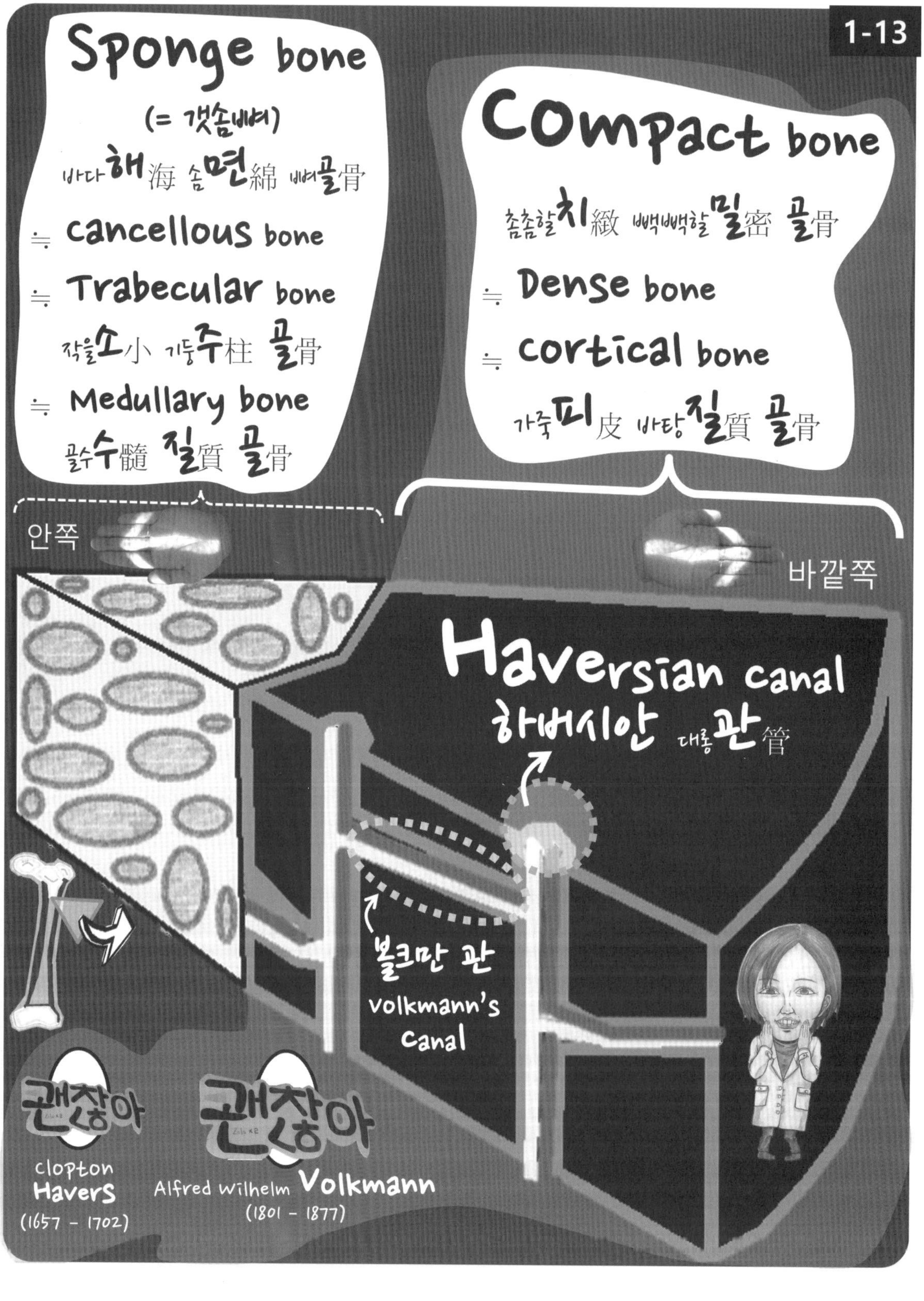
1-13
Sponge bone
(= 갯솜뼈)
바다해海 솜면綿 뼈골骨
≒ cancellous bone
≒ Trabecular bone
작을소小 기둥주柱 골骨
≒ Medullary bone
골수수髓 질質 골骨
Compact bone
촘촘할치緻 빽빽할밀密 골骨
≒ Dense bone
≒ cortical bone
가죽피皮 바탕질質 골骨
안쪽
바깥쪽
Haversian canal
하버시안 대롱관管
볼크만 관
volkmann's canal
괜찮아
괜찮아
clopton Havers
(1657 - 1702)
Alfred wilhelm Volkmann
(1801 - 1877)

1-14

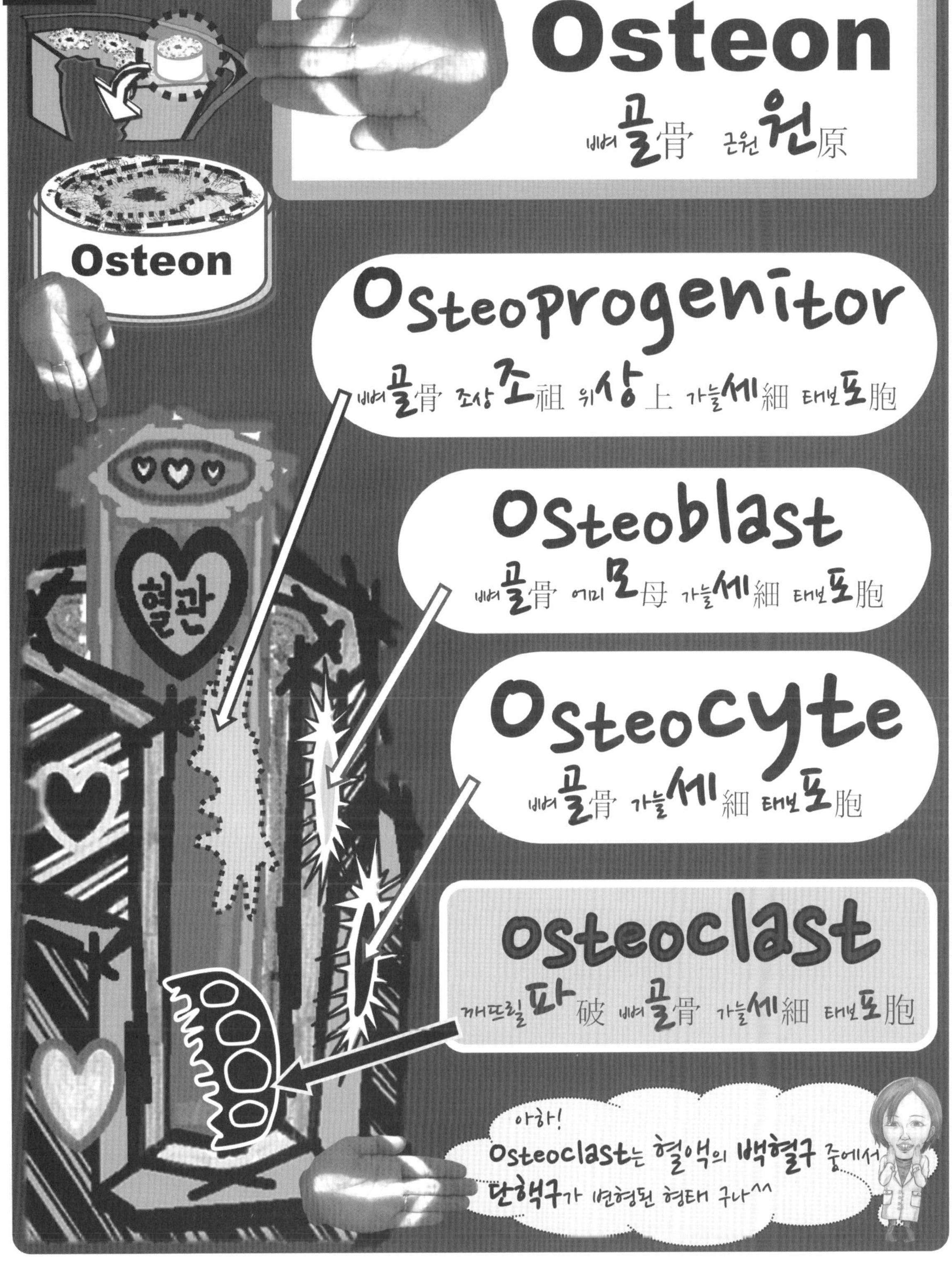
Osteon
뼈 골骨 근원 원原
Osteon
Osteoprogenitor
뼈 골骨 조상 조祖 위 상上 가늘 세細 태보 포胞
Osteoblast
뼈 골骨 어미 모母 가늘 세細 태보 포胞
혈관
Osteocyte
뼈 골骨 가늘 세細 태보 포胞
osteoclast
깨뜨릴 파破 뼈 골骨 가늘 세細 태보 포胞
아하!
Osteoclast는 혈액의 백혈구 중에서
단핵구가 변형된 형태 구나^^

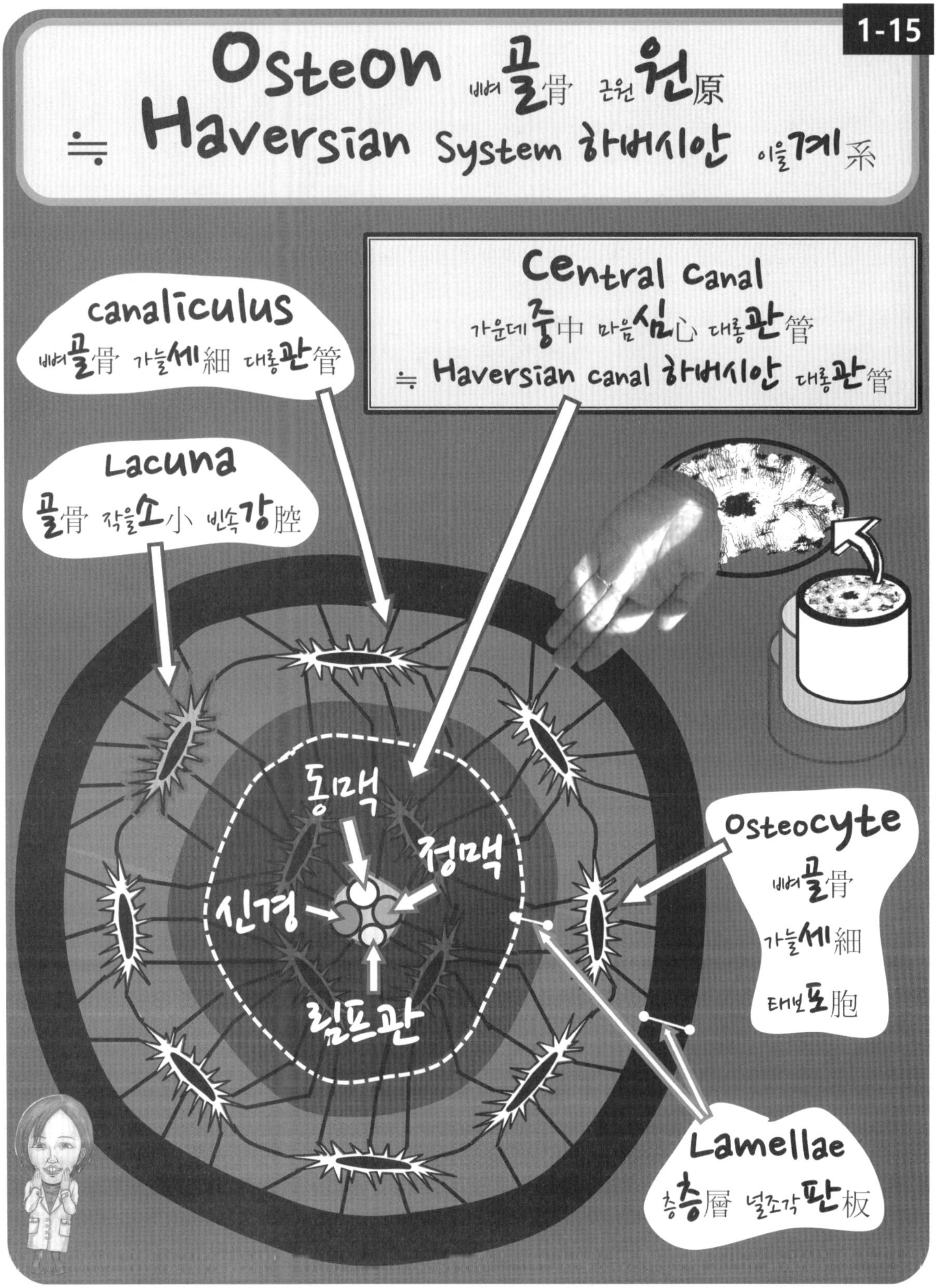
1-15
Osteon 뼈여골骨 근원원原
≒ Haversian System 하버시안 이을계系
Central canal
가운데중中 마음심心 대롱관管
≒ Haversian canal 하버시안 대롱관管
canaliculus
뼈여골骨 가늘세細 대롱관管
Lacuna
골骨 작을소小 빈속강腔
동맥
정맥
신경
림프관
Osteocyte
뼈여골骨
가늘세細
태보포胞
Lamellae
층층層 널조각판板

1-16

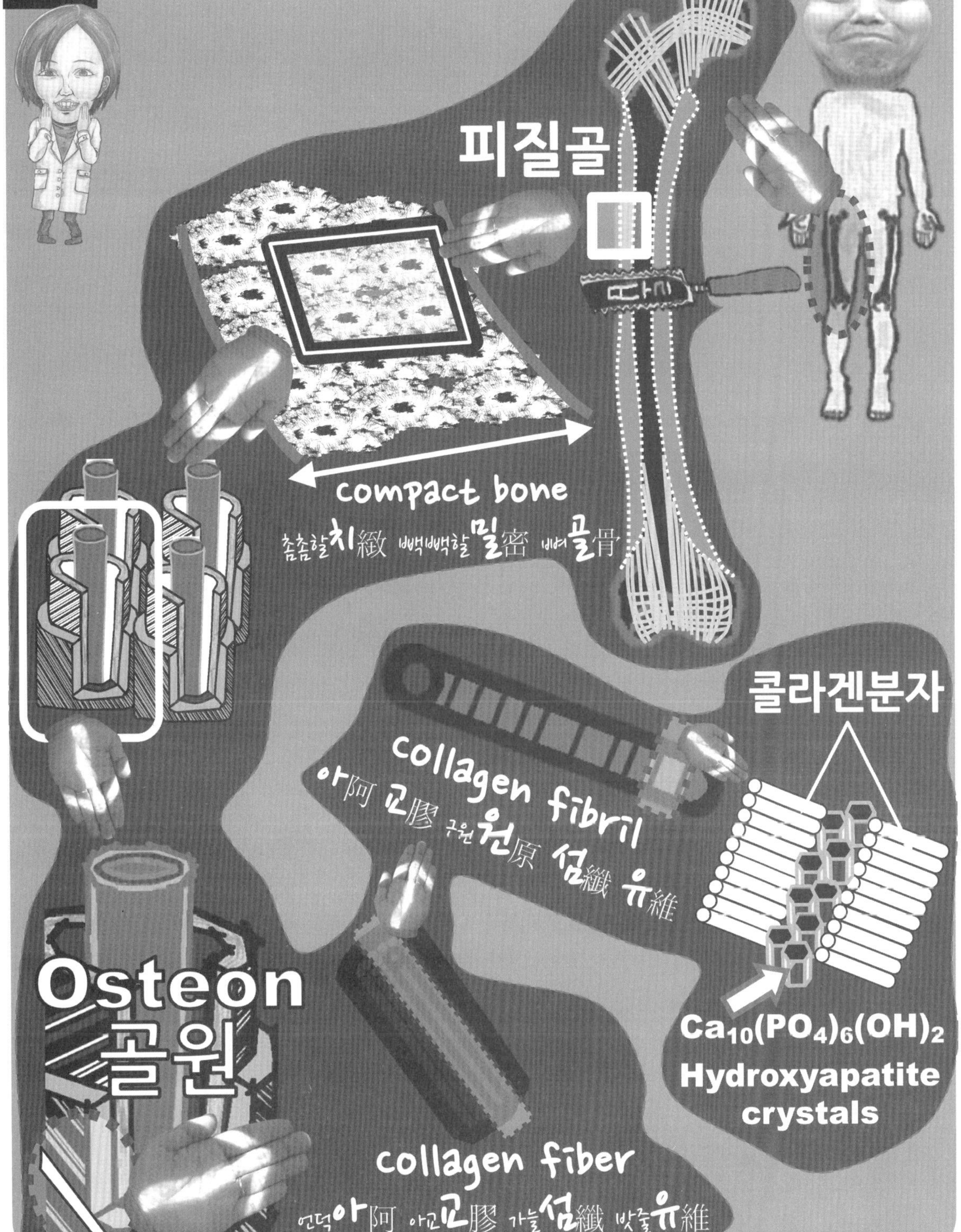
피질골
다리
compact bone
촘촘할치緻 빽빽할밀密 뼈골骨
콜라겐분자
collagen fibril
아阿 교膠 구원원原 섬纖 유維
Osteon
골원
$Ca_{10}(PO_4)_6(OH)_2$
Hydroxyapatite crystals
collagen fiber
언덕아阿 아교교膠 가늘섬纖 밧줄유維

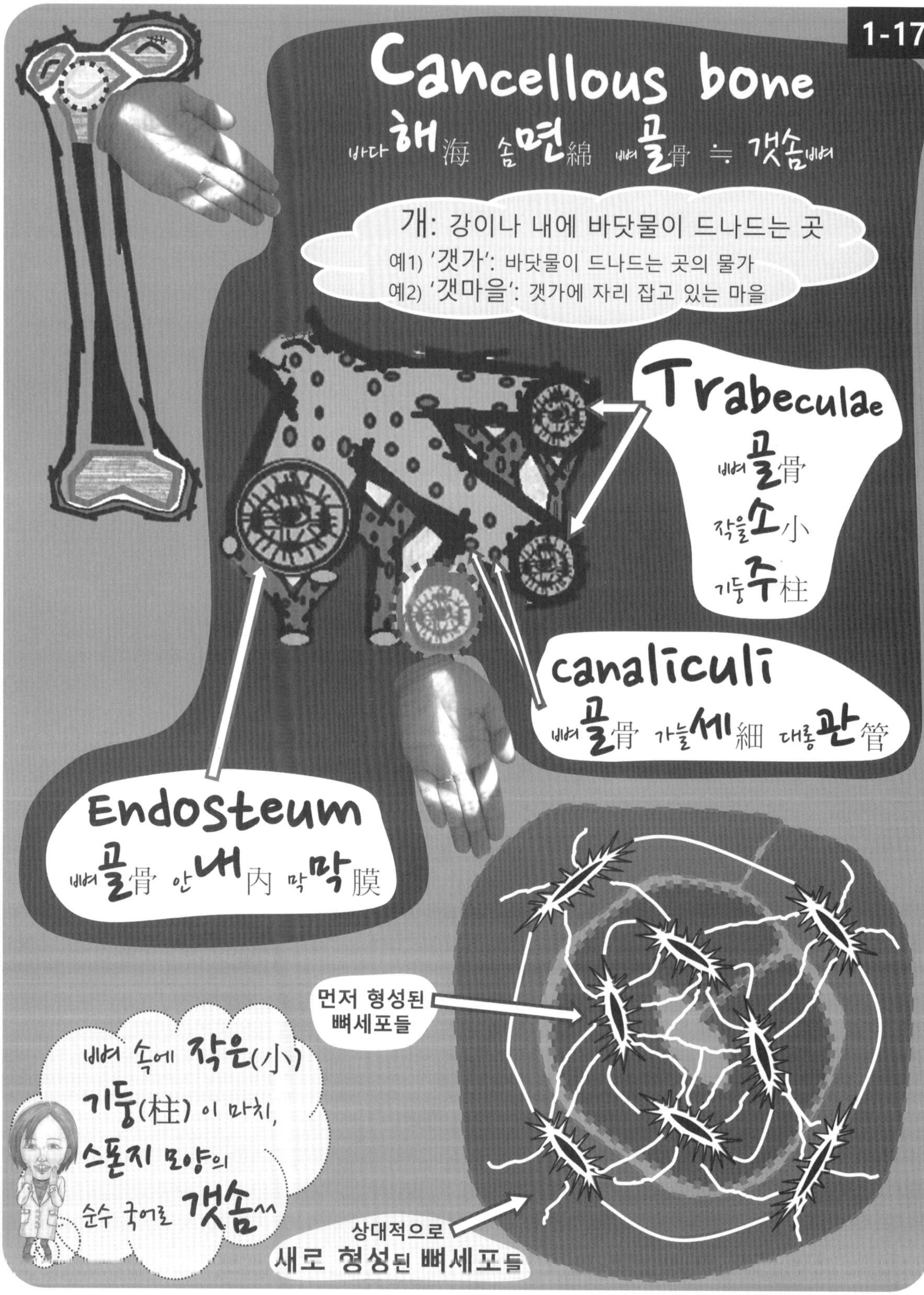
1-17
Cancellous bone
바다 해 海 솜 면 綿 뼈 골 骨 ≒ 갯솜뼈
개: 강이나 내에 바닷물이 드나드는 곳
예1) '갯가': 바닷물이 드나드는 곳의 물가
예2) '갯마을': 갯가에 자리 잡고 있는 마을
Trabeculae
뼈 골 骨
작을 소 小
기둥 주 柱
canaliculi
뼈 골 骨 가늘 세 細 대롱 관 管
Endosteum
뼈 골 骨 안 내 內 막 막 膜
먼저 형성된 뼈세포들
뼈 속에 작은(小) 기둥(柱)이 마치, 스폰지 모양의 순수 국어로 갯솜^^
상대적으로 새로 형성된 뼈세포들

Osteoclast 1-18

깨뜨릴파破 뼈골骨 가늘세細 태보포胞

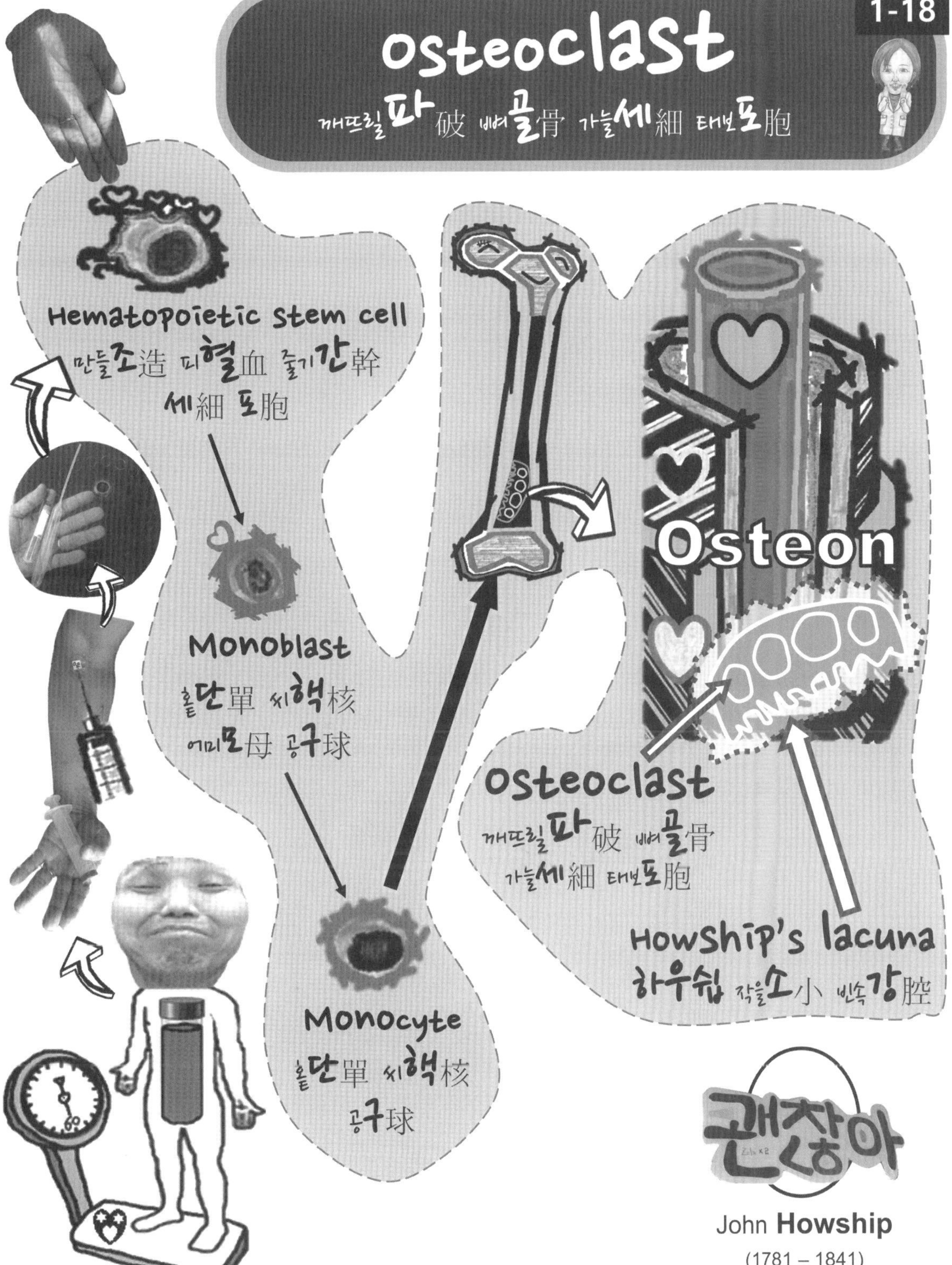

1-19

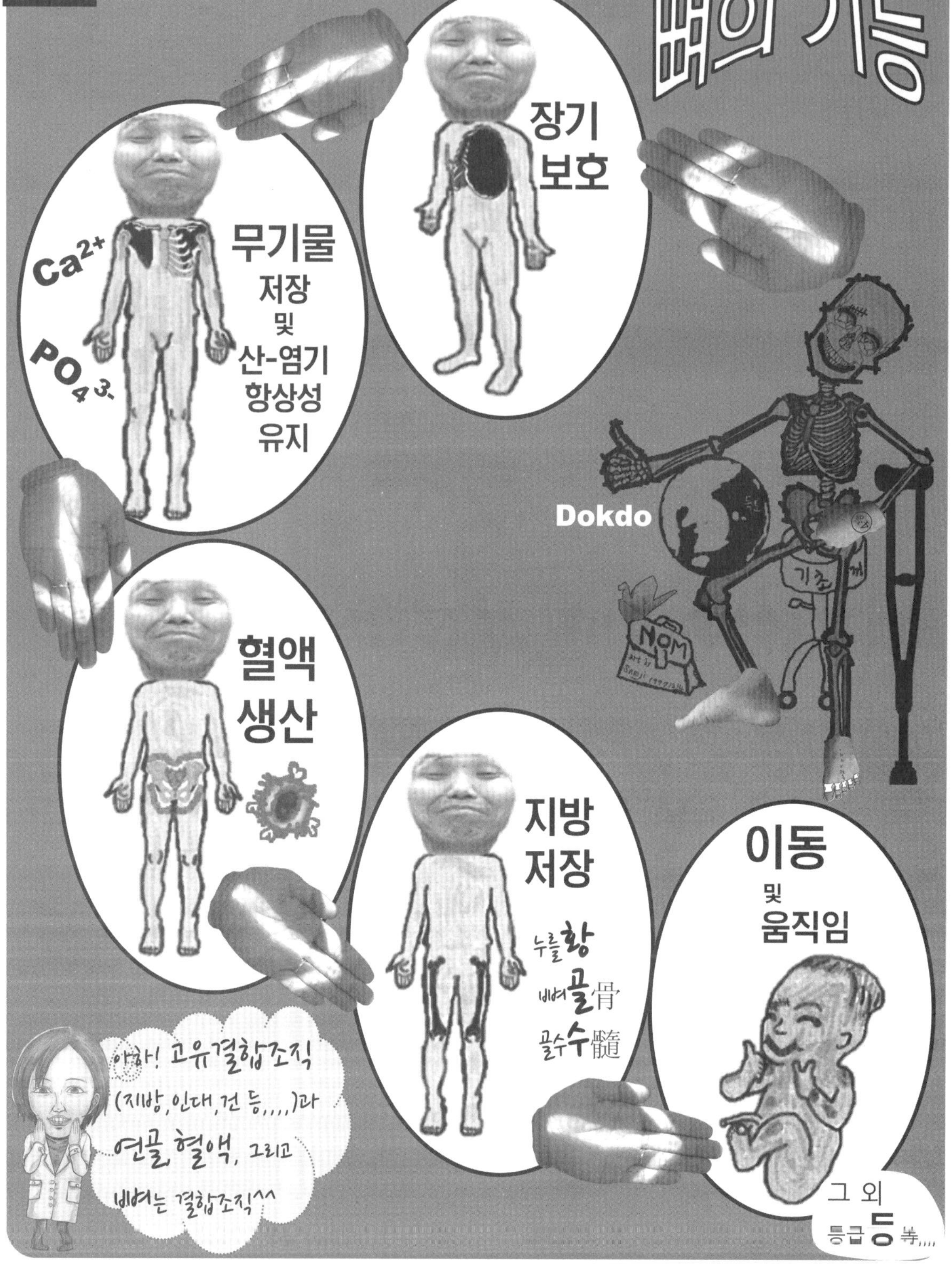
뼈의 기능
장기 보호
무기물 저장 및 산-염기 항상성 유지
Ca2+
PO4 3-
혈액 생산
지방 저장
누를황
뼈골骨
골수髓
이동 및 움직임
Dokdo
아하! 고유결합조직 (지방, 인대, 건 등,,,,)과 연골, 혈액, 그리고 뼈는 결합조직^^
그 외
등급 등 等....

1-20

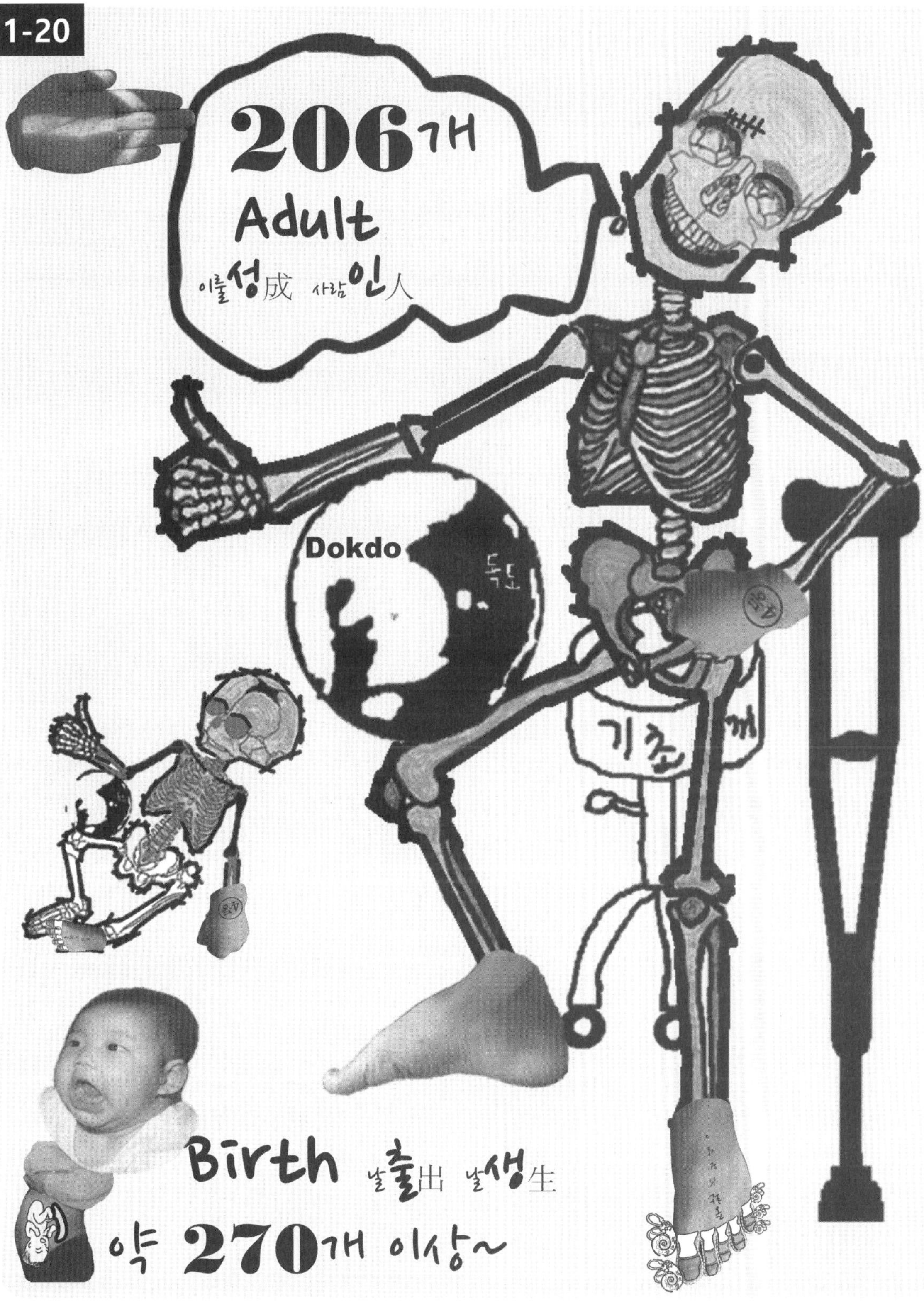

1-21 Fontanel 샘천泉 문문門, 숫구멍

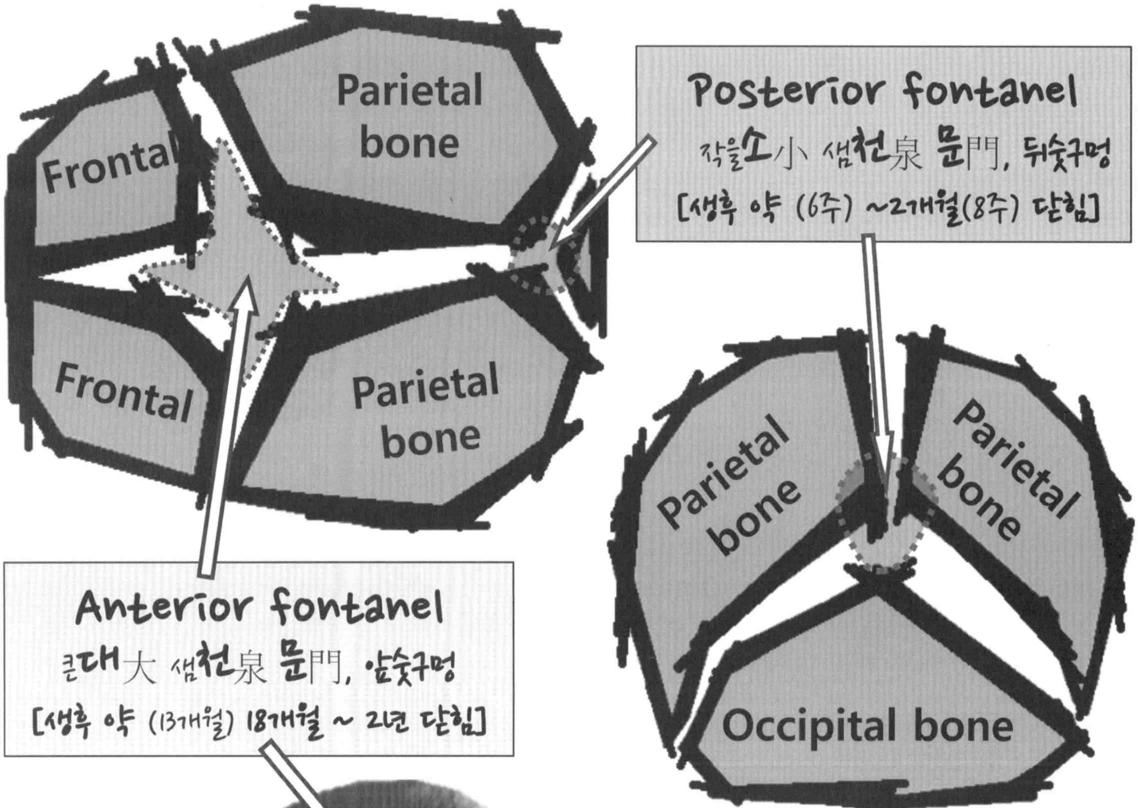

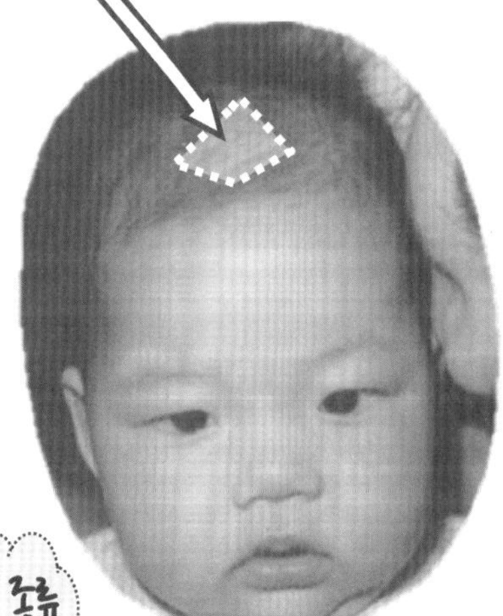

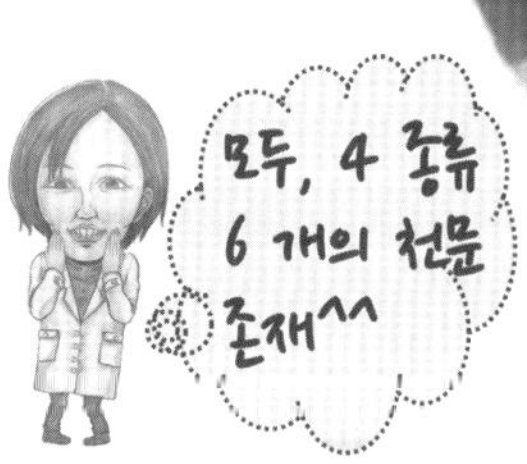

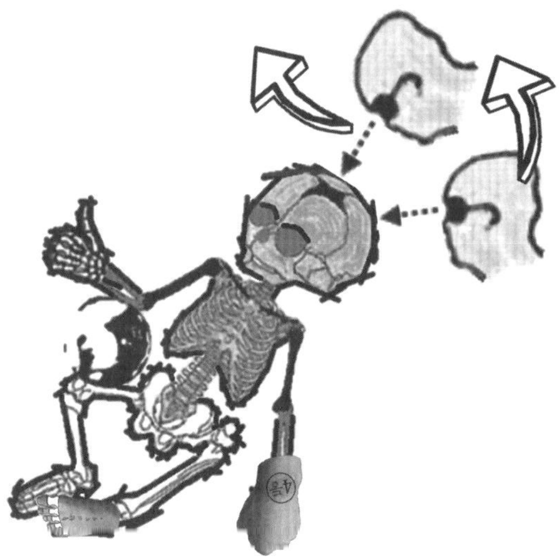

Fontanel 샘천泉 문문門, 숫구멍 1-22

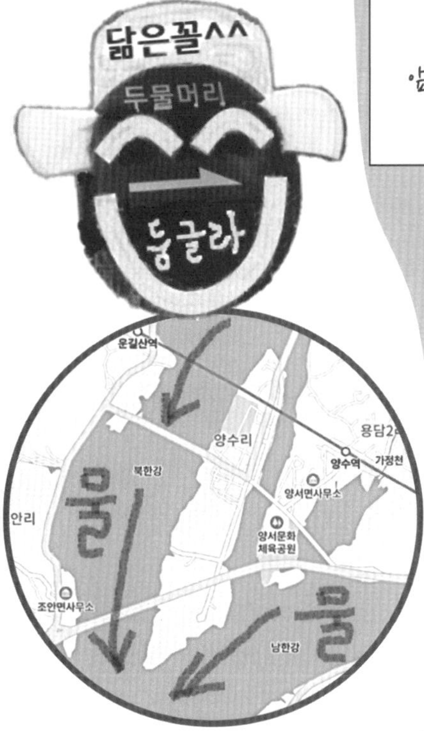

두양兩 물수水 마을리里

Anterolateral fontanel
앞전前 곁측側 머리두頭 샘천泉 문문門, 앞가쪽숫구멍
(생후 약 3개월 ~ 6개월 닫힘)

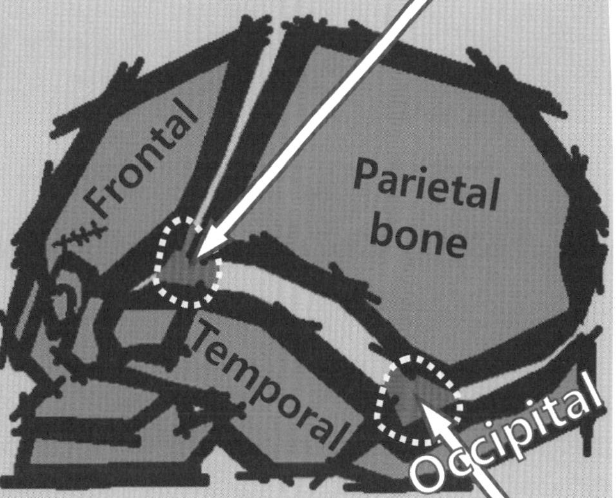

Posterolateral fontanel
뒤후後 곁측側 머리두頭 샘천泉 문문門
뒤가쪽숫구멍
[생후 약 (6개월) 1년 ~ 1년 반 (18개월) 닫힘]

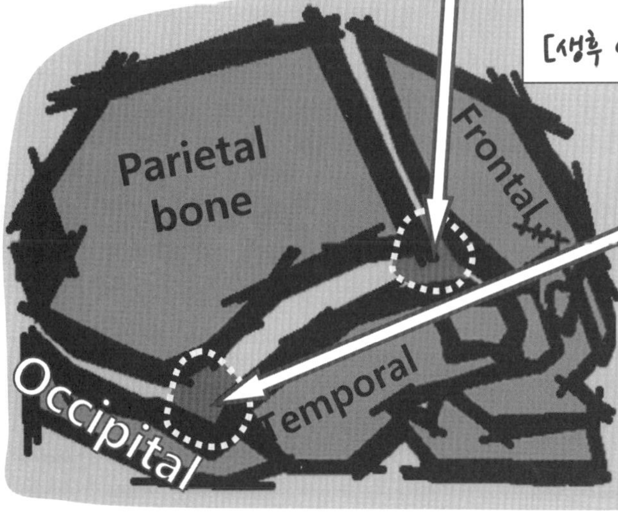

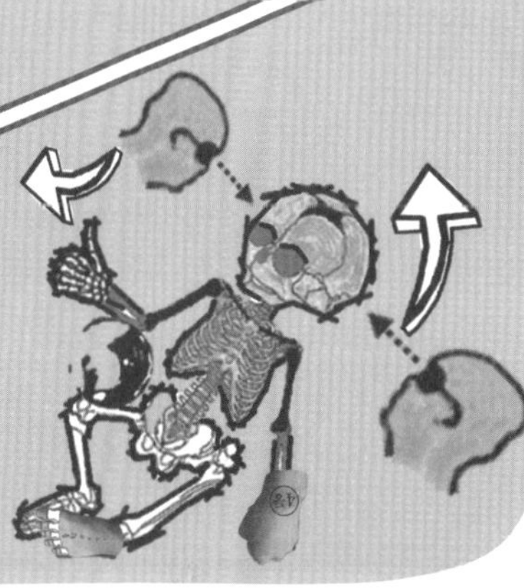

1-23 '생김새'로 분류해 본 뼈 골骨!

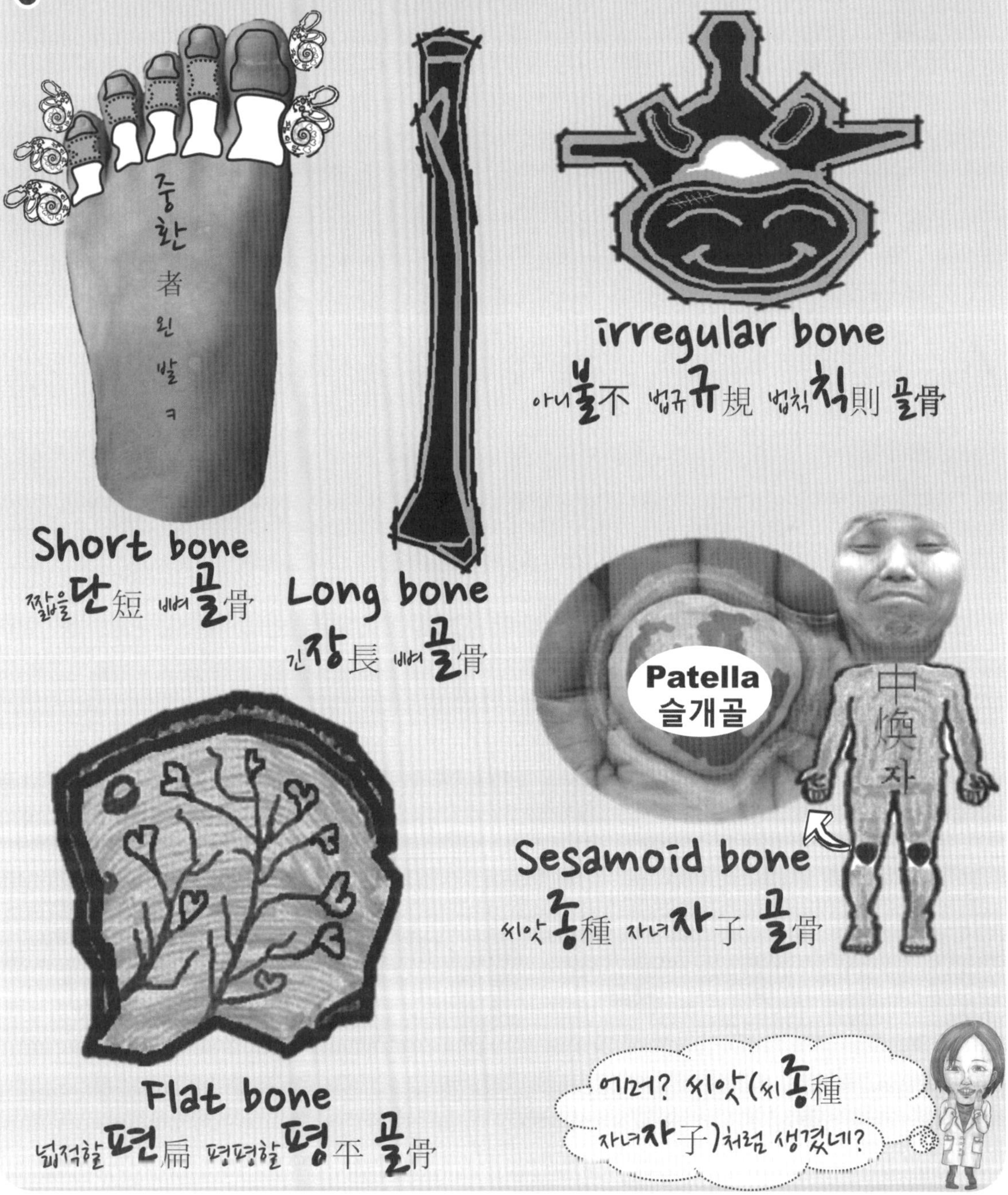

1-24

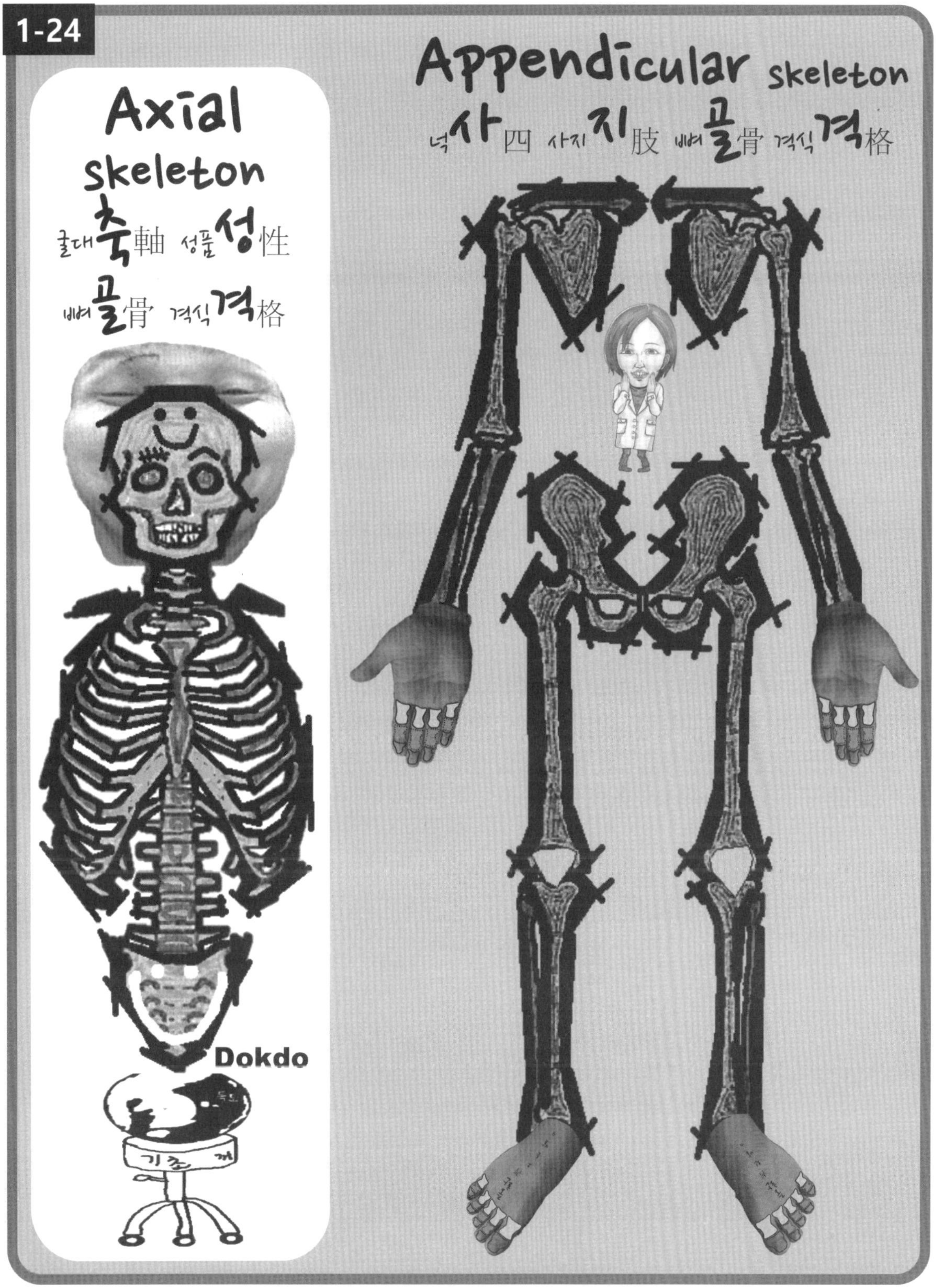
Axial skeleton
굴대축軸 성품성性
뼈골骨 격식격格
Dokdo
Appendicular skeleton
넉사四 사지지肢 뼈골骨 격식격格

1-25

Axial skeleton 굴대축軸 성품성性 뼈골骨 격식격格

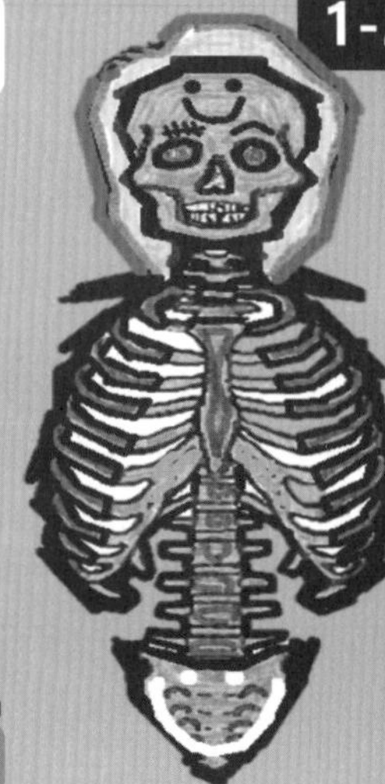

* Skull :	► Cranial bones	8 개
	► Facial bones	14 개
Hyoid		1 개
Ossicles		6 개
Vertebral column		26 개
* Thorax :	► Sternum	1 개
	► Ribs	24 개
(척주에 포함되므로 셈에서 제외!)	► Thoracic vertebra	12 개
Total		80 개

Appendicular skeleton 넉사四 사지지肢 뼈골骨 격식격格

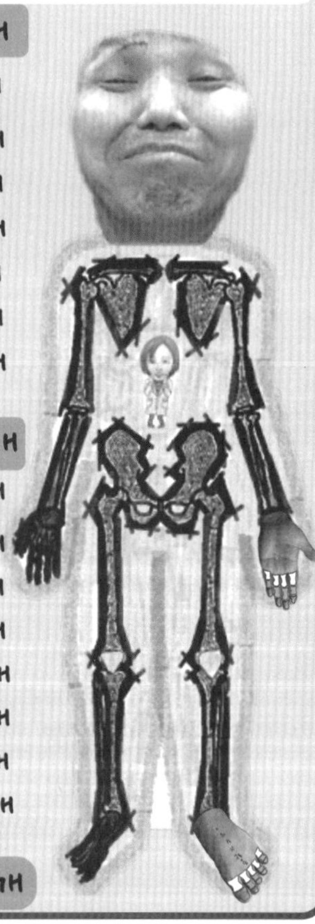

BONES OF UPPER LIMB		64 개
* Shoulder girdle :	Clavicle 2 개 + Scapula 2 개	4 개
* Free U.L. : (upper limb)	► Humerus	2 개
	► Radius	2 개
	► Ulnar	2 개
	► Carpal bone	16 개
	► Metacarpal bone	10 개
	► Phalanges	28 개
BONES OF LOWER LIMB		62 개
* Pelvic girdle :	Hip bone	2 개
* Free L.L. : (Lower limb)	► Femur	2 개
	► Patella	2 개
	► Tibia	2 개
	► Fibula	2 개
	► Tarsal bone	14 개
	► Pmetatarsal bone	10 개
	► Phalanges	28 개
Total (upper limb + lower limb)		126 개

(Adult) **Total** (axial + appendicular skeleton) **206 개**

1-26 Skull 머리 두頭 덮을 개蓋 뼈 골骨

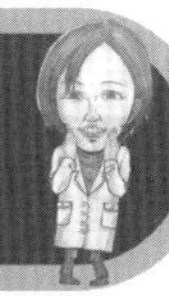

Cranial bones 뇌 뇌腦 머리 두頭 덮을 개蓋 뼈 골骨 들....

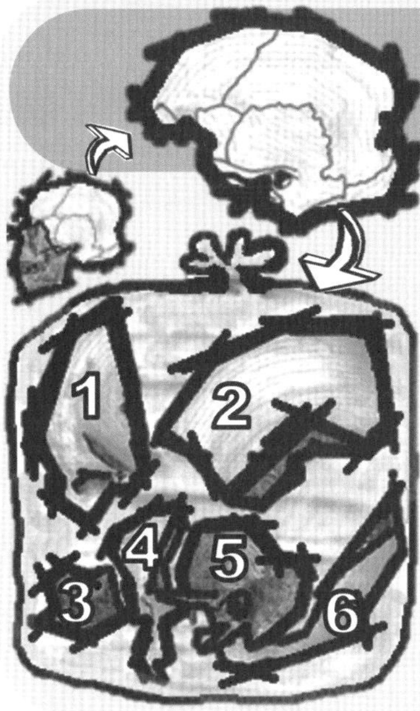

①	Frontal bone	1 개
②	Parietal bone	(1 쌍) 2 개
③	Ethmoid bone	1 개
④	Sphenoid bone	1 개
⑤	Temporal bone	(1 쌍) 2 개
⑥	Occipital bone	1 개
	Total	8 개

Facial bones 얼굴 안顔 낯 면面 뼈 골骨 들....

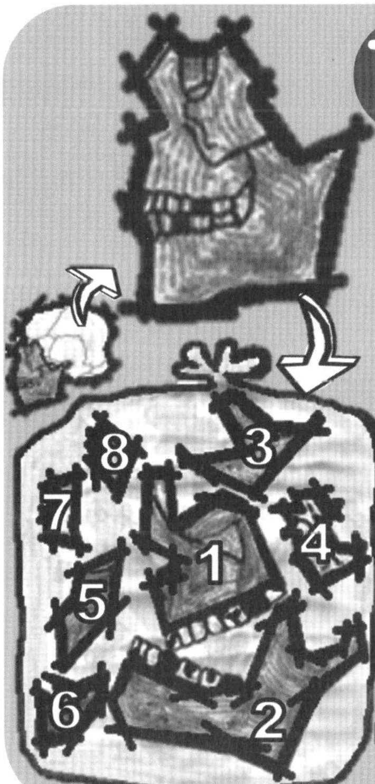

①	Maxilla	(1 쌍) 2 개
②	Mandible	1 개
③	Zygomatic bone	(1 쌍) 2 개
④	Palatine bone	(1 쌍) 2 개
⑤	Vomer	1 개
⑥	Inferior nasal concha	(1 쌍) 2 개
⑦	Nasal bone	(1 쌍) 2 개
⑧	Lacrimal bone	(1 쌍) 2 개
	Total	14 개

(Adult) Total (☜ cranial + Facial) 22 개

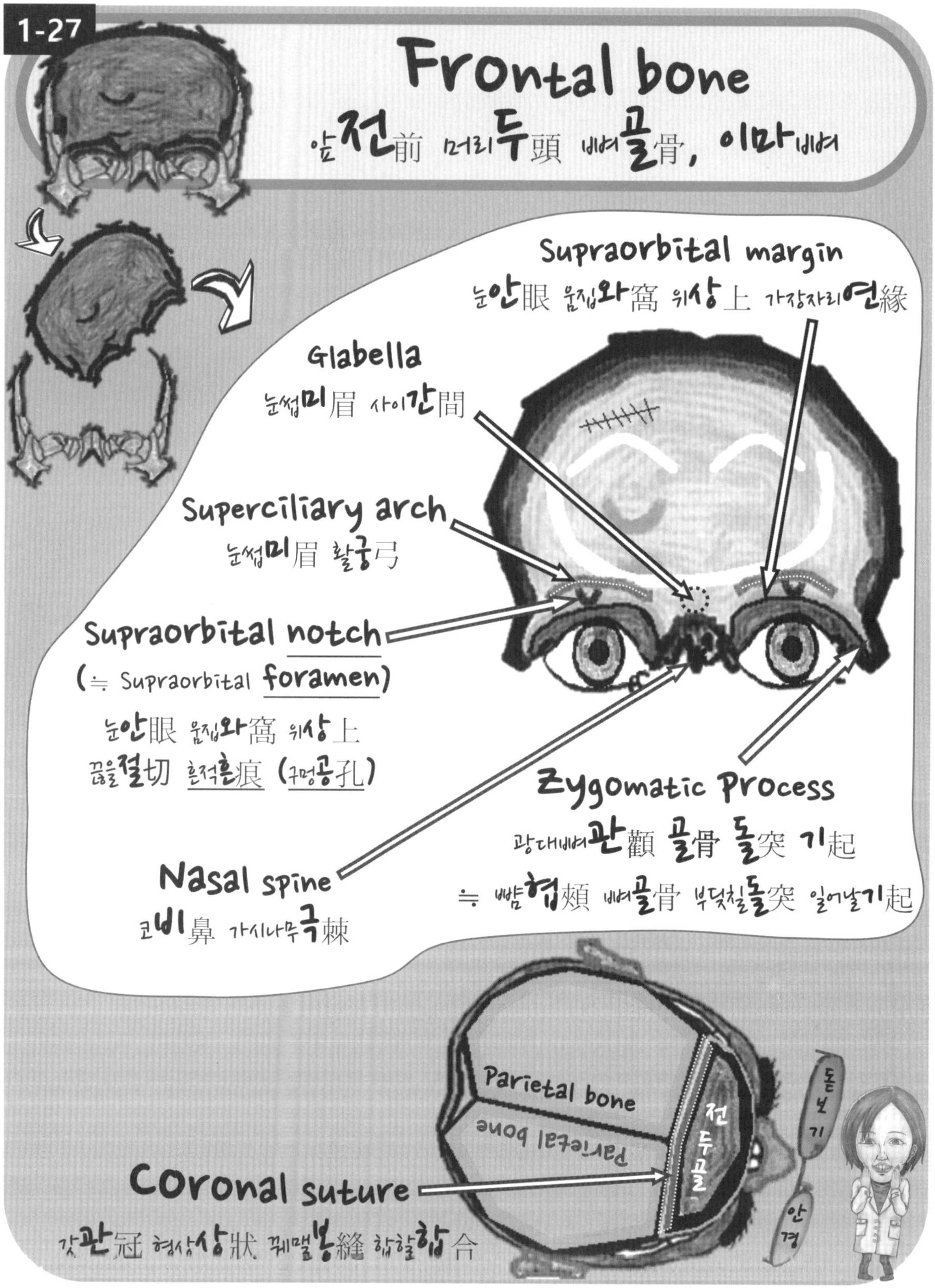
1-27
Frontal bone
앞전前 머리두頭 뼈골骨, 이마뼈
Supraorbital margin
눈안眼 움집와窩 위상上 가장자리연緣
Glabella
눈썹미眉 사이간間
Superciliary arch
눈썹미眉 활궁弓
Supraorbital notch
(≒ Supraorbital foramen)
눈안眼 움집와窩 위상上
끊을절切 흔적흔痕 (구멍공孔)
Zygomatic Process
광대뼈관顴 골骨 돌突 기起
≒ 뺨협頰 뼈골骨 부딪칠돌突 일어날기起
Nasal spine
코비鼻 가시나무극棘
Parietal bone
Parietal bone
전두골
Coronal suture
갓관冠 형상상狀 꿰맬봉縫 합할합合
돋보기
안경

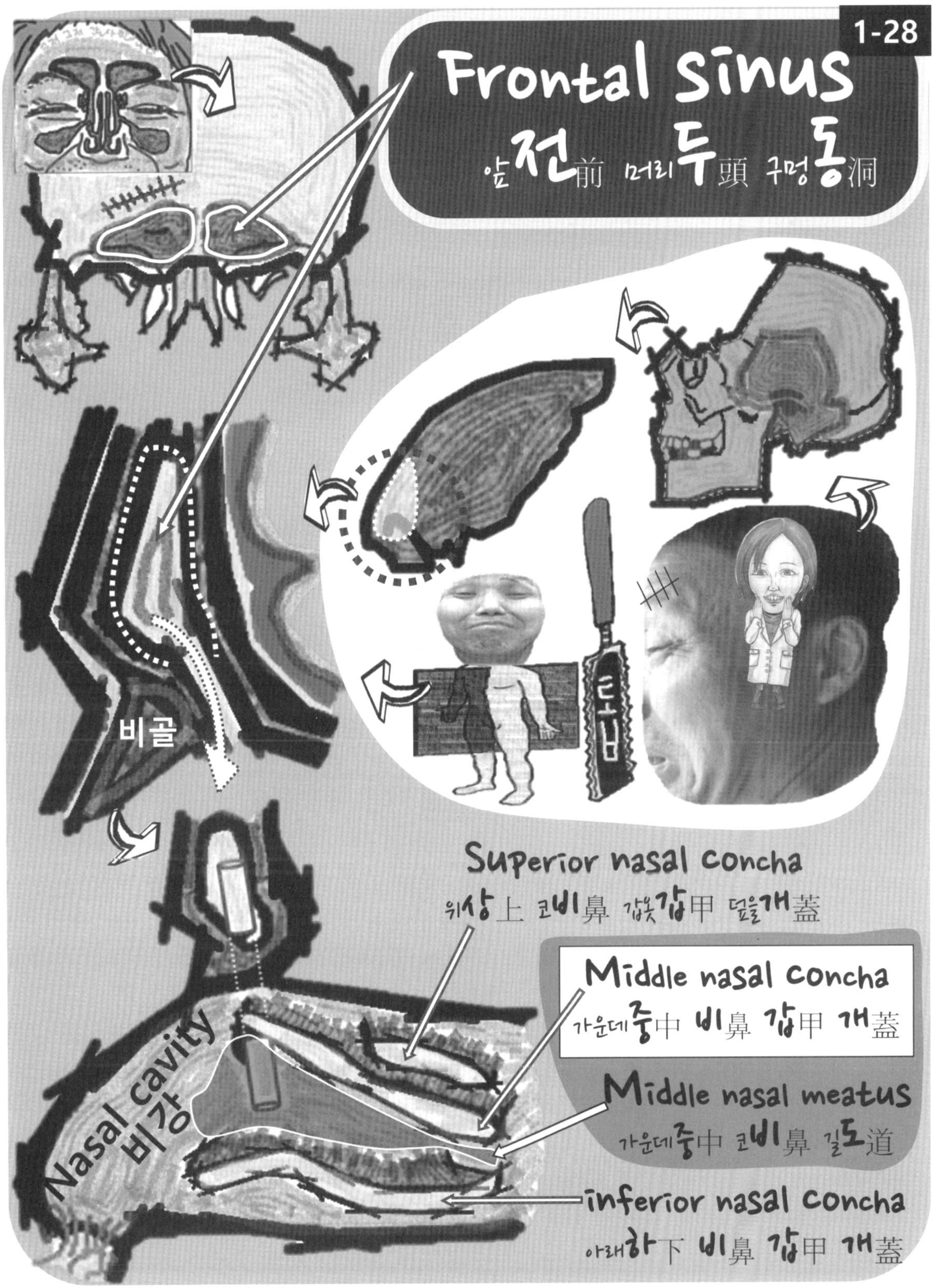
1-28
Frontal Sinus
앞전前 머리두頭 구멍동洞
비골
Superior nasal concha
위상上 코비鼻 갑옷갑甲 덮을개蓋
Middle nasal concha
가운데중中 비鼻 갑甲 개蓋
Middle nasal meatus
가운데중中 코비鼻 길도道
inferior nasal concha
아래하下 비鼻 갑甲 개蓋
Nasal cavity
비강

1-29

Ethmoid bone

채로 칠사篩 뼈골骨, 벌집뼈

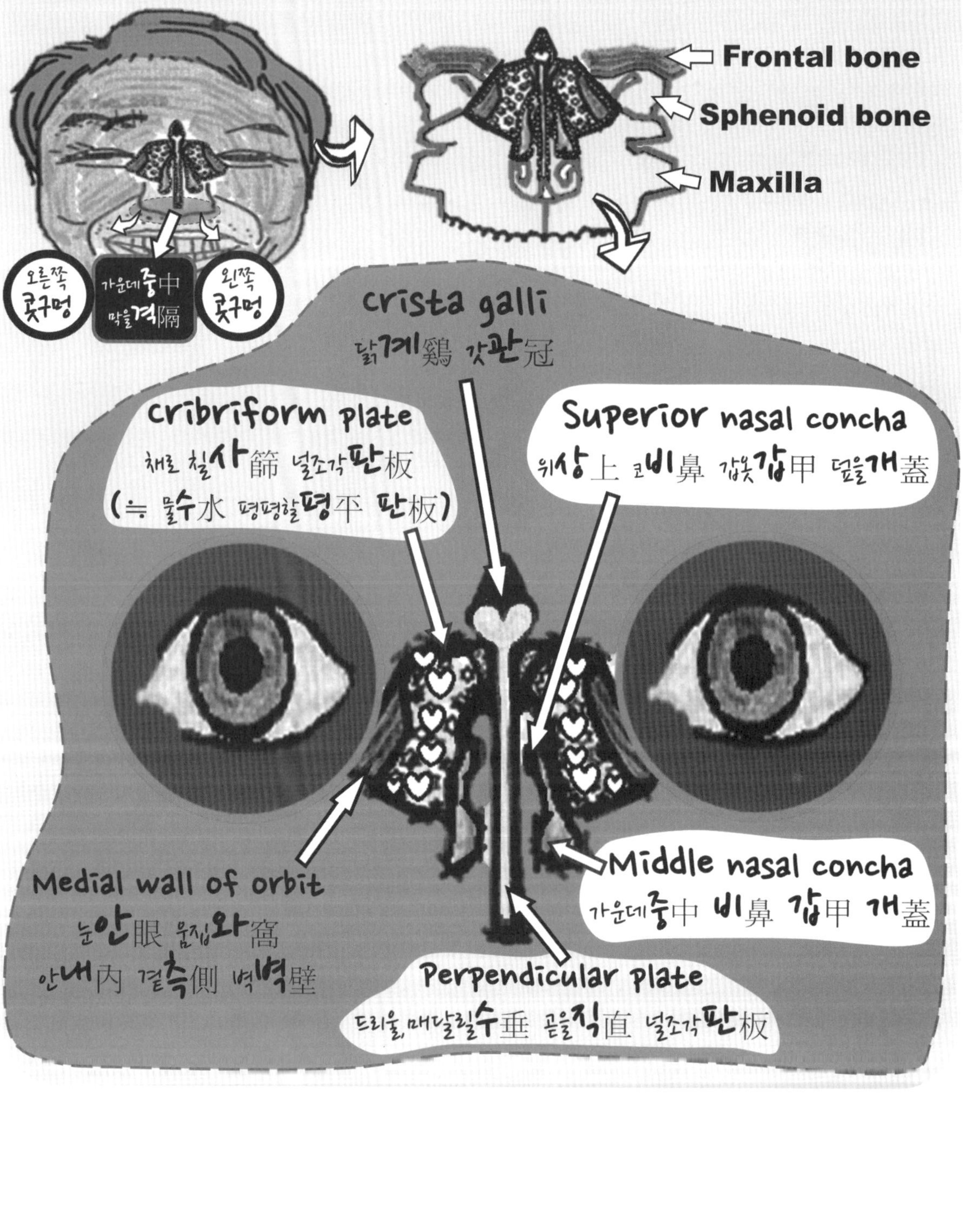

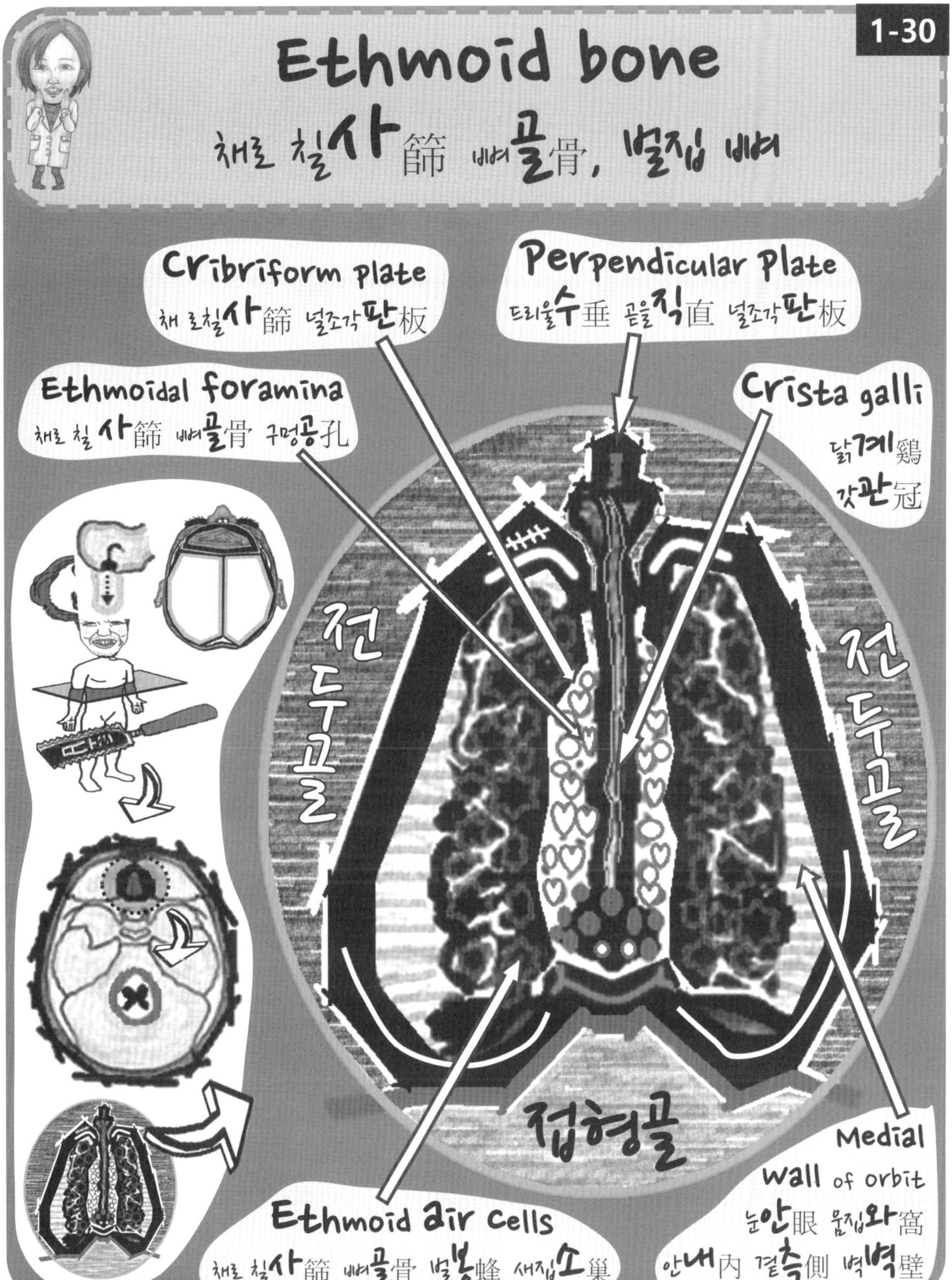
1-30
Ethmoid bone
채로 칠사篩 뼈골骨, 벌집 뼈
Cribriform plate
채로칠사篩 널조각판板
Perpendicular Plate
드리울수垂 곧을직直 널조각판板
Ethmoidal foramina
채로 칠 사篩 뼈골骨 구멍공孔
Crista galli
닭계鷄
갓관冠
전두골
전두골
접형골
Ethmoid air cells
채로 칠사篩 뼈골骨 벌봉蜂 새집소巢
Medial wall of orbit
눈안眼 움집와窩
안내內 곁측側 벽벽壁

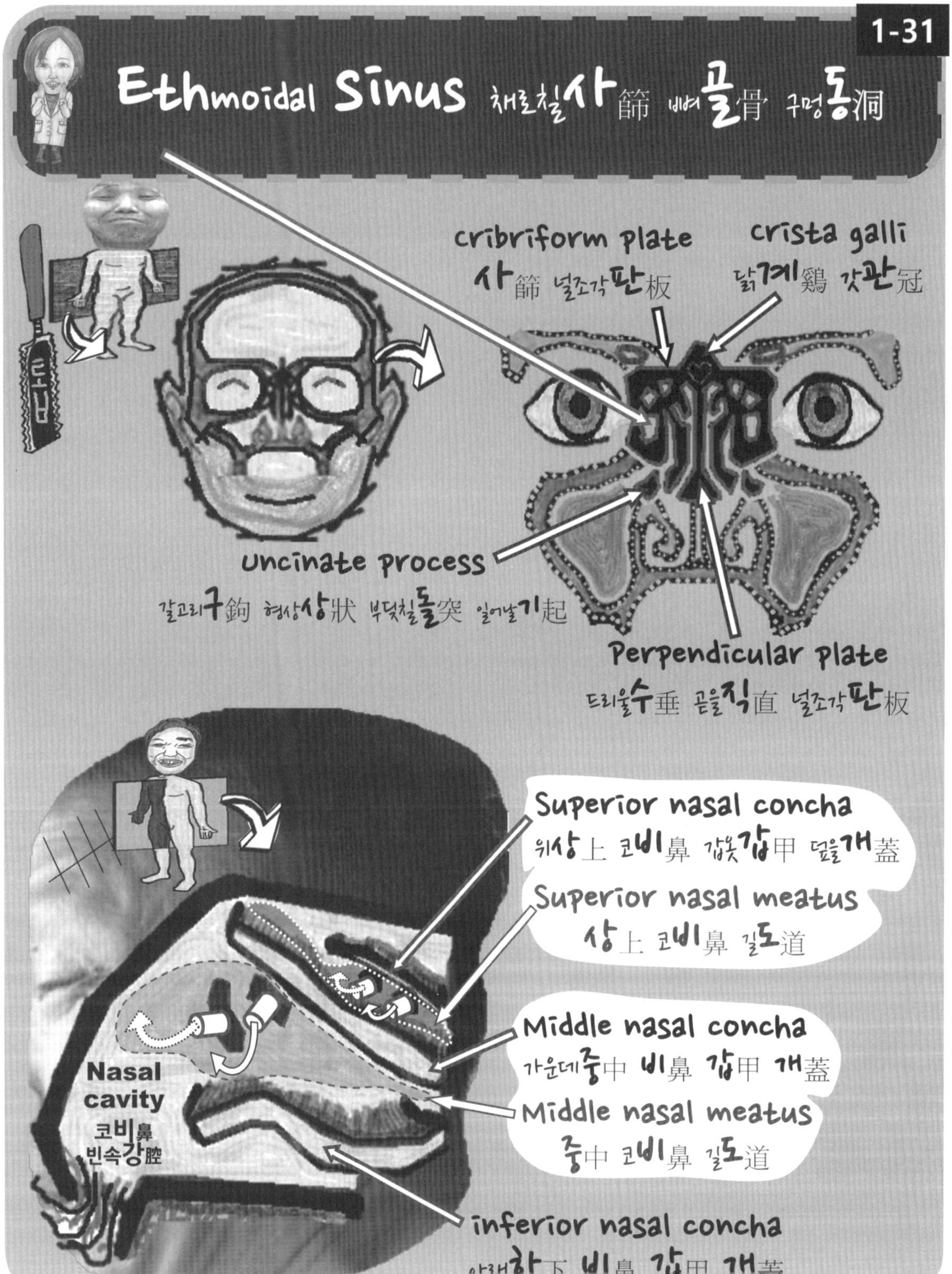
1-31
Ethmoidal Sinus 채로칠사篩 뼈골骨 구멍동洞
cribriform plate
사篩 널조각판板
crista galli
닭계鷄 갓관冠
uncinate process
갈고리구鉤 형상상狀 부딪칠돌突 일어날기起
Perpendicular plate
드리울수垂 곧을직直 널조각판板
Superior nasal concha
위상上 코비鼻 갑옷갑甲 덮을개蓋
Superior nasal meatus
상上 코비鼻 길도道
Middle nasal concha
가운데중中 비鼻 갑甲 개蓋
Middle nasal meatus
중中 코비鼻 길도道
Nasal cavity
코비鼻 빈속강腔
inferior nasal concha
아래하下 비鼻 갑甲 개蓋

1-32

Sphenoid bone

나비접蝶 형상형形 뼈골骨

≒ 나비뼈

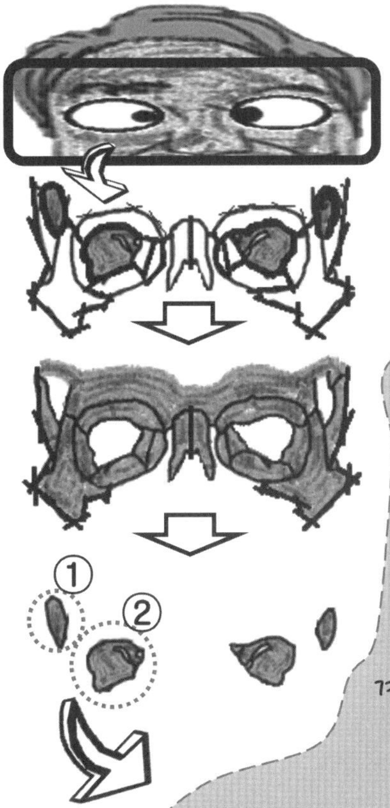

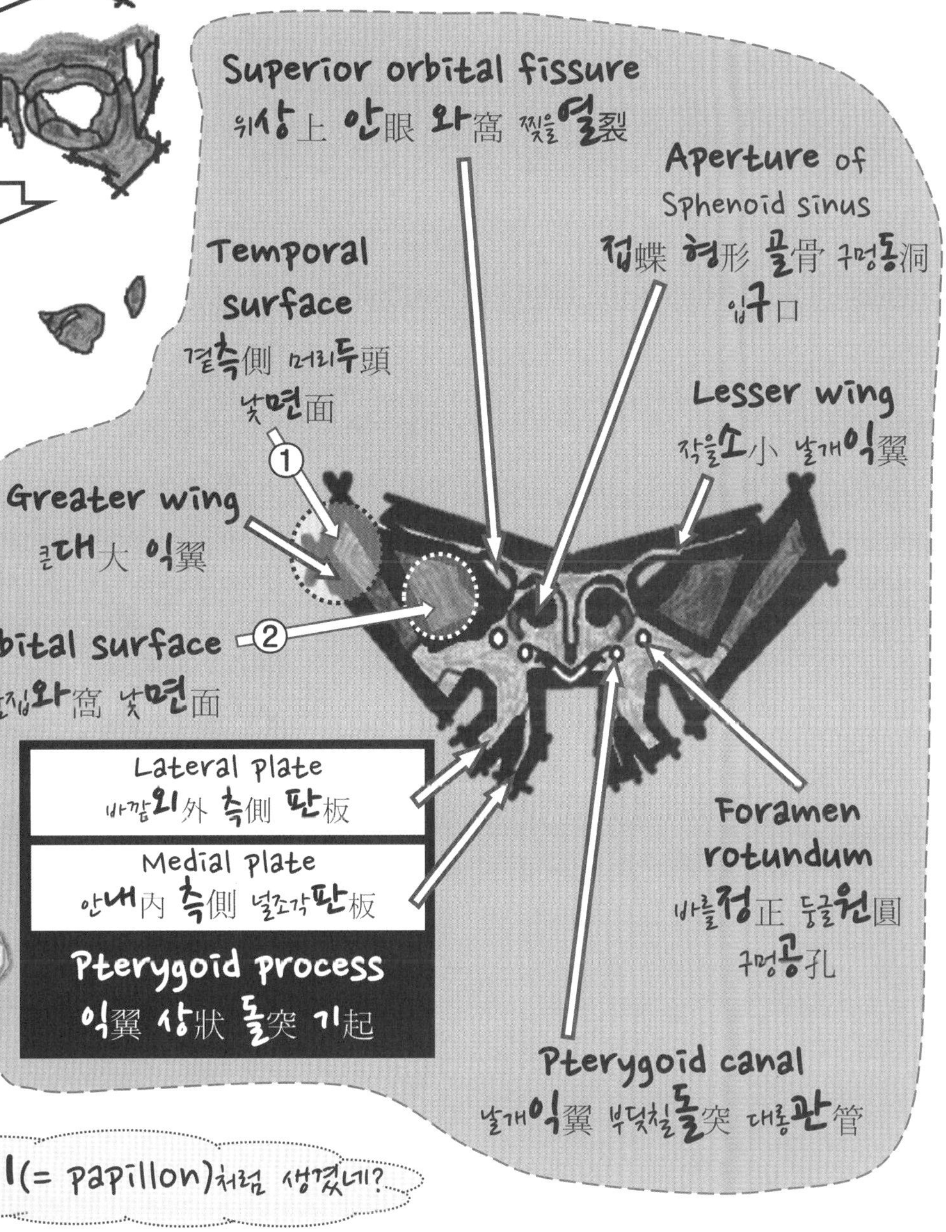

1-33

Sphenoid bone 나비 접蝶 형상 형形 뼈 골骨

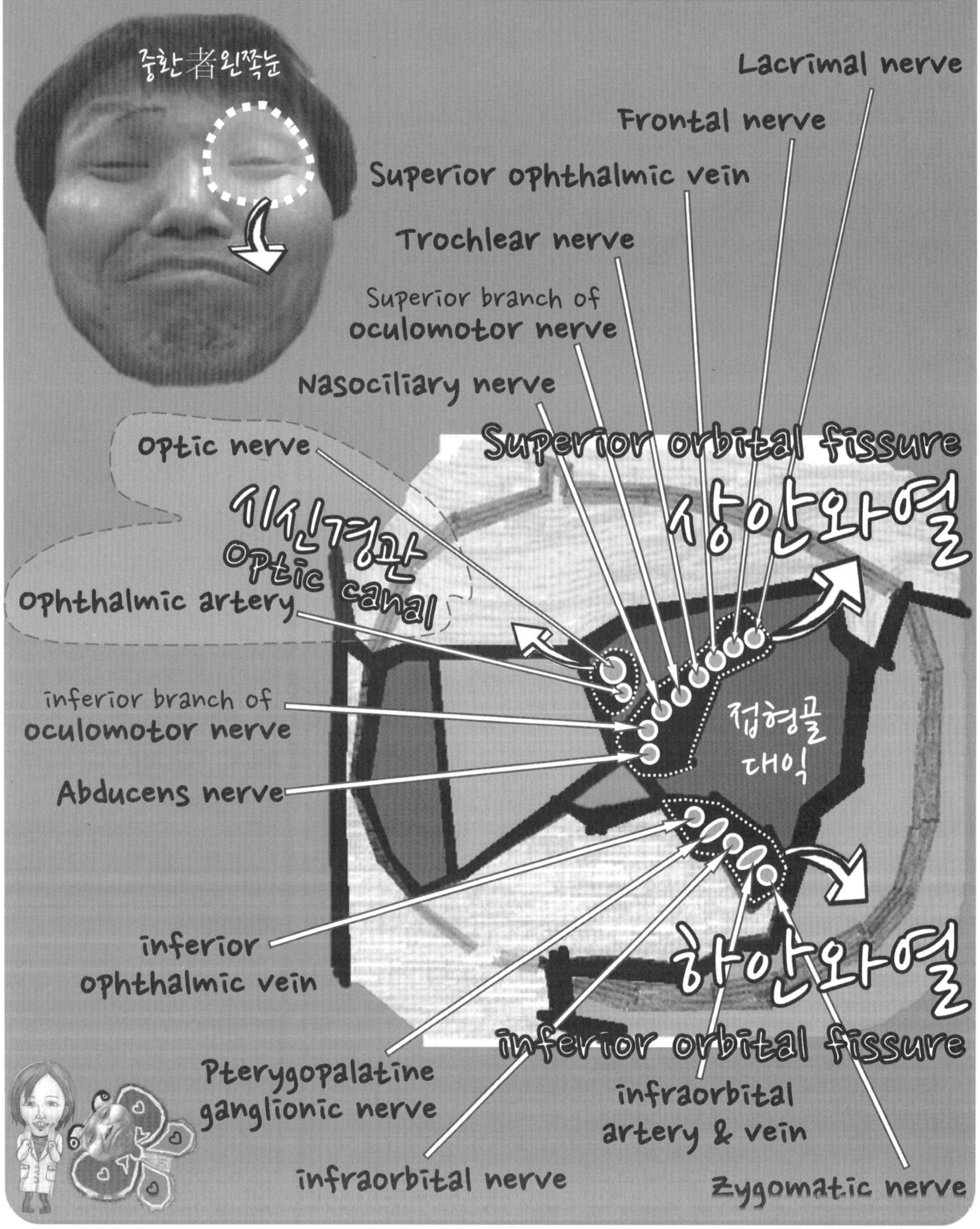

1-34 Sphenoid bone

나비 접蝶 형상 형形 뼈 골骨, 나비뼈

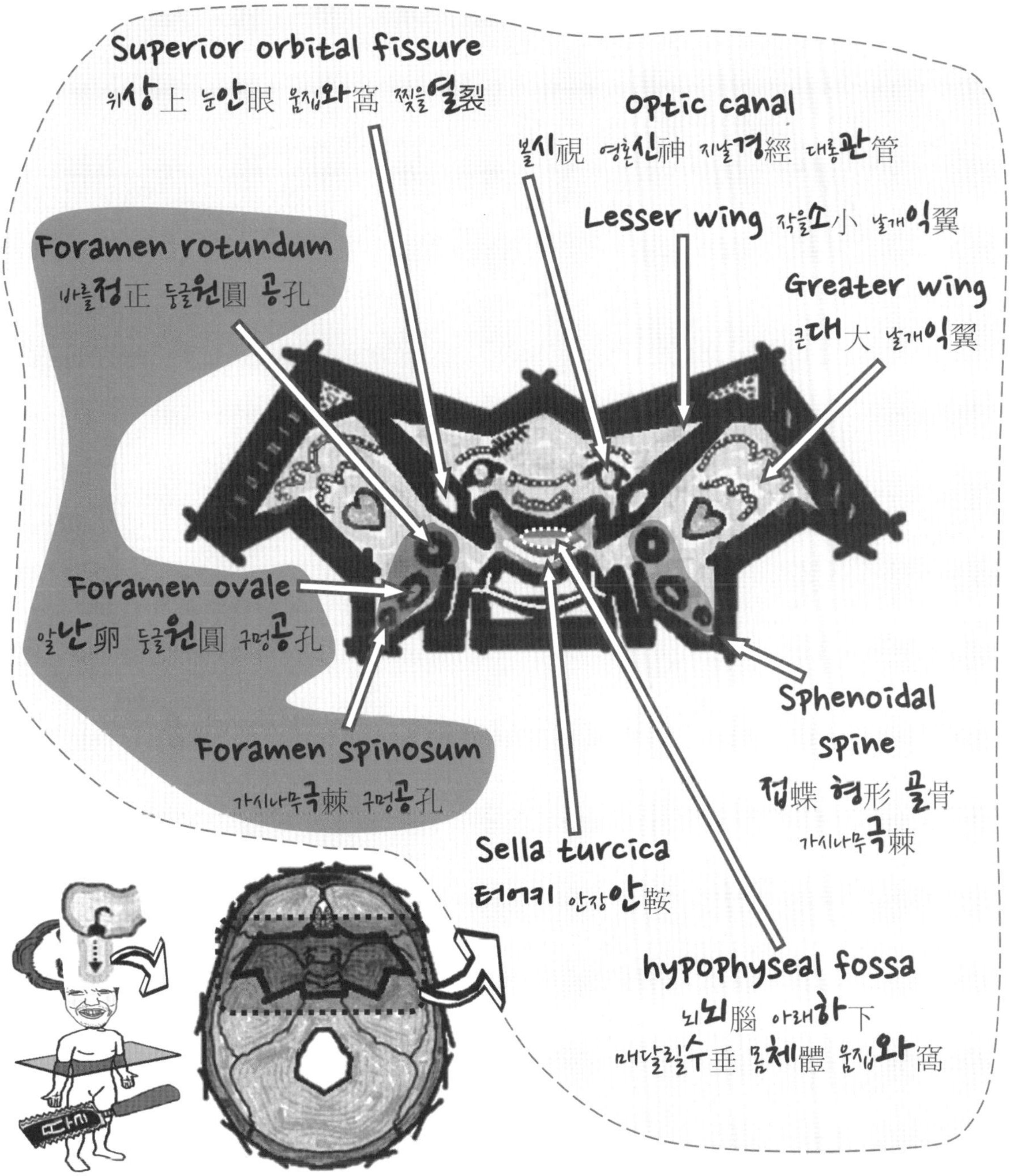

Sphenoid bone 나비접蝶 형상형形 뼈골骨

1-35

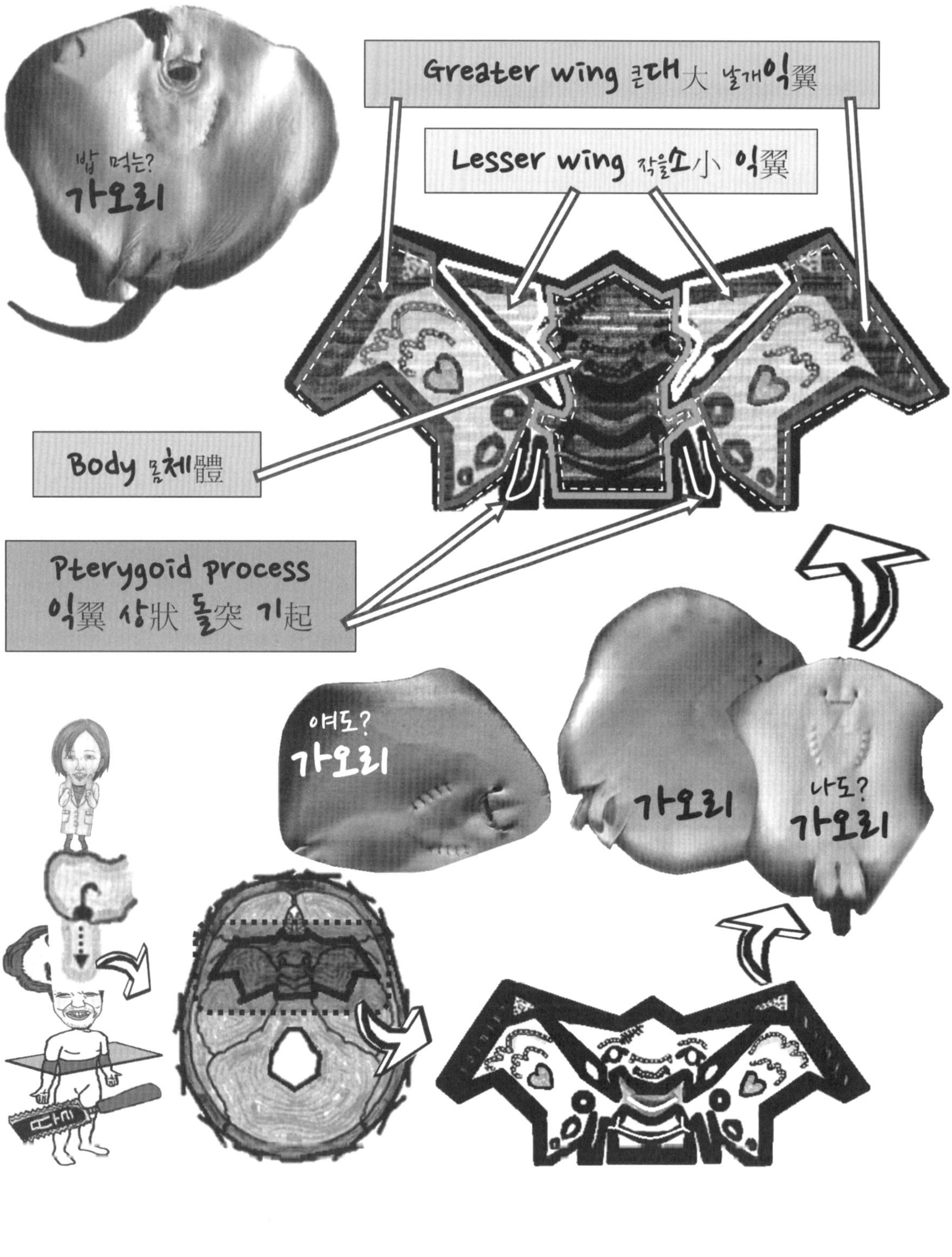

Sphenoid bone

1-36

나비 접蝶 형상 형形 뼈 골骨, 나비뼈

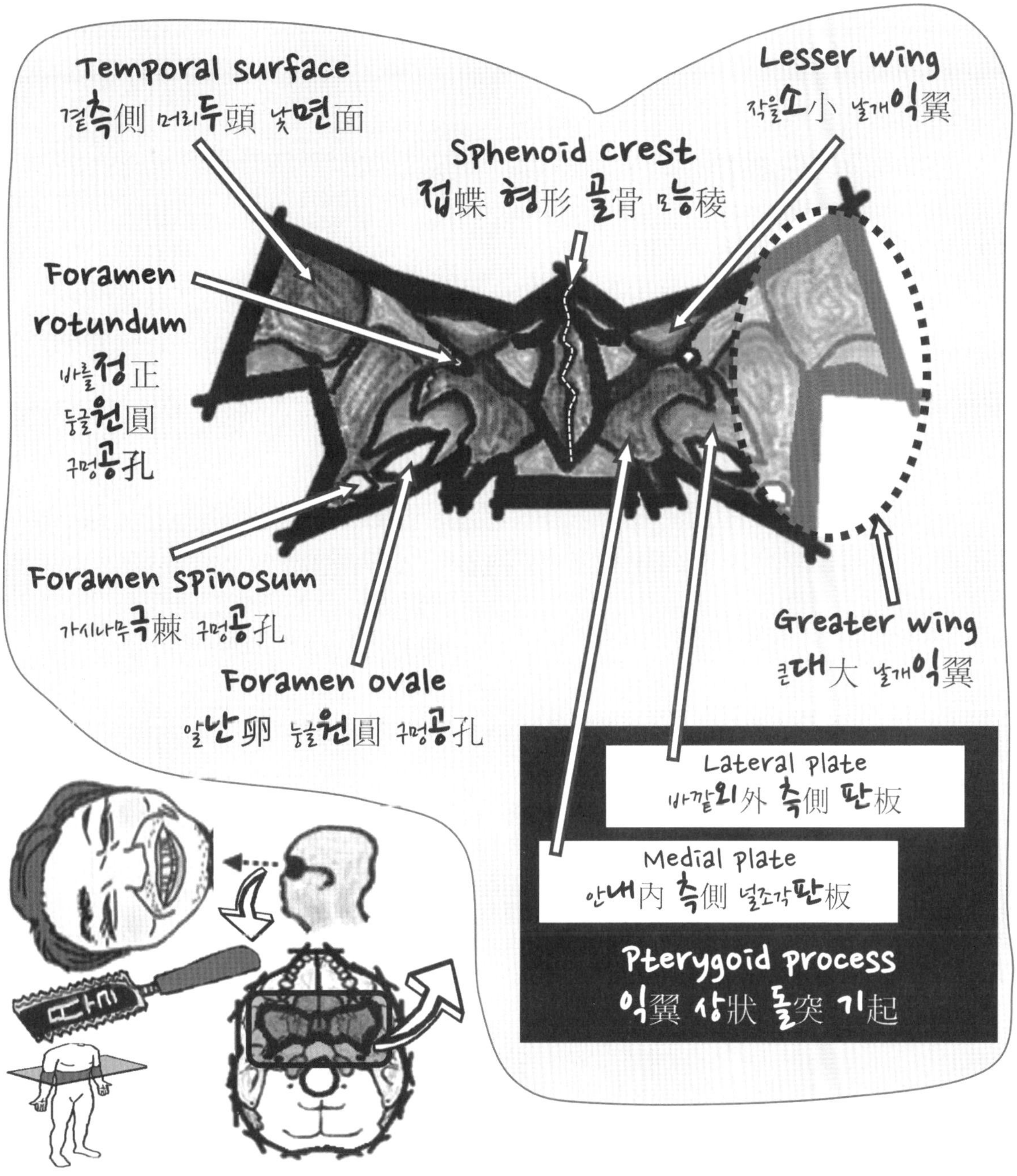

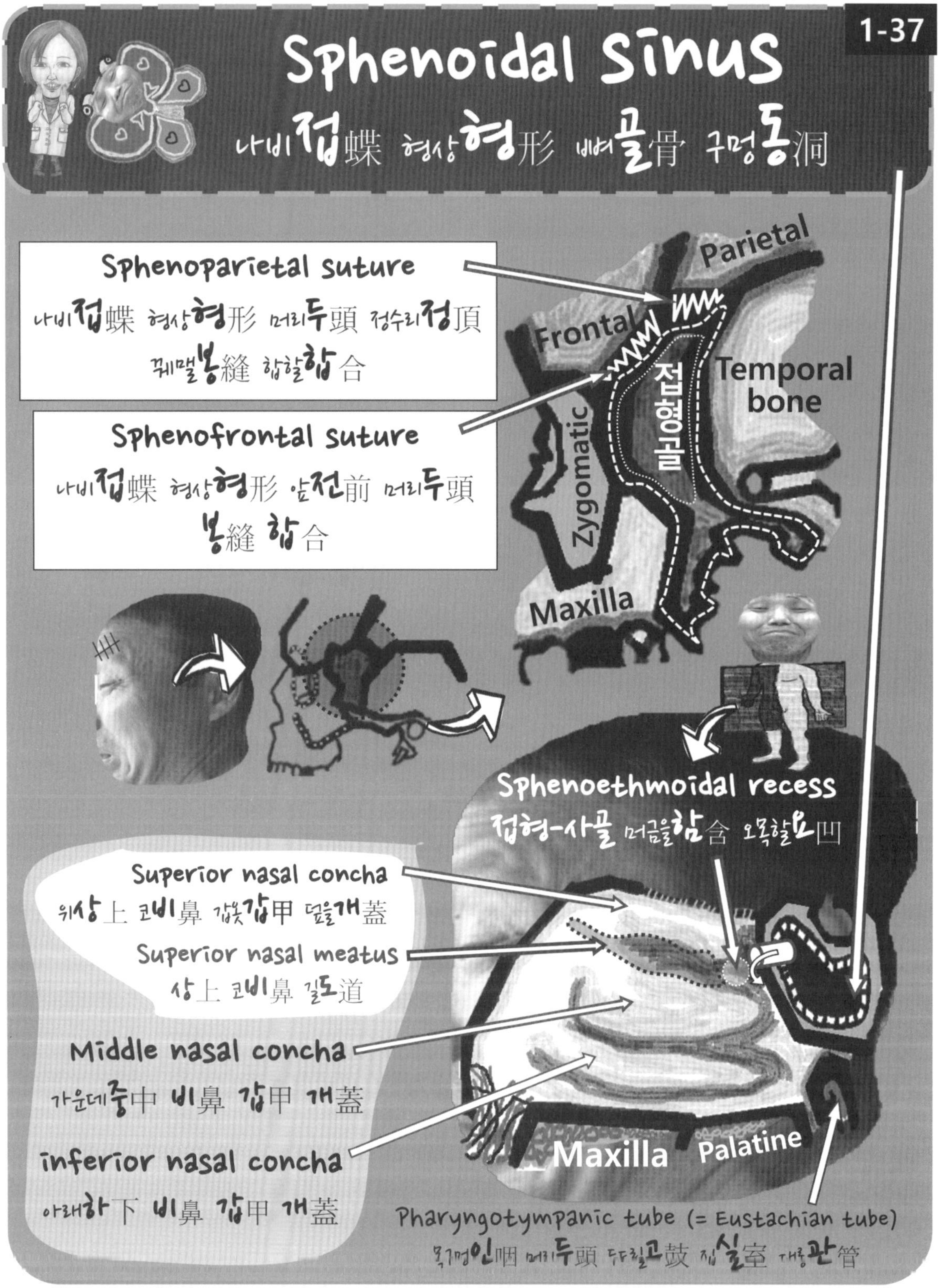
1-37
Sphenoidal Sinus
나비접蝶 형상형形 뼈골骨 구멍동洞
Sphenoparietal suture
나비접蝶 형상형形 머리두頭 정수리정頂 꿰맬봉縫 합할합合
Sphenofrontal suture
나비접蝶 형상형形 앞전前 머리두頭 봉縫 합合
Parietal
Frontal
Temporal bone
접형골
Zygomatic
Maxilla
Sphenoethmoidal recess
접형-사골 머금을함含 오목할요凹
Superior nasal concha
위상上 코비鼻 갑옷갑甲 덮을개蓋
Superior nasal meatus
상上 코비鼻 길도道
Middle nasal concha
가운데중中 비鼻 갑甲 개蓋
Inferior nasal concha
아래하下 비鼻 갑甲 개蓋
Maxilla
Palatine
Pharyngotympanic tube (= Eustachian tube)
목구멍인咽 머리두頭 두드릴고鼓 집실室 대롱관管

Temporal bone

1-38

곁측側 머리두頭 뼈골骨, 관자뼈

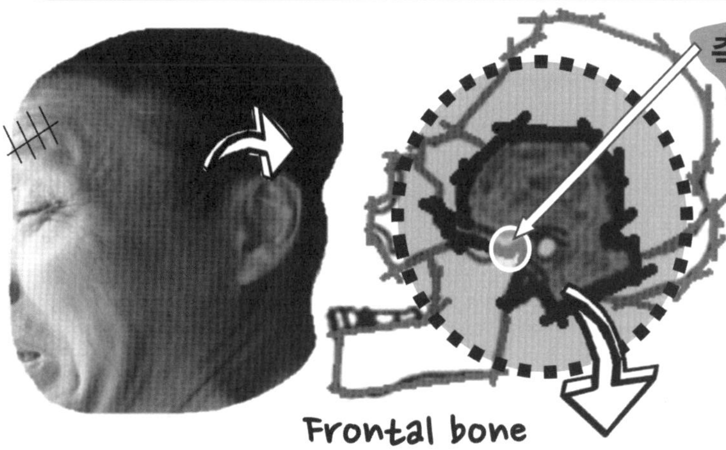

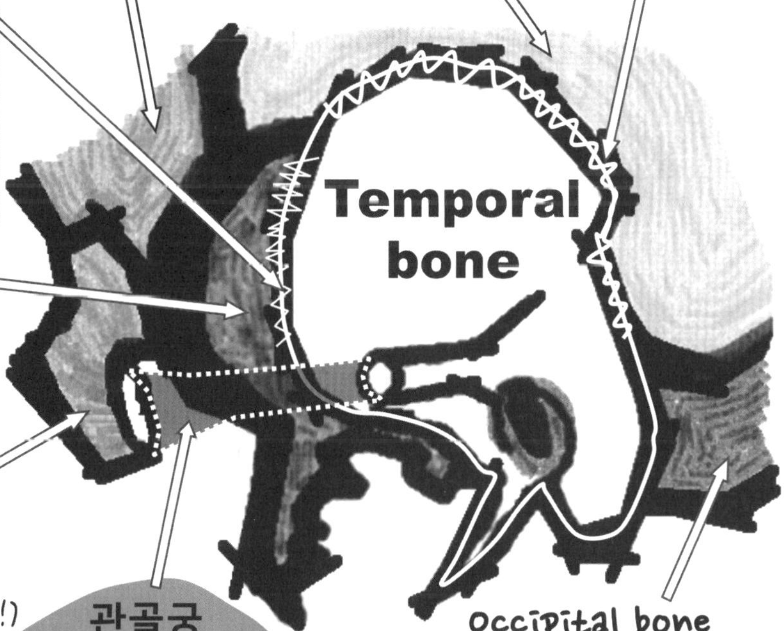

1-39

Temporal bone

곁측側 머리두頭 뼈골骨, 관자뼈

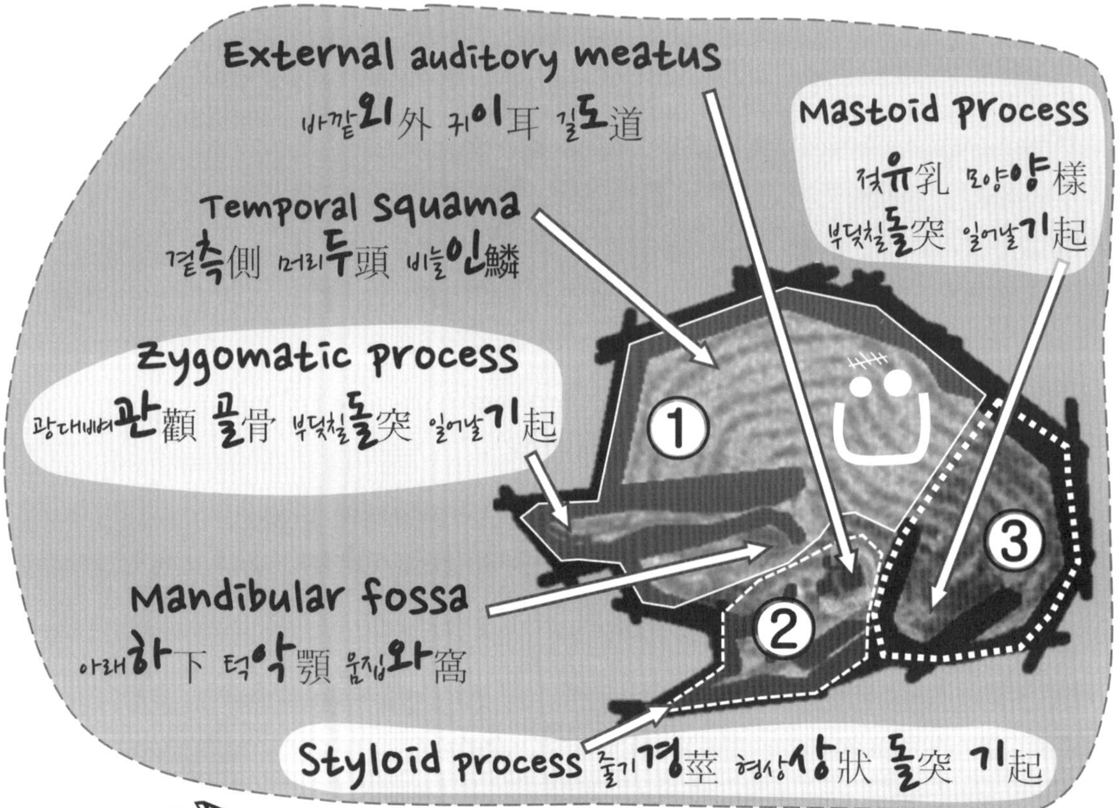

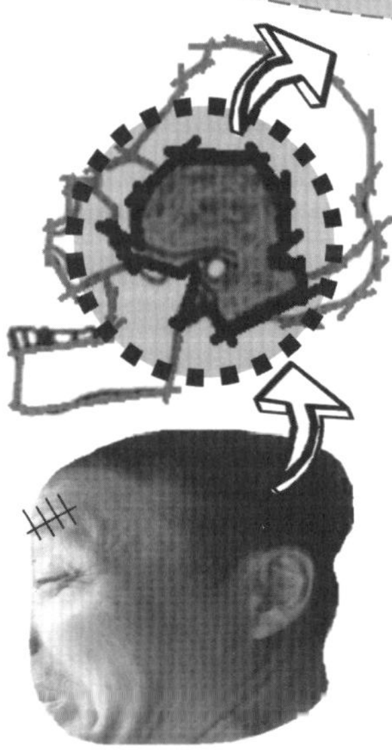

측側 두頭 골骨 바깥외外 곁측側

① Squamous part 비늘인鱗 떼부部

② Tympanic part 두드릴고鼓 집실室 부部

③ Mastoid part 젖유乳 모양양樣 부딪칠돌突 일어날기起 부部

Temporal bone 곁측側 머리두頭 뼈골骨, 관자뼈 1-40

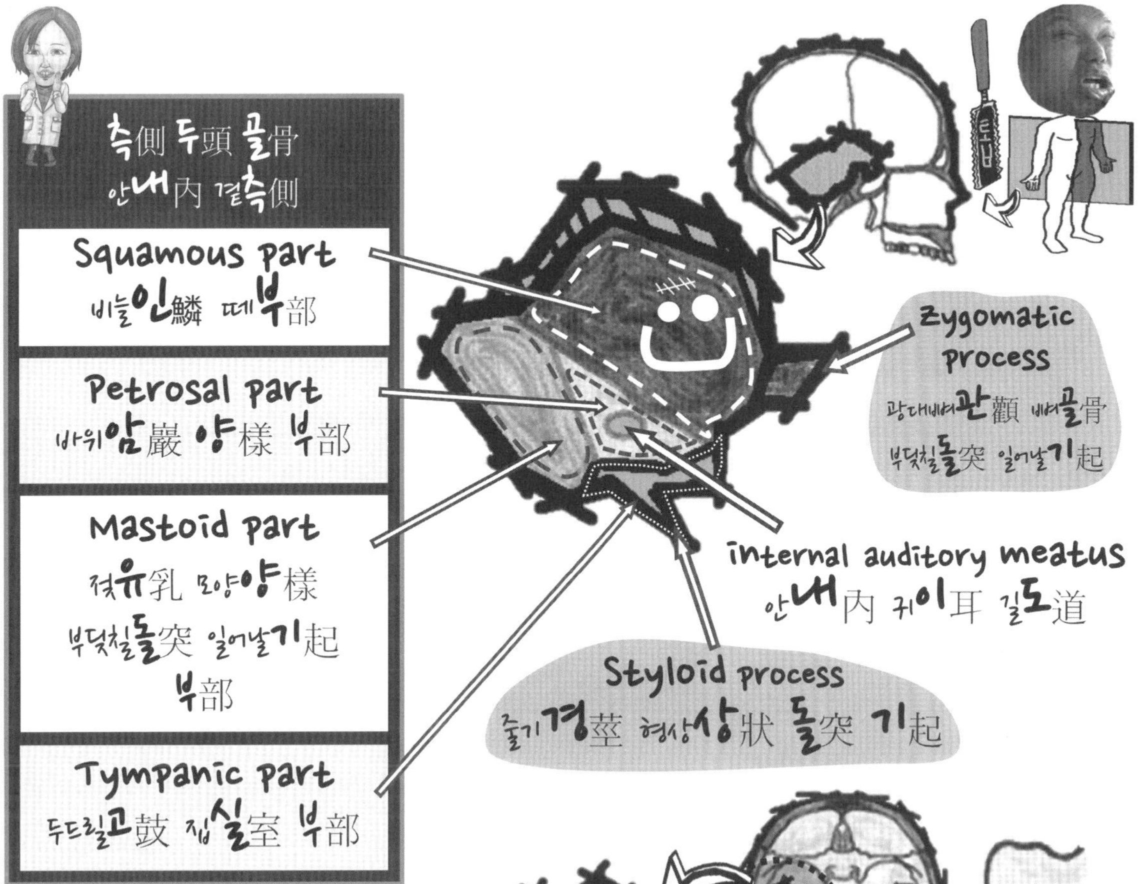

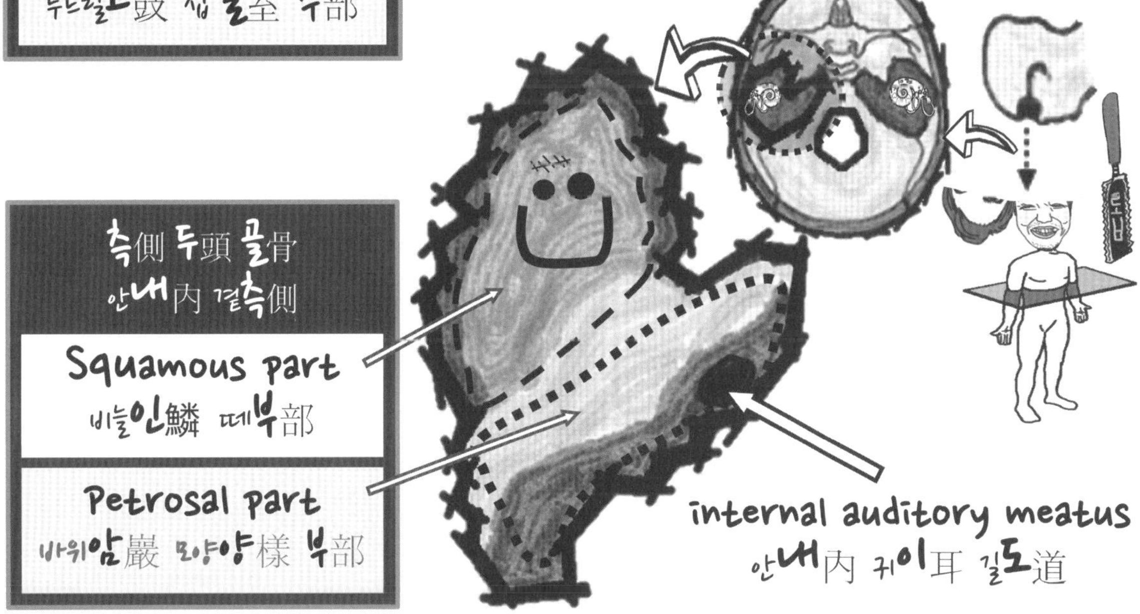

Temporal bone 곁측側 머리두頭 뼈골骨

1-41

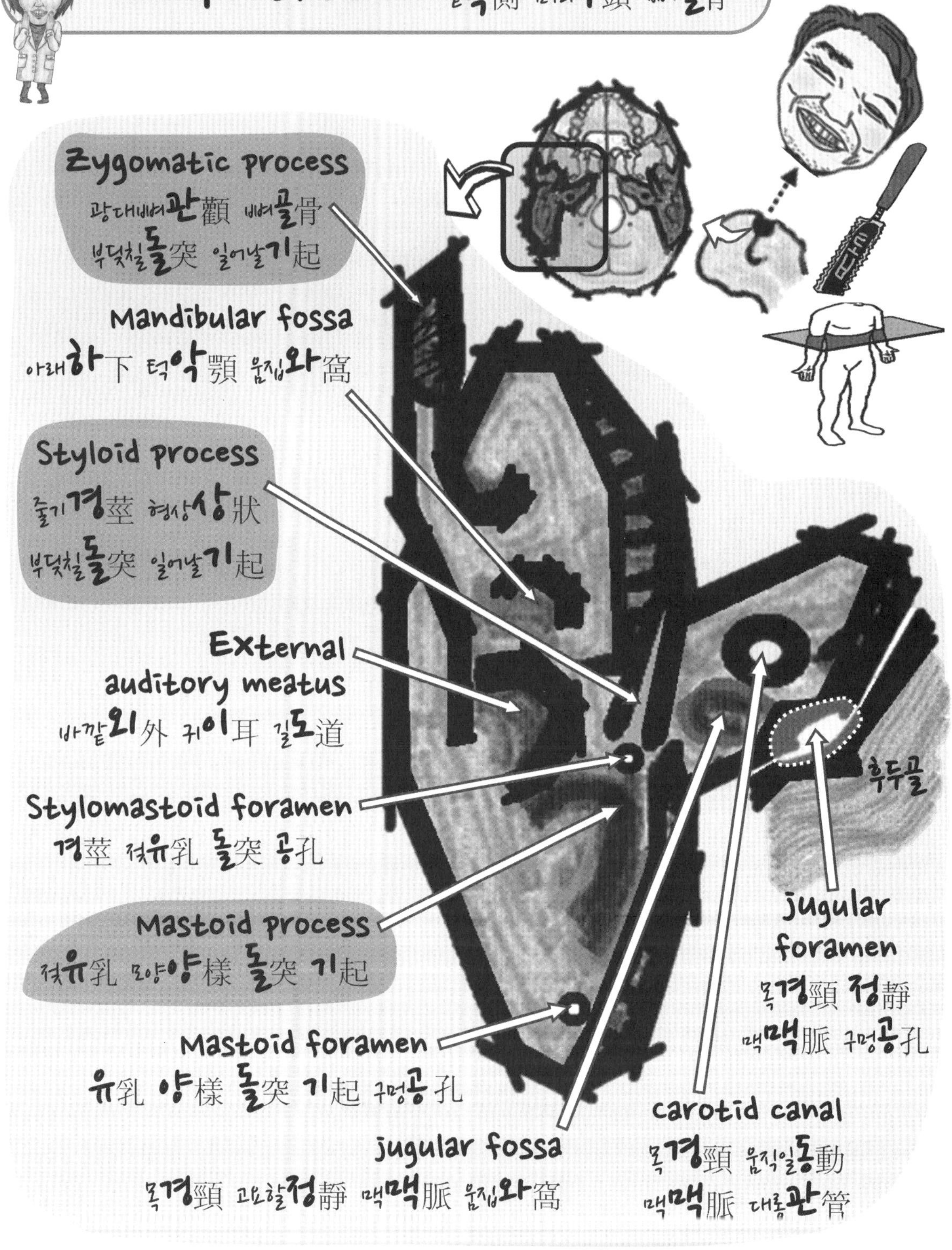

Temporal bone 곁측側 머리두頭 뼈골骨, 관자뼈 1-42

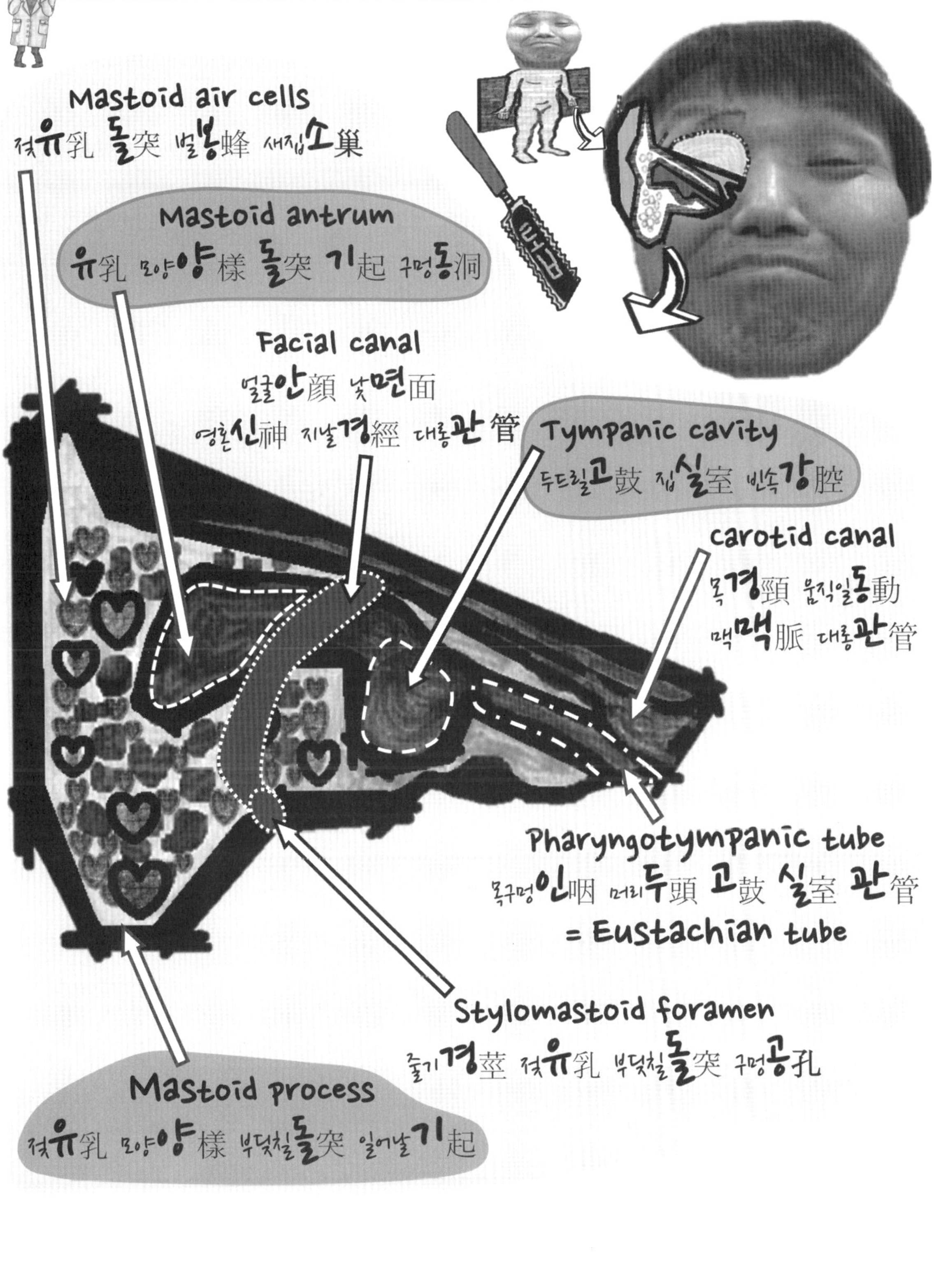

1-43 Parietal bone

머리두頭 정수리정頂 뼈골骨, 마루뼈, 정수리뼈

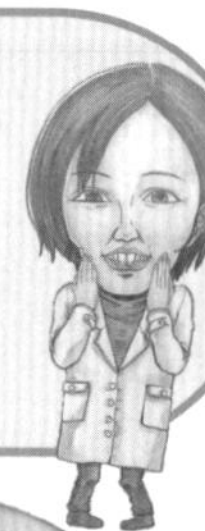

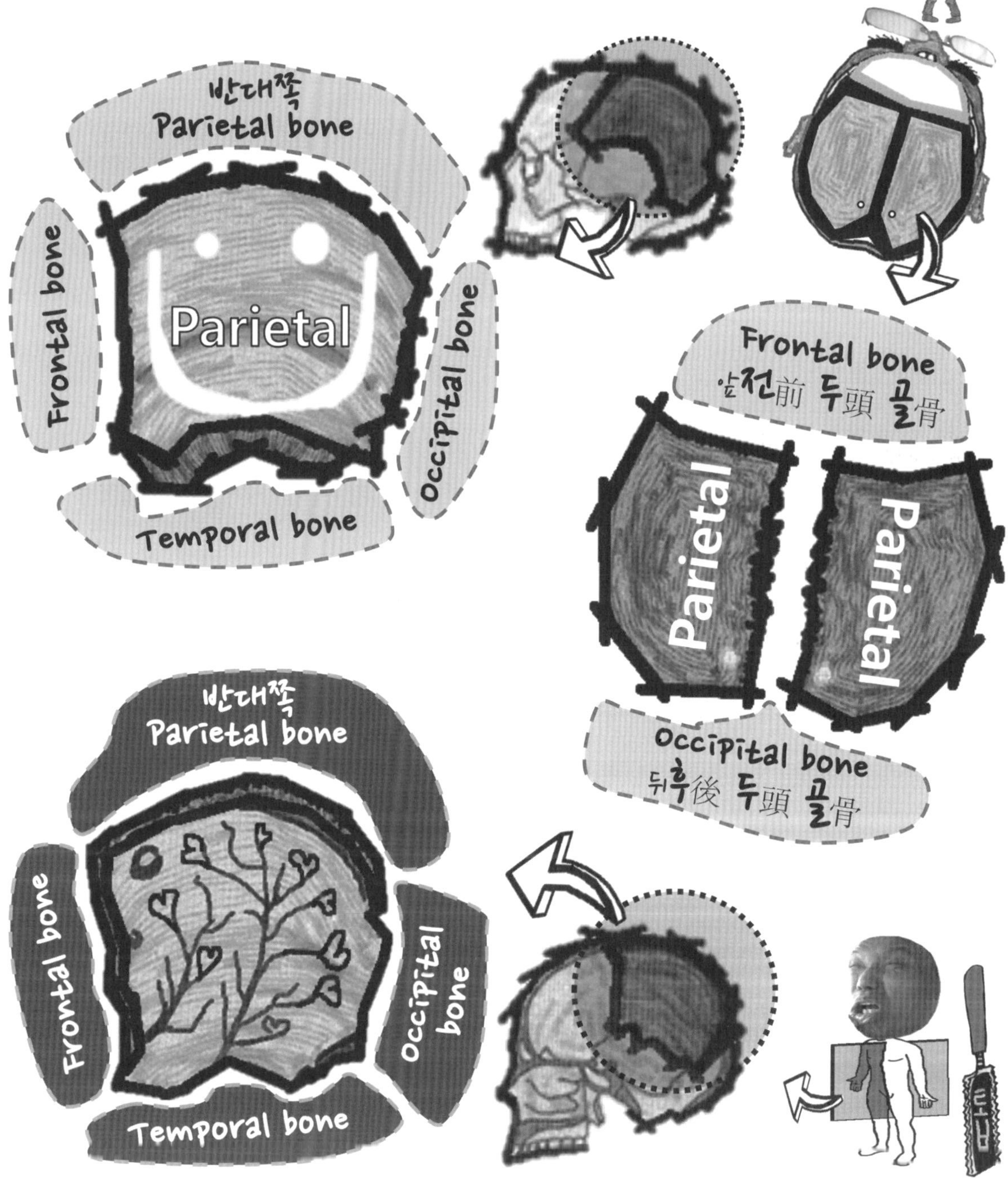

1-44 Parietal bone

머리두頭 정수리정頂 뼈골骨, 마루뼈, 정수리뼈

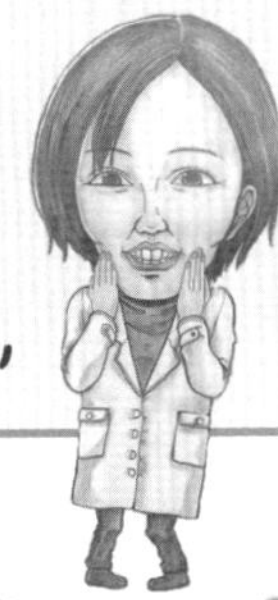

Coronal suture

갓관冠 형상상狀 꿰맬봉縫 합할합合

Sagittal suture

화살시矢 상狀 봉縫 합合

Parietal foramen

머리두頭 정수리정頂 구멍공孔

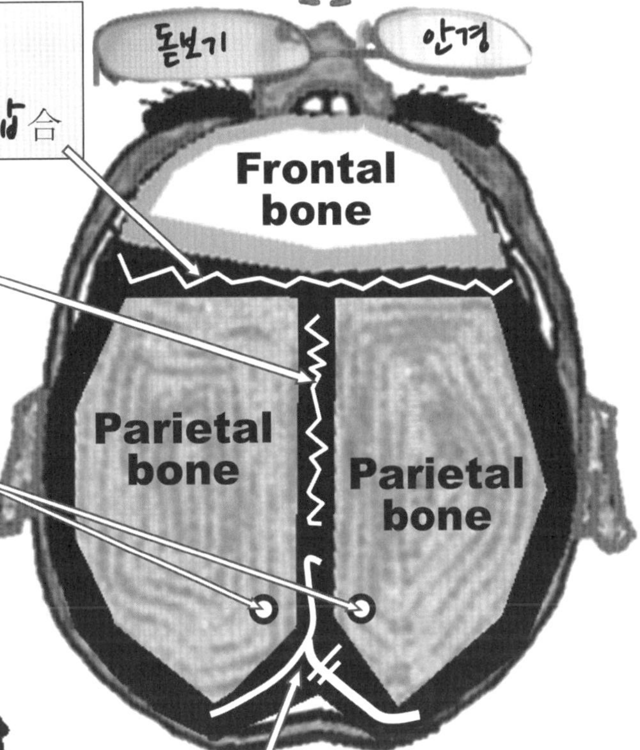

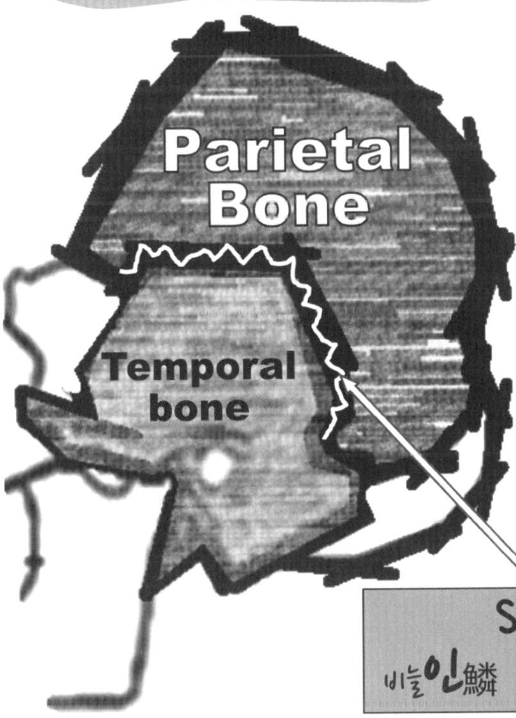

Lambdoid suture

'람다, λ' 봉縫 합合

= '시옷, ㅅ' 봉합

≒ 석삼三 뿔각角 꿰맬봉縫 합할합合

Squamous suture

비늘인鱗 형상상狀 꿰맬봉縫 합할합合

Occipital bone

1-45

뒤후後 머리두頭 뼈골骨, 뒤통수뼈

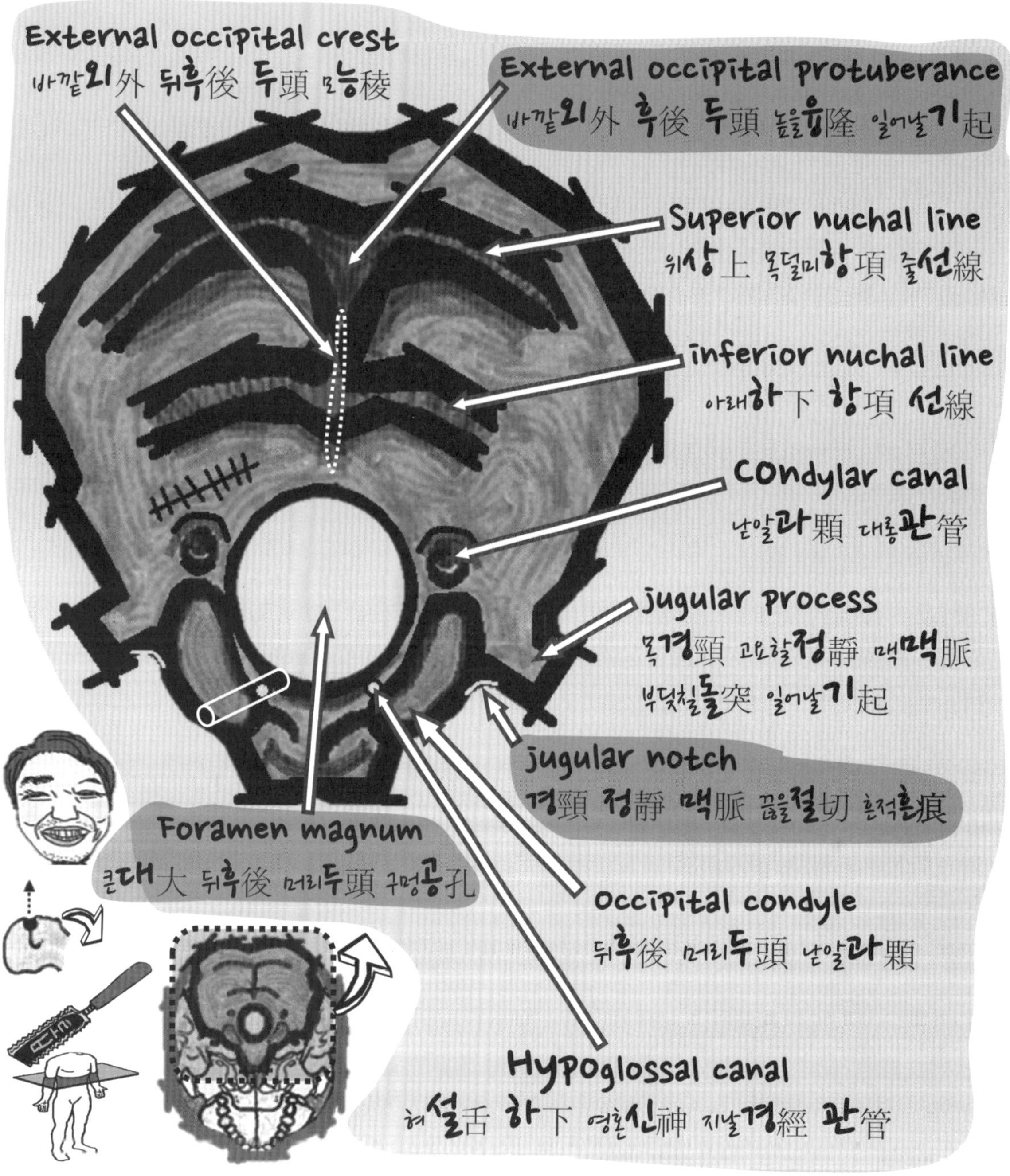

Occipital bone

1-46

뒤**후**後 머리**두**頭 뼈**골**骨, 뒤통수뼈

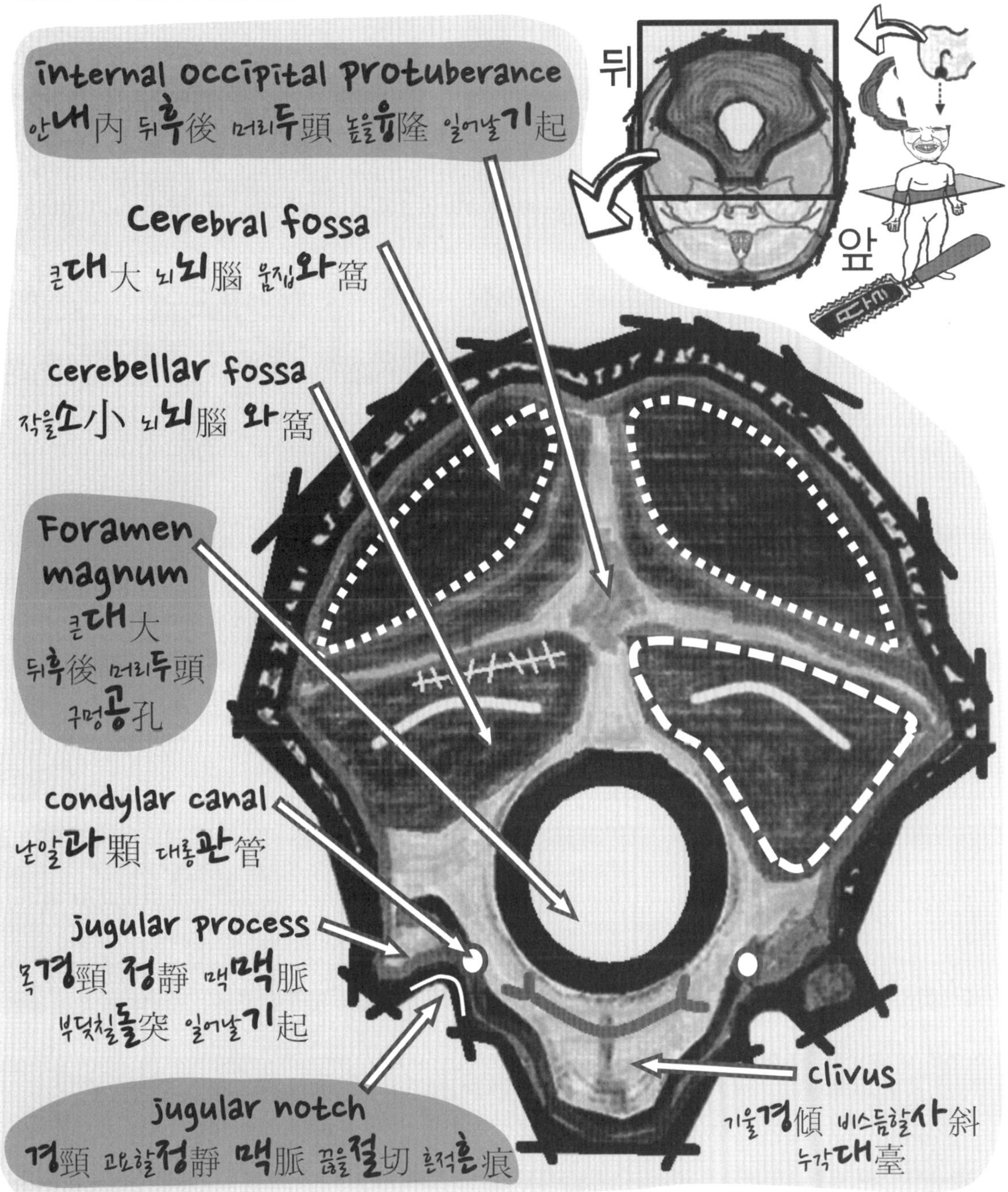

1-47 Maxilla

위**상**上 턱**악**顎 뼈**골**骨, 위턱뼈

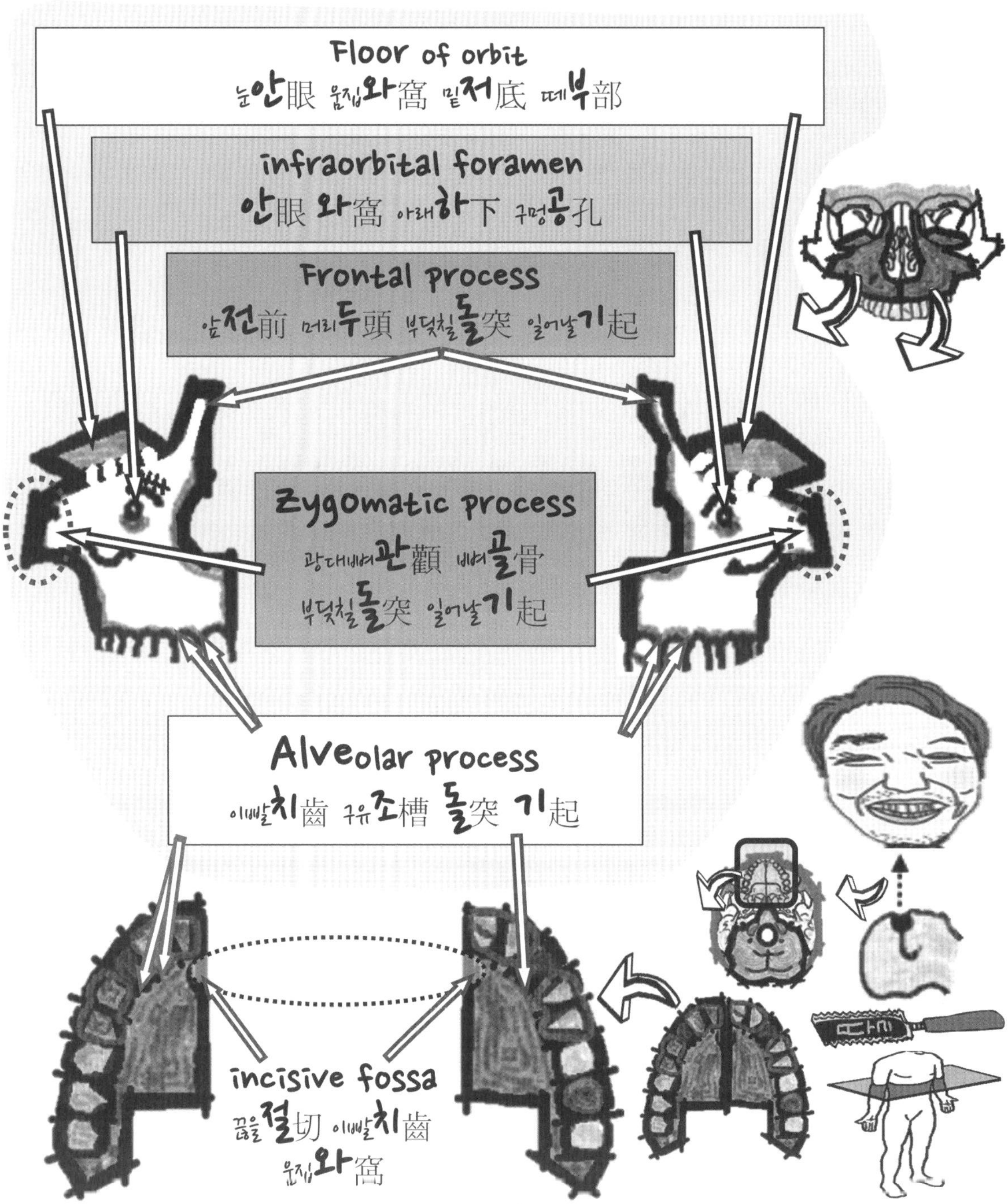

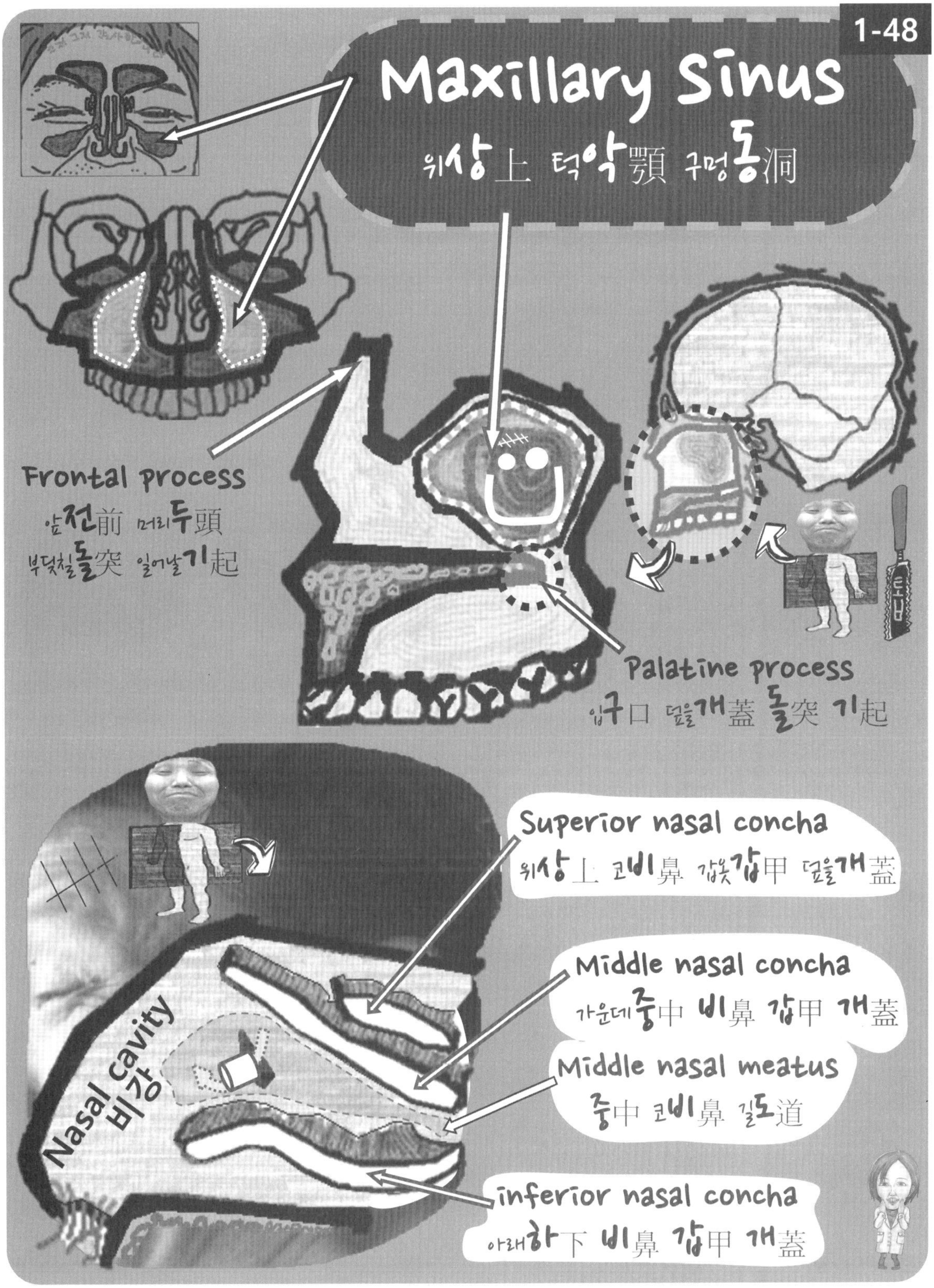
1-48
Maxillary Sinus
위상上 턱악顎 구멍동洞
Frontal process
앞전前 머리두頭
부딪칠돌突 일어날기起
Palatine process
입구口 덮을개蓋 돌突 기起
Superior nasal concha
위상上 코비鼻 갑옷갑甲 덮을개蓋
Middle nasal concha
가운데중中 비鼻 갑甲 개蓋
Nasal cavity
비강
Middle nasal meatus
중中 코비鼻 길도道
inferior nasal concha
아래하下 비鼻 갑甲 개蓋

1-49 Zygomatic bone

광대뼈관顴 뼈골骨 = 뺨협頰 골骨, 광대뼈

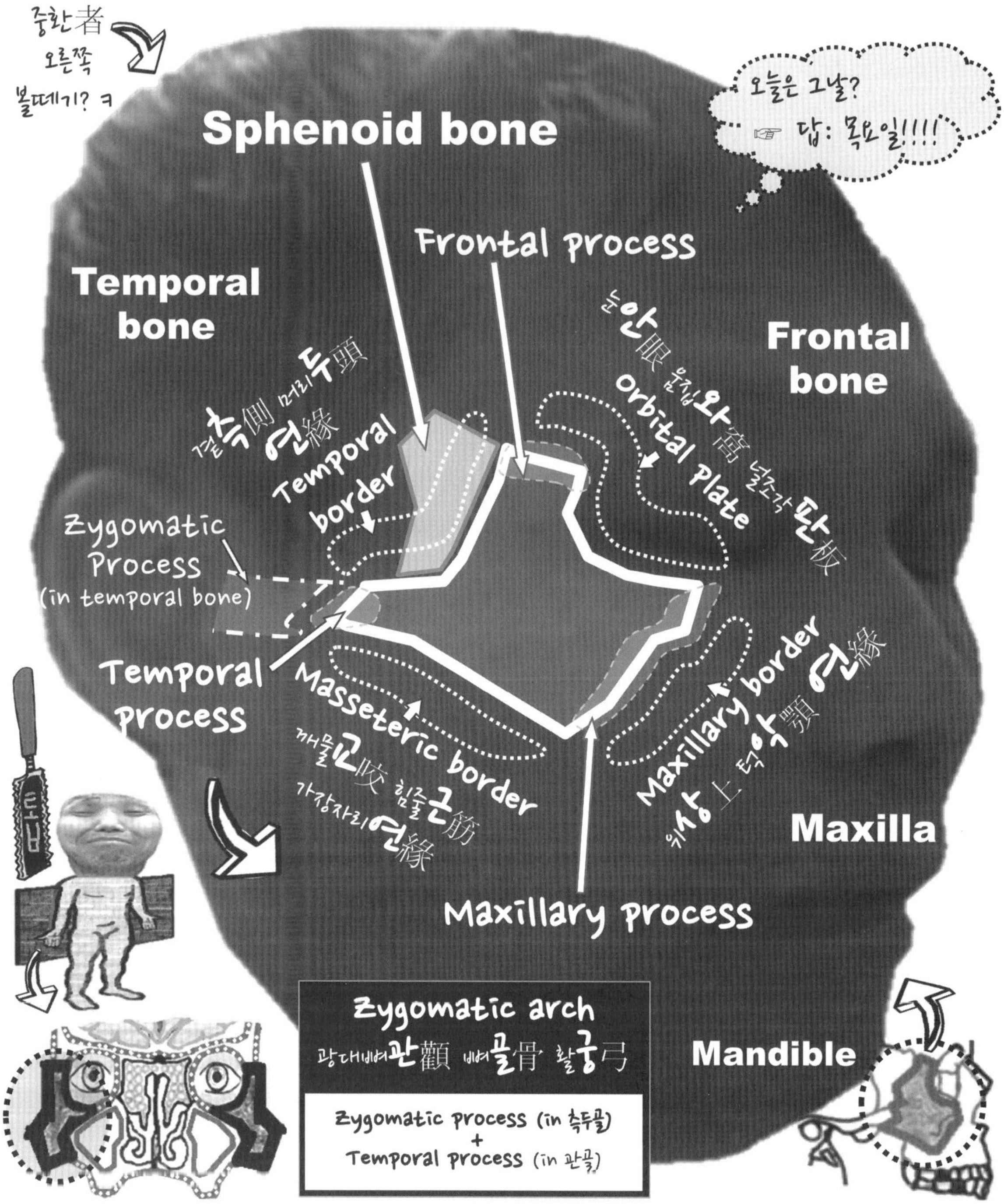

1-50 Zygomatic bone

광대뼈관/권顴 뼈골骨 ≒ 뺨협頰 골骨, 광대뼈

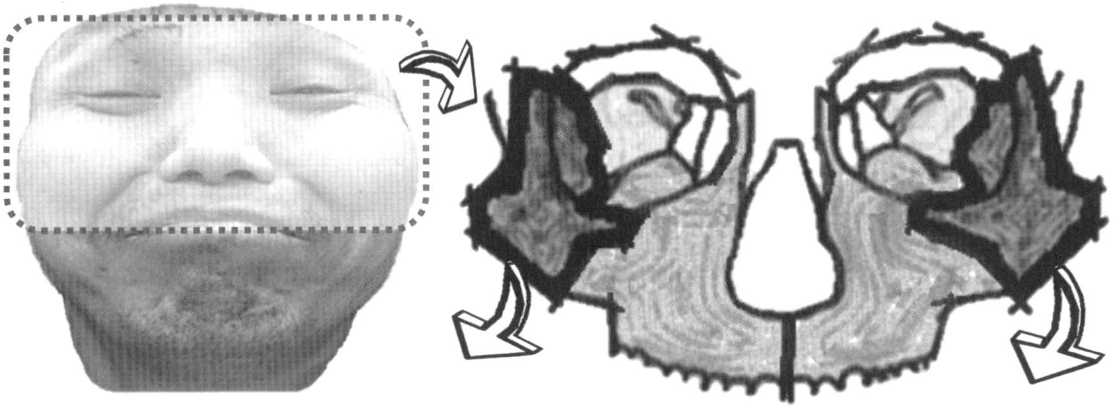

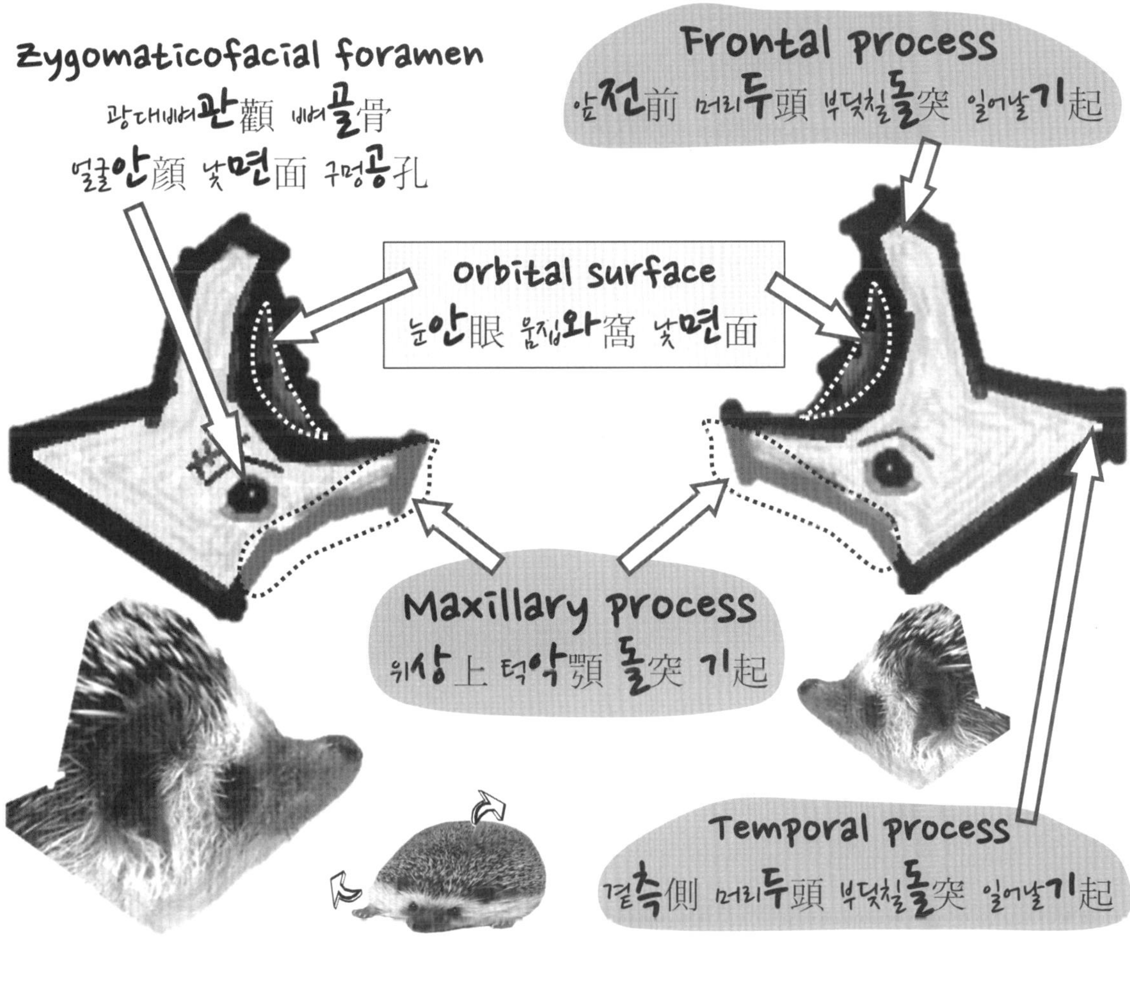

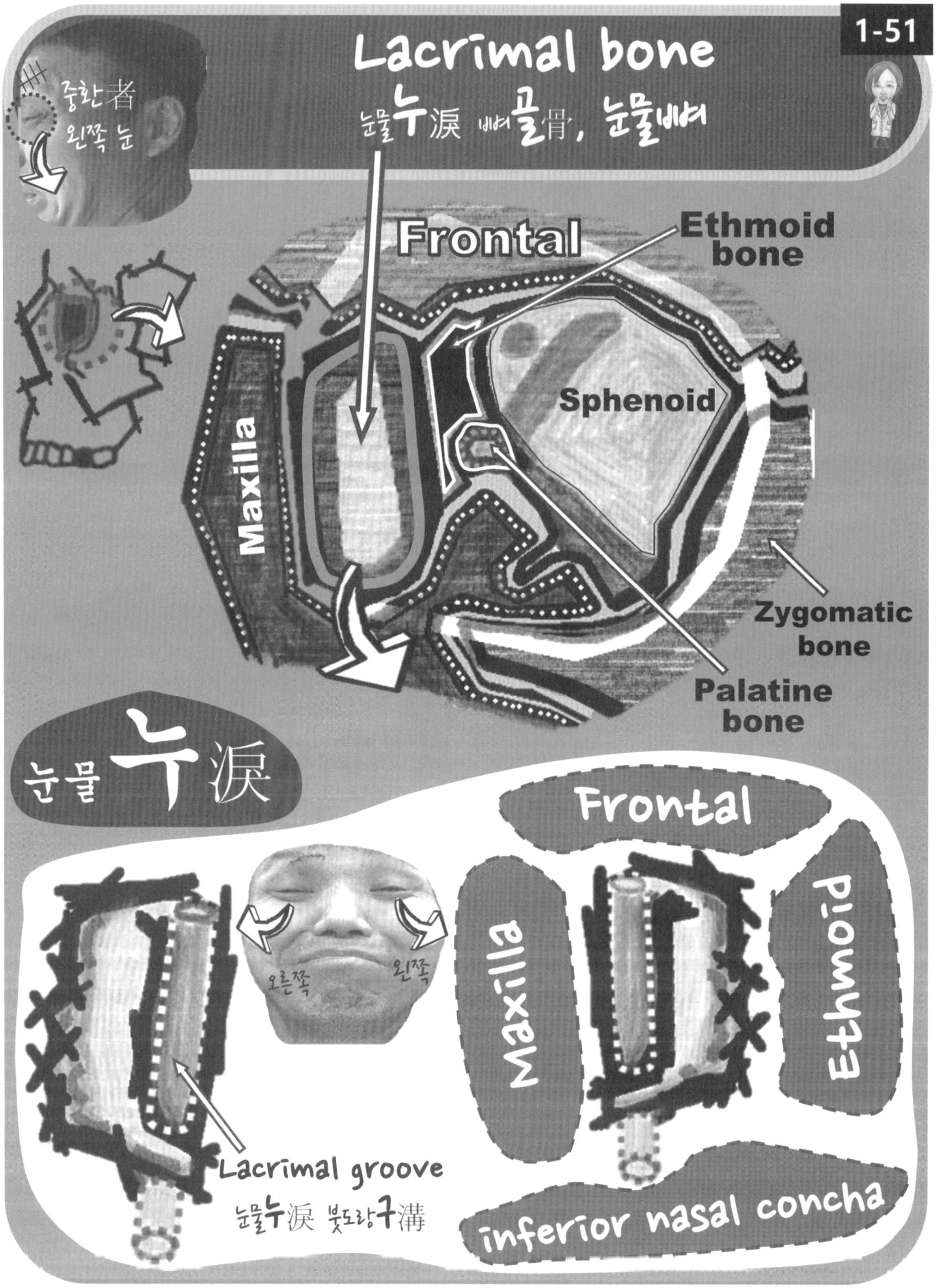
1-51
Lacrimal bone
눈물누淚 뼈골骨, 눈물뼈
중환者
왼쪽 눈
Frontal
Ethmoid bone
Sphenoid
Maxilla
Zygomatic bone
Palatine bone
눈물 누 淚
Frontal
Maxilla
Ethmoid
오른쪽
왼쪽
Lacrimal groove
눈물누淚 봇도랑구溝
inferior nasal concha

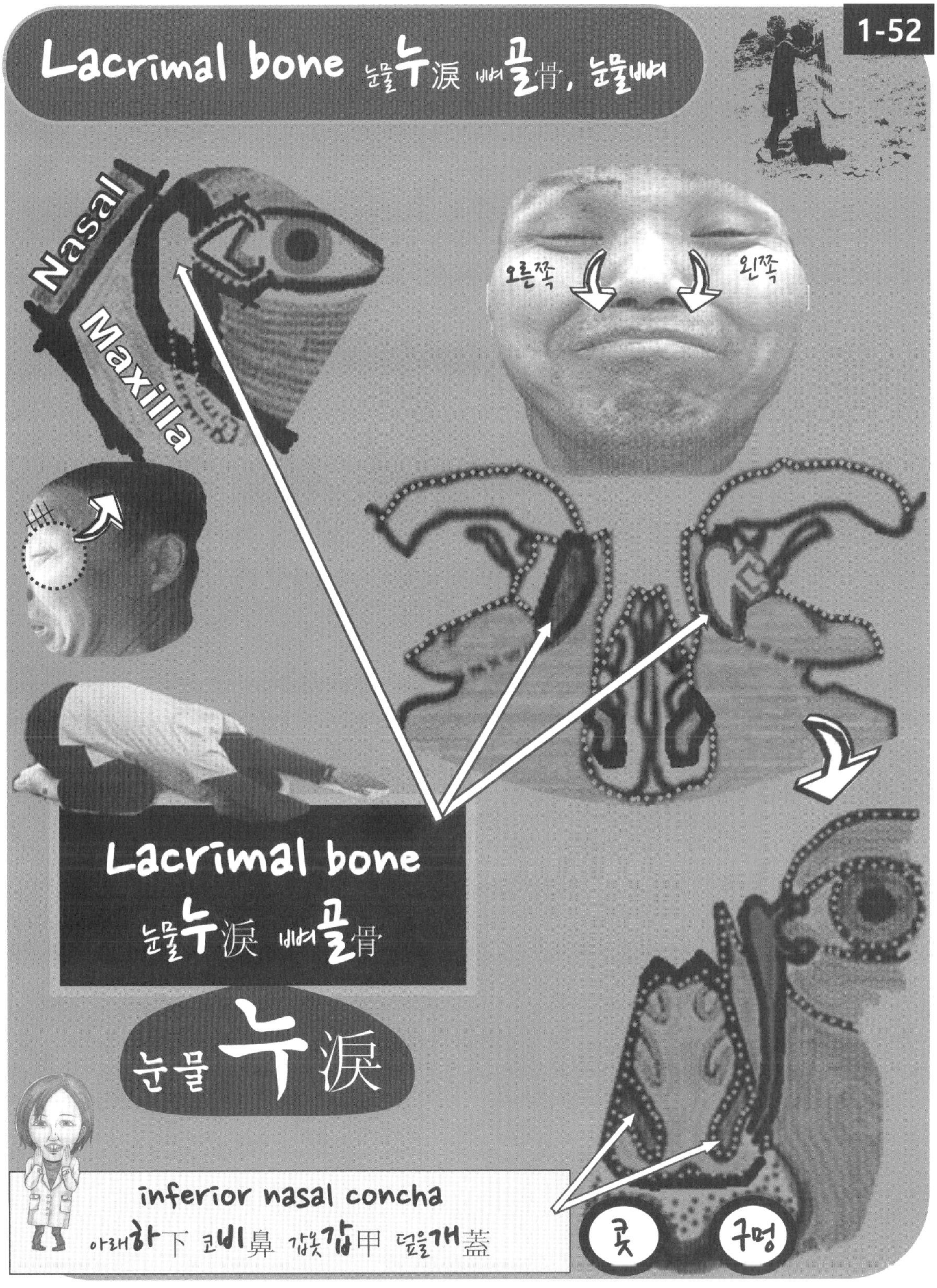
Lacrimal bone 눈물누淚 뼈골骨, 눈물뼈
1-52
Nasal
Maxilla
오른쪽
왼쪽
Lacrimal bone
눈물누淚 뼈골骨
눈물 누淚
inferior nasal concha
아래하下 코비鼻 갑옷갑甲 덮을개蓋
콧
구멍

1-53 Lacrimal bone 눈물누淚 뼈골骨, 눈물뼈

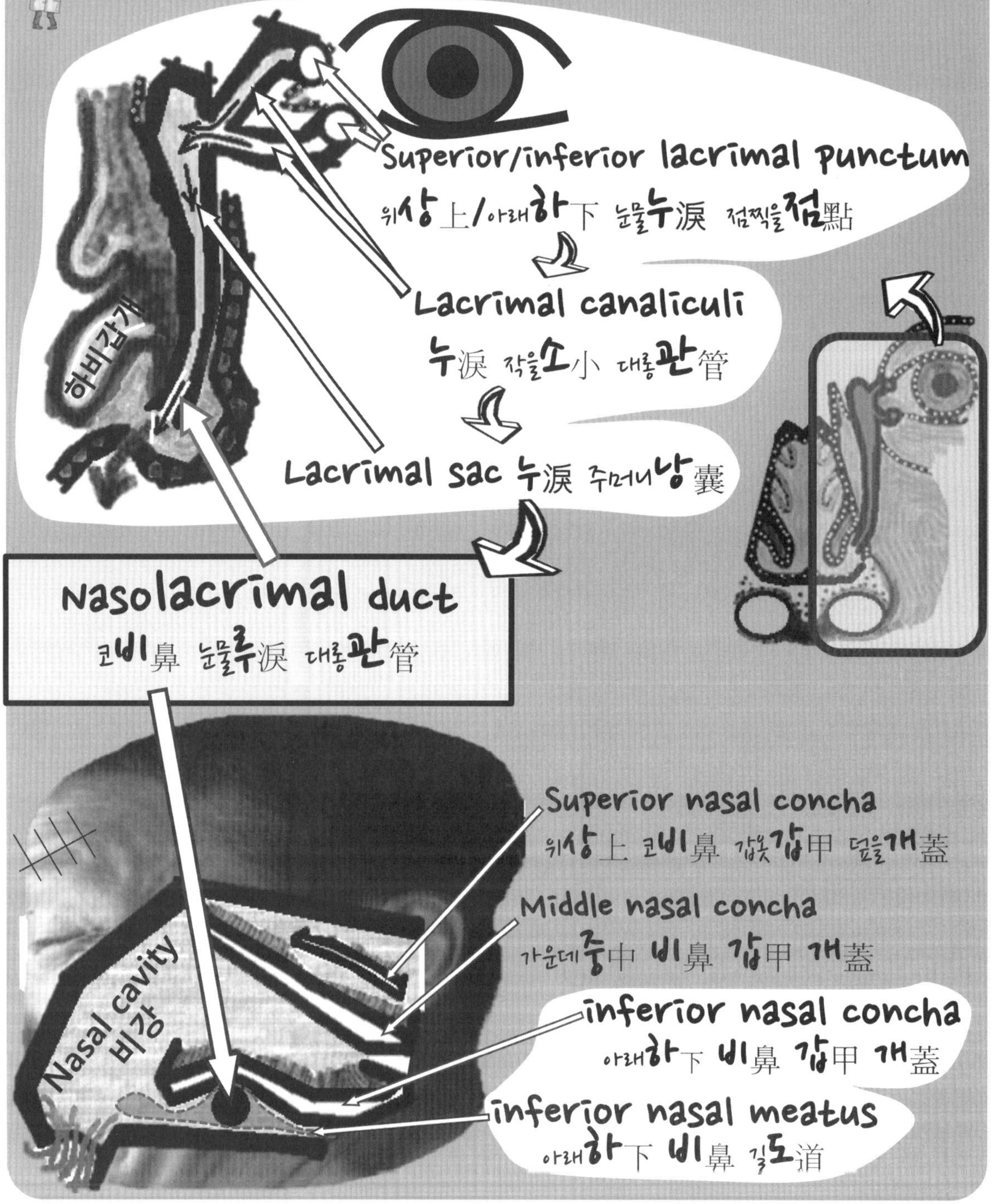

1-54 Palatine bone

입구口 덮을개蓋 뼈골骨, 입천장뼈

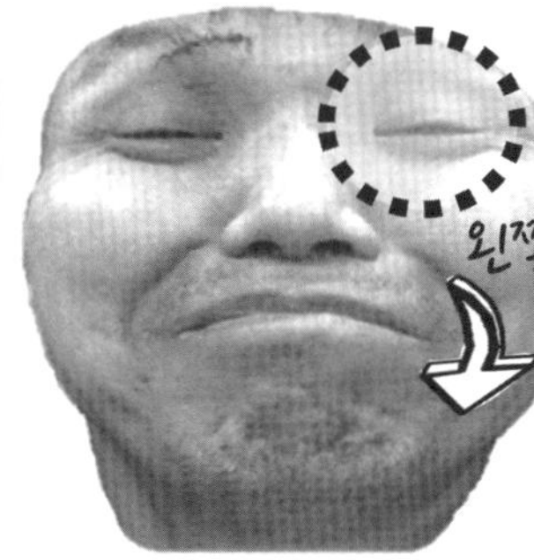

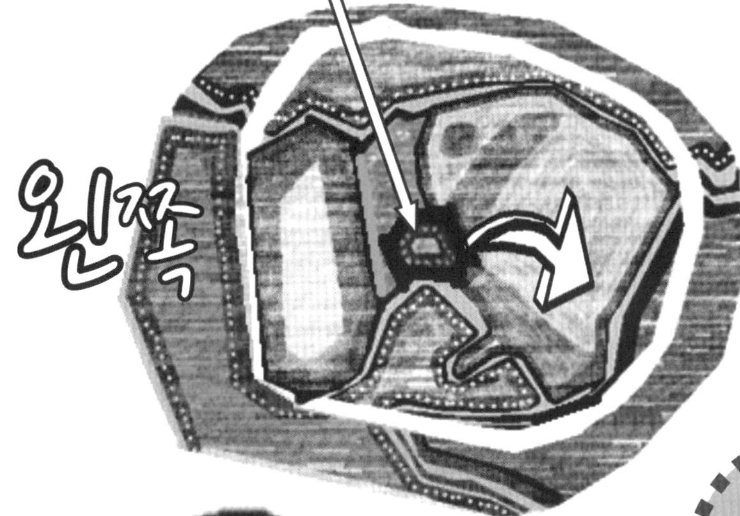

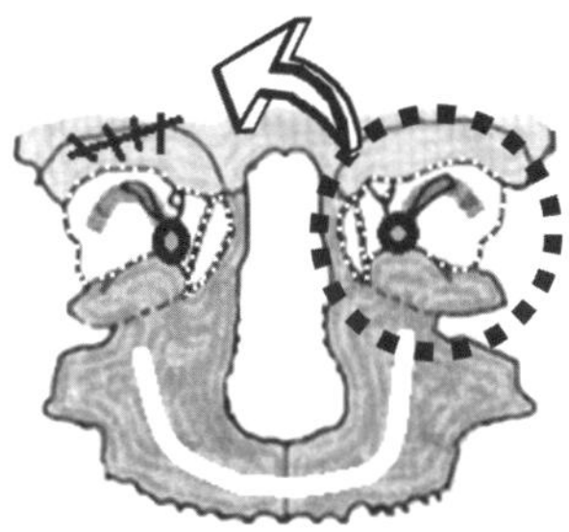

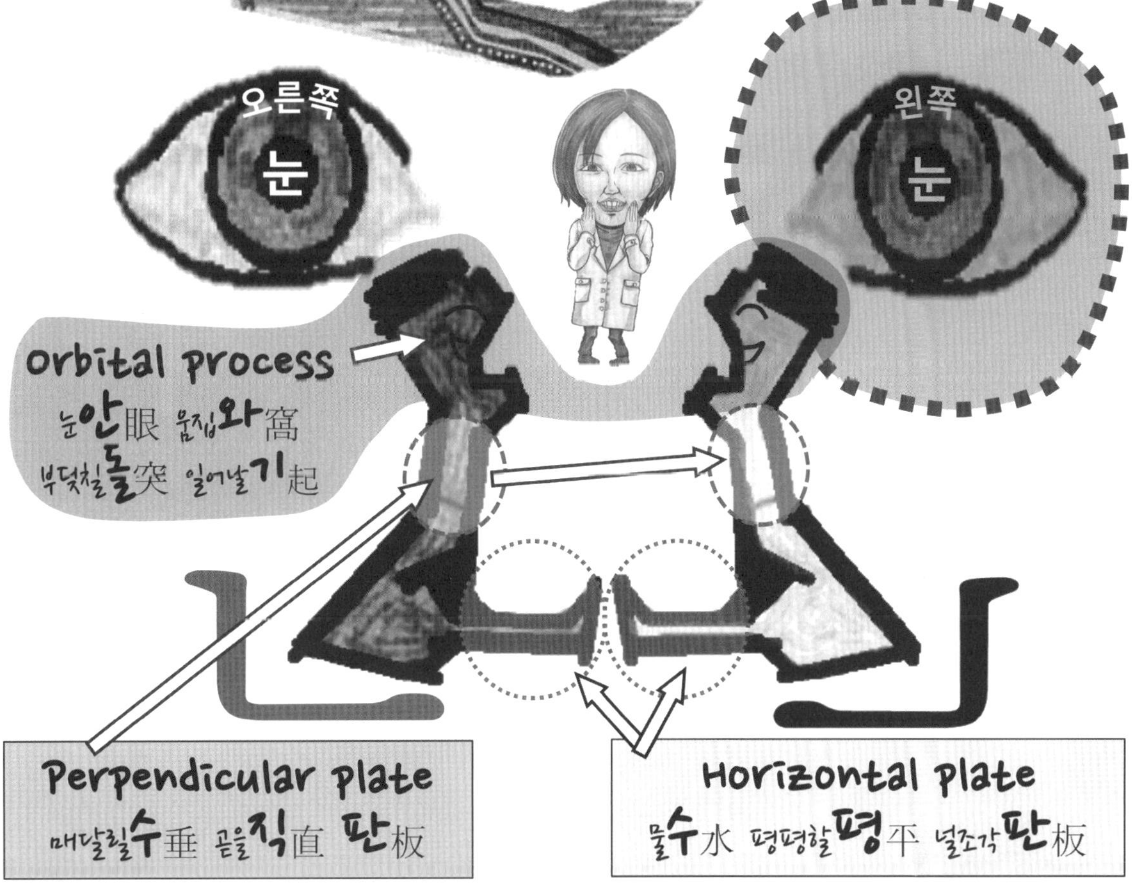

Perpendicular plate
매달릴수垂 곧을직直 판板

Horizontal plate
물수水 평평할평平 널조각판板

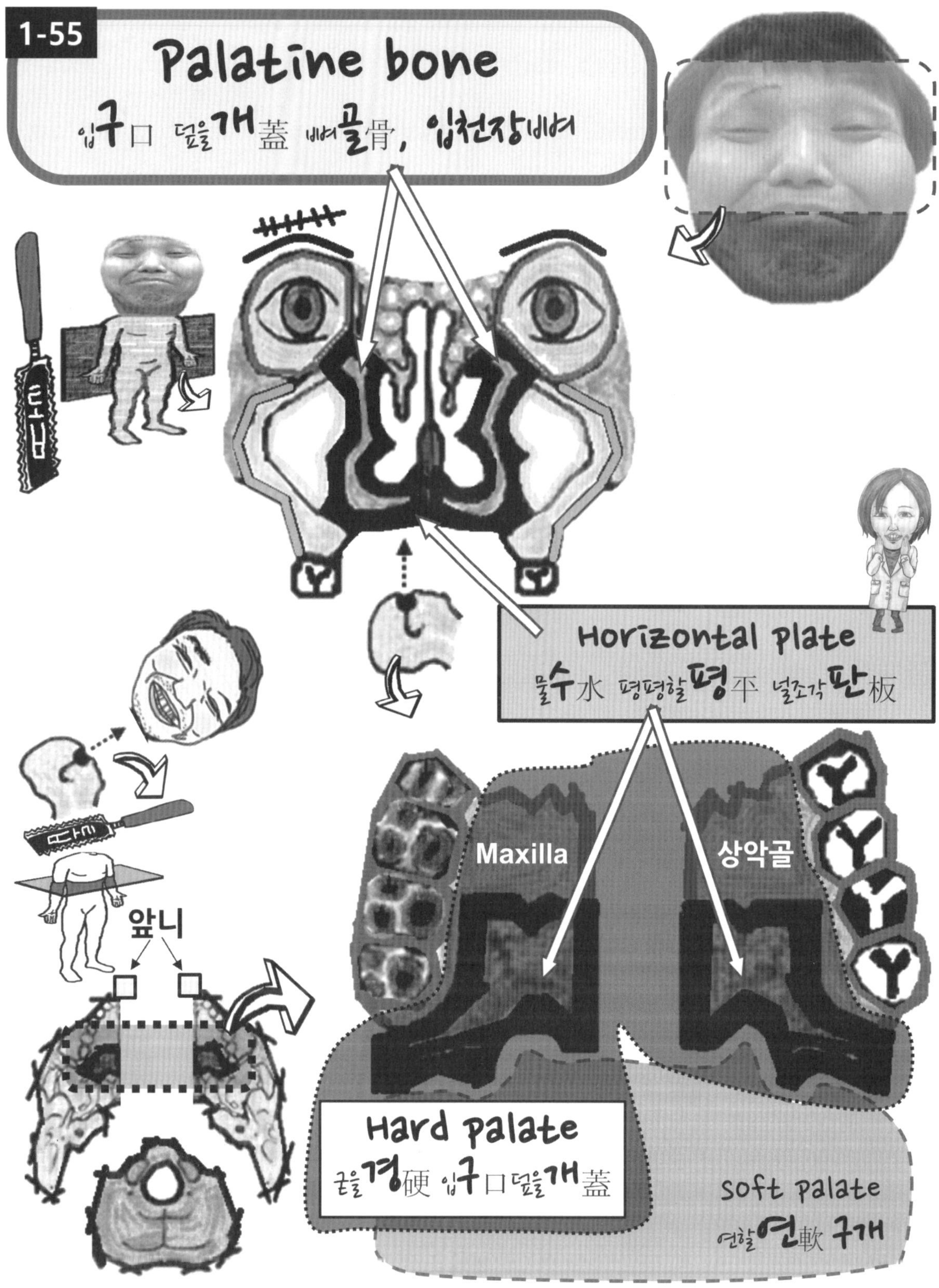
1-55
Palatine bone
입구口 덮을개蓋 뼈골骨, 입천장뼈
Horizontal plate
물수水 평평할평平 널조각판板
Maxilla
상악골
앞니
Hard palate
굳을경硬 입구口 덮을개蓋
Soft palate
연할연軟 구개

1-56

Palatine bone

입구口 덮을개蓋 뼈골骨, 입천장뼈

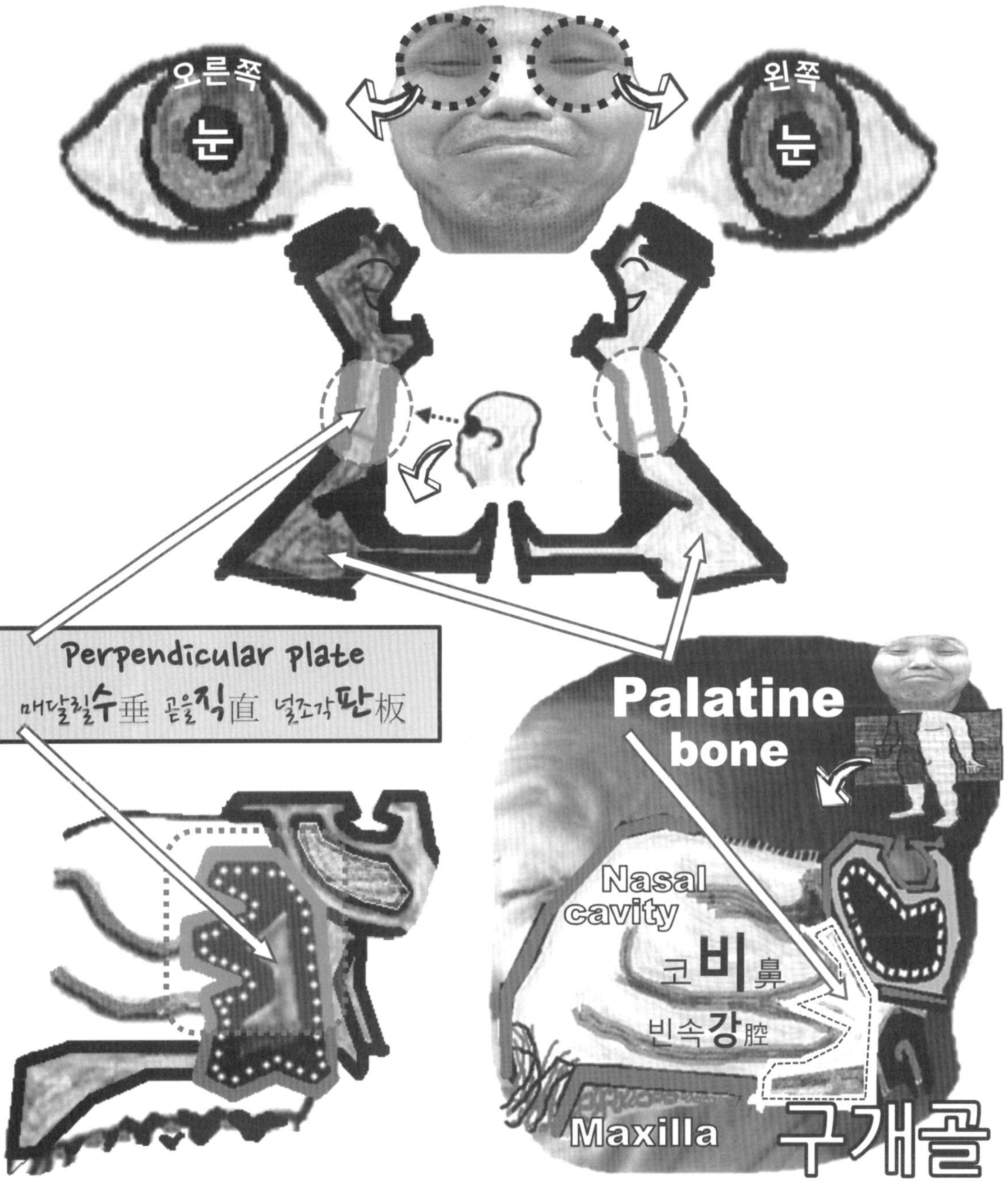

1-57 Vomer 호미서鋤 뼈골骨, 보습뼈

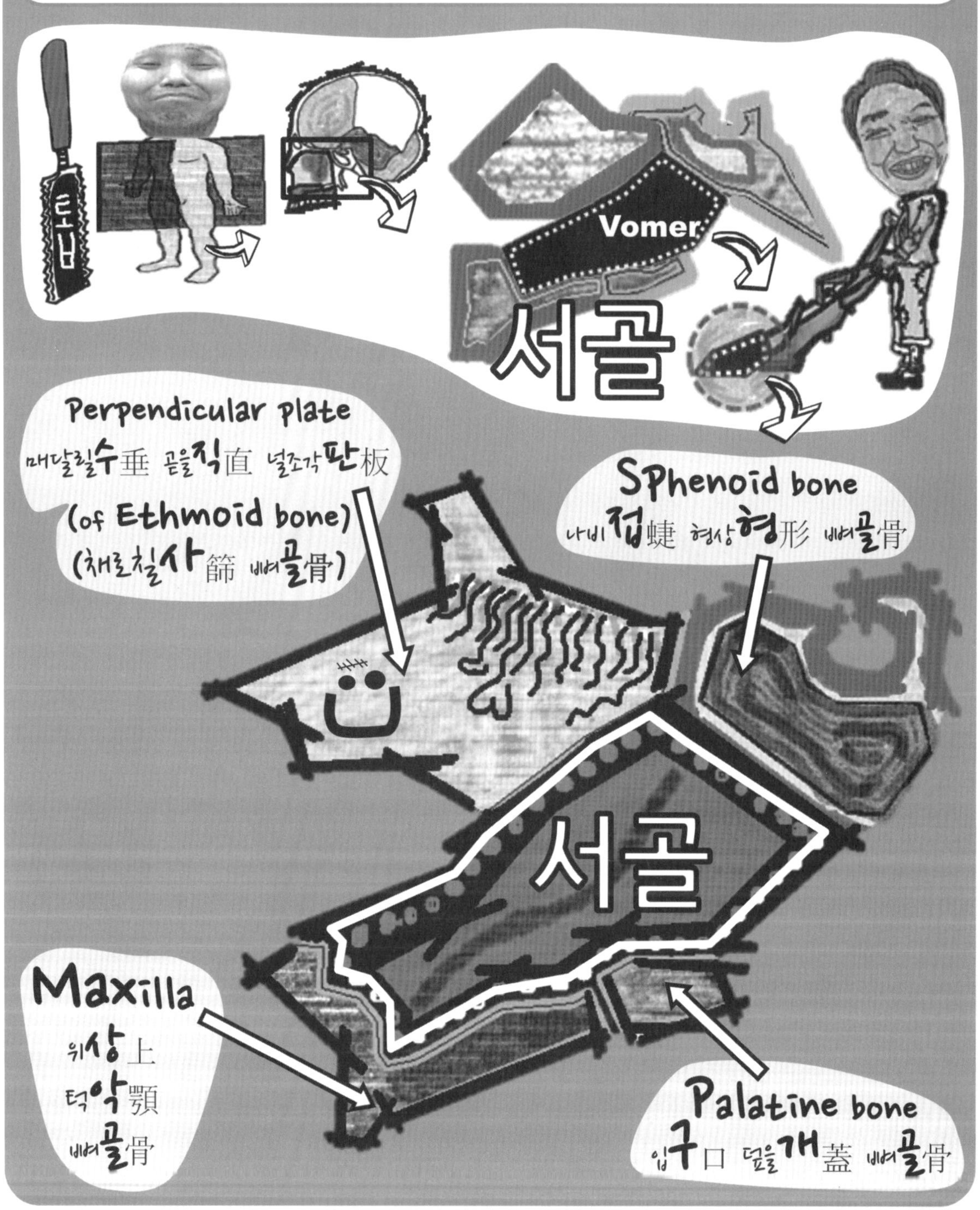

1-58

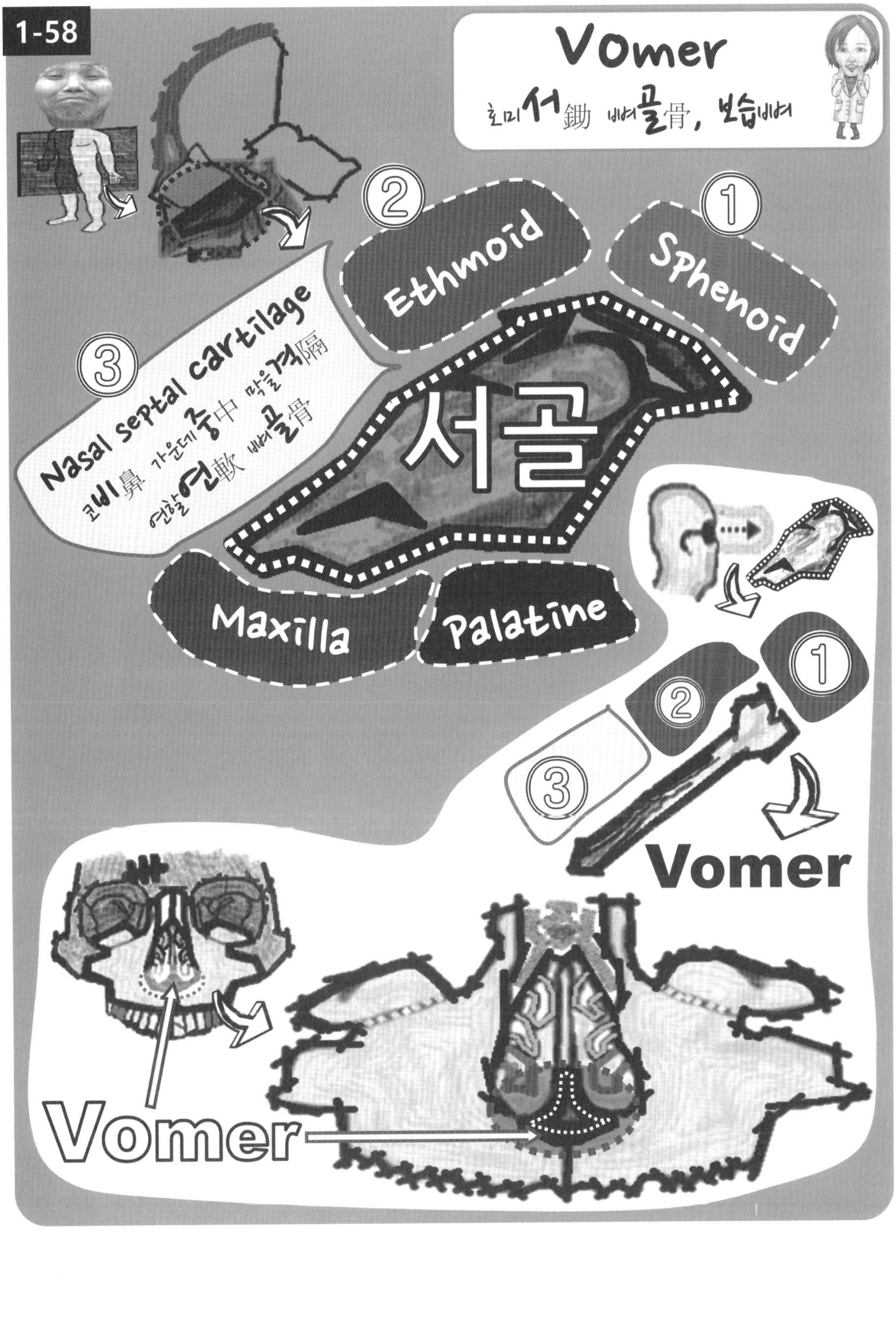
Vomer
호미서鋤 뼈골骨, 보습뼈
① Sphenoid
② Ethmoid
③ Nasal septal cartilage
코비鼻 가운데중中 막을격隔
연할연軟 뼈골骨
서골
Maxilla
Palatine
①
②
③
Vomer
Vomer

Vomer 호미서鋤 뼈골骨 ≒ 보습뼈

1-59

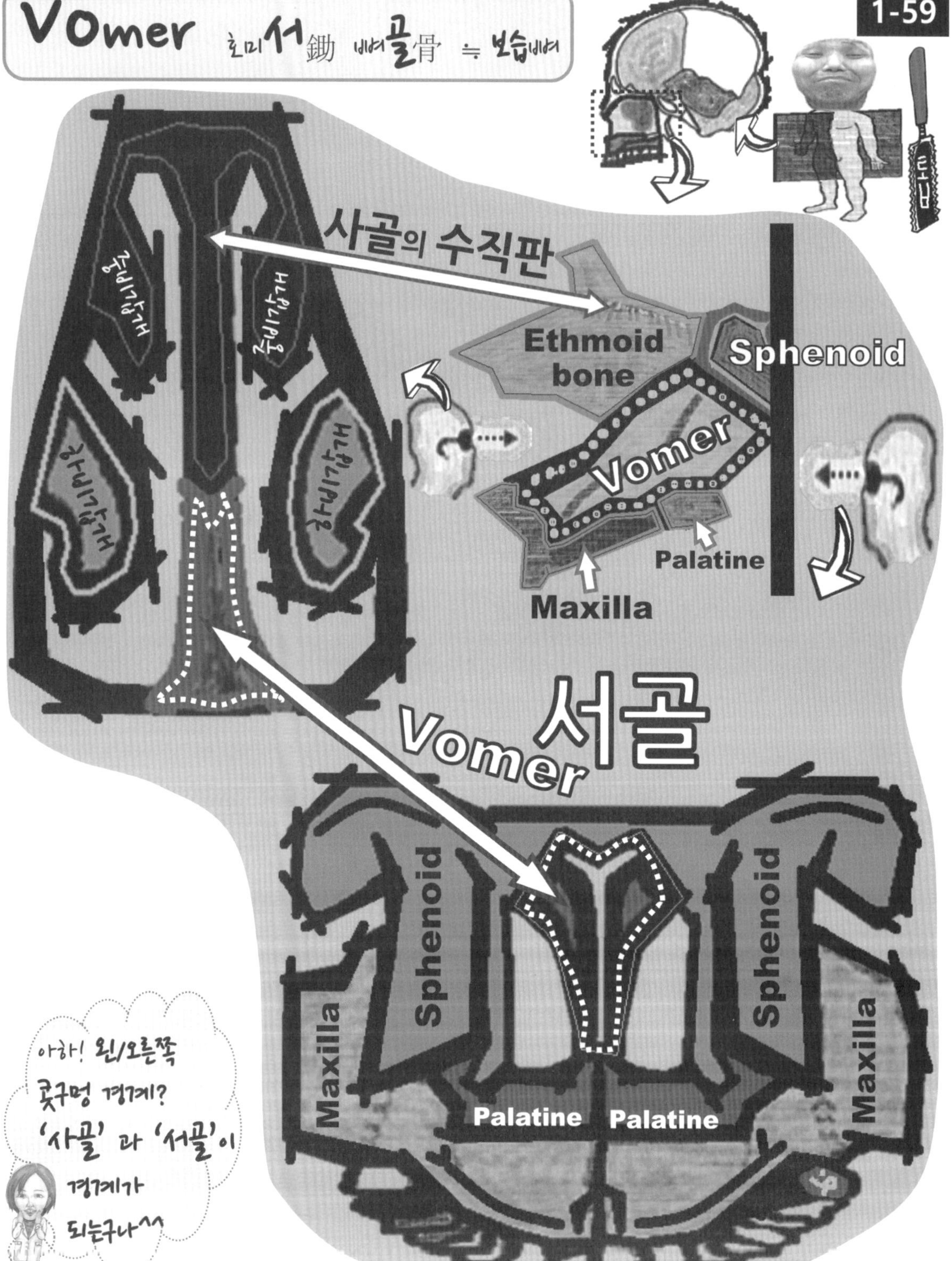

1-60 Nasal bone

코비鼻 뼈골骨, 코뼈

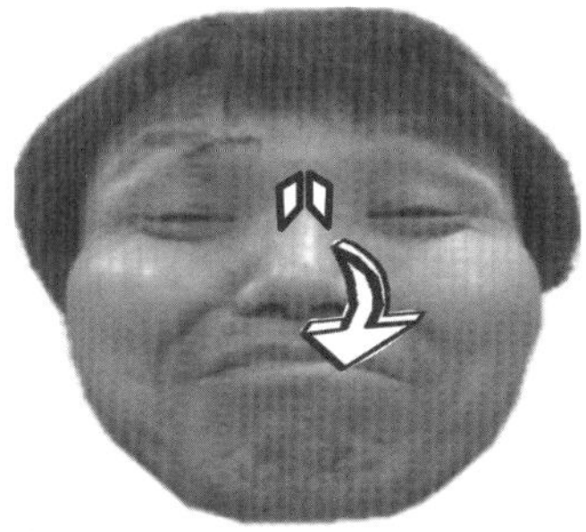

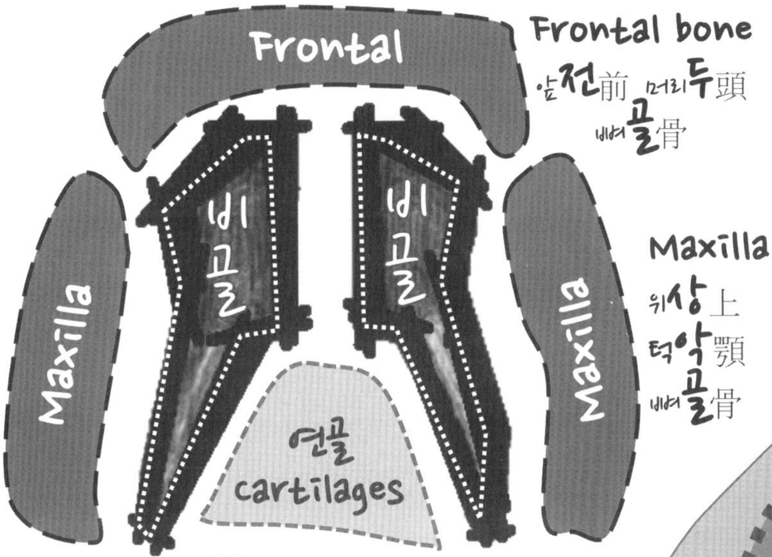

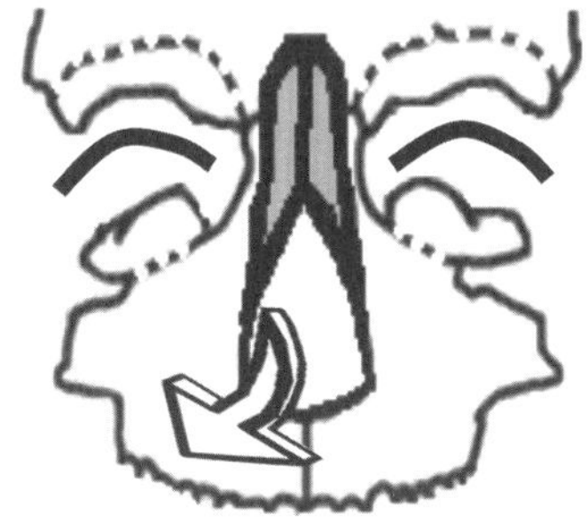

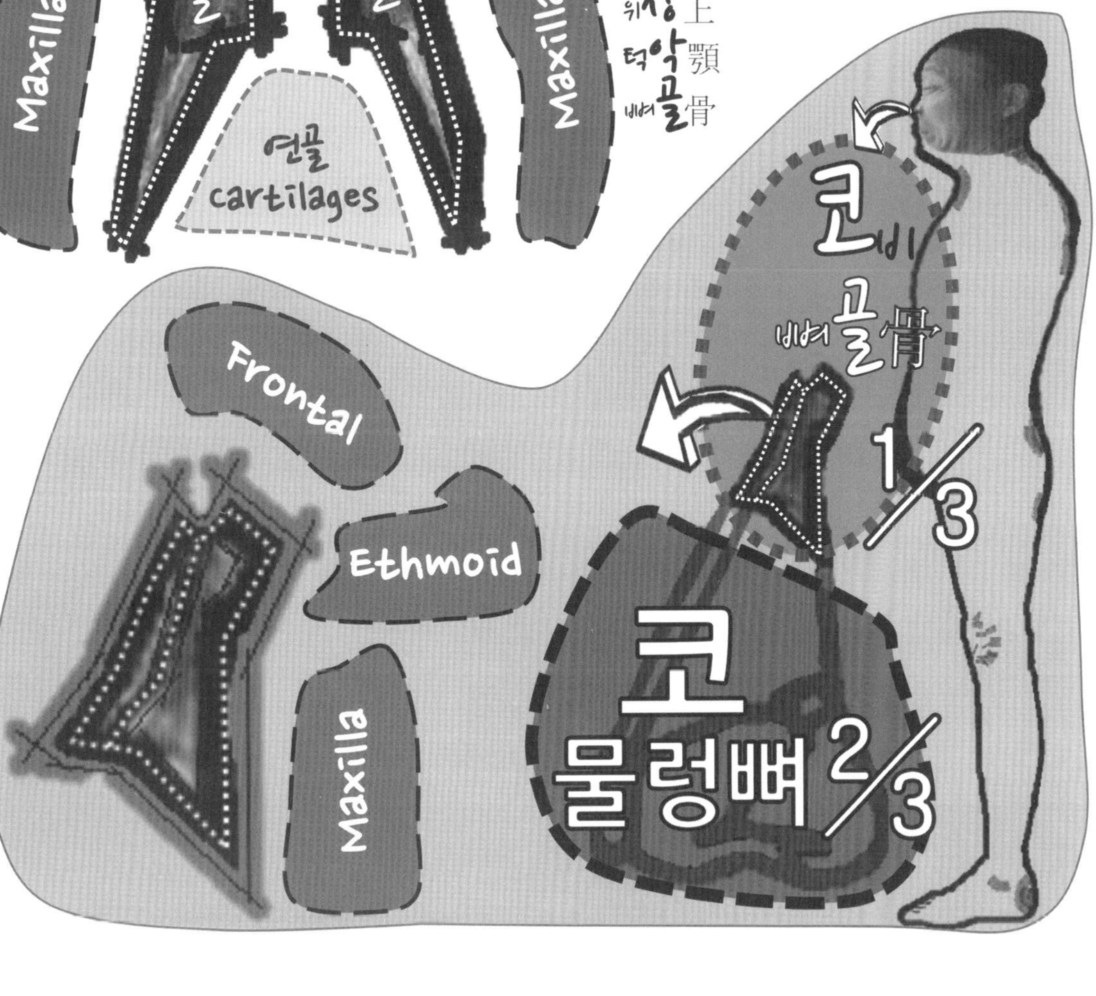

1-61

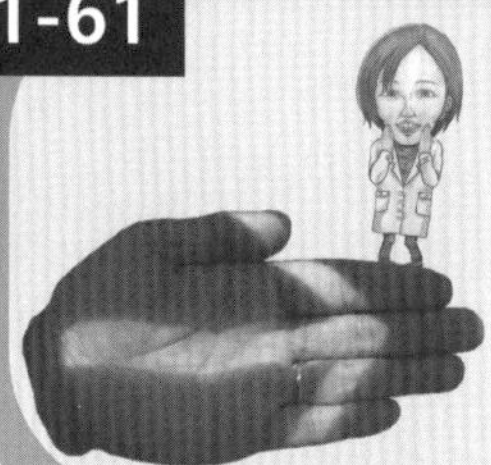

Nasal cartilage

코비鼻 연할연軟 뼈골骨, 코연골

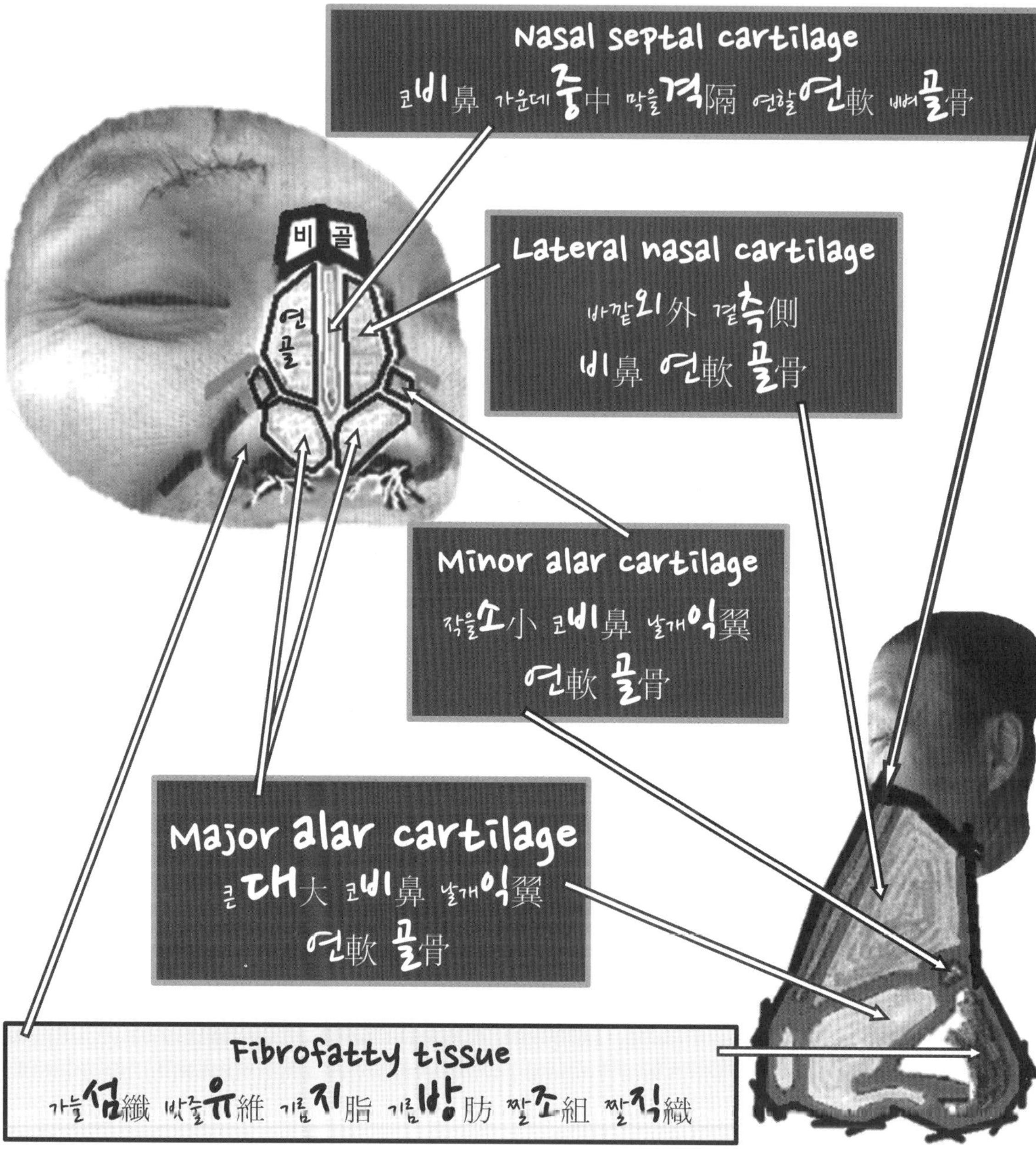

1-62

Nasal cartilage

코비鼻 연할연軟 뼈골骨, 코연골

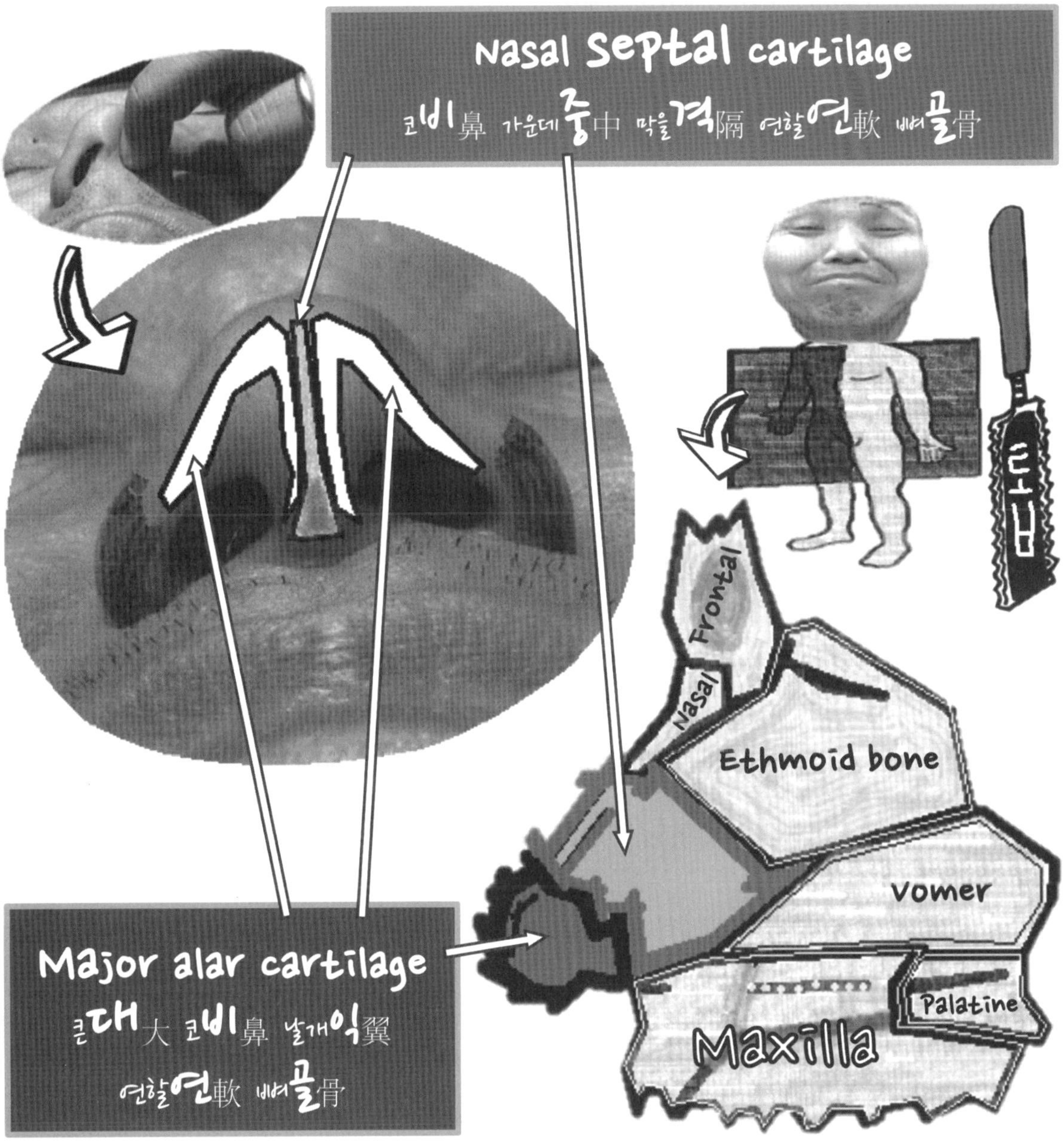

1-63

inferior nasal concha

아래하下 코비鼻 갑옷갑甲 덮을개蓋

아래코선반뼈

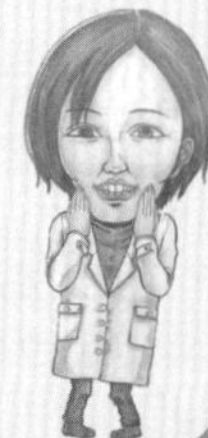

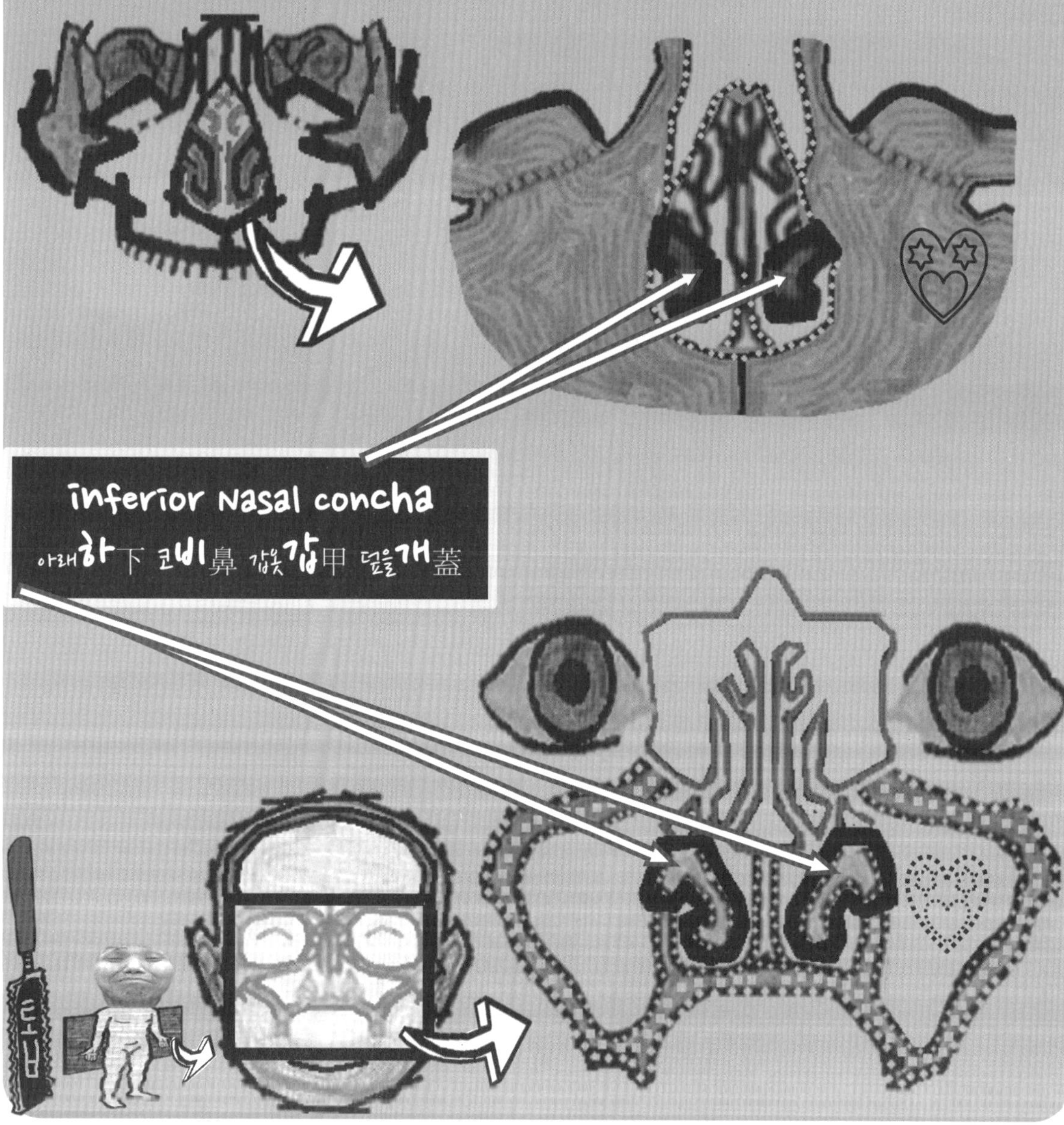

1-64

inferior nasal concha

아래하下 코비鼻 갑옷갑甲 덮을개蓋

아래코선반뼈

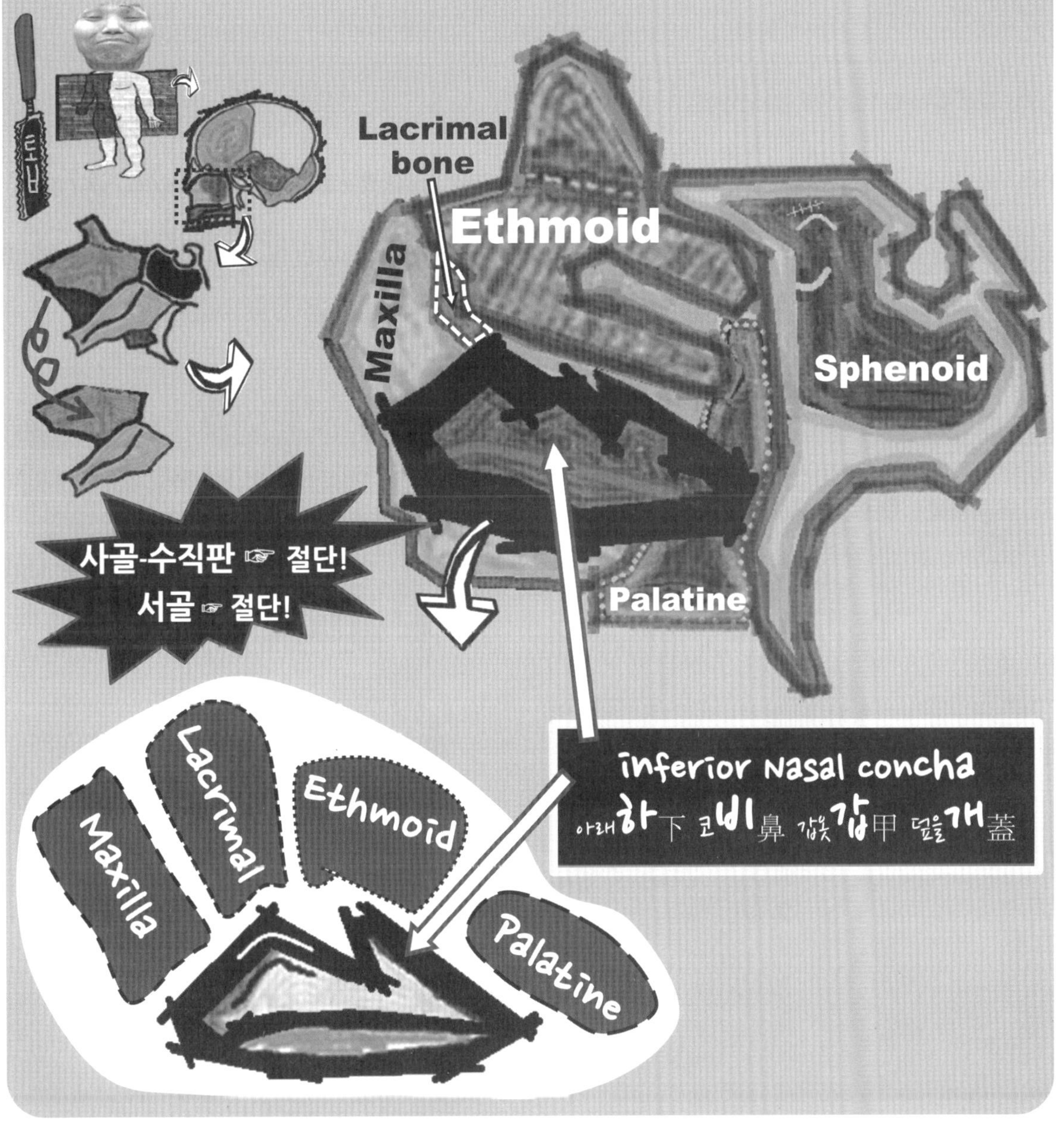

1-65 Mandible

아래하下 턱악顎 뼈골骨, 아래턱뼈

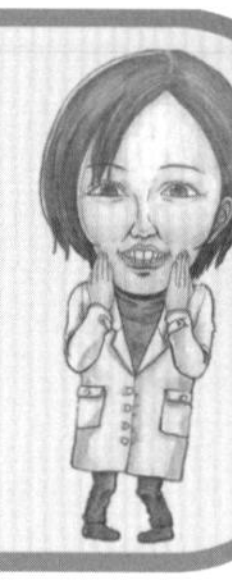

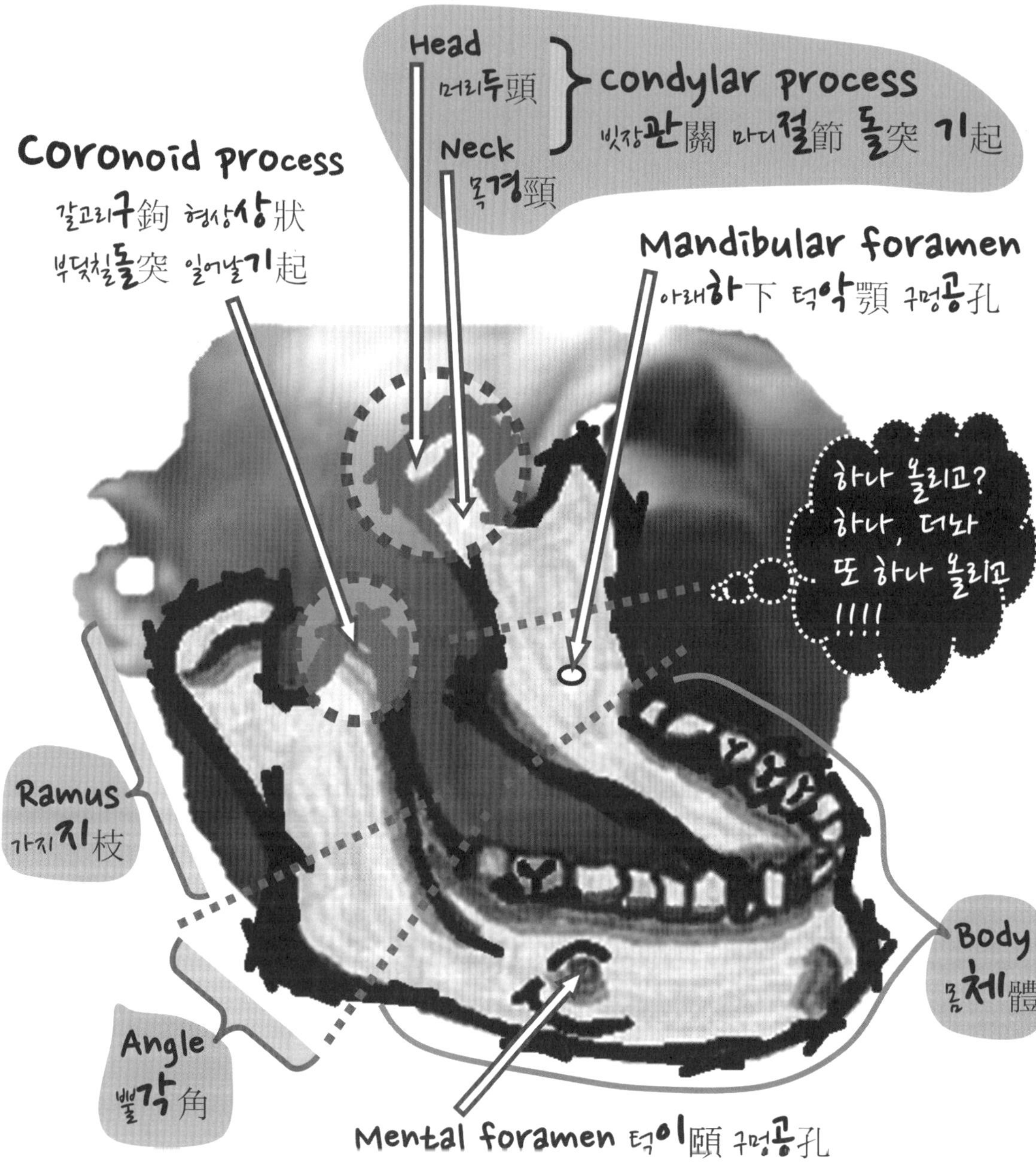

1-66

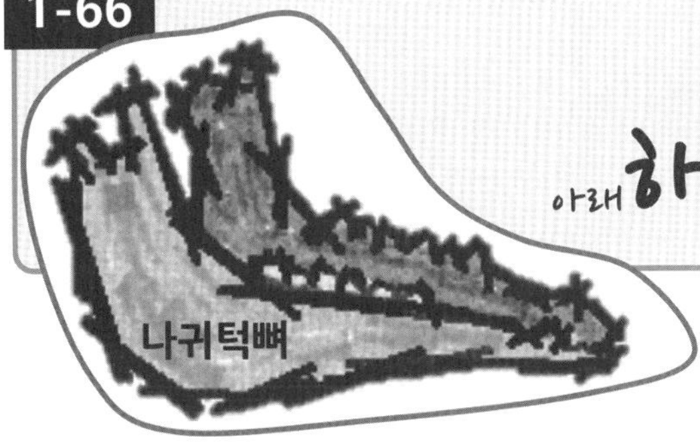

Mandible

아래하下 턱악顎 뼈골骨, 아래턱뼈

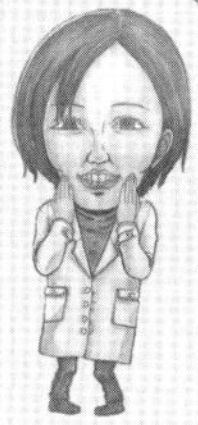

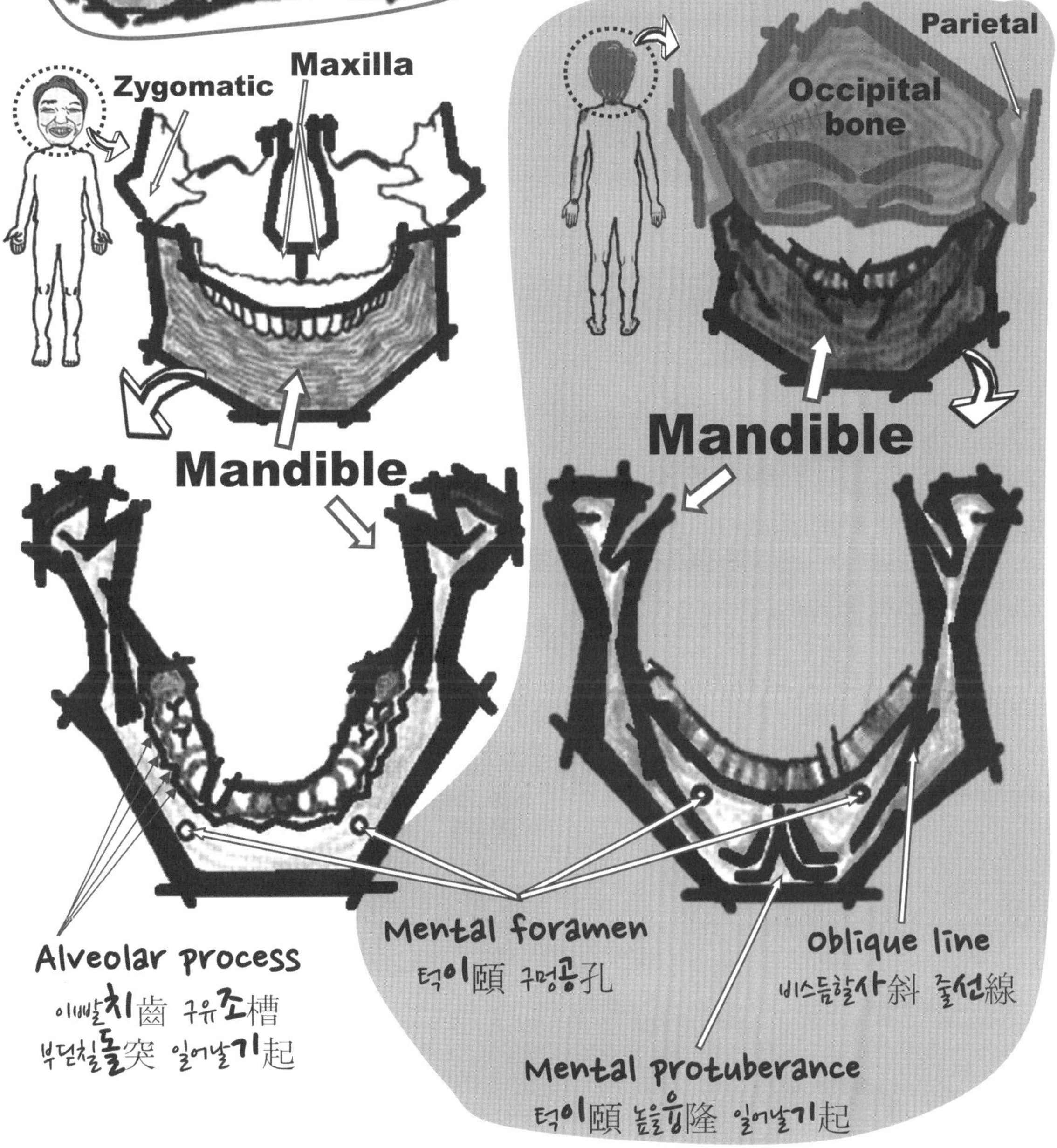

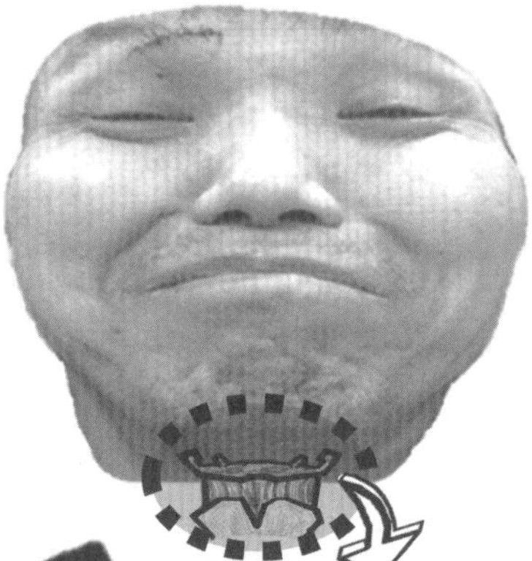

1-67

Hyoid bone

혀 설舌 뼈 골骨, 목뿔뼈

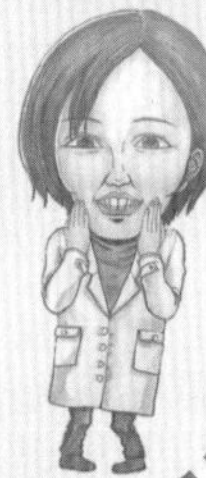

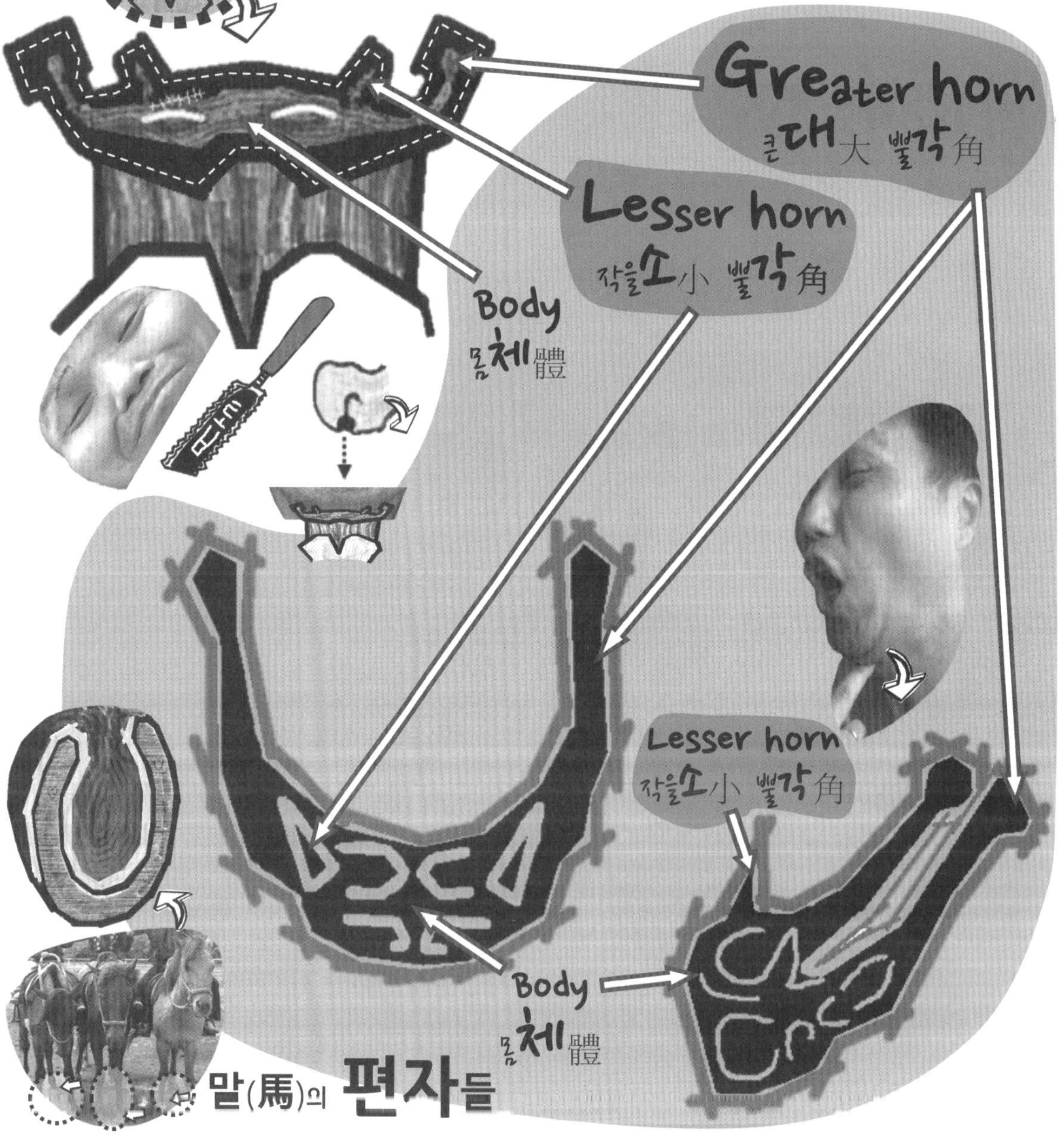

1-68 Left temporal bone

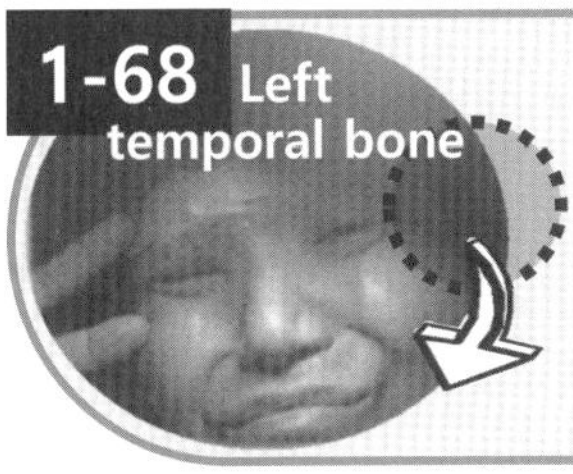

Auditory OSsicles

귀 **이**耳 작을 **소**小 뼈 **골**骨들^^

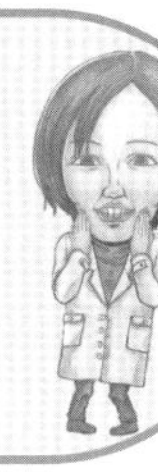

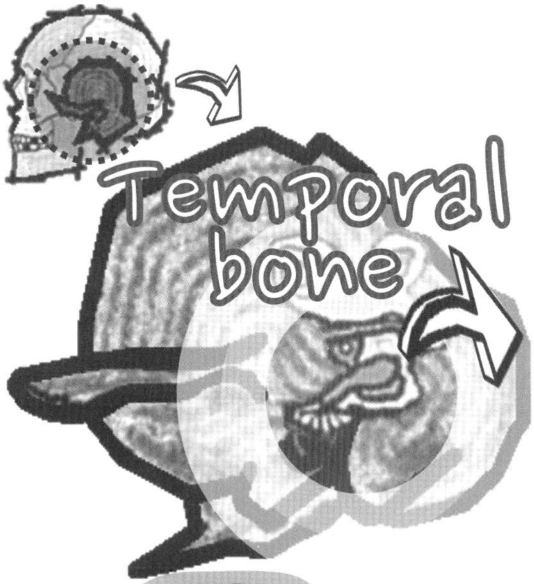

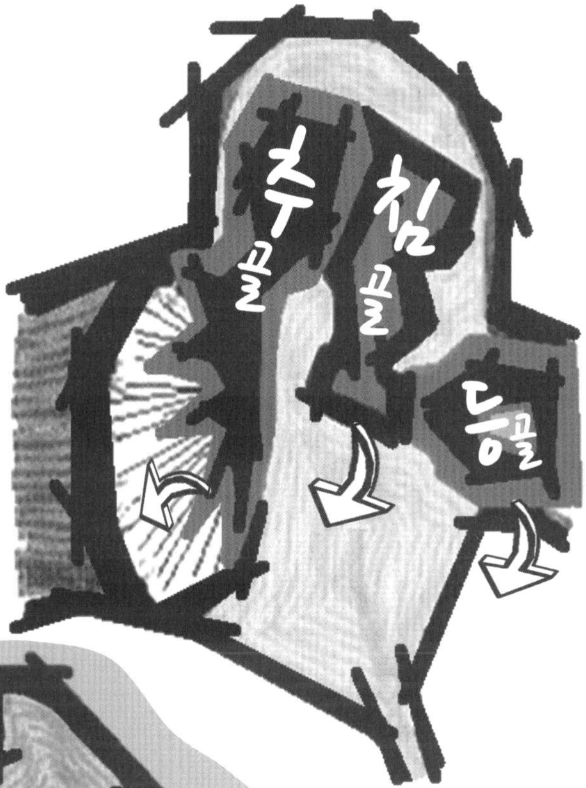

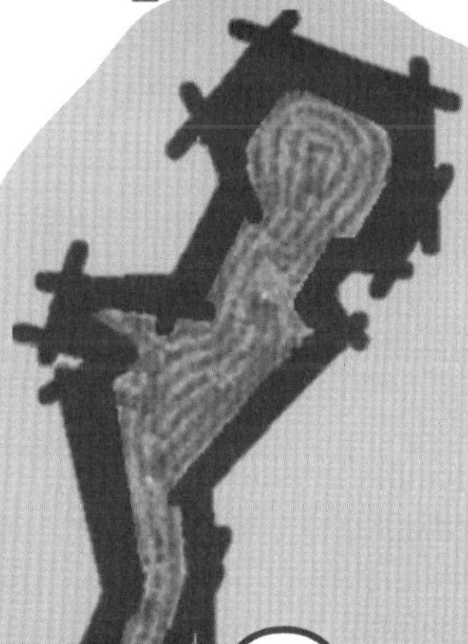

ㄱ **Malleus**

망치 **추**鎚 뼈 **골**骨

(≒ 망치뼈)

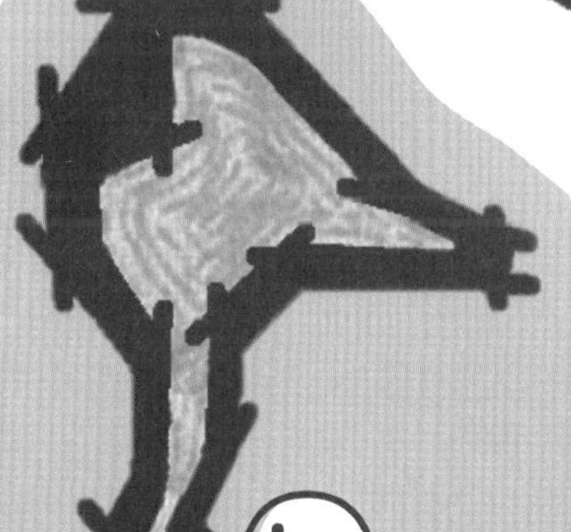

ㄴ **incus**

다듬잇돌 **침**砧 뼈 **골**骨

(≒ 모루뼈)

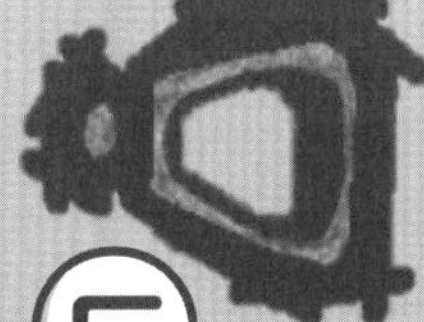

ㄷ **Stapes**

등잔 **등**鐙 뼈 **골**骨

(≒ 등자뼈)

1-69 Amplification 더할증增 폭폭幅 Auditory Ossicles 이소골

귀이耳 작을소小 뼈여골骨들 그리고^^*

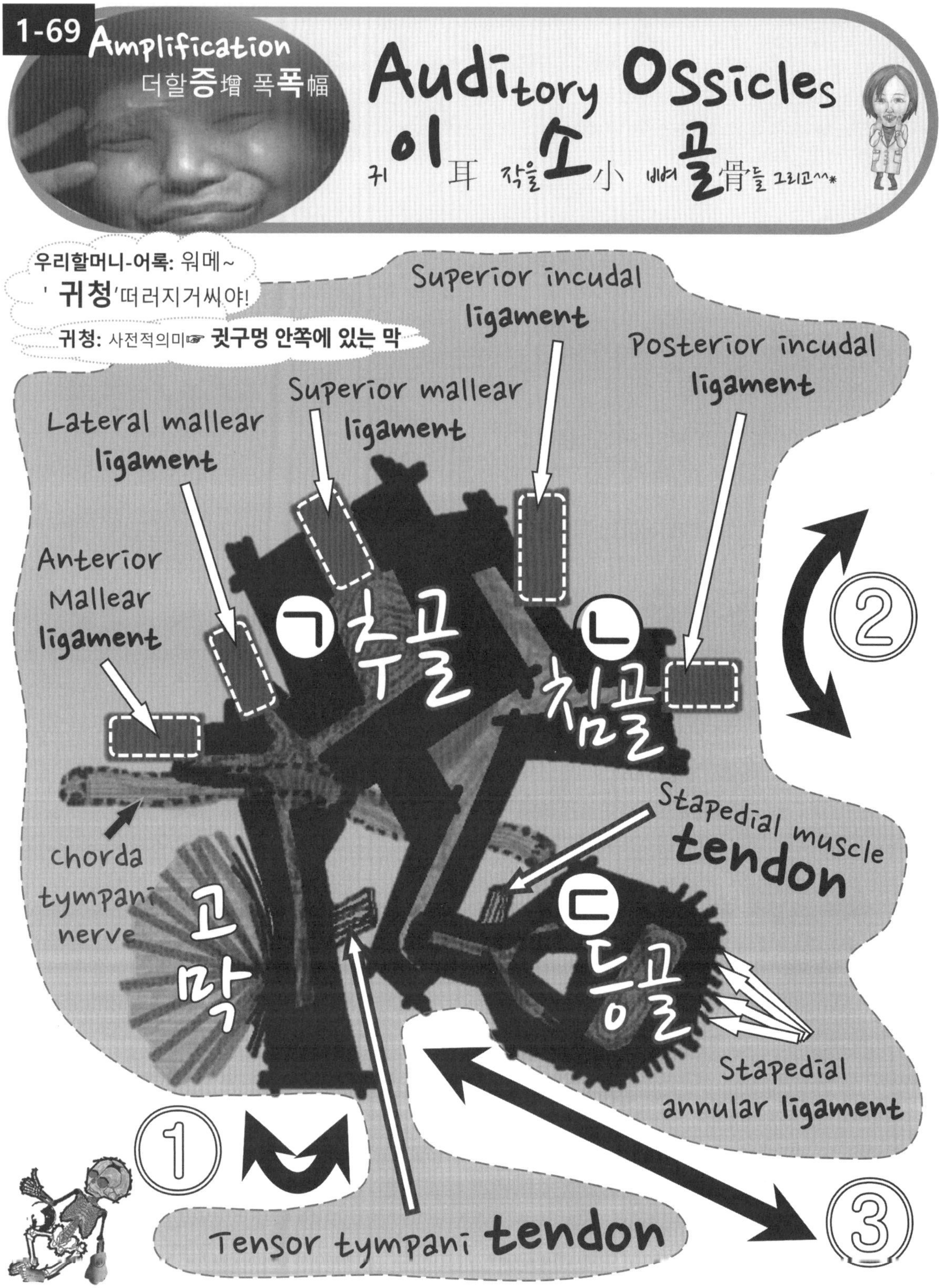

1-70

Pneumatic bones

머금을**함**含 기운**기**氣 뼈**골**骨, **공기**뼈들

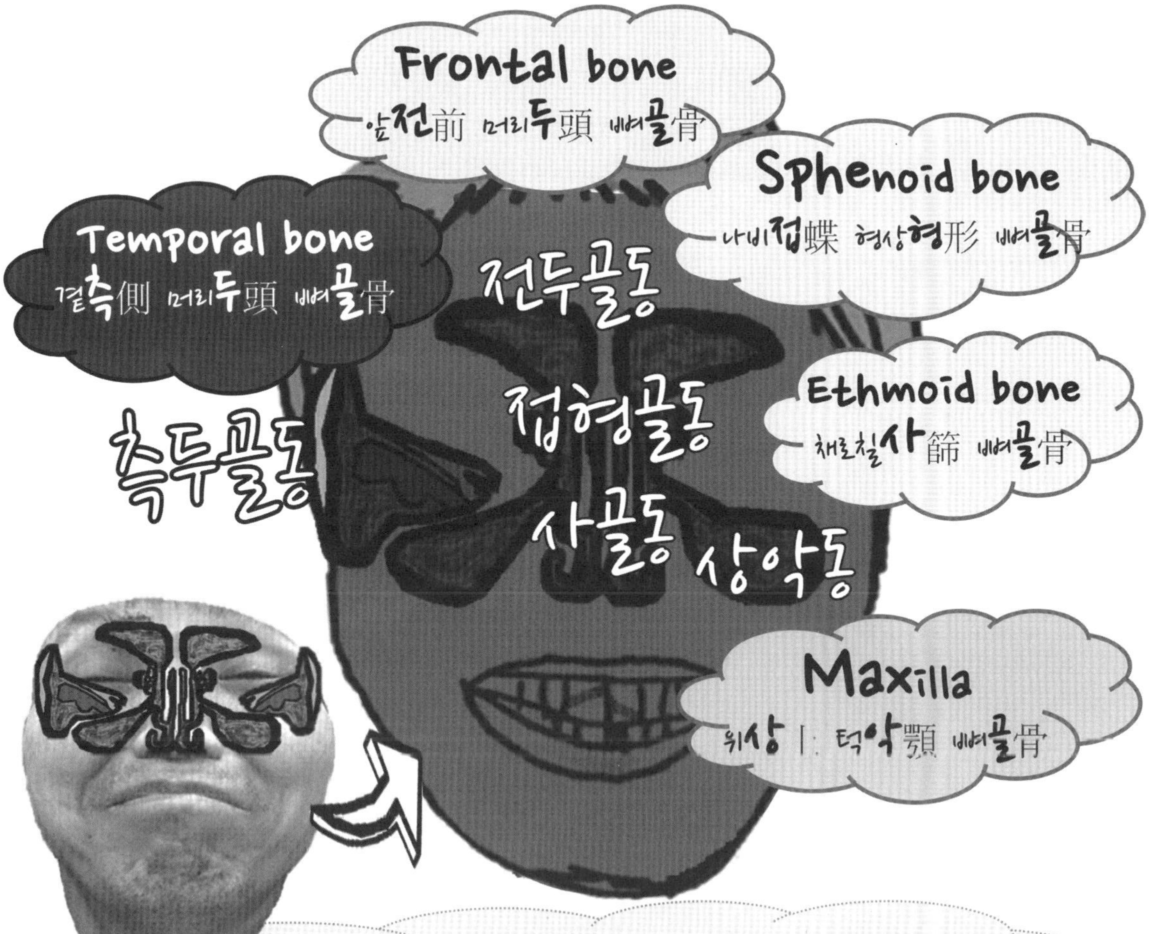

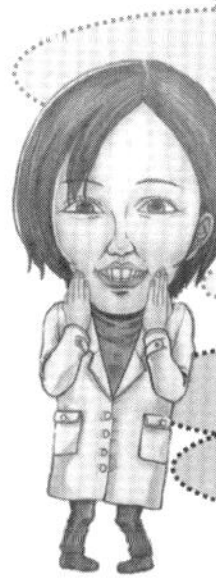

아하! 뼈 속이 **비어** 있기에 가볍지만 염증이 생겨, 부비동(버금**부**副 코**비**鼻 구멍**동**洞, 코곁굴, paranasal sinus)을 이루는 **전두골-사골-접형골-상악골**에 pus(고름**농**膿)가 차면 "쌓을**축**蓄 **농**膿 증세**증**症, empyema",,,,

그리고 귓속, "가운데**중**中 귀**이**耳 불꽃**염**炎, otitis media"이 심해지면 **측두골**까지 파급될 수 있구나^^*

1-71

Vertebral Column

등마루 척脊 기둥 주柱, 척주

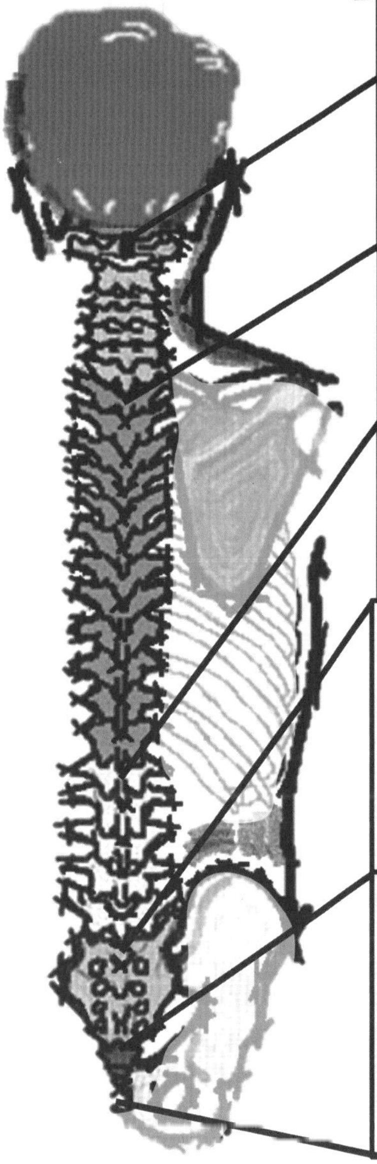

vertebral column

척주를 이루는 추골 : 26개

(천골과 미골의 수를 적용!)

cervical vertebrae

목 경頸 쇠몽둥이 추椎

(7 개)

Thoracic vertebrae

가슴 흉胸 쇠몽둥이 추椎

(12 개)

Lumbar vertebrae

허리 요腰 쇠몽둥이 추椎

(5 개)

Sacral vertebrae

천거할 천薦 쇠몽둥이 추椎

(5 개)

☞ Sacrum 천薦 뼈 골骨

(1 개)

coccygeal vertebrae

꼬리 미尾 쇠몽둥이 추椎

(3 ~ 5 개)

☞ coccyx 미尾 골骨

(1 개)

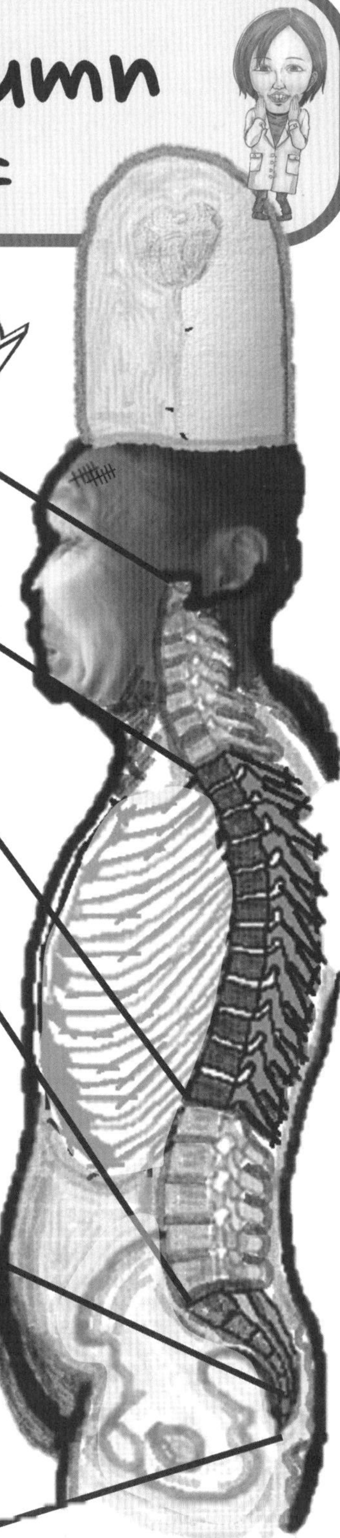

1-72

vertebral curve

등마루척脊 기둥주柱 굽을만彎 굽을곡曲, ≒ 척주굽이

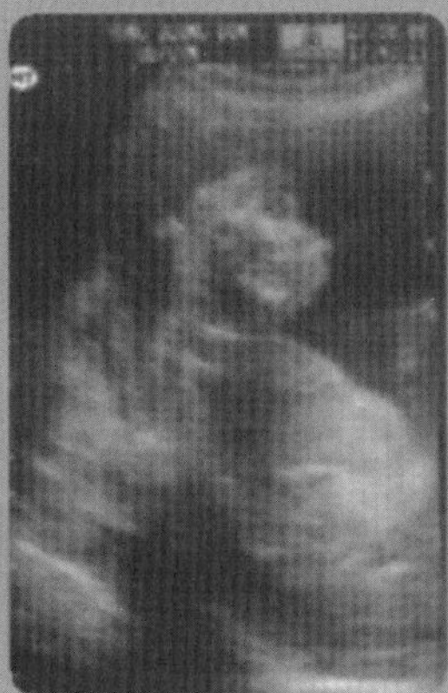

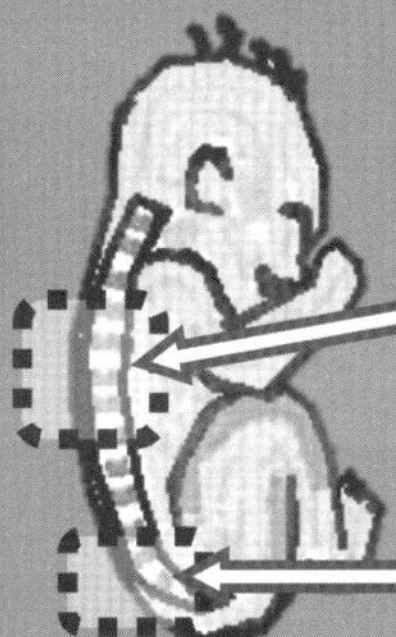

Primary curve

한일一 버금차次 굽을만彎 굽을곡曲

Thoracic curve

가슴흉胸 쇠몽둥이추椎 굽을만彎 굽을곡曲

Sacral curve

깔개천薦 쇠몽둥이추椎 굽을만彎 굽을곡曲

Secondary Curve

두이二 버금차次 굽을만彎 굽을곡曲

Cervical curve

목경頸 쇠몽둥이추椎 굽을만彎 굽을곡曲

Lumbar curve

허리요腰 쇠몽둥이추椎 굽을만彎 굽을곡曲

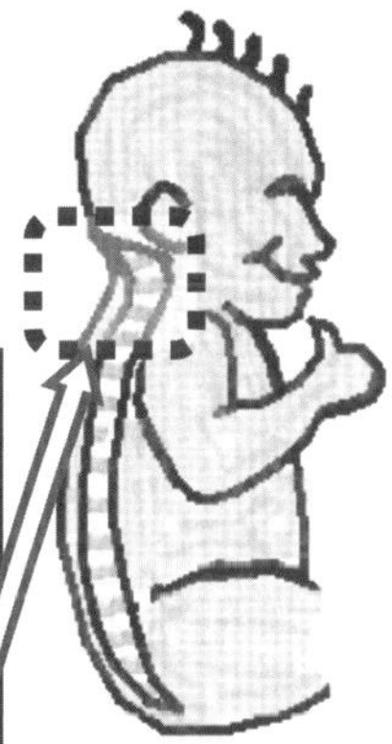

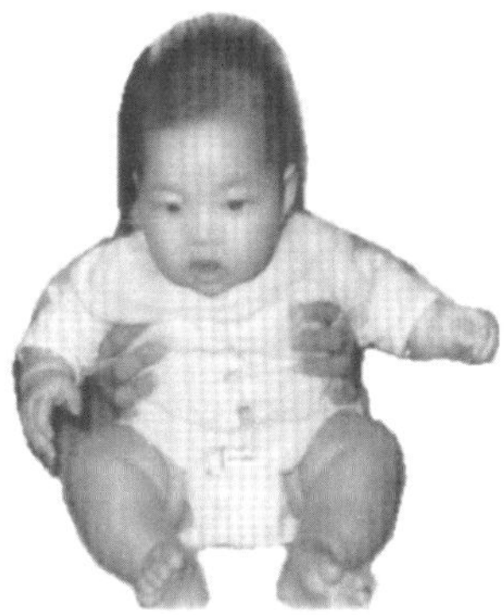

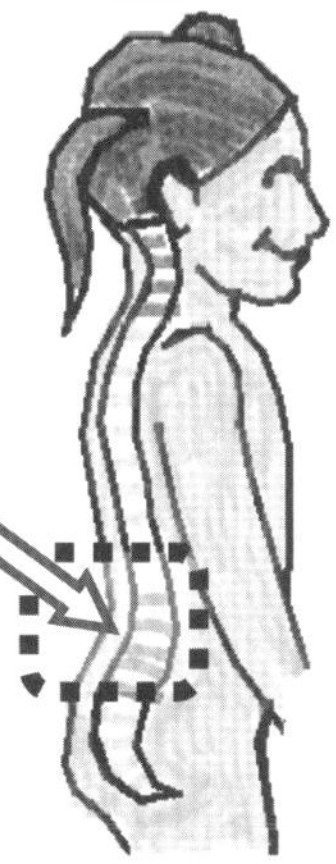

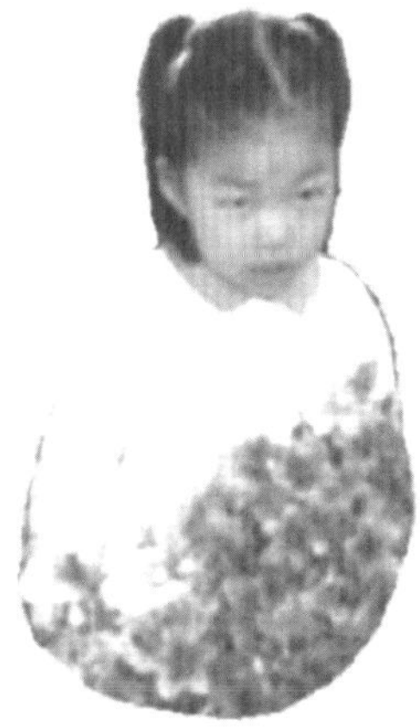

1-73 Cervical Vertebrae

목경頸 쇠몽둥이추椎, 목뼈 일곱 개

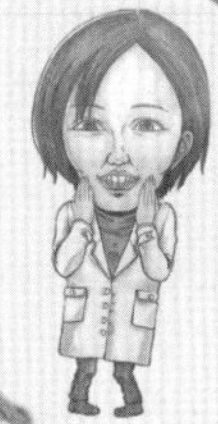

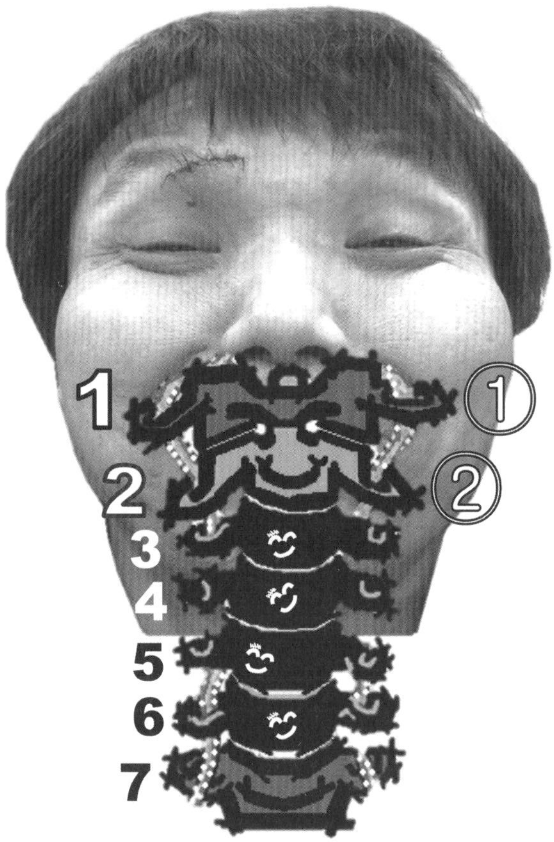

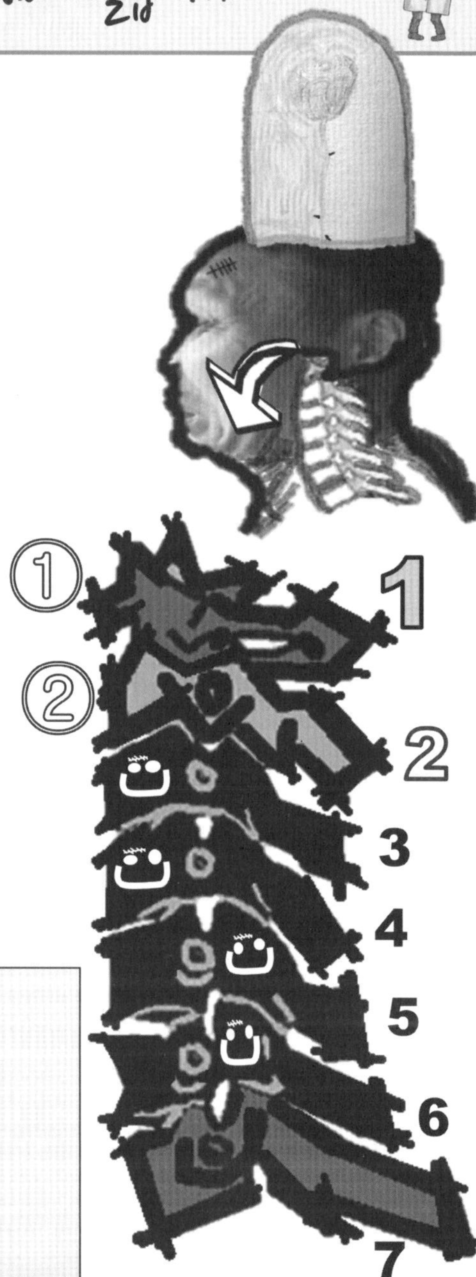

① **Atlas**
Cervical Vertebra 1
고리환環 쇠몽둥이추椎
목경頸 추椎 1 차례번番

② **Axis** - 굴대축軸 쇠몽둥이추椎 경頸추椎 2번番

1-74 Cervical vertebrae

목경頸 쇠몽둥이추椎, 목뼈 일곱 개

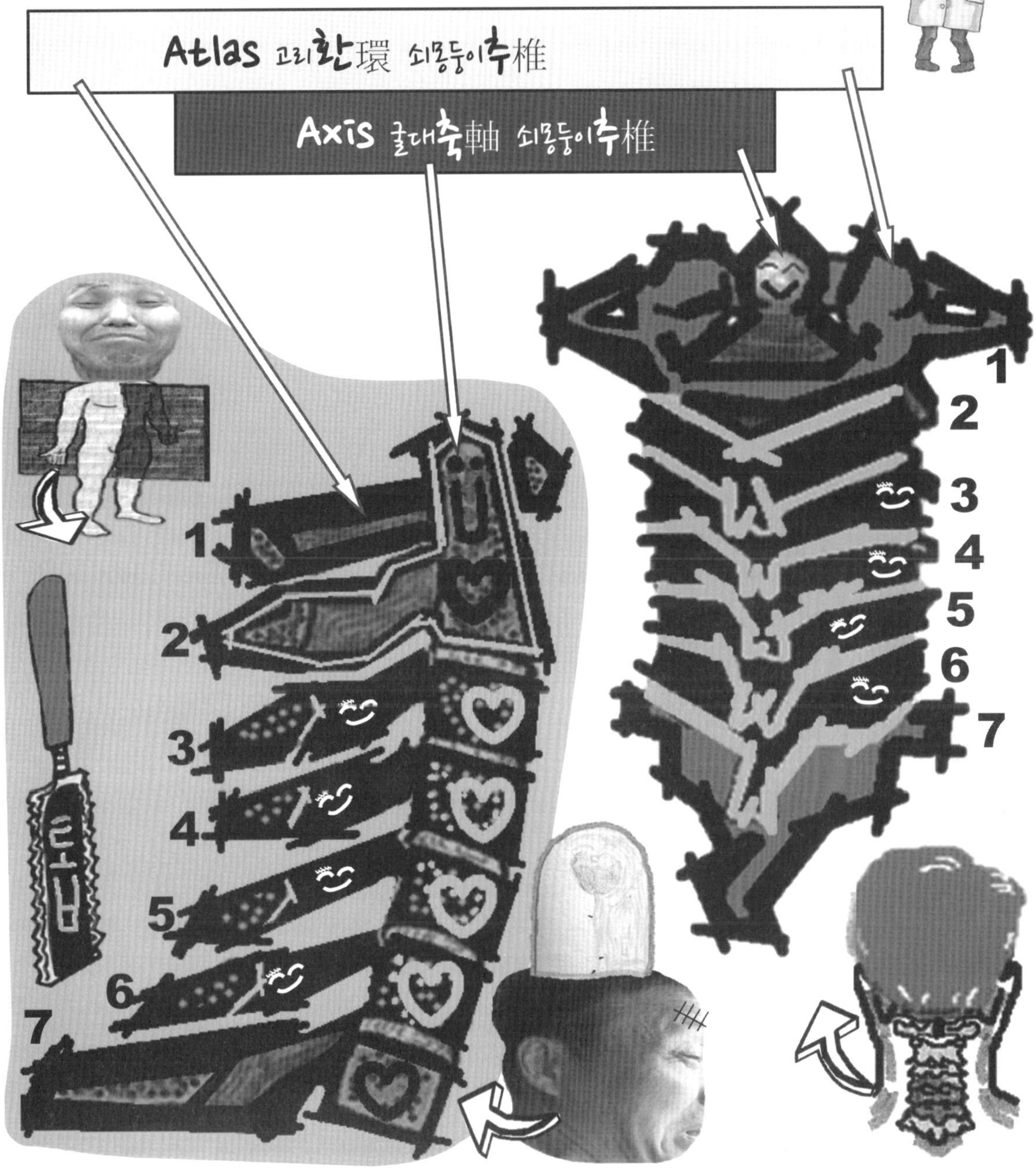

1-75

Atlas - cervical vertebra 1 (≒ C1)

고리환環 쇠몽둥이추椎 - 목경頸 추椎 1 차례번番, 고리뼈

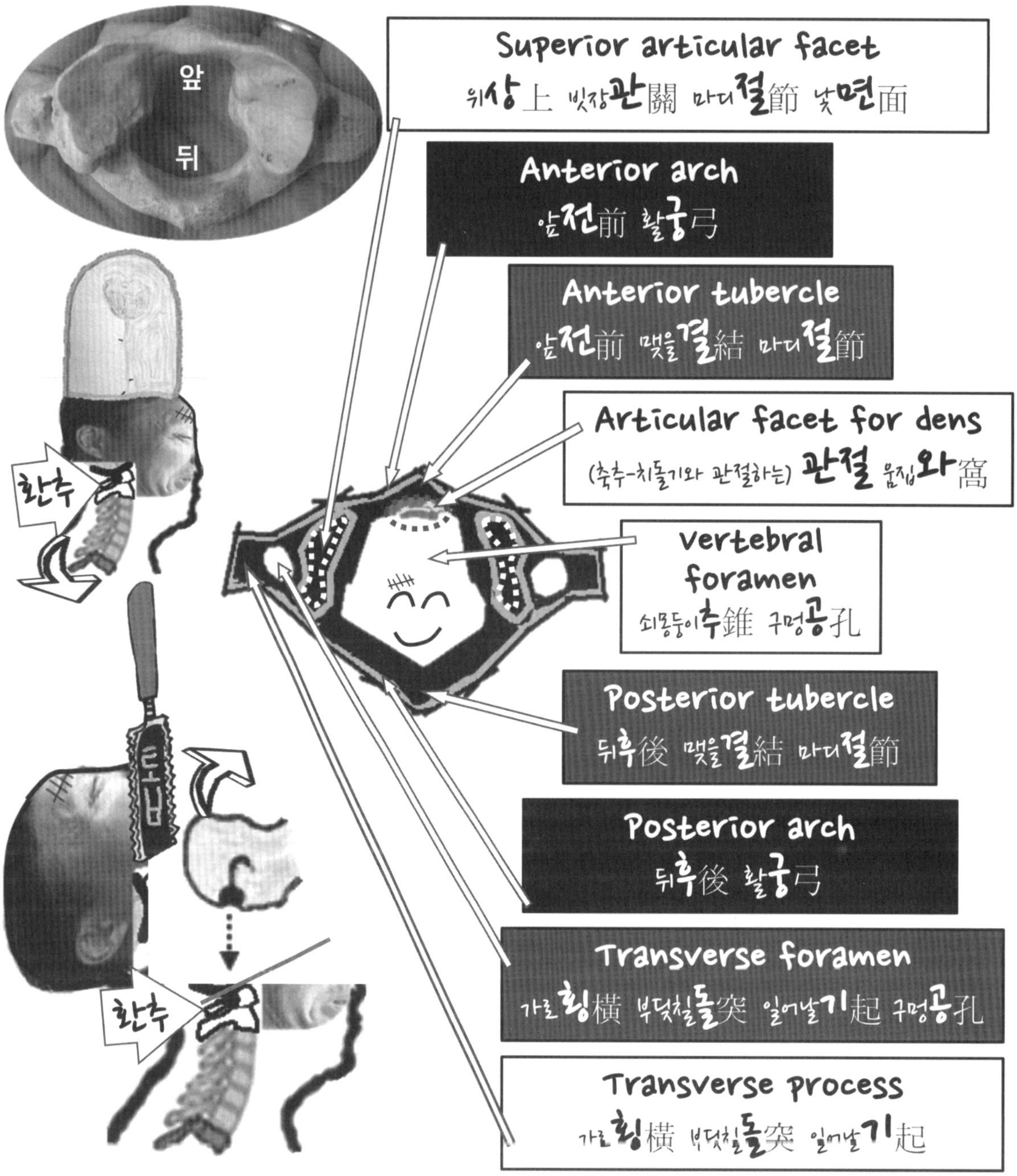

1-76

Atlas - cervical vertebra I (≒ C1)

고리**환**環 쇠몽둥이**추**椎 - 목**경**頸 **추**椎 한**일**一 차례**번**番, 고리뼈

inferior articular facet
아래**하**下 빗장**관**關 마디**절**節 낯**면**面

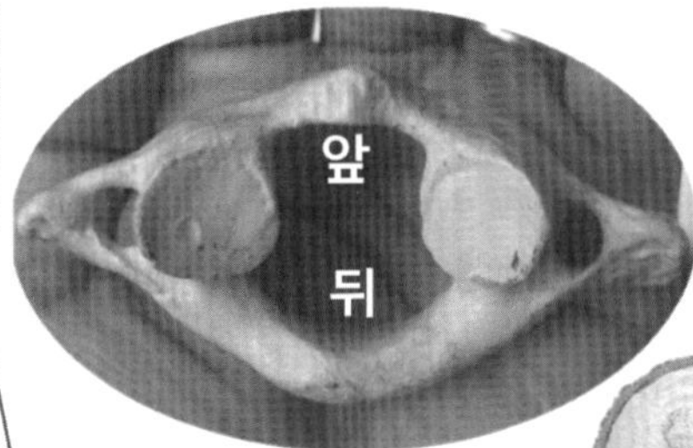

Anterior arch
앞**전**前 활**궁**弓

Anterior tubercle
앞**전**前 맺을**결**結 마디**절**節

Articular facet for dens
(축추-치돌기와 관절하는) **관절** 움집**와**窩

vertebral foramen
쇠몽둥이**추**錐 구멍**공**孔

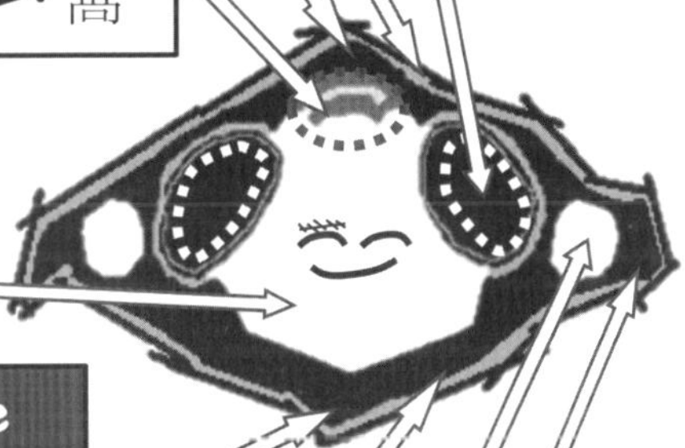

Posterior tubercle
뒤**후**後 맺을**결**結 마디**절**節

Posterior arch
뒤**후**後 활**궁**弓

Transverse foramen
가로**횡**橫 부딪칠**돌**突 일어날**기**起 구멍**공**孔

Transverse process
가로**횡**橫 부딪칠**돌**突 일어날**기**起

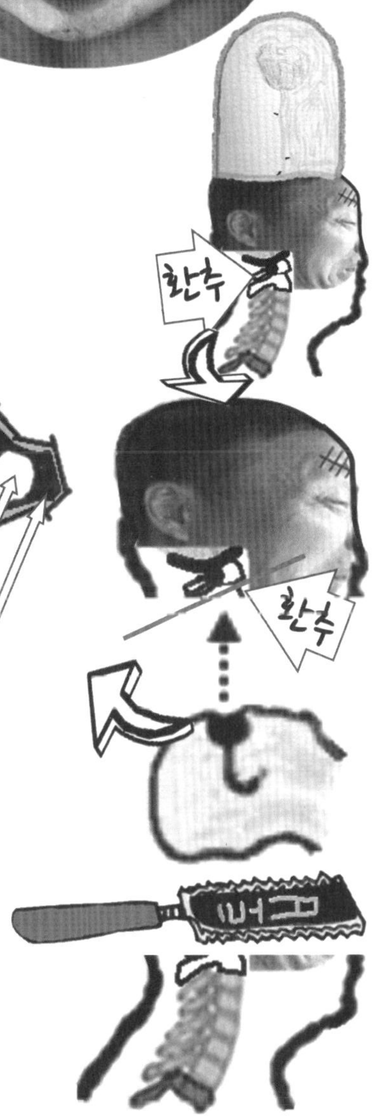

1-77

Axis - cervical vertebra (≒ C2)

굴대축軸 쇠몽둥이추椎 - 목경頸 추椎 두이二 차례번番, 중쇠뼈

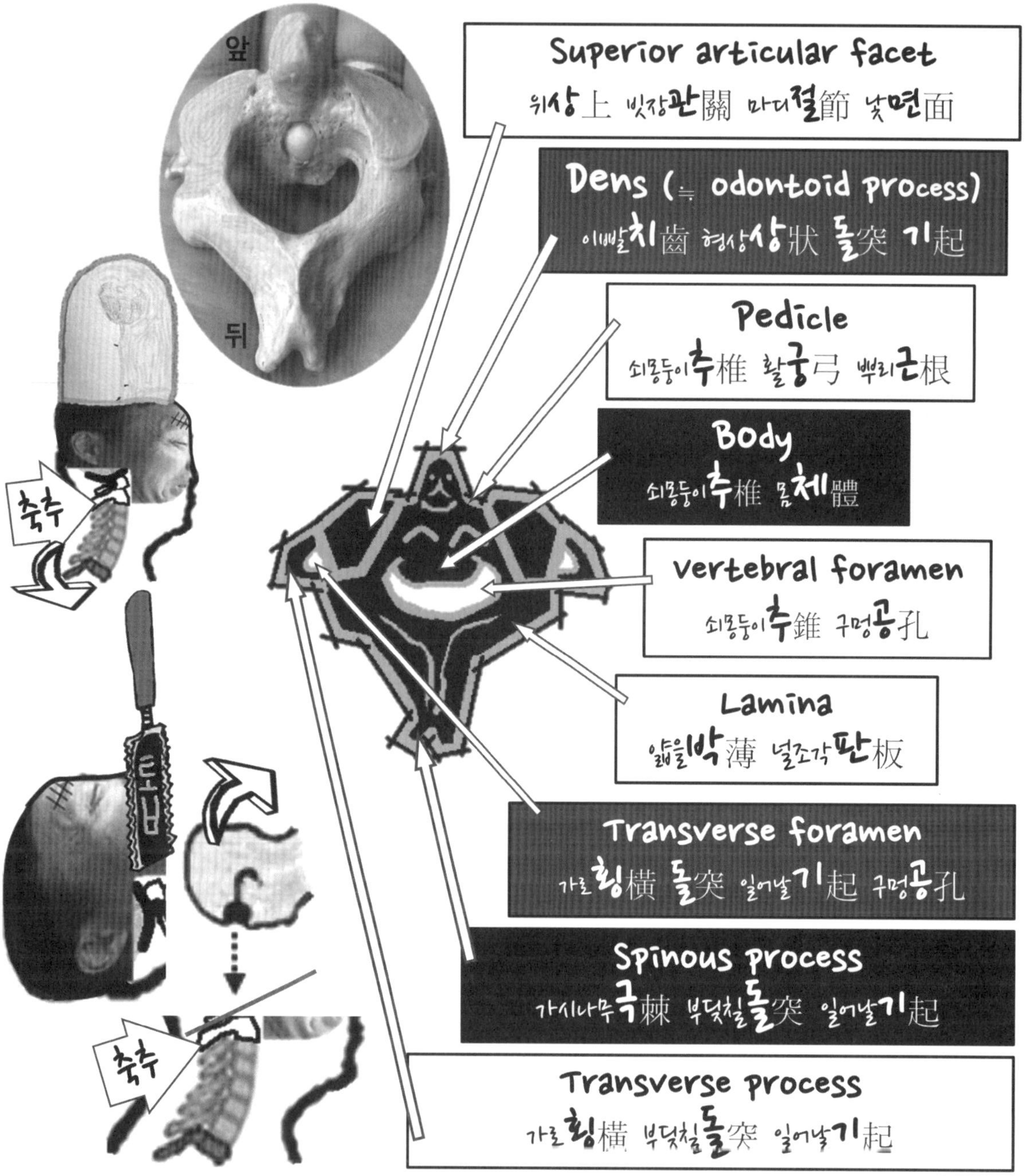

Axis - cervical vertebra (≒ C_2)

1-78

굴대축軸 쇠몽둥이추椎 - 목경頸 추椎 두이二 차례번番, 중쇠뼈

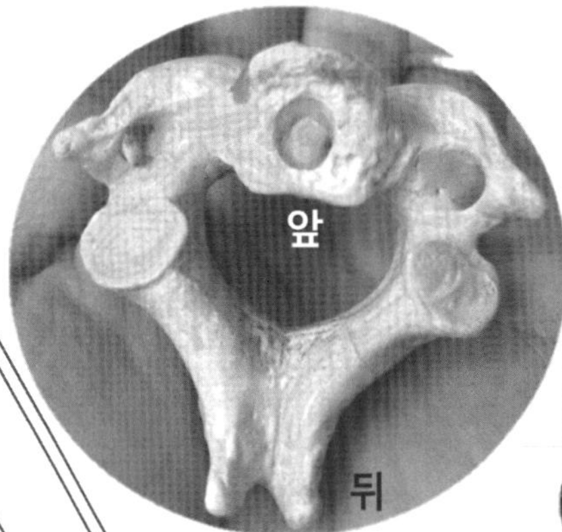

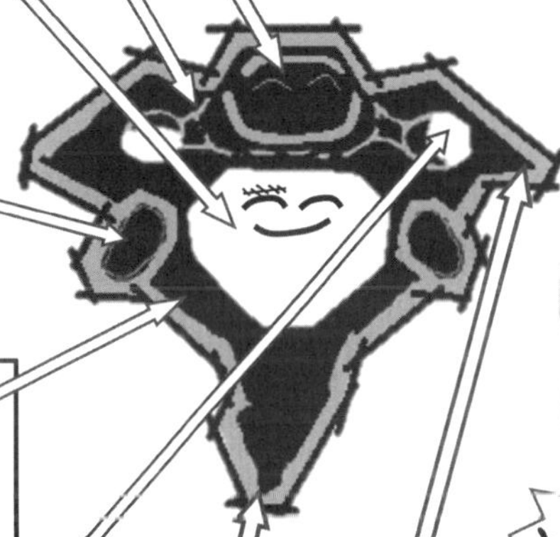

Body
등마루척脊 쇠몽둥이추椎 몸체體

Pedicle
쇠몽둥이추椎 활궁弓 뿌리근根

vertebral foramen
쇠몽둥이추錐 구멍공孔

inferior articular facet
아래하下
빗장관關 마디절節 낯면面

Lamina
엷을박薄 널조각판板

Transverse foramen
가로횡橫 부딪칠돌突 일어날기起 구멍공孔

Spinous process
가시나무극棘 부딪칠돌突 일어날기起

Transverse process
가로횡橫 부딪칠돌突 일어날기起

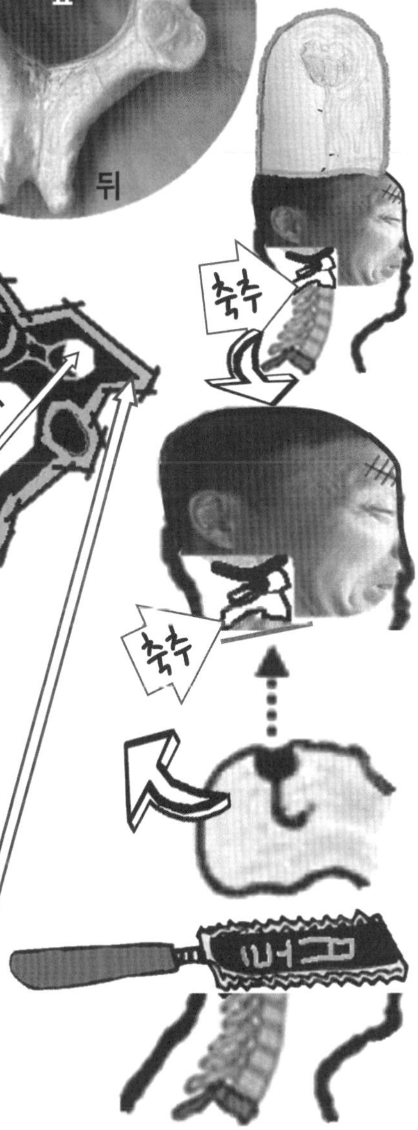

1-79

Atlas 고리환環 추椎 & Axis 굴대축軸 추椎

vertebra Prominens

높을융隆 쇠몽둥이추椎 (≒ 제 7 목경頸 추椎)

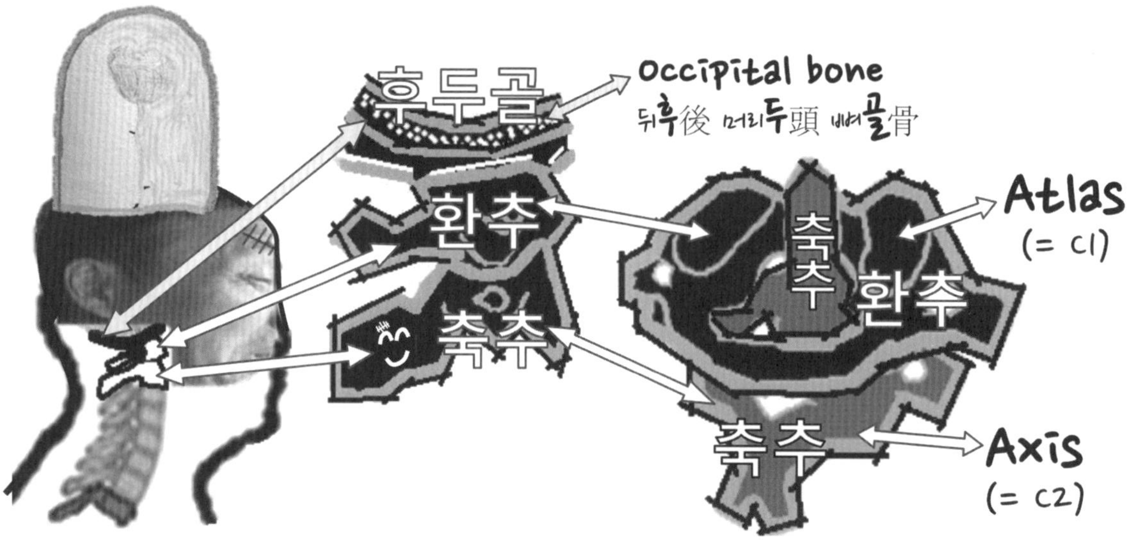

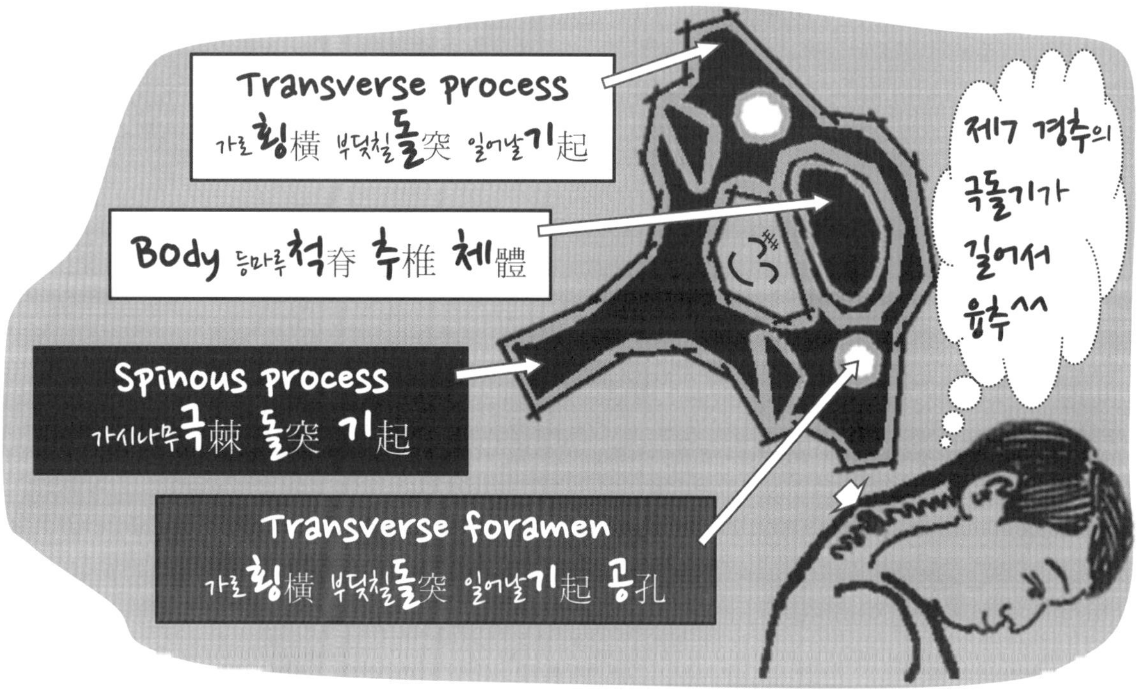

1-80 Thoracic Vertebrae

가슴흉胸 쇠몽둥이추椎, 등뼈

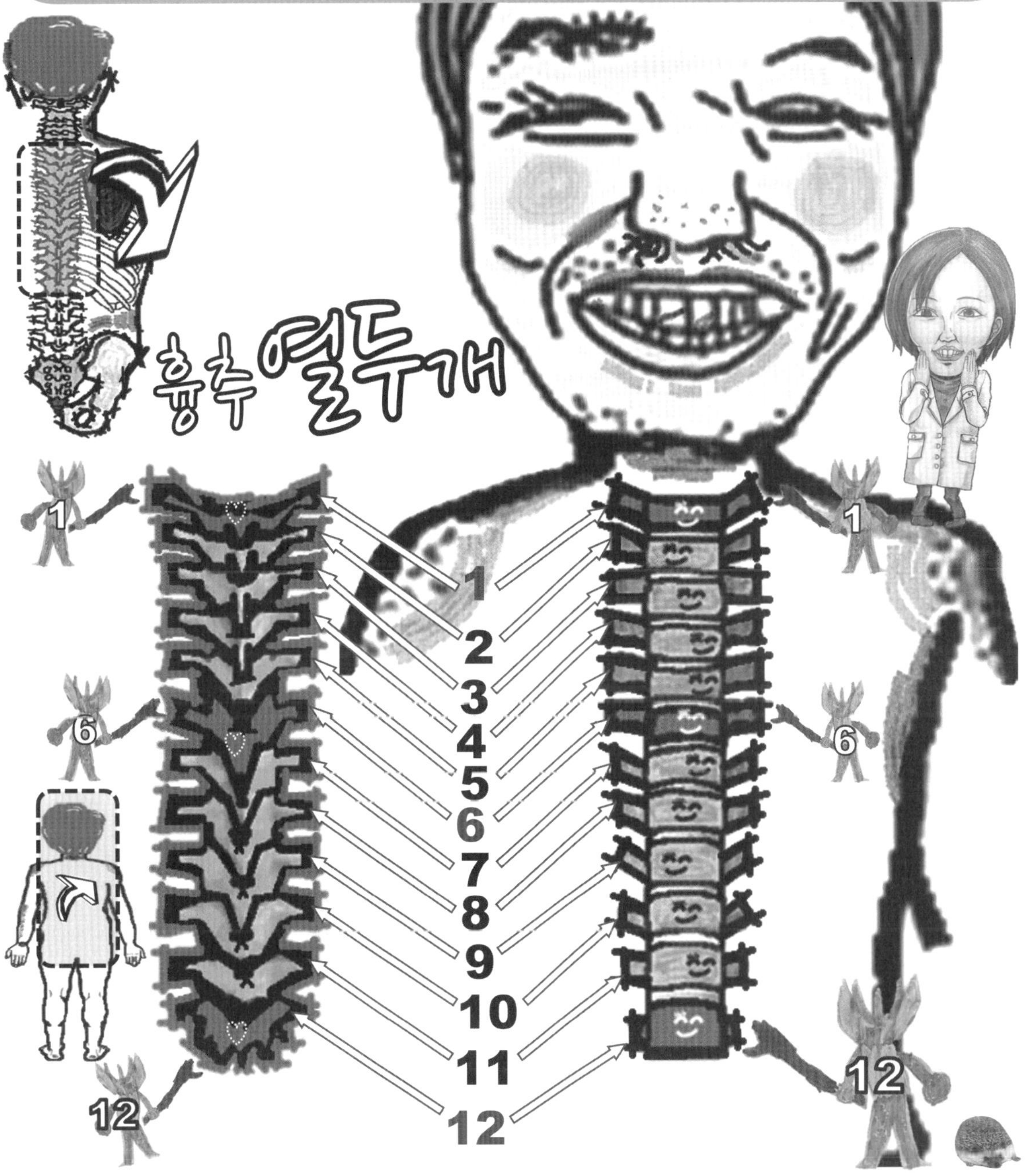

1-81 Thoracic Vertebrae

가슴흉胸 쇠몽둥이추椎, 등뼈

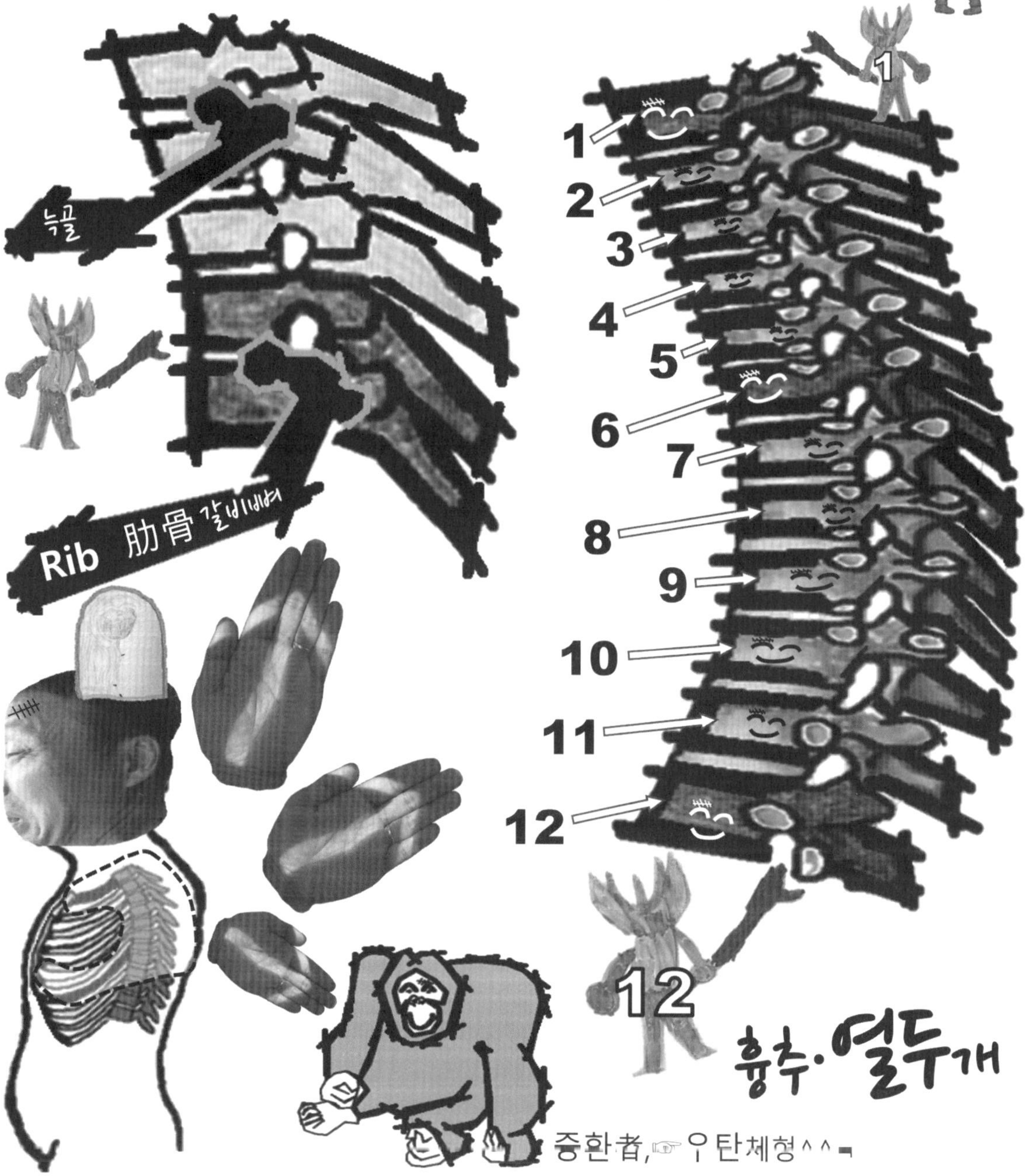

1-82

Thoracic Vertebra

가슴흉胸 쇠몽둥이추椎, 등뼈

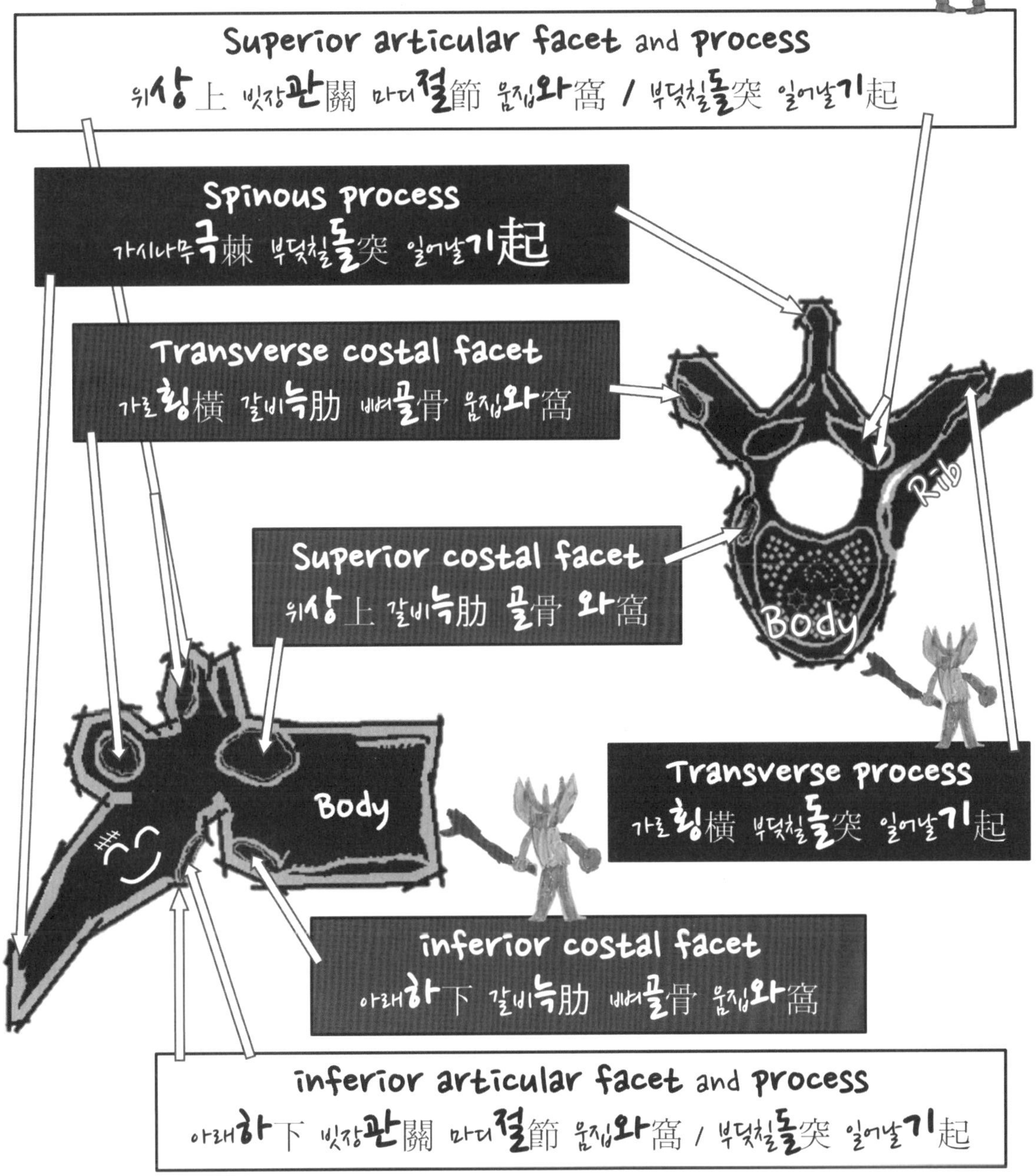

1-83 Thoracic Vertebrae

가슴흉胸 쇠몽둥이추椎, 등뼈

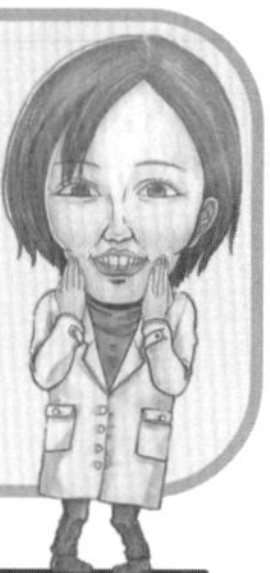

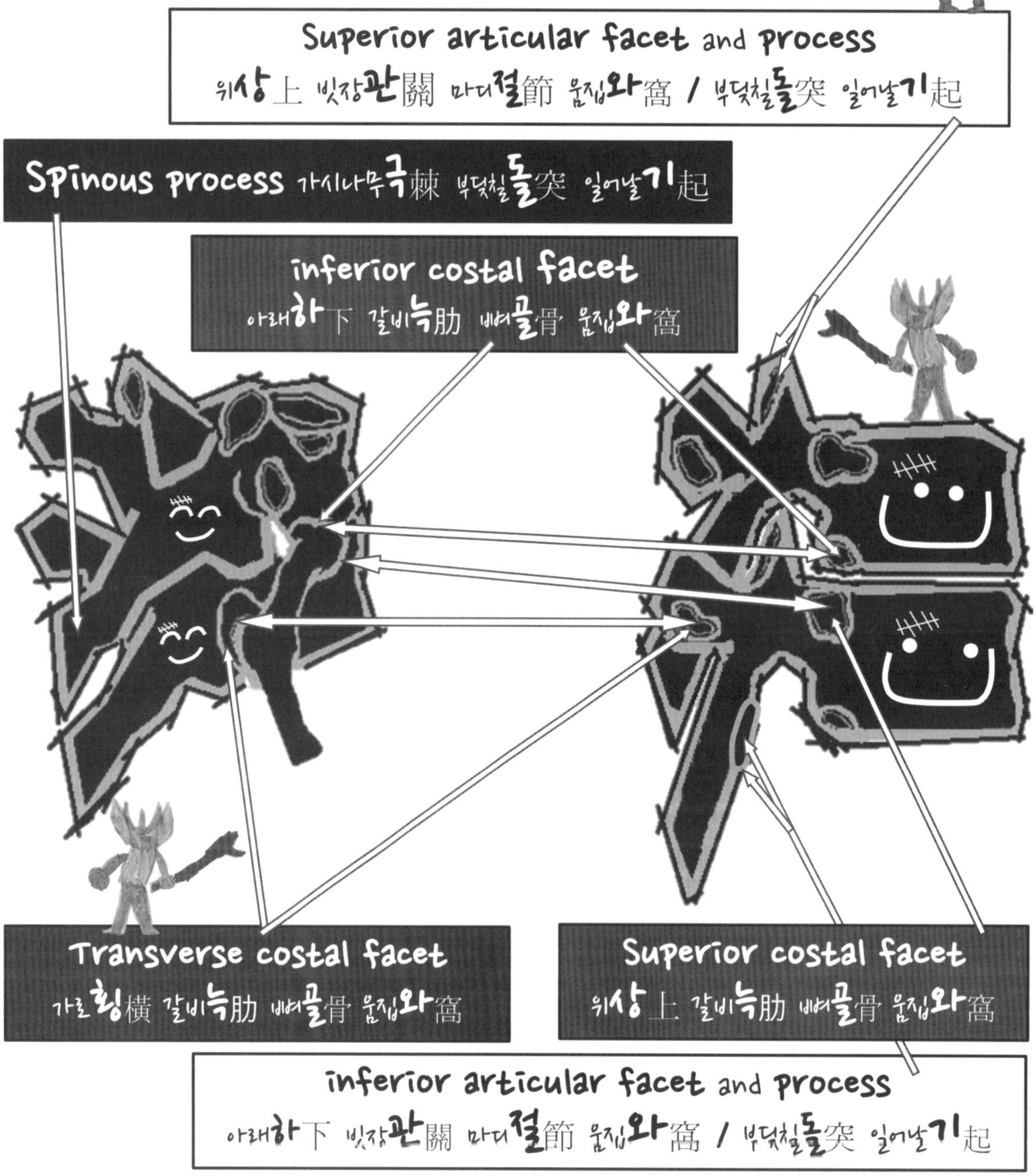

1-84

Lumbar vertebrae

허리 요 腰 쇠몽둥이 추 椎, 허리뼈

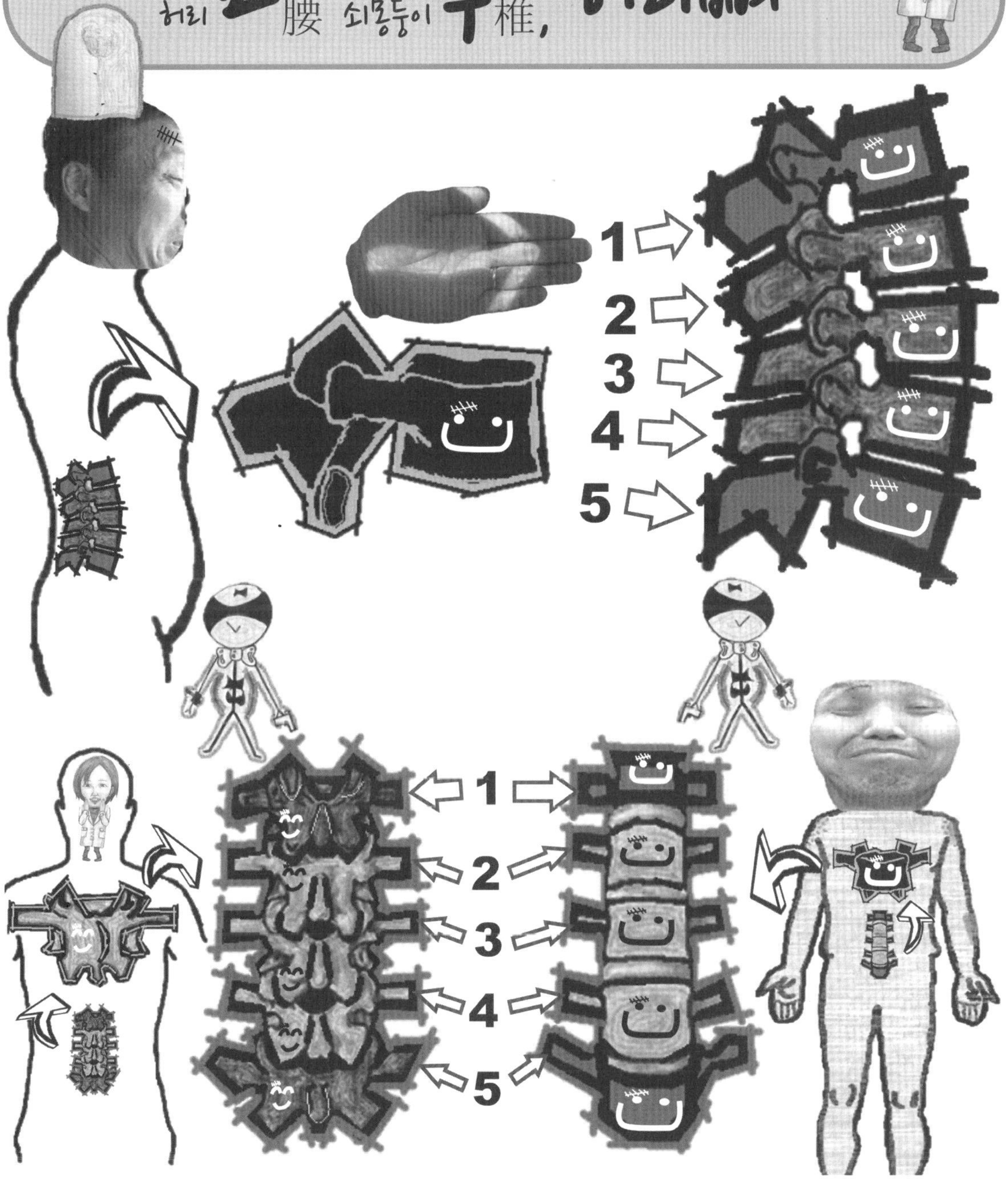

1-85 Lumbar vertebra 허리요腰 쇠몽둥이추椎, 허리뼈

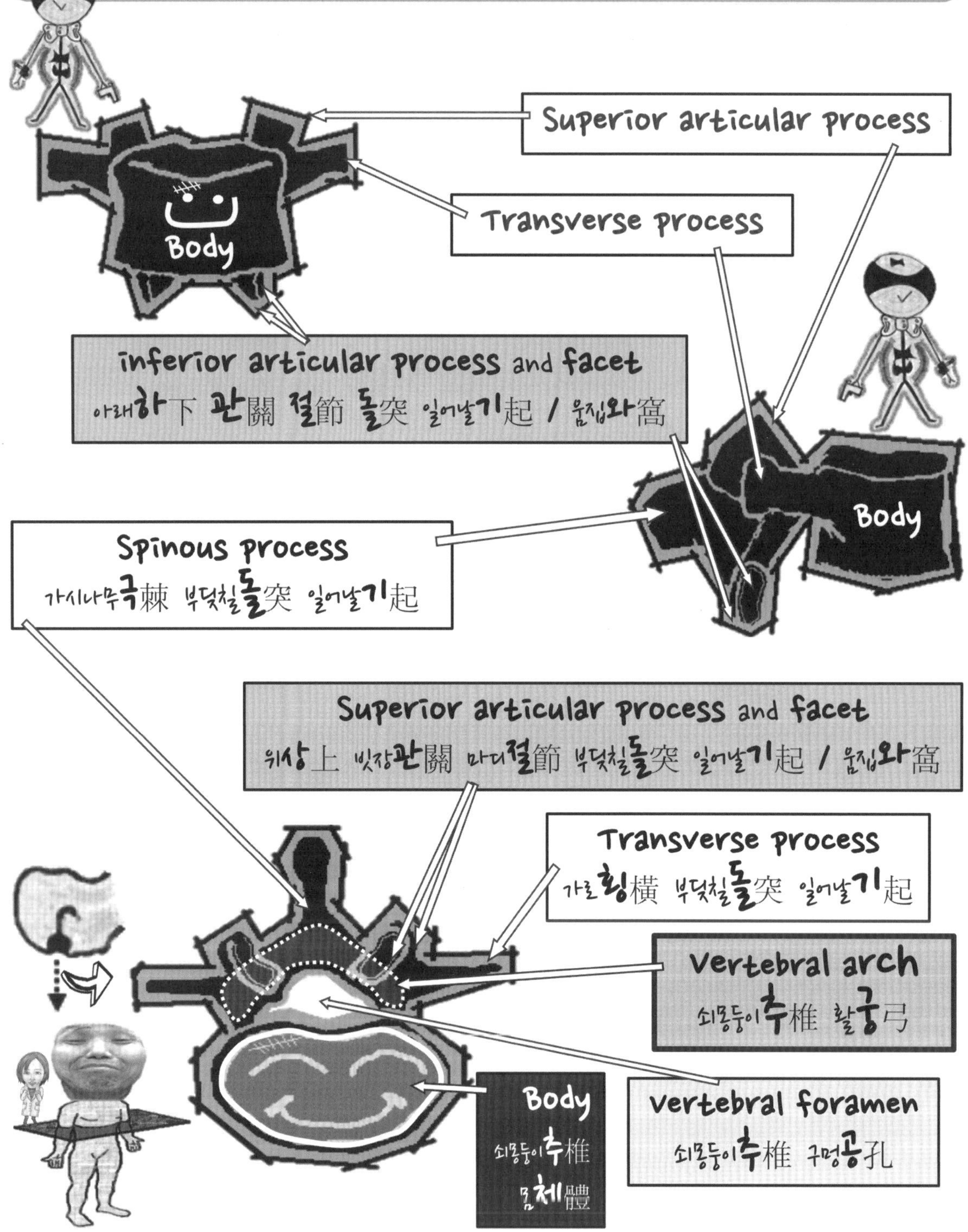

1-86 Lumbar vertebrae 허리요腰 쇠몽둥이추椎, 허리뼈

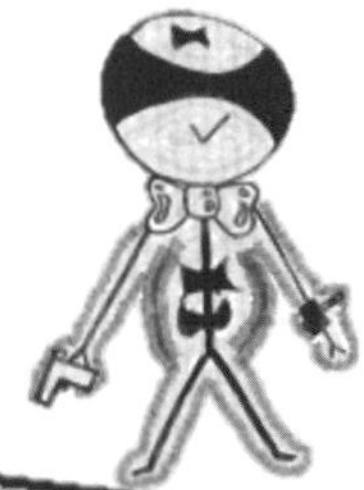

Superior articular process and facet
위상上 빗장관關 마디절節 부딪칠돌突 일어날기起 / 움집와窩

Superior articular process

Transverse process
가로횡橫 부딪칠돌突 일어날기起

Spinous process
가시나무극棘 부딪칠돌突 일어날기起

inferior articular process and facet
아래하下 관關 절節 돌突 기起 / 움집와窩

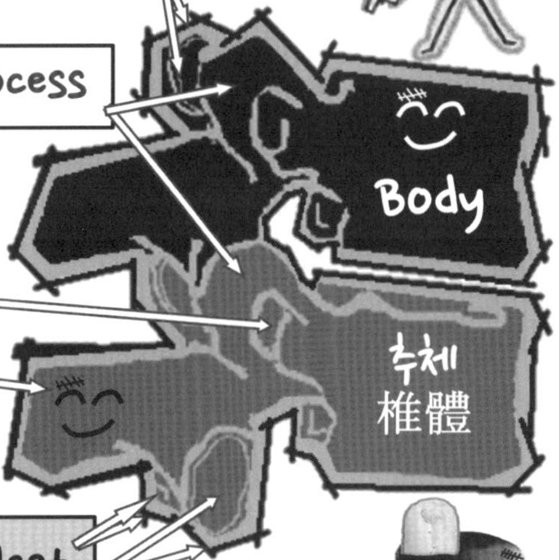

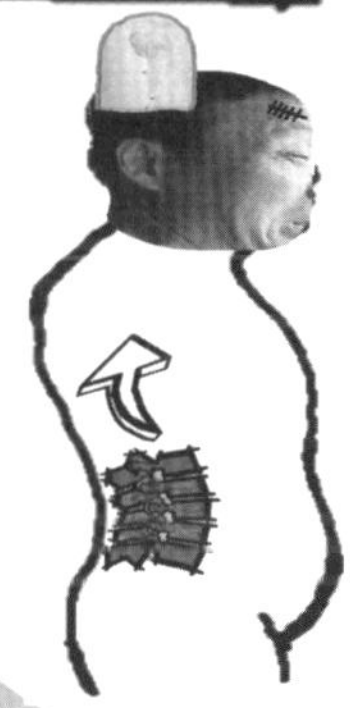

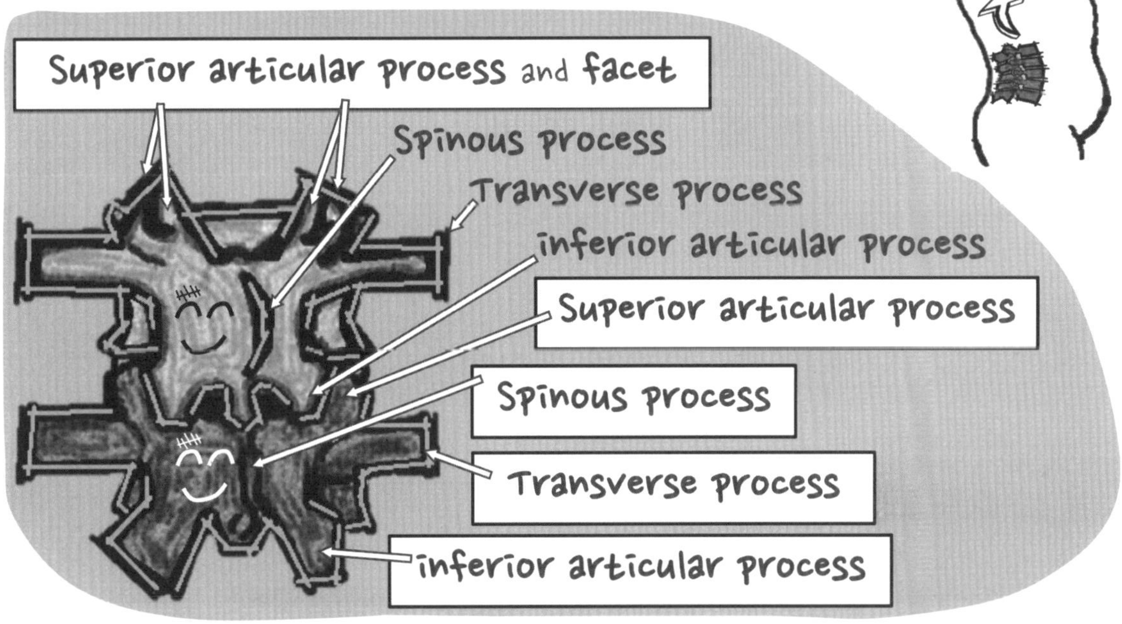

1-87 Lumbar vertebra 허리요腰 쇠몽둥이추椎, 허리뼈

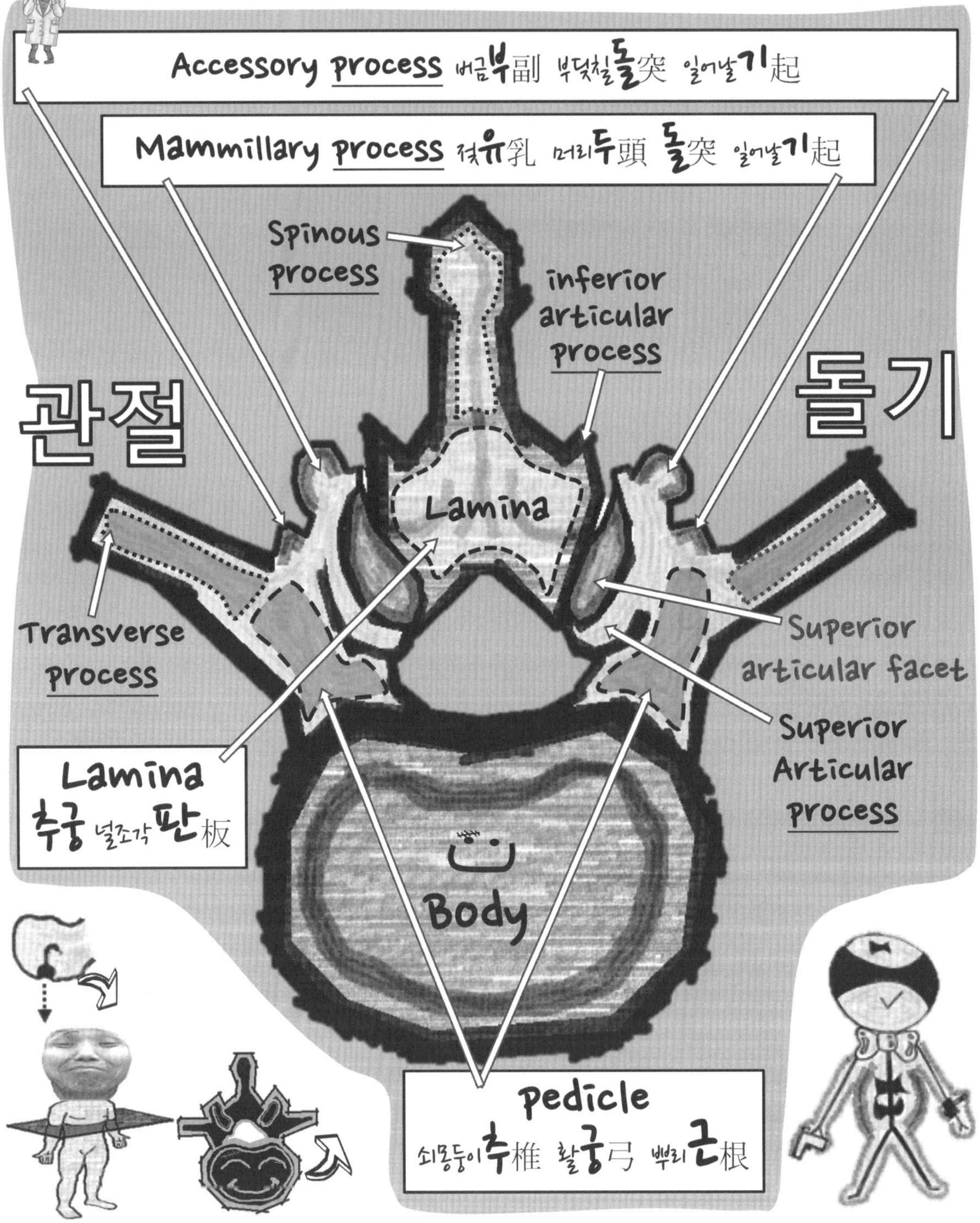

1-88 Sacral vertebra & Sacrum 천薦 쇠몽둥이 추椎 뼈 골 과 천거할, 깔개 천薦 뼈 골骨 ≒ 엉치뼈

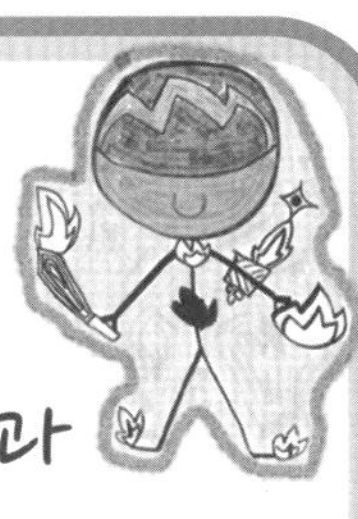

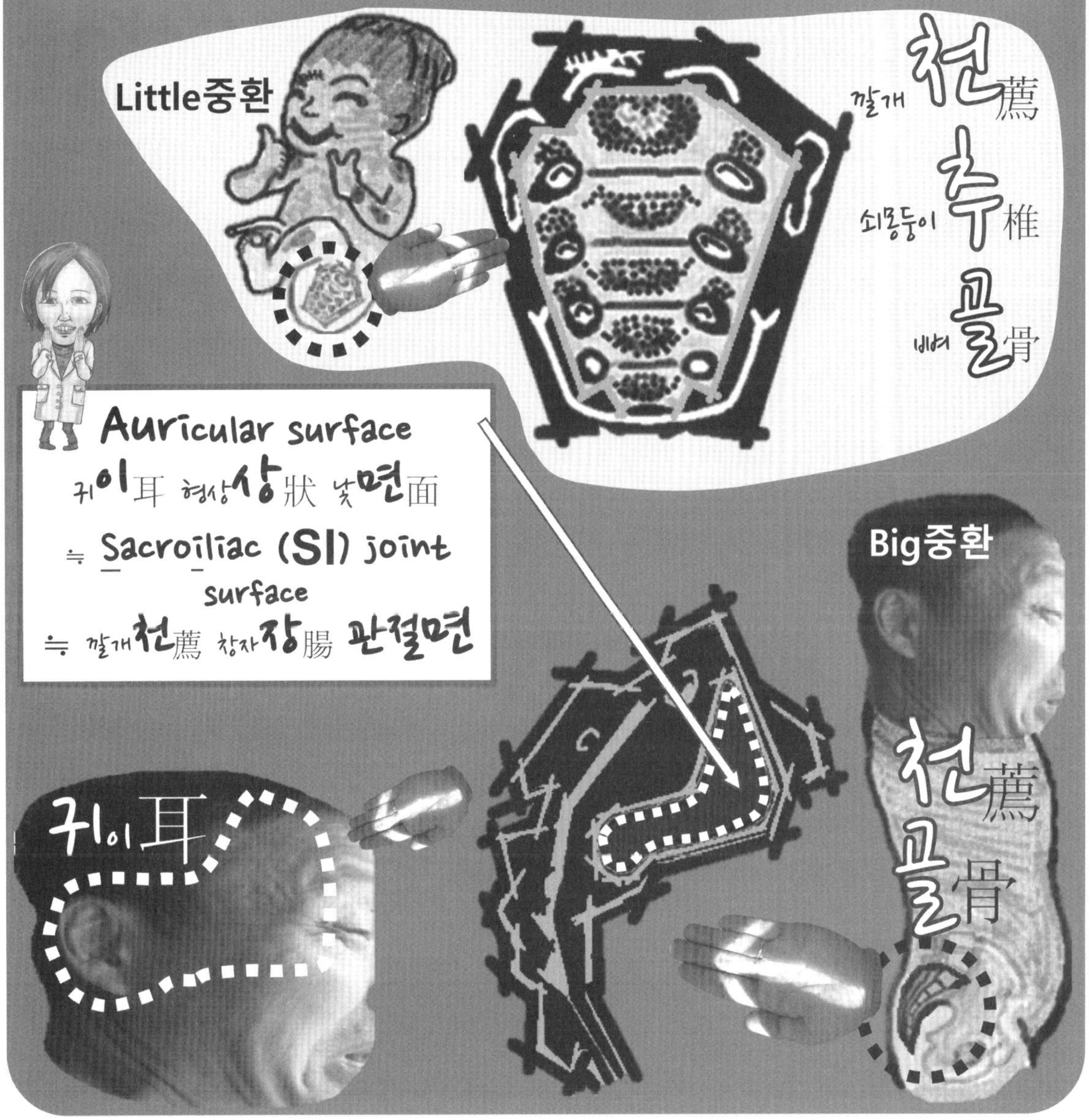

1-89 Sacrum

천거할, 깔개 천薦 뼈 골骨, 엉치뼈

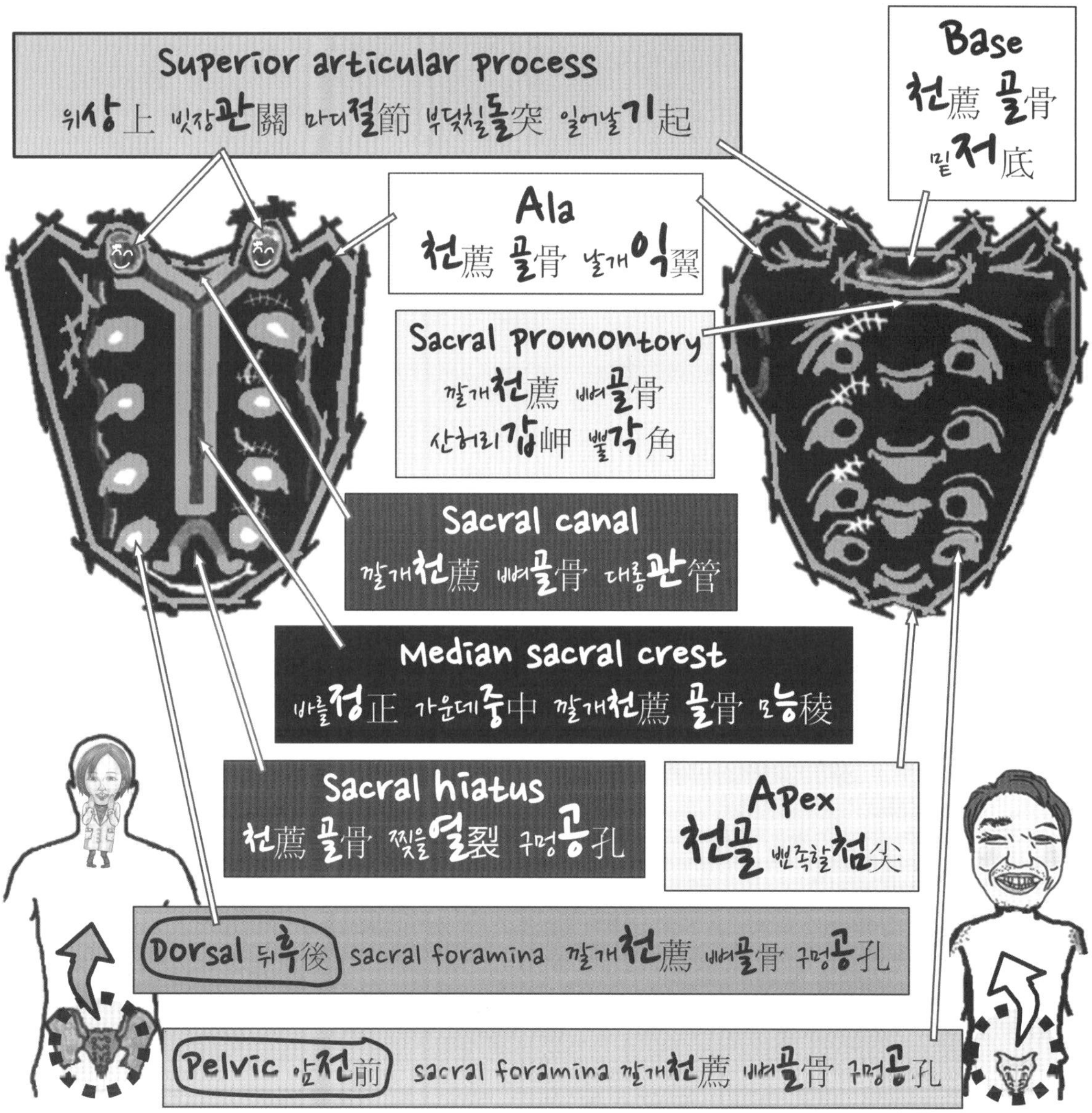

1-90

Coccygeal vertebra & Coccyx 미尾 쇠몽둥이 추椎 골骨 과 꼬리 미尾 뼈 골骨, 꼬리뼈

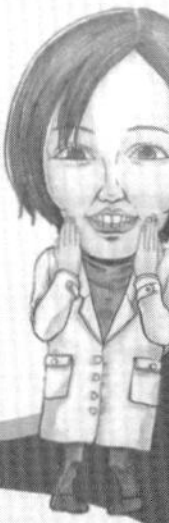

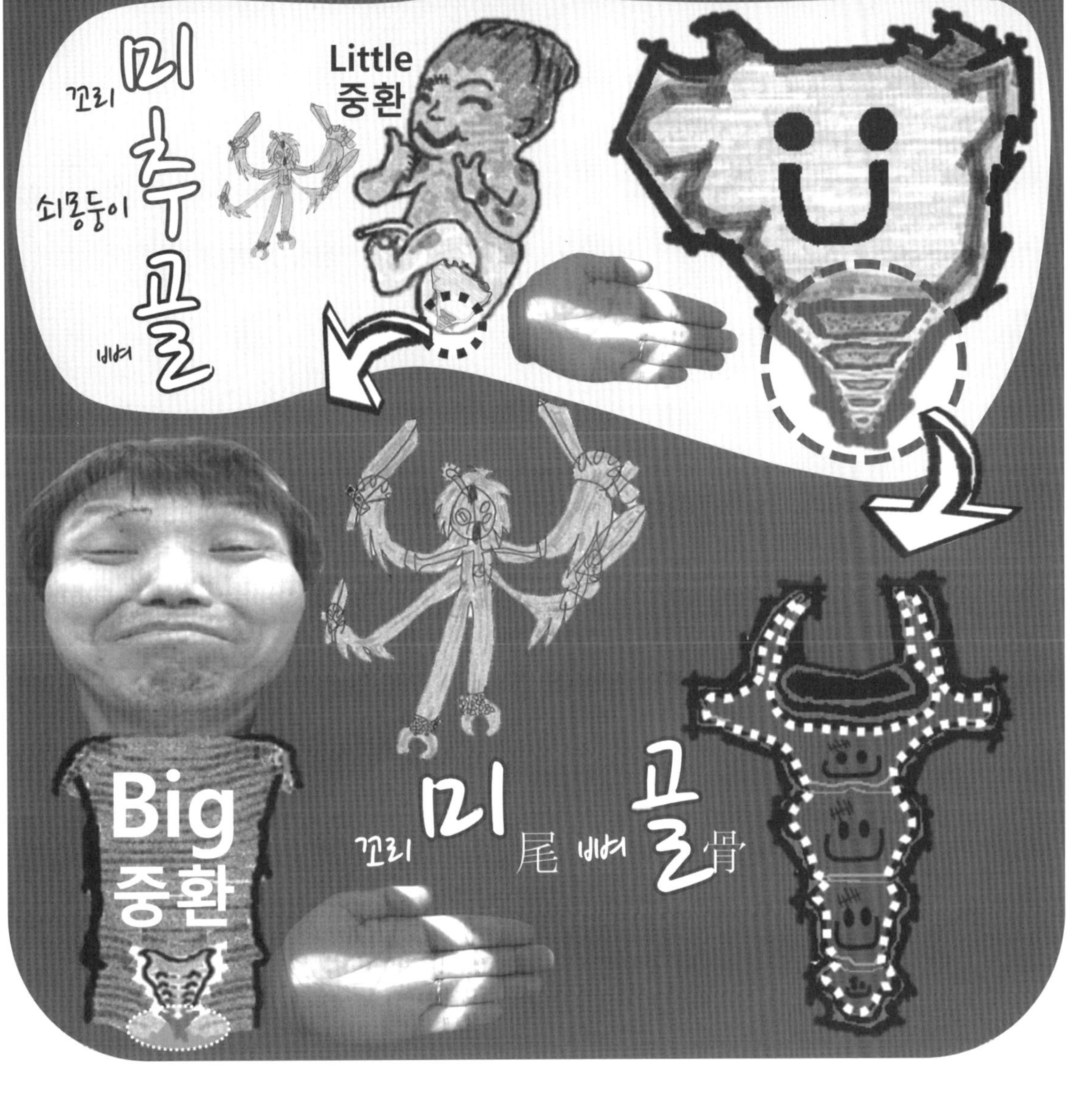

1-91

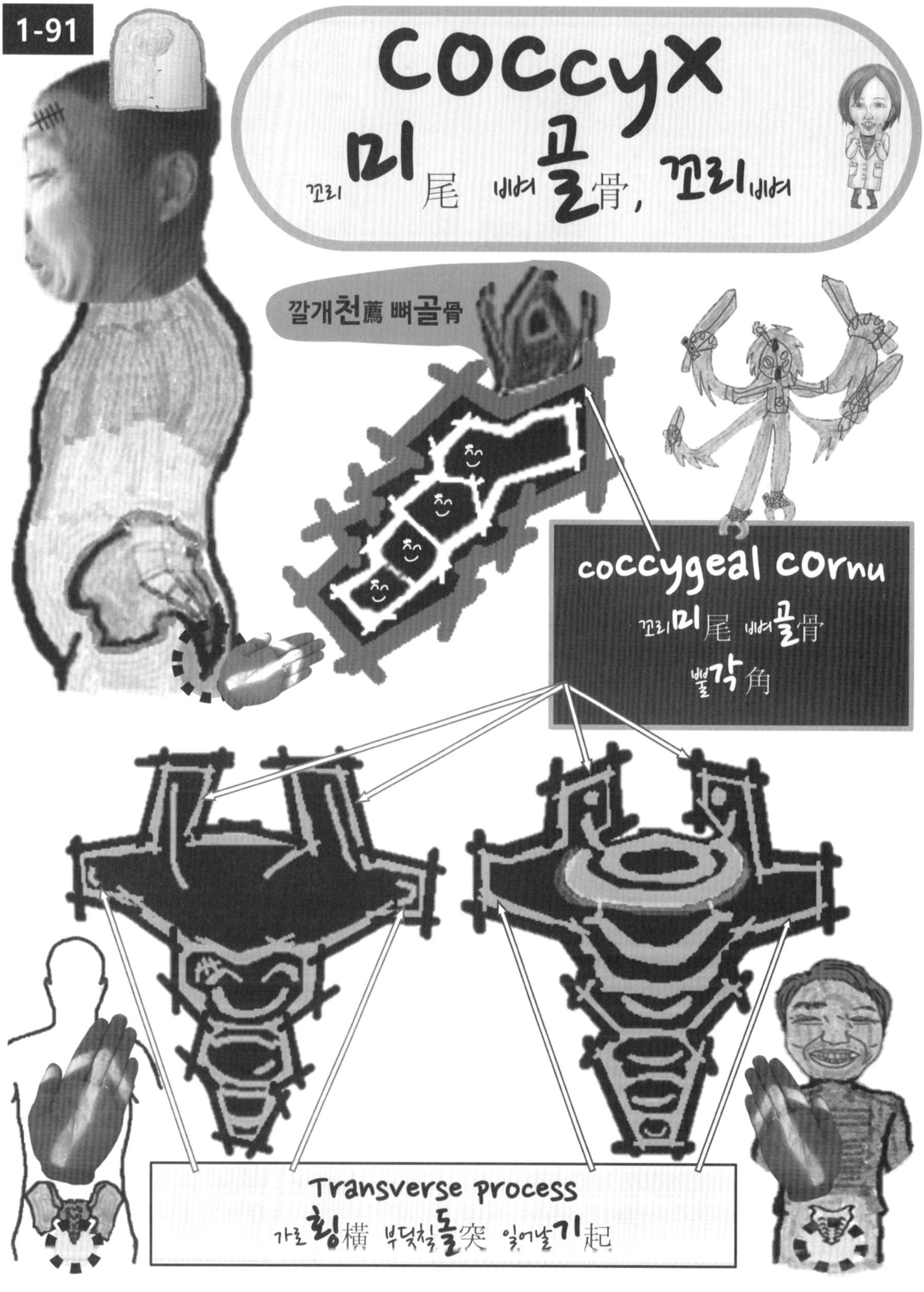
coccyx
꼬리 미 尾 뼈 골 骨, 꼬리뼈
깔개 천 薦 뼈 골 骨
coccygeal cornu
꼬리 미 尾 뼈 골 骨
뿔 각 角
Transverse process
가로 횡 橫 부딪칠 돌 突 일어날 기 起

1-92 Thorax

가슴흉胸 둘레곽廓 ≒ 가슴우리

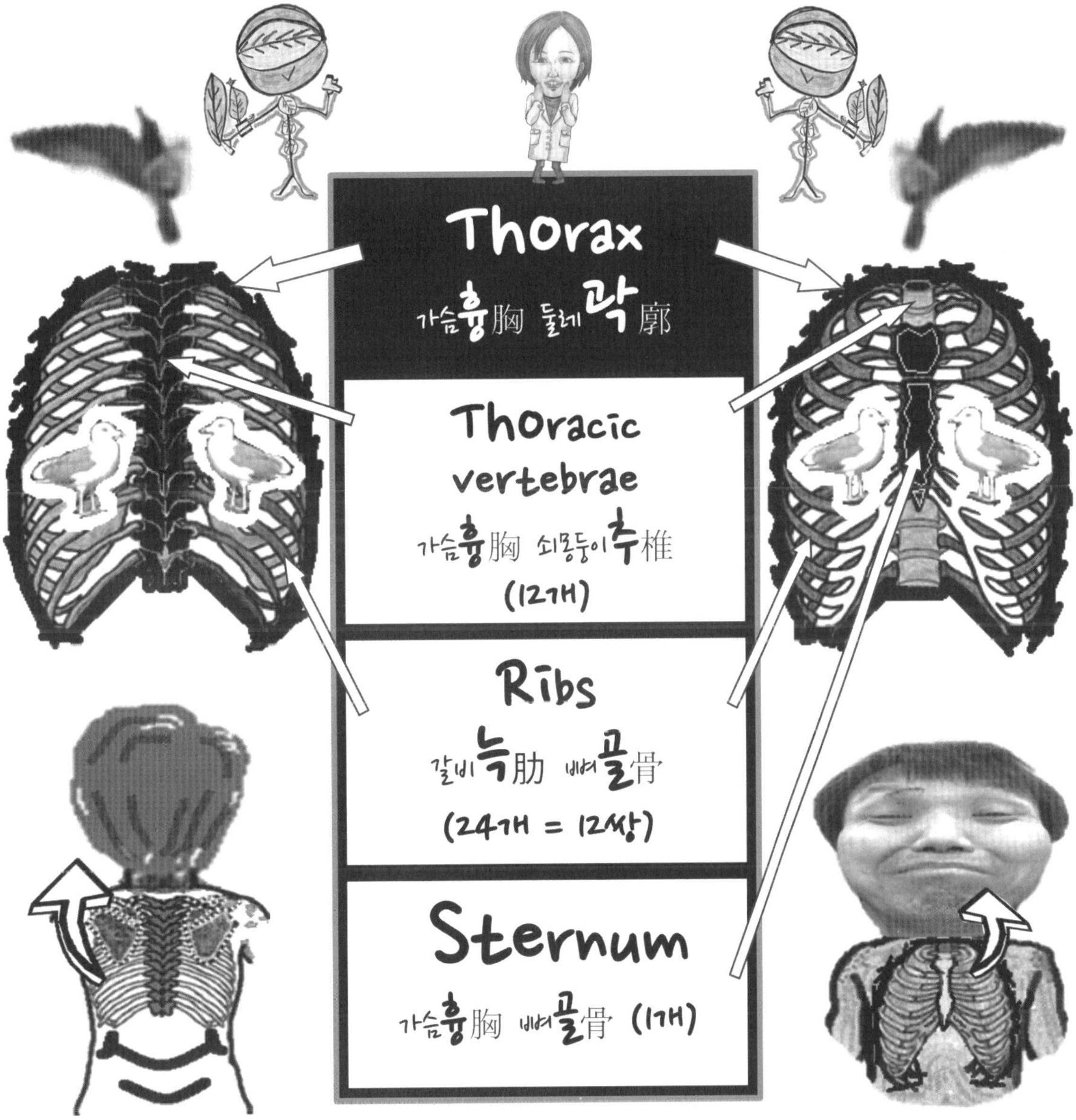

1-93

Sternum

가슴흉胸 뼈골骨 ≒ 복장뼈

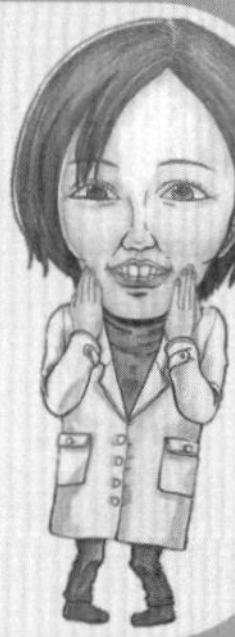

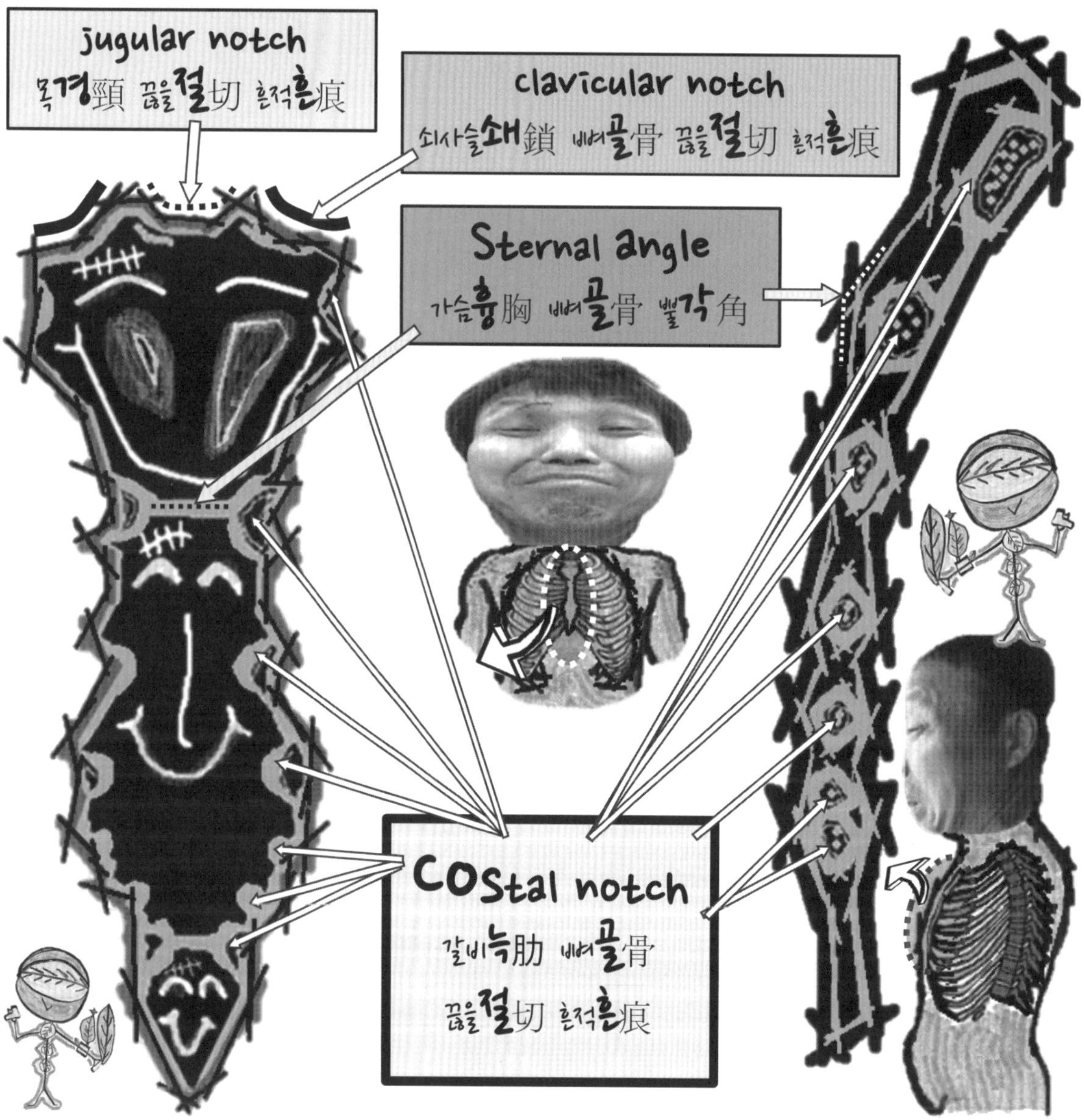

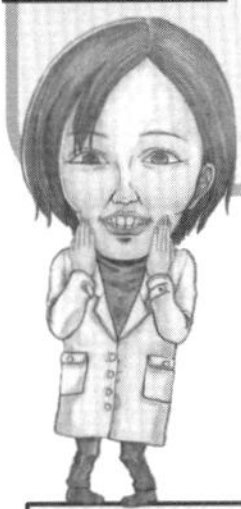

1-94 Sternum 가슴흉胸 뼈골骨 ≒ 복장뼈

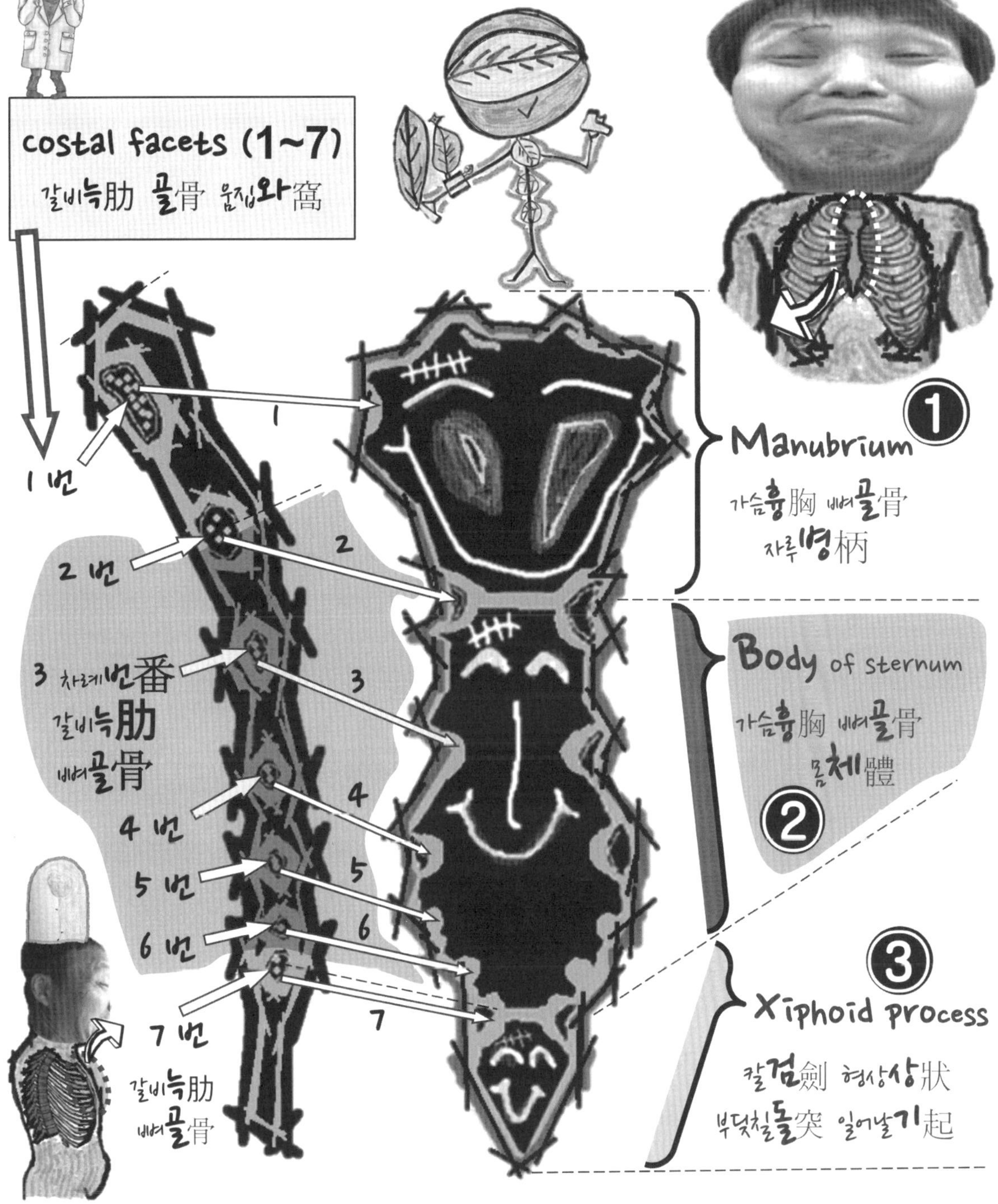

1-95 Ribs 갈비늑肋 뼈골骨 ≒ 갈비뼈

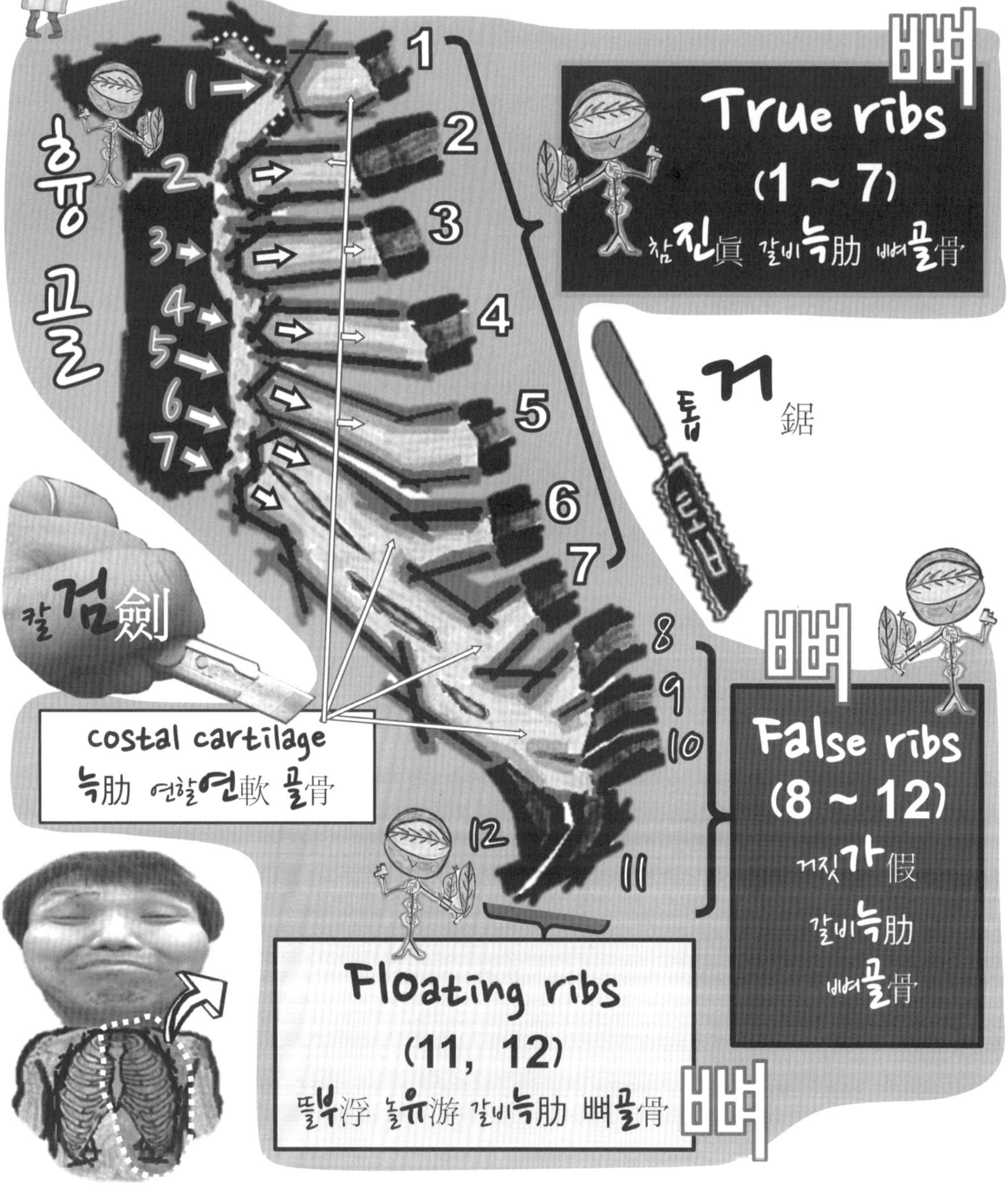

1-96 Ribs 갈비늑肋 뼈골骨 ≒ 갈비뼈

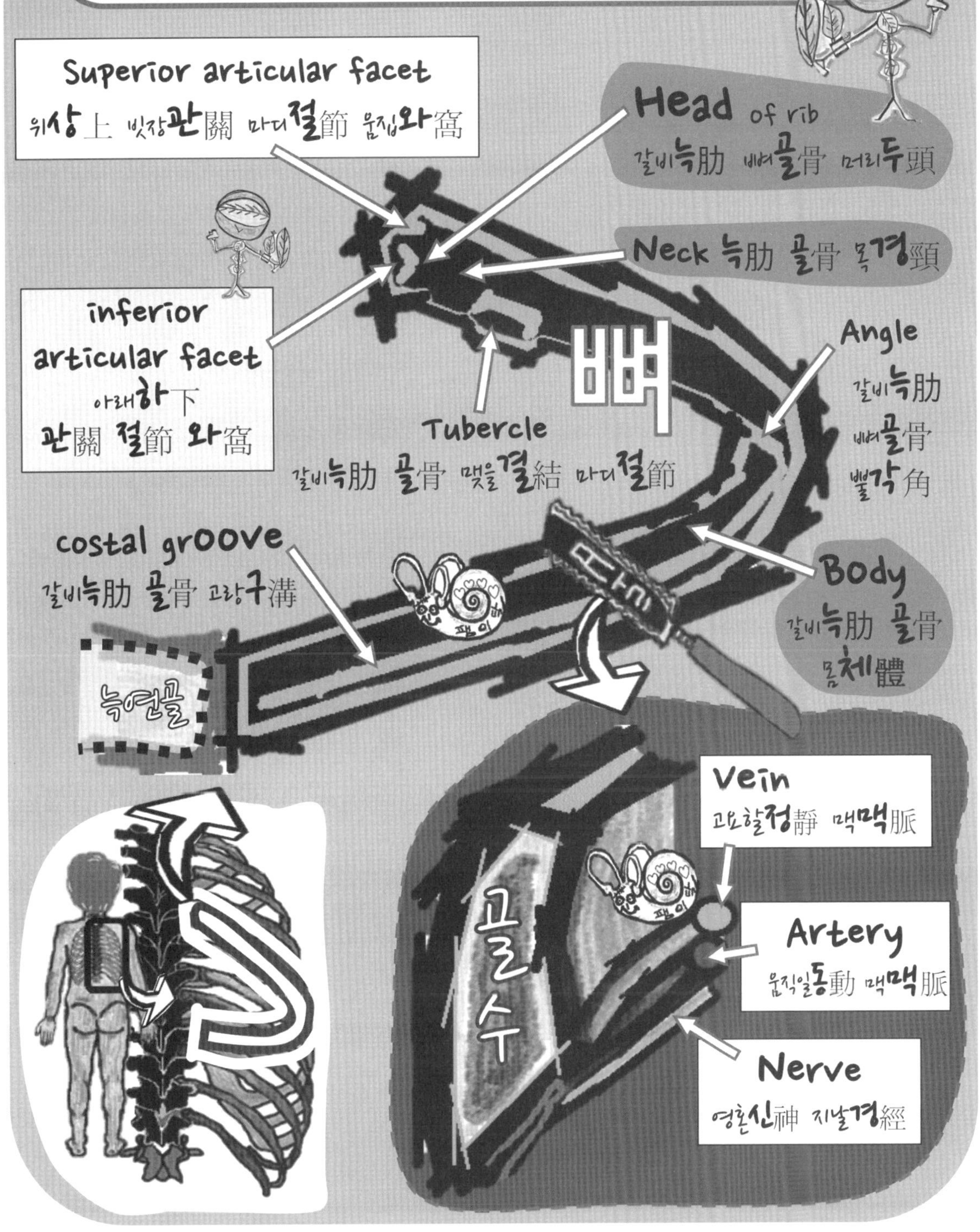

1-97

Ribs 갈비늑肋 뼈골骨 ≒ 갈비뼈

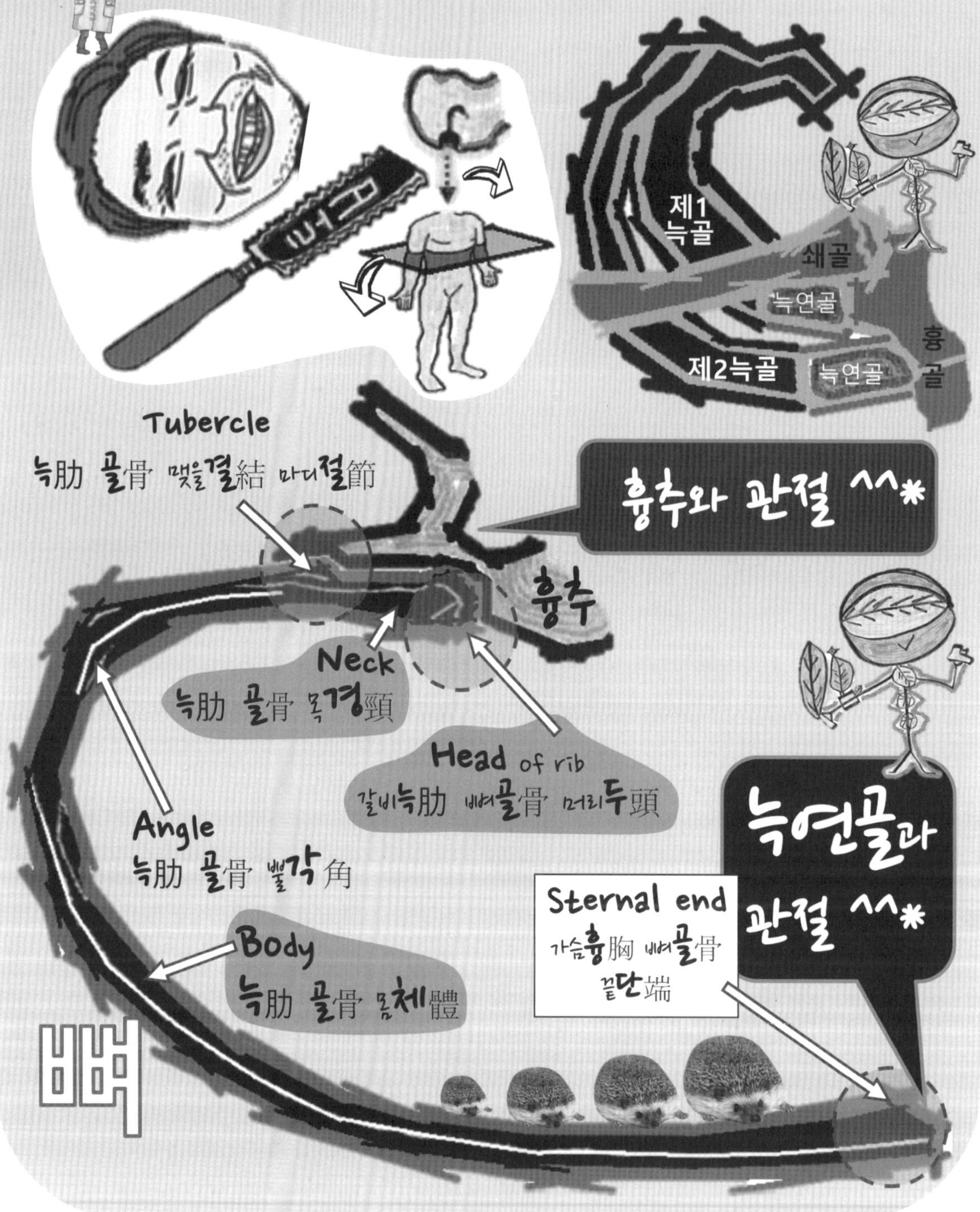

1-98

Shoulder & Pelvic girdle

위**상**上 사지**지**肢 띠**대**帶, 팔이음뼈와
아래**하**下 사지**지**肢 띠**대**帶, 다리이음뼈

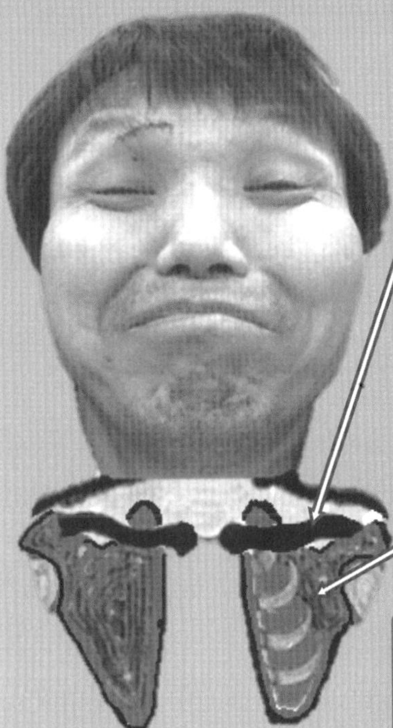

Shoulder girdle

clavicle
쇠사슬**쇄**鎖 뼈**골**骨

Scapula
어깨**견**肩 어깻죽지**갑**胛 뼈**골**骨

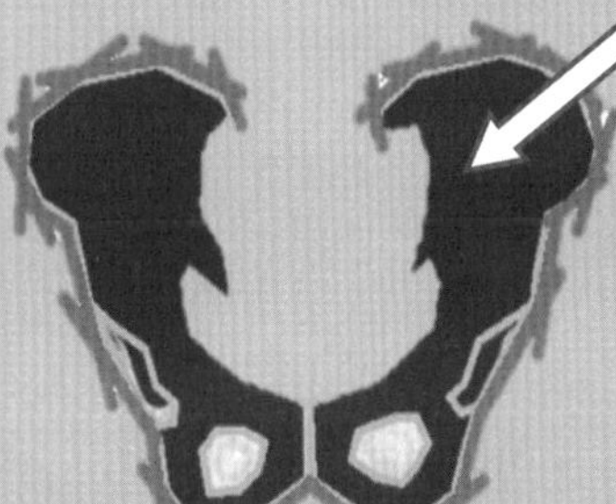

Pelvic girdle

Hip bone
넓을**관**寬 뼈**골**骨

ilium 창자**장**腸 뼈**골**骨

ischium 자리**좌**座 **골**骨

Pubis 부끄러울**치**恥 뼈**골**骨

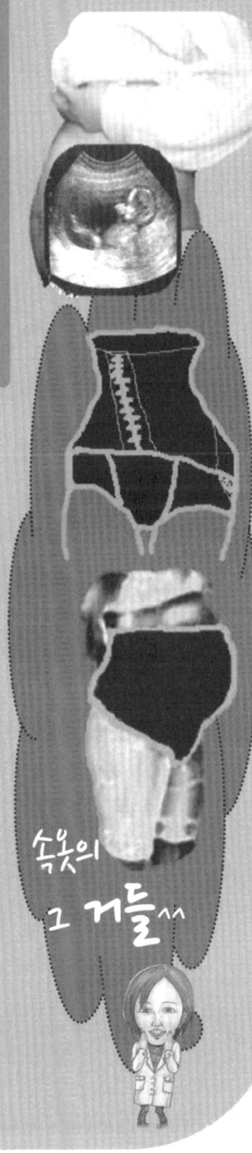

1-99 Clavicle 쇠사슬쇄鎖 뼈골骨 ≒ 빗장뼈

Acromial extremity
어깨견肩 봉우리봉峯 끝단端

Conoid tubercle
둥글원圓 송곳추錐 질길인靭 띠대帶 맺을결結 마디절節

costal tuberosity
갈비늑肋 뼈골骨 거칠조粗 낯면面

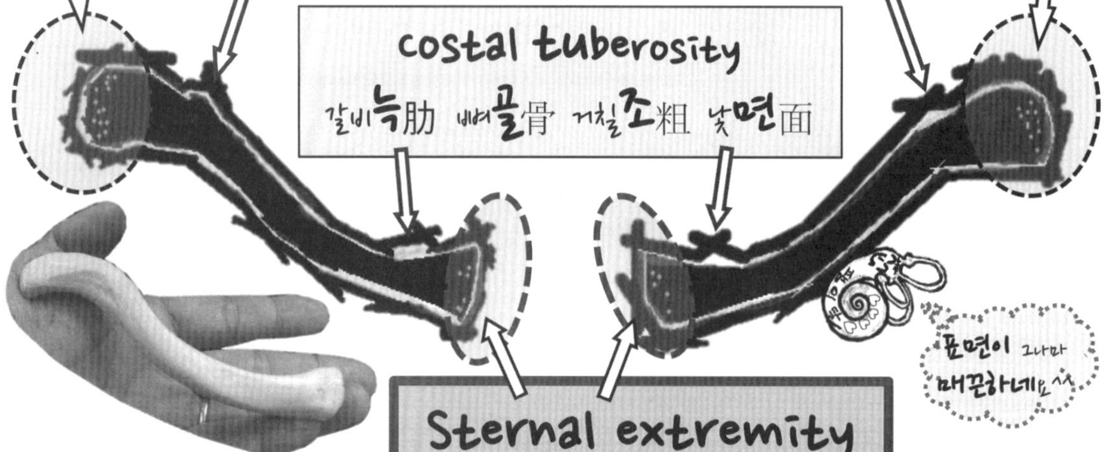

Sternal extremity
가슴흉胸 뼈골骨 끝단端

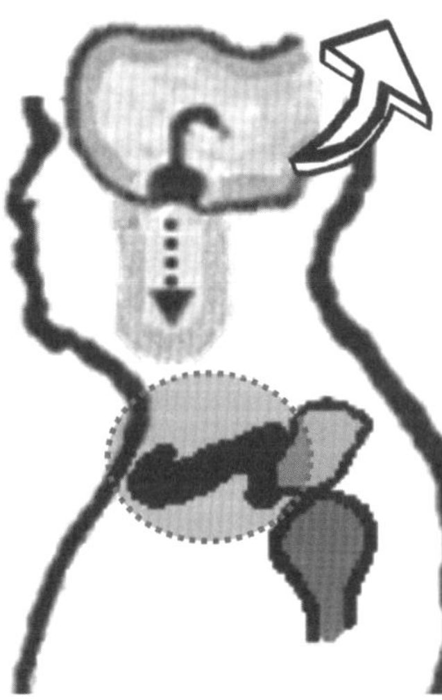

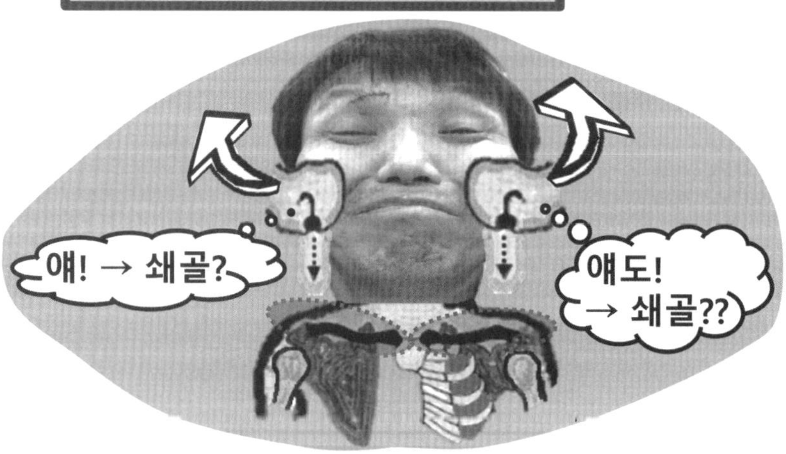

1-100 Clavicle 쇠사슬쇄鎖 뼈골骨 ≒ 빗장뼈

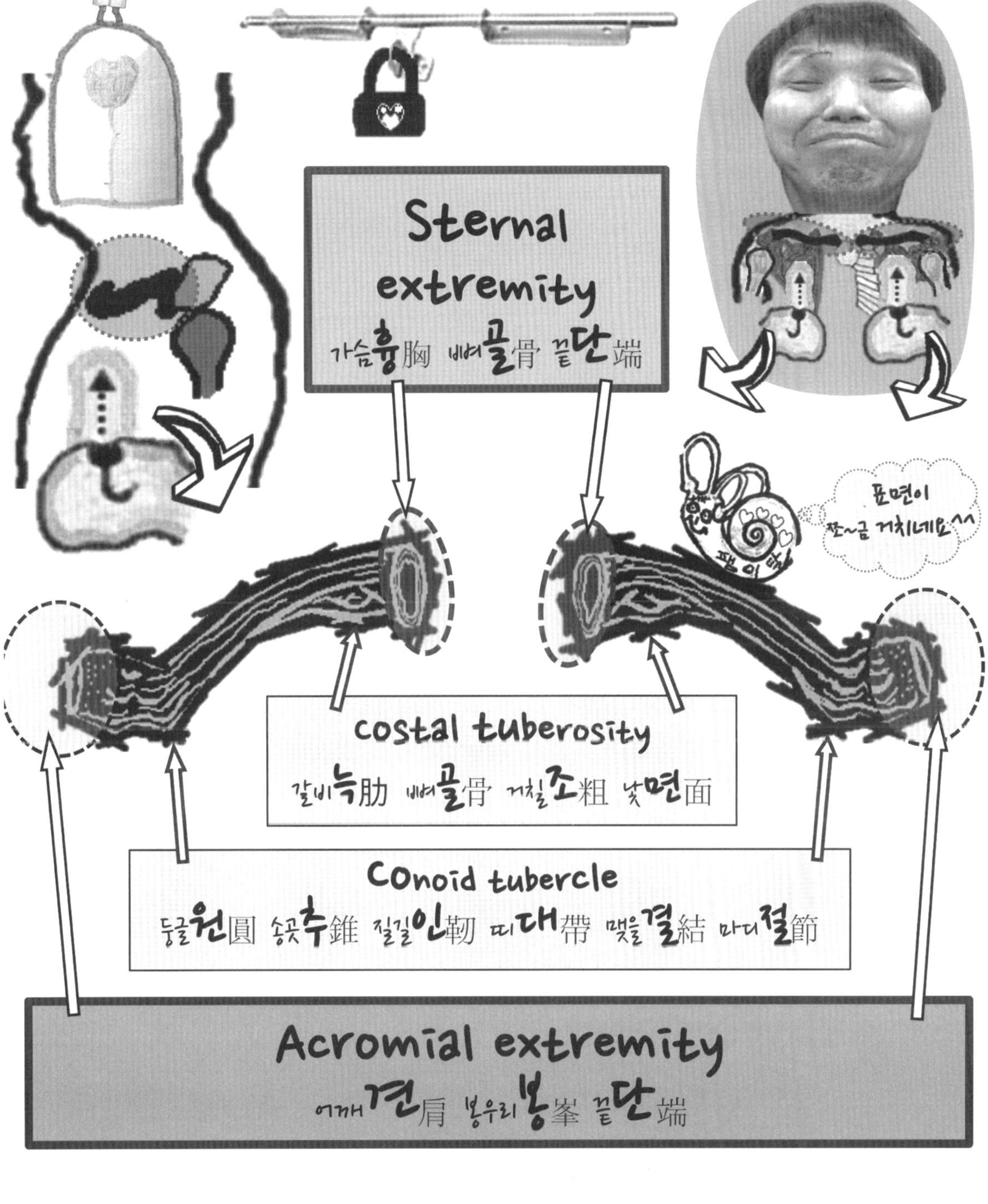

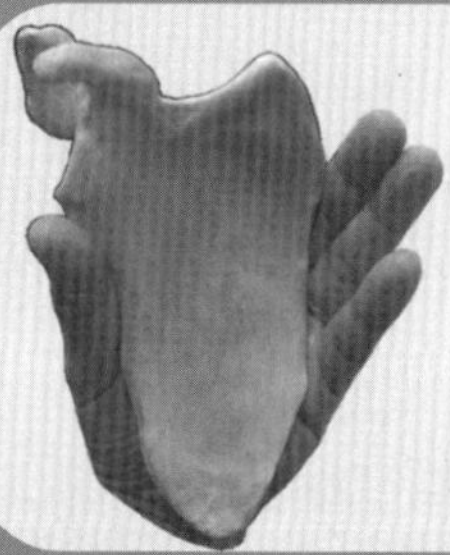

1-101

Scapula ≒ 어깨뼈

어깨 견肩 어깻죽지 갑胛 뼈 골骨

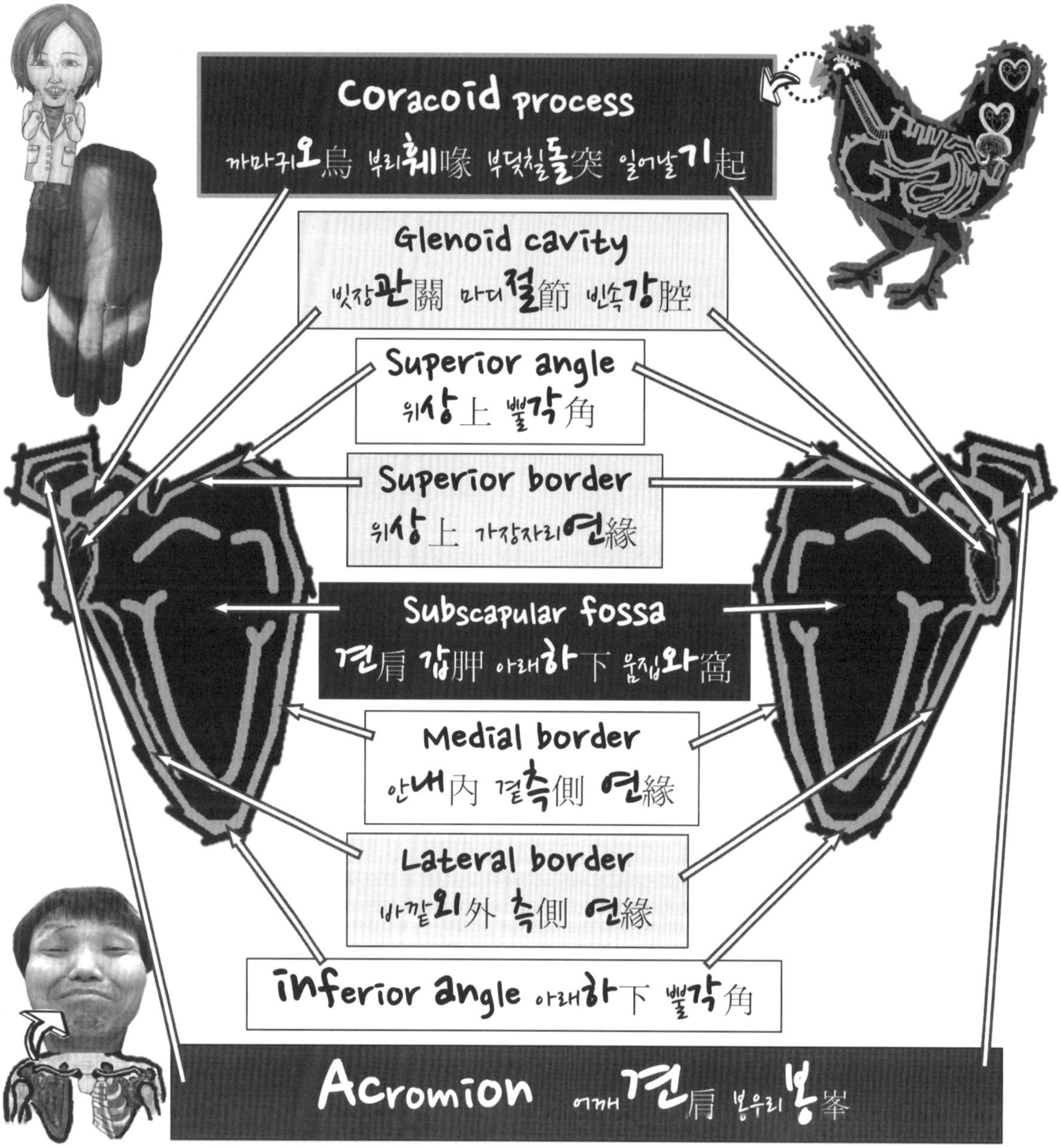

1-102 Scapula ≒ 어깨뼈

어깨 **견** 肩 어깻죽지 **갑** 胛 뼈 **골** 骨

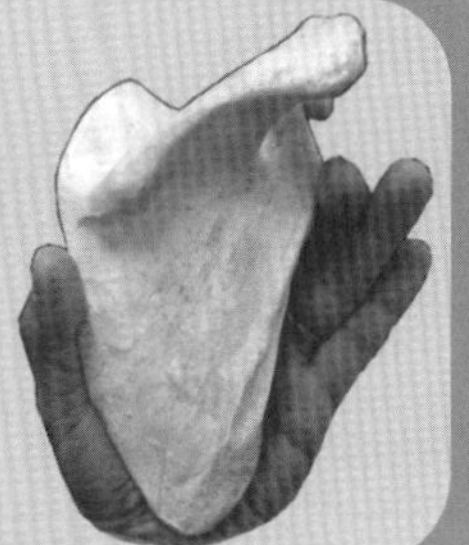

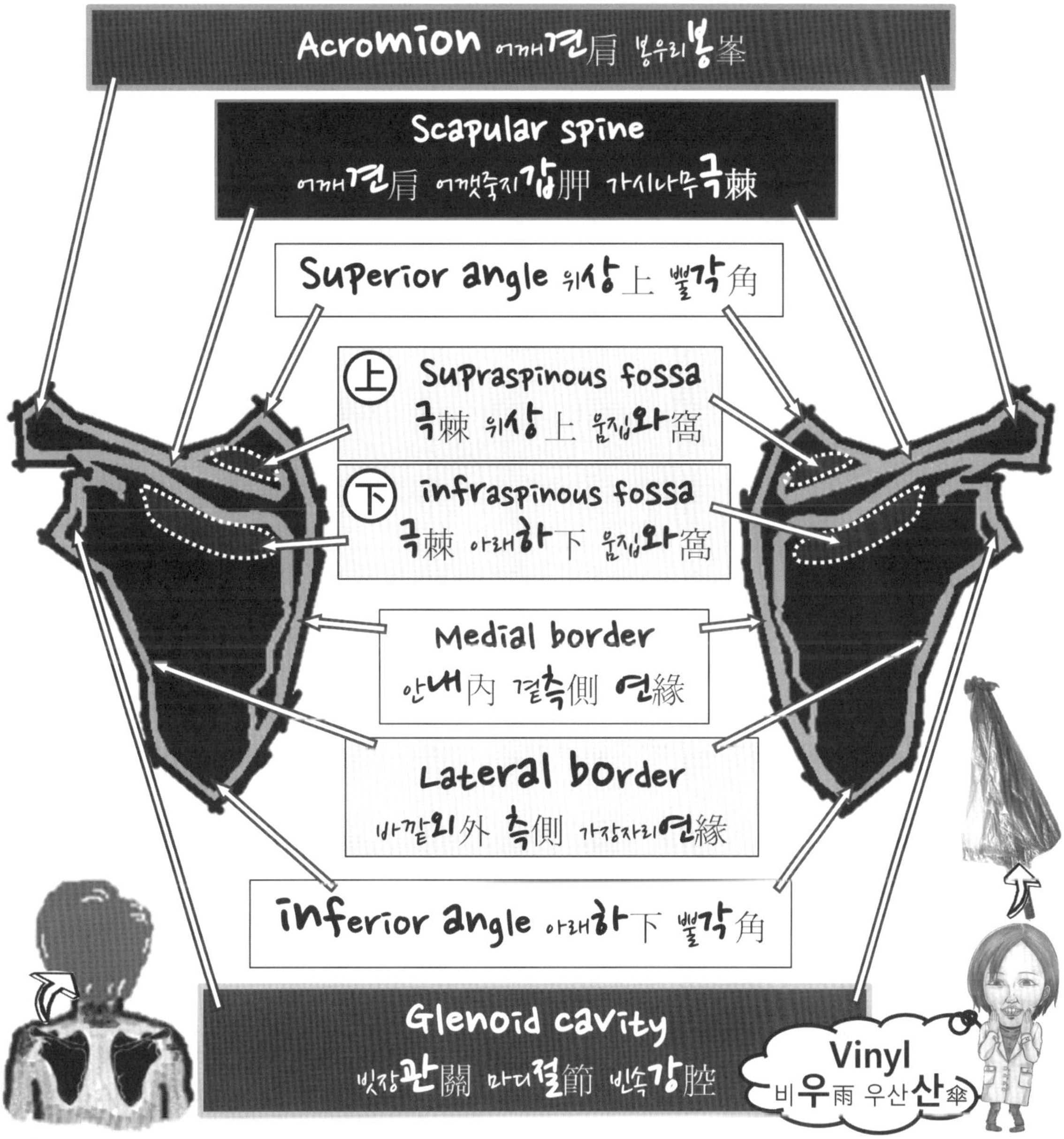

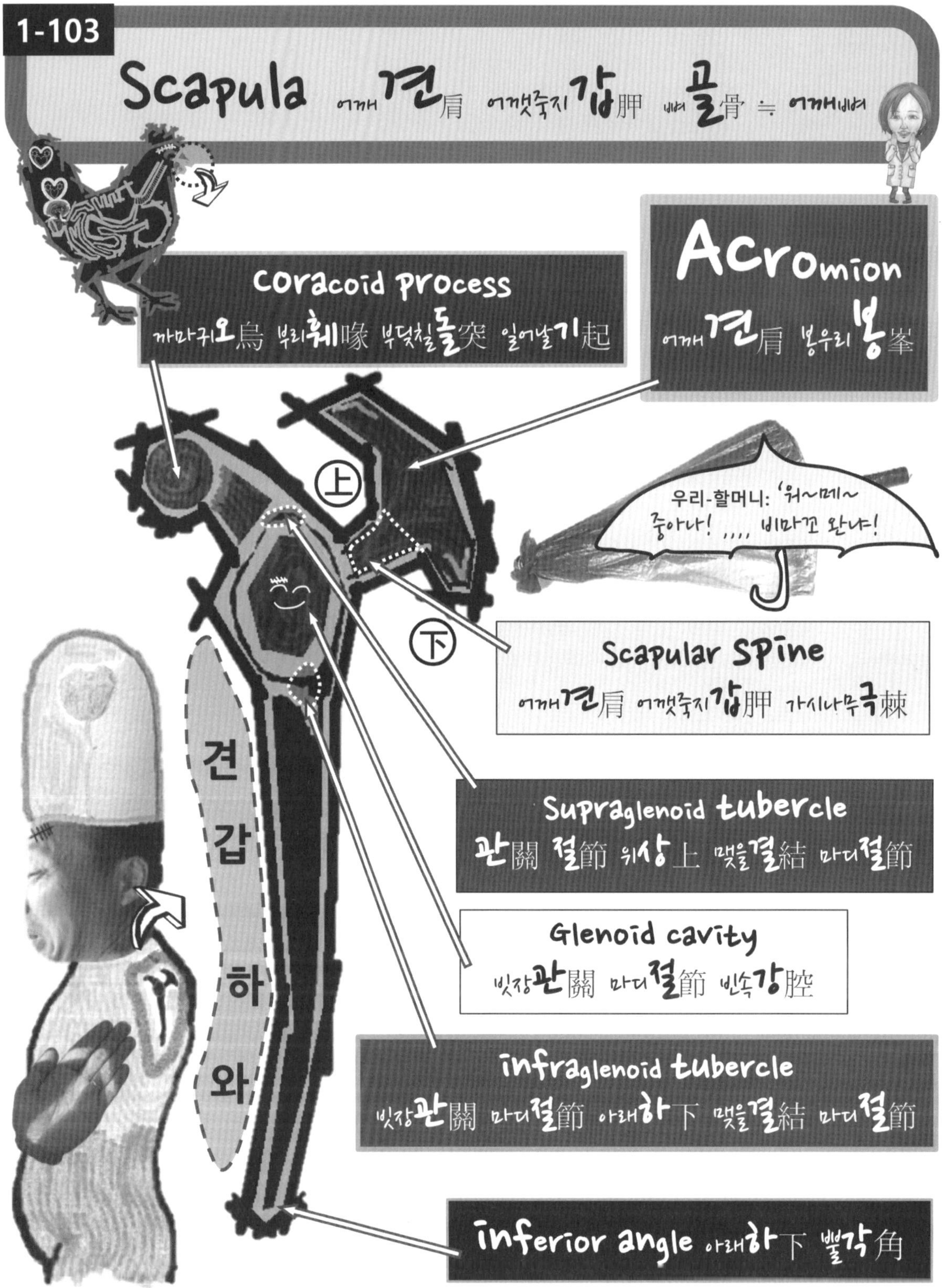
1-103
Scapula 어깨견肩 어깻죽지갑胛 뼈골骨 ≒ 어깨뼈
coracoid process
까마귀오烏 부리훼喙 부딪칠돌突 일어날기起
Acromion
어깨견肩 봉우리봉峯
上
우리-할머니: '워~메~ 좋아나! ,,,, 비마고 왔나!
下
Scapular Spine
어깨견肩 어깻죽지갑胛 가시나무극棘
Supraglenoid tubercle
관關 절節 위상上 맺을결結 마디절節
Glenoid cavity
빗장관關 마디절節 빈속강腔
infraglenoid tubercle
빗장관關 마디절節 아래하下 맺을결結 마디절節
inferior angle 아래하下 뿔각角
견
갑
하
와

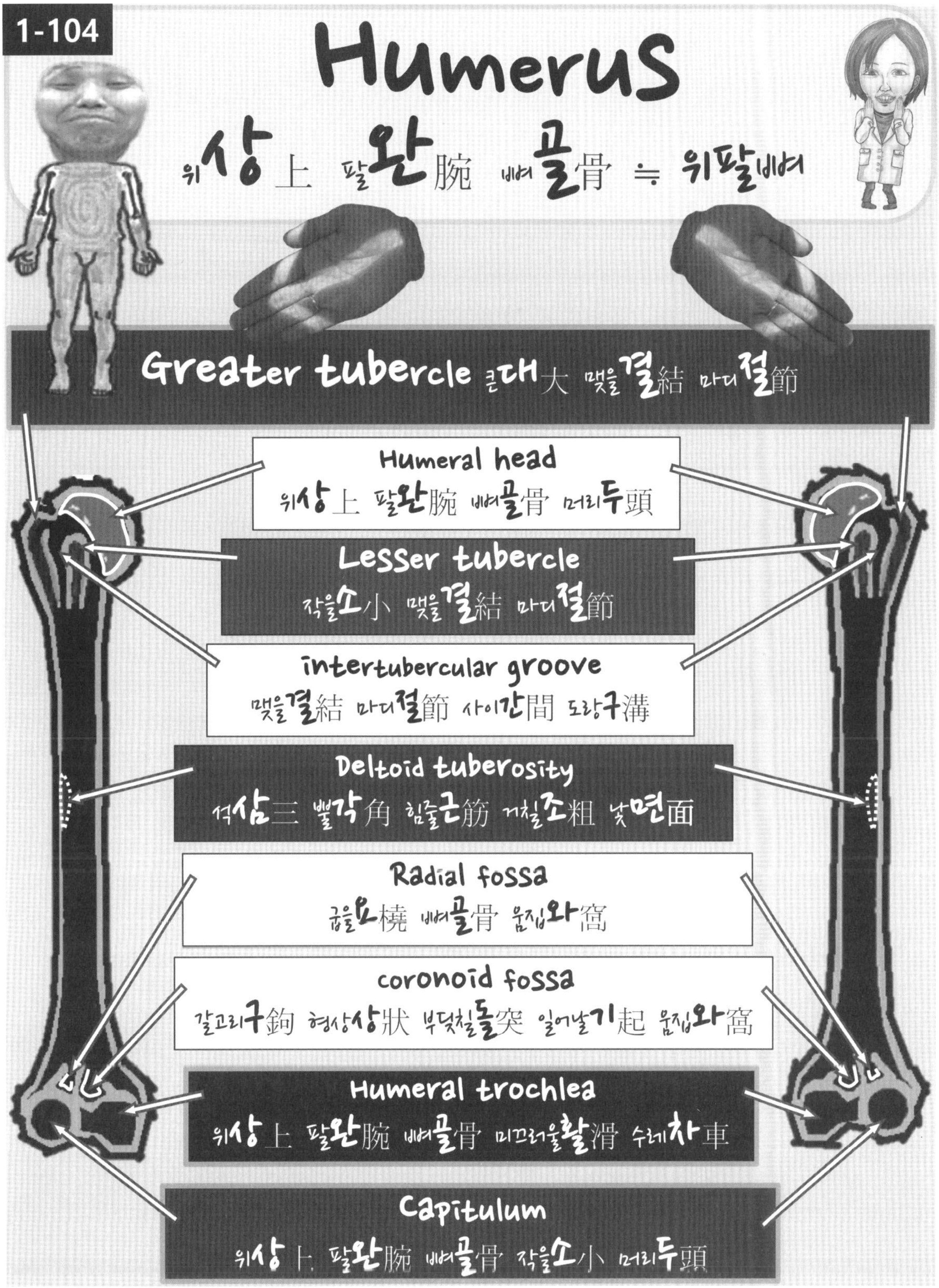
1-104
Humerus
위상上 팔완腕 뼈골骨 ≒ 위팔뼈
Greater tubercle 큰대大 맺을결結 마디절節
Humeral head
위상上 팔완腕 뼈골骨 머리두頭
Lesser tubercle
작을소小 맺을결結 마디절節
intertubercular groove
맺을결結 마디절節 사이간間 도랑구溝
Deltoid tuberosity
석삼三 뿔각角 힘줄근筋 거칠조粗 낯면面
Radial fossa
굽을요橈 뼈골骨 움집와窩
coronoid fossa
갈고리구鉤 형상상狀 부딪칠돌突 일어날기起 움집와窩
Humeral trochlea
위상上 팔완腕 뼈골骨 미끄러울활滑 수레차車
Capitulum
위상上 팔완腕 뼈골骨 작을소小 머리두頭

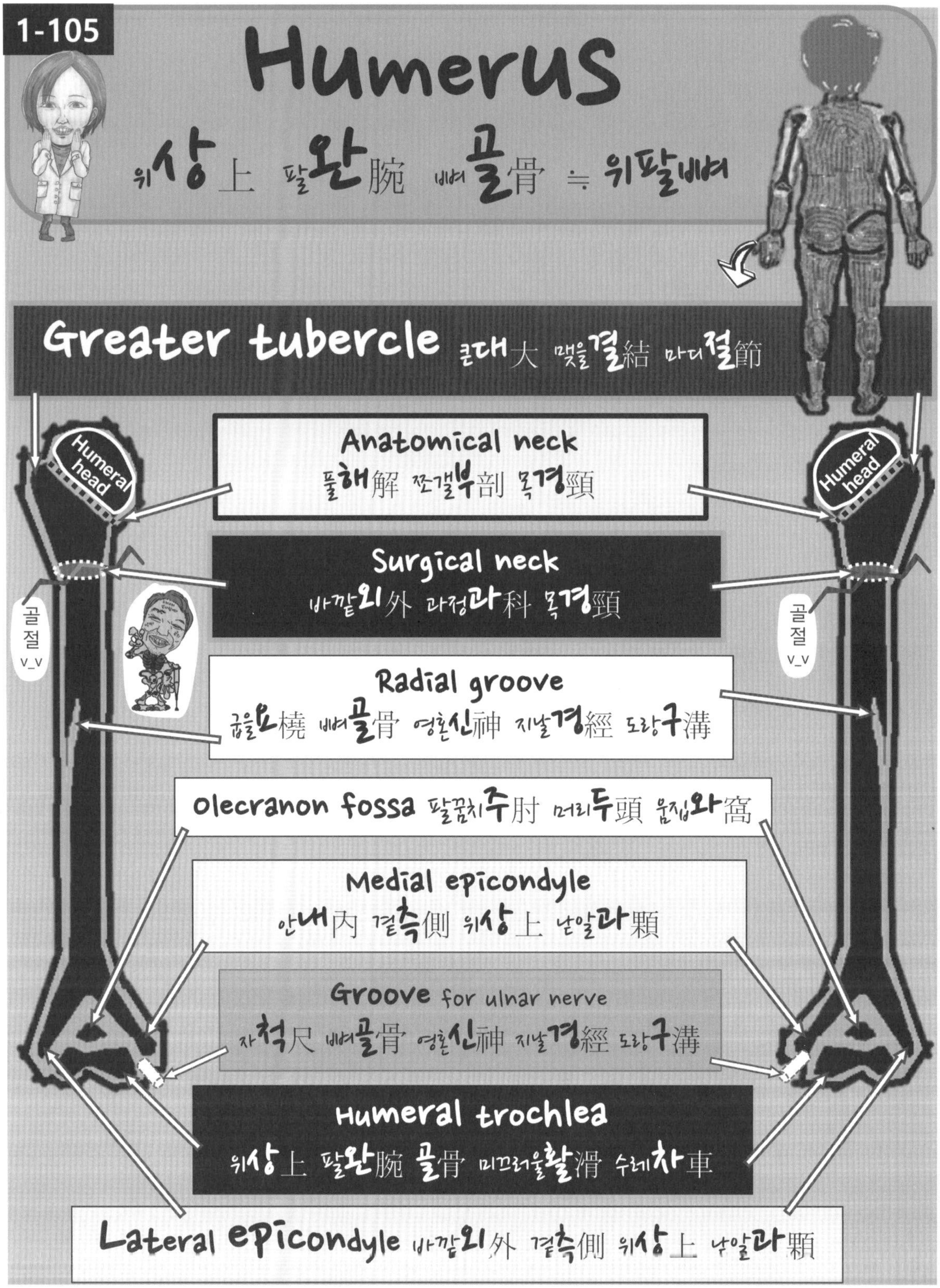
1-105
Humerus
위상上 팔완腕 뼈골骨 ≒ 위팔뼈
Greater tubercle 큰대大 맺을결結 마디절節
Humeral head
Anatomical neck
풀해解 쪼갤부剖 목경頸
Surgical neck
바깥외外 과정과科 목경頸
골절 v_v
Radial groove
굽을요橈 뼈골骨 영혼신神 지날경經 도랑구溝
Olecranon fossa 팔꿈치주肘 머리두頭 움집와窩
Medial epicondyle
안내內 곁측側 위상上 낟알과顆
Groove for ulnar nerve
자척尺 뼈골骨 영혼신神 지날경經 도랑구溝
Humeral trochlea
위상上 팔완腕 골骨 미끄러울활滑 수레차車
Lateral epicondyle 바깥외外 곁측側 위상上 낟알과顆

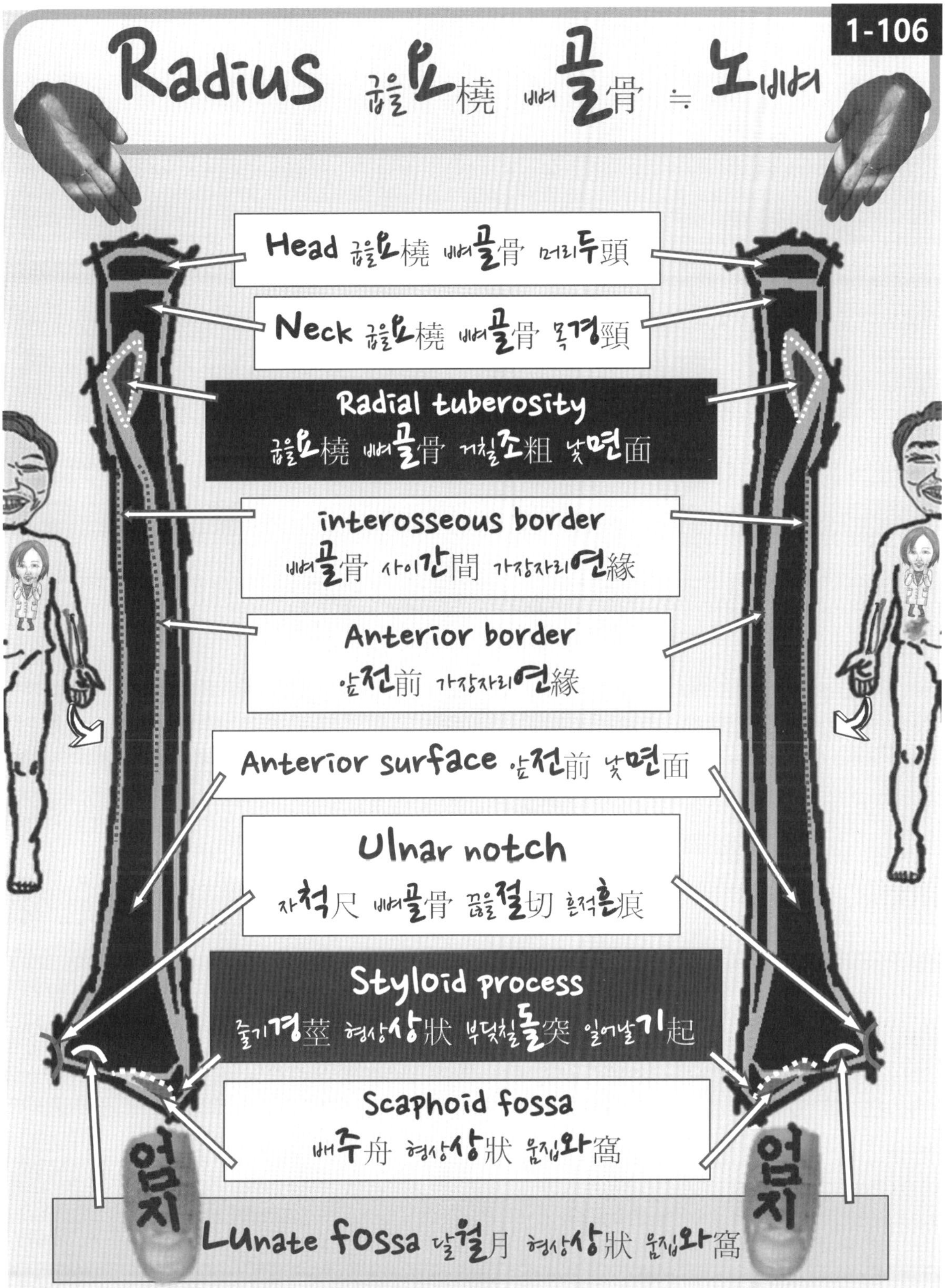
1-106
Radius 굽을요橈 뼈골骨 ≒ 노뼈
Head 굽을요橈 뼈골骨 머리두頭
Neck 굽을요橈 뼈골骨 목경頸
Radial tuberosity
굽을요橈 뼈골骨 거칠조粗 낯면面
interosseous border
뼈골骨 사이간間 가장자리연緣
Anterior border
앞전前 가장자리연緣
Anterior surface 앞전前 낯면面
Ulnar notch
자척尺 뼈골骨 끊을절切 흔적흔痕
Styloid process
줄기경莖 형상상狀 부딪칠돌突 일어날기起
Scaphoid fossa
배주舟 형상상狀 움집와窩
엄지
Lunate fossa 달월月 형상상狀 움집와窩
엄지

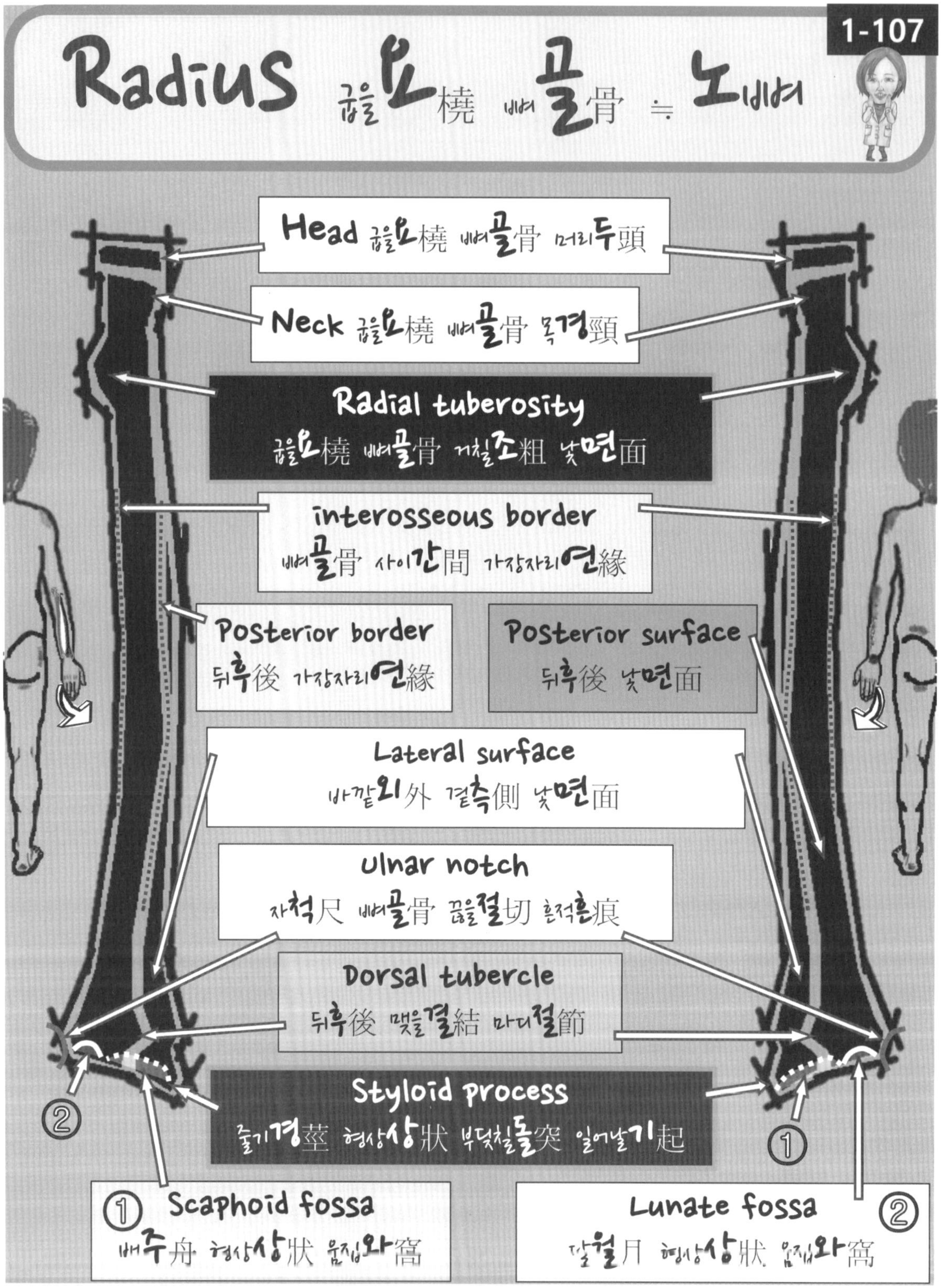
1-107
Radius 굽을요橈 뼈골骨 ≒ 노뼈
Head 굽을요橈 뼈골骨 머리두頭
Neck 굽을요橈 뼈골骨 목경頸
Radial tuberosity
굽을요橈 뼈골骨 거칠조粗 낯면面
interosseous border
뼈골骨 사이간間 가장자리연緣
Posterior border
뒤후後 가장자리연緣
Posterior surface
뒤후後 낯면面
Lateral surface
바깥외外 곁측側 낯면面
Ulnar notch
자척尺 뼈골骨 끊을절切 흔적흔痕
Dorsal tubercle
뒤후後 맺을결結 마디절節
Styloid process
줄기경莖 형상상狀 부딪칠돌突 일어날기起
② ①
① Scaphoid fossa
배주舟 형상상狀 움집와窩
Lunate fossa ②
달월月 형상상狀 움집와窩

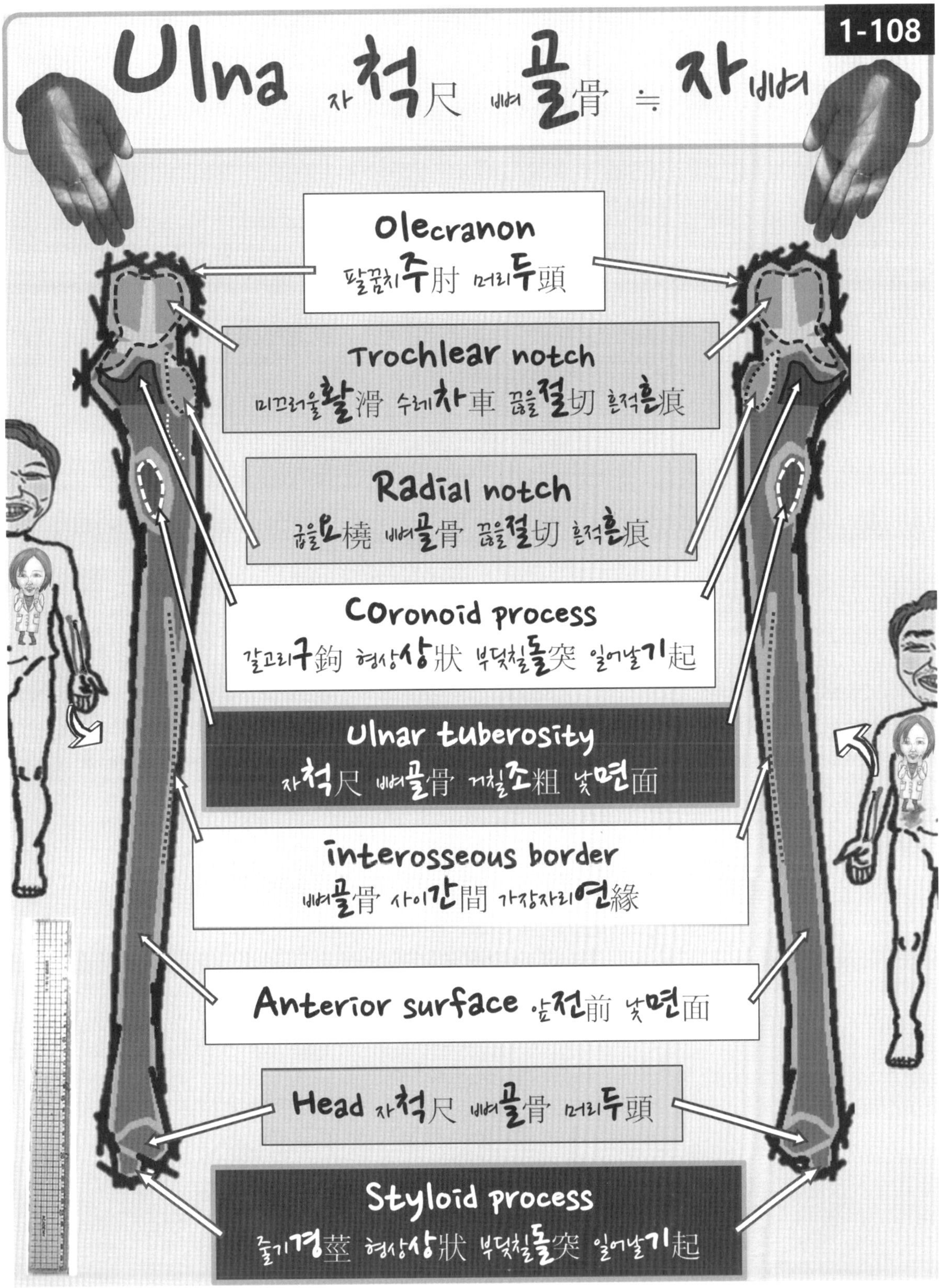

1-108
Ulna 자척尺 뼈골骨 ≒ 자뼈
Olecranon
팔꿈치주肘 머리두頭
Trochlear notch
미끄러울활滑 수레차車 끊을절切 흔적흔痕
Radial notch
굽을요橈 뼈골骨 끊을절切 흔적흔痕
Coronoid process
갈고리구鉤 형상상狀 부딪칠돌突 일어날기起
Ulnar tuberosity
자척尺 뼈골骨 거칠조粗 낯면面
Interosseous border
뼈골骨 사이간間 가장자리연緣
Anterior surface 앞전前 낯면面
Head 자척尺 뼈골骨 머리두頭
Styloid process
줄기경莖 형상상狀 부딪칠돌突 일어날기起

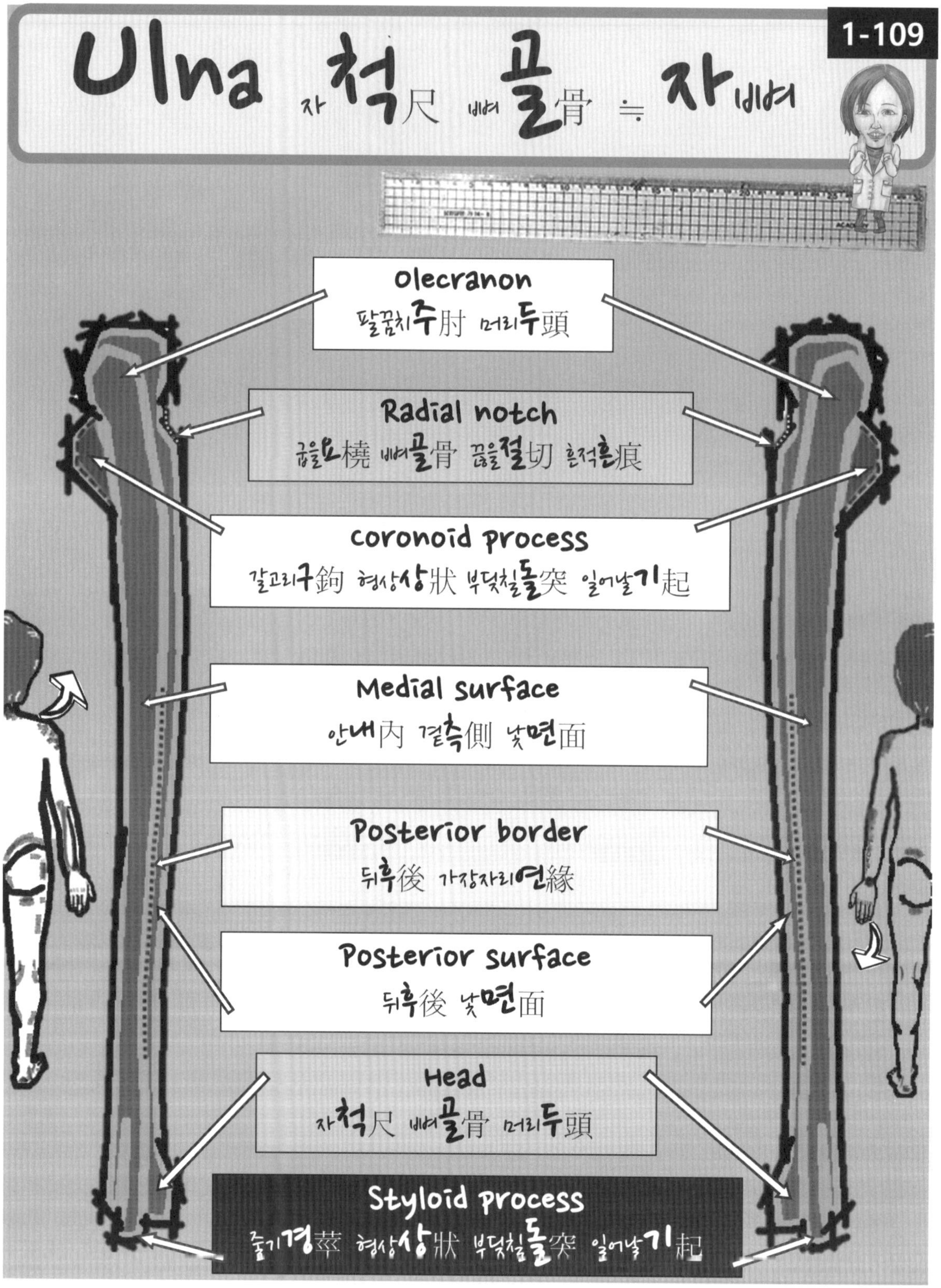

1-109
Ulna 자척尺 뼈골骨 ≒ 자뼈
Olecranon
팔꿈치주肘 머리두頭
Radial notch
굽을요橈 뼈골骨 끊을절切 흔적흔痕
coronoid process
갈고리구鉤 형상상狀 부딪칠돌突 일어날기起
Medial surface
안내內 곁측側 낯면面
Posterior border
뒤후後 가장자리연緣
Posterior surface
뒤후後 낯면面
Head
자척尺 뼈골骨 머리두頭
Styloid process
줄기경莖 형상상狀 부딪칠돌突 일어날기起

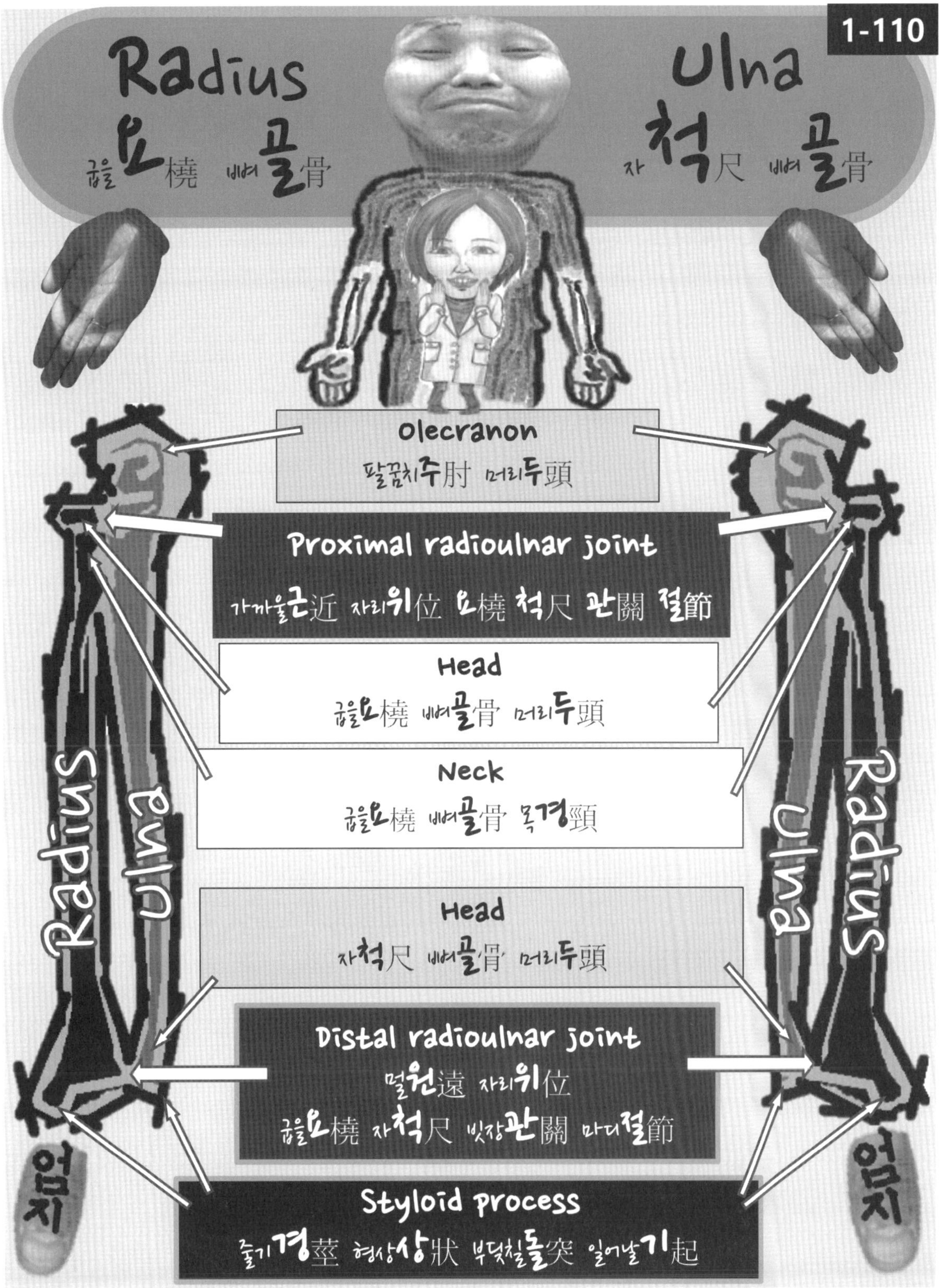
1-110
Radius
굽을요橈 뼈골骨
Ulna
자척尺 뼈골骨
Olecranon
팔꿈치주肘 머리두頭
Proximal radioulnar joint
가까울근近 자리위位 요橈 척尺 관關 절節
Head
굽을요橈 뼈골骨 머리두頭
Neck
굽을요橈 뼈골骨 목경頸
Head
자척尺 뼈골骨 머리두頭
Distal radioulnar joint
멀원遠 자리위位
굽을요橈 자척尺 빗장관關 마디절節
Styloid process
줄기경莖 형상상狀 부딪칠돌突 일어날기起
Radius
Ulna
Ulna
Radius
엄지
엄지

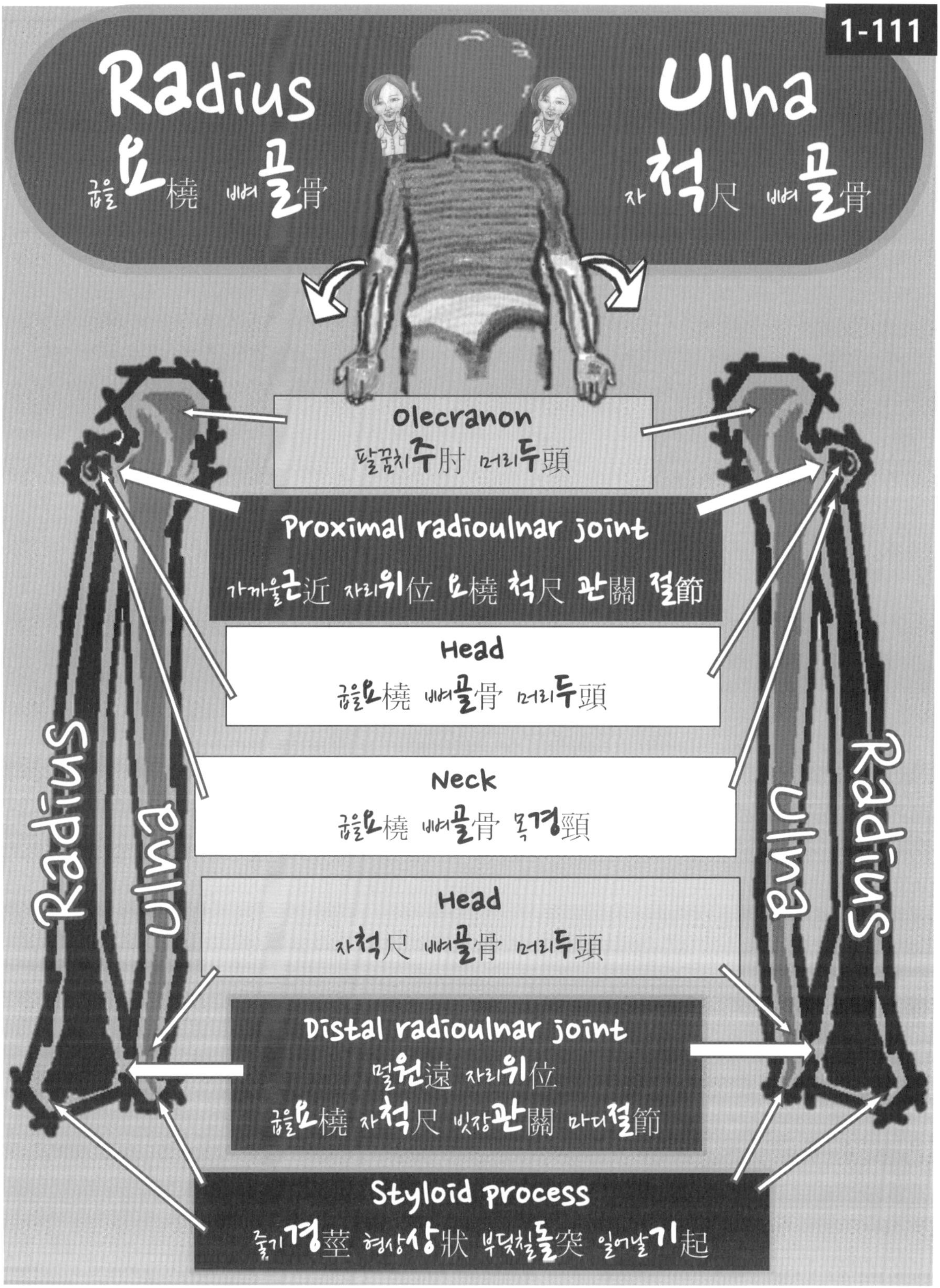
1-111
Radius
굽을요橈 뼈골骨
Ulna
자척尺 뼈골骨
Olecranon
팔꿈치주肘 머리두頭
Proximal radioulnar joint
가까울근近 자리위位 요橈 척尺 관關 절節
Head
굽을요橈 뼈골骨 머리두頭
Neck
굽을요橈 뼈골骨 목경頸
Head
자척尺 뼈골骨 머리두頭
Distal radioulnar joint
멀원遠 자리위位
굽을요橈 자척尺 빗장관關 마디절節
Styloid process
줄기경莖 형상상狀 부딪칠돌突 일어날기起
Radius
Ulna
Ulna
Radius

1-112

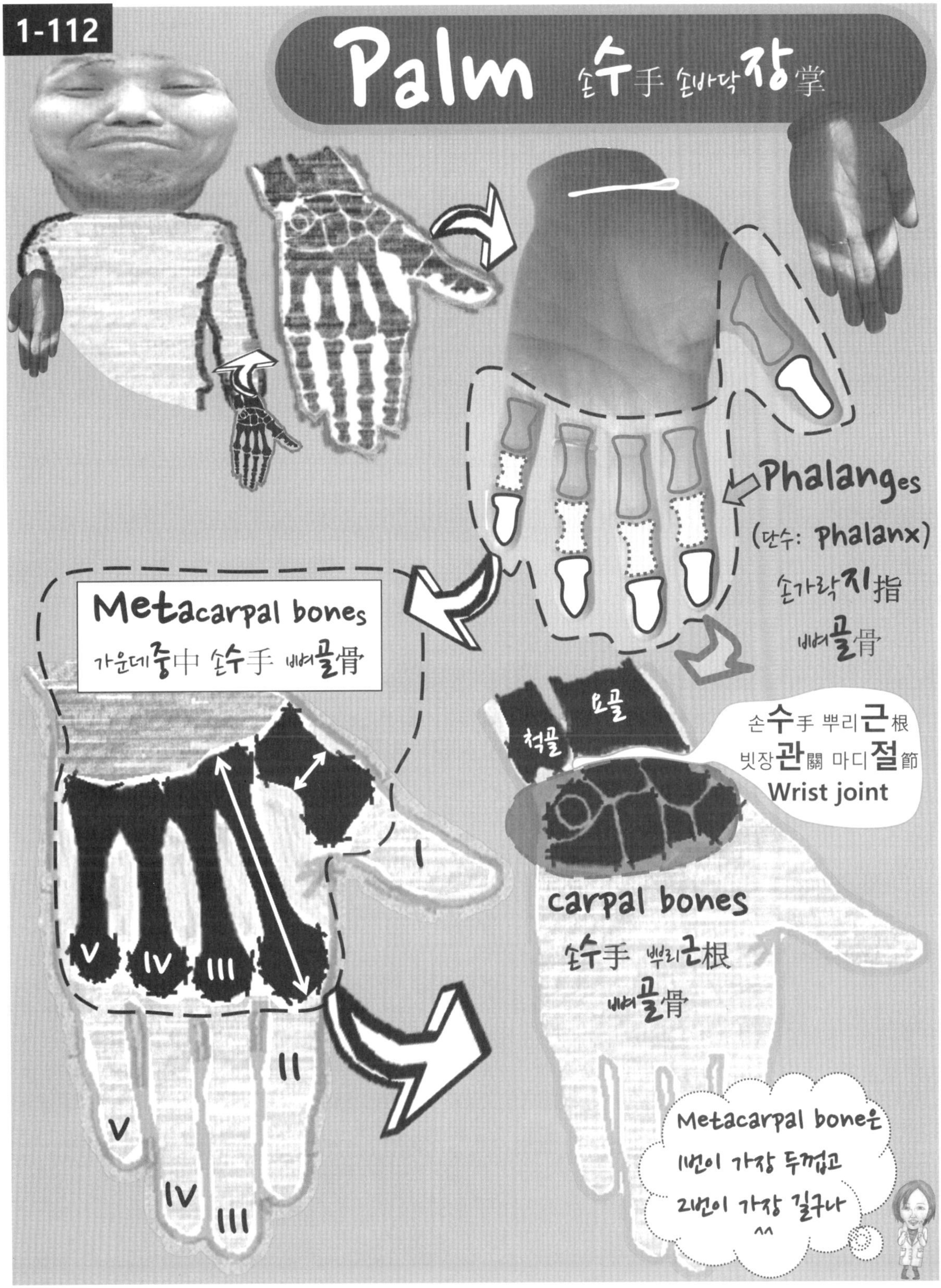
Palm 손수手 손바닥장掌
Phalanges
(단수: Phalanx)
손가락지指
뼈골骨
Metacarpal bones
가운데중中 손수手 뼈골骨
V
IV
III
II
요골
척골
손수手 뿌리근根
빗장관關 마디절節
Wrist joint
carpal bones
손수手 뿌리근根
뼈골骨
Metacarpal bone은
1번이 가장 두껍고
2번이 가장 길구나
^^

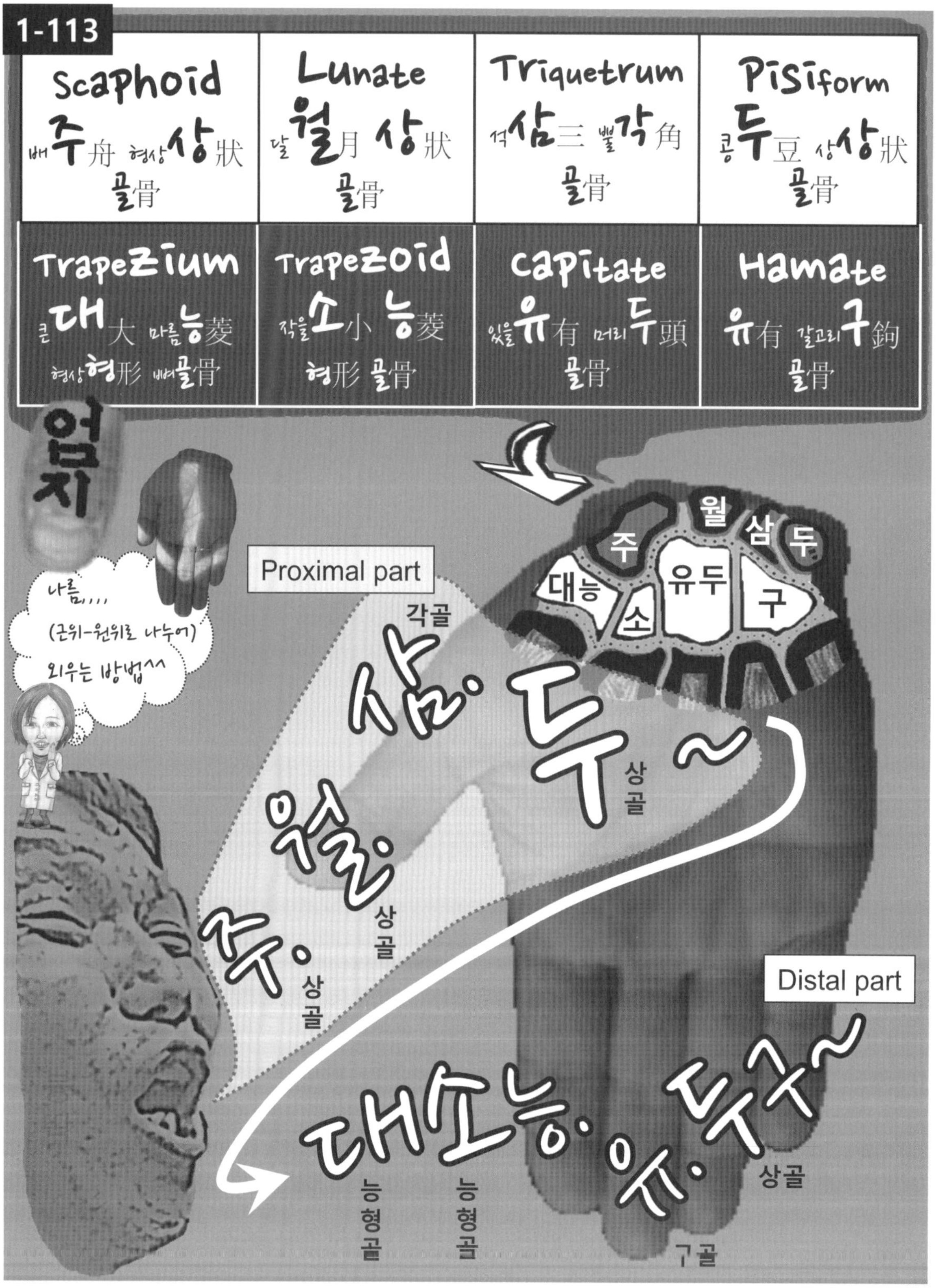
1-113
Scaphoid
배주舟 형상상狀 골骨
Lunate
달월月 상狀 골骨
Triquetrum
석삼三 뿔각角 골骨
Pisiform
콩두豆 상상狀 골骨
Trapezium
큰대大 마름능菱 형상형形 뼈골骨
Trapezoid
작을소小 능菱 형形 골骨
Capitate
있을유有 머리두頭 골骨
Hamate
유有 갈고리구鉤 골骨
엄지
Proximal part
나름,,,
(근위-원위로 나누어)
외우는 방법^^
주 월 삼 두
대능 소 유두 구
주. 상골
월. 상골
삼. 각골
두~ 상골
Distal part
대소능. 능형골 능형골
유. 두구~ 상골 구골

1-114

Scaphoid 배 주舟 형상 상狀 뼈 골骨	Lunate 달 월月 상狀 골骨	Triquetrum 석 삼三 뿔 각角 골骨	Pisiform 콩 두豆 상狀 골骨
Trapezium 큰 대大 마름 능菱 형상 형形 뼈 골骨	Trapezoid 작을 소小 능菱 형形 골骨	Capitate 있을 유有 머리 두頭 골骨	Hamate 유有 갈고리 구鉤 골骨

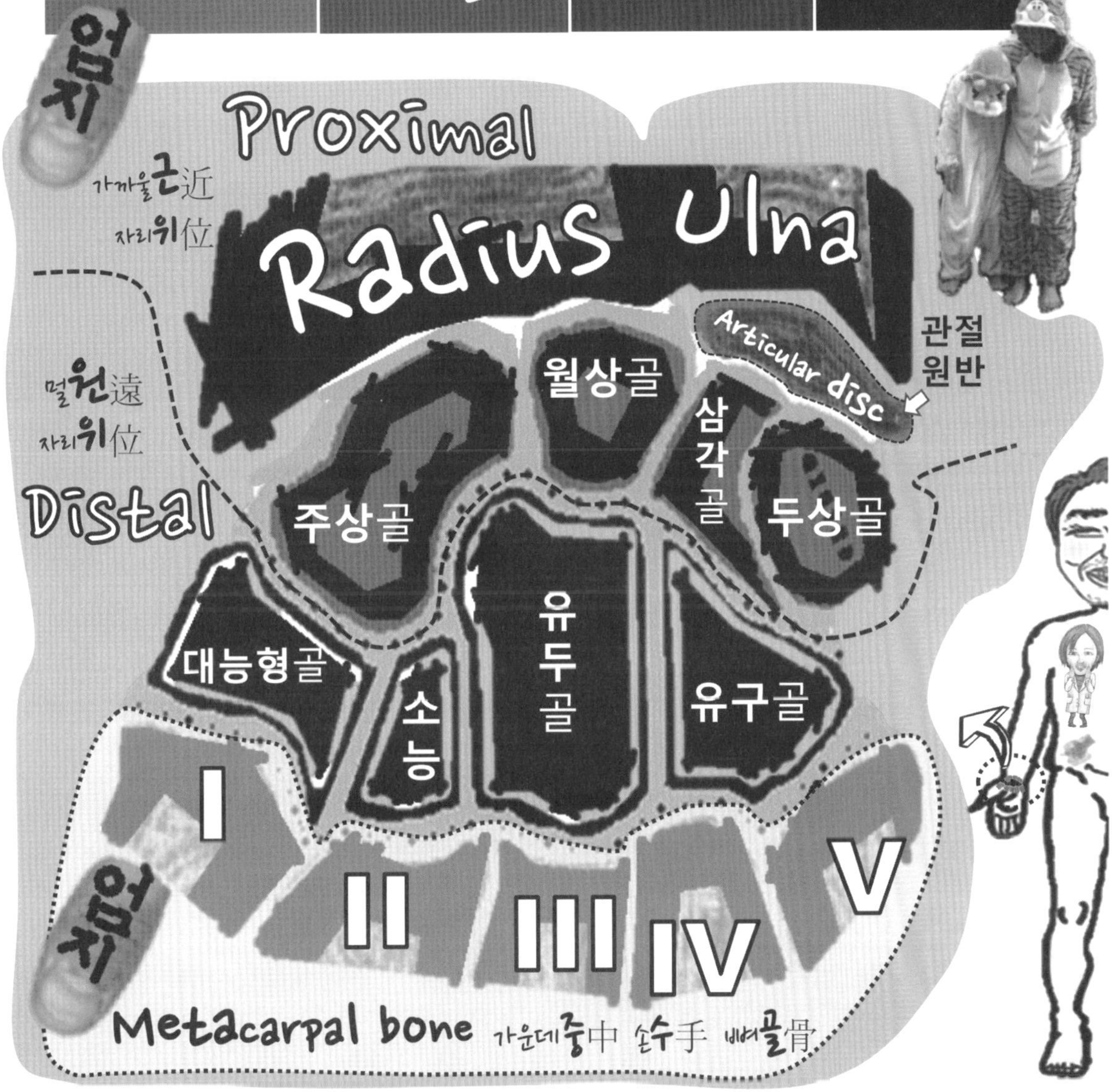

1-115

Pisiform	Triquetrum	Lunate	Scaphoid
콩두豆 상狀 골骨	석삼三 뿔각角 골骨	달월月 상狀 골骨	배주舟 형상상狀 뼈골骨
Hamate	**capitate**	**Trapezoid**	**Trapezium**
유有 갈고리구鉤 골骨	있을유有 머리두頭 골骨	작을소小 능菱 형形 골骨	큰대大 마름능菱 형상형形 뼈골骨

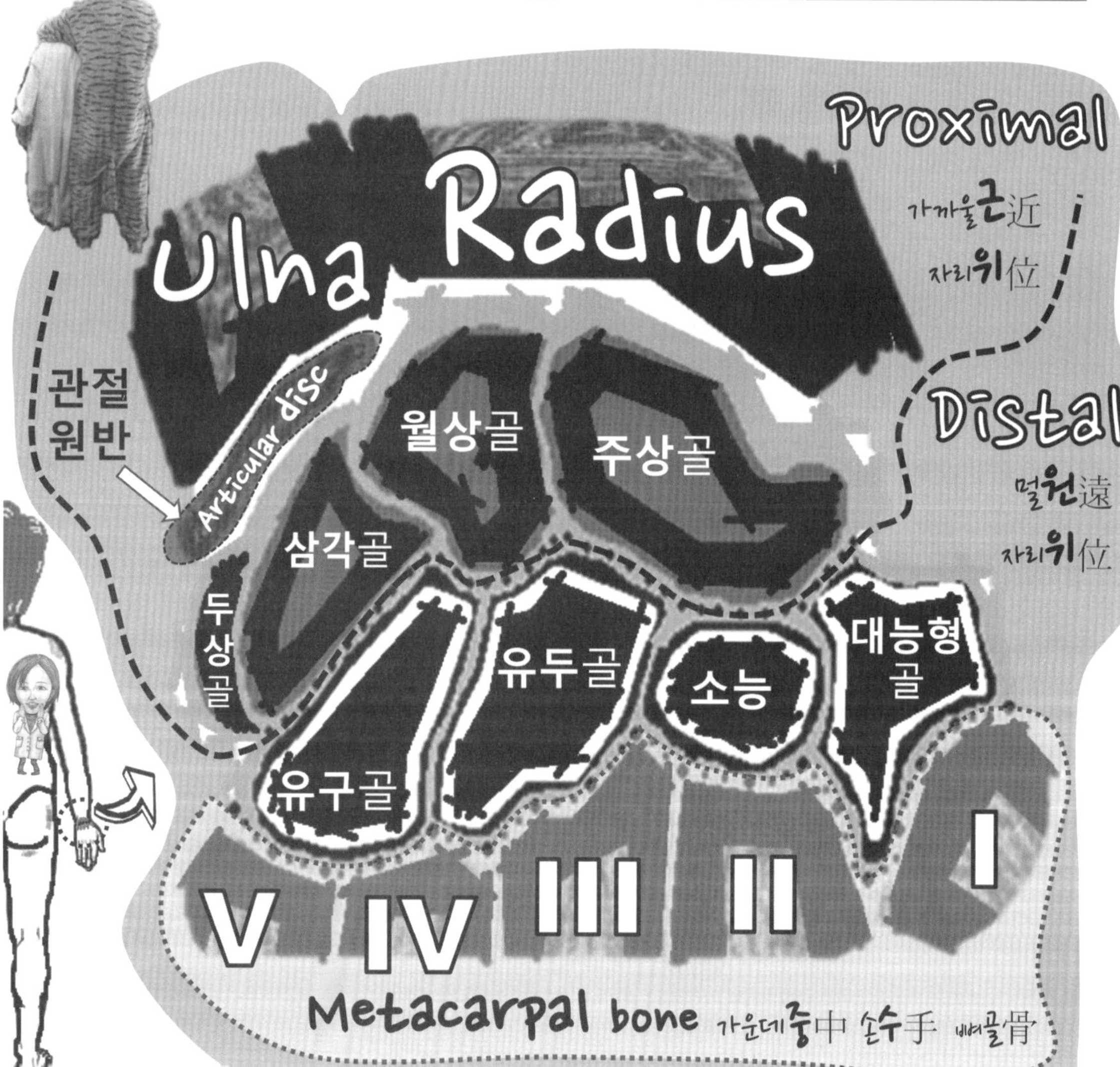

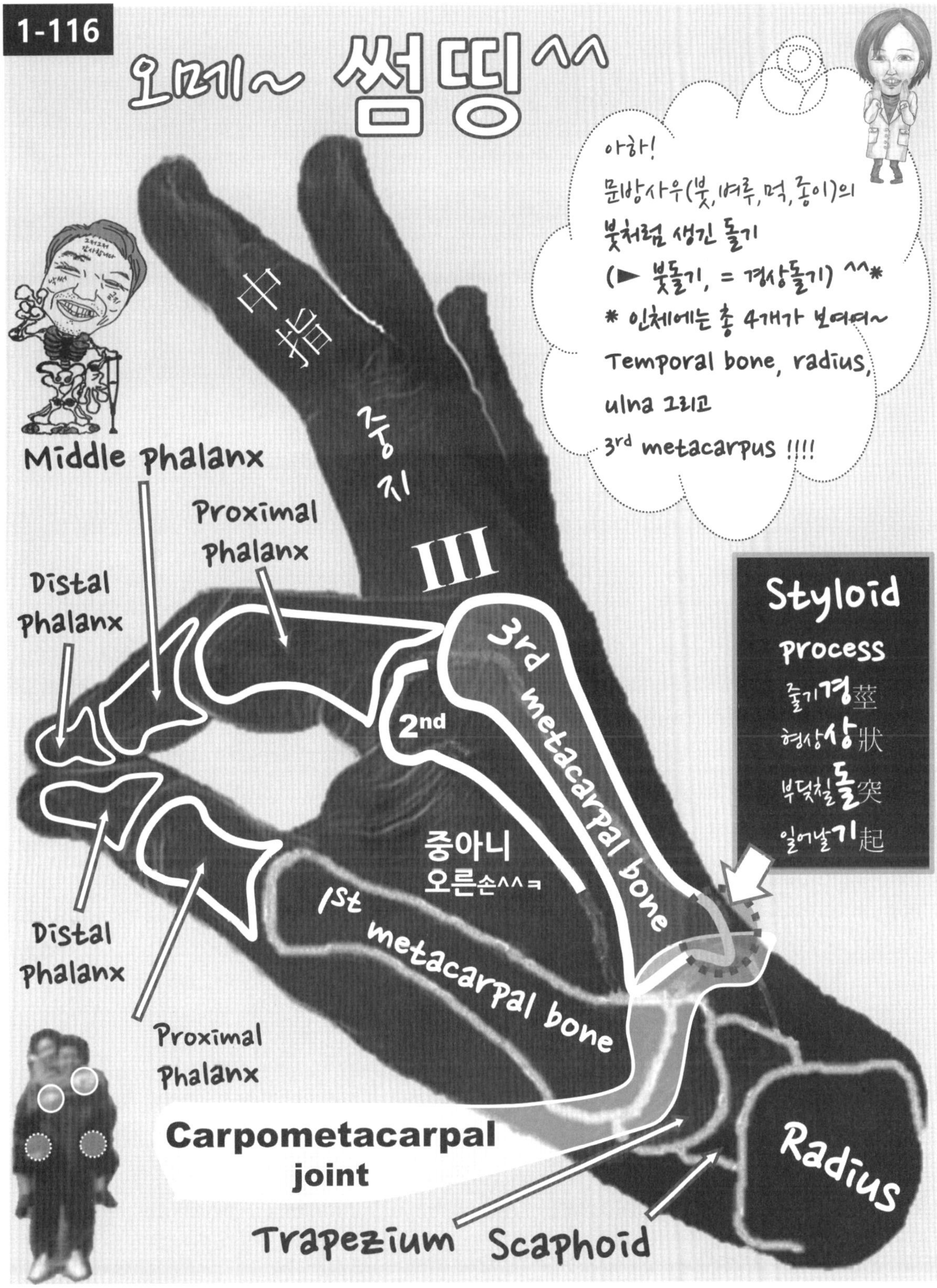
1-116
오메~ 썸띵^^
아하!
문방사우(붓, 벼루, 먹, 종이)의
붓처럼 생긴 돌기
(► 붓돌기, = 경상돌기) ^^*
* 인체에는 총 4개가 보여여~
Temporal bone, radius,
ulna 그리고
3rd metacarpus !!!!
中指
중지
III
Middle Phalanx
Proximal Phalanx
Distal Phalanx
3rd metacarpal bone
2nd
Styloid process
줄기경莖
형상상狀
부딪칠돌突
일어날기起
중아니
오른손^^ㅋ
1st metacarpal bone
Distal Phalanx
Proximal Phalanx
Carpometacarpal joint
Radius
Trapezium
Scaphoid

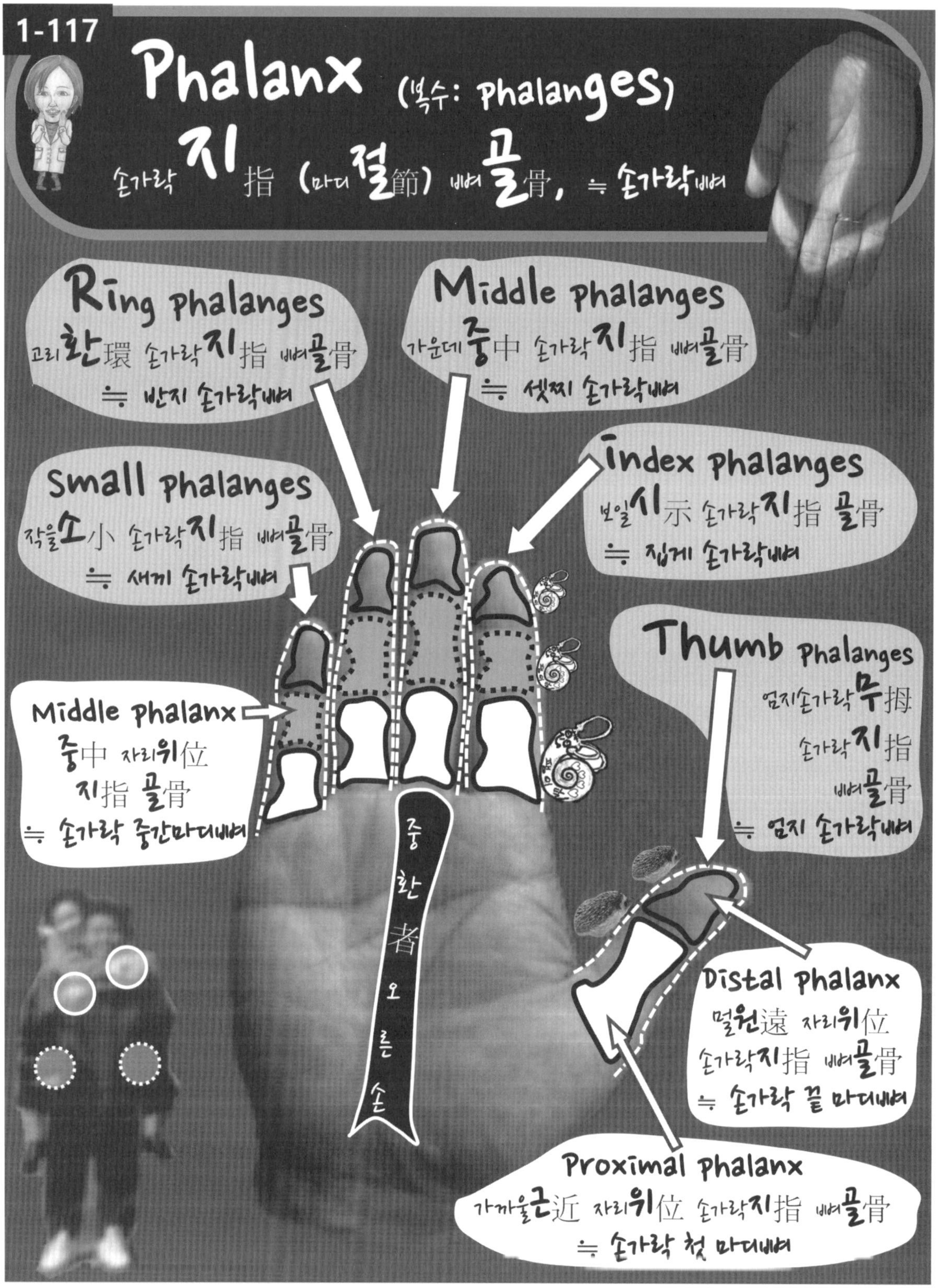

1-117
Phalanx (복수: Phalanges)
손가락 지 指 (마디 절 節) 뼈 골 骨, ≒ 손가락뼈
Ring phalanges
고리 환 環 손가락 지 指 뼈 골 骨
≒ 반지 손가락뼈
Middle phalanges
가운데 중 中 손가락 지 指 뼈 골 骨
≒ 셋째 손가락뼈
Small phalanges
작을 소 小 손가락 지 指 뼈 골 骨
≒ 새끼 손가락뼈
Index phalanges
보일 시 示 손가락 지 指 골 骨
≒ 집게 손가락뼈
Thumb Phalanges
엄지손가락 무 拇
손가락 지 指
뼈 골 骨
≒ 엄지 손가락뼈
Middle phalanx
중 中 자리 위 位
지 指 골 骨
≒ 손가락 중간마디뼈
중 환 者 오 른 손
Distal phalanx
멀 원 遠 자리 위 位
손가락 지 指 뼈 골 骨
≒ 손가락 끝 마디뼈
Proximal phalanx
가까울 근 近 자리 위 位 손가락 지 指 뼈 골 骨
≒ 손가락 첫 마디뼈

1-118

Hip bone, coxal bone & innominate bone

넓을 관 寬 골, 볼기 둔 臀 골, 넓적다리 고 股 골, & 없을 무 無 이름 명 名 뼈 골 骨, ≒ 볼기뼈

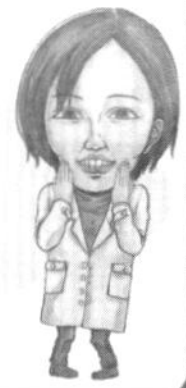

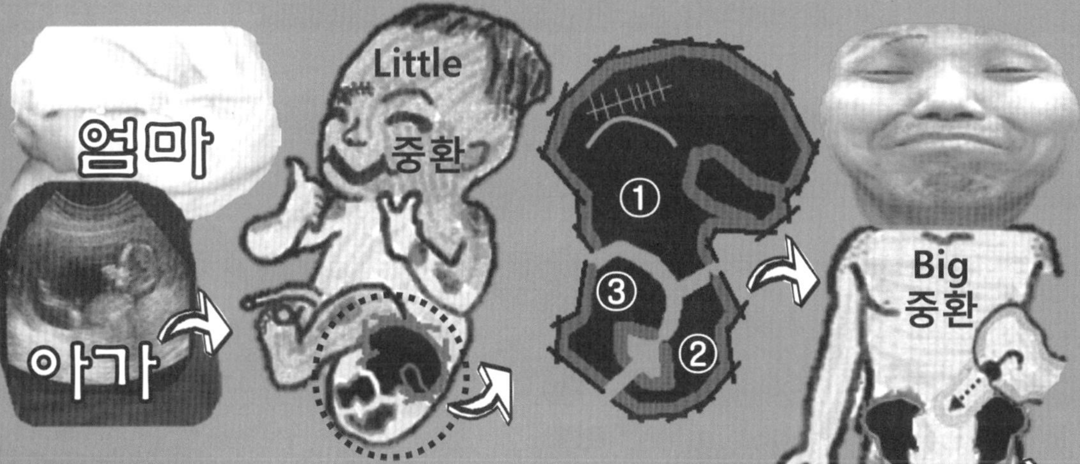

Hip Bone 혹은 Coxal bone	
	① ilium 창자 장 腸 뼈 골 骨 ≒ 엉덩뼈
	② ischium 앉을 좌 座 뼈 골 骨 ≒ 궁둥뼈
	③ Pubis 부끄러울 치 恥 뼈 골 骨 ≒ 두덩뼈

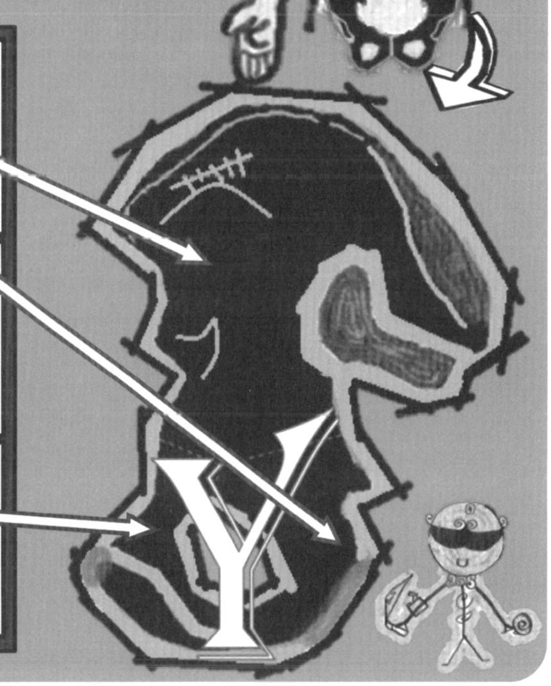

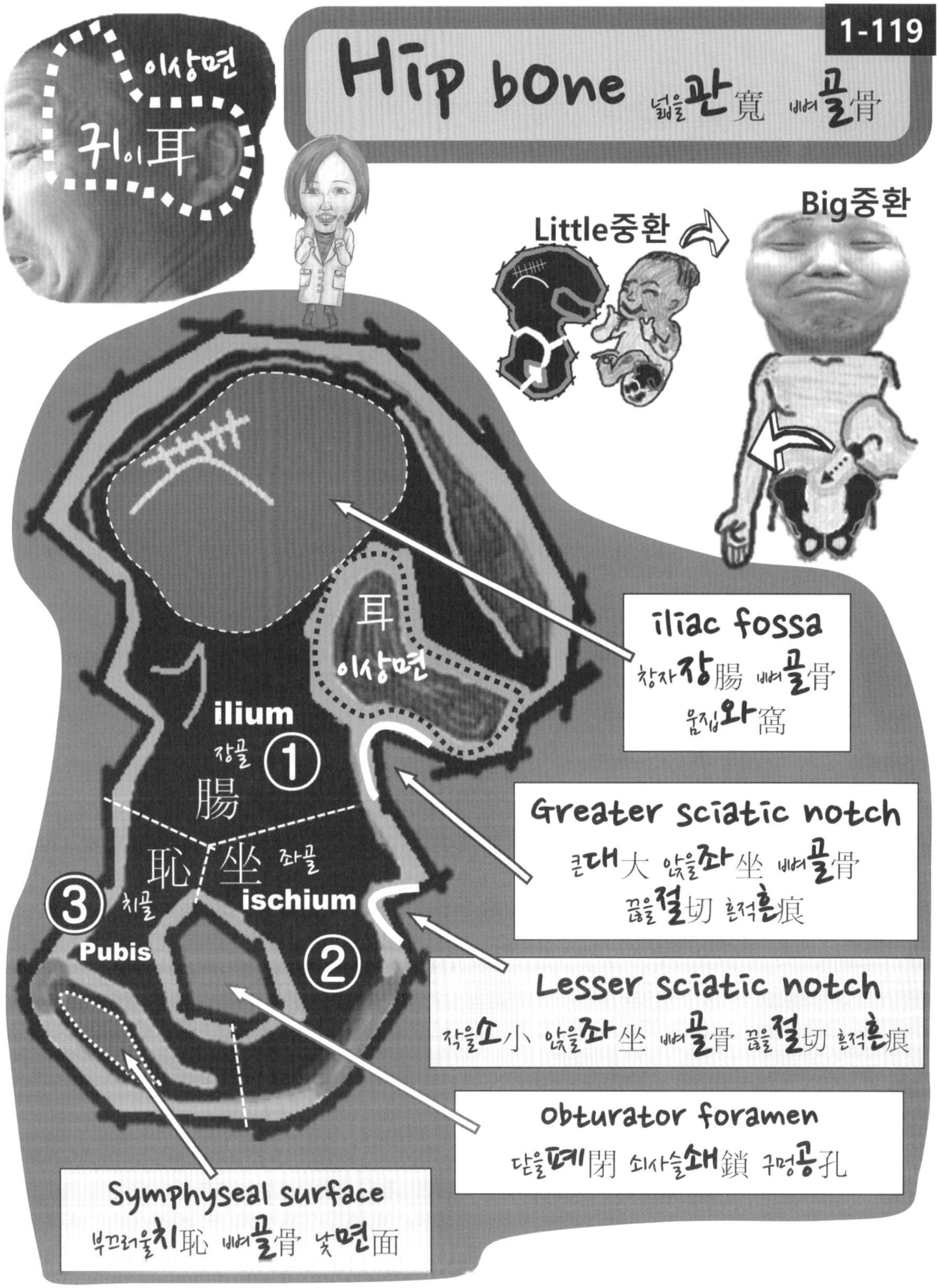
1-119
Hip bone 넓을관寬 뼈골骨
이상면
귀이耳
Little중환
Big중환
耳
이상면
ilium
장골 ①
腸
恥 坐 좌골
③ 치골
ischium
Pubis
②
iliac fossa
창자장腸 뼈골骨
움집와窩
Greater sciatic notch
큰대大 앉을좌坐 뼈골骨
끊을절切 흔적흔痕
Lesser sciatic notch
작을소小 앉을좌坐 뼈골骨 끊을절切 흔적흔痕
Obturator foramen
닫을폐閉 쇠사슬쇄鎖 구멍공孔
Symphyseal surface
부끄러울치恥 뼈골骨 낯면面

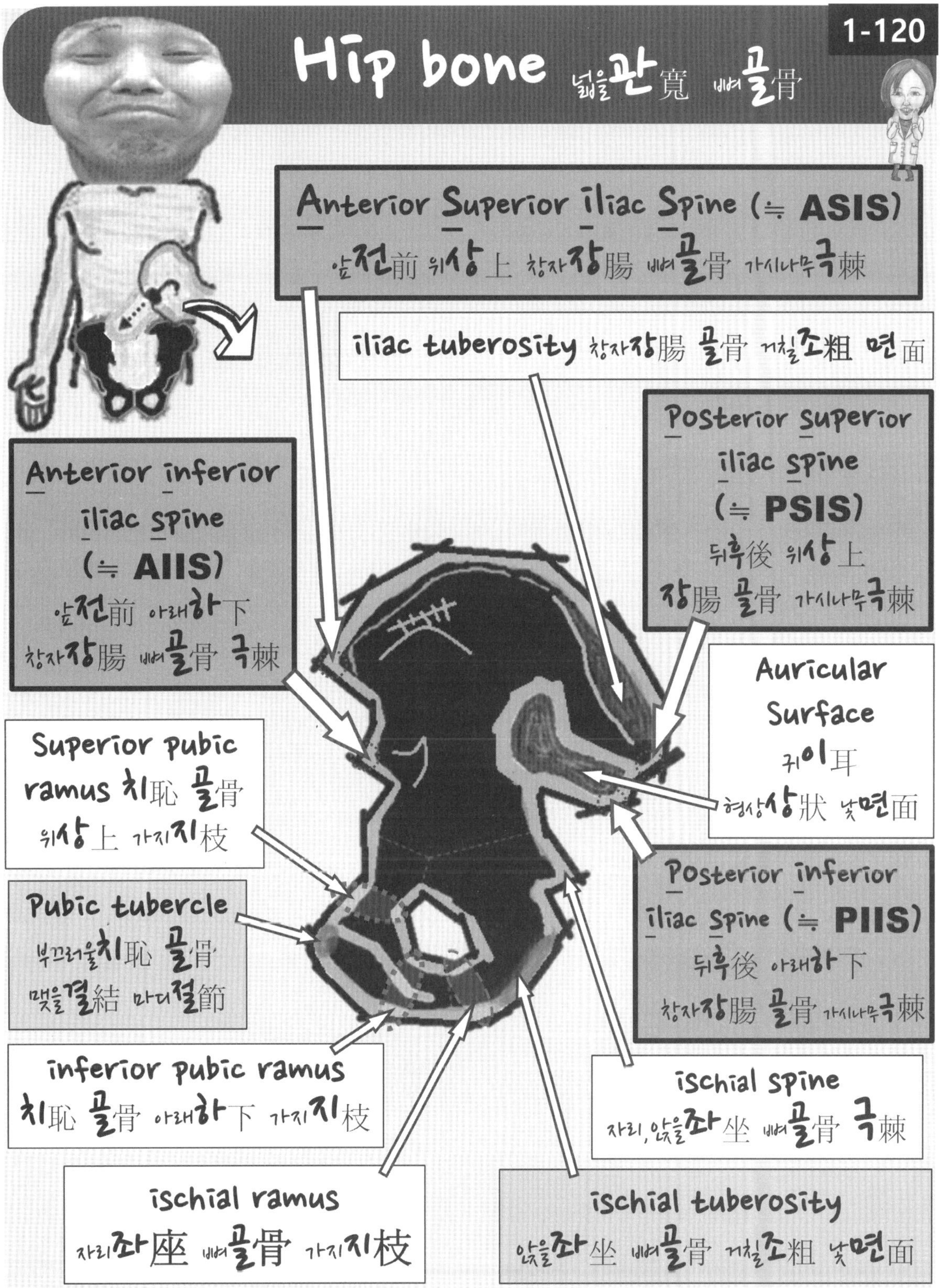

1-120
Hip bone 넓을관寬 뼈골骨
Anterior Superior iliac Spine (≒ ASIS)
앞전前 위상上 창자장腸 뼈골骨 가시나무극棘
iliac tuberosity 창자장腸 골骨 거칠조粗 면面
Posterior superior iliac spine (≒ PSIS)
뒤후後 위상上 장腸 골骨 가시나무극棘
Anterior inferior iliac spine (≒ AIIS)
앞전前 아래하下 창자장腸 뼈골骨 극棘
Auricular Surface
귀이耳 형상상狀 낯면面
Superior pubic ramus 치恥 골骨 위상上 가지지枝
Pubic tubercle
부끄러울치恥 골骨 맺을결結 마디절節
Posterior inferior iliac Spine (≒ PIIS)
뒤후後 아래하下 창자장腸 골骨 가시나무극棘
inferior pubic ramus
치恥 골骨 아래하下 가지지枝
ischial spine
자리,앉을좌坐 뼈골骨 극棘
ischial ramus
자리좌座 뼈골骨 가지지枝
ischial tuberosity
앉을좌坐 뼈골骨 거칠조粗 낯면面

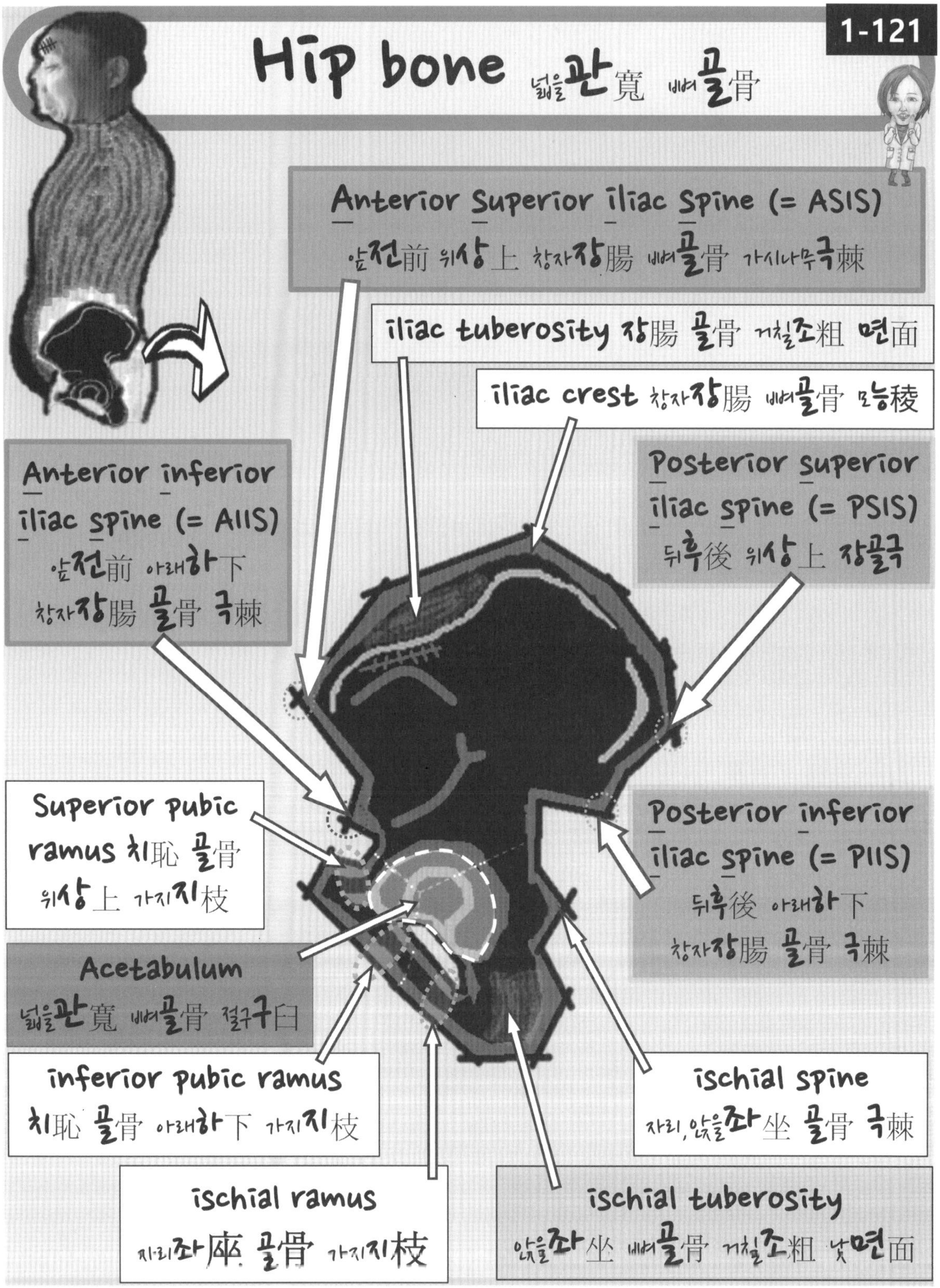
1-121
Hip bone 넓을관寬 뼈골骨
Anterior Superior iliac Spine (= ASIS)
앞전前 위상上 창자장腸 뼈골骨 가시나무극棘
iliac tuberosity 장腸 골骨 거칠조粗 면面
iliac crest 창자장腸 뼈골骨 모능稜
Anterior inferior iliac spine (= AIIS)
앞전前 아래하下 창자장腸 골骨 극棘
Posterior superior iliac spine (= PSIS)
뒤후後 위상上 장골극
Superior pubic ramus 치恥 골骨 위상上 가지지枝
Posterior inferior iliac spine (= PIIS)
뒤후後 아래하下 창자장腸 골骨 극棘
Acetabulum
넓을관寬 뼈골骨 절구구臼
inferior pubic ramus
치恥 골骨 아래하下 가지지枝
ischial spine
자리,앉을좌坐 골骨 극棘
ischial ramus
자리좌座 골骨 가지지枝
ischial tuberosity
앉을좌坐 뼈골骨 거칠조粗 낯면面

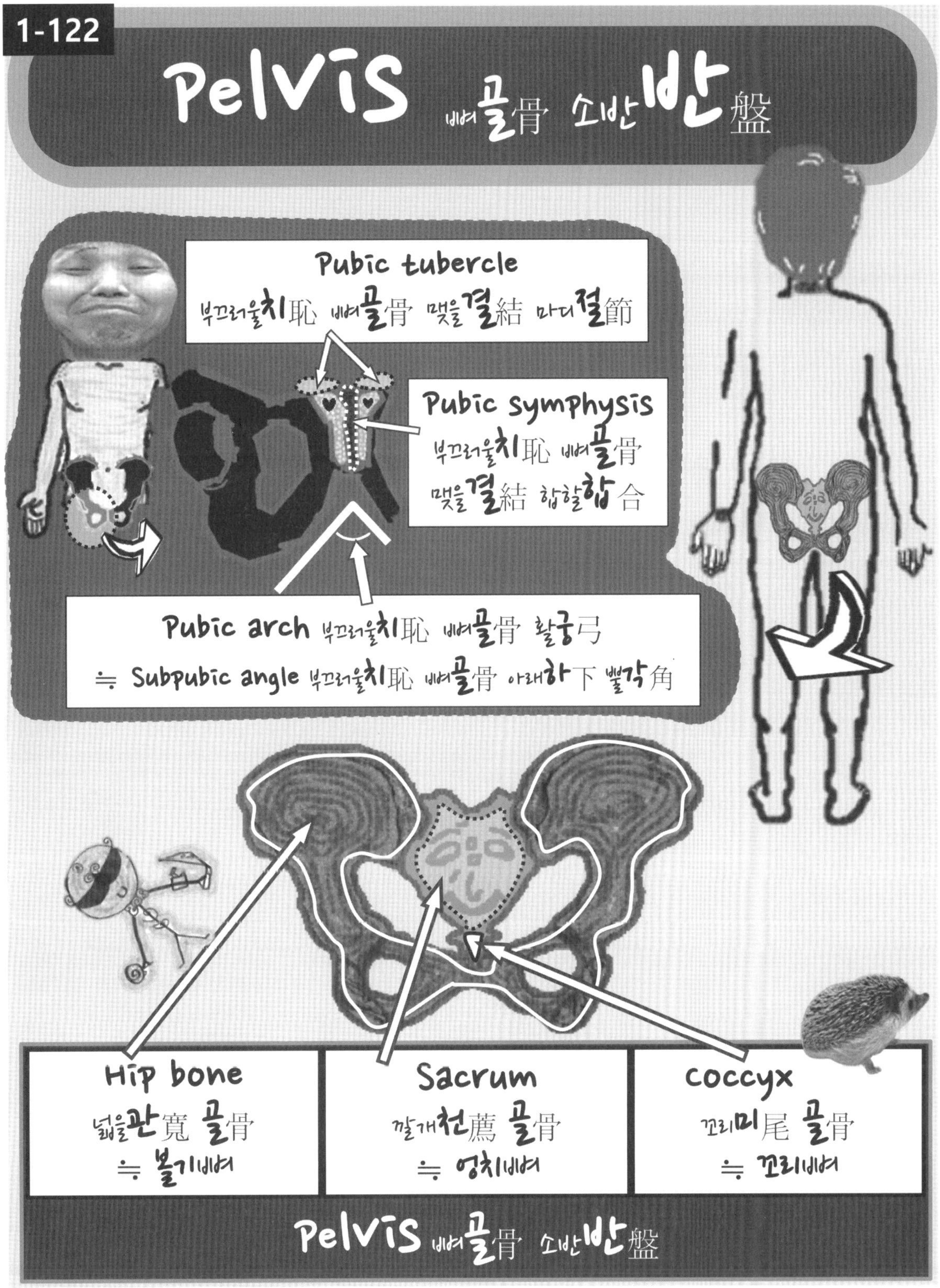
1-122
Pelvis 뼈골骨 소반반盤
Pubic tubercle
부끄러울치恥 뼈골骨 맺을결結 마디절節
Pubic symphysis
부끄러울치恥 뼈골骨
맺을결結 합할합合
Pubic arch 부끄러울치恥 뼈골骨 활궁弓
≒ Subpubic angle 부끄러울치恥 뼈골骨 아래하下 뿔각角
Hip bone
넓을관寬 골骨
≒ 볼기뼈
Sacrum
깔개천薦 골骨
≒ 엉치뼈
coccyx
꼬리미尾 골骨
≒ 꼬리뼈
Pelvis 뼈골骨 소반반盤

1-123

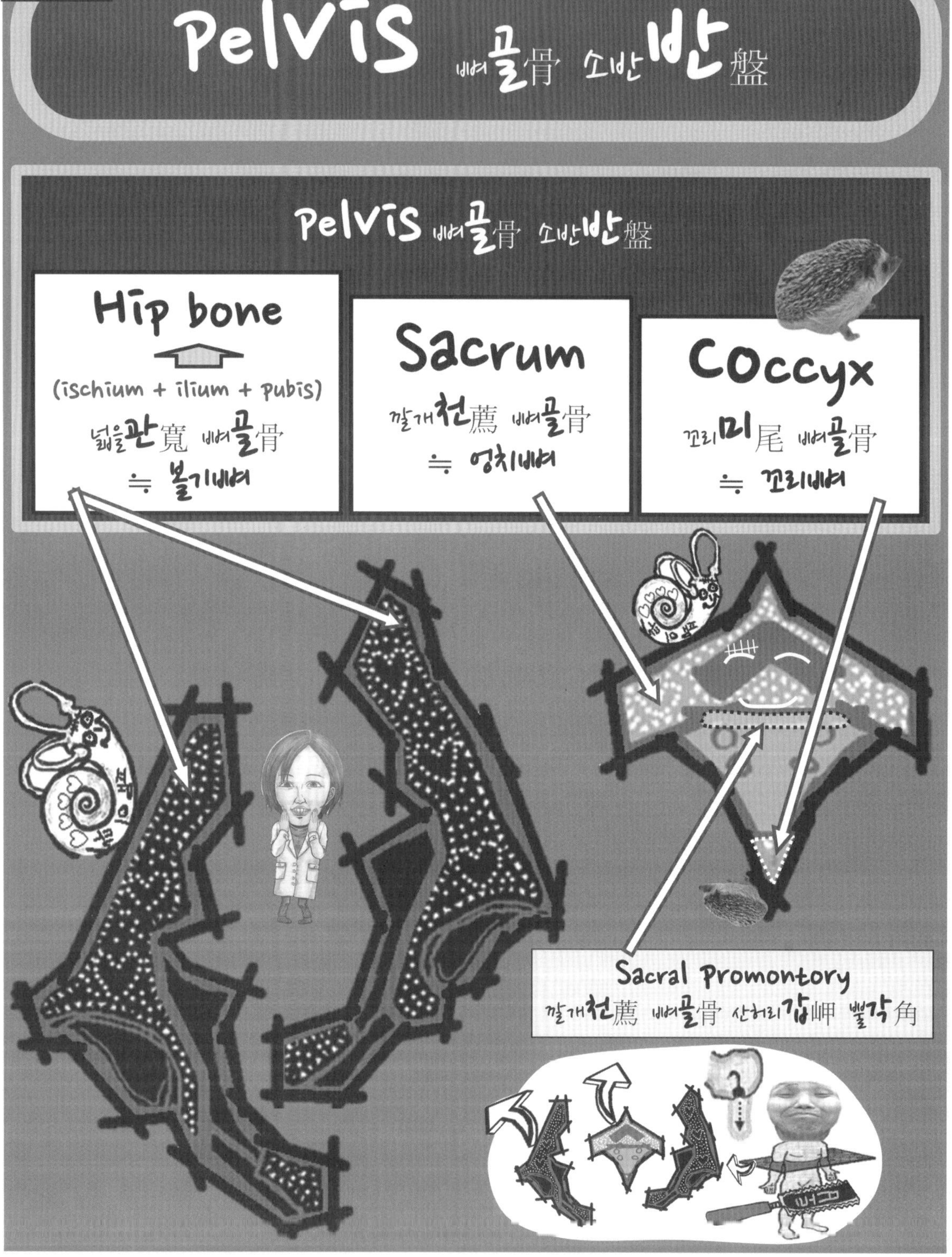
Pelvis 뼈골骨 소반반盤
Pelvis 뼈골骨 소반반盤
Hip bone
(ischium + ilium + pubis)
넓을관寬 뼈골骨
≒ 볼기뼈
Sacrum
깔개천薦 뼈골骨
≒ 엉치뼈
Coccyx
꼬리미尾 뼈골骨
≒ 꼬리뼈
Sacral Promontory
깔개천薦 뼈골骨 산허리갑岬 뿔각角

1-124

Pelvis 뼈골骨 소반반盤

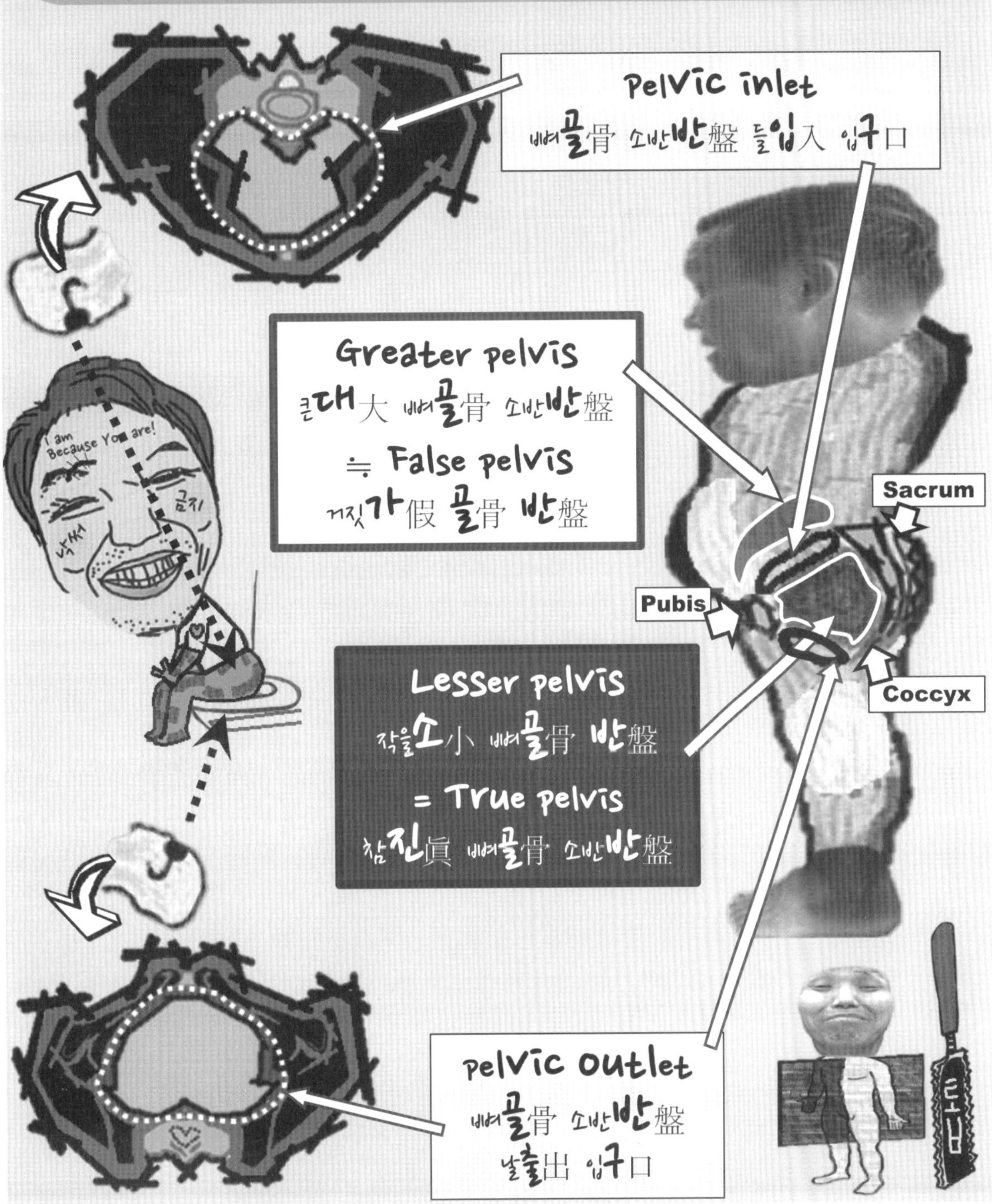

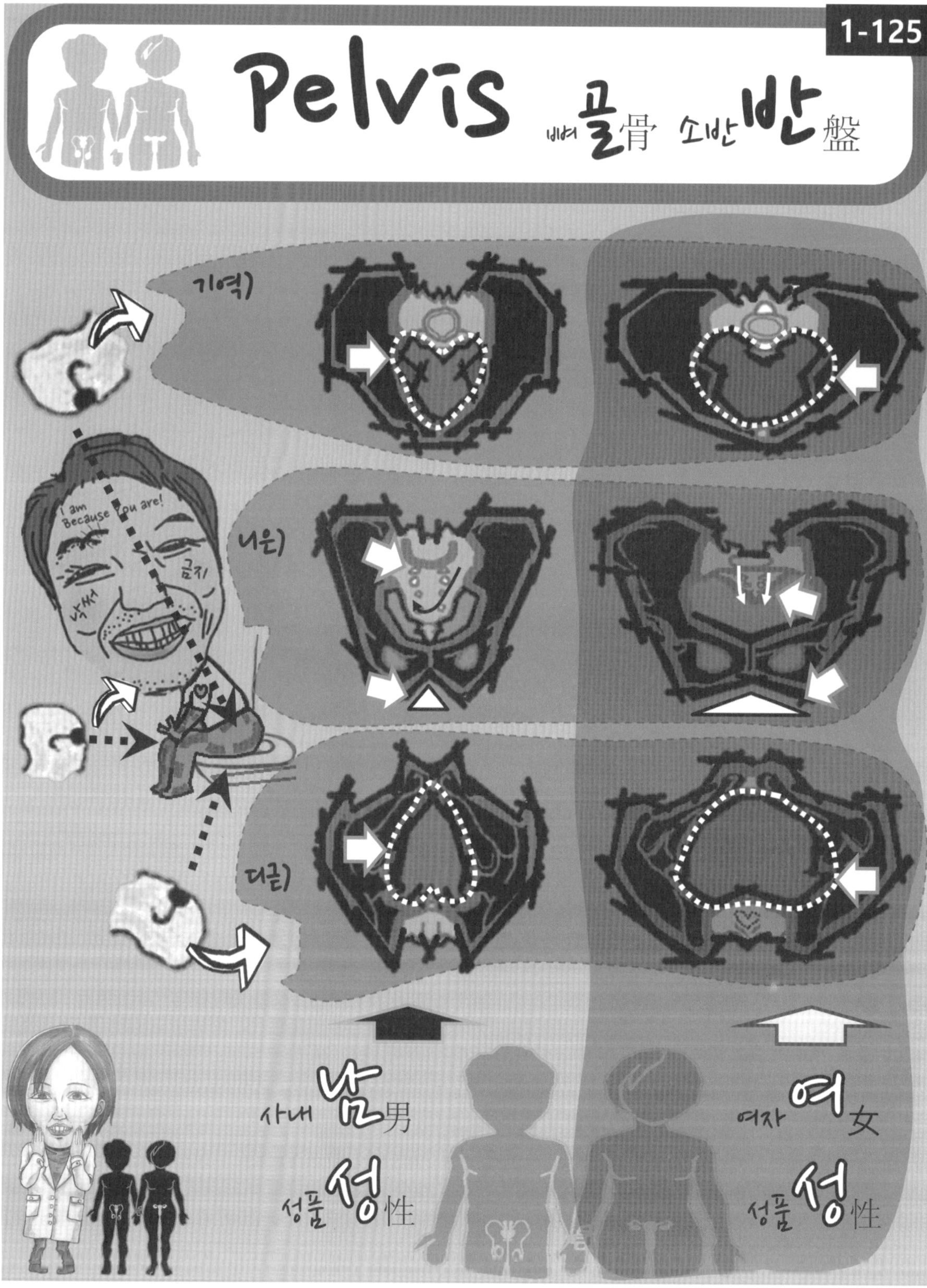
1-125
Pelvis 뼈골骨 소반반盤
기역)
I am Because You are!
금지
니은)
디귿)
사내남男
성품성性
여자여女
성품성性

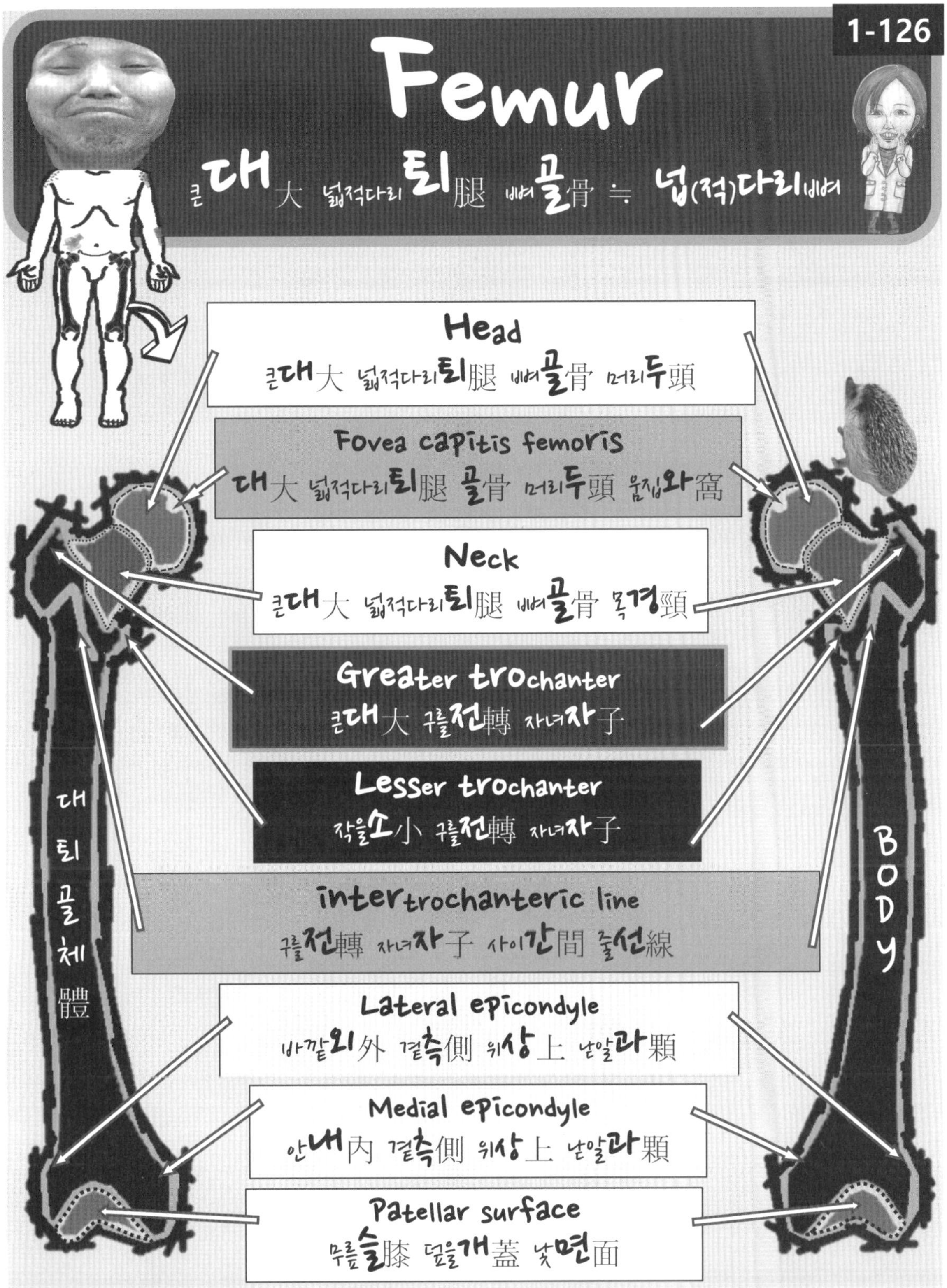
1-126
Femur
큰대大 넓적다리퇴腿 뼈골骨 ≒ 넙(적)다리뼈
Head
큰대大 넓적다리퇴腿 뼈골骨 머리두頭
Fovea capitis femoris
대大 넓적다리퇴腿 골骨 머리두頭 움집와窩
Neck
큰대大 넓적다리퇴腿 뼈골骨 목경頸
Greater trochanter
큰대大 구를전轉 자녀자子
Lesser trochanter
작을소小 구를전轉 자녀자子
intertrochanteric line
구를전轉 자녀자子 사이간間 줄선線
Lateral epicondyle
바깥외外 곁측側 위상上 낟알과顆
Medial epicondyle
안내內 곁측側 위상上 낟알과顆
Patellar surface
무릎슬膝 덮을개蓋 낯면面
대퇴골체 體
BODY

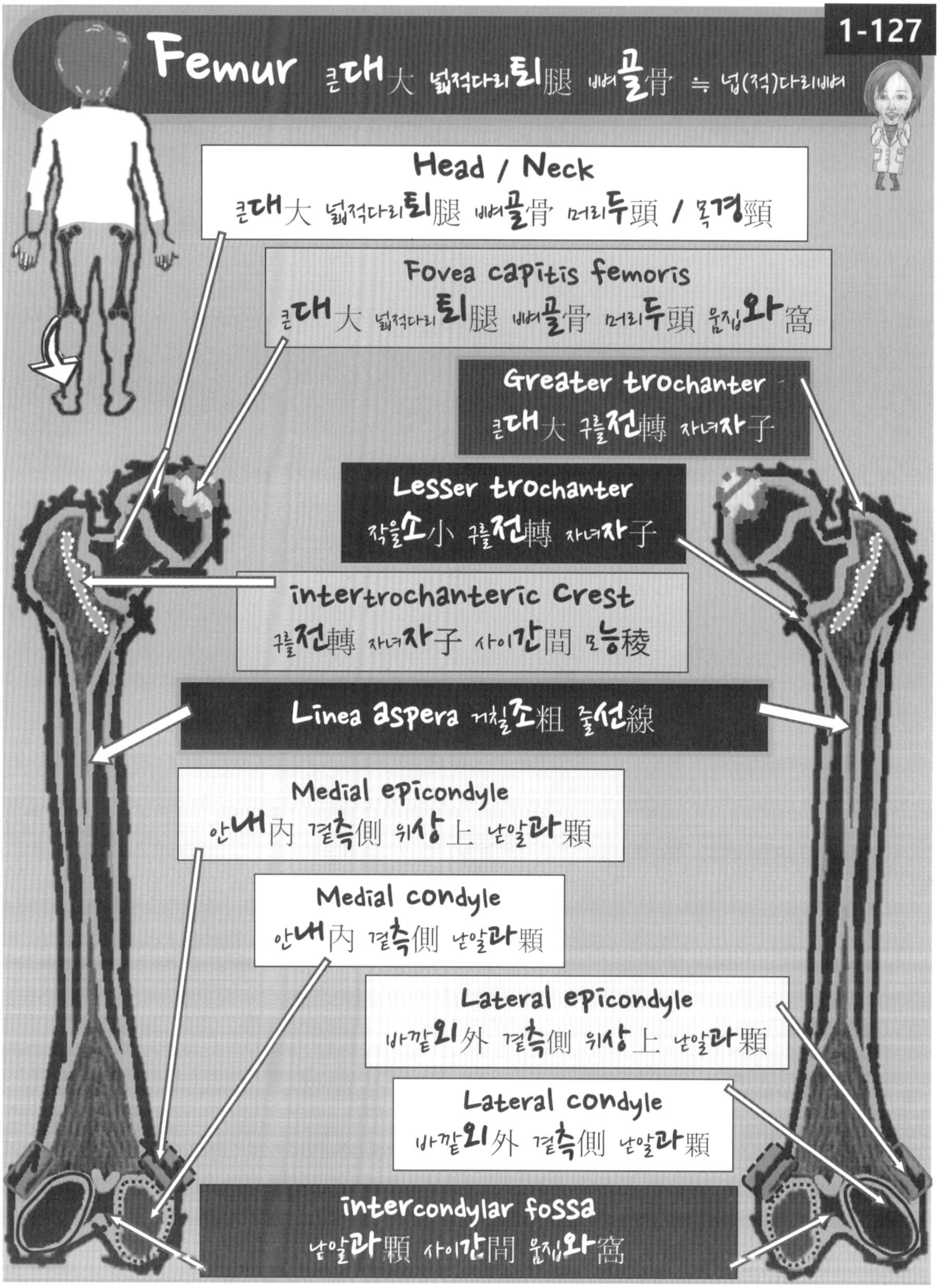

1-127
Femur 큰대大 넓적다리퇴腿 뼈골骨 ≒ 넙(적)다리뼈
Head / Neck
큰대大 넓적다리퇴腿 뼈골骨 머리두頭 / 목경頸
Fovea capitis femoris
큰대大 넓적다리퇴腿 뼈골骨 머리두頭 움집와窩
Greater trochanter
큰대大 구를전轉 자녀자子
Lesser trochanter
작을소小 구를전轉 자녀자子
intertrochanteric crest
구를전轉 자녀자子 사이간間 모능稜
Linea aspera 거칠조粗 줄선線
Medial epicondyle
안내內 곁측側 위상上 낟알과顆
Medial condyle
안내內 곁측側 낟알과顆
Lateral epicondyle
바깥외外 곁측側 위상上 낟알과顆
Lateral condyle
바깥외外 곁측側 낟알과顆
intercondylar fossa
낟알과顆 사이간間 움집와窩

1-128

Femur 큰대大 넓적다리퇴腿 뼈골骨 ≒ 넙(적)다리뼈

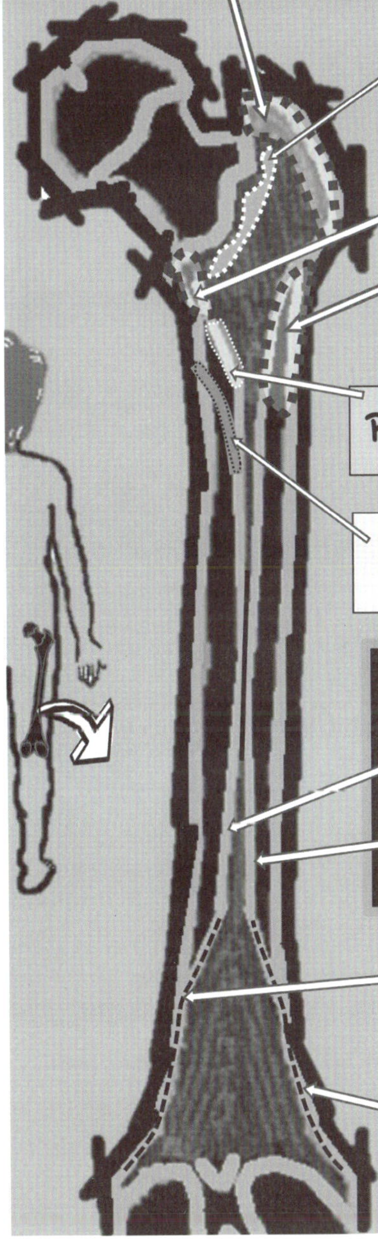

Greater trochanter
큰대大 구를전轉 자녀자子

intertrochanteric Crest
구를전轉 자녀자子 사이간間 모능稜

Lesser trochanter
작을소小 구를전轉 자녀자子

Gluteal tuberosity
볼기둔臀 힘줄근筋 거칠조粗 낯면面

Pectineal line 부끄러울치恥 뼈골骨 힘줄근筋 줄선線

Spiral line 소라나螺 줄선線

Linea aspera 거칠조粗 줄선線

Medial lip 안내內 곁측側 입술순脣

Lateral lip 바깥외外 곁측側 입술순脣

Medial supracondylar line
안내內 곁측側 위상上 낟알과顆 줄선線

Lateral supracondylar line
바깥외內 곁측側 위상上 낟알과顆 줄선線

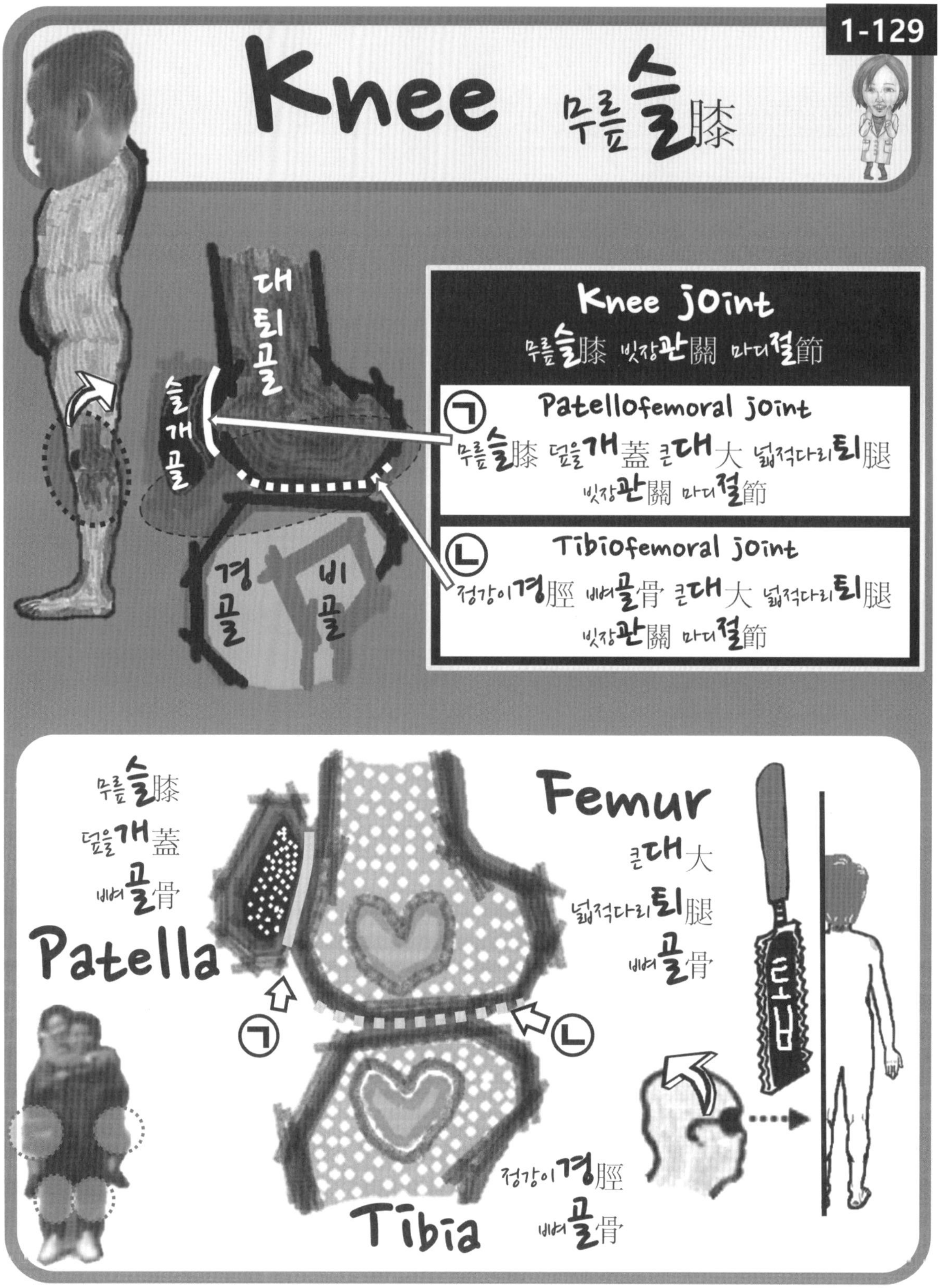
1-129
Knee 무릎슬膝
대퇴골
슬개골
경골
비골
Knee joint
무릎슬膝 빗장관關 마디절節
ㄱ Patellofemoral joint
무릎슬膝 덮을개蓋 큰대大 넓적다리퇴腿 빗장관關 마디절節
ㄴ Tibiofemoral joint
정강이경脛 뼈골骨 큰대大 넓적다리퇴腿 빗장관關 마디절節
무릎슬膝
덮을개蓋
뼈골骨
Patella
Femur
큰대大
넓적다리퇴腿
뼈골骨
ㄱ
ㄴ
토비
정강이경脛
뼈골骨
Tibia

1-130

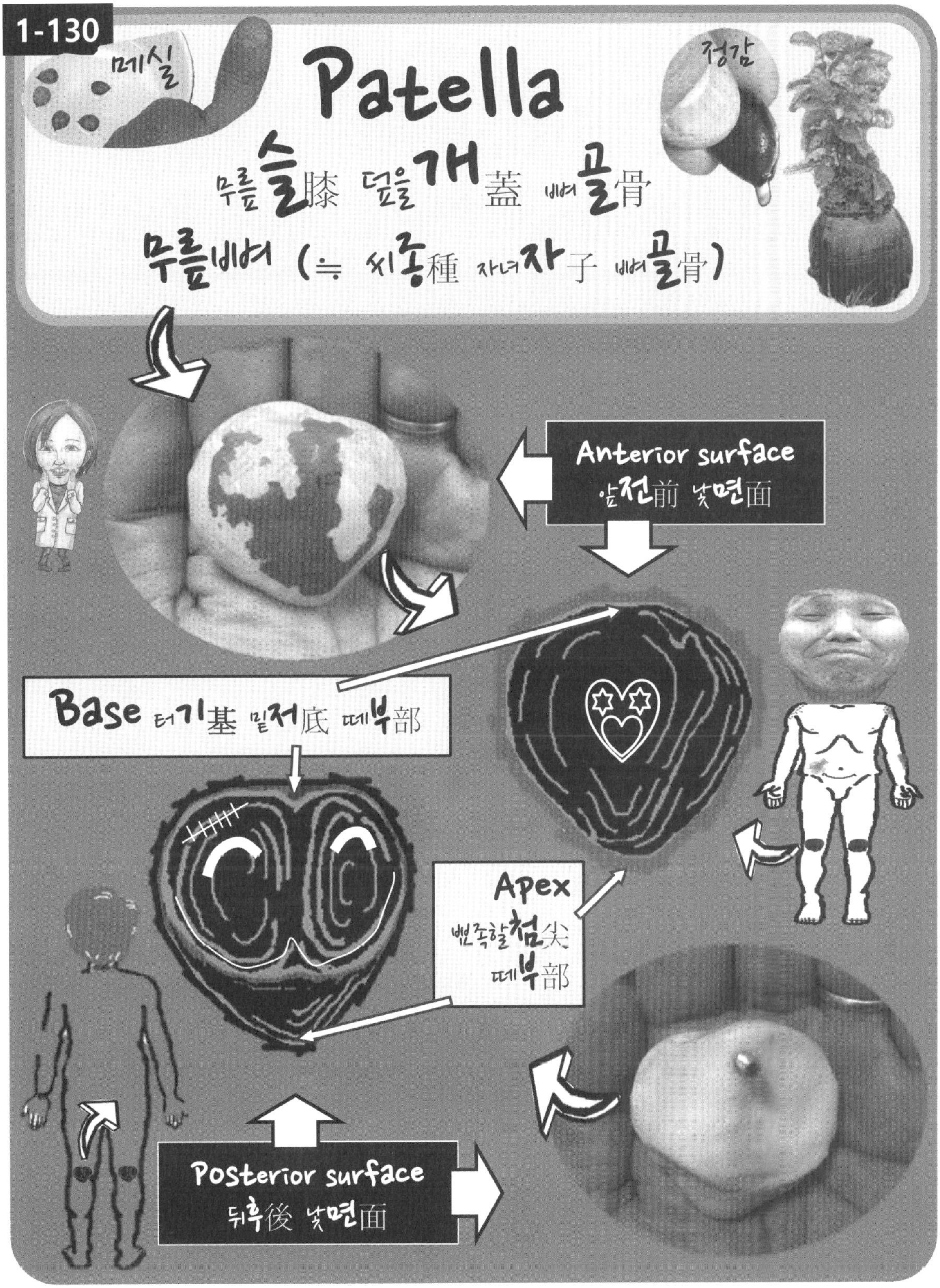
메실
Patella
무릎슬膝 덮을개蓋 뼈골骨
무릎뼈 (≒ 씨종種 자녀자子 뼈골骨)
정갈
Anterior surface
앞전前 낯면面
Base 터기基 밑저底 떼부部
Apex
뾰족할첨尖
떼부部
Posterior surface
뒤후後 낯면面

1-131

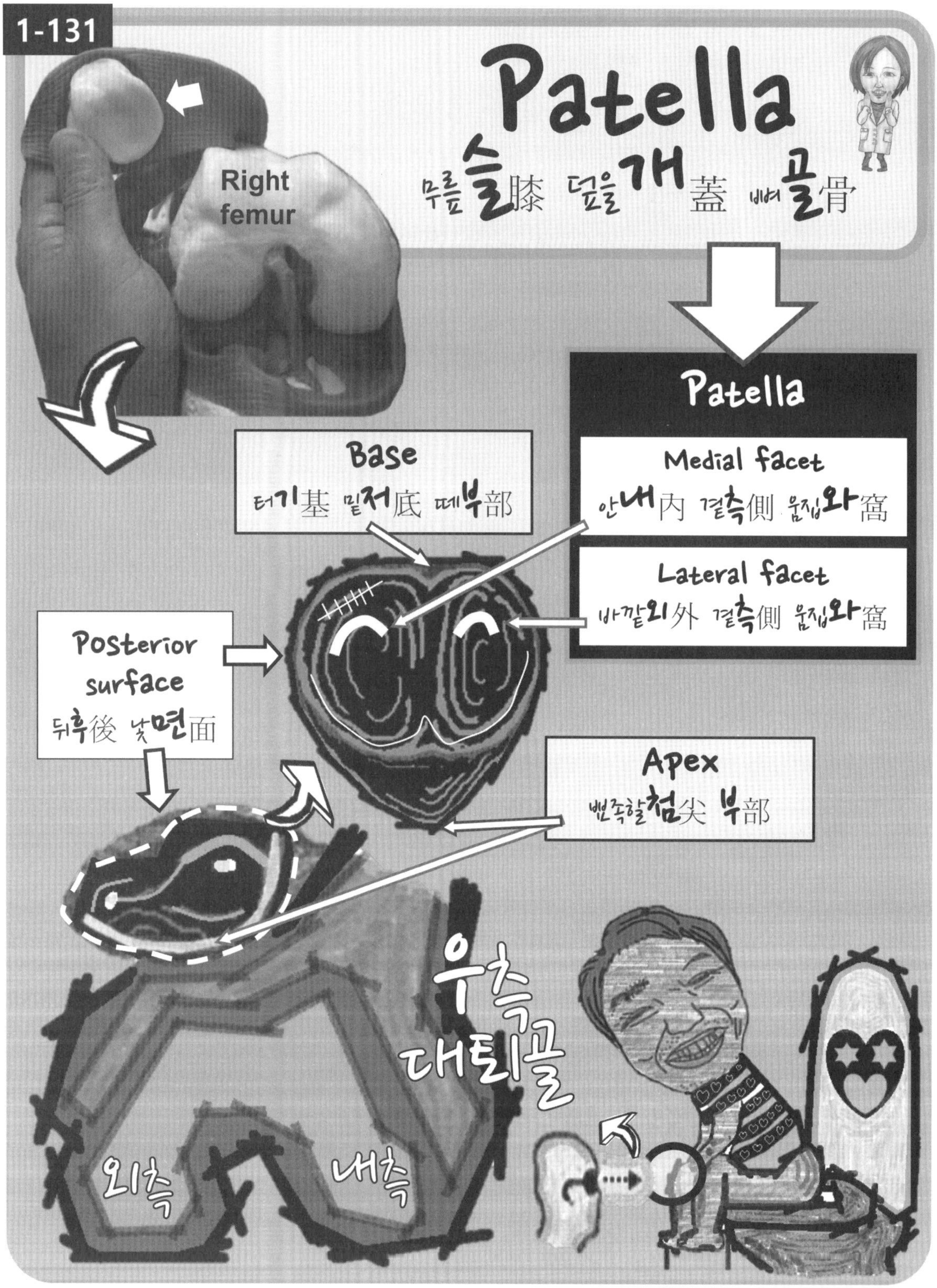
Patella
무릎슬膝 덮을개蓋 뼈골骨
Right femur
Patella
Base
터기基 밑저底 떼부部
Medial facet
안내內 곁측側 움집와窩
Lateral facet
바깥외外 곁측側 움집와窩
Posterior surface
뒤후後 낯면面
Apex
뾰족할첨尖 부部
우측 대퇴골
외측
내측

1-132 Patella 무릎슬膝 덮을개蓋 뼈골骨

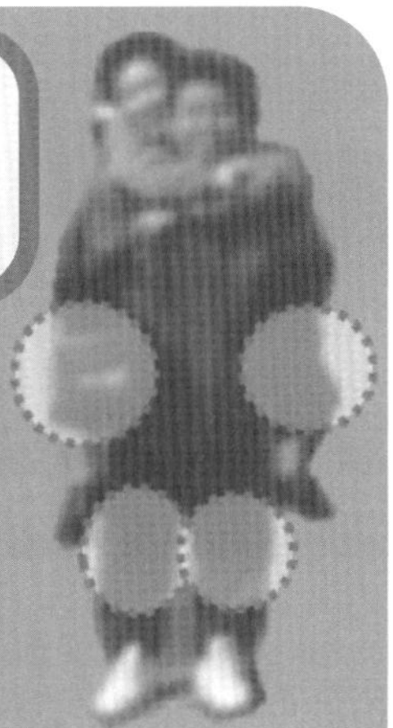

Anterior surface of patella
앞전前 낯면面

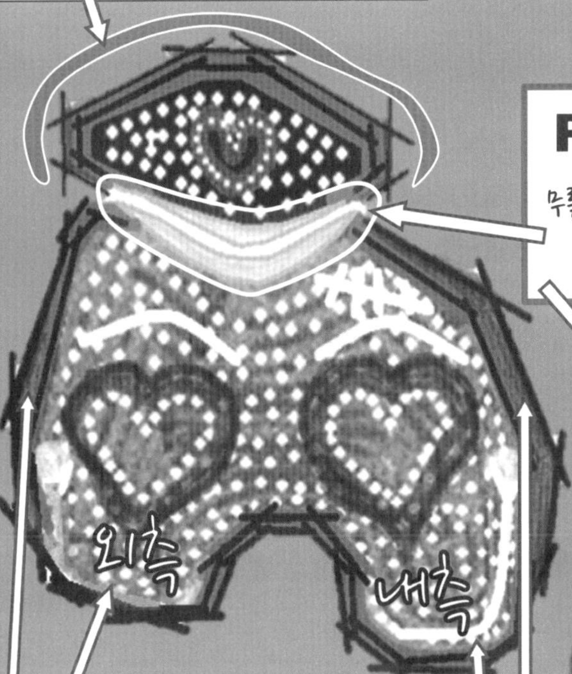

Patellofemoral joint
무릎슬膝 덮을개蓋 큰대大 넓적다리퇴腿
빗장관關 마디절節

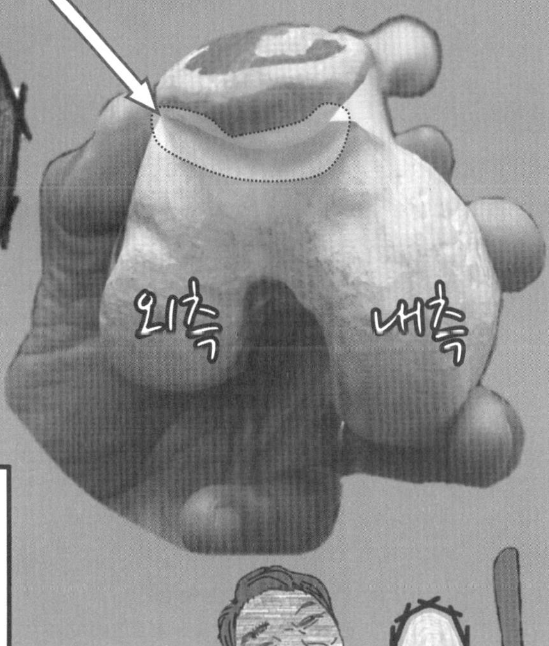

Medial & Lateral condyle
내內/외外 곁측側 낟알과顆

Medial & lateral epicondyle
안내內/바깥외外 곁측側
위상上 낟알과顆

우측 대퇴골

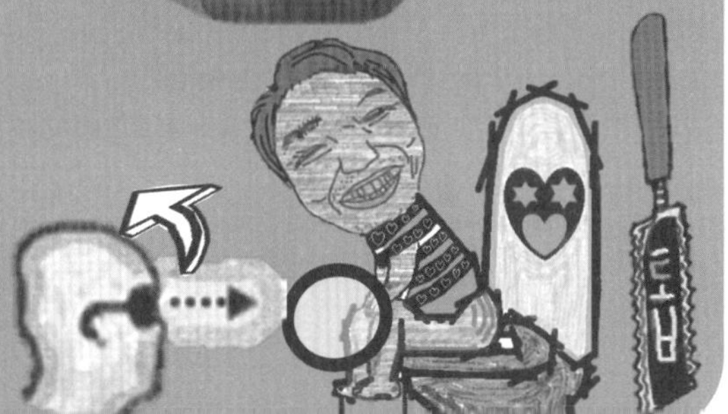

1-133

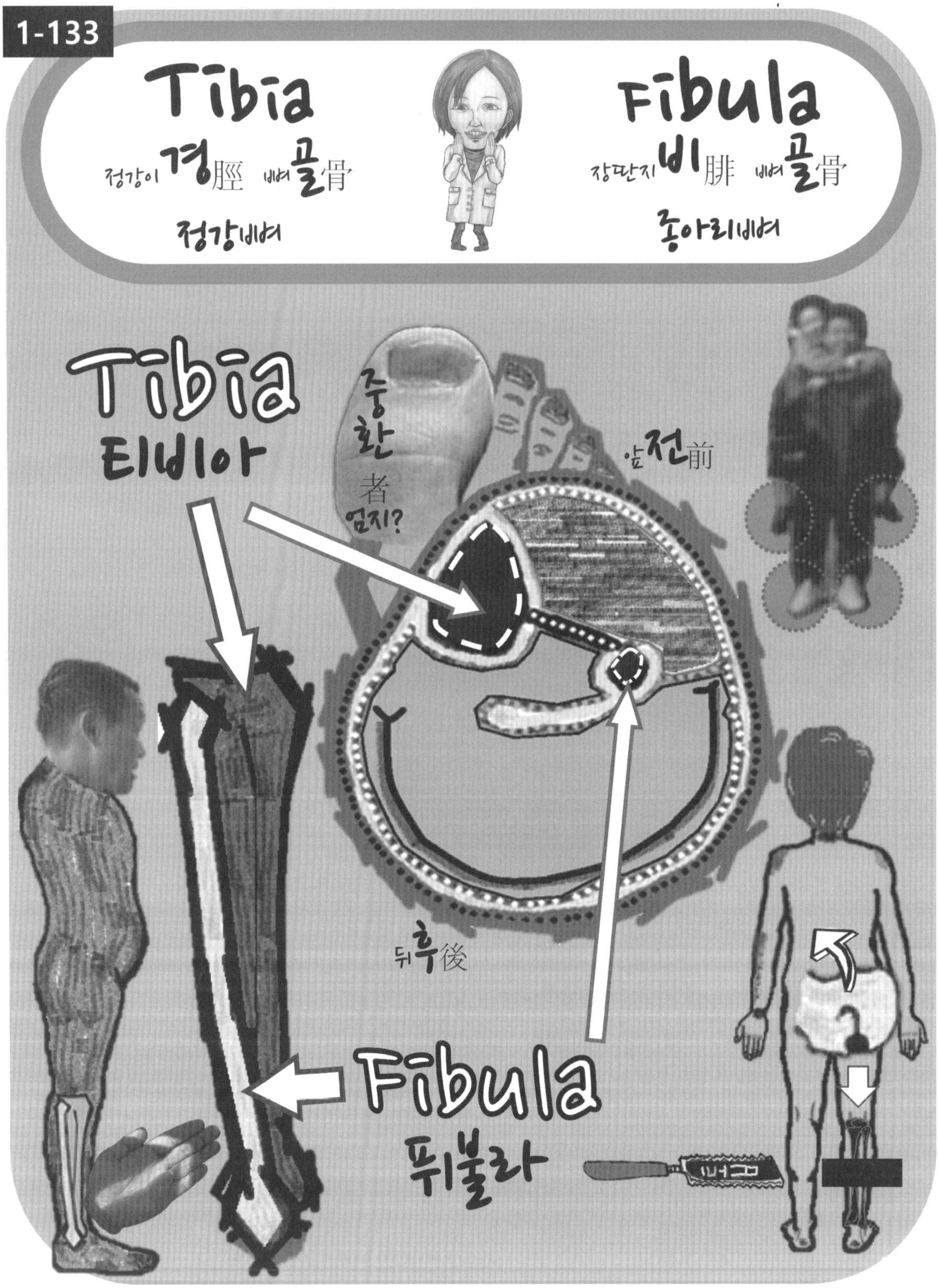
Tibia
정강이 경脛 뼈 골骨
정강뼈
Fibula
장딴지 비腓 뼈 골骨
종아리뼈
Tibia
티비아
중
환
者
엄지?
앞 전前
뒤 후後
Fibula
퓌불라

1-134

Tibia

정강이 **경**脛 뼈 **골**骨

정강뼈

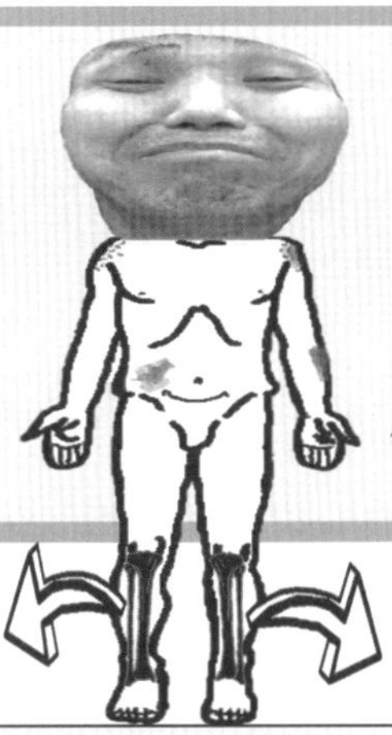

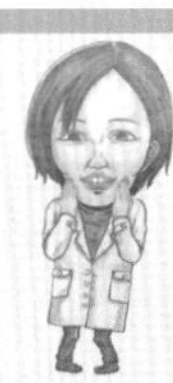

Fibula

장딴지 **비**腓 뼈 **골**骨, 종아리뼈

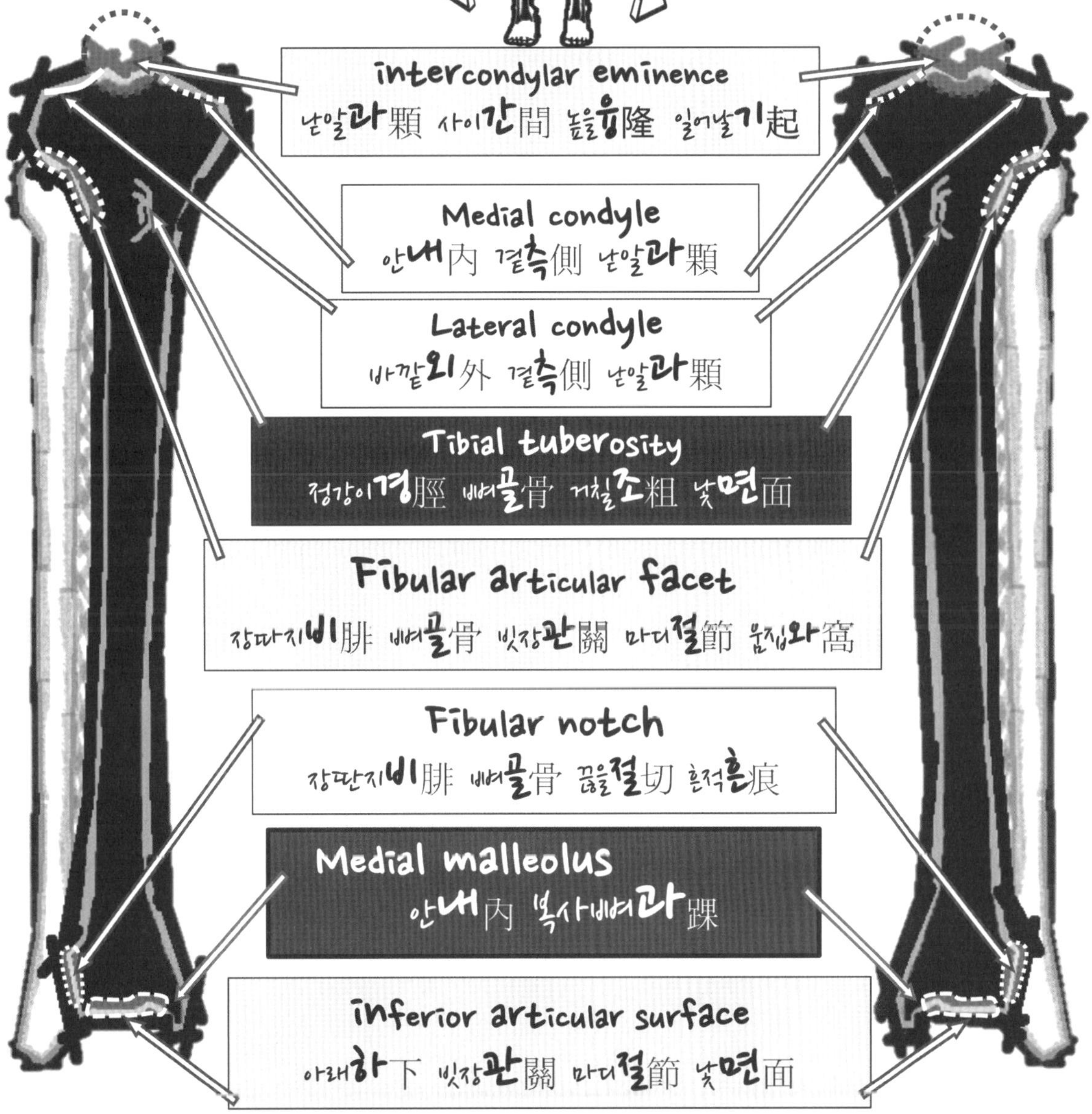

1-135

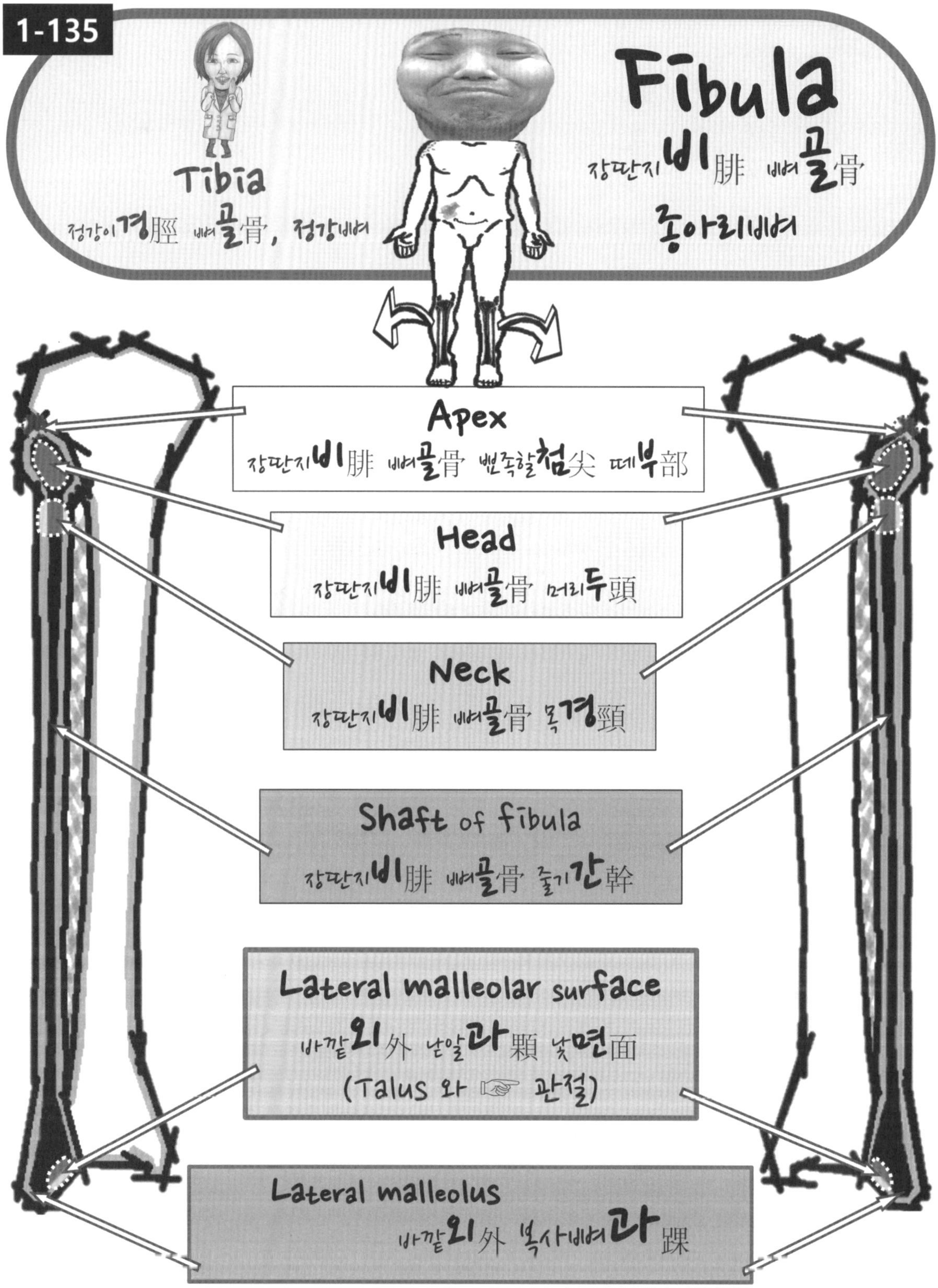
Tibia
정강이 경脛 뼈 골骨, 정강뼈
Fibula
장딴지 비腓 뼈 골骨
종아리뼈
Apex
장딴지 비腓 뼈 골骨 뾰족할 첨尖 떼 부部
Head
장딴지 비腓 뼈 골骨 머리 두頭
Neck
장딴지 비腓 뼈 골骨 목 경頸
Shaft of fibula
장딴지 비腓 뼈 골骨 줄기 간幹
Lateral malleolar surface
바깥 외外 낟알 과顆 낯 면面
(Talus 와 ☞ 관절)
Lateral malleolus
바깥 외外 복사뼈 과踝

1-136

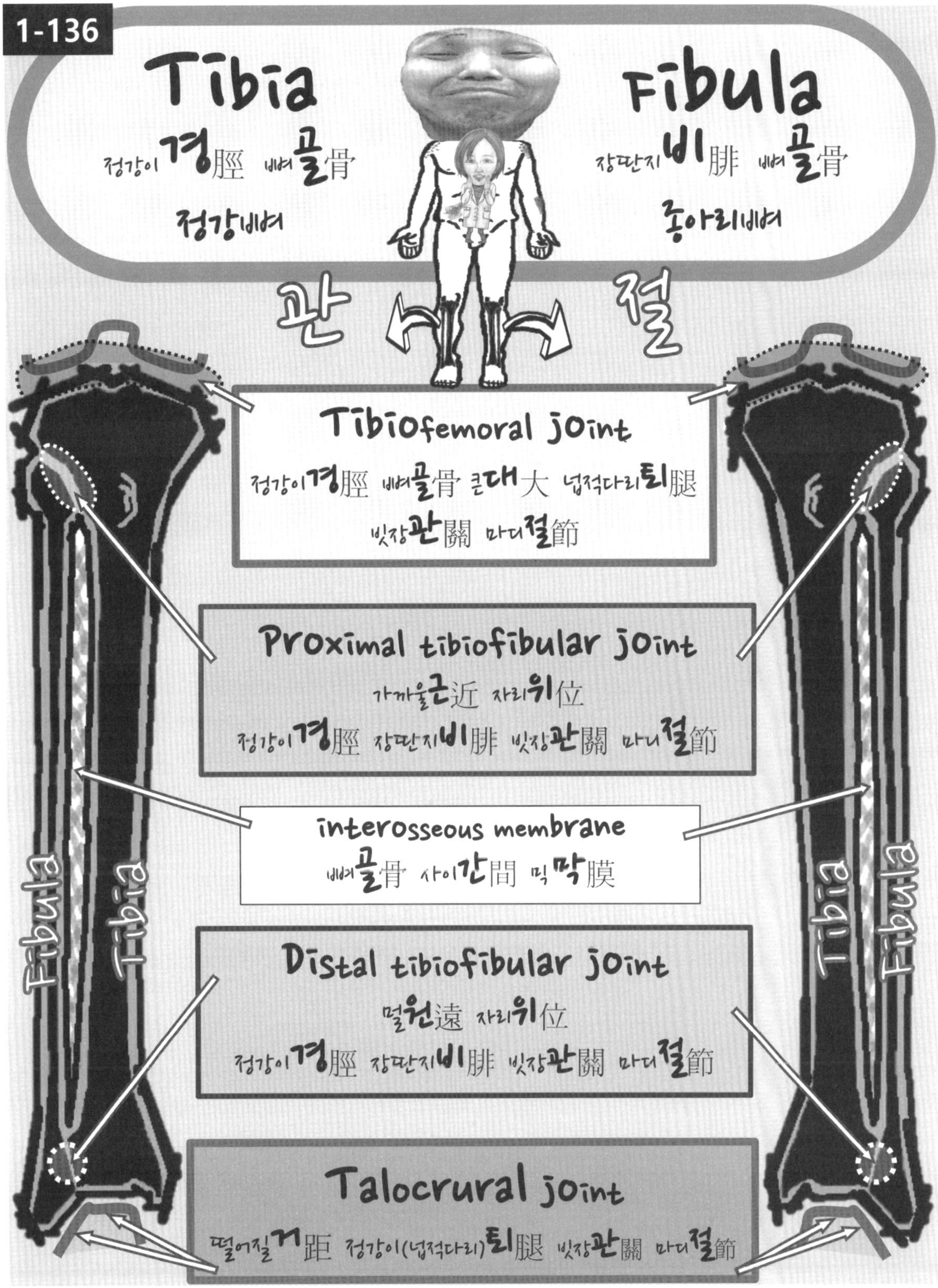

Tibia
정강이경脛 뼈골骨
정강뼈
Fibula
장딴지비腓 뼈골骨
종아리뼈
관
절
Tibiofemoral joint
정강이경脛 뼈골骨 큰대大 넓적다리퇴腿
빗장관關 마디절節
Proximal tibiofibular joint
가까울근近 자리위位
정강이경脛 장딴지비腓 빗장관關 마디절節
interosseous membrane
뼈골骨 사이간間 막막膜
Distal tibiofibular joint
멀원遠 자리위位
정강이경脛 장딴지비腓 빗장관關 마디절節
Talocrural joint
떨어질거距 정강이(넓적다리)퇴腿 빗장관關 마디절節
Fibula
Tibia
Tibia
Fibula

1-137

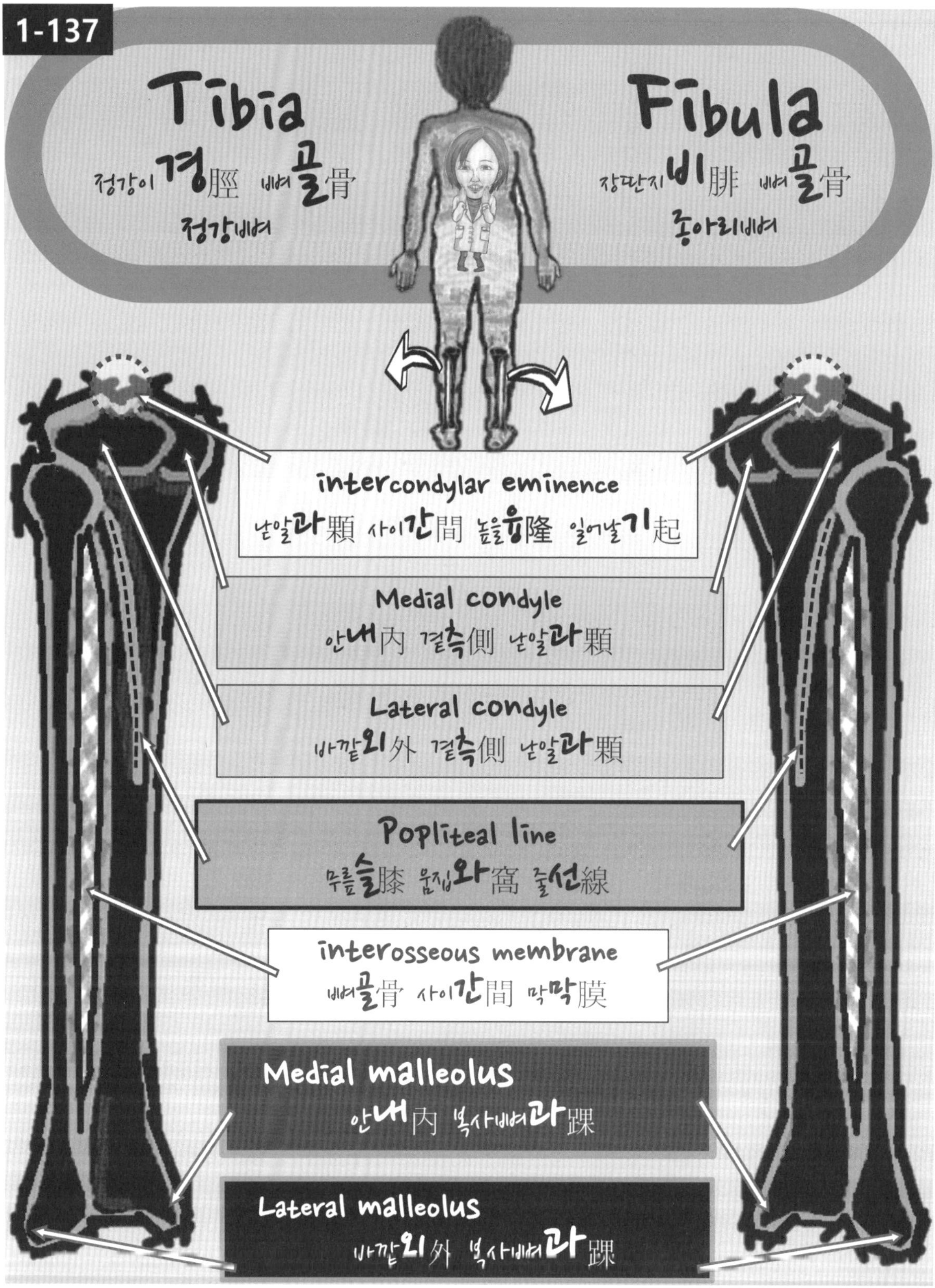
Tibia
정강이 경脛 뼈 골骨
정강뼈
Fibula
장딴지 비腓 뼈 골骨
종아리뼈
intercondylar eminence
낟알 과顆 사이 간間 높을 융隆 일어날 기起
Medial condyle
안 내內 곁 측側 낟알 과顆
Lateral condyle
바깥 외外 곁 측側 낟알 과顆
Popliteal line
무릎 슬膝 움집 와窩 줄 선線
interosseous membrane
뼈 골骨 사이 간間 막 막膜
Medial malleolus
안 내內 복사뼈 과踝
Lateral malleolus
바깥 외外 복사뼈 과踝

1-138

Fibula
장단지비腓 뼈골骨

Tibia
정강이경脛 뼈골骨

Talus
떨어질거距 뼈골骨

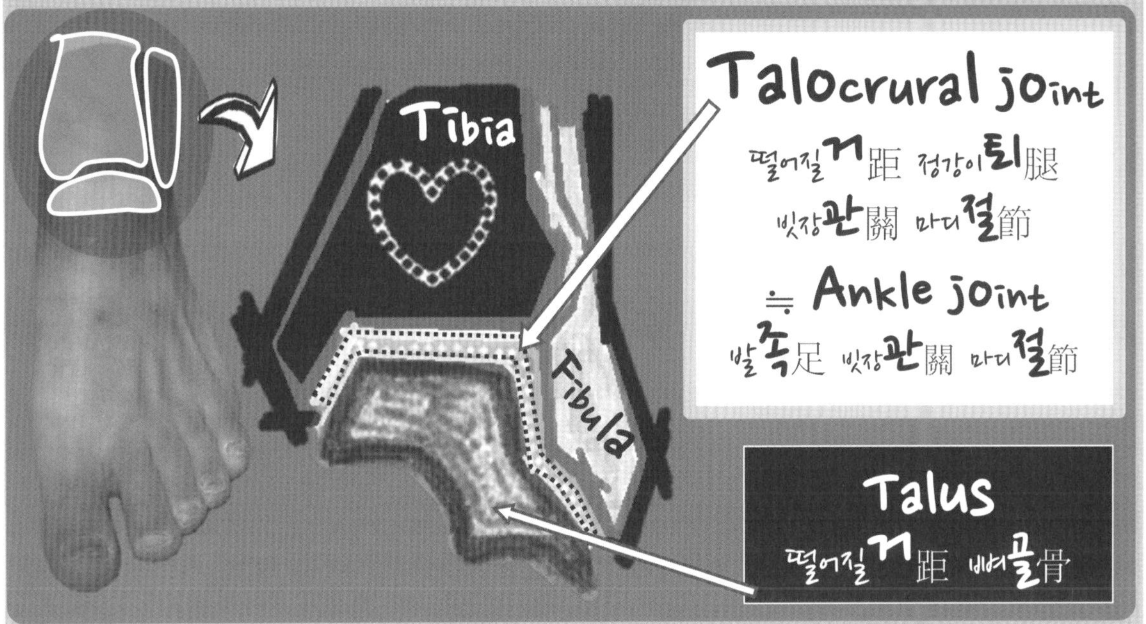

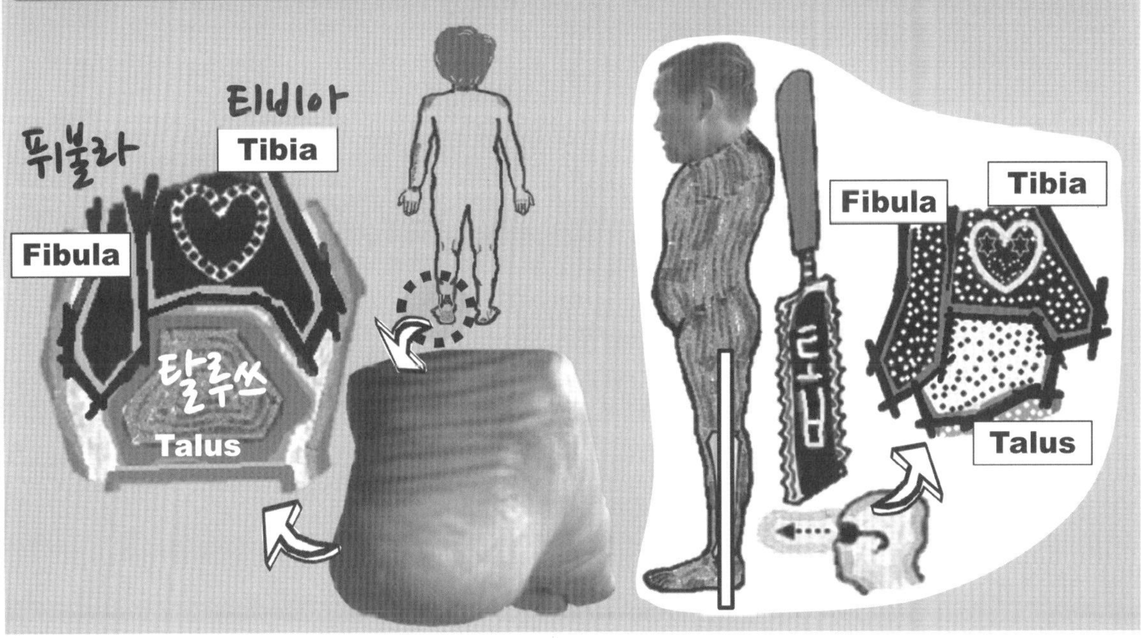

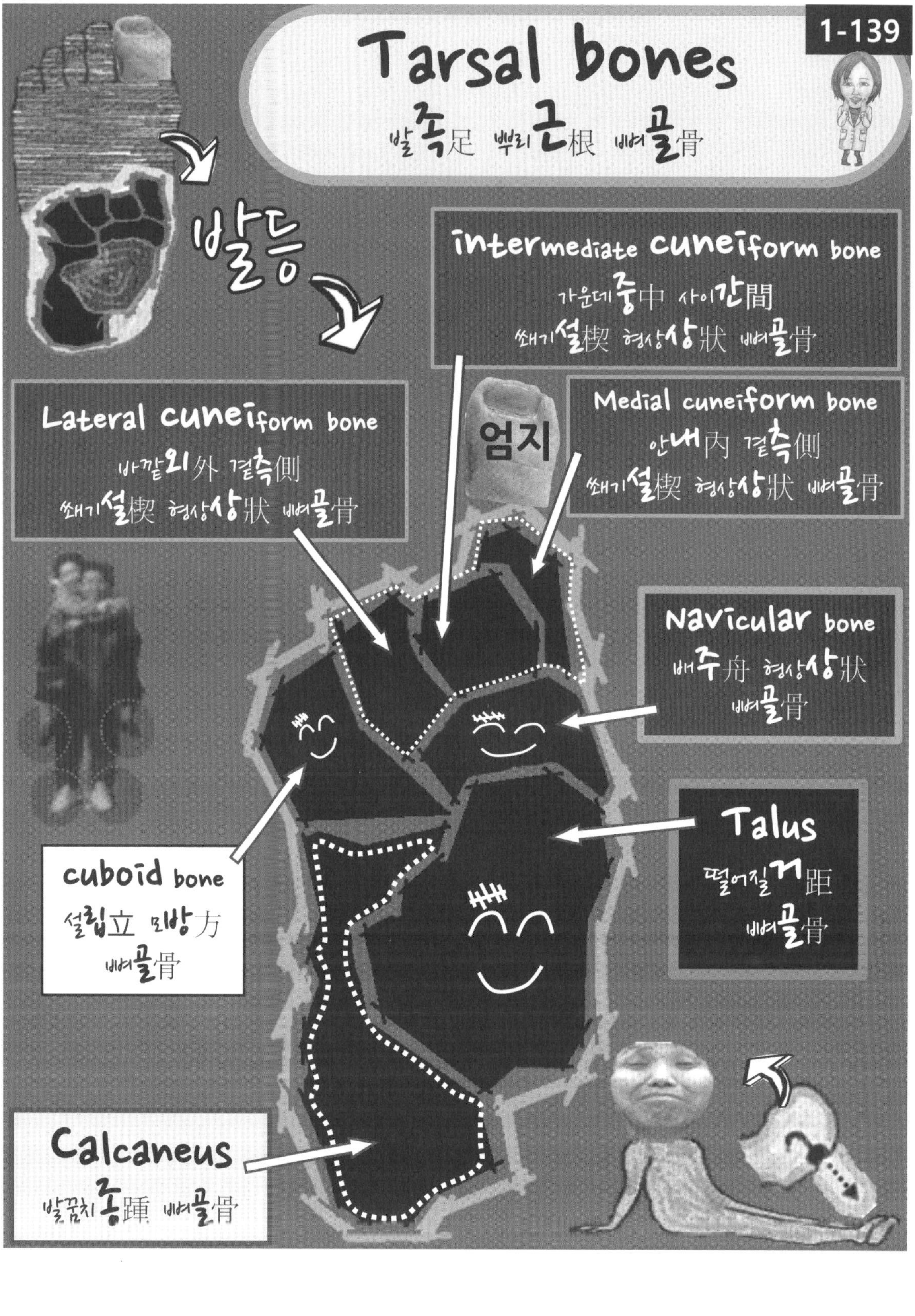
1-139
Tarsal bones
발족足 뿌리근根 뼈골骨
발등
intermediate cuneiform bone
가운데중中 사이간間
쐐기설楔 형상상狀 뼈골骨
Lateral cuneiform bone
바깥외外 곁측側
쐐기설楔 형상상狀 뼈골骨
엄지
Medial cuneiform bone
안내內 곁측側
쐐기설楔 형상상狀 뼈골骨
Navicular bone
배주舟 형상상狀
뼈골骨
cuboid bone
설립立 모방方
뼈골骨
Talus
떨어질거距
뼈골骨
Calcaneus
발꿈치종踵 뼈골骨

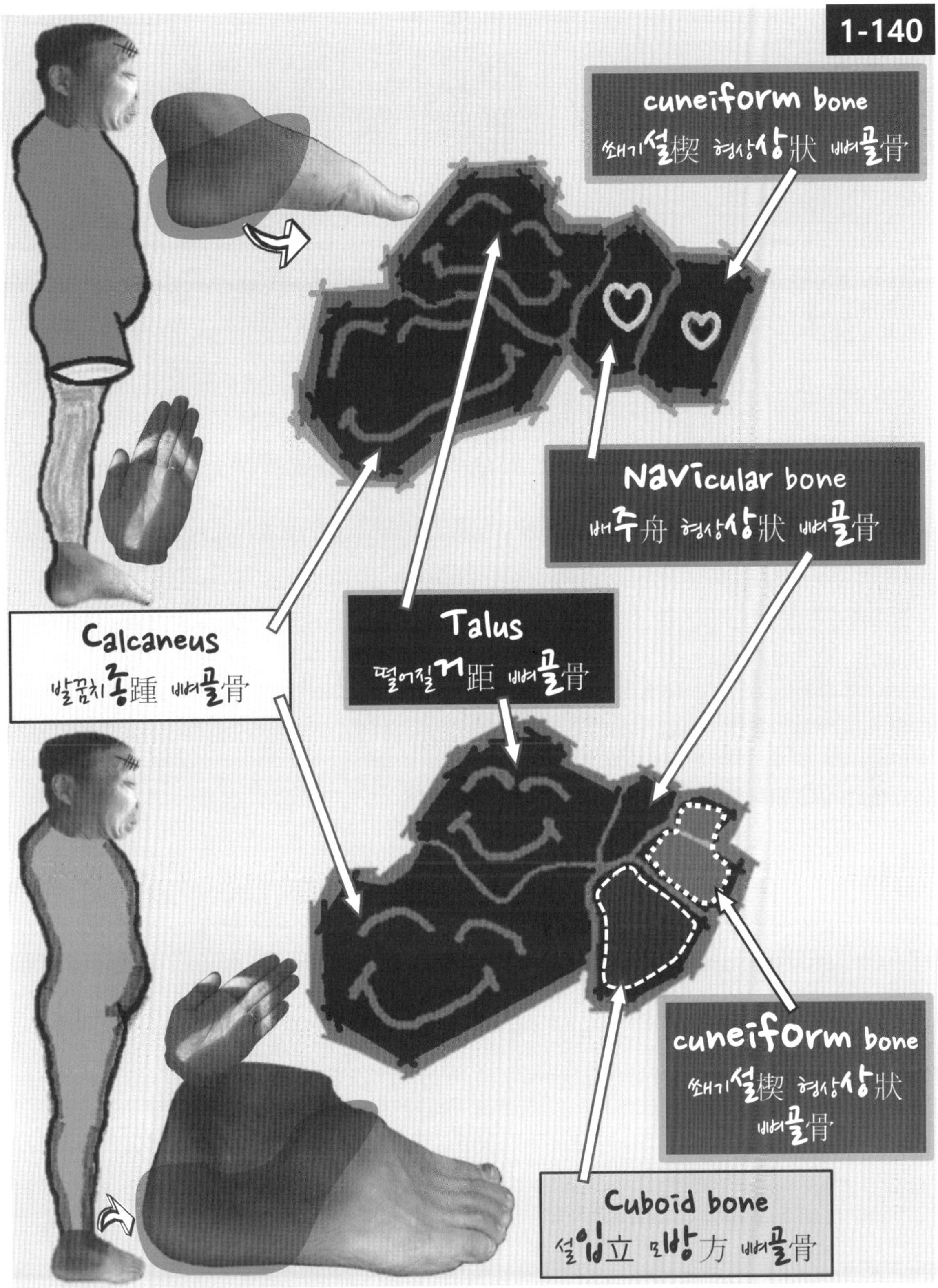
1-140
cuneiform bone
쐐기설楔 형상상狀 뼈골骨
Navicular bone
배주舟 형상상狀 뼈골骨
Calcaneus
발꿈치종踵 뼈골骨
Talus
떨어질거距 뼈골骨
cuneiform bone
쐐기설楔 형상상狀 뼈골骨
Cuboid bone
설입立 모방方 뼈골骨

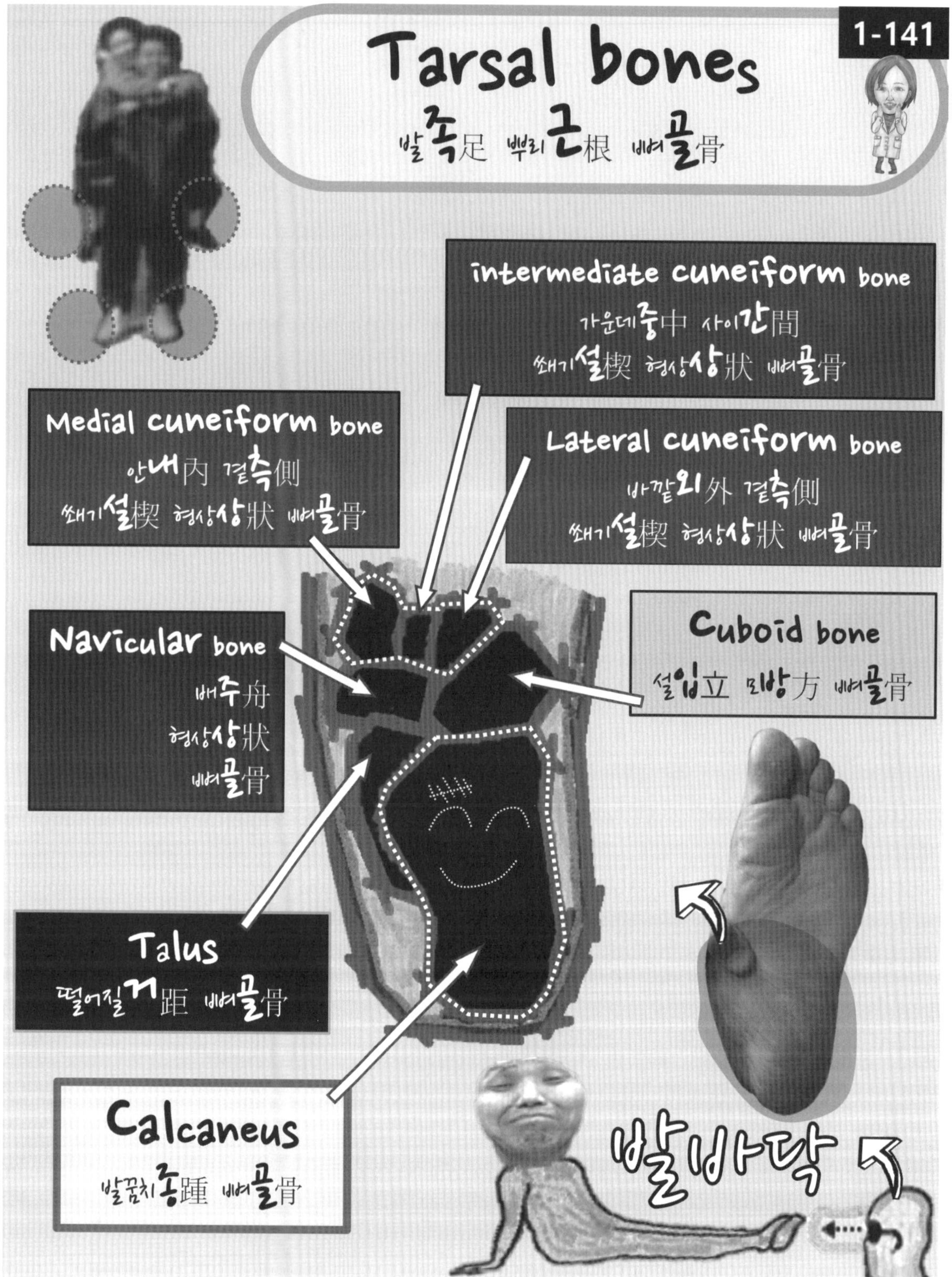
1-141
Tarsal bones
발족足 뿌리근根 뼈골骨
intermediate cuneiform bone
가운데중中 사이간間
쐐기설楔 형상상狀 뼈골骨
Medial cuneiform bone
안내內 곁측側
쐐기설楔 형상상狀 뼈골骨
Lateral cuneiform bone
바깥외外 곁측側
쐐기설楔 형상상狀 뼈골骨
Navicular bone
배주舟
형상상狀
뼈골骨
Cuboid bone
설입立 모방方 뼈골骨
Talus
떨어질거距 뼈골骨
Calcaneus
발꿈치종踵 뼈골骨
발바닥

1-142

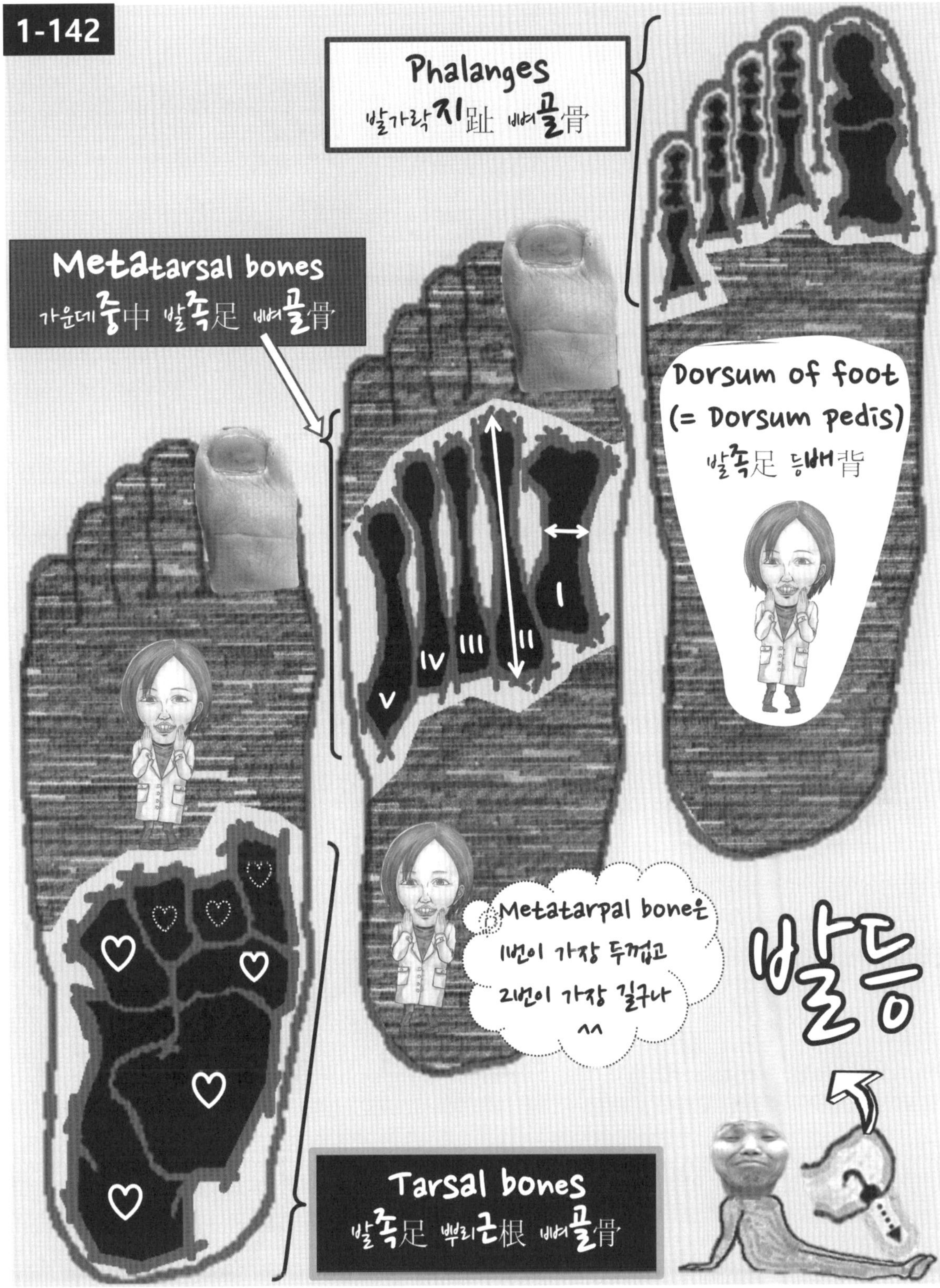
Phalanges
발가락지趾 뼈골骨
Metatarsal bones
가운데중中 발족足 뼈골骨
Dorsum of foot
(= Dorsum pedis)
발족足 등배背
I
II
III
IV
V
Metatarpal bone은
1번이 가장 두껍고
2번이 가장 길구나
^^
발등
Tarsal bones
발족足 뿌리근根 뼈골骨

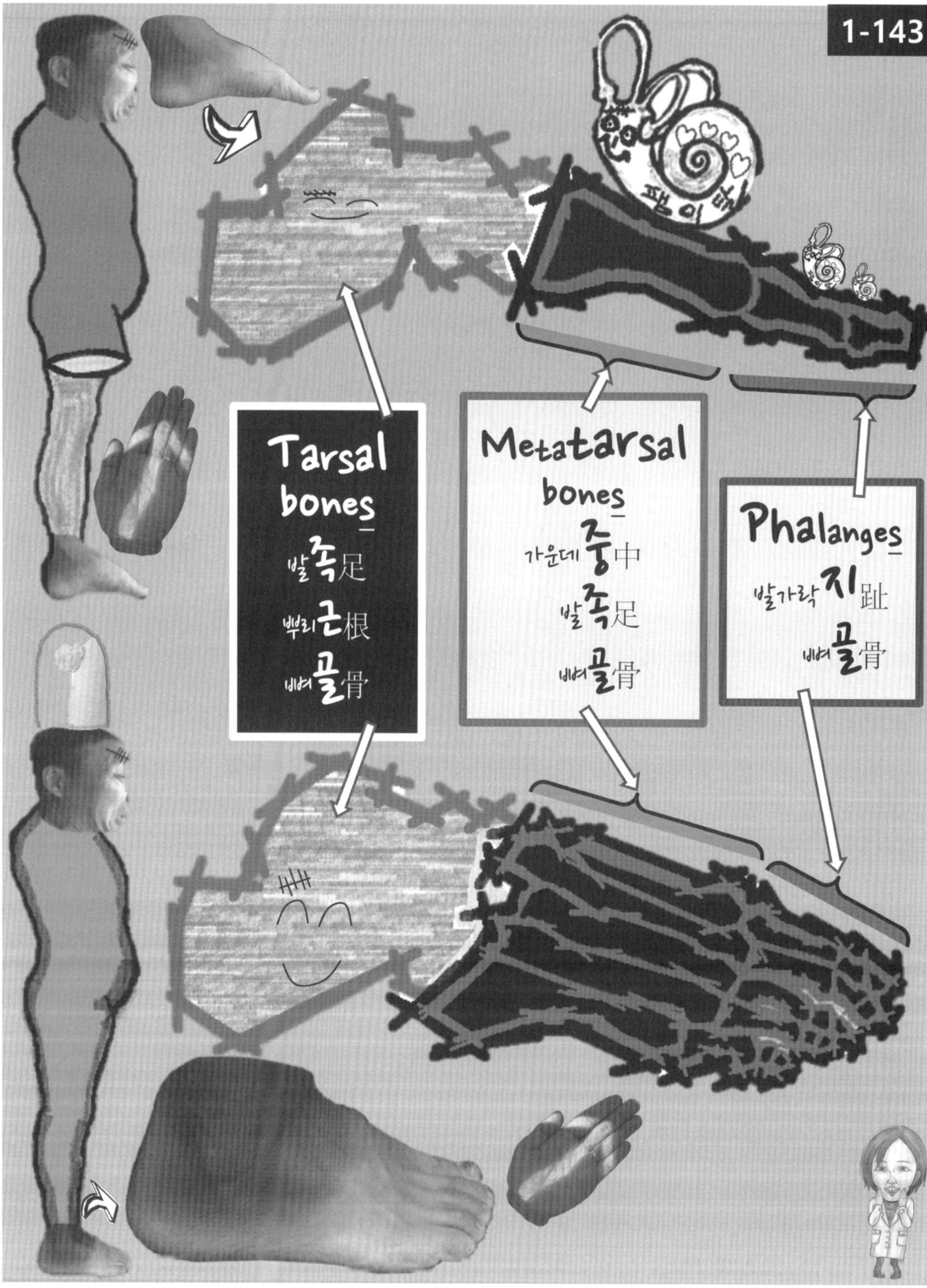
1-143
Tarsal bones
발 족 足
뿌리 근 根
뼈 골 骨
Metatarsal bones
가운데 중 中
발 족 足
뼈 골 骨
Phalanges
발가락 지 趾
뼈 골 骨

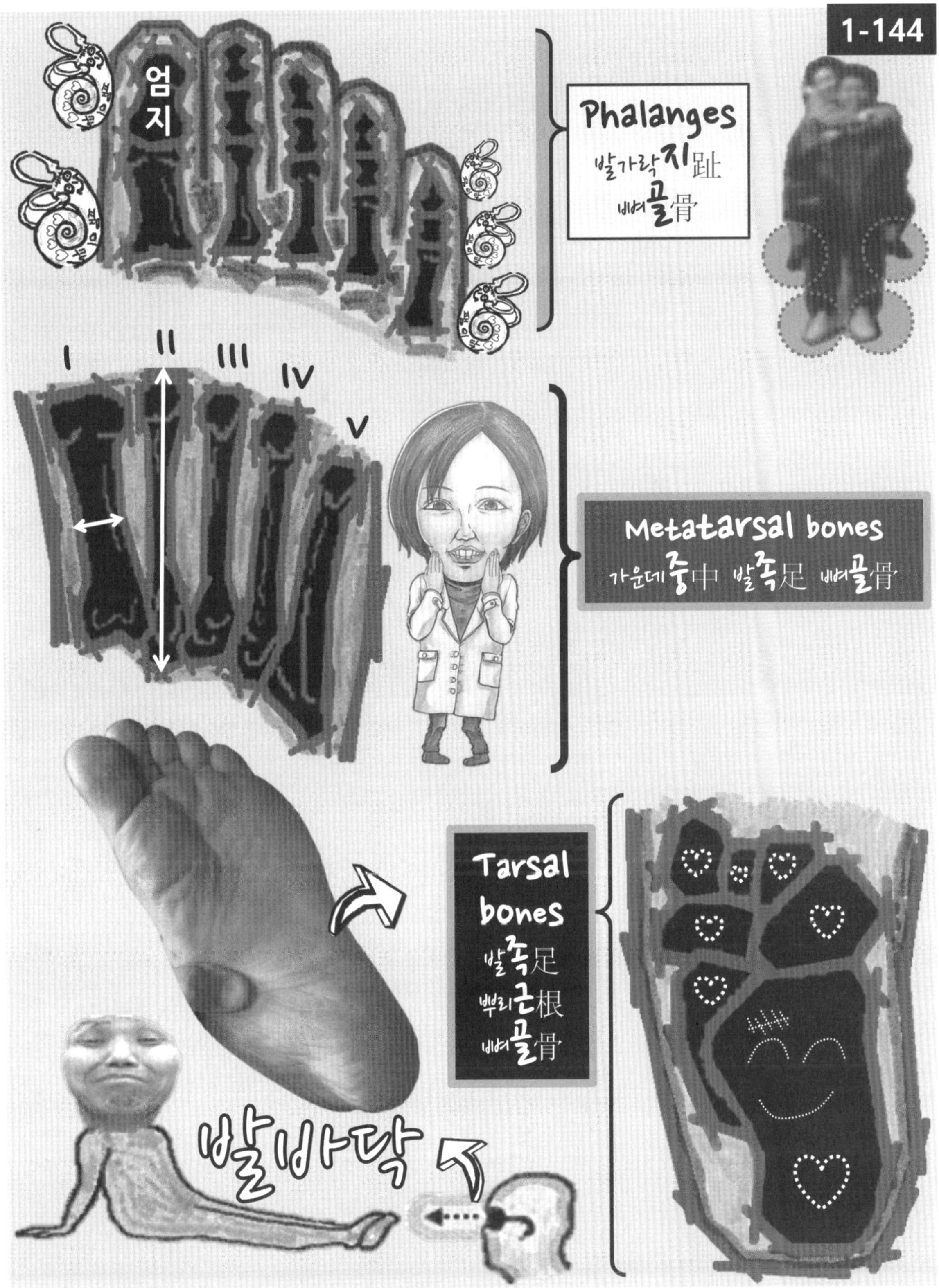
1-144
엄지
Phalanges
발가락지趾
뼈골骨
I
II
III
IV
V
Metatarsal bones
가운데중中 발족足 뼈골骨
Tarsal bones
발족足
뿌리근根
뼈골骨
발바닥

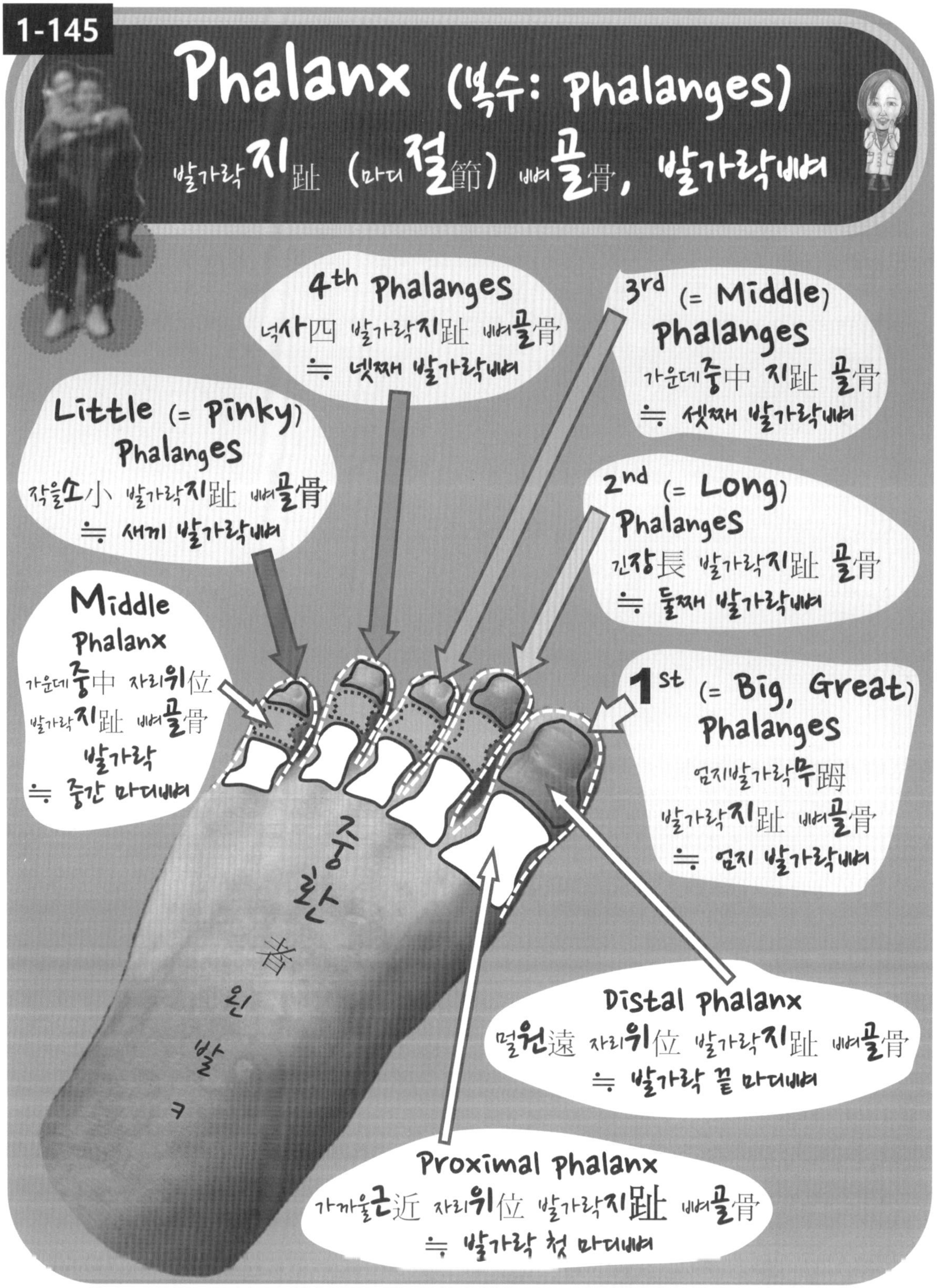
1-145
Phalanx (복수: Phalanges)
발가락지趾 (마디절節) 뼈골骨, 발가락뼈
4th Phalanges
넉사四 발가락지趾 뼈골骨
≒ 넷째 발가락뼈
3rd (= Middle) Phalanges
가운데중中 지趾 골骨
≒ 셋째 발가락뼈
Little (= Pinky) Phalanges
작을소小 발가락지趾 뼈골骨
≒ 새끼 발가락뼈
2nd (= Long) Phalanges
긴장長 발가락지趾 골骨
≒ 둘째 발가락뼈
Middle Phalanx
가운데중中 자리위位
발가락지趾 뼈골骨
발가락
≒ 중간 마디뼈
1st (= Big, Great) Phalanges
엄지발가락무拇
발가락지趾 뼈골骨
≒ 엄지 발가락뼈
중환者 왼발 ㅋ
Distal phalanx
멀원遠 자리위位 발가락지趾 뼈골骨
≒ 발가락 끝 마디뼈
Proximal phalanx
가까울근近 자리위位 발가락지趾 뼈골骨
≒ 발가락 첫 마디뼈

1-146

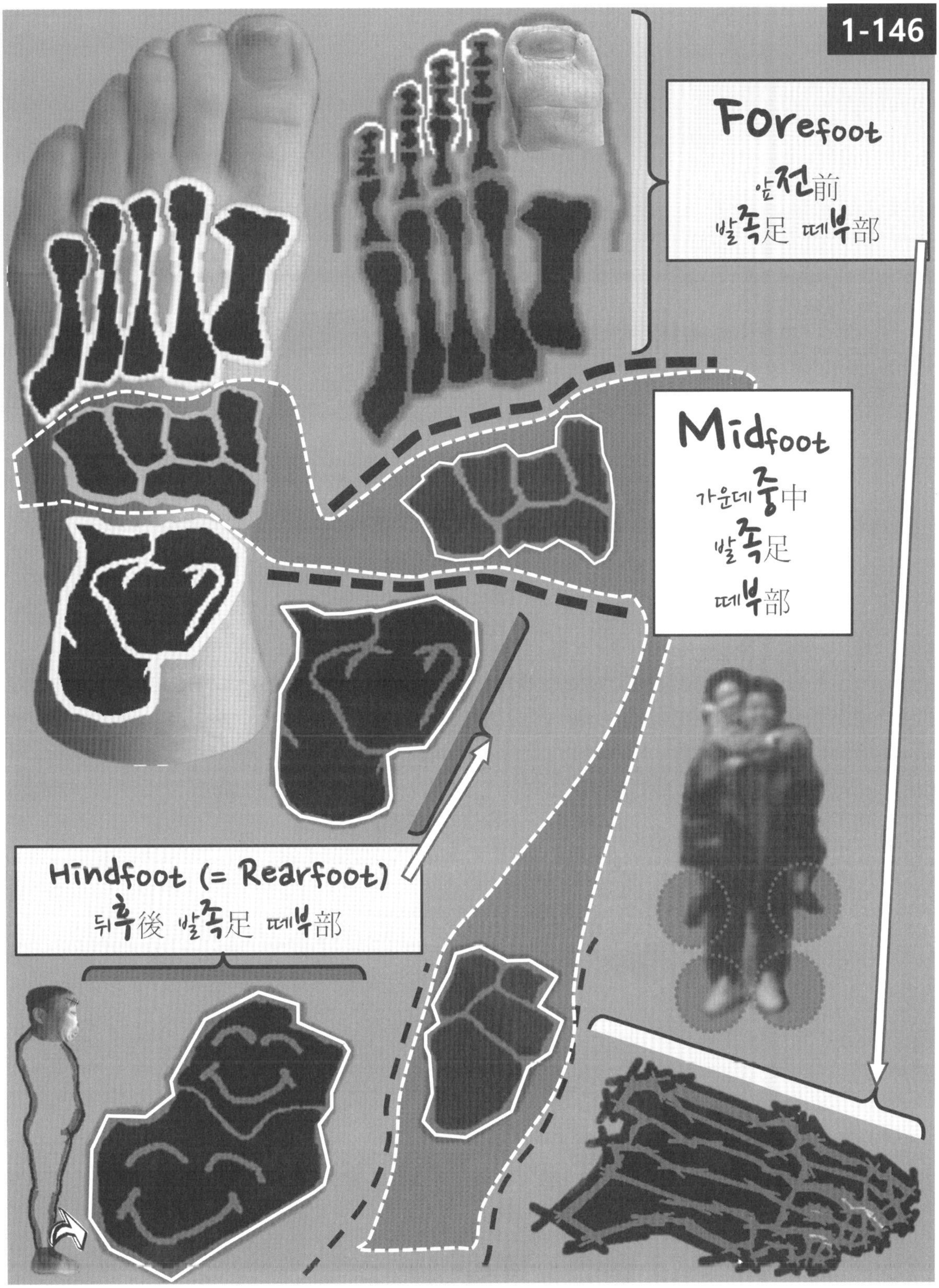
Forefoot
앞전前
발족足 떼부部
Midfoot
가운데중中
발족足
떼부部
Hindfoot (= Rearfoot)
뒤후後 발족足 떼부部

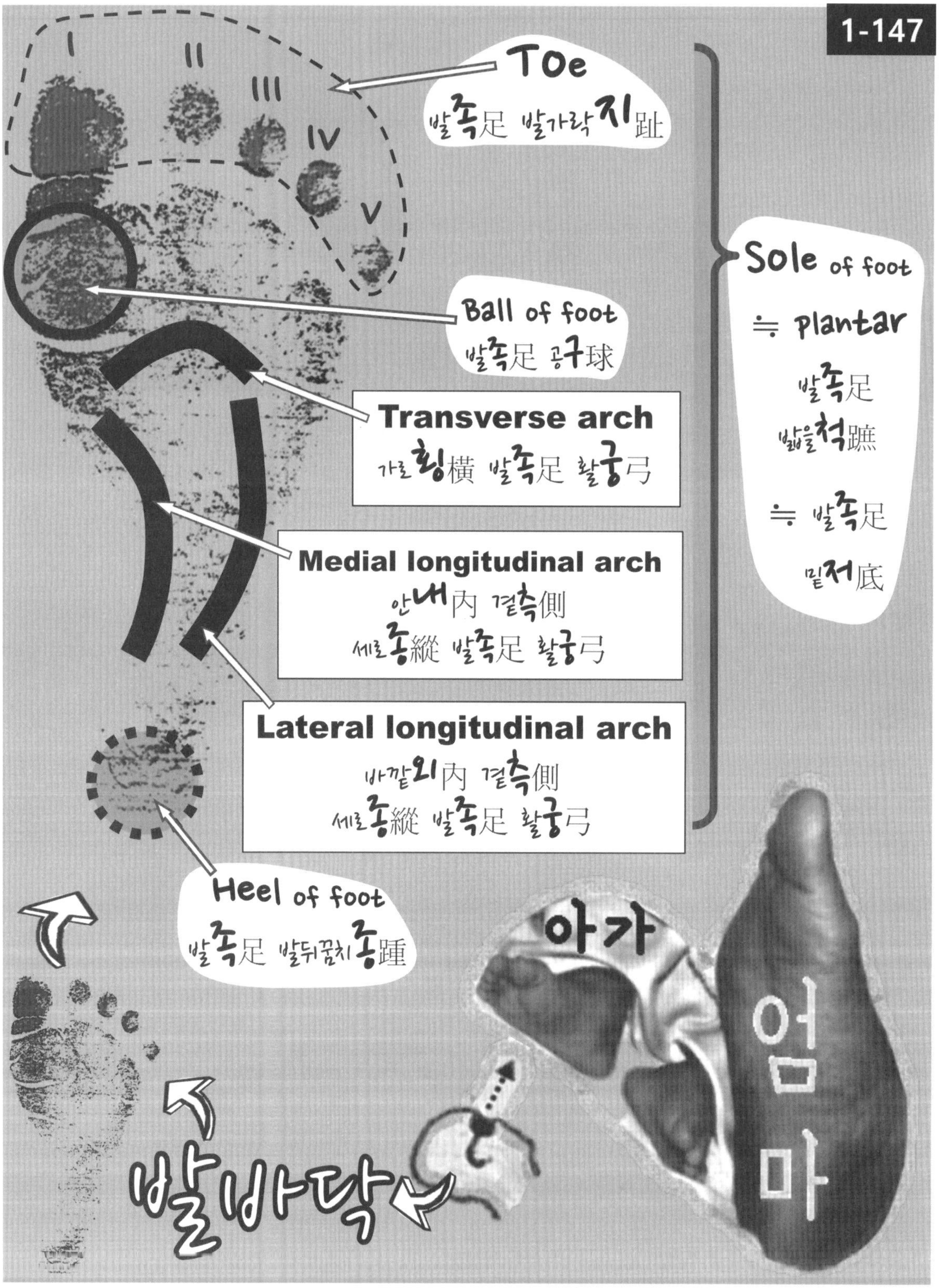
1-147
I
II
III
IV
V
TOe
발족足 발가락지趾
Ball of foot
발족足 공구球
Transverse arch
가로횡橫 발족足 활궁弓
Medial longitudinal arch
안내內 곁측側
세로종縱 발족足 활궁弓
Lateral longitudinal arch
바깥외內 곁측側
세로종縱 발족足 활궁弓
Sole of foot
≒ plantar
발족足
밟을척蹠
≒ 발족足
밑저底
Heel of foot
발족足 발뒤꿈치종踵
발바닥
아가
엄마

제 1장 인체 개요와 뼈의 구조 및 생리

" Rəbb mənə dedi: «Ey bəşər oğlu, bu sümüklər dirilə bilərmi?» Mən cavab verdim: «Ey Xudavənd Rəbb, bunu Sən bilirsən». O mənə dedi: «Bu sümüklər üçün peyğəmbərlik edib onlara söylə ki, ey quru sümüklər, Rəbbin sözünü eşidin. Xudavənd Rəbb bu sümüklərə belə deyir: "Mən sizin daxilinizə ruh qoyacağam və siz diriləcəksiniz. Üstünüzə vətərlər qoyacaq, ət bitirəcək, sizi dəri ilə örtəcəyəm, daxilinizə ruh qoyacağam və siz diriləcəksiniz. Onda biləcəksiniz ki, Rəbb Mənəm"». Mənə əmr olunduğu kimi peyğəmbərlik etdim. Mən peyğəmbərlik edərkən bir gurultu qopdu, bir taqqıltı eşidildi. Sümüklər yaxınlaşdı, sümük sümüyə bitişdi. "

" 그가 내게 이르시되 인자야 이 **뼈**들이 능히 살겠느냐 하시기로 내가 대답하되 주 여호와여 주께서 아시나이다. 또 내게 이르시되 너는 이 모든 **뼈**에게 대언하여 이르기를 너희 마른 **뼈**들아 여호와의 말씀을 들을찌어다.

주 여호와께서 이 **뼈**들에게 말씀하시기를 내가 생기로 너희에게 들어가게 하리니 너희가 살리라 너희 위에 힘줄을 두고 살을 입히고 가죽으로 덮고 너희 속에 생기를 두리니 너희가 살리라 또 나를 여호와인줄 알리라 하셨다 하라.

이에 내가 명을 좇아 대언하니 대언할 때에 소리가 나고 움직이더니 이 **뼈**, 저 **뼈**가 들어 맞아서 **뼈**들이 서로 연락하더라. "

(에스겔 37장 3절~ 7절)

" **우리가 공부해야 하는 이유는 환자분들께 죄를 짓지 않기 위해서입니다** "

(그림 1-1)

☎ ' **일절만**(✂ 집에서 붙여준 저의 애칭^^) ' : 해부학 공부는 "**시선**"이 중요한 것 같습니다.
왜냐하면(요),
비록 종이에 인쇄된 활자체가 표현하는 그림은 2차원인 "**면**"이지만,
인체는 3차원의 "**입체**"이기 때문에,
여러 "**방향**"에서 보려고 노력하는 것! 중요하다 생각해 봅니다(**그림 1-2**).

더욱 중요한 것! 우리 눈으로 보는 파장➜, 약 400nm~700nm의 한정된 좁은 영역!
그런 이유로 '**3차원**'만을 일부 보는 것 같아요^^; 그렇다면 '**4차원**'은?
그래서 더욱, (제-자신) 겸손해져야 함을 깨닫게 되네요,.... v _ v

풀**해**解 쪼갤**부**剖 배울**학**學 ☞ **풀어 쪼개어 배우는 학문^^**

➜ "아나토미, ANATOMY"는

✔ **그리스어** "**ἀνατέμνω** (anatomy)"에서 유래한 단어 즉, **ἀνά** (= ana-) + **τέμνω** (-tomy)의 합성어로써 **ana-**는 '**분리하다, 위(上)**', **-tomy**는 '**자르다**'(등)의 의미로 확인·이해됩니다.

특히, 인체해부학(human anatomy)은 목적에 따라 계통해부학(systemic anatomy), 병리해부학(pathological anatomy) 및 법의해부학(forensic anatomy) 등으로 분류하여 교육 및 연구함을 살펴볼 수 있습니다.

한편,

날**생**生 다스릴**리**理 배울**학**學 ☞ **살아있는 생명체의 이치를 다스리고 배우는 학문^^**

➜ "피지올로지, physiology"는

✔ physio- + logy의 합성어로, **그리스어** "**φύσις** [= physis, 자연(nature), 근원(origin)]"과 "**-λογία** [= -logia, 학문(study)]"(등)을 의미하는 것으로 확인·이해됩니다.

따라서, 생리학은 궁극적으로 **생명체**의 기능(function) 및 기전(mechanism)을 과학적 시각으로 접근, 설명하려 노력하는 생명과학의 한 분야라고 할 수 있습니다.

뼈**골**骨 쏠**발**發 날**생**生 과 뼈**골**骨 이룰**성**成 길**장**長 의 이해

☞ **발생과 성장**

✓ 특수결합조직(특수결합조직, specialized connective tissue)에 속하는 뼈 조직의 발생·성장은 태생기 약 8주령부터 시작되는 것으로 확인·이해됩니다(그림 1-3).
현미경으로 보면, 미세구조가 무작위로 흩어져있는

➜ '**무층골**(없을**무**無 층**층**層 뼈**골**骨, **무층뼈**, **Woven bone**)'과
일정한 방향으로 배열을 이루는

➜ '**층판골**(층**층**層 널조각**판**板 뼈**골**骨, **층판뼈**, **Lamellar bone**)'로 분류해볼 수 있습니다(그림 1-4, 1-5).

특히,
엄마 뱃속에서 시작되는 뼈의 형성은

▶ '**막 내 골화**(막**막**膜 안**내**內 뼈**골**骨 될**화**化, **막성뼈발생**,

Intramembranous ossification)’와

▶ ‘연골 내 골화(연할연軟 뼈골骨 안내內 뼈골骨 될화化, 연골뼈발생, Endochondral ossification)’로 시작됨을 확인·이해할 수 있습니다(그림 1-6).

(좀 더 살펴보면요↘)

▶▶ ‘막 내 골화(Intramembranous ossification)’는 ↘

✓ ‘간엽세포(사이간間 잎엽葉 가늘세細 태보포胞, 중간엽조직성줄기세포, mesenchymal cell 혹은 배자간엽세포, 아이밸배胚 자녀자子 사이간間 잎엽葉 가늘세細 태보포胞, 배자중간엽세포, embryonic mesenchymal cell)’가

➜ 직접 ‘골모세포(뼈골骨 어미모母 가늘세細 태보포胞, 뼈모세포, osteoblast)’에서 ⇒ ‘골세포(뼈골骨 가늘세細 태보포胞, 뼈세포, osteocyte)’로 분화-성숙되어

(온전한) 뼈가 완성되는 방식이며, (여기에는요)

✷ ‘뇌두개골(뇌뇌腦 머리두頭 덮을개蓋 뼈골骨, 뇌머리뼈, cranial bones)’의 대부분과

✷ ‘하악골(아래하下 턱악顎 뼈골骨, 아래턱뼈, mandible)’을 포함한

✷ 얼굴(얼굴안顔, face)의 ‘편평골(넓적할편扁 평평할평平 뼈골骨, 납작뼈, flat bones)’ 및

✷ ‘쇄골(쇠사슬쇠鎖 뼈골骨, 빗장뼈, clavicle)’ 등이 이에 속하는 것으로 확인·이해됩니다(그림 1-6).

▶▶ ‘연골 내 골화(Endochondral ossification)’는 마치 칠흙으로 인형을 만들 때, 철사로 뼈대를 만들 듯, 철사에 해당되는 ↘

➜ ‘연골모세포(연할연軟 뼈골骨 어미모母 가늘세細 태보포胞, 연골모세포, chondroblast)’로 조성된 “연골모델(cartilage model)”의 형성이 밑바탕 됩니다(그림 1-6).

이어서 연골모델 속, 연골세포의 증식과 비대 및 괴사!....

(계속 이어서➜) 괴사 된 공간에 ‘파골세포(깨뜨릴파破 뼈골骨 가늘세細 태보포胞, 뼈파괴세포, osteoclast)’로 유도되는 골-흡수작용!....(그림 1-6, 1-7).

동시에 골세포로 성장-성숙된 세포의 관여와 칼슘, 인과 같은 무기질 침착으로 ↘

→ "골형성아(뼈골骨 형상형形 이룰성成 싹아芽, 뼈발생싹, osteogenic bud)" 생성!,,,,

⇒ 궁극적으로 연골에서 뼈로 대체되는 과정이 대부분 '장골(길장長 뼈골骨, 긴뼈, long bone)'에서 일어남을 확인·이해할 수 있습니다(그림 1-6).

◆ 특히, 장골(Long bone)의 경우,

'1차 골화중심(한일一 버금차次 뼈골骨 될화化 가운데중中 마음심心, 일차뼈되기중심, primary ossification center)'이 '골간(뼈골骨 줄기간幹, 뼈몸통, diaphysis)'에서 시작되어 점차 뼈의 양쪽 '골단(뼈골骨 끝단端, 뼈끝, epiphysis)' 방향으로 진행됩니다(그림 1-7).

→ 출생 전, 후를 기점으로 (뼈에 따라 출현하는 시기에 차이가 존재) 발생되는 ↴

'2차 골화중심(두이二 버금차次 뼈골骨 될화化 가운데중中 마음심心, 이차뼈되기중심, secondary ossification center)'이 양쪽 골단(epiphysis)에 출현하며, 여기에 영양과 성장호르몬 등이 작용하여 시간차를 두고 성장하다가 성인이 되면 성장이 멈추는 여정을 확인·이해힐 수 있습니다. 그러나,

아직, 성장기에 있는 1차 골화중심과 2차 골화중심 사이에 남아 있는 성장가능의 연골 부분을 '골단선(뼈골骨 끝단端 줄선線, 뼈끝선, epiphyseal line)' 혹은 '골단판(뼈골骨 끝단端 널조각판板, 뼈끝판, epiphyseal plate)'이라 하고, 유전적 영향 및 적절한 상황에 따라 골생장이 진행되어 성인으로 성장합니다.

이처럼, 뼈의 성장이 완전히 끝나면 양쪽 골단(epiphysis)의 끝부분은 연골로 남아 관절연골(articular cartilage)의 기능을 담당하고,

골간단(metaphysis)에서는 골단선(epiphyseal line)이라는 흔적의 형태를 확인·이해할 수 있습니다(그림 1-6, 1-7).

뼈골骨 의 얽을구構 만들조造 와 이룰성成 나눌분分 의 이해

☞ 구조와 성분

✷ '장골(길장長 뼈골骨, 긴뼈, Long bone)'을 볼 때, 그 형태는 양쪽 끝인 '골단(뼈끝, epiphysis)'과 '골간(뼈몸통, diaphysis)'으로 구성되며 섬유성 결합조직인 '골막(뼈골骨 막막膜, 뼈막, periosteum)'에 의해 보호를 받고 있음을 확인·이해할 수 있습니다(그림 1-8). 특히,

◆ 골막과 '골기질(뼈골骨 터기基 바탕질質, 뼈바탕질, bone matrix)' 사이에는(요),

➜ "관통섬유(꿰뚫을관貫 통할통通 가늘섬纖 밧줄유維, 관통섬유, perforating fiber)"로 알려진 결합조직 즉,

✓ "샤페이섬유(Sharpey's fibers)"가 강인하게 박혀있어 골막을 골기질에 단단히 고정시킴을 확인·이해할 수 있습니다(그림 1-9). 한편,

◆ "골막(Periosteum)"은 다시 2개의 층으로 형성! 즉,

➜ (질긴) 섬유조직으로 형성된 '외층(바깥외外 층층層, 바깥판, outer layer)'과

➜ '간엽골형성층(사이간間 잎엽葉 뼈골骨 형상형形 이룰성成 층층層, 중간엽뼈형성층, mesenchymal osteogenic layer)'으로 형성된 '내층(안내內 층층層, 속판, inner layer)'으로 구분됨을 확인·관찰할 수 있습니다(그림 1-10). 특히,

"골막"의 내층은 "캄비움층(Cambium layer)"으로 잘 알려진 층으로써 그 이름이 식물학-용어에서 빌어온 것임을 또한 확인·인지할 수 있습니다 (그림 1-11, 1-12).

◆ 치밀골(촘촘할치緻 빽빽할밀密 뼈골骨, 치밀뼈, Compact bone) 은 해면골(spongy bone)과 함께,

✓ '층판골(층층層 널조각판板 뼈골骨, 층판뼈, lamellar bone)'에 속하는 전형적 구조의 뼈로 확인·관찰됩니다(그림 1-4, 1-5, 1-13~ 1-16).

➜ 이 뼈는 '골수강(뼈골骨 골수수髓 빈속강腔, 뼈속질공간, marrow cavity 혹은 medullary cavity)'과 같은 공간은 거의 없지만요(그림 1-8) ↘,

➜ "하버시안 관(하버시안 대롱관管 혹은 가운데중中 마음심心 대롱관管, Haversian canal, central canal)"을 중심으로 ➜ 즉,

"**동심원**(같을**동**同 마음**심**心 둥글**원**圓→ 사전적의미: 같은 중심을 가지며
반지름이 다른 두 개 이상의 원^^)" 상으로 배열된 ↘
'**층판구조**(lamellae)'를 **뼈의 구조적 단위로 간주**하여
⇒ '뼈의 으뜸'이라는 개념-용어로 번역하여↘
⇒ '**골원**(뼈**골**骨 으뜸**원**元, **뼈단위**, OSTEON)'이라는
용어의 약속과 함께 선배-학자분의 업적을
기억하고자 ↘
⇒ '**하버시안계**(하버시안 이을**계**系, **하버시안계통**,
Haversian system)'라는 의미를 함께
적용·통용하는 의미를 되새겨보면서(요),
엄지 척!을 해봅니다(그림 1-13~ 1-16).

(이를 좀 더 살펴보면요↘)

➔ '**골원**(Osteon)'의 중심에는 혈관, 신경, 및 림프관(등)이 들어있고(요),
뼈 층판과 층판 사이에 존재하는 작은 공간인
→ '**골소강**(뼈**골**骨 작을**소**小 빈속**강**腔, **뼈세포방**, lacuna)' 안에
'**골세포**(뼈**골**骨 가늘**세**細 태보**포**胞, **뼈세포**, osteocyte)'가
존재함을 확인·관찰할 수 있습니다(그림 1-15).
또한, '**골세포**'와 '**골세포**' 사이에는
→ '**골세관**(뼈**골**骨 가늘**세**細 대롱**관**管, **뼈세관**, canaliculi)'으로
연결-연결-연결되어 하나의 전체적 하버시안계를
이루게 해 줌을 관찰할 수 있습니다(그림 1-15).
동시에,
'**하버시안관**'과 또 다른 '**하버시안관**'의 수직기둥 사이에
마치 수평을 이루는 듯 가로로 놓여 있는 ↘
→ '**볼크만관**(볼크만 대롱**관**管, **볼크만관**, Volkmann's cannal)'
속에 존재하는 '피**혈**血 대롱**관**管'에 의해 서로-서로
연결망을 이루어 척박한 (치밀골➔) 상황에서도
'가늘**세**細 태보**포**胞'가 삶을 영위할 수 있도록 허락
해줌을 확인·이해할 수 있습니다(그림 1-13).

◆ **해면골**(바다**해**海 솜**면**綿 뼈**골**骨, **해면뼈**, Spongy bone) 은 '치밀골(compact bone)'과 달리,

➔ '**골수**(뼈**골**骨 골수**수**髓, **뼈속질**, Bone marrow)'를 이루는 구조로써,

➜ '골소주(뼈골骨 작을소小 기둥주柱, 뼈잔기둥, trabeculae)'라 하는 구조가
두드러지고(요), '골소주' 사이에 허락된 공간에는(요),
→ 뼈 무게의 감소와 함께 '조혈 기능'을 담당하는 ⌝
→ 골수의 공간인 '골수강(골수강, medullary cavity 혹은
marrow cavity)'을 구성하여,
→ '골수(bone marrow)'로 차 있음을 확인·관찰할 수 있습니다
(그림 1-13, 1-17).

이러한

✷ '골수'에는(요), '조혈작용'을 담당하는

✓ '적색골수(붉을적赤 빛색色 뼈골骨 골수수髓, 적색뼈속질,
Red bone marrow)'와
성장하면서 '기름지脂 기름방肪 짤조組짤직織'으로의
대체되어 '만들조造 피혈血 지을작作 쓸용用'이 멈춘 ⌝

✓ '황색골수(누를황黃 빛색色 뼈골骨 골수수髓, 황색뼈속질,
Yellow bone marrow)'를 확인할 수 있고(요),

⇒ '성인(Adult)'의 경우,

✷ '늑골(갈비늑肋 뼈골骨, 갈비뼈, Ribs)'과

✷ '흉골(가슴흉胸 뼈골骨, 복장뼈, Sternum)',

✷ '척추골(등마루척脊 쇠몽둥이추椎 뼈골骨, 척추뼈,
Vertebrae, 단수: vertebra)' 및

✷ '골반(뼈골骨 소반반盤, 골반, Pelvis)'을 이루는 뼈(등)에
'적색골수' 상태가 유지되어 '조혈 기능'을 (평생)
지속하는 것이 확인·이해됩니다.

한편,

❝뼈(BONE)❞는 '특수결합조직'으로써 세포와 세포가 분비한 물질이
대사(metabolism)에 의해 조성된 ⌝

⇒ '기질(터기基 바탕질質, 세포사이물질,
ground substance ▶ 궁극적으로 "골기질,
bone matrix'을 형성하는")'을 삶의 공간으로 사용하고(요),

⇒ 그 '기질' 속에 존재하는 '골세포' (등)이 함께 어우러져
형성된 결합조직(connective tissue)이 ❝뼈❞로써,
이처럼,

⇒ ❝뼈(BONE)❞를 구성하는 세포에는(요) ⌝

기질-생성의 능력과 잠재성이 왕성한 ↴

✓ '골모세포(뼈골骨 어미모母 가늘세細 태보포胞, **뼈모세포**, osteoblast)' 와

'골모세포'가 성장-성숙한 유형의 ↴

✓ '골세포(뼈골骨 가늘세細 태보포胞, **뼈세포**, osteocyte)' 및

'백혈구'에서 유래되어 뼈조직 흡수로 인한 골수강(medullary cavity)의 확보를 포함한 **'리모델링(remodeling)'**(등)에 관여하는 ↴

✓ '파골세포(깨뜨릴파破 뼈골骨 가늘세細 태보포胞, **뼈파괴세포**, osteoclast)' 등이 존재함을 확인·관찰할 수 있습니다(그림 1-18).

뼈골骨 의 틀기機 능할능能

☞ 기능

"뼈(BONE)"는 **'척추동물(등마루척脊 쇠몽둥이추椎 움직일동動 만물물物, vertebrate)'** 분류의 중요한 기준이 됨과 동시에,

▶ **'지지와 보호(Support & Protection)'** 즉, 거푸집과 같이 인체의 틀을 형성하여 체중을 견디도록 해주며, 주요장기를 보호해 주는 긍정적 의무를 감당합니다. 또한,

▶ **'움직임(Movement)'**의 근원 즉, 근육과 건에 연결되어 지렛대로 작용함으로써 인간 행동의 근간이 된다고 할 수 있습니다.

▶ **'저장(Storage)'** 즉, 칼슘과 인과 같은 ✷무기질의 저장은 칼슘/인 대사에 매우 중요하다 할 수 있고(요)(그림 1-16), 골수강 속에서 이루어지는 지방으로의 대체(≒ 적색골수 → 황색골수로 이행) 역시 ✷지방저장이라는 의미로 볼 수 있습니다.
동시에, 해면골 속 공간의 형성으로 인한 소리 울림 및 두개골 무게의 감소는 ✷공기의 저장이라는 뼈-기능에 확대-편재할 수 있다고 생각됩니다(그림 1-19).

▶ **'조혈기능(Hematopoiesis)'** 등.... 즉, 평생을 두고 이루어지는 **'피'**의 생성이 이루어지기에 **"헌혈"**과 같은 인간애의 실천이

가능하다고 보여집니다(그림 1-19).

갓난아이영嬰 · 젖유乳 아이아兒 의 샘천泉 문문門 (숫구멍, Fontanel)

☞ 영·유아의 천문

◆ 엄마 뱃속에서 형성된 배자(embryo) → 태아(fetus)가 출생하여 영·유아기로 성장할 시기의 뼈는 ✓ **약 270개 이상**의 뼈가 사춘기를 지나 성인에 이르면서 ✓ **206개**의 완성된 뼈로 죽음에 이르기까지 평생을 영위하게 됩니다(그림 1-20).

특히, 엄마의 '**산도**(낳을**산**産 길**도**道, **출산길**, birth canal)'를 지나면서 엄마의 항체를 물려받게 되고, 외부 세균에 노출되는 좁디좁은 공간으로의 여정은 아가의 머리뼈가 조각 형태를 이루기에 가능하다고 생각됩니다(그림 1-21, 1-22).

이러한 필요·충분 조건으로 형성되어야만 하는 구조가 천문(숫구멍, Fontanel **혹은 fontanelle)으로 다음과 같습니다. 즉,**

☞ **천문**은 4종류 ⇒ 총 6개

✷ **대천문**(큰**대**大 샘**천**泉 문**문**門, **앞숫구멍**, anterior fontanel) ⇒ 1개,

✷ **소천문**(작을**소**小 샘**천**泉 문**문**門, **뒤숫구멍**, posterior fontanel) ⇒ 1개,

✷ **전측두천문**(앞**전**前 곁**측**側 머리**두**頭 샘**천**泉 문**문**門, **앞 가쪽 숫구멍**
혹은 나비**접**蝶 형상**형**形 샘**천**泉 문**문**門, anterolateral fontanel
혹은 sphenoid fontanel) ⇒ 2개,

✷ **후측두천문**(뒤**후**後 곁**측**側 머리**두**頭 샘**천**泉 문**문**門, **뒤 가쪽 숫구멍**
혹은 젖**유**乳 모양**양**樣 샘**천**泉 문**문**門, posterolateral fontanel
혹은 mastoid fontanel) ⇒ 2개로 확인·이해됩니다(그림 1-21, 1-22).

('천문'을 좀 더 살펴보면요~)

▶ **대천문**(큰**대**大 샘**천**泉 문**문**門, **앞숫구멍**, anterior fontanel) 은 가장 크고 가장 늦게 닫히는 천문으로써, 출생 후 약 (13개월 혹은) 18개월에서~ 약 24개월 사이에 닫히고(요), 그 결과

➜ '**시상봉합**[화살**시**矢 형상**상**狀 꿰맬**봉**縫 합할**합**合, **시상봉합**, Sagittal suture
☜ **좌·우 두정골**(머리**두**頭 정수리**정**頂 뼈**골**骨, **마루뼈**, parietal bone)이 관절]'과

➜ '**관상봉합**[갓**관**冠 형상**상**狀 꿰맬**봉**縫 합할**합**合, **관상봉합**, Coronal suture
☜ **전두골**(앞**전**前 머리**두**頭 뼈**골**骨, **이마뼈**, frontal bone)과 두정골이 관절]'이 형성됨을 확인·관찰할 수 있습니다(그림 1-21).

▶ **소천문(작을소小 샘천泉 문문門, 뒤숫구멍, posterior fontanel)** 은

✓ 좌·우 '**두정골**(머리두頭 정수리정頂 뼈골骨, **마루뼈**, parietal bone)'과

✓ '**후두골**(뒤후後 머리두頭 뼈골骨, **뒤통수뼈**, occipital bone)' 사이에 형성된 구조로써,

➜ 출생 후 약 6주에서~ 약 2개월 사이에 닫혀,

⇒ ❛**시상봉합**(화살시矢 형상상狀 꿰맬봉縫 합할합合, **시상봉합**, sagittal suture)❜ 과

⇒ ❛**람다봉합**(✷ 'λ' 꿰맬봉縫 합할합合, lambdoid suture,

혹은 ✷ **시옷봉합**, 'ㅅ' 꿰맬봉縫합할합合

및 ✷ 석삼三 뿔각角 꿰맬봉縫 합할합合 이라고도 불리는^^)❜ 을

확인·관찰할 수 있습니다(그림 1-21).

▶ **전측두천문(앞전前 곁측側 머리두頭 샘천泉 문문門, 앞 가쪽 숫구멍, anterolateral fontanel)** 은 왼쪽과 오른쪽에 형성되는 구조를

합하여 → 좌/우 한 쌍을 이루는 천문으로써,

✓ ✷ '**측두골**(곁측側 머리두頭 뼈골骨, **관자뼈**, temporal bone)'과

✷ '**두정골**(머리두頭 정수리정頂 뼈골骨, **마루뼈**, parietal bone)'로 결성된 ↴

⇒ ❛**인상봉합**(비늘인鱗 형상상狀 꿰맬봉縫 합할합合, **비늘봉합**,

squamous suture)❜ 과

✓ ✷ '**접형골**(나비접蝶 형상형形 뼈골骨, **나비뼈**, sphenoid bone)'과

✷ '**두정골**(머리두頭 정수리정頂 뼈골骨, **마루뼈**, parietal bone)'로 결성된 ↴

⇒ ❛**접두정봉합**(나비접蝶 머리두頭 정수리정頂 꿰맬봉縫 합할합合,

나비마루봉합, sphenoparietal suture)❜ 이 마치,

▶ "**두물머리**"[(⇒ 금강산에서 시작한 '북한강'과 강원도 금대봉에서

시작한 '남한강'의 두 물줄기가 만난 곳,

즉, 경기도 양평군 양서면 양수리(두양兩 물수水 마을리里)가 좋은 예]처럼

서로 만난 부분을 확인·이해할 수 있습니다(그림 1-22).

또한, 이 천문은 문헌에 따라 제시하는 개월 수가 차이가 있으나 내용을 모두 적용,

제시해 보면요, → **약 3개월에서~ 약 6개월 사이에 닫히는 것을** 확인·관찰할

수 있습니다 (☎ 천문이 닫히는 개월 수는 다른 천문에 제시한 개월 수

모두 조심스런 마음으로 동일한 표현으로 제시해드렸습니다-감사합니다-)

▶ **후측두천문**(뒤**후**後 곁**측**側 머리**두**頭 샘**천**泉 문**문**門, 뒤 가쪽 숫구멍, posterolateral fontanel) 은 왼쪽과 오른쪽에 형성되는 구조를 합하여 → 좌/우 한 쌍을 이루는 천문으로써,

✓ ✷ '**측두골**(곁**측**側 머리**두**頭 뼈**골**骨, **관자뼈**, temporal bone)'과

✷ '**두정골**(머리**두**頭 정수리**정**頂 뼈**골**骨, **마루뼈**, parietal bone)'로 결성된 ↴

⇒ '**인상봉합**(비늘**인**鱗 형상**상**狀 꿰맬**봉**縫 합할**합**合, **비늘봉합**, squamous suture)'과

✓ ✷ '**두정골**(parietal bone)'과

✷ '**후두골**(뒤**후**後 머리**두**頭 뼈**골**骨, **뒤통수뼈**, occipital bone)'로 결성된 ↴

⇒ '**람다봉합**(lambdoidal suture)'이 만나는 곳을 가리키며,

⇒ 출생 후 약 6개월에서~ 약 18개월 사이에 **닫히는 것**을 확인·관찰할 수 있습니다 (그림 1-22).

뼈**골**骨 의 지경**구**區 나눌**분**分

☞ 구분

◆ 동물계 → 척삭동물문 → 포유강 → 영장목 → 사람과 → 사람속 → '사람'으로 생물학자에 의해 분류된 사람의 뼈는 그 모양이 제각각 서로 다릅니다(그림 1-23).

⇒ 이러한 뼈를 형태와 기능에 따라 구분해 보면 다음과 같다고 볼 수 있습니다. 즉,

✷ 긴 '**축**(굴대**축**軸, axis)'을 지니는 ✓ '**장골**(길**장**長 뼈**골**骨, **긴뼈**, Long bone)',

✷ 길이와 넓이가 비슷한 ✓ '**단골**(짧을**단**短 뼈**골**骨, **짧은뼈**, Short bone)',

✷ '**흉골**(가슴**흉**胸 뼈**골**骨, 복장뼈, sternum)'과 같은 납작한 모양의

✓ '**편평골**(넓적할**편**扁 평평할**평**平 뼈**골**骨, **납작뼈**, Flat bone)',

✷ '**관골**(넓을**관**寬 뼈**골**骨, **볼기뼈**, hip bone)'과 같이 모양이 일정치 않은

✓ '**불규칙골**(아니**불**不 법**규**規 법칙**칙**則 뼈**골**骨, **불규칙뼈**, Irregular bone)',

✷ '**건**(힘줄밑둥**건**腱, **힘줄**, tendon)'에 쌓여있는

→ '슬개골(무릎**슬**膝 덮을**개**蓋 뼈골骨, 무릎뼈, patella)' 및

→ '두상골(콩**두**豆 형상**상**狀 뼈골骨, 콩알뼈, pisiform bone)'과 같은

✓ '**종자골**(씨**종**種 자녀**자**子 뼈**골**骨, **종자뼈**, Sesamoid bone)',

✷ 뼈의 공간에 '빌**공**空 기운**기**氣(air)'를 함유하고 있어 무게를 줄여주고 공기입자의

'공명(함께공共 울명鳴, resonance)'을 담당하는

✓ ❛함기골(머금을함含 기운기氣 뼈골骨, 공기뼈, Pneumatic bone 혹은 air bone)❜ (등으)로 구분해 볼 수 있습니다(그림 1-23).

✷ ❛축성골격(굴대축軸 성품성性 뼈골骨 격식격格, 몸통뼈대, Axial skeleton)❜ 과
✷ ❛사지골격(넉사四 사지지肢 뼈골骨 격식격格, 팔다리뼈대, Appendicular skeleton)❜

☞ ❛축성골격(Axial skeleton)❜ 은

⇒ '몸체體 줄기간幹(trunk)'의 '장축(길장長 굴대축軸, cephalocaudal axis)'을 형성하는 80개로 구성된 뼈로서, 뇌와 척수(등)을 비롯한 중요장기를 보호해 줍니다(그림 1-24, 1-25).

그러나 이와는 달리,

(축성골격을 제외한 나머지 뼈라는 개념을 담아↴)

'줄부付 엮을속屬 뼈골骨 격식격格'이라고도 이름하는 ↴

☞ ❛사지골격(Appendicular skeleton)❜ 은 126개의 뼈로서,

⇒ 체간의 이동 및 일상생활동작에 필요한 기능(등)을 가능하게 해 주는 뼈로 확인·이해됩니다(그림 1-24, 1-25).

머리두頭 덮을개개 뼈골骨 (머리뼈, Skull)

☞ 두개골(Skull)에는

✷ "뇌(Brain)"를 보호하는 ↴

✓ ⇒ ❛뇌두개골(뇌뇌腦 머리두頭 덮을개蓋 뼈골骨, 뇌머리뼈, Cranial bone: 6 종류 ➜ 총 8개)❜ 와

✷ '인상(Impression)'을 좌우하는 "얼굴(face)" 형성의 ↴

✓ ⇒ ❛안면골(얼굴안顔 낯면面 뼈골骨, 얼굴뼈, Facial bone: 8 종류 ➜ 총 14개)❜, 및

✷ '측두골(곁측側 머리두頭 뼈골骨, 관자뼈, temporal bone)' 속에 들어있는 ↴

➜ 좌/우측 합하여 총 6개의 → ✓ ❛이소골(귀이耳 작을소小 뼈골骨, 귓속뼈, Auditory ossicle)❜ 과

→ 1개의 ✓ '설골(혀설舌 뼈골骨, 목뿔뼈, Hyoid bone)'로 구성되어 있음을 확인·관찰할 수 있습니다(그림 1-25, 1-26).

앞전前 머리두頭 뼈골骨 (이마뼈, Frontal bone)

▶ 전두골(Frontal bone)은 엄마 뱃속 '신경릉(영혼신神 지날경經 모날릉稜, neural crest)'에서 유래되어 좌-우 2개의 뼈가 하나로 융합하여 1개의 뼈로 완성됨을 이해·납득할 수 있습니다.

⇒ 이러한 전두골은(요) (그림에서 스마일-표시) 앞이마를 이루고(요),

⇒ '비극(코비鼻 가시나무극棘, 코가시, nasal spine)' 부분으로 이루어지는 코의 안쪽과 '안와(눈안眼 움집와窩, 눈확, orbit)'의 천장, → 이마의 뒤쪽으로 한 쌍의 '두정골(머리두頭 정수리정頂 뼈골骨, 마루뼈, parietal suture)'과 '관상봉합(coronal suture)'을 이룹니다. 또한

⇒ '안와상공(눈안眼 움집와窩 위상上 구멍공孔, 눈확위구멍, supraorbital foraman)'을 통해 앞이마에 분포하는 혈관과 신경이 출입하며,

⇒ '미궁(눈썹미眉 활궁弓, 눈썹활, superciliary arch)' 사이 부분인

→ '미간(눈썹미眉 사이간間, 눈썹활사이, glabella)' 아래로

→ '비골(코비鼻뼈골骨, 코뼈, nasal bone)'과 관절을 이루고(요),

⇒ '미간' 안에는 공기를 함유한 공간인

→ '전두동(앞전前 머리두頭 구멍동洞, 이마굴, frontal sinus)'이 존재합니다. 동시에,

⇒ 전두골 속 '전두동(frontal sinus)'은 '부비동(버금부副 코비鼻 구멍동洞, 코곁굴, paranasal sinus)'에 속히며,

→ '중비도(가운데중中 코비鼻 길도道, 중간콧길, middle nasal meatus)'와 연결되어 '비염(rhinitis)'이 심해질 경우, 염증이 파급되어 '두통(cephalalgia)'이 동반될 수 있다고 알려져 있음을 확인·이해할 수 있습니다(그림 1-27, 1-28).

채로 칠사篩 뼈골骨 (벌집뼈, Ethmoid bone)

▶ 사골(Ethmoid bone)은

✓'전두골(frontal bone)' 1개와, ✓'접형골(sphenoid bone)' 1개,
✓'비골(nasal bone)' 2개와 ✓'상악골(maxilla)' 2개,
✓'누골(lacrimal bone) 2개와 ✓'구개골(palatine bone)' 2개,
✓'하비갑개(inferior nasal concha) 2개와 ✓'서골(vomer)' 1개와
함께 국경을 이루듯 '관절(joint)'하는
→ **❛함기골**(머금을**함**含 기운**기**氣 뼈**골**骨, **공기뼈**, air bone 혹은 pneumatic bone)❜에 속하는 뼈로 확인·이해됩니다.

⇒ **'사판**(채로칠**사**篩 널조각**판**板, cribriform plate,
혹은 물**수**水 평평할**평**平널조각**판**板, horizontal plate)'은(요)
냄새를 전달하는 후각신경이 통과하는 많은 작은 구멍, 즉
→ **'사골공**(채로칠**사**篩 뼈**골**骨 구멍**공**孔, **벌집구멍**, ethmoidal foramina)'이
존재하는 '사골'의 구조입니다. 또한,

⇒ **'수직판**(드리울**수**垂 곧을**직**直 널조각**판**板, Perpendicular plate)'은(요)
→ **'비중격**(코**비**鼻 가운데**중**中 막을**격**隔, **코중격**, nasal septum)'의 윗부분을
형성하여 ✓오른쪽 **'비공**(코**비**鼻 구멍**공**孔, **콧구멍**, naris)'과
✓왼쪽 **'비공'**으로 경계지어 줍니다
(☞ 수직판의 아랫부분은 '서골'과 관절을 이루어 비중격을 완성).

⇒ **'계관**(닭**계**鷄 갓**관**冠, **볏돌기**, crista galli)'은 마치
→ '닭벼슬(☞ 사전적의미: 붉은색으로 닭의 머리 위에 톱니 모양으로 얹혀 있는 살조각에 대한 경남, 충청 지방의 방언으로 ➜ '닭볏'이 옳은 표현) '과
유사한 모양으로
→ **'뇌경막**(뇌**뇌**腦 굳을**경**硬 막**막**膜, **뇌경질막**, dura metter)' 구조에 속하는
⤻ **'대뇌겸**(큰**대**大 뇌**뇌**腦 낫**겸**鎌, **대뇌낫**, falx cerebri)'을 단단히
붙들어 주어 뇌조직(등)의 안정됨을 확인·이해할
수 있습니다(그림 1-29, 1-30).

⇒ **'사골봉소**(채로 칠**사**篩 뼈**골**骨 벌**봉**蜂 새집**소**巢, **사골벌집**, Ethmoidal air cells)'는
뼈의 구조가 마치 벌집의 육각형-방이 조밀하게 모여있듯 보이는 구조로, 그 복잡성이 매우 크기에 길을 쉽게 잃을 수 있는 '미로'에 빗대어
→ **'사골미로**(채로 칠**사**篩 뼈**골**骨 미혹할**미**迷 길**로**路, **벌집뼈미로**,
ethmoidal labyrinth)'라는 개념으로 확대 및 이해를 돕고자
하는 것 같고요, 이 사골미로와 미로가 조합된 뼈 속 공간을
→ **'사골동**(채로 칠**사**篩 뼈**골**骨 구멍**동**洞, **벌집굴**, ethmoidal sinus)'이라는

용어를 제시해 줌으로써 구조의 중요성 및 내용-이해의 도움-받음을 확인·납득할 수 있습니다.

또한(조개껍데기 모양의 ↴),

⇒ ✓'**상비갑개**(위**상**上 코**비**鼻 갑옷**갑**甲 덮을**개**蓋, **위코선반**, superior nasal concha)'와

✓'**중비갑개**(가운데**중**中 코**비**鼻 갑옷**갑**甲 덮을**개**蓋, **중간코선반**, middle nasal concha)'는

'수직판'과 이웃하여 돌출된 사골의 구조입니다.

이와 함께,

⇒ '**사골동**(ethmoidal sinus)'은 '**부비동**(paranasal sinus)'에 속하는 구조로,

→ ✓"**상비도**(위**상**上코**비**鼻 길**도**道, **위콧길**, superior nasal meatus)"와

✓"**중비도**(가운데**중**中 코**비**鼻 길**도**道, **중간콧길**, middle nasal meatus)"에

각각 연결되어 있음을 확인·관찰할 수 있습니다(그림 1-31).

나비**접**蝶 형상**형**形 뼈**골**骨 (**나비뼈**, Sphenoid bone)

▶ **접형골**(Sphenoid bone)은 뇌-조직의 밑바닥을 받쳐주는

⇒ '**뇌두개골**(뇌**뇌**腦 머리**두**頭덮을**개**蓋 뼈**골**骨, cranial bone)'에

속하는 '**함기골**(**공기뼈**, pneumatic bone)'로써,

(그림 1-32~ 1-37)

⇒ ✓'전두골(이마뼈, frontal bone)'과

→ '**접전두봉합**(나비**접**蝶 앞**전**前 머리**두**頭 꿰맬**봉**縫 합할**합**合, **나비이마봉합**, sphenofrontal suture)'을 이루고

✓'두정골(미루뼈, parietal bone)'과

→ '**접두정봉합**(나비**접**蝶 머리**두**頭 정수리**정**頂 꿰맬**봉**縫 합할**합**合, **나비마루봉합**, sphenoparietal suture)'을 이루어↴

✷ '**전두골**(**이마뼈**, frontal bone)'과 '**측두골**(**마루뼈**, temporal bone)' 사이가

✓ '**접형골**(sphenoid bone)'에 의해 확연히 분리·구분되어 있음을 확인할 수 있고요, (접형골의 입장에서 볼 때 접형골은 ➜)

흡사 그 모양이 '**맹지**(소경**맹**盲 땅**지**地: 사전적의미 → 부동산에서 사용되는 말로 집을 지을 수는 있어도 도로가 없는 토지)'**처럼 보이는 형세를 확인·관찰할 수 있습니다**(그림 1-37).

또한,

◆ 얼굴 전면에서 (접형골을) 바라볼 때, 곤충의 '나비'를 닮은 형태와 함께

(그림 1-32)

◆ '뇌(brain)'를 들어낸 후, 뇌 밑바닥을 보면(요) 그 모양이 흡사

✓ '**가오리**(Ray: 가오릿과의 바닷물고기를 통틀어 이르는 말)'를 닮은 형태를

보입니다(그림 1-34, 1-35).

특히, 가오리의 입처럼 보이는 부분(그림 1-34)을 ↴

→ '**터어키안**(**터어키** 안장**안**鞍, **터어키안장**, Sella turcica)'이라 이름하고요,

터어키안의 움푹 들어간 구조에 '**뇌하수체**(pituitary gland)'가

자리매김하여 그곳 이름을

→ '**뇌하수체와**(뇌**뇌**腦 아래**하**下 드리울**수**垂 몸**체**體 움집**와**窩, **뇌하수체오목**,

hypophyseal fossa)'로 명명함을 확인·이해할 수 있습니다

(그림 1-34, 1-35).

한편,

(뇌의 밑바닥-면, 즉 '가오리'처럼 보이는 '접형골'에서요 -그림 1-34 ↴)

◆ 줄지어 배열된 세 개의 구멍 즉,

✔'**정원공**[바를**정**正 둥글**원**圓 구멍**공**孔, **원형구멍**, foramen rotundum:

→ 삼차신경의 상악분지(maxillary division of trigeminal nerve)인

✷**상악신경**(위**상**上 턱**악**顎 영혼**신**神 지날**경**經, **위턱신경**,

maxillary nerve)이 이곳을 통과]',

✔'**난원공**[알**난**卵 둥글**원**圓 구멍**공**孔, **타원구멍**, foramen ovale:

→ 삼차신경의 하악분지(mandibular division of trigeminal nerve)인

✷**하악신경**(아래**하**下 턱**악**顎 영혼**신**神 지날**경**經, **아래턱신경**,

mandibular nerve)이 이곳을 통과], 그리고

✔'**극공**[가시나무**극**棘 구멍**공**孔, **뇌막동맥구멍**, foramen spinosum:

→ '**중경막동맥**'과 '**중경막정맥**'(**중간뇌막동맥**과 **중간뇌막정맥**,

middle meningeal artery & vein)이 이곳을 통과]'이

좌/우, 한 쌍으로 존재함을 확인·관찰할 수 있습니다(그림 1-34).

또한,

⇒ '접형골'의 "**대익**(큰**대**大 날개**익**翼, **큰날개**, greater wing)"과

"**소익**(작을**소**小 날개**익**翼,**작은날개**, lesser wing)" 사이에는(요)↴,

✓ '**상안와열**(위**상**上 눈**안**眼 움집**와**窩 찢을**열**裂, **위눈확틈새**,

superior orbital fissure)'이 열려 있고(요),

⇒ '접형골'의 "대익(greater wing)"과 "**상악골**(위**상**上 턱**악**顎 뼈**골**骨, **위턱뼈**,

maxilla)" 사이에는(요)ㄱ,

✓ '하안와열(아래하下 눈안眼 움집와窩 찢을열裂, 아래눈확틈새, inferior orbital fissure)'이 열려 있어(서요),

→ '안와(눈안眼 움집와窩, 눈확, Orbit)'를 출입하는 신경과 혈관의 통로가 되어줍니다(그림 1-32, 1-33).

특히,

⇒ '접형골'의 "소익(lesser wing)"에는

✓'시신경관(볼시視 영혼신神 지날경經 대롱관管, 시각신경관, optic canal)'과

✓'안동맥(눈안眼 움직일동動 맥맥脈, 눈동맥, ophthalmic artery)'이 출입하는 작은 구멍을 확인·관찰할 수 있습니다(그림 1-33).

이와 함께,

◆ '접형골동(sphenoidal sinus)'은 '부비동(paranasal sinus)'에 속하는 구조로,

→ '접형사골함요(나비접蝶 형상형形 채로칠사篩 뼈골骨 머금을함含 오목할요凹, 나비벌집오목, sphenoethmoidal recess)'를 통해ㄱ,

✓ '상비도(위상上 코비鼻 길도道, 위콧길, superior nasal meatus)'와 연결되어 있음을 확인·관찰할 수 있습니다(그림 1-37).

곁측側 머리두頭 뼈골骨 (관자뼈, Temporal bone)

▶ 측두골(Temporal bone)은

✓'접형골(나비접蝶 형상형形뼈골骨, 나비뼈, sphenoid bone)'의 뒤쪽과

✓'관골(광대뼈관顴 뼈골骨, 광대뼈, zygomatic bone)' 뒤쪽,

✓'두정골(머리두頭 정수리정頂 뼈골骨, 마루뼈, parietal bone)'이 아래쪽,

✓'후두골(뒤후後 머리두頭 뼈골骨, 뒤통수뼈, occipital bone)'의 앞쪽에 위치하는 좌/우 한 쌍의 뼈!, 동시에 '전정기관(vestibular organ)' 등을 수용하는 뼈로 확인·이해되는 구조입니다(그림 1-38~ 1-42). 흔히,

⇒ '측두골'은(요),

㉮ '인부(비늘인鱗 떼부部, 비늘부분, squamous part)'와

㉯ '암양부(바위암巖 모양양樣 떼부部, 바위부분, petrous part)',

㉰ '고실부(두드릴고鼓 집실室 떼부部, 고막틀부분, tympanic part)' 및

㉱ '유양돌기부(젖유乳 모양양樣 부딪칠돌突 일어날기起 떼부部,

꼭지돌기부분, mastoid part)'로 구분하고 있습니다.

(한 부분씩 차근히 살펴보면요 ↴)

『◆ ㉮ '인부(Squamous part)'는 마치 물고기 비늘처럼 보이는 부분을
가리키는 개념으로써 ↴,

✓ '접형골(나비뼈, sphenoid bone)'과 앞쪽에서 만나

→ '접형골인상봉합
(나비접蝶 형상형形 뼈골骨 비늘인鱗 형상상狀꿰맬봉縫 합할합合,
나비비늘봉합, sphenosquamosal suture)'을 구성하고(요),

✓ '두정골(마루뼈, parietal bone)'과 연결되어

→ '인상봉합(비늘인鱗 형상상狀 꿰맬봉縫 합할합合, 비늘봉합,
squamous suture)'을 형성합니다(그림 1-38).

또한,

✓ ('측두골'의 구조→) '관골돌기(광대뼈관顴 뼈골骨 부딪칠돌突 일어날기起,
광대돌기, zygomatic process)'는(요),
↳ 이 돌기와 상대를 이루는

'관골(광대뼈, zygomatic bone)'의

↳ '측두돌기(곁측側 머리두頭 부딪칠돌突 일어날기起, 관자돌기,
temporal process)'와 만나 ↴

→ '관골궁(광대뼈관顴 뼈골骨 활궁弓, 광대활, zygomatic arch)'
형성을 확인할 수 있습니다(그림 1-38).

동시에,

✓ '측두골'의 '인부' 아래쪽에 위치하는 ↴
'하악와(아래하下 턱악顎 움집와窩, 턱관절오목,
mandibular fossa)'는(요),

'하악골(아래하下 턱악顎 뼈골骨, 아래턱뼈, mandible)'의

↳ '관절돌기(빗장관關 마디절節 부딪칠돌突 일어날기起,
관절돌기, condylar process)'와 연결되어 ↴

→ '측두하악관절(곁측側 머리두頭 아래하下 턱악顎 빗장관關 마디절節,
턱관절, Temporomandibular joint, TM joint)'
형성함을 확인·관찰할 수 있습니다(그림 1-38).』

하편

『◆ ㉯ '암양부(petrous part)'는 '**두개골**(머리**두**頭 덮을**개**蓋 뼈**골**骨, **머리뼈**, skull)'을 '**횡단면**(가로**횡**橫 자를**단**斷 낯**면**面, **가로면**, transverse plane 혹은 horizontal plane)'으로 자르고 '뇌(brain)'를 들어내어 → 밑 바닥 부분을 보면(요)(그림 1-40), 흡사, 바위-암석과 같은 형태로 ⇒ 그 속에

✓ '**중이**(가운데**중**中 귀**이**耳, **가운데귀**, middle ear)'와

✓ '**내이**(안**내**內 귀**이**耳, **속귀**, inner ear)'와 함께 ↴

⇒ '**전정계**(앞**전**前 뜰**정**庭 이을**계**系, **안뜰계**, vestibular system)'가 '안**내**內 있을**재**在' 함을 확인할 수 있습니다(그림 1-40).

동시에,

→ '**내이도**(안**내**內 귀**이**耳 길**도**道, **속귀길**, internal acoustic meatus)'가

↳ '**두개강**(cranial cavity)' 쪽으로 열려(≒개구하여),

✓제7번 뇌신경인 → '**안면신경**(얼굴**안**顔 낯**면**面 영혼**신**神 지날**경**經, **얼굴신경**, facial nerve)'과

✓제8번 뇌신경인 → '**청신경**(들을**청**聽 영혼**신**神 지날**경**經 혹은 **전정와우신경**, 앞**전**前 뜰**정**庭 달팽이**와**蝸 소**우**牛 영혼**신**神 지날**경**經, **속귀신경**, acoustic nerve or vestibulocochlear nerve)'의 연결로가 이루어짐을 확인·관찰할 수 있습니다(그림 1-40).

또한,

'두개골(Skull)'의 밑-바닥 면을 관찰해보면(요) ↴,

✓ '**후두골**(뒤**후**後 머리**두**頭 뼈**골**骨, **뒤통수뼈**, occipital bone)'과

✓ '**측두골**(temporal bone)'의 **암양부**(petrosal part)가 서로 맞닿으면서 형성된 공간 즉↴,

⇒ '**경정맥공**(목**경**頸 고요할**정**靜 맥**맥**脈 구멍**공**孔, **목정맥구멍**, jugular foramen)'으로

✷ ㉠ '**설인신경**(혀**설**舌 목구멍**인**咽 영혼**신**神 지날**경**經, **혀인두신경**, glossopharyngeal nerve, IX)'과

✷ ㉡ '**미주신경**(미혹할**미**迷 달릴**주**走 영혼**신**神 지날**경**經, **미주신경**, vagus nerve, X)',

✷ ㉢ '부신경(버금부副 영혼신神 지날경經, 더부신경, accessory nerve, XI)' 및

✷ ㉣ '내경정맥(안내內 목경頸 고요할정精 맥맥脈, 속목정맥, internal jugular vein)'이 출입함을 확인할 수 있습니다(그림 1-41).

특히,

✣ '경동맥관(목동맥관, carotid canal)'은 '경정맥공'의 앞쪽에 위치하는 구조로써 → 이곳을 통해

❛내경동맥(internal carotid artery)❜이 '두개강(cranial cavity)' 안으로 들어가 이어지는 고리-구조! 즉,

❛윌리스환(윌리스 고리환環, 윌리스고리, circle of Willis)❜를 확인·이해할 수 있습니다(그림 1-41, 1-42).』

(또한) 측두골의 ↴

『◆ ㉰ '고실부(Tympanic part)'는 '외이도(바깥외外 귀이耳 길도道, 바깥귀길, external acoustic meatus)'와 그 주변부, 그리고 고막 주변부와 ↴

'이관(귀이耳 대롱관管 귀관, auditory tube)' 및

(측두골의) '경상돌기(붓돌기, styloid process ⇒ 붓: "글씨를 쓰거나 그림을 그리거나 페인트칠을 할 때 쓰는 도구의 하나")'를 포함하는 부위를 가리킵니다(그림 1-39, 1-40).』

(아울러) 측두골의 ↴

『◆ ㉱ '유양돌기부(Mastoid part)'는 젖꼭지 형태의 돌기인

→ '유양돌기(젖유乳 모양양樣 부딪칠돌突 일어날기起, 꼭지돌기, mastoid process)' 부분으로써↴,

⇒ '후두골(뒤후後 머리두頭 뼈골骨, 뒤통수뼈, occipital bone)'과 관절을 이룹니다(그림 1-39).

동시에,

'유양돌기'와 '경상돌기' 사이에 열려 있는 ↴

⇒ '경유돌공(목경頸 젖유乳 부딪칠돌突 구멍공孔,

붓꼭지구멍, stylomastoid foramen)'은
→ ✷ '안면신경(안면신경, facial nerve)'과
→ ✷ '경유돌동맥(목경頸 젖유乳 부딪칠돌突 움직일동動 맥맥脈,
붓꼭지동맥, stylomastoid artery)'이
출입함을 확인할 수 있습니다.』
(그림 1-39~ 1-42)

머리두頭 정수리정頂 뼈골骨 (마루뼈 혹은 정수리뼈, Parietal bone)

▶ 두정골(Parietal bone)은

✓ 좌측 '두정골'과 ✓우측 '두정골'이 '시상면(sagittal plane)'에서 연결된
⇒ ❛시상봉합(화살시矢 형상상狀 꿰맬봉縫 합할합合, 시상봉합,
sagittal suture)❜ 그리고,

✓ '전두골(앞전前 머리두頭 뼈골骨, 이마뼈, frontal bone)'과 연결된
⇒ ❛관상봉합(갓관冠 형상상狀 꿰맬봉縫 합할합合, 관상봉합,
coronal suture)❜,

✓ '후두골(뒤후後 머리두頭 뼈골骨, 뒤통수뼈, occipital bone)'과 맞물려진
⇒ ❛람다봉합('람다' 꿰맬봉縫 합할합合, '시옷' 꿰맬봉縫 합할합合,
석삼三 뿔각角 꿰맬봉縫 합할합合, lambdoid suture)❜ 및

✓ '측두골(곁측側 머리두頭 뼈골骨, 관자뼈, temporal bone)'과 연결된
⇒ ❛인상봉합(비늘인鱗 형상상狀 꿰맬봉縫 합할합合, 비늘봉합,
squamous suture)❜과 함께 4개의 '봉합구조'를
확인할 수 있습니다(그림 1-43, 1-44).

또한,

좌/우 '두정골'이 만나 형성된 ❛시상봉합❜의 뒷부분에는
⇒ "두정공(머리두頭 정수리정頂 구멍공孔, 마루뼈구멍,
parietal foramen)"이 각각 하나씩 존재하여(≒열려있어) ↘,
➜ "도출정맥(이끌도導 날출出 고요할정靜 맥맥脈, 이끌정맥,
emissary vein)"이 출입하는 구조임을
확인·관찰 할 수 있습니다(그림 1-44).

뒤후後 머리두頭 뼈골骨 (뒤통수뼈, Occipital bone)

▶ **후두골**(Occipital bone)은(요) ✓'**뒷머리**'를 이루는 한 개의 뼈로써,

㉠ '**접형골**(나비**접**蝶 형상**형**形 뼈**골**骨, **나비뼈**, sphenoid bone)'ᆨ,

㉡ '**측두골**(곁**측**側 머리**두**頭 뼈**골**骨, **관자뼈**, temporal bone)', 및

㉢ '**두정골**(머리**두**頭 정수리**정**頂 뼈**골**骨, **마루뼈** 혹은 **정수리뼈**, parietal bone)'과

함께 관절을 이루어 '**소뇌**'(등)을 보호해 줍니다(그림 1-45, 1-46).

또한,

'**후두골**'의 밑바닥에 존재하는 '**대후두공**(큰**대**大 뒤**후**後 머리**두**頭 구멍**공**孔,

큰구멍, foramen magnum)'을 통해

'**뇌**'에서~ '**척수**'로 이행됨을 확인·관찰할 수 있습니다

(그림 1-45, 1-46).

동시에,

'대후두공'의 양옆에 존재하는 ᆨ

✓'**후두과**(뒤**후**後 머리**두**頭 낟알**과**顆, **뒤통수뼈관절융기**, occipital condyle)'와

✓'**환추**(고리**환**環 쇠몽둥이**추**椎, **고리뼈**, atlas)'읙

'**상관절면**(위**상**上 빗장**관**關 마디**절**節 낯**면**面, superior articular facet)'이

맞닿아(≒ 관절을 이루어, ≒ 연결되어) ᆨ

➜ '**환추후두관절**(고리**환**環 쇠몽둥이**추**椎 뒤**후**後 머리**두**頭 빗장**관**關 마디**절**節,

고리뒤통수관절, atlanto-occipital joint)'을 이룹니다

(그림 1-45).

◆ 특히,

'**외후두융기**(바깥**외**外 뒤**후**後 머리**두**頭 높을**융**隆 일어날**기**起,

바깥뒤통수뼈융기, external occipital protuberance)'는

'**항인대**(nuchal ligament)'의 부착 부위임을 확인·관찰할 수 있습니다.

> '뒷목**항**項 질길**인**靭 띠**대**帶, **목덜미인대**, nuchal ligament'
> ➜ 일곱 개 '경추'의 극돌기에 부착! → 시작되어 '외후두융기'에
> 고착되는 한 줄기 굵은 인대로써,
> ➜ ✓'**승모근**(스님**승**僧 모자**모**帽 힘줄**근**筋, **등세모근**, trapezius)'과
> ✓'**두판상근**(머리널판근, splenius capitis muscle)'이
> 이 인대에 부착함을 확인할 수 있습니다(그림 1-45).
> 특히, '후두골'의 '외후두융기'는(요), 제갈공명-유비-위연과 연관된
> **"반골(反骨)의 고사"**와의 (일부분) 연관성을 이해할 수 있습니다.

위상上 턱악顎 뼈골骨 (위턱뼈, Maxilla)

▶ 상악골(Maxilla)은 왼쪽 한 개 오른쪽 한 개가 한 쌍을 이루어 → '윗니'의 틀을 제공해 주는 가벼운 뼈! 즉, '함기골(공기뼈, pneumatic bone)'에 속하고(요),

('상악골'을 좀 더 자세히 살펴보면요¬)

✓ '전두돌기(앞전前 머리두頭 부딪칠돌突 일어날기起, 이마돌기, frontal process: ➜ '전두골'과 관절을 이루고요)',

✓ '관골돌기(광대뼈관顴 뼈골骨 부딪칠돌突 일어날기起, 광대돌기, zygomatic process: ➜ '관골'과 관절을 이루고요)',

✓ '치조돌기(이빨치齒 구유조槽 부딪칠돌突 일어날기起, 이틀돌기, alveolar process)' 및

✓ '구개돌기(입구口 덮을개蓋 부딪칠돌突 일어날기起, 입천장돌기, palatine process)'로 구성됨을 확인·관찰할 수 있습니다(그림1-47, 1-48).

또한,

◆ '상악골' 속 → '상악동(위상上 턱악顎 골짜기.골.빌.공허할.동굴.구멍동洞, 위턱굴, maxillary sinus)'은(요)¬,

➜ '부비동(버금부副 코비鼻 구멍동洞, 코곁굴, paranasal sinus)' 중에서 그 크기가 가장 크고(요) ¬,

➜ '중비도(가운데중中 코비鼻 길도道, 중간콧길, middle nasal meatus)'와 연결되어 있음을 확인·관찰할 수 있습니다(그림 1-48).

광대뼈관 뼈골骨 혹은 광대뼈권顴 뼈골骨 및 뺨협俠 뼈골骨 (관사뼈, Zygomatic bone)

▶ 관골(Zygomatic bone)은 'Frontal⇔Sphenoid ⇔Temporal⇔Maxilla'와 각각 '관절'을 이루는 좌·우측 한 쌍의 뼈로써 → '불규칙골(irregular bone)'의 형태를 확인할 수 있습니다(그림 1-23, 1-49, 1-50).

특히,

◆ '전두골(frontal bone)'과 '관절'을 이루는 ¬

(관골의 →) '전두돌기(앞전前 머리두頭 부딪칠돌突 일어날기起, 이마돌기, frontal process)'와 ¬

◆ '상악골(maxilla)'과 '관절'을 이루는 ¬

(관골의 →) '상악돌기(위상上 턱악顎 부딪칠돌突 일어날기起,

위턱돌기, maxillary process)'! ↘,

→ 이 두 구조에 이어져 '안구(eyeball)'를 둘러쌓는 부위! 즉 ↘,

'안와면(눈안眼 움집와窩 낯면面, 눈확면, orbital surface)'을 확인할 수 있습니다(그림 1-50).

한편,

◆ '관골궁(광대뼈관顴 뼈골骨 활궁弓, 광대활, zygomatic arch)' 으로 익히 잘 알려진 구조를 좀 더 살펴보면(요) ↘,

→ '측두골(temporal bone)'의 ↘

'관골돌기(광대뼈관顴 뼈골骨 부딪칠돌突 일어날기起, 광대돌기, zygomatic process)'와 짝을 이루는↘

→ '관골(zygomatic bone)'의 ↘

'측두돌기(곁측側 머리두頭 부딪칠돌突 일어날기起, 관자돌기, temporal process)'가 결합하여 ↘

'관골궁' 완성을 확인할 수 있습니다 (그림 1-38, 1-50).

또한,

◆ '관골궁'의 윗부분을 ↘

관골의 '측두연(곁측側 머리두頭 가장자리연緣, 관자모서리, temporal border)'이라 약속하고(요),

그 아랫부분은 ↘

'교근(깨물교咬 힘줄근筋, 깨물근, masseter muscle)'이 부착되는 근거로 ↘

관골의 '교근연(깨물교咬 힘줄근筋 가장자리연緣, 깨물근모서리, masseteric border)'으로 약속함을 확인·이해할 수 있습니다(그림 1-49).

동시에,

→ '관골안면공(광대뼈관顴 뼈골骨 얼굴안顔 낯면面 구멍공孔, 광대얼굴구멍, zygomaticofacial foramen)'을 통해↘

㉠ '관골안면신경(광대뼈관顴 뼈골骨 얼굴안顔 낯면面 영혼신神 지날경經, 광대얼굴신경, zygomaticofacial nerve)'과

㉡ '관골안면혈관(광대뼈관顴 뼈골骨 얼굴안顔 낯면面 피혈血 대롱관管, 광대얼굴혈관, zygomaticofacial vessel)'이 각각 출입함을 확인·관찰할 수 있습니다(그림 1-50).

눈물누淚 뼈골骨 (눈물뼈, Lacrimal bone)

▶ 누골(Lacrimal bone)은 '안와(눈안眼 움집와窩, 눈확, orbit)'의 ↴
'내측벽(안내內 곁측側 벼랑,벽,울타리벽壁, 안쪽벽, medial wall)'을
구성하는 좌·우 한 쌍의 뼈로써↴,
(누골의→) 위쪽에서 '전두골(frontal bone)'과,
(누골의→) 뒤쪽에서 '사골(ethmoid bone)',
(누골의→) 앞쪽에서 '상악골(maxilla)', 그리고
(누골의→) 아래에서 '하비갑개(아래하下 코비鼻 갑옷갑甲 덮을개蓋,
아래코선반뼈, inferior nasal concha)'와
각각 관절 이룸을 확인·관찰할 수 있습니다(그림 1-51).

한편,
◆ '안와(orbit)'의 내측벽-면에는(요),
('누골'의 구조 →) '누구(눈물누淚 하수구,해자,봇도랑구溝, 눈물고랑,
lacrimal groove 혹은 lacrimal sulcus)'가
형성되어 있고(요), → 그 아래로 연장되어↴
→ '상악골(maxilla)'과 만나 ↴
➜ ✓'누낭와(눈물누淚 주머니낭囊 움집와窩, 눈물샘오목,
lacrimal fossa)'를 구성하여↴,
이곳에↴
➜ '누낭(눈물누淚 주머니낭囊, 눈물주머니, lacrimal sac)'을
위치(≒ 존재)하게끔 해 줍니다(그림 1-51).

특히,
'누낭(lacrimal sac)'은(요),
㉠ '상/하누점(위상上 아래하下 눈물누淚 점점點, 상/하 눈물점,
superior & inferior lacrimal punctum)'을 통해↴
㉡ '누소관(눈물누淚 작을소小 대롱관管, 눈물소관,
lacrimal canaliculi)'을 경유하여 → 이동해온 눈물을
㉢ '누낭' → '비루관(코비鼻 눈물루淚 대롱관管, 코눈물뼈관,
nasolacrimal duct)'을 지나서(요)↴,
㉣ '하비갑개(inferior nasal concha)'를 경유! ↴
㉤ '하비도(아래하下 코비鼻 길도道, 아래코길,

inferior nasal meatus)'로 이어져 '눈물'이 '콧물'로 이름이 바뀌게끔 해주는 연결고리로 관여함을 확인·이해할 수 있습니다(그림1-52, 1-53).

입구口 덮을개蓋 뼈골骨 (입천장뼈, Palatine bone)

▶ 구개골(Palatine bone)은 ✓ '안와(눈안眼 움집와窩, 눈확, orbit)' 구성에 관여하고(요),
동시에, ✓ '비강(코비鼻 빈속강腔, 코안, nasal cavity)'과 ↴
✓ '경구개(굳을경硬 입구口 덮을개蓋, 단단입천장, hard palate)'의
일부를 이루는 좌·우 한 쌍(≒ 2개)의 뼈로써↴,
➜ 한글 자음의 "니은, ㄴ" 글자가 서로 마주 대하고(≒보고)
있는 형태(ㄴ ⌋)를 확인·관찰할 수 있습니다(그림1-54).

특히,

◆ (구개골의) '수평판(물수水 평평할평平 널조각판板, 수평판, horizontal plate)'은 ↴
(구개골의 앞 → 즉, 앞니 쪽에 위치하는 →) '상악골(maxilla)'과 함께↴
⇒ '경구개(hard plate)'를 구성하고(요)(그림 1-55),
바로↴
→ (경구개의) 뒤쪽(≒척추쪽)에 ↴
⇒ '연구개(연할연軟 입구口 덮을개蓋, 물렁입천장, soft palate)'가 이어져 ↴
(상악골→구개골→연구개)의 배열을 볼 때↴,
→ '구개골'은 흡사 '경구개'와 '연구개' 사이의 마치 연결고리처럼 보임을 확인·관찰할 수 있습니다(그림 1-55).

한편,

◆ (구개골의) '수직판(드리울,베풀,매달릴수垂 곧을직直 널조각판板, 수직판, perpendicular plate)'은 '비강(nasal cavity)'의 뒷부분을 구성하고(요)(그림 1-56),

◆ (구개골의) '안와돌기(눈안眼 움집와窩 부딪칠돌突 일어날기起, 눈확돌기, orbital process)'는 '안와(orbit)'의 일부가 됨을 확인·관찰할 수 있습니다(그림 1-54).

호미서鋤 뼈골骨 (보습뼈, Vomer)

▶ 서골(Vomer)은 좌·우 '비공(코비鼻 구멍공孔, 콧구멍, naris)'을 마치 '병풍병屛 바람풍風, (사전적 의미: 바람을 막거나 무엇을 가리거나 혹은 장식용으로 사용하는 물건)'처럼 칸막이 해주는 역할 ⇒ 즉, '비중격(코비鼻 가운데중中 사이뜰.나눌.막을격隔, 코중격, nasal septum)'을 조성하는 한 개의 단일 뼈입니다(그림 1-52, 1-57~ 1-59).

특히,

'비중격'의 윗부분을 이루는↘

'사골(ethmoid bone)'의 '수직판(perpendicular plate)'과 연결되어 ↘

◆ ('서골'은→) '비중격의 아랫부분을 형성'함으로써 온전한 하나의 '비중격'을 이루어 좌/우 콧구멍을 나누어 줌을 확인할 수 있습니다(그림 1-59).

또한,

◆ ('서골'의→) 앞쪽(≒앞니쪽)-위쪽(≒안구-두개강쪽)에↘

→ '비중격연골(코비鼻 가운데중中 막을격隔 연할연軟 뼈골骨, 코중격연골, nasal septal cartilage)'이 위치하고요(그림 1-58),

동시에,

✓('서골'의→) 위쪽과 위쪽-뒤쪽에 각각 ↘

↳ '사골(ethmoid bone)'과 '접형골(sphenoid bone)'이 '서골'과 관절을 이루고(요),

✓('서골'의→) 아래쪽으로 각각 ↘

↳ '상악골(maxilla)'과 '구개골(palatine bone)'이 '서골'과 관절 이룸을 확인·관찰할 수 있습니다(그림 1-58).

코비鼻 뼈골骨 (코뼈, Nasal bone)

▶ 비골(Nasal bone)은(요)↘,

→ 위쪽(≒두개강쪽)으로 '전두골(frontal bone)'과

→ 위쪽-뒤쪽(≒후두골쪽)으로 '사골(ethmoid bone)' 및,

→ 양 옆으로 '상악골(maxilla)'과 각각각 '관절(joint)'을 이루는 한 쌍의 작은 뼈입니다(그림 1-60).

특히,

◆ '비골'은(요) 한 쌍의 작은 뼈가 서로 맞물리듯 관절을 이루어↘,

⇒ '비강(코비鼻 빈속강腔, 코안, nasal cavity)'의 윗부분,

↳ 마치, 공기를 머금고 있는 집의 지붕과 같은 구조를 보이며 전체 '코'의 약 3분의 1을 차지합니다 (그림 1-60).

한편,

◆ '비골'의 아래쪽 약 3분의 2는 ↴

⇒ '연골(cartilage)' 조각의 '모둠(사전적의미: 초·중등학교에서, 효율적인 학습을 위하여 학생들을 작은 규모로 묶은 모임)'! 즉↴,

➜ '비연골(코비鼻 연할연軟 뼈골骨, 코연골, nasal cartilage)' 모임이 코의 (대부분을 차지하는) 형태임을 확인·관찰할 수 있습니다(그림 1-61, 1-62).

이처럼, '비골' 아래로 이어져 있는 ↴

'비연골' 에는(요)↴,

✓ '비중격연골(코비鼻 가운데중中 막을격隔 연할연軟 뼈골骨, 코중격연골, nasal septal cartilage)' 하나가 ↴ 중심축을 이루듯 위치하여↴, 좌·우 '비공(코비鼻 구멍공孔, 콧구멍, naris)'을 구분해주고(요)(그림 1-62), 동시에↴,

✓ '외측비연골(바깥외外 곁측側 코비鼻 연할연軟 뼈골骨, 가쪽코연골, lateral nasal cartilage)' 1쌍과

✓ '대비익연골(큰대大 코비鼻 날개익翼 연할연軟 뼈골骨, 큰콧방울연골, major alar cartilage)' 1쌍, 및

✓ '소비익연골(작을소小 코비鼻 날개익翼 연할연軟 뼈골骨, 작은콧방울연골, minor alar cartilage)' 1쌍의 연골과 함께

✷ '섬유지방조직(가늘섬纖 밧줄유維 기름지脂 기름방肪 짤조組 짤직織, 섬유지방조직, fibrofatty tissue)'(등)이 관여하여 '코의 외형' 조성을 확인·관찰할 수 있습니다 (그림 1-60~ 1-62).

아래**하**下 코**비**鼻 갑옷**갑**甲 덮을**개**蓋
(**아래코선반뼈**, Inferior nasal concha)

▶ 하비갑개(Inferior nasal concha)는

✓ ❛ **사골**(채로칠**사**篩 뼈**골**骨, **벌집뼈**, Ethmoid bone)❜ 의 구조가 되는 ↴
✷ '**상비갑개**(위**상**上 코**비**鼻 갑옷**갑**甲 덮을**개**蓋,
위코선반뼈, superior nasal concha)'와
✷ '**중비갑개**(가운데**중**中 코**비**鼻 갑옷**갑**甲 덮을**개**蓋,
중간코선반뼈, middle nasal concha)'와는 달리↴,
(그림 1-29)

<참조: '**선반**' 사전적 의미: **물건을 얹어 두기 위하여 까치발을 받쳐서 벽에 달아 놓은 긴 널빤지**>

➜ 상대적으로 (상, 중, 하비갑개 중에서➜) 가장 큰 한 쌍의 독립된 뼈로써↴,
'**비강**(nasal cavity)'의 '**외측벽**(lateral wall)'을 이룹니다(그림 1-63, 1-64).

또한,

(❛ 하비갑개 ❜ 는요↴)

➜ '**연골뼈 형태의 독립된 구조**'이기에 맺어지게 되는 연결고리! 즉,

㉠ '**상악골**(위**상**上 턱**악**顎 뼈**골**骨, **위턱뼈**, Maxilla)',

㉡ '**누골**(눈물**누**淚 뼈**골**骨, **눈물뼈**, Lacrimal bone)',

㉢ '**사골**(채로칠**사**篩 뼈**골**骨, **벌집뼈**, Ethmoid bone)' 및

㉣ '**구개골**(입**구**口 덮을**개**蓋 뼈**골**骨, **입천장뼈**, Palatine bone)'과 각각각각
연결된 '관절(joint)'의 형태를 확인·관찰할 수 있습니다(그림 1-64).

아래**하**下 턱**악**顎 뼈**골**骨 (**아래턱뼈**, Mandible)

▶ 하악골(Mandible)은(요),

구약성서 ("…, **나귀의 턱뼈로 내가 일천 명을 죽였도다 -사사기 15장 16절의 일부 발췌-**")에
나올 만큼,

➜ '**안면골**(얼굴**안**顔 낯**면**面 뼈**골**骨, **얼굴뼈**, facial bone)' 중 가장 크고
강인한 한 개의 뼈임을 확인할 수 있습니다(그림 1-65, 1-66).

또한,

❛ 하악골 ❜ 은(요)↴,

㉠ '**하악체**(아래**하**下 턱**악**顎 몸**체**體, **턱뼈몸통**, body of mandible)'와

㉡ '**하악각**(아래**하**下 턱**악**顎 뿔**각**角, **턱뼈각**, angle of mandible)',

그리고↴

ⓒ '하악지(아래하下 턱악顎 가지지枝, 턱뼈가지,
ramus of mandible)'로 구성됨을 확인·관찰할 수
있습니다(그림 1-65).

한편,

➜ '하악체'는(요)↴,

10개의 ➜ 유치 혹은 16개의 ➜ 영구치로 구성된 ↴

⇒ '아랫니'를 담는 틀을 이루고(요) ↴,

↳ '하치조신경(아래하下 이빨치齒 구유조槽 영혼신神 지날경經,
아래이틀신경, inferior alveolar nerve)'과

↳ '하치조혈관'(아래하下 이빨치齒 구유조槽 피혈血 대롱관管,
아래이틀혈관, inferior alveolar vessel)'이
출입하는↴

⇒ '이공(턱이頤 구멍공孔, 턱끝구멍, mental foramen)'이
열려있음(≒뚫려있음)을 확인·관찰할 수 있습니다
(그림 1-65).

이와 함께↴,

➜ '하악지'는(요)↴,

⇒ '구상돌기(갈고리구鉤 형상상狀 부딪칠돌突 일어날기起,
갈고리돌기, coronoid process)'와

⇒ '관절돌기(빗장관關 마디절節 부딪칠돌突 일어날기起,
관절돌기, condylar process)'로 구성되어 있음을
확인할 수 있고(요)↴,

이곳↴

⇒ '구상돌기'는(요)↴,

➜ '측두근(곁측側 머리두頭 힘줄근筋, 관자근,
temporalis muscle)'의 고착-부위가 됨을
아울러 확인·관찰할 수 있습니다(그림 1-65).

특히,

◆ ('하악골'의➜) '관절돌기'는(요),

↳ ✓머리(head)와 ✓목(neck)(부분)으로 세분할 수 있고(요),

동시에(하악골의 관절돌기는↴),

⇒ '측두골(temporal bone)'의 ↴

↳ '하악와(아래하下 턱악顎 움집와窩, 턱관절오목,
mandibular fossa)'와 만나 ↘,
➜ '측두하악관절(곁측側 머리두頭 아래하下 턱악顎 빗장관關 마디절節,
턱관절, temporomandibular joint, TM joint)'이
형성됨을 확인할 수 있습니다(그림 1-65, 1-66).

혀설舌 뼈골骨 (목뿔뼈, Hyoid bone)

▶ 설골(Hyoid bone)은 흡사↘,
⇒ '말편자(⇒ '말굽'에 덧대는 'U' 자 모양의 쇠조각)' 형상의 단일 뼈로
⇒ ✓'하악골(아래하下 턱악顎 뼈골骨, 아래턱뼈, mandible)'과
✓'갑상연골(갑옷갑甲 형상상狀 연할연軟 뼈골骨, 방패연골
thyroid cartilage)' ➜ 사이에 위치함을 확인·관찰할
수 있습니다(그림 1-67).

또한,
'설골'은(요) ↘,
➜ '축성골격(굴대축軸 성품성性 뼈골骨 격식격格, 몸통뼈대,
axial skeleton)'에 속해 있지만(요)(그림 1-25),
❖ '두개골(머리두頭 덮을개蓋 뼈골骨, 머리뼈, skull)'과는 ↘
↳ '간접적'으로 연결 즉↘,

↳ ✓'설골'의 '소각(작을소小 뿔각角, 작은뿔, lesser horn)'과
↳ ✓'측두골(temporal bone)'의 ↘
'경상돌기(줄기경莖 형상상狀 부딪칠돌突 일어날기起,
붓돌기, styloid process)'를 연결해주는 ↘

➜ '경돌설골인대(줄기경莖 부딪칠돌突 혀설舌 뼈골骨 질길인靭 띠대帶,
붓목뿔인대, stylohyoid ligament)'에 의해
연결되는 특성을 확인·이해할 수 있습니다
(그림 1-39, 1-67).

귀이耳 작을소小 뼈골骨 (귓속뼈, Auditory ossicles)

▶ 이소골(Auditory ossicles)은(요) ↘,

'측두골(곁측側 머리두頭 뼈골骨, 관자뼈, temporal bone)' 속에
들어있는 (인체에서 가장➜) 작은 뼈로써 ↴
✓'고막(두드릴고鼓 막막膜, 고막 혹은 귀청,
tympanic membrane)'에 붙어있는 ↴
➜㉠ '추골(망치추鎚 뼈골骨, 망치뼈, Malleus)'로 시작하여,
➜㉡ '침골(다듬잇돌침砧 뼈골骨, 모루뼈, Incus)',
➜㉢ '등골(등자,등잔접시,등화,등잔등鐙 뼈골骨, 등자뼈, stapes)'의
순으로 연결되어(≒ 관절을 이루어) ↴
⇒ '내이(안내內 귀이耳, 속귀, inner ear)'에 위치하는↴
⇒ '난원창(알난卵 둥글원圓 창창窓, 안뜰창,
oval window)'에 이어짐을 확인·관찰할 수
있습니다(그림 1-68).

또한,
('이소골'은요↴)

◆ 세미한 '인대(ligament)'와 '건(tendon)' 조직에 의해 '뼈(bone)'에 부착되어 있으며, '고막'의 미세한 진동을 '증폭'시켜주는 역할을 하는 것으로 잘 알려져 있습니다(그림 1-69).

'함기골(머금을함含 기운기氣 뼈골骨, 공기뼈, Pneumatic bones 혹은 Air bones)'

☞ 함기골(Pneumatic bones)은(요) ↴,
뼈 속이 일부분 비어 있는 형태를 취함으로써, ✓뼈-무게를 감소시켜주는(등의) 긍정적 효과를 가져와 사람이 살아가는데 불편을 느끼지 않도록 배려해 주심에 '그저감사'라는 글귀가 다가옵니다
(그림 1-70).

이러한 '함기골'에는(요)↴,
✷ '측두골(곁측側 머리두頭 뼈골骨, 관자뼈, temporal bone)'을
포함하여↴,
⇒ '비강(코비鼻 빈속강腔, 코안, nasal cavity)'을
구성하는 '두개골(skull)'의 일부 즉↴,
✷ '전두골(앞전前 머리두頭 뼈골骨, 이마뼈, frontal bone)',
✷ '접형골(나비접蝶 형상형形 뼈골骨, 나비뼈, sphenoid bone)',

✷ '사골(채로칠사篩 뼈골骨, 벌집뼈, ethmoid bone)' 및

✷ '상악골(위상上 턱악顎 뼈골骨, 위턱뼈, maxilla)'(등)이

관여함을 확인·관찰할 수 있습니다(그림 1-70).

특히,

◆ '측두골'을 제외한 ❛함기골❜은(요) '비강'과 연속되어(≒이어져)

▶ ❛부비동(코곁굴, paranasal sinus)❜이라 약속하고(요),

✓ '전두골'의 ➜ "전두동(앞전前 머리두頭 구멍동洞, 이마굴, frontal sinus)",

✓ '접형골'의 ➜ "접형골동(나비접蝶 형상형形 뼈골骨 구멍동洞, 나비굴, sphenoidal sinus)",

✓ '사골'의 ➜ "사골동(채로칠사篩 뼈골骨 구멍동洞, 벌집굴, ethmoidal sinus)" 및

✓ '상악골'의 ➜ "상악동(위상上 턱악顎 구멍동洞, 위턱굴, maxillary sinus)"(등)이 ↴

⇒ ❛버금부副 코비鼻 구멍동洞❜에 속함을 확인·이해할 수 있습니다(그림 1-70).

한편,

❖ "전두동"은(요) ➜ ✓❛중비도❜로 ↴,

✓ ❛<u>중비도</u> (가운데중中 코비鼻 길도道, 중간콧길, middle nasal meatus)❜

➜ '중비갑개(가운데중中 코비鼻 갑옷갑甲 덮을개蓋, 중간코선반, middle nasal concha)'와 ↴

➜ '하비갑개(아래하下 코비鼻 갑옷갑甲 덮을개蓋, 아래코선반, inferior nasal concha)' 사이의 빈 공간^^ (그림 1-28)

❖ "접형골동"은(요) ➜ ✓❛상비도❜로 ↴,

✓ ❛<u>상비도</u> (위상上 코비鼻 길도道, 위콧길, superior nasal meatus)❜

➜ '상비갑개(위상上 코비鼻 갑옷갑甲 덮을개蓋, 위코선반, superior nasal concha)'와 ↴

➜ '중비갑개(가운데중中 코비鼻 갑옷갑甲 덮을개蓋, 중간코선반, middle nasal concha)' 사이의 빈 공간^^ (그림 1-37)

❖ "사골동"은 ✓ '상비도(superior nasal meatus)'와

✓ '중비도(middle nasal meatus)'로 연결!,

(그림 1-31)

그리고 ↴

❖ "상악동"은 '중비도(middle nasal meatus)'(그림 1-48)로

각각 '날출出 들입入'하여↴,

'비강(nasal cavity)'에 연결됨을

확인·관찰할 수 있습니다(그림 1-70).

➜ 이처럼 ❛부비동(paranasal sinus)❜ 은(요)↴,

✓두개골 무게의 감소로 인한 머리-지탱 근육의 부담을 덜어주고(요),

✓소리의 '진폭'을 증대시켜주는 공명기(울림통, resonator) 및 ↴

✓코를 통해 들어온 공기 온도의 완충 역할 등과 같은

정상 생리-기능을 유지해 주지만(요),

⇔ '바이러스' 감염 등으로 '염증'(등)이 발생-악화 될 경우,

농(pus)(등)이 형성되는 질환인 '축농증(고름집, empyema)'

등으로 이환 될 수 있습니다.

또한,

➜ '측두골'의 빈 공간은 여러 원인으로 유발되는 ↴

'중이염(가운데중中 귀이耳 불꽃염炎, 가운데귀염, otitis media)'이

악화-파급될 경우, 측두골의 빈 공간에까지 영향을 끼쳐

고름(등)이 축적될 수 있기에 임상에서 중요한 부분임을

확인·이해할 수 있습니다(그림 1-70).

❛ 등마루척脊 기둥주柱 (척주, Vertebral column) ❜

☞ 척주(Vertebral column)는(요) ↴

용어의 의미 (➜ 등마루척, 기둥주) 그대로 ↴

➜ 등마루의 기둥인 ❛축성골격(몸통뼈, axial skeleton)❜ 으로

➜ '추골(쇠몽둥이추椎 뼈골骨, 척추뼈, vertebrae)' ↴

⇒ ❛스물-여섯-개❜ 와

➜ '추골' 사이에 있는 ↴

'추간판(쇠몽둥이추椎 사이간間 널조각판板, 척추원반,

intervertebral disc)' ⇒ ❛스물-세-개❜로

구성되어 있음을 확인·관찰할

수 있습니다(그림 1-25, 1-71).

✓ 추골(vertebra)
➜ '경추(목경頸 쇠몽둥이추椎, 목뼈,
cervical vertebrae)' ⇒ 7개와,
➜ '흉추(가슴흉胸 쇠몽둥이추椎, 등뼈,
thoracic vertebrae)' ⇒ 12개,
➜ '요추(허리요腰 쇠몽둥이추椎, 허리뼈,
lumbar vertebrae)' ⇒ 5개,
➜ '천골(깔개천薦 뼈골骨, 엉치뼈, sacrum)' ⇒ 1개, 및
➜ '미골(꼬리미尾 뼈골骨, 꼬리뼈, coccyx)' ⇒ 1개로
☞ 총 26개의 추골을 확인·관찰할 수 있습니다.
(그림 1-71)

한편,

◆ ❛척주❜는 엄마 뱃속의 ✓'태아(아이밸태胎 아이아兒, 태아, fetus)'와

✓출생 후 성장하면서 나타나는 차이 즉↘,

➜ ❛척주만곡(등마루척脊 기둥주柱 굽을만彎 굽을곡曲, 척주굽이,

vertebral curve)❜의 상이함을 확인·이해할 수

있습니다(그림 1-72).

(이러한 ❛척주만곡❜의 상이함을 좀 더 살펴보면요↘)

㉠ 엄마 뱃속 좁은 공간에 적응해야 하는 '태아'에게 형성되

✓ '흉추만곡(가슴흉胸 쇠몽둥이추椎 굽을만彎 굽을곡曲,

등굽이, thoracic curve)'과

✓ '천추만곡(깔개천薦 쇠몽둥이추椎 굽을만彎 굽을곡曲,

엉치굽이, sacral curve)'으로 구성된 ↘

❖ ❛1차 만곡(한일一 버금차次 굽을만彎 굽을곡曲,

1차 굽이, primary curve)❜과 ↘

㉡ '날출出 날생生' 뒤후後, ⇒ 머리를 가누고(요)↘,

앉고 걷기 시작하면서 형성되는 ↘

✓ '경추만곡(목경頸 쇠몽둥이추椎 굽을만彎 굽을곡曲,

목굽이, cervical curve)'과 ↘

'사람'에게만 허락해주신 '직립보행'을 시작하면서

(어쩔 수 없이?^^⇒) 형성되는 ↴

✓ '요추만곡(허리요腰 쇠몽둥이추椎 굽을만彎 굽을곡曲,
허리굽이, lumbar curve)'으로 구분할 수 있는↴

❖ '2차 만곡(두이二 버금차次 굽을만彎 굽을곡曲,
2차 굽이, secondary curve)'으로 구분·약속
함을 확인·이해할 수 있습니다(그림 1-72).

그러나,

'직립보행'이라는 특권을 누리는 만큼 그에 대한 댓가를 치르듯, 경추와 요추만곡으로
짝을 이루는 2차 만곡이 과도할 경우 ↴,

⇒ '척주전만(등마루척脊 기둥주柱 앞전前 굽을만彎, 척주앞굽음, lordosis)'이라는
부담의 증가와 함께 유도되는 'S (에스) 자' 커브(curve)'라는
역학적 힘의 분산 혹은 보상작용 등으로 야기될 수 있는 흉추와
천추만곡으로 이루어지는 '1차 만곡의 증가' 즉 ↴,

⇒ '척주후만(등마루척脊 기둥주柱 뒤후後 굽을만彎, 척주뒤굽음, kyphosis)'이라는
부정적 상황의 내용(등)은 익히 잘 알려져 있음을 확인·이해할
수 있습니다(그림 1-72).

' 쇠몽둥이추椎 뼈골骨 (척추뼈, Vertebra) ' (그림 1-71~ 1-91)

☞ 추골(Vertebra)은 ↴,

⇒ '목'에서 '꼬리'까지 구조와 기능에서 차이를 나타내지만(요),

㉠ '추체(쇠몽둥이추椎 몸체體, 척추뼈몸통, vertebral body)'와

㉡ '추궁(쇠몽둥이추椎 활궁弓, 척추뼈고리, vertebral arch)', 그리고

㉢ '추공(쇠몽둥이추椎 구멍공孔, 척추뼈구멍, vertebral foramen)'은
(추골에서 ☞) 공통적으로 보이는 구조임을 확인·관찰할 수
있습니다(그림 1-85).

또한,

◆ 경추 1번(☞ atlas)과 경추 2번(☞ axis)을 제외한 모든 추골은(요)↴,

✓❶ '극돌기(가시나무극棘 부딪칠돌突 일어날기起, 가시돌기, spinous process)' 1개와,
✓❷ '횡돌기(가로횡橫 부딪칠돌突 일어날기起, 가로돌기, transverse process)' 2개, 및
✓❸ '상-,하 관절돌기(위상上/아래하下 빗장관關 마디절節 부딪칠돌突 일어날기起,
위-, 아래관절돌기, superior & inferior articular process)' 각각 2개

⇒ ✷ 3종류, 총 7개(로 구분할 수 있는→)의 '돌기(process)' 구조를 확인·관찰할 수 있습니다(그림 1-85).

❛ 목경頸 쇠몽둥이추椎 (목뼈, Cervical vertebra) ❜

▶ 경추(Cervical vertebra)는(요)ᆨ,

⇒ '추골(vertebra)' 중 운동 범위가 가장 넓고(요) ᆨ,

⇒ 총 7개의 뼈에 ᆨ

✓ '횡돌기공(가로횡橫 부딪칠돌突 일어날기起 구멍공孔, 가로구멍, transverse foramen)'이 ᆨ

→ '횡돌기(가로횡橫 부딪칠돌突 일어날기起, 가로돌기, transverse process)'에 뚫려있는 특징을 확인·관찰할 수 있습니다(그림 1-73~ 1-79).

특히,

◆ '제 1 번 경추'인 ᆨ

➜ ❛ 환추(고리환環 쇠몽둥이추椎, 고리뼈, Atlas) ❜ 는(요),

✓'추체(쇠몽둥이추椎 몸체體, 척추뼈몸통, body of vertebra)'와

✓'극돌기(가시나무극棘 부딪칠돌突 일어날기起, 가시돌기, spinous process)'가 없는 '반지-모양'의 뼈로 ᆨ '두개골(skull)'을 떠받들고 있고요.

⇒ 이 형세는 흡사, '로마신화(⇒ 아틀라스는 제우스와 티탄의 싸움에서 티탄의 편에 서서 제우스를 상대로 싸웠으나 제우스에 패배당하고 그 벌로 대지(→가이아)의 서쪽 끝에 서서 하늘(→우라노스)을 떠받들고 있는 형벌을 받게 되었..중략..)'에 등장하는 '아틀라스(ATLAS)'로부터 유래됨을 확인·이해할 수 있습니다(그림 1-75, 1-76).

또한,

❛ 환추 ❜ 의 '상관절면(위상上 빗장관關 마디절節 낯면面, 위관절면, superior articular facet)'(그림 1-75)과 ᆨ

'후두골(occipital bone)'의 '후두과(뒤후後 머리두頭 낟알과顆, 뒤통수뼈관절융기, occipital condyle)'(그림 1-45)와 맞물려 ᆨ

➜ ❛ 환추후두관절(고리환環 쇠몽둥이추椎 뒤후後 머리두頭 빗장관關 마디절節, 고리뒤통수관절, atlanto-occipital joint) ❜ 을 이루억

⇒ 긍정의 표현인 → "예" 즉,

'머리를 위아래로 끄덕이는 움직임'이

가능하도록 해줍니다(그림 1-75, 1-79).

한편,

◆ **'제 2 번 경추'**인 ¬

→ **'축추**(굴대**축**軸 쇠몽둥이**추**椎, **중쇠뼈**, Axis ⇒ 사전적의미: '암맷돌'과 '숫맷돌'의 사이 한가운데 박는 쇠)**'** 는(요) ¬

⇒ (축추의) **'추체(body)'**에 연결된 ¬

'치상돌기(이빨**치**齒 형상**상**狀 부딪칠**돌**突 일어날**기**起, **치아돌기**, dens, 혹은 odontoid process)'와

⇒ **'환추'** 의 **'관절와(**빗장**관**關 마디**절**節 움집**와**窩, **관절오목**, articular facet for dens)'와 맞물려¬

→ **'환축관절**(고리**환**環 굴대**축**軸 빗장**관**關 마디**절**節, **고리중쇠관절**, atlanto-axial joint)**'** 을 이루어 ¬

⇒ 부정의 표현인 → **"아니오"** 즉,

'머리를 좌우로 돌리는 움직임(≒ '도리도리')'을

가능케 해 줍니다(그림 1-76~ 1-79).

또한,

◆ **'제 7 번 경추'**는(요) ¬

✓ **'극돌기(spinous process)'**가 매우 길어 ¬

⇒ 고개를 앞으로 숙일 경우¬,

(뒷-목부위에서→) 촉지가 가능하고 식별하기가 쉽기에(요)¬

→ **'융추**(풍성할,클,두터울,높을**융**隆 쇠몽둥이**추**椎, **솟을뼈**, vertebra prominens 혹은 prominent vertebra)**'** 라는 또 다른 이름의 명명은 그리 낯설지 않음을 확인·이해할 수 있습니다(그림 1-79).

' 가슴**흉**胸 쇠몽둥이**추**椎 **(등뼈**, Thoracic vertebra) '

▶ **흉추**(Thoracic vertebra)는(요) ¬,

✓ 12쌍이 '늑골(갈비**늑**肋 뼈**골**骨, **갈비뼈**, ribs)'과 <u>각각 결합하는</u> ¬

✓ 12개의 **'추골(vertebra)'**로써 ¬,

✓ (흉추의) '극돌기(spinous process)'가 '목'과 '허리', '엉덩이' 및

'꼬리뼈'를 구성하는 다른 '추골(vertebra)'에 비해

(상대적으로) 길고(요) ↘,

⇒ 그 끝이 아래로 경사져 있는 이유 등으로

✓ '추골(vertebra)' 중에서 가장 운동 범위가 작은 특징을

확인·이해할 수 있습니다(그림 1-80, 1-81).

또한,

◆ 다른 '추골'에(는) (볼 수) 없는 ↘

✓❶ '상·하 늑골와(superior & inferior costal facet)'는(요)

✓❷ '늑골두(head of rib)'의

'상·하 관절와(superior & inferior articular facet)'와

관절을 이루고(요)(그림 1-96)↘,

즉 (차근히 다시 되묻고 다시 더듬어 보면요↘), ✓❶ ('흉추'의) **'상·하 늑골와 (위상上/아래하下 갈비늑肋 뼈골骨 움집와窩, 위·아래 갈비오목, superior & inferior costal facet)'는**(요)(그림 1-82) ↘, ✓❷ ('늑골'의) **'늑골두 (갈비늑肋 뼈골骨 머리두頭, 갈비뼈머리, head of rib)'에 존재하는 구조인 → '상·하 관절와 (위상上/아래하下 빗장관關 마디절節 움집와窩, 위아래 관절오목, superior & inferior articular facet)'와** '관절'을 이루고(요)(그림 1-96).

동시에,

◆ ('흉추'의) **'횡돌기(가로횡橫 부딪칠돌突 일어날기起, 가로돌기,

transverse process)'**에 존재하는 구조인 ↘

→ **'횡늑골와(가로횡橫 갈비늑肋 뼈골骨 움집와窩, 가로갈비오목,

transverse costal facet)'**(그림 1-82)가 ↘

('늑골'의) **'늑골결절(갈비늑肋 뼈골骨 맺을결結 마디절節, 갈비뼈결절,

tubercle of rib)'(그림 1-97)과**

'관절(joint)'을 구성하여 ↘

⇒ **'흉강(가슴흉胸 빈속강腔, 가슴안, thoracic cavity)'**의

안정성 및 생리적 효율성을 더해줌을

확인·관찰할 수 있습니다(그림 1-82, 1-83).

‘ 허리요腰 쇠몽둥이추椎 (허리뼈, Lumbar vertebra) ’

▶ 요추(Lumbar vertebra)는(요),

✓ 5개의 추골들(vertebrae)로 구성되어 있고(요)↘,

✓ ‘천골(sacrum)’ 방향(≒ 아래방향)으로 이어질수록 ‘추체(body)’가 커지고

✓ ‘극돌기(spinous process)’는 ‘수평면(horizontal plane)’에 가까운 특징(등)을 확인할 수 있습니다(그림 1-84).

특히,

◆ (• 요추 • 의) ‘추체(body)’에서 원을 그리면서 이어지는 구조! ↘
즉, → ‘추궁(vertebral arch)’에서 확인되는 ✪11개의 ‘돌기’는 다음과 같습니다(그림 1-85). ↘

> **• 추궁(쇠몽둥이추椎 활궁弓, 척추뼈고리, Vertebral arch) •**
> ⇒ ❶‘추궁근(쇠몽둥이추椎 활궁弓 뿌리근根, 척추뼈고리뿌리, pedicle)’을 출발하여 ↘
> ⇒ ❷‘관절돌기(빗장관關 마디절節 부딪칠돌突 일어날기起, 관절돌기, articular process)’를 경유! ↘,
> ⇒ ❸‘추궁판(쇠몽둥이추椎 활궁弓 널조각판板, 고리판, vertebral lamina 혹은 lamina)’으로 이어지는↘
> 고리 형상 혹은 활-모양의 구조 (그림 1-87)

- 열한 개의 돌기들 -

✪ ‘횡돌기(가로횡橫 부딪칠돌突 일어날기起, 가로돌기, transverse process)’ ⇒ 2개,

✪ ‘상관절돌기(위상上, 빗장관關 마디절節 부딪칠돌突 일어날기起, 위관절돌기, superior articular process)’ ⇒ 2개,

✪ ‘하관절돌기(아래하下, 빗장관關 마디절節 부딪칠돌突 일어날기起, 아래관절돌기, inferior articular process)’ ⇒ 2개,

✪ ‘부돌기(버금부副 부딪칠돌突 일어날기起, 덧돌기, accessory process)’ ⇒ 2개,

✪ ‘유두돌기(젖유乳 머리두頭 부딪칠돌突 일어날기起, 꼭지돌기, mammillary process)’ ⇒ 2개,

✪ ‘극돌기(가시나무극棘 부딪칠돌突 일어날기起, 가시돌기, spinous process)’ ⇒ 1개 (➜ 2+2+2+2+2+1 = 11개)는(요)↘,

↳ '심부근육(core muscle)' 및 '인대(ligament)'(등)의 부착부가 되어 인체의 중심을 구성해 (☞ 흡사, '철사 뼈대'에 '노끈'으로 칭칭 감아주고, 그 위에 '찰흙'을 발라 무언가를 만들던 미술시간의 작업과정에서 '철사-뼈대'가 모양을 이루어 여기저기 '모서리≒돌기'가 생기듯) 줌(등)을 확인·이해할 수 있습니다(그림 1-87).

동시에(관절면을 차근히 들여다보면요↘),

➜ '상관절돌기'의 '관절면'은 '내측(≒안쪽)'을 향해있고(요)↘,

➜ '하관절돌기'의 '관절면'은 '외측(≒바깥쪽)'을 바라보고 있어서(요)↘

⇒ '회전(돌회回 구를전轉, 돌림, rotation)' 움직임이 ↘ '억제할제制 한계한限'되는(등의) 특성을 보입니다 (그림 1-85~ 1-87).

' 천거할,깔개천薦 뼈골骨 (엉치뼈, Sacrum) '

▶ 천골(Sacrum)은(요), (☞ 추골-골화의 엄마-뱃속-발생특성에 부합하여↘.)

✓ 약 8주경에 ↘

'1차 골화중심(한일一 버금차次 뼈골骨 될화化 가운데중中 마음심心, 일차뼈되기중심, primary ossification center)'이 출현하고(요),

✓ 약 11세에서~ 약 15세경에 ↘

'2차 골화중심(두이二 버금차次 뼈골骨 될화化 가운데중中 마음심心, 이차뼈되기중심, secondary ossification center)'이 출현!....

✓ 약 20세에서~ 약 26세경에 이르러 '다섯 개'로 '나눌분分 이별할리離'되어있던 ↘

⇒ '천추골(천거할,깔고앉을?^^,깔개천薦 쇠몽둥이추椎 뼈골骨, 엉치척추뼈, sacral vertebra)'이 ↘

→ 온전한 '하나의 뼈' ☞ '천골(깔개천薦 뼈골骨, 천골, SACRUM)'을 완성함을 확인·이해할 수 있습니다(그림 1-88).

✪ 이렇게 형성된 '하나의 뼈', 즉 ↘

→ ' 천골 ' 은(요)↘

◆ (천골의) '상관절돌기(위상上 빗장관關 마디절節 부딪칠돌突 일어날기起, 위관절돌기, superior articular process)'에 의해 ↘

➜ 제 5 번 '요추(lumbar vertebrae)'와 '관절'을 이루고(요), (그림 1-84, 1-89)

동시에,

◆ (천골의) '**천골첨**(깔개**천**薦 뼈**골**骨 뾰족할**첨**尖, **엉치뼈끝**, apex of sacrum)'과

'**미골**(꼬리**미**尾 뼈**골**骨, **꼬리뼈**, coccyx)'이 서로 만나

'관절(JOINT)'을 이루며↘,

(그림 1-89, 1-91)

◆ 양-옆으로는(요) ↘,

(천골의) '**이상면**(귀**이**耳 형상**상**狀 낯**면**面, **귀모양면**, auricular surface)'과

(그림 1-88)

✓'**관골**(넓을**관**寬 뼈**골**骨, **볼기뼈**, hip bone)'의 일부, 즉 ↘

➜ '**장골**(창자**장**腸 뼈**골**骨, **엉덩뼈**, ilium)'의 ↘

'**이상면**(auricular surface)'과 서로 맞대어↘

(그림 1-120)

⇒ '**천장관절**(깔개**천**薦 창자**장**腸 빗장**관**關 마디**절**節, **엉치엉덩관절**,

SACROiliac joint)'의 형성을 확인·관찰할 수 있습니다

(그림 1-88, 1-120).

또한,

❖ (천골의 ·) '**천골저**(깔개**천**薦 뼈**골**骨 밑**저**底, **엉치뼈바닥**, base of sacrum)'의

앞부분에 두드러진 돌출 구조, 즉↘

➜ '**천골갑각**(깔개**천**薦 뼈**골**骨 산허리**갑**岬 뿔**각**角, **엉치뼈곶**,

sacral promontory)'은(그림 1-89) ↘

> '**엉치뼈곶**' ☞ '**곶**'
>
> ➜ 사전적의미: "고지(高地)"의 줄임말로, ⇒ 바다 쪽으로 뻗은
>
> 부리 모양의 뾰족한 육지.

⇒ '**골반입구**(뼈**골**骨 소반**반**盤 들**입**入 입**구**口, **위골반문**,

pelvic inlet)' 측정의 기준점이 되고(요),

(그림 1-124)

이와 함께,

'천골'의 전면에서 관찰되는 구조, 즉 ↘

⇒ 4쌍의 '**전천골공**(앞**전**前 깔개**천**薦 뼈**골**骨 구멍**공**孔, **앞엉치뼈구멍**,

pelvic sacral foramina)'은 뼈를 관통하여 ↘

'천골'의 후면에서 관찰하면 ↘,

⇒ 4쌍의 '**후천골공**(뒤**후**後 깔개**천**薦 뼈**골**骨 구멍**공**孔, **뒤엉치뼈구멍**,

dorsal sacral foramina)'으로 확인되는 구멍을 통해

신경 및 혈관(등)의 '출입구'가 됨을 확인·관찰할 수 있습니다(그림 1-89).

' 꼬리미尾 뼈골骨 (꼬리뼈, Coccyx) '

▶ 미골(Coccyx)은(요),

✍ '글월문文 바칠헌獻'에 따라 약간의 차이가 있지만(요) ↘,

✓ 약 3개~ 약 5개의 ' 미추골(꼬리미尾 쇠몽둥이추椎 뼈골骨, 꼬리척추뼈, coccygeal vertebra) '이 성장하면서(요)↘,

온전한 '골화(뼈골骨 될화化, 뼈화, ossification)'를 이루어 ↘

✓ 1개의 ' 미골(꼬리미尾 뼈골骨, 꼬리뼈, coccyx) '로 완성됨을 확인·관찰할 수 있고(요) 동시에,

(미골의) '미골각(꼬리미尾 뼈골骨 뿔각角, 미골뿔, coccygeal cornu)'에 의해 ' 천골(sacrum) '과 관절-이룸을 확인·이해할 수 있습니다(그림 1-90, 1-91).

' 가슴흉胸 둘레곽廓 (가슴우리, Thorax) '

☞ 흉곽(Thorax)은(요),

✍ 흡사 '남한산성'과 같이 '심장', '폐'와 같은 중요장기를 '톱'으로 썰어야 (겨우) 접근할 수 있는 튼튼한 '뼈(BONE)'로 '가슴(CHEST)'을 둘러싸 보호해 주는 개념임을 확인·이해할 수 있습니다(그림 1-92).

이러한 ' 흉곽 (☜ ❶ + ❷ + ❸) '은(요)↘,

❶ 12개의 '흉추(가슴흉胸 쇠몽둥이추椎, 등뼈, thoracic vertebrae)'와 흉추에 '관절'의 형태로 이어진↘

❷ 12쌍의 '늑골(갈비늑肋 뼈골骨, 갈비뼈, ribs)',

그리고(요) ↘,

❸ 1개의 '흉골(가슴흉胸 뼈골骨, 복장뼈, sternum)'로 구성됨을 확인·관찰할 수 있습니다(그림 1-25, 1-92).

또한,

◆ '횡격막(가로횡橫 막을격隔 막막膜, 가로막, diaphragm)'을 경계로(요)↘,

➜ '흉곽' 안 공간인 '흉강(가슴흉胸 빈속강腔, 가슴안, thoracic cavity)'과

➜ 그 아래 '복강(배복腹 빈속강腔, 배안, abdominal cavity)'으로
구분됨을 확인·관찰할 수 있습니다(그림 1-92).

> ‘ 남녘남南 한수한漢 뫼산山 성성城 ’ ☞ 경기도 광주시 남한산성면 산성리 남한산에 있는 산성, 사적 제57호로, '병자호란(丙子: 육십갑자의 열셋째, 오랑캐호胡 어지러울란亂, 조선 인조 14년, 1636)' 때, '대그릇농籠 성성城 (사전적의미: 적에게 둘러싸여 성문을 굳게 닫고 지킴)' 45일 만에 항복한 싸움터로 유명한 산성.
>
> ‘ 육六 십十 갑甲 자子 ’ ➜ '육갑떨다^^ㅋ'
> ☞ '천간(天干)'의 ↴
> 갑(甲)·을(乙)·병(丙)·정(丁)·무(戊)·기(己)·경(庚)·신(辛)·임(壬)·계(癸)와
> '지지(地支)'의 ↴
> 자(子)·축(丑)·인(寅)·묘(卯)·진(辰)·사(巳)·오(午)·미(未)·신(申)·유(酉)·술(戌)·해(亥)를
> 순차로 배합하여 '예순' 가지로 늘어놓은 것, 즉 ↴
> 갑자, 을축, 병인, 정묘, 무진, 기사, 경오, 신미, 임신, 계유, 갑술, 을해, 병자, 정축, 무인,
> 기묘, 경진, 신사, 임오, 계미, 갑신, 을유, 병술, 정해, 무자, 기축, 경인, 신묘, 임진, 계사,
> 갑오, 을미, 병신, 정유, 무술, 기해, 경자, 신축, 임인, 계묘, 갑진, 을사, 병오, 정미, 무신,
> 기유, 경술, 신해, 임자, 계축, 갑인, 을묘, 병진, 정사, 무오, 기미, 경신, 신유, 임술, 계해

‘ 가슴흉胸 뼈골骨 (복장뼈, Sternum) ’

▶ 흉골(Sternum)은 단어의 의미 그대로(요)↴,

➜ 그리스어 στέρνον /stérnon/ "breastbone 가슴뼈 등의 의미" 로부터
유래한 용어답게 ↴

✓ '가슴(CHEST)'의 한복판에 위치하는 ↴

‘ 편평골(넓적할편扁 평평할평平 뼈골骨, 납작뼈, flat bone) ’ 로써,
(그림 1-23, 1-25, 1-93)

❶ '흉골병(가슴흉胸 뼈골骨 자루병柄, 복장뼈자루, manubrium)'과,

❷ '흉골체(가슴흉胸 뼈골骨 몸체體, 복장뼈몸통, body of sternum)' 및

❸ '검상돌기(칼검劍 형상상狀 부딪칠돌突 일어날기起, 칼돌기,
xiphoid process)'의 세 부분으로 구성됨을
확인·관찰할 수 있습니다(그림 1-94).

특히,

◆ '흉골병(manubrium)'에는(요)↴,

✓ (칼로 저민 듯 매끄러운 ➜) '경절흔(목경頸 끊을절切 흔적흔痕, 목아래패임,
jugular notch)'을 볼 수 있구요↴,

↳ 이 곳 → '경절흔'의 양-옆으로↴

✓ '쇄골절흔(쇠사슬쇄鎖 뼈골骨 끊을절切 흔적흔痕, 빗장패임,
clavicular notch)'이 위치하고(요) ¬,
↳ 이곳에서(그림 1-93) ¬
↳ '쇄골(clavicle)'의 '흉골단(가슴흉胸 뼈골骨 끝단端, 복장끝,
sternal extremity)'과 만나¬,
→ ❛흉쇄관절(가슴흉胸 쇠사슬쇄鎖 빗장관關 마디절節, 복장빗장관절,
sternoclavicular joint)❜이 구성됨을 확인·관찰
할 수 있습니다(그림 1-93, 1-99).

또한,

'쇄골절흔'의 바로 아래에 위치하는(그림 1-93) ¬
⇒ (첫번째→) '늑골절흔(갈비늑肋 뼈골骨 끊을절切 흔적흔痕, 갈비패임,
costal notch)'은¬
↳ 제1번 '늑연골(갈비늑肋 연할연軟 뼈골骨, 갈비연골,
costal cartilage)'과 만나 (그 결과→) ¬
→ ❛제1흉늑연골결합(차례제第 한일一 갈비늑肋 연할연軟 뼈골骨 맺을결結 합할합合,
첫째복장갈비유리연골결합,
1st sternocostal synchondrosis)❜을 구성하는
자리를 제공해줌을 확인
할 수 있습니다(그림 1-93, 1-94).

이와 함께,

◆ '흉골병(manubrium)'과 '흉골체(body)'가 만나는 경계!, 즉 ¬
⇒ ❛흉골각(가슴흉胸 뼈골骨 뿔각角, 복장뼈각, sternal angle)❜이라
약속하는 구조에 → 제2번 늑연골이 이어지고(요)¬,
그 아래로 '흉골체'와 '검상돌기'에 걸쳐 › 모두 5쌍의
'늑골절흔(costal notch)'이 확인! ∴ ⇒ 모두 합하여
총 7쌍의 '늑골절흔'이 ❛흉골(STERNUM)❜에 존재함을
확인·관찰할 수 있습니다(그림 1-93, 1-94).

❛ 갈비늑 뼈골骨 (갈비뼈, Rib) ❜

▶ 늑골(Rib)은(요)¬,
✓ '늑연골(갈비늑肋 연할연軟 뼈골骨, 갈비연골, costal cartilage)'과~
✓ 12개의 '흉추(가슴흉胸 쇠몽둥이추椎, 등뼈, thoracic vertebrae)' 사이에서¬,

흡사 ↴

⇒ '우리 (사전적의미: 짐승을 가두어 기르는 곳, 혹은 '울타리'의 방언)' 와 같은 구조를 형성해 주는 12쌍(= 24개)의 '뼈(BONE)'입니다 (그림 1-95).

또한('늑골'은요↴),

✓ '늑골두(갈비늑肋 뼈골骨 머리두頭, 갈비뼈머리, head of rib)'와,

✓ '늑골경(갈비늑肋 뼈골骨 목경頸, 갈비뼈목, neck of rib)' 및,

✓ '늑골체(갈비늑肋 뼈골骨 몸체體, 갈비뼈몸통, body of rib)'로 구분하고(요), (그림 1-96, 1-97)

특히,

'늑골체(BODY)'의 끝은 '초자연골(유리초硝 자녀자子 연할연軟 뼈골骨, 유리연골, hyaline cartilage)'로 조성된 '늑연골'의 형태로써

➜ '흉골(STERNUM)'과 연결됨을 확인·관찰할 수 있습니다 (그림 1-96, 1-97).

한편,

◆ '제 1 번'에서~ '제 7 번'까지의 일곱 개의 '늑골'이 '흉골(STERNUM)'에 직접 연결되어 있기에 ↴

✓ '진늑골(참진眞 갈비늑肋 뼈골骨, 참갈비뼈, true ribs)'이라 구분하고(요),

◆ '제 8 번'에서~ '제 12 번'까지의 다섯 개의 '늑골'은 '흉골'에 간접적으로 연결되는 형태를 보이기에 ↴

✓ '가늑골(거짓가假 갈비늑肋 뼈골骨, 거짓갈비뼈, false ribs)'이라 명명하며,

◆ '제 11 번'과 '제 12 번' → 두 개의 '늑골'은 연결의 부재로 인하여 ↴

✓ '부유늑골(뜰부浮 헤엄칠유游 갈비늑肋 뼈골骨, 뜬갈비뼈, floating ribs)'이라 약속함을 확인·이해할 수 있습니다(그림 1-95).

또한,

✷ '늑골두(head of rib)'의

'상·하 관절와(위상上 아래하下 빗장관關 마디절節 움집와窩, 위·아래 관절오목, superior & inferior articular facet)'는(요)↴,

✷ '흉추'의 '상·하 늑골와(위상上 아래하下 갈비늑肋 뼈골骨 움집와窩, 위·아래 갈비뼈오목, superior & inferior costal facet)'와 관절을 이루고(요)↴,

✷ (늑골의➜) '늑골결절(갈비늑肋 뼈골骨 맺을결結 마디절節, 갈비뼈결절, tubercle of rib)'은↴

✷ '흉추'의 '횡늑골와(가로횡橫 갈비늑肋 뼈골骨 움집와窩, 가로늑골오목, transverse costal facet)'와 연결되어 '흉곽(THORAX)'을 견고히 해줌을 확인·관찰할 수 있습니다(그림 1-97).

특히,

'늑골'의 '안쪽'에는 '신경(nerve)'과 '동맥(artery)' 및 '정맥(vein)'이 나란히 배열되어 물리적 자극 등으로부터 보호받음을 확인·관찰할 수 있습니다(그림 1-95~ 1-97).

❝ Appendicular skeleton ❞ 넉사四 사지지肢 뼈골骨 격식격格 ⇓⇩⇓ ❛ 위상上 팔다리,사지지肢 뼈골骨 (팔뼈, Bones of upper limb) ❜

☞ 상지골은(요)↘,

✓ ❛상지대(위상上 사지지肢 띠대帶 혹은 어깨견肩 어깻죽지갑胛 띠대帶, 팔이음뼈, shoulder girdle)❜와

✓ ❛자유상지골(스스로자自 말미암을유由 위상上 사지지肢 뼈골骨, 자유팔뼈, bones of free upper limb)❜로 구성된 좌·우측 합쳐 모두 64개의 뼈를 의미합니다(그림 1-25, 1-98).

(❛상지골❜을 좀 더 살펴보면요↘)

◆ ❛상지대❜는 ↘,

✓ 2개의 '쇄골(쇠사슬쇄鎖 뼈골骨, 빗장뼈, Clavicle)'과

✓ 2개의 '견갑골(어깨견肩 어깻죽지갑胛 뼈골骨, 어깨뼈, Scapula)'로 구성되며,

◆ ❛지유상지골❜은(요) ↘,

✓ 2개의 '상완골(위상上 팔완腕 뼈골骨, 위팔뼈, Humerus)'과,

✓ 2개의 '요골(굽을요橈 뼈골骨, 노뼈, Radius)',

✓ 2개의 '척골(자척尺 뼈골骨, 자뼈, Ulna)',

✓ 16개의 '수근골(손수手 뿌리근根 뼈골骨, 손목뼈, Carpal bones)',

✓ 10개의 '중수골(가운데중中 손수手 뼈골骨, 손허리뼈, Metacarpal bones)' 및

✓ 28개의 '수지골(손수手 손가락지指 뼈골骨, 손가락뼈, phalanges)'로

구성되어 있음을 확인·관찰할 수 있습니다(그림 1-25, 1-98).

‘ 쇠사슬쇄鎖 뼈골骨 (빗장뼈, Clavicle) ’

▶ 쇄골(Clavicle)은(요)¬,

그 이름! ‘클라비클(CLAVICLE)’의 어원이¬

➜ 라틴어 clāvicula “key 열쇠 등의 의미”로부터 유래함을 확인할 수 있고요, 이를 ¬

➜ ‘빗장(사전적의미: 문을 닫고 가로질러 잠그는 막대기)뼈’라고 번역하신 선배-학자분의 예리한 관찰력에 찬사를 보내드립니다(그림 1-99, 1-100).

실제, 제 1 번 ‘늑골(rib)’ 위에서 흡사, ‘문문門’의 ‘빗장’처럼 수평면에 평행하게 걸쳐 있는 좌·우 1쌍의 ‘쇄골’을 확인할 수 있고요,

⇒ ‘개(개견犬, dog)’나 ‘고양이(고양이猫묘, cat)’와 같은 네발-동물에 비해 ‘곧을직直 설립立 걸음보步 다닐행行’하는 ‘사람’에게 잘 발달 되어있음(➜ 특히, 여성에서 이 뼈가 잘 드러나는 분을 ‘쇄골미인 (국어 사전적의미: 쇄골이 이루는 선이 아름답게 드러나 보이는 여성^^)’이라 칭송하는 용어는 귀에 낯설지 않습니다)을 확인·관찰할 수 있습니다(그림 1-99, 1-100).

특히,

◆ (쇄골의➜) ‘흉골단(가슴흉胸 뼈골骨 끝단端, 복장끝, sternal end 혹은 sternal extremity)’은(요) ¬

⇒ ‘흉골(sternum)’의 ‘쇄골절흔(쇠사슬쇄鎖 뼈골骨 끊을절切 흔적흔痕, 빗장패임, clavicular notch)’과 만나, (그림 1-93)

➜ ‘흉쇄관절(가슴흉胸 쇠사슬쇄鎖 빗장관關 마디절節, 복장빗장관절, sternoclavicular joint)’을 이루고(요)¬,

반면⇔,

◆ (쇄골의➜) ‘견봉단(어깨견肩 봉우리봉峯 끝단端, 봉우리끝, acromial end 혹은 acromial extremity)’은(요) ¬

⇒ ‘견갑골(scapula)’의 ‘견봉(어깨견肩 봉우리봉峯, 어깨뼈봉우리, acromion)’과 만나(그림 1-101, 1-102),

➜ ‘견쇄관절(어깨견肩 쇠사슬쇄鎖 빗장관關 마디절節, 봉우리빗장관절, acromioclavicular joint)’을 이루어¬,

✓ '상지(upper limb)'와 '체간(trunk)'의 구조-기능적 연결고리 역할을 확인·이해 할 수 있습니다(그림 1-99, 1-100).

❛ 어깨견肩 어깻죽지갑胛 뼈골骨 (어깨뼈, Scapula) ❜

☞ 문득, **비** 오는 날!, ❛국민학교❜ 시절, 담임선생님의 당부-목소리가 기억납니다. "얘들아~ **우산** 끝으로 앞에 가는 친구의 ❛어깨❜는 절대로 찌르지 마세요!, 자칫, 잘못하면 ❛**뼈**❜가 부러질 수 있어요!"라고 하시던 종례시간의 당부!. 알지 못하던 그때는요, '딱딱한 ❛**뼈**❜가 비닐-우산 끝으로 찌른다고 부러지나?!'하고 속으로 반문했던ㅠ, ➜ 되돌이켜 생각해보면(요), 창피하기까지 했던 기억(➜ 왜냐하면요, 쇠꼬챙이처럼 단단하고 예리한 끝을 지닌 우산, 혹은 대나무 재질의 **비닐우산**의 끝이라도 짧고 강하게 창으로 찌르듯 하면 ⇒ 얇은 두께의 ❛**견갑골(SCAPULA)**❜은 얼마든지 부러질 수 있는 ⇒ 특히, 유약한 ❛어린이❜라면 더욱!)이 스쳐 지나갑니다 v _ V **(그림 1-101~ 1-103).**

이처럼↴

▶ 견갑골(Scapula)은(요)↴,

✓ 납작한 역삼각형을 보이는 ⇒ 좌/우 1쌍의 ❛**뼈(BONE)**❜로써,

✓ '**흉곽(thorax)**'의 뒷면(≒ 등배背 떼부部)에서 ⇒ '**쇄골(clavicle)**'과 만나↴,

➜ ❛견쇄관절(ACROMIOclavicular joint)❜을 구성하고(요) ↴

> ❛ 어깨견肩 쇠사슬쇄鎖 빗장관關 마디절節, **봉우리빗장관절,**
> acromioclavicular joint)❜
>
> ☞ ❶ 쇄골(clavicle)의 '견봉단(acromial extremity)' +
>
> ☞ ❷ 견갑골(scapula)의 '견봉(acromion)'이
>
> ↳ **맞물려(➜ ❶ + ❷ = 견쇄관절) 구성되는 관절!**

(이러한 구성은 궁극적으로요↴)

⇒ '**상지대(shoulder girdle)**' 형성을 가능하게 해줍니다 (그림 1-98, 1-101~ 1-103).

(❛견갑골 ≒ 스카풀라^^❜을 좀 더 차근히 살펴보면요↴)

◆ '**흉곽(THORAX)**'의 '갈비늑肋 뼈골骨 들'과 마주 대하고 있는↴

(❛견갑골❜의) 표면은(요)↴,

⇒ 등쪽으로(≒뒤쪽으로) 오목(concave)한 ↴

➜ '**견갑하와**(어깨견肩 어깻죽지갑胛 아래하下 움집와窩, **어깨뼈밑오목,** subscapular fossa)'를 이루고 있고(요)

(그림 1-101, 1-103),

그 반대쪽(≒'견갑하와'에서 '견갑골'을 가로 질로 건너가 만나는 쪽)은(요)↘,

(그림 1-102, 1-103)

➜ '견갑극(어깨**견**肩 어깻죽지**갑**胛 가시나무**극**棘, **어깨뼈가시**,

scapular spine)'에 의해 ↘

✷㊤ '극상와(가시나무**극**棘 위**상**上 움집**와**窩, **가시위오목**,

supraspinous fossa)'와

✷㊦ '극하와(가시나무**극**棘 아래**하**下 움집**와**窩, **가시아래오목**,

infraspinous fossa)'에 의해 ↘

(위/아래로➜) '지경**경**境지경**계**界(boundary)'가 지어지는 듯함을

확인·관찰할 수 있습니다(그림 1-102, 1-103).

또한,

❛견갑골❜을 전면(≒앞)에서 볼 때 (흡사↘),

✓ '닭**계**鷄'의 '주둥이,부리**훼**喙'와 같이 생긴 ↘

➜ '오훼돌기(까마귀**오**烏 부리**훼**喙 부딪칠**돌**突 일어날**기**起, 혹은

까마귀**오**烏 입**구**口 부딪칠**돌**突 일어날**기**起, **부리돌기**,

coracoid process)'가

⇒ '관절강(빗장**관**關 마디**절**節 빈속**강**腔, **관절오목**,

glenoid cavity)' 방향으로 돌출되어 있음을

확인할 수 있고(요)(그림 1-101)↘,

(여기서) 특히,

✓ '닭**계**鷄 알**란**卵 (≒ 달걀 → 사전적의미: 닭이 낳은 알)' 모양의 '**관절강**'은(요)↘

⇒ '상완골(humerus)'의 '**상완골두**(위**상**上 팔**완**腕 뼈**골**骨 머리**두**頭,

위팔뼈머리, humeral head)'와 맞물려↘

➜ ❛견관절(어깨**견**肩 빗장**관**關 마디**절**節, **어깨관절**, shoulder joint,

혹은↘

위**상**上 팔**완**腕 움집**와**窩 빗장**관**關 마디**절**節, **위팔오목관절**,

glenohumeral joint 라고도 이름하는)❜을 완성하여↘,

(인체에서 가장 ➜) 넓은 범위의 움직임이 가능하게 해줌을 확인·이해할

수 있습니다(그림 1-101~ 1-103).

‘ 위상上 팔완腕 뼈골骨 (위팔뼈, Humerus) ’

▶ 상완골(Humerus)은(요),

⇒ ‘상지대(shoulder girdle = clavicle + scapula)’ 아래로 연결되어 ↴

⇒ ‘자유-상지골(bones of free upper limb)’의 시작에 해당되는 ↴

✓ 좌·우 1쌍의 ‘장골(long bone)’로써↴,

✓ 그 이름(⇒ 라틴어: HUMERUS)의 개념이 “shoulder, 어깨 등의 의미”를 지니듯 바라보는 시각은 시간을 초월하여 비슷함을 이해할 수 있습니다(그림 1-25, 1-104, 1-105).

특히,

⇒ (‘상완골’의) ‘상완골두(상완上 팔완腕 뼈골骨 머리두頭, 위팔뼈머리, humeral head)’ 아래에 이어지는 오목한 곳을↴

➜ ‘해부경(풀해解 쪼갤부剖 목경頸, 해부목, anatomical neck)’이라 하여↴,

⇔ ‘외과경(바깥외外 과정과科 목경頸, 외과목, surgical neck)’,

즉↴,

⇒ ‘골절(뼈골骨 꺾을절折, 골절 혹은 절단, fracture)’이 상대적으로 잘 일어나는 부분과는 구별됨을 확인·관찰할 수 있습니다(그림 1-105).

또한,

◆ ‘해부경’에 이어 도드라져있는(⇒ 동시에, 까칠하게 만져지는^^) ↴

✓ ‘대결절(큰대大 맺을결結 마디절節, 큰결절, greater tubercle)’과 ↴

✓ ‘소결절(작을소小 맺을결結 마디절節, 작은결절, lesser tubercle)’ 사이에 ↓

↳ 형성된 얕은 홈(≒ 고랑 혹은 도랑)!, 즉

⇒ ‘결절간구(맺을결結 마디절節 사이간間 도랑구溝, 결절사이고랑, intertubercular groove)’는(요) ↴,

➜ ‘상완이두근(위상上 팔완腕 두이二 머리두頭 힘줄근筋, 위팔두갈래근, biceps brachii muscle)’의 ‘힘줄(tendon)’이 지나가는 통로가 됩니다(그림 1-104).

한편,

◆ 상완골의 몸통+가운데+바깥쪽에서 확인되는 구조!, 즉

✓ ‘삼각근조면(석삼三 뿔각角 힘줄근筋 거칠조粗 낯면面, 세모근거친면,

deltoid tuberosity)'에는(요)↘,

⇒ '승모근(스님승僧 모자모帽 힘줄근筋, 등세모근, trapezius muscle)'이 부착하고(요)(그림 1-104)↘,

→ 바로 뒤에서 비스듬히 주행하는 얕은 홈!, 즉↘

✓ '요골신경(꺾을요橈 뼈골骨 영혼신神 지날경經, 노신경, radial nerve)'의 주행 장소인 ↘

⇒ '요골신경구(꺾을요橈 뼈골骨 영혼신神 지날경經 도랑구溝, 노신경고랑, groove for radial nerve)'가 확인이 되고(요)↘,

계속 연이어 → 아래로 내려가(면요) ↘

✓ '내측상과(안내內 곁측側 위상上 낟알과顆, 안쪽위관절융기, medial epicondyle)'와

✓ '상완골활차(위상上 팔완腕 뼈골骨 미끄러울활滑 수레차車, 위팔뼈도르래, humeral trochlea)' 사이에 위치하는 ↘

⇒ "척골신경구(자척尺 뼈골骨 영혼신神 지날경經 도랑구溝, 자신경고랑, groove for ulnar nerve)"를 확인할 수 있고요↘

이곳을 통해(≒지나서, ≒경유하여)↘,

➜ '척골신경(자척尺 뼈골骨 영혼신神 지날경經, 자신경, ulnar nerve)'이 지나감을 확인·관찰할 수 있습니다(그림 1-105).

또한,

인체-전면에서 '상완골(humerus)'을 바라보면요↘,

◆ '상완골활차(위상上 팔완腕 뼈골骨 미끄러울활滑 수레차車, 위팔뼈도르래, humeral trochlea)'가 (상완골의) '내측(lateral side)'에서 확인할 수 있고(요)(그림 1-104),

(‘상완골’의) '상완골활차(humeral trochlea)'와

⇒ ('척골'의) '활차절흔(미끄러울활滑 수레차車 끊을절切 흔적흔痕, 도르래패임, trochlear notch)'이 맞물려

➜ "위상上 팔완腕 자척尺 뼈골骨 빗장관關 마디절節 혹은 팔완腕 자척尺 빗장관關 마디절節 (위팔자관절, humeroulnar joint)" 형성!,

즉 ⇒ ❤ Humeral trochlea + Trochlear notch = Humeroulnar joint 형성!

◆ '상완골소두(위상上 팔완腕 뼈골骨 작을소小 머리두頭, **위팔뼈작은머리**, capitulum)'는 (상완골의) **'외측(lateral side)'**에서 확인·관찰할 수 있습니다(그림 1-104).

> (' 상완골 ' 의) **'상완골소두(capitulum)'**와
> ⇒ ('요골'의) **'요골두(**꺾을**요**橈 뼈**골**骨 머리**두**頭, **노뼈머리**, head of radius)'이 맞물려
> ➜ "위**상**上 팔**완**腕 꺾을**요**橈 뼈**골**骨 빗장**관**關 마디**절**節 혹은 팔**완**腕 꺾을**요**橈 빗장**관**關 마디**절**節 **(위팔노관절**, humeroradial joint)" **형성!**,
> 즉 ↘
> ❤ Capitulum + Head of radius = Humeroradial joint **형성!**

그리고(요),

✓ '요골와(꺾을**요**橈 뼈**골**骨 움집**와**窩, **노오목**, radial fossa)'와 '

✓ '구상돌기와(갈고리**구**鉤 형상**상**狀 부딪칠**돌**突 일어날**기**起 움집**와**窩, **갈고리오목**, coronoid fossa)'는 해부학 자세 ⇒ 전면에서,

동시에,

✓ '주두와(팔꿈치**주**肘 머리**두**頭 움집**와**窩, **팔꿈치오목**, olecranon fossa)'는 해부학 자세 ⇒ 후면에서, 각각 (요골/척골과 함께➜) ↘

' 주관절(팔꿈치**주**肘 빗장**관**關 마디**절**節, **팔꿉관절**, elbow joint) ' 의 일부가 됨을 확인·관찰할 수 있습니다(그림 1-104, 1-105).

' 꺾일,굽을**요**橈 뼈**골**骨 (노뼈, Radius) '

▶ 요골(Radius)은(요) ↓,

✓ '상완골(위**상**上 팔**완**腕 뼈**골**骨, **위팔뼈**, humerus)'과 ⤇

⤆ '수근골(손**수**手 뿌리**근**根 뼈**골**骨, **손목뼈**, carpal bones)' 사이에 위치!,

특히,

✓ 전면-해부학적 자세에서(요, 그림 1-106) ↘,

'요골'을 따라 (시선을) 아래로 내려갈수록 **'요골(radius)'의 크기**가(요) ↘,

↳ '근위부(가까울**근**近 자리**위**位 떼**부**部, **몸쪽부분**, proximal part)'에 비해 ⇒

↳ '원위부(멀원遠 자리위位 떼부部, 먼쪽부분, distal part)'가 상대적으로 커지는(≒증가하는) 특성을 확인할 수 있고(요)(좀 더 시선을) ↴,

✓ ('엄지-쪽 수근골'과 더불어 실질적) '수근관절(손수手 뿌리근根 빗장관關 마디절節, 손목관절, wrist joint)'을 이루는 (그림 1-106) ↴

✓ 좌·우 1쌍의 뼈로써↴

➜ 손목을 (해부학자세를 기준하여) '회외(supination)/회내(pronation)'의 움직임에 따라 '요골(radius)'이 '척골(ulna)'위로 엎히고 → 벗어나는 모양새가 흡사, 배를 움직이게 하는 '노'에 빗대어 '노뼈'라 번역한 용어를 대하면서(요), 깊은 존경심마저 듭니다

(그림 그림 1-25, 1-106, 107).

> '돌회回 바깥외外 (뒤침, Supination)'
>
> ⇒ (해부학적 자세를 기준으로) 손바닥이 전방을 바라보도록(≒향하게) 손목을 돌려주는 움직임
>
> (↳ 이러한 움직임에 대해 '손등'을 기준으로 다시 보면요)
>
> (≒ ⇒ 손등이 후방을 바라보도록 손목을 돌려주는 움직임)
>
> '돌회回 안내內 (엎침, Pronation)'
>
> ⇒ (해부학적 자세를 기준으로) 손등이 전방을 바라보도록(≒향하게) 손목을 돌려주는 움직임
>
> (↳ 이러한 움직임에 대해 '손바닥'을 기준으로 다시 보면요)
>
> (≒ ⇒ 손바닥이 후방을 바라보도록 손목을 돌려주는 움직임)
>
> '방패노櫓 ➜ 사전적의미: '물을 헤쳐 배를 나아가게 하는 기구''
>
> (그림 1-106, 1-107)

한편,

◆ (요골의) '요골두(굽을요橈 뼈골骨 머리두頭, 노뼈머리, head of radius)'는(요)↴,

⇒ '척골(자뼈, ulna)'의 '요골절흔(굽을요橈 뼈골骨 끊을절切 흔적흔痕, 노패임, radial notch)'과 만나 이루는 관절!,

즉↴

➜ '근위요척관절(가까울근近 자리위位 굽을요橈 자척尺 빗장관關 마디절節, 몸쪽노자관절, proximal radioulnar joint)'을 이룹니다

(그림 1-110, 1-111).

농시에,

◆ (요골의) '요골두(head of radius)'는(요)(그림 1-106)↘,

✓ '주관절(elbow joint)' 의 '굴곡(굽을굴屈 굽을곡曲, 굽힘, flexion)' 시↘,

⇒ '상완골(humerus)'의 '요골와(굽을요橈 뼈골骨 움집와窩, 노오목, radial fossa)'와 맞물려 굴곡-움직임의 제한됨을 확인·관찰할 수 있습니다 (그림 1-104).

또한,

(요골의) ✷㉠ '주상와(배주舟 형상상狀 움집와窩, 배오목, scaphoid fossa)'와

✷㉡ '월상와(달월月 형상상狀 움집와窩, 반달오목, lunate fossa)'가

⇒ '수근골(손수手 뿌리근根 뼈골骨, 손목뼈, carpal bones)'의

✷㉠ '주상골(배주舟 형상상狀 뼈골骨, 손배뼈, scaphoid bone)'과,

✷㉡ '월상골(달월月 형상상狀 뼈골骨, 반달뼈, lunate)'과 각각 연결-형성되는 ↘

➜ '수근관절(손수手 뿌리근根 빗장관關 마디절節, 손목관절, wrist joint 혹은 굽을요橈 손수手 뿌리근根 빗장관關 마디절節, 요골쪽손목관절, radiocarpal joint)'은 병원 임상에서도 매우 중요합니다(그림 1-107, 1-112)).

특히,

'요골'의 (해부적) 특징은(요) ↘,

✓ '경상돌기(줄기경莖 형상상狀 부딪칠돌突 일어날기起, 붓돌기, styloid process)'가 '엄지손가락(thumb)' 쪽에 존재·위치한다는 것과,

✓ '요골조면(굽을요橈 뼈골骨 거칠조粗 낯면面, 노뼈거친면, radial tuberosity)'이 존재하여 (이곳에) ↘

↳ '상완이두근(위상上 팔완腕 두이二 머리두頭 힘줄근筋, 위팔두갈래근, biceps brachii muscle)'의 '건(tendon)'이 붙도록 허락! (그림 1-106, 1-107),

그리고(요),

⇒ ('척골'의➜) '척골두(자척尺 뼈골骨 머리두頭, 자뼈머리, head of ulna)' (그림 1-108) 와

⇒ ('요골'의➜) '척골절흔(자척尺 뼈골骨 끊을절切 흔적흔痕, 자패임,

ulnar notch)'(그림 1-106)이 만나 형성되는↘

→ '원위요척관절(멀원遠 자리위位 굽을요橈 자척尺 빗장관關 마디절節,

먼쪽노자관절, distal radioulnar joint)'의 존재가

그것입니다(그림 1-110, 1-111).

' 자척尺 뼈골骨 (자뼈, Ulnar) '

▶ 척골(Ulnar)은(요)→, 그 이름 → 라틴어에서 유래한 '울라(ULNAR)'가↘

↳ 그리스어 ὠλένη /ōlénē/ "elbow 팔꿈치 등의 의미"와

연관성이 있음을 확인해보면서요↘ ,

✓ '상완골(humerus)'과 '수근부(carpal part, → 새끼손가락 쪽)' 사이에

위치하는 (좌·우 1쌍의→) 장골(long bone)의 개념이

낯설지 않음을 느끼게 됩니다(그림 1-25). ↘,

✓ 전면-해부학적 자세에서(요)(그림 1-108) ↘,

'척골'을 따라 (시선을) 아래로 내려갈수록 '척골(ulna)'의 크기가 ↘,

↳ '근위부(가까울근近 자리위位 떼부部, 몸쪽부분, proximal part)'에 비해 ↘

↳ '원위부(멀원遠 자리위位 떼부部, 먼쪽부분, distal part)'가 상대적으로

작아지는(≒감소하는) 특성을 확인·관찰할 수 있습니다

(그림 1-108, 1-109),

또한,

◆ ('상완골'의) '상완골활차(위상上 팔완腕 뼈골骨 미끄러울활滑 수레차車, 위팔뼈도르래,

humeral trochlea)'와 만나서(요)(그림 1-104, 1-105) ↘,

↳ '완척관절(팔완腕 자척尺 빗장관關 마디절節, 위팔자관절,

humeroulnar joint)'을 구성하는 '척골'의 구조! ↘

↳ 즉, ⇒ ✷ '활차절흔(도르래패임, trochlear notch)'이 ↘

뼈의 전면에서 관찰됩니다(그림 1-108).

특히,

◆ '주관절(팔꿈치주肘 빗장관關 마디절節, 팔꿈치관절, Elbow joint)'을 ↘

↳ '굴곡(굽을굴屈 굽을곡曲, 굽힘, flexion → ❶ + ❷)' 시켰을 때↘.

동반되는 구조적 한계!, 즉 ↘

⇒ ('척골'이) '❶ 구상돌기(갈고리구鉤 형상상狀 부딪칠돌突 일어날기起, 갈고리돌기,

coronoid process)'가 ↘

⇒ (❛상완골❜의) '❷구상돌기와 (갈고리구鉤 형상상狀 부딪칠돌突 일어날기起 움집와窩, 갈고리오목, coronoid fossa)'와 맞물려↴

➜ '굴곡(FLEXION)'의 움직임을 제한해주고요(그림 1-104, 1-108).

⇔ 이와는 반대로 ↴

◆ '주관절-신전(펼신伸 펼전展, 폄, extension ➜ ❶ + ❷)'의 ↴

↳ '운동범위(운전할운運 움직일동動 법범範 둘레위圍 혹은 옳을,가할가可 움직일동動 법범範 둘레위圍, 운동한계, range of motion, ROM)' 끝에서↴

⇒ (❛척골❜의) '❶주두(팔꿈치주肘 머리두頭, 팔꿈치머리, olecranon)'가

⇒ (❛상완골❜의) '❷주두와(팔꿈치주肘 머리두頭 움집와窩, 팔꿈치오목, olecranon fossa)'와 맞물려 움직임이 덜한 ↴

➜ '신전 운동범위'의 제한성을 확인·이해할 수 있습니다 (그림 1-105, 1-108).

❛ 손수手 뿌리근根 뼈골骨 (손목뼈, Carpal bone) ❜

▶ 수근골은(요), 그 이름이 → 라틴어 'carpālis → 칼팔리쓰'에서 유래한 용어!↴

↳ 동시에, 그리스어 καρπός /karpós/ "wrist 손목 등의 의미" 와 밀접한 상관성이 있음을 확인해보면서요↴.

(❛수근골❜의 위치가↴)

↦ '전완(앞전前 팔완腕, 앞팔 혹은 아래팔, forearm)'과 ~

'중수골(가운데중中 손수手 뼈골骨, 손허리뼈, metacarpal bones)' ⇤ 사이를 이어주는 8개의 '단골(짧을단短 뼈골骨, 짧은뼈, short bone)'로써↴.

↳ ❛해부학 지세(Anatomical position)❜를 기준으로(하여)↴.

✷ '근위부(가까울근近 자리위位 떼부部, 몸쪽부분, proximal part)'

⇒ 4개의 뼈와

✷ '원위부(멀원遠 자리위位 떼부部, 먼쪽부분, distal part)'

⇒ 4개의 뼈가 두 줄 지어진 16개 뼈를 의미합니다 (그림 1-25, 1-112, 1-113).

(여기서 좀 더 ❛수근골❜을 살펴보면요↴)

◆ '근위부'에 해당하는 '뼈'로는 '엄지손가락' 쪽에서부터~ 따져보면(요)↴,

➜ '주상골(배주舟 형상상狀 뼈골骨, 손배뼈, Scaphoid bone)'과,

→ '월상골(달월月 형상상狀 뼈골骨, 반달뼈, Lunate bone)',

→ '삼각골(석삼三 뿔각角 뼈골骨, 세모뼈, Triquetrum bone)' 및

→ '두상골(콩두豆 형상상狀 뼈골骨, 콩알뼈, Pisiform bone)'의

순서로 위치하고(요),

특히,

'두상골'은 '삼각골' 옆에 위치하는 것이 아닌 ↴

↳ '삼각골' 위에 얹혀 있는 특징을 손바닥-면에서

확인·관찰할 수 있습니다(그림 1-114).

⇔ 상대적으로↴,

◆ '원위부'에 해당하는 뼈들을 '엄지손가락' 쪽에서부터~ 따져보면(요)↴,

→ '대능형골(큰대大 모날,마름능菱 형상형形 뼈골骨, 큰마름뼈,

Trapezium bone)'과,

→ '소능형골(작을소小 마름능菱 형상형形 뼈골骨, 작은마름뼈,

Trapezoid bone)',

→ '유두골(있을유有 머리두頭 뼈골骨, 알머리뼈, Capitate bone)',

→ '유두골(있을유有 갈고리구鉤 뼈골骨, 갈고리뼈, Hamate bone)'의

순서로 '엄지'에서~ '새끼손가락'까지 시선을 옮겨가며

확인이 가능하고(요)↴,

동시에,

'원위부 수근골들'과 '중수골(metacarpal, MC, bones)'들로 완성되는 ↴

⇒ '수근중수관절(손수手 뿌리근根 가운데중中 손수手 빗장관關 마디절節,

손목손허리관절, carpometacarpal joint, CM joint)'을

확인·관찰할 수 있습니다(그림 1-114~ 1-116).

' 가운데중中 손수手 뼈골骨 (손허리뼈, Metacarpal bone 혹은 Metacarpus) '

▶ 중수골은(요)↴,

✓ 8개의 '수근골(carpal bones ⇒ 좌·우 합: 16개)'과

✓ 14개의 '수지골(손수手 손가락지指 뼈골骨, 손가락뼈, phalanges

⇒ 좌·우 합: 28개)'들을 이어주는 ↴

→ 5개(⇒ 좌·우 합: 10개)의 '장골(long bone)' 임을 확인·관찰할 수 있습니다

(그림1-25, 1-112, 1-116).

특히,

◆ 원위부(distal part) → 수근골(carpal bones)에 속하는 ↴

'유두골(있을유有 머리두頭 뼈골骨, 알머리뼈, capitate)'과 '관절(joint)'을 이루는

⇒ '세 번째 중수골(3rd metacarpal bone)'에는(요) ↴,

↳ '붓필筆'의 끝처럼 생긴 돌기 즉 ↴,

⇒ '경상돌기(줄기경莖 형상상狀 부딪칠돌突 일어날기起, 붓돌기, styloid process)'가 보이는 특징을 (아울러) 확인하실 수 있습니다 (그림 1-116).

' 손수手 손가락지指 뼈골骨 (손가락뼈, Phalanx, 복수 → phalanges) '

▶ 수지골은(요)↴,

✓ '손가락'을 이루는 '장골(long bone)'로써,

(전면-해부학 자세를 기준으로 하여↴)

㊤ '근위지골(가까울근近 자리위位 손가락지指 뼈골骨 혹은 터기基 마디절節 뼈골骨, 손가락 첫 마디뼈, proximal phalanx)'과,

㊥ '중위지골(가운데중中 자리위位 손가락지指 뼈골骨 혹은 가운데중中 마디절節 뼈골骨, 손가락 중간 마디뼈, middle phalanx)' 및

㊦ '원위지골(멀원遠 자리위位 손가락지指 뼈골骨 혹은 끝말末 마디절節 뼈골骨, 손가락 끝 마디뼈, distal phalanx)'의 순서로 구조-이름을 확인·관찰할 수 있고(요)(그림 1-117),

특히,

✷ '무지골(엄지손가락무拇 손가락지指 뼈골骨, 엄지 손가락뼈, thumb phalanges)'은(요)↴,

㊤ '근위지골(proximal phalanx)'과

㊦ '원위지골(distal phalanx)' 만으로 이루어짐을 확인·이해할 수 있습니다(그림 1-112, 1-116, 1-117).

' 길장長 뼈골骨 (Long bone) '

☞ (일반적으로) '폭(wide)'보다 '길이(length)'가 긴 뼈로써↴,

✷ Femur, ✷ Tibia, ✷ Fibula, ✷Humerus,
✷ Radius, ✷ Ulna, ✷ Metacarpals,
✷ Metatarsals, ✷ Phalanges, ✷Clavicle 등,,,

❝ Appendicular skeleton ❞ 넉사四 사지지肢 뼈골骨 격식격格 ❛ 아래하上 팔다리.사지지肢 뼈골骨 (다리뼈, Bones of lower limb) ❜

☞ 하지골은(요)↴,

✓ ❛ 하지대(아래하下 사지지肢 띠대帶, 다리이음뼈, pelvic girdle) ❜ 와

✓ ❛ 자유하지골(스스로자自 말미암을유由 아래하下 사지지肢 뼈골骨, 자유다리뼈, bones of free lower limb) ❜ 로 구성된 좌·우측 합쳐 ↴

↳ 모두 62개의 뼈를 의미합니다(그림 1-25, 1-98).

특히,

✓ ❛ 하지대(Pelvic girdle) ❜ 는(요) ↴

✷ 좌/우측 1쌍의 '관골(넓을관寬 뼈골骨, 혹은 넓적다리고股 뼈골骨, 및 없을무無 이름명名 뼈골骨, 볼기뼈, Hip bone)'로 구성된 뼈로써↴,

➜ "불규칙골(irregular bone)'로 분류되며↴,

➜ "골반(PELVIS)" 형성에 중요한 구조가 됨을 확인·이해할 수 있습니다 (그림 1-23, 1-25, 1-98, 1-118~ 1-125).

또한,

✓ ❛ 자유하지골 ❜ 에는(요)↴,

✷ '대퇴골(큰대大 넓적다리퇴腿 뼈골骨, 넓적다리뼈, Femur)' ⇒ 2개,

✷ '슬개골(무릎슬膝 덮을개蓋 뼈골骨, 무릎뼈, Patella)' ⇒ 2개,

✷ '경골(정강이경脛 뼈골骨, 정강뼈, Tibia)' ⇒ 2개,

✷ '비골(장딴지비腓 뼈골骨, 종아리뼈, Fibula)' ⇒ 2개,

✷ '족근골(발족足 뿌리근根 뼈골骨, 발목뼈, Tarsal bones)' ⇒ 14개,

✷ '중족골(가운데중中 발족足 뼈골骨, 발허리뼈, Metatarsal bones)' ⇒ 10개, 그리고

✷ '족지골(발족足 발가락지趾 뼈골骨, 발가락뼈, Phalanges)' ⇒ 28개가 포함된 온전한 ❛ 자유하지골 ❜ 을 확인·이해할 수 있습니다 (그림 1-25, 1-126~ 1-145).

(여기서, 먼저, ❛ 하지대 ❜ 에 속하는 '관골'을 시작으로 차근히 살펴보면요↴)

‘ 넓을관寬 뼈골骨 (볼기뼈, Hip bone 혹은 Coxal bone) ’
☞ ❶ ‘ 창자장腸 뼈골骨 (엉덩뼈, Ilium) ’
☞ ❷ ‘ 자리,앉을좌座 뼈골骨 (궁둥뼈, Ischium) ’
☞ ❸ ‘ 부끄러울치恥 뼈골骨 (두덩뼈, Pubis) ’

↳ ∴ ❶ + ❷ + ❸ = ‘관골 (≒ 힙본 혹은 콕쌀본^^) ’

▶ 관골(Hip bone)은(요)↘,

✓ 좌/우측의 것이 ‘생식기’부위에서 만나 ↘
‘하지대(pelvic girdle)’를 형성하고(요)↘,

✓ ‘척주(등마루척脊 기둥주柱, 척주, vertebral column)’로부터~
‘자유하지골(bones of free lower limb)’ 사이에서↘
↳ 다리-역할을 담당하는 ‘뼈(BONE)’로써↘,

✓ 엄마 뱃속 → ‘관골구(넓을관寬 뼈골骨 절구구臼, 볼기뼈절구,
acetabulum)’를 중심으로(그림 1-121)↘

↳ 흡사, 영어-알파벳 Y자형(≒ 그리스어 Y, upsilon)의 (아직)
‘골화’가 완성되지 않은 연골-상태로 존재하는 세 개의 뼈!,
즉↘
❶ ‘장골(창자장腸 뼈골骨, 엉덩뼈, ilium)’과,
❷ ‘좌골(자리,앉을좌座 뼈골骨, 궁둥뼈, ischium)’ 및,
❸ ‘치골(부끄러울치恥 뼈골骨, 두덩뼈, pubis)’은 ↘

⇒ 세상에 태어나 성장을 거듭하여 ‘성인(adult)’이 되면서↘,
⇒ ‘골화(뼈골骨 될화化, 뼈되기, ossification)’가 진행↘
➜ 온전한 하나의 ‘관골’이 됨을 확인·이해할 수 있습니다(그림 1-118).

❶ ‘ 창자장腸 뼈골骨 (엉덩뼈, Ilium) ’

❶ 장골(Ilium)은(요)↘,

‘복강(배복腹 빈속강腔, 배안, abdominal cavity)’ 아래쪽에서(≒배꼽아래에서)
‘소장과 대장(small & large intestine)’(등)을 떠받치고 있는↘

✓ ‘장골와(창자장腸 뼈골骨 움집와窩, 엉덩뼈오목, iliac fossa)’와
흡사, 사람의 ‘귀(ear)’ 모양과 비슷한 ↘

✓ ‘이상면(귀이耳 형상상狀 낯면面, 귀모양면, auricular surface)’이 우리-눈에
확연히 들어옵니다(그림 1-119).

특히,

✷ (❛장골❜의→) '이상면'은(요)↴,

✷ '천골(깔개천薦 뼈골骨, 엉치뼈, sacrum)'의 '이상면(auricular surface)'과 서로 맞물려↴

→ ❛천장관절(깔개천薦 창자장腸 빗장관關 마디절節, 엉치엉덩관절, sacroiliac joint, SI joint)❜의 이름(≒완성)을 확인·관찰할 수 있습니다(그림 1-88, 1-119).

또한,

(❛장골❜에서 두드러지게 보이는 구조, 즉↴)

◆ '전상장골극(앞전前 위상上 창자장腸 뼈골骨 가시나무극棘, 앞위엉덩뼈가시, Anterior Superior Iliac Spine, ASIS)'과

◆ '전하장골극(앞전前 아래하下 창자장腸 뼈골骨 가시나무극棘, 앞아래엉덩뼈가시, Anterior Inferior Iliac Spine, AIIS)',

◆ '후상장골극(뒤후後 위상上 창자장腸 뼈골骨 가시나무극棘, 뒤위엉덩뼈가시, Posterior Superior Iliac Spine, PSIS)' 및

◆ '후하장골극(뒤후後 아래하下 창자장腸 뼈골骨 가시나무극棘, 뒤아래엉덩뼈가시, Posterior Inferior Iliac Spine, PIIS)'는(요)↴,

⇒ 근육 및 인대 (등)이 붙는 부착부가 되는 특징을 보여줍니다(그림 1-120).

한편,

('장골'을 좀 더 차근히 보면요↴)

✷ '장골(ilium)'의 ㉠'관골구(넓을관寬 뼈골骨 절구구臼, 절구, acetabulum)'와 ↴ '대퇴골(큰대大 넓적다리퇴腿 뼈골骨, 넙적다리뼈, femur)'의 ↳ ㉡'대퇴골두(큰대大 넓적다리퇴腿 뼈골骨 머리두頭, 넙다리뼈머리, head of femur)'로 형성되는↴

(㉠ + ㉡ = ↴)

→ '고관절(넓적다리고股 빗장관關 마디절節, 엉덩관절, hip joint)'의 확인 (그림 1-121, 1-126~ 1-128) 및

✷ '장골(ilium)'의 '후하장골극(posterior inferior iliac spine, PIIS)'과 (동일 뼈의) '좌골극(앉을좌坐 뼈골骨 가시나무극棘, 궁둥뼈가시, ischial spine)' 사이에 형성되는↴

→ '대좌골절흔(큰대大 앉을좌坐 뼈골骨 끊을절切 흔적흔痕, 큰궁둥패임, greater sciatic notch)'을 (어렵지 않게) 확인·관찰할 수 있습니다(그림 1-119~ 1-121).

❷ ' 자리,앉을좌座 뼈골骨 (궁둥뼈, Ischium) '

❷ 좌골(Ischium)은(요)↘,

✓ 의자나 바닥에 엉덩이를 붙이고 앉을 때 바닥과 맞닿는 부분 즉↘,

✓ **'좌골결절(**앉을**좌**坐 뼈**골**骨 맺을**결**結 마디**절**節, **궁둥뼈결절,**

ischial tuberosity)'이 도드라진 '관골(hip bone)'에 속하는

부분-뼈임을 확인·관찰할 수 있습니다(그림 1-118~ 1-121).

또한,

✓ '좌골극(ischial spine)'과 ↘

↳ '**소좌골절흔(**작을**소**小 앉을**좌**坐 뼈**골**骨 끊을**절**切흔적**흔**痕,

작은궁둥패임, lesser sciatic notch)'을 따라

아래로 내려가 ↘

↳ '**좌골지(**앉을**좌**坐 뼈**골**骨 가지**지**枝, **궁둥뼈가지**, ischial ramus)'를 거쳐

↳ '**치골(**부끄러울**치**恥 뼈**골**骨, **두덩뼈**, pubis)'에 이어져 (일부) 완성되는

➜ '**폐쇄공(**닫을**폐**閉 쇠사슬**쇄**鎖 구멍**공**孔, **폐쇄구멍**, obturator foramen)'을

확인관찰 할 수 있습니다(그림 1-119~ 1-121).

❸ ' 부끄러울치恥 뼈골骨 (두덩뼈, Pubis) '

❸ 치골(Pubis)! ↘,

✍ 문득, 의학용어 → 'PUBIS 푸비스'가 라틴어 pubes "pubescent 사춘기 혹은

ripe 숙성한 등의 의미"를 지닌 단어로부터,

유래함을 확인해보면서요, 흡사 '멍게'를 연상할 만큼 심했던 여드름으로 '부끄러움'을

넘어 고개를 늘 숙이고 다녔던 제-자신의 창피했던 중학교 1학년 시절이 떠오릅니다. 아마도,

"부끄러울 치 ➜ 恥"라는 한자이가 '귀**이(耳)**'와 '마음**심(心)**'이 합쳐진 글자로

자신/타인을 포함한 마음속 생각을 여과 없이 듣는다면 ➜ '**부끄럽다**'라는

옛 선조분들의 문자창조에 대한 통찰력에 탄복하게 됩니다(그림 1-118).

너욱이,

'두덩 ➜ (사전적의미: 우묵 들어간 땅의 가장자리에 약간 두두룩한 곳 혹은 밭의 가장

자리를 흙으로 둘러막은 두둑)'이라는 서정적 정감-단어의

제시는 입가에 미소가 지는 듯합니다(그림 1-118).

한편(으로요)↘,

↳ 좌·우측 ('관골'의) 치골 부분이 (생식기 부위에서) 서로 연결되어↴,

✓ **'치골결합(부끄러울치恥 뼈골骨 맺을결結 합할합合, 두덩결합, symphysis pubis)'**을 형성하고(요) ↴,

↳ 결합의 윗부분은 까칠한 촉감의 ↴

✓ **'치골결절(부끄러울치恥 뼈골骨 맺을결結 마디절節, 두덩뼈결절, pubic tubercle)'**을 구성하여 뼈의 특징을 각인시켜 줍니다 (그림 1-120, 1-122).

또한,

↳ **'치골결합'**의 아랫부분에서 관찰되는 ↴

✓ **'치골궁(부끄러울치恥 뼈골骨 활궁弓, 두덩활, pubic arch)'**은 사람 남녀의 차이를 '활궁弓, 아취'이 이루는 **'각도'**에 따라 구분할 수 있는↴

➜ **'치골하각(부끄러울치恥 뼈골骨 아래하下 뿔각角, 두덩밑각, subpubic angle)'**의 개념으로 대변할 수 있고(요)(그림 1-122),

↳ **'치골궁'**을 따라 아래로 좀 더 내려가면(요), **'좌골(ischium)'**에 이어져 (일부) 완성되는↴

➜ **'폐쇄공(닫을폐閉 쇠사슬쇄鎖 구멍공孔, 폐쇄구멍, obturator foramen)'**을 확인·관찰할 수 있습니다(그림 1-119, 1-122).

" Woman & Man PELVIS "
여자여女 ❤ 사내남男 ➜ 뼈골骨 소반반盤

❤ **'골반(뼈골骨 소반반盤, 골반, PELVIS)'** 은(요)↴,

✓ **라틴어 'Pelvis, 펠비쓰 ➜ "basin 대야** (사전적의미: **물을 담아서 무엇을 씻을 때 쓰는 둥글넓적한 그릇)** 등의 의미'가 ↴

⇒ **그리스어 πήληξ /pēlēx/ "helmet 헬맷** 등의 의미" 와 연관성이 있음을 확인해 보면서(요)↴,

→ (아빠와 함께) ⇒ '여성'에서는 아가의 탄생! 이라는 축복의 시작!, (동시에)

⇒ 물그릇의 물(등)이 음식이 되고 살아감의 원천이기에 더욱, 그 의미는 소중하게 다가옵니다(그림 1-122~ 1-125).

또한,

➜ ❛골반❜ 은(요)ㄱ,

✷ 좌/우측 '관골(넓을관寬 뼈골骨, 볼기뼈, Hip bone)'과

✷ '천골(천거할,깔개천薦 뼈골骨, 엉치뼈, Sacrum)', 및

✷ '미골(꼬리미尾 뼈골骨, 꼬리뼈, Coccyx)'에 둘러싸여, 흡사ㄱ,

⇒ 작은 쟁반과 같은 형태를 보이며ㄱ,

여성(♀)과 남성(♂)에서 확연한 차이를 보여줍니다(그림 1-125).

특히,

◆ ❛골반❜ 은(요)ㄱ,

㉠ '천골갑각(깔개천薦 뼈골骨 산허리갑岬 뿔각角, 엉치뼈곶, sacral promontory)'과

㉡ '치골결합(부끄러울치恥 뼈골骨 맺을결結 합할합合, 두덩결합, pubic symohysis)'의 '상면(위쪽면, superior surface)'을 (빙 둘러가며) 잇는 가상의 선(☞ ㉠ ⇔ ㉡)

(그림 1-122, 1-123)

즉ㄱ,

✷ '골반입구(뼈골骨 소반반盤 들입入 입구口, 위골반문, pelvic inlet)'를 경계로 그 윗부분을ㄱ

➜ ❛대골반(큰대大 뼈골骨 소반반盤, 큰골반, greater pelvis)❜

혹은

❛가골반(거짓가假 뼈골骨 소반반盤, 거짓골반, false pelvis)❜ 이라 구분함을 확인·이해할 수 있습니다(그림 1-124).

⇔ 상대적으로,

✷ '골반입구(pelvic inlet)'에서~

'골반출구(뼈골骨 소반반盤 날출出 입구口, 아래골반문, pelvic outlet)'까지 이어지는 공간을 ㄱ

> '골반출구(Pelvic Outlet)' ㄱ
>
> ✪ '치골궁(부끄러울치恥 뼈골骨 활궁弓, 두덩활, pubic arch)'에서~
>
> ✪ 좌/우측 '좌골결절(앉을좌坐 뼈골骨 맺을결結 마디절節, 궁둥뼈결절, ischial tuberosities)'을 걸쳐,
>
> ✪ '미골(꼬리미尾뼈골骨, 꼬리뼈, coccyx)' 앞부분에 이르는 골반의 아랫부분을 의미합니다(그림 1-124).

➜ ❛소골반(작을소小 뼈골骨 소반반盤, 작은골반, lesser pelvis)❜

혹은

‘진골반(참진眞 뼈골骨 소반반盤, 참골반, true pelvis)’이라

분류하여 산부인과(등)-이해·납득에 도움을 줍니다

(그림 1-124).

(여기서 ‘여성’과 ‘남성’ 골반의 차이를 좀 더 살펴보면요)

♀ 여성 (‘관골’의 구조↴)

❤ ‘장골(ilium)’은(요)↴,

♂ 남성(➜ 밥을 담는 ‘밥공기’에 비유) 보다 ↴

깊이가 얕고(여성: 국을 담는 ‘국사발’에 비유)(요),

❤ 좀 더 바깥쪽으로 벌어져 있으며,

≒ 여성의 ‘장골와(iliac fossa)’가 좀 더 하늘-방향인 위를 바라보는

반면 ⇔ 상대적으로 남성의 ‘장골와’는 흡사, 헤드셋처럼 복부

장기를 바라보는, 즉 ➜ 안쪽으로 좁혀진 형태^^

❤ ‘천골(깔개천薦 뼈골骨, 엉치뼈, sacrum)’의 (종축의) 길이가 남성보다

상대적으로 짧고(요)(➜ 따라서, 아가가 세상 밖으로 나오는 산도의 길이가

남성에 비해 짧아 효율적일 수 있는^^),

❤ ‘천골(sacrum)’과 연결된 ‘미골(coccyx)’이 ↴

(상대적으로) ➜ ‘후방(= backward, 뒤쪽)’으로 치우쳐↴,

(➜ 결국 ‘골반출구’가 좀 더 넓어지는) 아가의 출산에 도움을 줍니다

(그림 1-125).

동시에,

❤ ‘치골하각(부끄러울치恥 뼈골骨 아래하下 뿔각角, 두덩밑각도,

subpubic angle)’ 역시 ↴

↳ 여성(♀)이 남성(♂)과 비하여 ‘각도’가 큰

➜ ‘둔각’에 가까움이 확인·관찰·이해됩니다(그림 1-122~ 1-125).

> ✎ 뿔각角 정도도度 (Angle) ✐
>
> ✷ 둔할둔鈍 뿔각角 (Obtuse angle): 90도보다는 크고 180도보다는 작은 각
>
> ✷ 날카로울예銳 뿔각角 (Acute angle): 직각(90°)보다 작은 각

' 큰대大 넓적다리퇴腿 뼈골骨 (넓적다리뼈, 넙다리뼈, Femur) '

▶ 대퇴골(Femur)은(요)→,

> ✎ **환도뼈** ✎
> "아브라함이 자기 집 모든 소유를 맡은 늙은 종에게 이르되 청컨대 네 손을 내 환도뼈 밑에 넣으라" - 창세기 24장 2절 -

✓ 구약성서에 등장하는 '**환도뼈**'와 동일한 뼈로써→,

✓ (거의 구형에 가까운) '**대퇴골두**(큰대大 넓적다리퇴腿 뼈골骨 머리두頭, 넙다리뼈머리, head of femur)'와,

그 아래로 이어지는 →

↳ '**대퇴골경**(큰대大 넓적다리퇴腿 뼈골骨 목경頸, 넙다리뼈목, neck of femur)',

↳ '**대전자**(큰대大 구를전轉 자녀자子, 큰돌기, greater trochanter)',

↳ '**소전자**(작을소小 구를전轉 자녀자子, 작은돌기, lesser trochanter)' 및

↳ '**대퇴골체**(큰대大 넓적다리퇴腿 뼈골骨 몸체體, 넙다리뼈몸통, body of femur)'의 뒤쪽 '세로'로 길게 늘어선 2줄의 →

↳ '**조선**(거칠조粗 줄선線, 거친선, linea aspera)'이 확인·관찰됩니다 (그림 1-126~ 1-128).

특히,

✪ 2줄의 '**조선**(Linea aspera)'은(요)→,

↳ '**내측순**(안내內 곁측側 입술순脣, 안쪽입술, 안쪽선, medial lip)'과

↳ '**외측순**(바깥외外 곁측側 입술순脣, 가쪽입술, 가쪽선, lateral lip)'으로 갈라져(서요), 각각 →

⇒ '**내·외측 상과선**(안내內 바깥외外 곁측側 위상上 낟알과顆 줄선線, 안쪽- & 가쪽-관절융기위선, medial & lateral supracondylar line)'으로 이어짐을 확인하실 수 있습니다(그림 1-128).

(계속) 이어서 아래 방향으로 내려가(=눈을 돌려서요)→

↳ '**내측상과**(안내內 곁측側 위상上 낟알과顆, 내측상과, 안쪽위관절융기, medial epicondyle)'

⇔ '**내측과**(안내內 곁측側 낟알과顆, 안쪽관절융기, medial condyle)'와

↳ '외측상과(바깥외外 곁측側 위상上 낟알과顆, 가쪽위관절융기,
lateral epicondyle)'
⇔ '외측과(바깥외外 곁측側 낟알과顆, 가쪽관절융기,
lateral condyle)'로 각각 연결되어 ↴
⇒ '과간와(낟알과顆 사이간間 움집와窩, 관절융기사이오목,
intercondylar fossa)'라는 구조로 맨 밑바닥에서 ↴
하나의 뼈로 연결됨을 확인·관찰할 수 있습니다
(그림 1-127, 1-128).

또한,

◆㉠ ('대퇴골'의) '슬개면(무릎슬膝 덮을개蓋 낯면面, 무릎면,
patellar surface of femur)'은 ↴
↳ '슬개골(patella)'의 '내측 및 외측와(안내內 바깥외外 곁측側 움집와窩,
무릎뼈의 내측 & 외측 오목,
medial & lateral facet of patella)'와
함께(그림 1-126, 1-130) ↴
➜ "슬개대퇴관절(무릎슬膝 덮을개蓋 큰대大 넓적다리퇴腿 빗장관關 마디절節,
무릎넙다리관절, patellofemoral joint)"을 구성하고(요)
(그림 1-129),

◆㉡ ('대퇴골'의) '내측과와 외측과(안내內 바깥외外 곁측側 낟알과顆,
넙다리뼈의 안쪽관절융기와 가쪽관절융기,
medial & lateral condyle of femur)'는 ↴
↳ '경골(tibia)'의 '내측과와 외측과(안내內 바깥외外 곁측側 낟알과顆,
정강뼈의 안쪽관절융기와 가쪽관절융기,
medial & lateral condyle of tibia)'가 서로
연결되어 형성되는(그림 1-127, 1-134) ↴
➜ "경골대퇴관절(정강이경脛 뼈골骨 큰대大 넓적다리퇴腿 빗장관關 마디절節,
정강넙다리관절, tibiofemoral joint)"을 구성하여
(그림 1-129) ↴.

☞ 전체적으로(㉠ + ㉡ ↴)
⇨ '접번관절(나비접蝶 차례번番 빗장관關 마디절節, 경첩관절,
Hinge joint)'에 해당하는 ↴
⇨ '슬관절(무릎슬膝 빗장관關 마디절節, 무릎관절, knee joint)' 형성을
확인·이해할 수 있습니다(그림 1-129).

❛ 무릎슬膝 덮을개蓋 뼈골骨 (무릎뼈, Patella) ❜

▶ 슬개골(Patella)은(요) 흡사 ↴,

✓ (메실 혹은 정감씨-발아에서처럼➜) '씨앗(≒ 씨종種 자녀자子)' 모양의

✓ 좌/우측 한 쌍으로 구성된↴

↳ '종자골(씨종種 자녀자子 뼈골骨, 종자뼈, sesamoid bone)'임을 확인·관찰할 수 있습니다(그림 1-130~ 1-132).

특히,

◆ '해부학 자세(Anatomical position)'의 ↴

'전면(앞전前 낯면面, 앞면, anterior surface)'에서 볼 때 ↴,

✷ ('슬개골'→) 위쪽의 '기저부(터기基 밑저底 떼부部, 무릎뼈바닥, base of patella)'와 ↴

✷ ('슬개골'→) 아래쪽의 '첨부(뾰족할첨尖 떼부部, 무릎뼈끝, apex)'가 관찰되며,

'후면(뒤후後 낯면面, 뒤면, posterior surface)'에서는(요)↴

✷ '기저부(base)' ↴,

✷ '첨부(apex)'와 함께 ↴

✷ '내측/외측와(안내內 바깥외外 곁측側 움집와窩, 안쪽/가쪽오목, medial & lateral facet)'를 확인·관찰할 수 있습니다 (그림 1-130~ 1-132).

❛ 정강이경脛 뼈골骨 (정강뼈, Tibia) ❜

▶ 경골(Tibia)은(요), ➜ '비골(장딴지비腓 뼈골骨, 종아리뼈, fibula)'과 달리↴,

✓ (❛경골❜은 ➜) '대퇴골(큰대大 넓적다리퇴腿 뼈골骨, 넙다리뼈, femur)'과 직접 맞닿아 ↴

✓ '슬관절(무릎슬膝 빗장관關 마디절節, 무릎관절, knee joint)'을 형성하는 ↴

✓ 좌·우측 1쌍의 '장골(길장長 뼈골骨, 긴뼈, long bone)'임을 확인·관찰할 수 있습니다(그림 1-129, 1-133).

특히,

◆ '대퇴골(FEMUR)'과 맞닿는 곳에 ↴

(•경골•의) '내측과(안내內 곁측側 낟알과顆, 안쪽관절융기, medial condyle)'와

'외측과(바깥외外 곁측側 낟알과顆, 가쪽관절융기, lateral condyle)'가

위치하며(그림 1-134), → 이 둘 사이에

✱ '과간융기(낟알과顆 사이간間 클,두터울,높을융隆 일어날기起,

융기사이융기, intercondylar eminence)'라는 ↴

돌출 구조 및 그 아래 ↴

✱ '경골조면(정강이경脛 뼈골骨 거칠조粗 낯면面, 정강뼈거친면,

tibial tuberosity)'이라는 오돌·도톨한 면을 특징으로

확인·관찰할 수 있습니다(그림1-134).

또한,

◆ '경골(TIBIA)'의 '외측과(lateral condyle)' 아래-뒤쪽에서 확인되는 ↴

✱ '비골관절와(장딴지비腓 뼈골骨 빗장관關 마디절節 움집와窩,

종아리관절오목, fibular articular facet)'는(요)

(그림 1-134) ↴,

(•비골•의→) '비골두(장딴지비腓 뼈골骨 머리두頭, 종아리뼈머리,

head of fibula)'와 서로 연결되어(그림 1-135) ↴

→ "근위경비관절(가까울근近 자리위位 정강이경脛 장딴지비腓 빗장관關 마디절節,

몸쪽정강장딴지관절, proximal tibiofibular joint)"을

형성합니다(그림 1-136).

⇔ 상대적으로,

↳ '경골(tibia)'의 '원위부(distal part)'에 위치한 ↴

✱ '비골절흔(장딴지비腓 뼈골骨 끊을절切 흔적흔痕, 종아리패임,

fibular notch)'(그림 1-134)과

'비골(fibula)'의 '외과(바깥외外 복사뼈과踝, 가쪽복사, lateral malleolus)'와

연결·형성되는(그림 1-135) ↴

→ "원위경비관절(멀원遠 자리위位 정강이경脛 장딴지비腓 빗장관關 마디절節,

먼쪽정강장딴지관절, distal tibiofibular joint)" 구성을

확인·이해할 수 있습니다(그림 1-136, 1-137).

한편,

◆ 발목과 가까운 '경골(TIBIA)'의 ↴

↳ '하관절면(아래하下 빗장관關 마디절節 낯면面, 아래관절면,

inferior articular surface)'은(요)(그림 1-134) ↴

✱ (•발족足 뿌리근根 뼈골骨, tarsal bone•의 하나 ↴)

↳ '거골(떨어질거距 뼈골骨, 목말뼈, Talus)'과 연결되어 (그림 1-138, 1-139)↴

➜ "거퇴관절(떨어질거距 정강이퇴腿 빗장관關 마디절節, 발목관절, talocrural joint, 혹은 발족足 빗장관關 마디절節 ≒ 발목관절, ankle joint)" 구성을 확인·관찰할 수 있습니다(그림 1-138).

❛ 장딴지비腓 뼈골骨 (종아리뼈, Fibula) ❜

▶ 비골(Fibula)은(요)↴,

✓ '대퇴골(큰대大 넓적다리퇴腿 뼈골骨, 넙다리뼈, femur)'과
↳ 직접 '관절(조인트, JOINT)'을 이루지(는) 않지만(요)(그림 1-133),

✓ 발목의 외측 복사뼈인 ⇒ '외과(바깥외外 복사뼈과踝, 가쪽복사, lateral malleolus)'를 형성하여 ↴

➜ "거퇴관절(떨어질거距 정강이퇴腿 빗장관關 마디절節, 발목관절, talocrural joint, 혹은 발족足 빗장관關 마디절節 ≒ 발목관절, ankle joint)"의 안정성을 제공해주는 좌·우 1쌍의 '장골(long bone)'에 해당합니다 (그림 1-135~ 1-138).

즉,

'외과'의 안쪽-면에 해당하는 ⇒ '외과면(바깥외外 복사뼈과踝 낯면面, 가쪽복사면, lateral malleolar surface)'이 ↴
↳ '거골(talus)'의 일부와 연결되이 형성되는 관절임을 확인·관찰할 수 있습니다(그림 1-135, 1-136, 1-138).

❛ 발족足 뿌리근根 뼈골骨 (발목뼈, Tarpal bone) ❜

▶ 족근골(Tarsal bone)은(요)↴,

✓ '족근부(발족足 뿌리근根 떼부部, 발목부위, ankle part)'를 형성하는↴ 7개 (☞ 좌·우 합쳐 14개)의 '단골(short bone)'로써,

✓ ('해부학 자세, Anatomical position'를 기준으로 보면요↴)

✷ '근위부(가까울근近 자리위位 떼부部, 몸쪽부분,
proximal part)' ➜ 3개와

✷ '원위부(멀원遠 자리위位 떼부部, 먼쪽부분,
distal part)' ➜ 4개 뼈로 구분할 수 있습니다
(그림 1-25, 1-139).

('원위부'와 '근위부'로 구분한 ❛족근골❜을 좀 더 살펴보면요↴)

◆ '근위부(Proximal part)'에는(요)↴,

✓ '주상골(배주舟 형상상狀 뼈골骨, 발배뼈, navicular bone)'과

✓ '거골(며느리발톱,사이가뜰,도달할,떨어질거距 뼈골骨, 목말뼈, talus)' 및

✓ '종골(쫓을,이을,계승할,발꿈치종踵 뼈골骨, 발꿈치뼈, calcaneus)'로
구성되고(요)↴,

◆ '원위부(Distal part)'에는(요)↴,

✓ '입방골(설입立 모방方 뼈골骨, 입방뼈, cuboid bone)'과

✓ '내측 설상골(안내內 곁측側 쐐기설楔 형상상狀 뼈골骨, 안쪽쐐기뼈,
medial cuneiform bone)',

✓ '중간 설상골(가운데중中 사이간間 쐐기설楔 형상상狀 뼈골骨, 중간쐐기뼈,
intermediate cuneiform bone)' 및

✓ '외측 설상골(바깥외外 곁측側 쐐기설楔 형상상狀 뼈골骨, 가쪽쐐기뼈,
lateral cuneiform bone)'이 해당됨을 확인·관찰할
수 있습니다(그림 1-139~ 1-141).

특히,

◆ '거골(TALUS)'은(요)↴,

✷ '경골(정강이경脛 뼈골骨, 정강뼈, TIBIA)'과

✷ '비골(장딴지비腓 뼈골骨, 종아리뼈, FIBULA)'이 연결되어 ↴

➜ "거퇴관절(떨어질거距 정강이퇴腿 빗장관關 마디절節, 발목관절,
talocrural joint, 혹은 발족足 빗장관關 마디절節
≒ 발목관절, ankle joint)" ❛발목관절(거퇴관절, ankle joint)❜을
구성하고(요),

◆ '종골(발꿈치종踵 뼈골骨, 발꿈치뼈, CALCANEUS)'은,

✓ '발뒤꿈치'를 형성하는 (❛족근골❜ 중에서) 가장 큰 뼈이고(요)↴,
이곳에 ↴

➜ ❛종골건(발꿈치종踵 뼈골骨 힘줄밑둥건腱, 발꿈치힘줄,
calcaneal tendon 혹은

아킬레스 힘줄밑둥건腱, 아킬레스힘줄, Achilles' tendon)' 이 붙는 곳임을 확인·관찰할 수 있습니다(그림 1-139~ 1-141).

' 가운데중中 발족足 뼈골骨 (발허리뼈, Metatarsal bone 혹은 Metatarsus) '

▶ 중족골(Metatarsus)은(요)↘,

✓ 7개의 '족근골(발족足 뿌리근根 뼈골骨, 발목뼈,
tarsal bones, 좌·우 합: 14개)'과 ↘

↳ 14개의 '족지골(발족足 발가락지趾 뼈골骨, 발가락뼈,
phalanges, 좌·우 합: 28개)' 사이를 이어주고(요)↘,

✓ '발바닥'과 '발등'을 이루는 5개(좌·우 합하여 10개)의

⇒ '장골(long bone)' 해당하는 "뼈(BONE)"임을 확인·관찰할 수 있습니다(그림 1-25, 1-142~ 1-144).

' 발족足 발가락지趾 뼈골骨 (발가락뼈, Phalanx, 복수 → phalanges) '

▶ 족지골(Phalanx)은(요)↘,

✓ '발가락'을 구성하는 '장골(long bone)'로써,

✓ ('해부학 자세, Anatomical position'를 기준으로 보면요↘)

◆ '근위지골(가까울근近 자리위位 발가락지趾 뼈골骨, 혹은
터기基 마디절節 뼈골骨, 발가락 첫 마디뼈,
proximal phalanx)'과,

◆ '중위지골(가운데중中 자리위位 발가락지趾 뼈골骨, 혹은
가운데중中 마디절節 뼈골骨, 발가락 중간 마디뼈,
middle phalanx)' 및,

◆ '원위지골(멀원遠 자리위位 발가락지趾 뼈골骨, 혹은
끝말末 마디절節 뼈골骨, 발가락 끝 마디뼈,
distal phalanx)'의 순서로 구조를 이루지만(요)(그림 1-145).

특히,

'무지골(엄지발가락무拇 발가락지趾 뼈골骨, 엄지 발가락뼈,
Big & Great phalanges)'은(요) ↘

◆ '근위지골(proximal phalanx)'과
◆ '원위지골(distal phalanx)'만으로 구성됨을 확인·관찰할 수 있습니다 (그림 1-25, 1-145).

'발족足 (발, Feet)' 과 '발족足 활궁弓 (발바닥활, Planter arch)'

☞ '발(FEET)' 은(요)↴,

✓ '전족부(앞전前 발족足 때부部, 앞발, Forefoot)'와,
✓ '중족부(가운데중中 발족足 때부部, 발중앙부, midfoot)' 및,
✓ '후족부(뒤후前 발족足 때부部, 발뒤부, hindfoot 혹은 rearfoot)'로
구분하여 기능·해부 이해·숙지 등에 도움을 줍니다(그림1-146).

특히(사람의↴),
'족척(발족足 밟을척蹠, 발바닥, sole of foot)' 부위는(요)↴,
흡사 '활(활궁弓)'처럼 휘어있는 ↴
➜ '족궁(발족足 활궁弓, 발바닥활, planter arch) 구조'로 인하여↴,
↳ 충격흡수와 체중지지 및 걷고 뛰는 등 일상·생활·동작(등)에서 도움을 받습니다(그림 1-147).

◆ 이러한
'족궁'을 좀 더 살펴보면(요)↴,
↳ 가장 안쪽과 바깥쪽에서 '세로'로 달리는 구조 즉↴,
✷ '종족궁(세로종縱 발족足 활궁弓, 세로발바닥활, longitudinal arch)' ➜ 2개와
↳ '가로'로 달리는 구조 즉 ↴,
✷ '횡족궁(가로횡橫 발족足 활궁弓, 가로발바닥활, transverse arch)' ➜ 1개가 존재함을 확인·관찰·이해할 수 있습니다(그림 1-139, 1-141, 1-147).

✎ 발족足 활궁弓 (발바닥활, PLANTAR ARCH) ✐

◆ ❛내측종족궁(안내內 곁측側 세로종縱 발족足 활궁弓,
안쪽세로발바닥활,
medial longitudinal arch)❜

☞ Calcaneus ⇔ Talus ⇔ Navicular ⇔ Cineiform ⇔ 1,2,3 Metatarsal bones
발꿈치종踵 뼈골骨 ≒ 발꿈치뼈
떨어질거距 뼈골骨 ≒ 목말뼈
배주舟 형상상狀 뼈골骨 ≒ 발배뼈
쐐기설楔 형상상狀 뼈골骨 (❶+❷+❸) ≒ 쐐기뼈
1,2,3 가운데중中 발족足 뼈골骨 ≒ 1,2,3 발허리뼈

◆ ❛외측종족궁(바깥외外 곁측側 세로종縱 발족足 활궁弓,
가쪽세로발바닥활,
lateral longitudinal arch)❜

☞ Calcaneus ⇔ Cuboid ⇔ 4,5 Metatarsal bones
발꿈치종踵 뼈골骨 ≒ 발꿈치뼈
설입立 모방方 뼈골骨 ≒ 입방뼈
4,5 가운데중中 발족足 뼈골骨 ≒ 4,5 발허리뼈

◆ ❛횡족궁(가로횡橫 발족足 활궁弓, 가로발바닥활, transverse arch)❜

☞ Cuboid ⇔ Medial/Intermediate/Lateral Cuneiform bones ⇔ 1~ 5 Metatarsal bones
설입立 모방方 뼈골骨 ≒ 입방뼈
❶내측/❷중간/❸외측 쐐기설楔 형상상狀 뼈골骨 ≒ 안쪽/중간/가쪽 쐐기뼈
1~ 5 가운데중中 발족足 뼈골骨 ≒ 1~ 5 발허리뼈

(그림 1-139, 1-141, 1-147)

- 그저,감사합니다 -

"인체 개요와 뼈의 구조 및 생리" 편에서,
꼭! '숙지-기억' 해 주시면 도움이 되는 (시험준비 등) 핵심어"는요^^

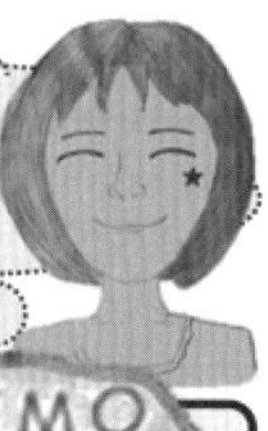

MEMO
인생에는 공짜가 없다

똑똑똑
누구니?
샌애긔예요.
너구나

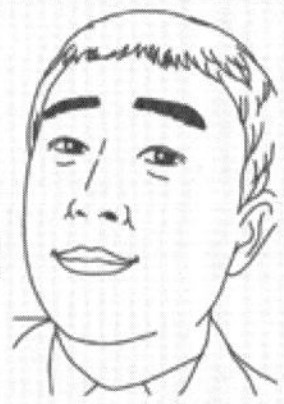

교실 게시판

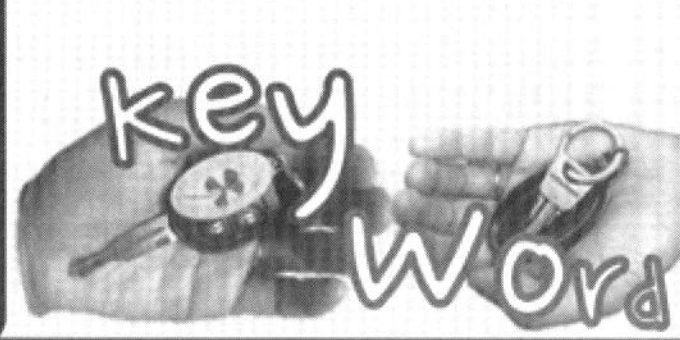

중환者교수님의 말씀을 받아드릴 것입니다 ♥

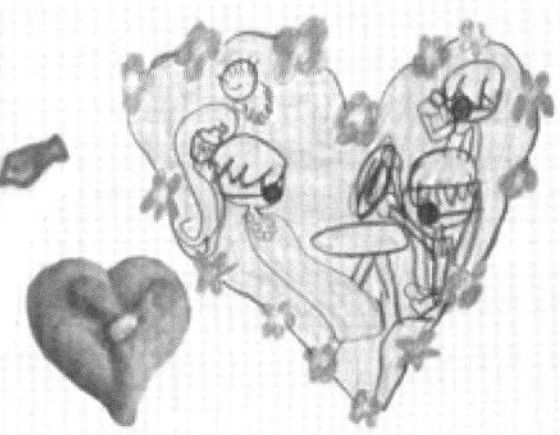

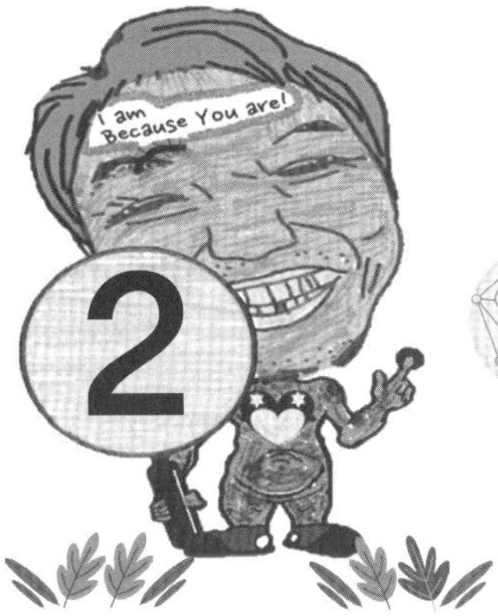

인체 연골 및 관절의 구조와 생리

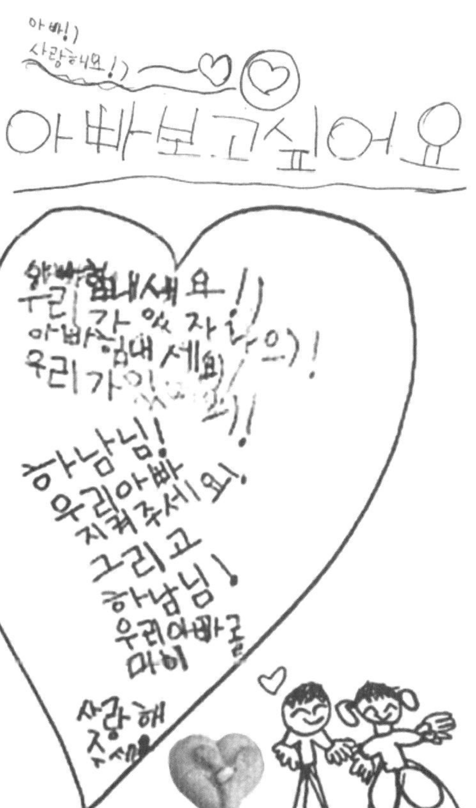

joint System
빗장관 關 마디절 節 이을계 系

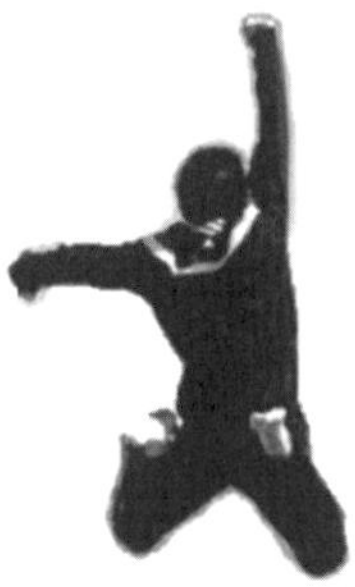

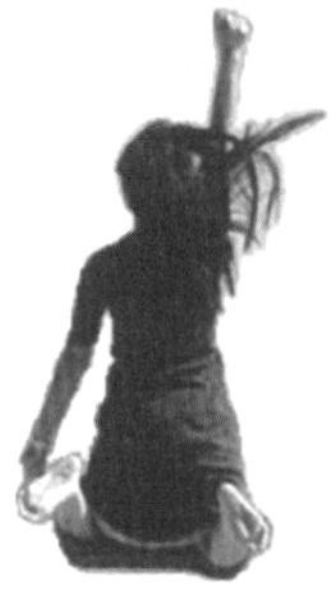

מוּעֶדֶת

رسغ

जोड़

Eklem

კოჭი

កជើង

κλείδωση

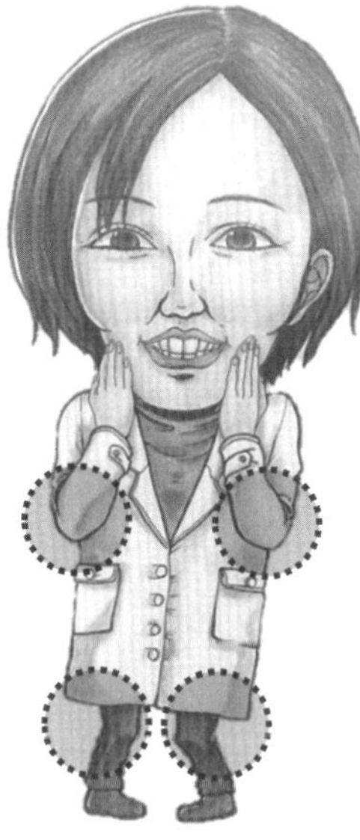

диартроз

အရိုးအဆက်

khớp xương

үе мөч

суглоб

مفصل

članak

ízület

關節

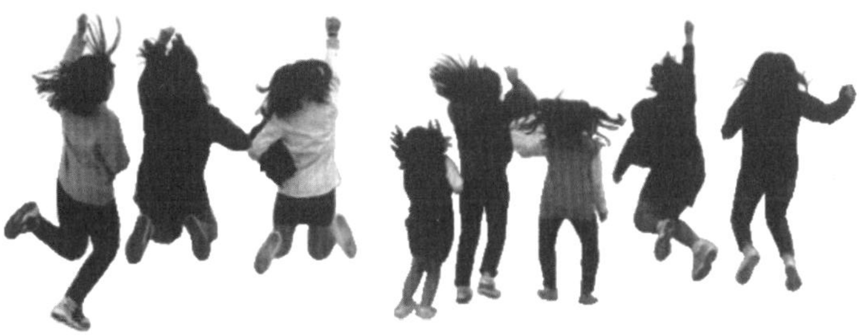

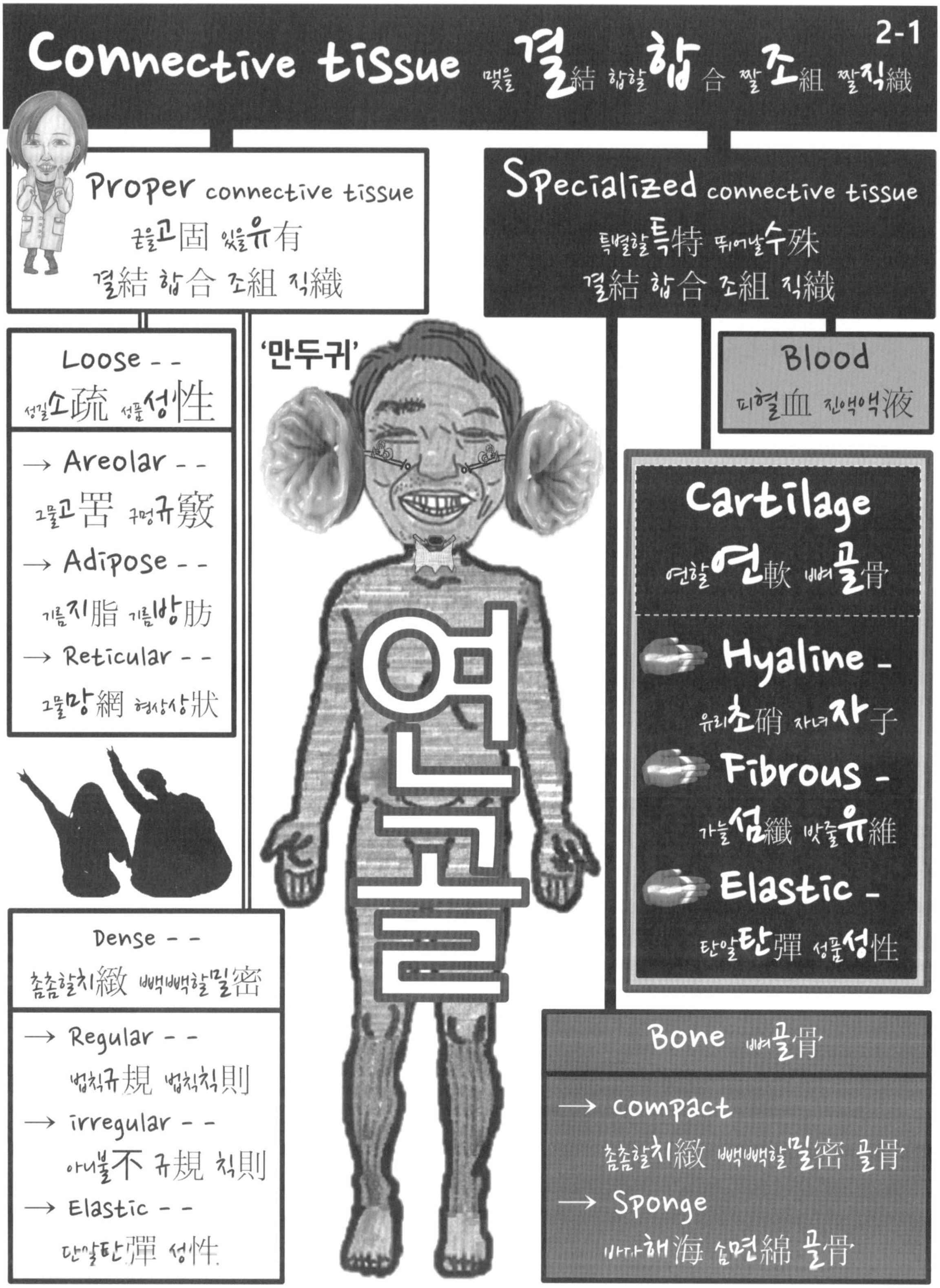
2-1
Connective tissue 맺을결結 합할합合 짤조組 짤직織
Proper connective tissue
굳을고固 있을유有
결結 합合 조組 직織
Specialized connective tissue
특별할특特 뛰어날수殊
결結 합合 조組 직織
Loose - -
성길소疏 성품성性
→ Areolar - -
그물고罟 구멍규竅
→ Adipose - -
기름지脂 기름방肪
→ Reticular - -
그물망網 형상상狀
'만두귀'
연골
Blood
피혈血 진액액液
Cartilage
연할연軟 뼈골骨
Hyaline -
유리초硝 자녀자子
Fibrous -
가늘섬纖 밧줄유維
Elastic -
탄알탄彈 성품성性
Dense - -
촘촘할치緻 빽빽할밀密
→ Regular - -
법칙규規 법칙칙則
→ irregular - -
아닐불不 규規 칙則
→ Elastic - -
탄알탄彈 성性
Bone 뼈골骨
→ compact
촘촘할치緻 빽빽할밀密 골骨
→ Sponge
바다해海 솜면綿 골骨

2-2

Connective tissue

맺을결結 합할합合 짤조組 짤직織 의 구성

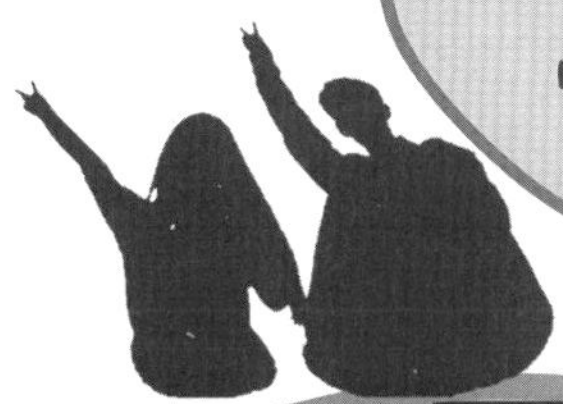

* **Ground substance** : unstructured 無形 material that fills the space between cells 間質
  - interstitial fluid
  - Adhesion 附着 proteins ; laminin, chondronectin, and fibronectin
  - Proteoglycans – GycosAminoGlycans (GAGS)
    → made of repeating disaccharide ; hexose + hexosamine
    → hydrophilic – bind H_2O, negatively charged (functions as a molecular sieve)
* **Fibers** – collagen, reticular fiber, and elastic fiber
* **cells** – fibroblasts, osteoblasts, chondroblasts, and hematopoietic stem cells

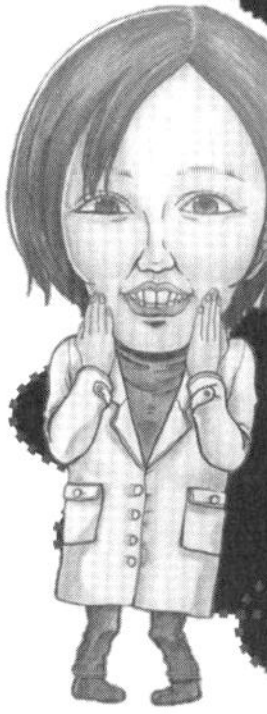

Ground substance 없을무無 형상형形 바탕질質 중에서 Proteoglycan은 core protein(중심단백질)에 GAG (글리코스아미노글리칸, glycosaminoglycan) 사슬(chain)이 하나 혹은 그 이상 공유결합(covalent bond)을 이루는 구조^^

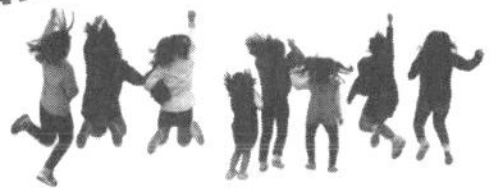

2-3 connective tissue 맺을결結 합할합合 짤조組 짤직織 의 구성

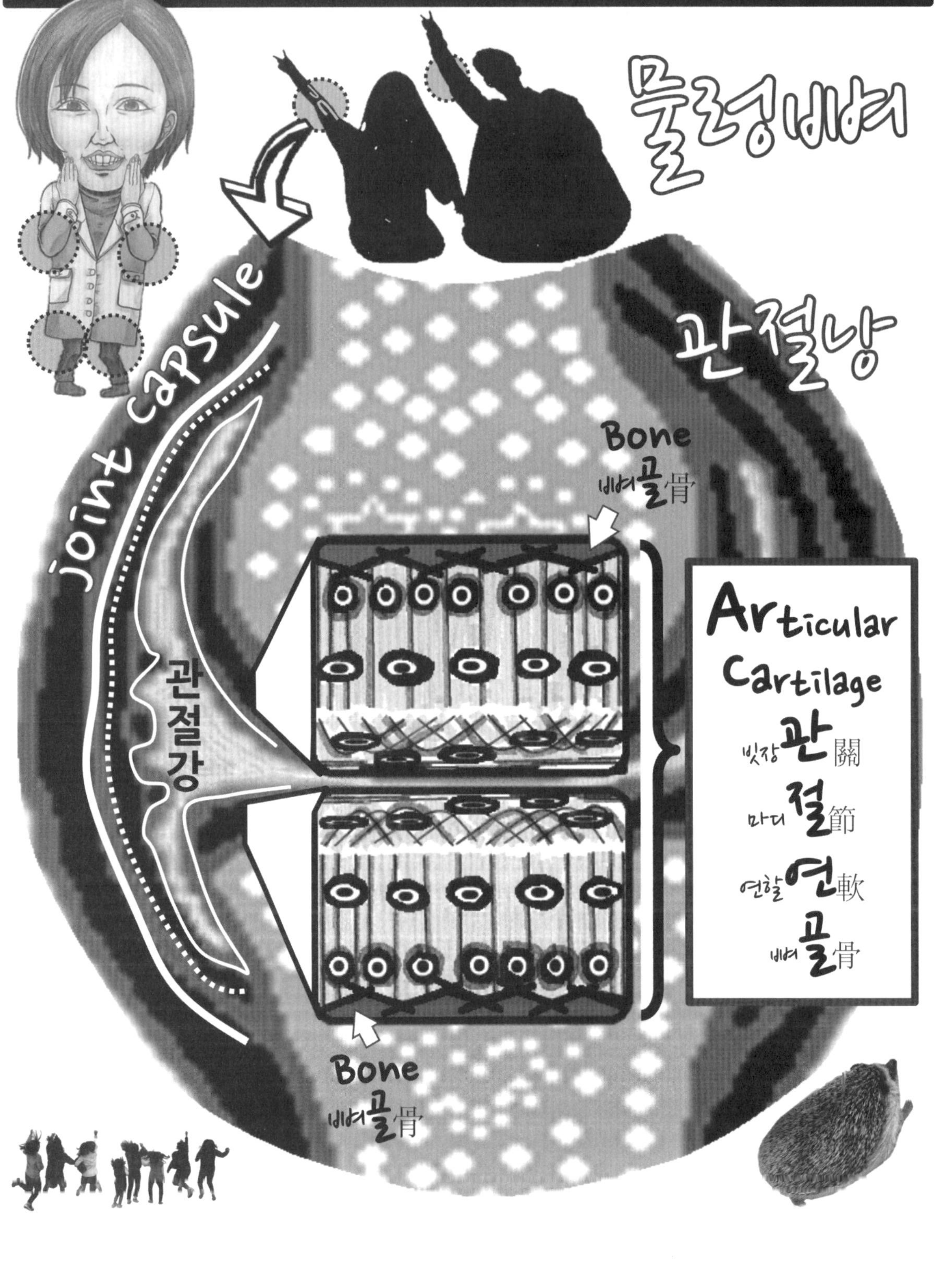

2-4 connective tissue 맺을결結 합할합合 짤조組 짤직織 의 구성

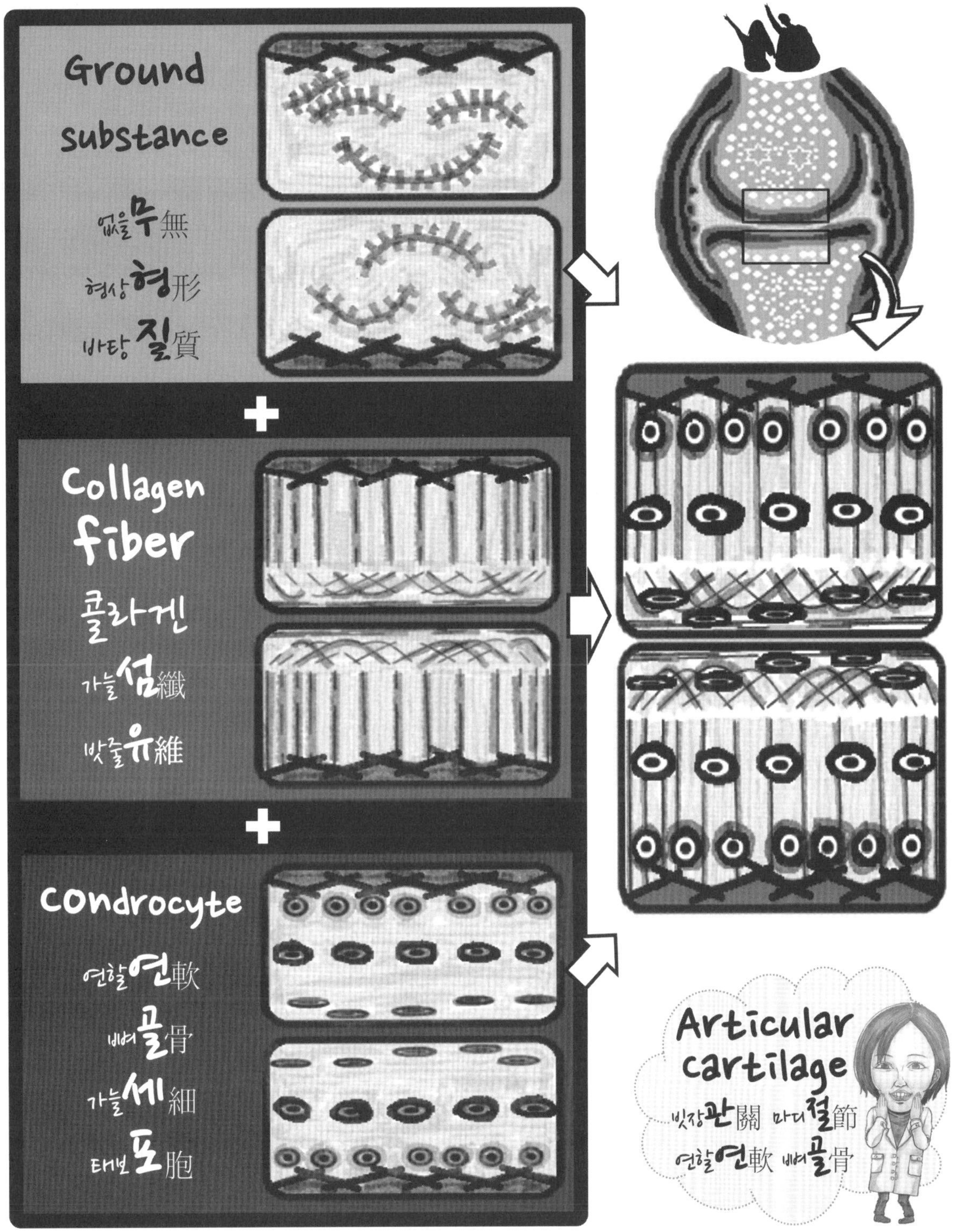

connective tissue 맺을결結 합할합合 짤조組 짤직織 의 구성???? 2-5

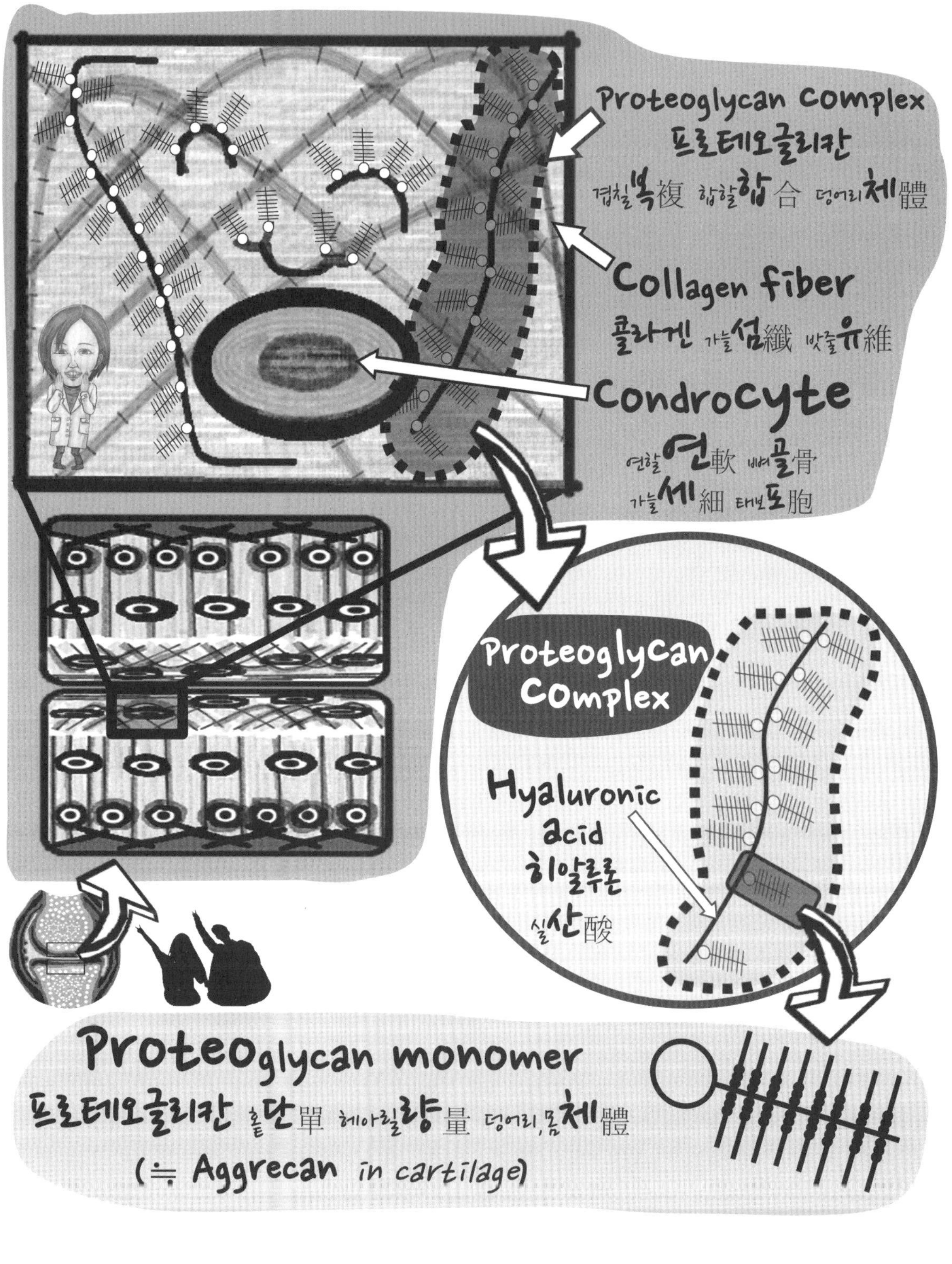

2-6 Proteoglycan monomer
프로테오글리칸 홑단單 헤아릴량量 덩어리,몸체體

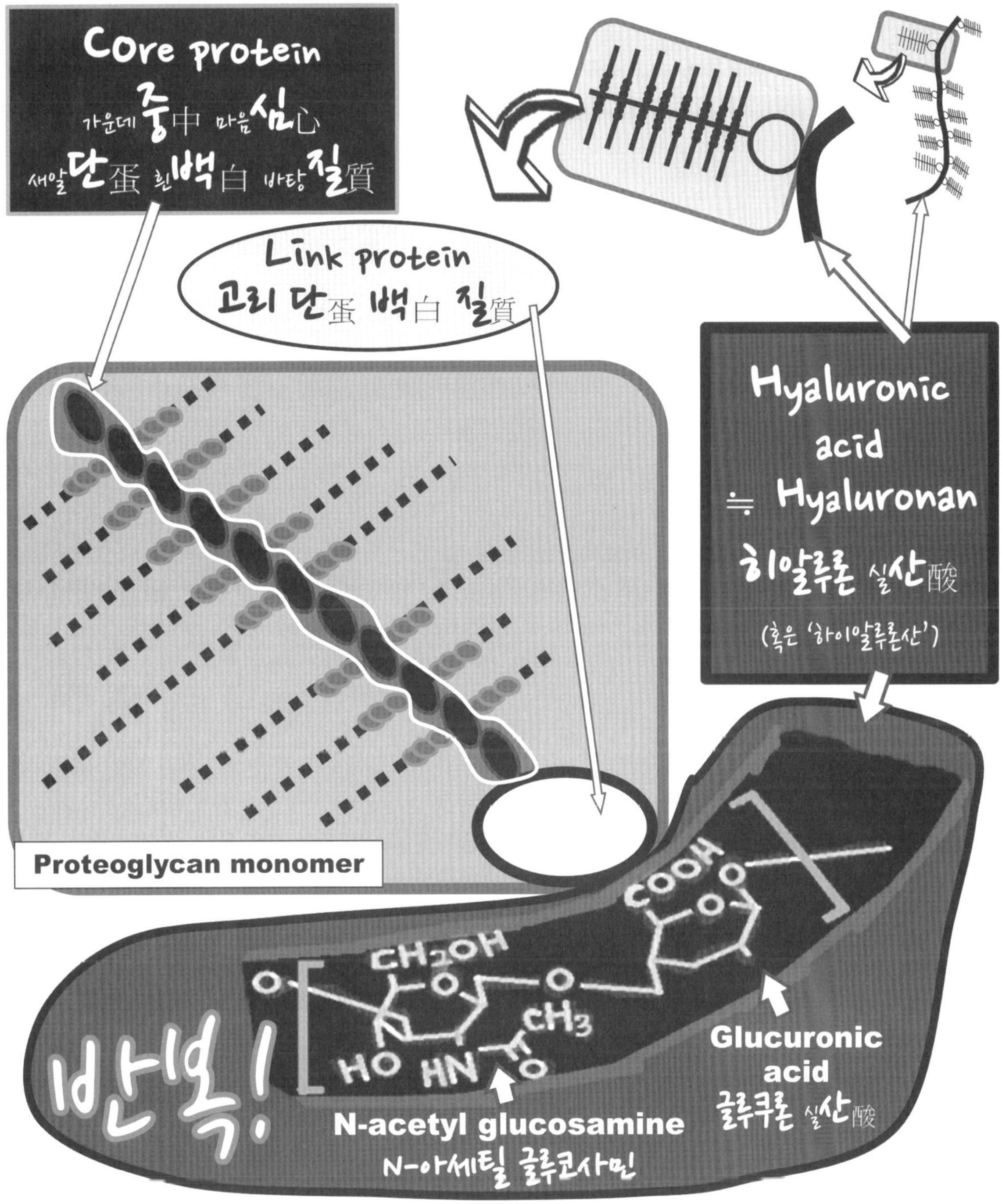

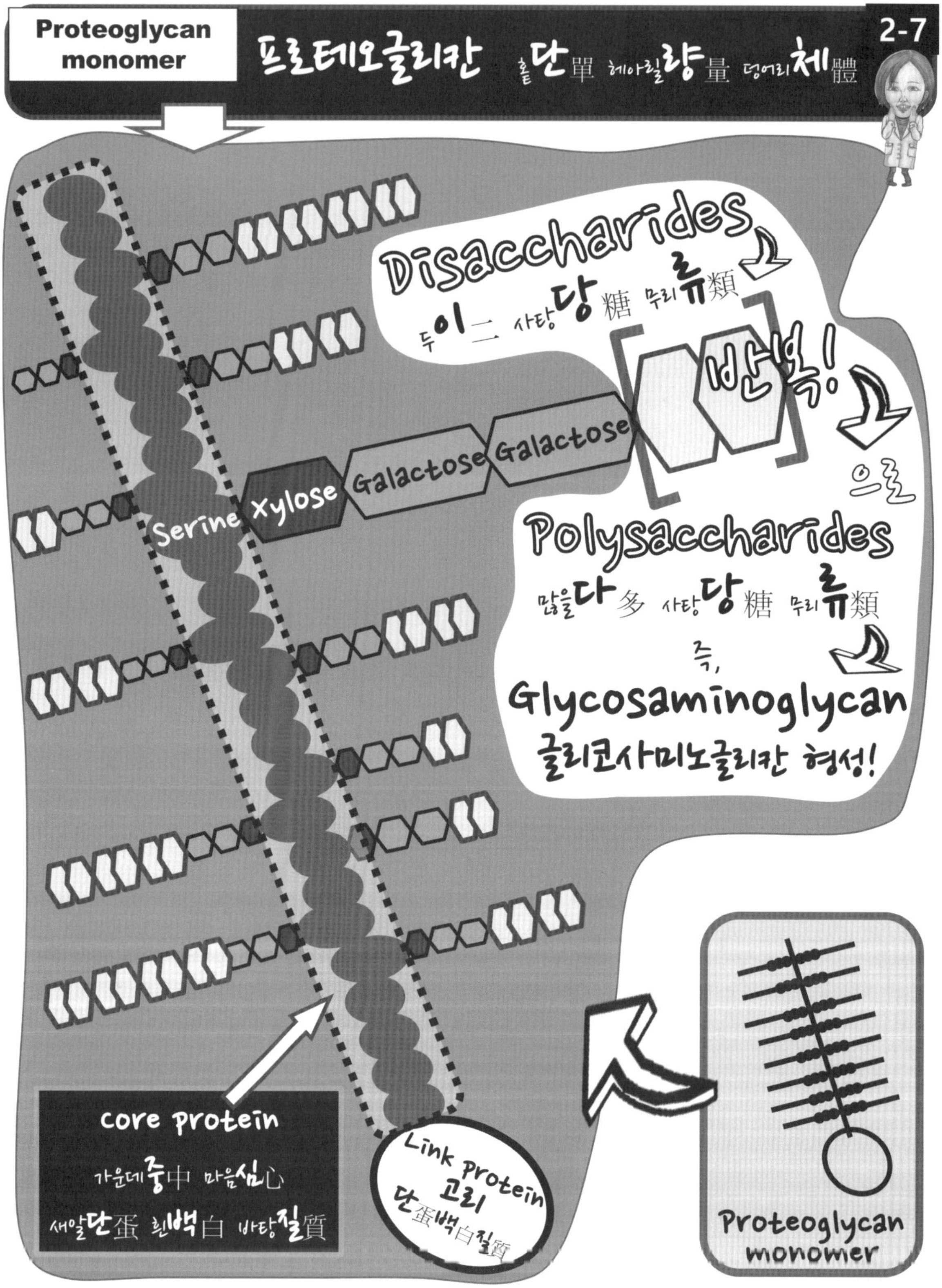

Proteoglycan monomer
프로테오글리칸 홑단單 헤아릴량量 덩어리체體
2-7
Disaccharides
두이二 사탕당糖 무리류類
반복!
으로
Polysaccharides
많을다多 사탕당糖 무리류類
즉,
Glycosaminoglycan
글리코사미노글리칸 형성!
Serine
Xylose
Galactose
Galactose
core protein
가운데중中 마음심心
새알단蛋 흰백白 바탕질質
Link protein
고리
단蛋백白질質
Proteoglycan monomer

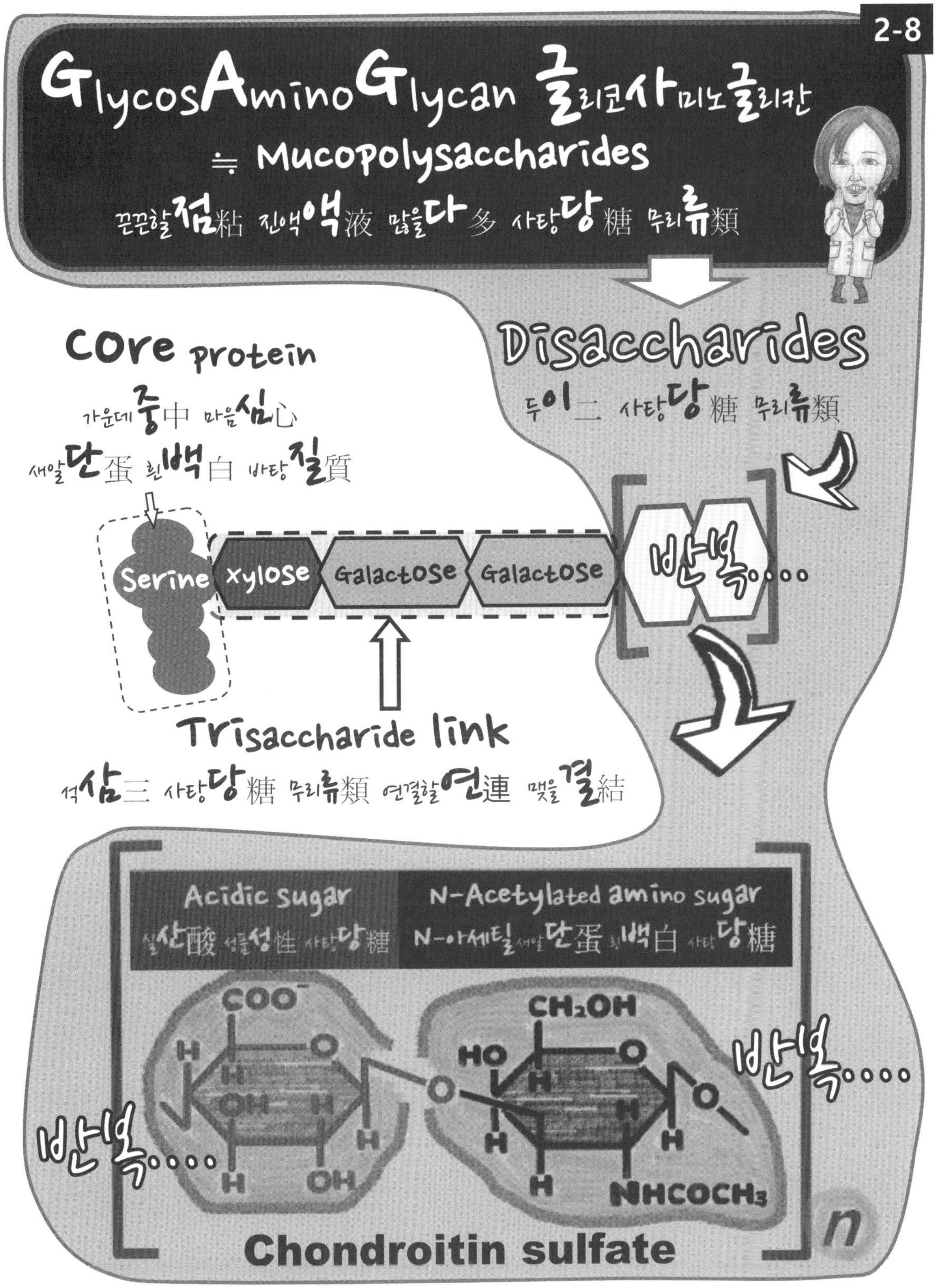
2-8
GlycosAminoGlycan 글리코사미노글리칸
≒ Mucopolysaccharides
끈끈할점粘 진액액液 많을다多 사탕당糖 무리류類
Disaccharides
두이二 사탕당糖 무리류類
Core protein
가운데중中 마음심心
새알단蛋 흰백白 바탕질質
Serine
Xylose
Galactose
Galactose
반복....
Trisaccharide link
석삼三 사탕당糖 무리류類 연결할연連 맺을결結
Acidic sugar
실산酸 성품성性 사탕당糖
N-Acetylated amino sugar
N-아세틸 새알단蛋 흰백白 사탕당糖
COO⁻
CH₂OH
HO
OH
NHCOCH₃
반복....
반복....
n
Chondroitin sulfate

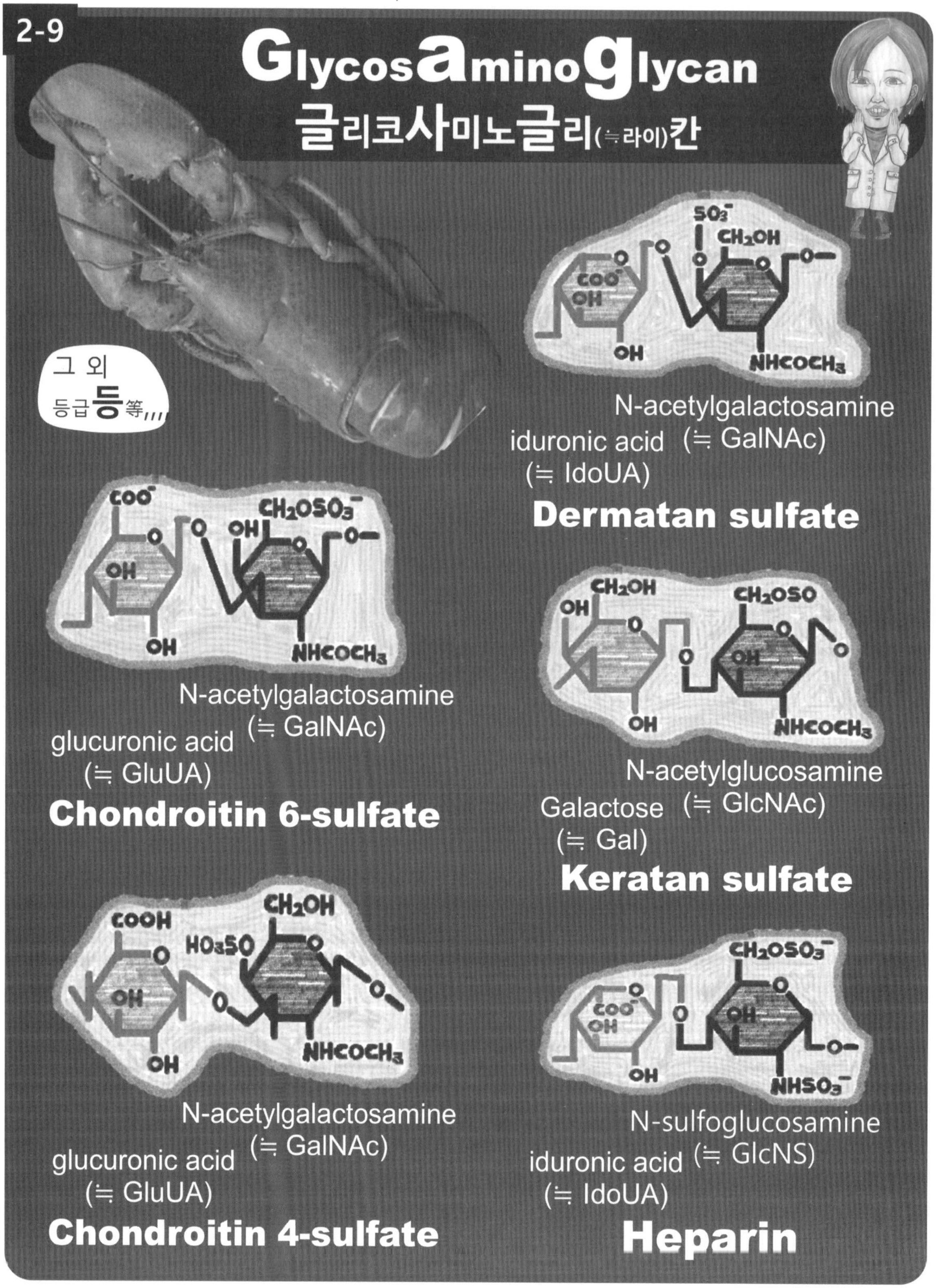
2-9
GlycosaminoGlycan
글리코사미노글리(≒라이)칸
그 외
등급등等,,,,
N-acetylgalactosamine
iduronic acid (≒ GalNAc)
(≒ IdoUA)
Dermatan sulfate
N-acetylgalactosamine
glucuronic acid (≒ GalNAc)
(≒ GluUA)
Chondroitin 6-sulfate
N-acetylglucosamine
Galactose (≒ GlcNAc)
(≒ Gal)
Keratan sulfate
N-acetylgalactosamine
glucuronic acid (≒ GalNAc)
(≒ GluUA)
Chondroitin 4-sulfate
N-sulfoglucosamine
iduronic acid (≒ GlcNS)
(≒ IdoUA)
Heparin

2-10 connective tissue 맺을결結 합할합合 짤조組 짤직織 의 구성

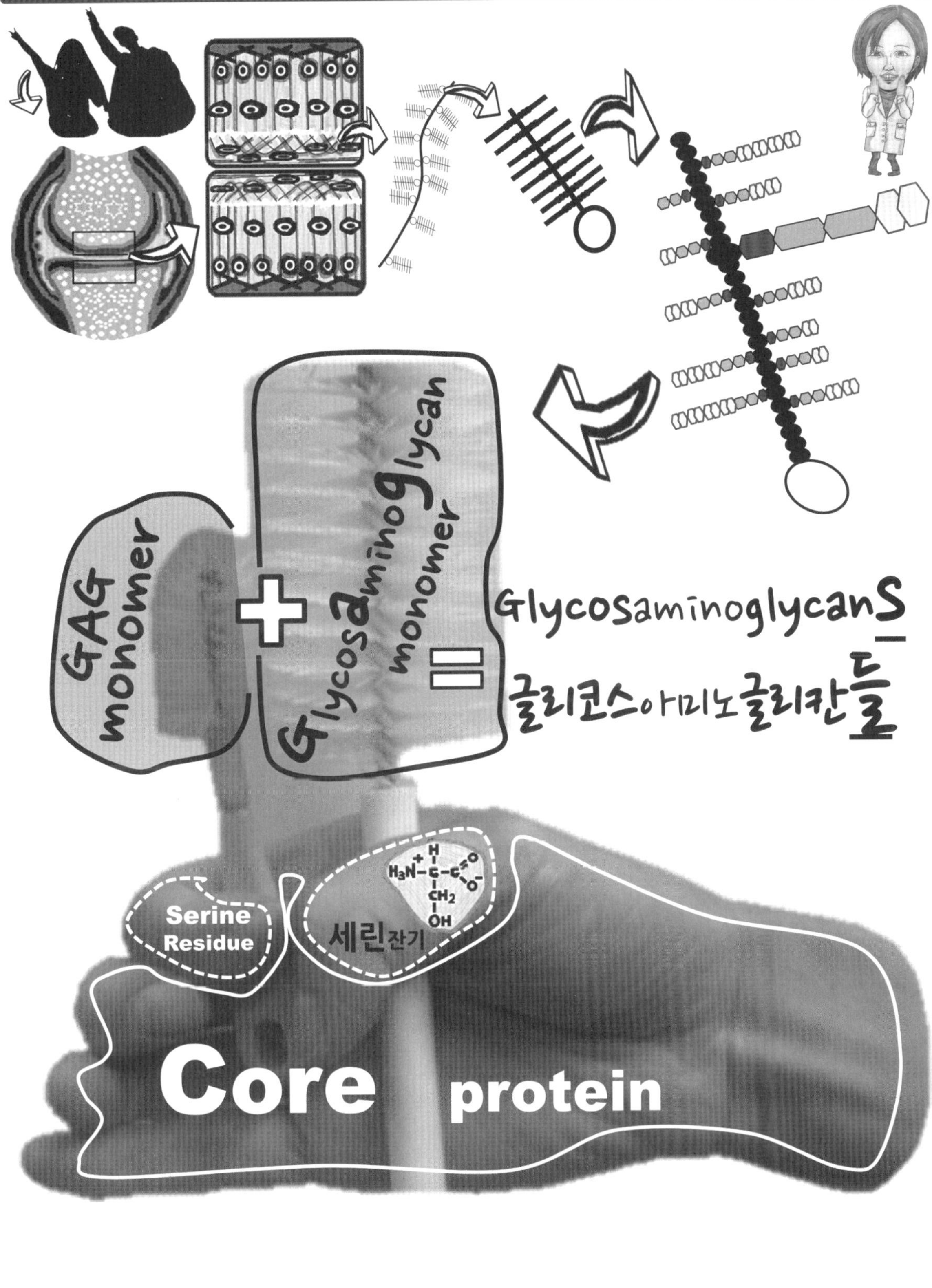

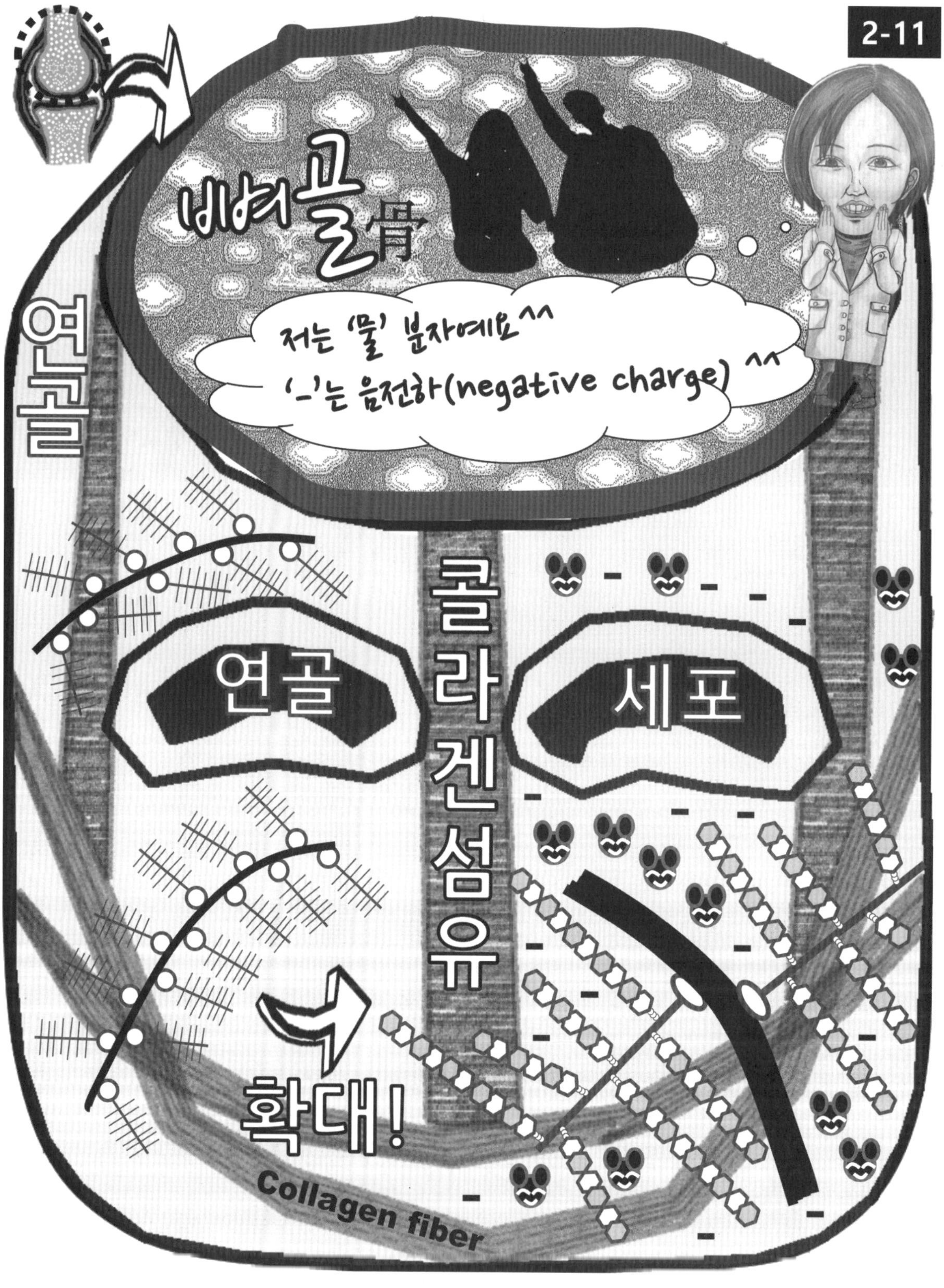
2-11
비어골骨
저는 '물' 분자예요^^
'-'는 음전하(negative charge) ^^
연골
연골
세포
콜라겐섬유
확대!
Collagen fiber

2-12	Bone	Cartilage
굳을경硬 정도도度 (Consistency)	단단함 (Hard)	말랑함 (Soft)
부드러울유柔 연할연軟 성품성性 (Flexibility)	없음	있음
많을다多 구멍공孔 성품성性 (Porosity)	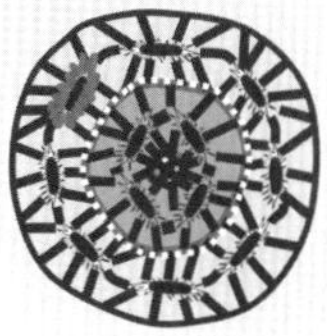 있음(Porous)	없음(non-porous)
피혈血 대롱관管 (Blood vessel)	존재 (하버스관/볼크만관)	존재하지 않음
경영할영營 기를양養 바칠공供 이바지할급給 (Nutrient supply)	뼈골骨 가늘세細 대롱관管 (canaliculi)을 통해 혈관 연결	넓힐확擴 흩을산散 (Diffusion)
막막膜의 유형 (Covering type)	골 내·외막 (Endo-/Periosteum)	연골막 (Perichondrium)
없을무無 베틀기機 바탕질質 (inorganic substance)	20 Ca Calcium 40.08 / 15 P Phosphorus 30.97 높은 함량 존재 Ca-칼슘: 약 99% / 인체 약 39% / 뼈 P-인: 약 88% / 인체 약 17% / 뼈	존재하지 않음
이룰성成 긴장長 무리유類 거푸집형型 (Type of growth)	오직, 붙을부附 더할가加 이룰성成 긴장長 = 더할첨添 더할가加 성成 장長 (appositional)만 일어남	부가성장(appositional)과 사이간間 바탕질質 이룰성成 긴장長 (interstitial growth) 모두 일어남!!!!
Remodeling cell (뼈골骨 닦을수修 수선할선繕 가늘세細 태보포胞)	Osteoclast 깨뜨릴파破 뼈골骨 세細 포胞 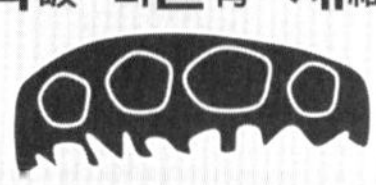	존재하지 않음 (태아 제외)

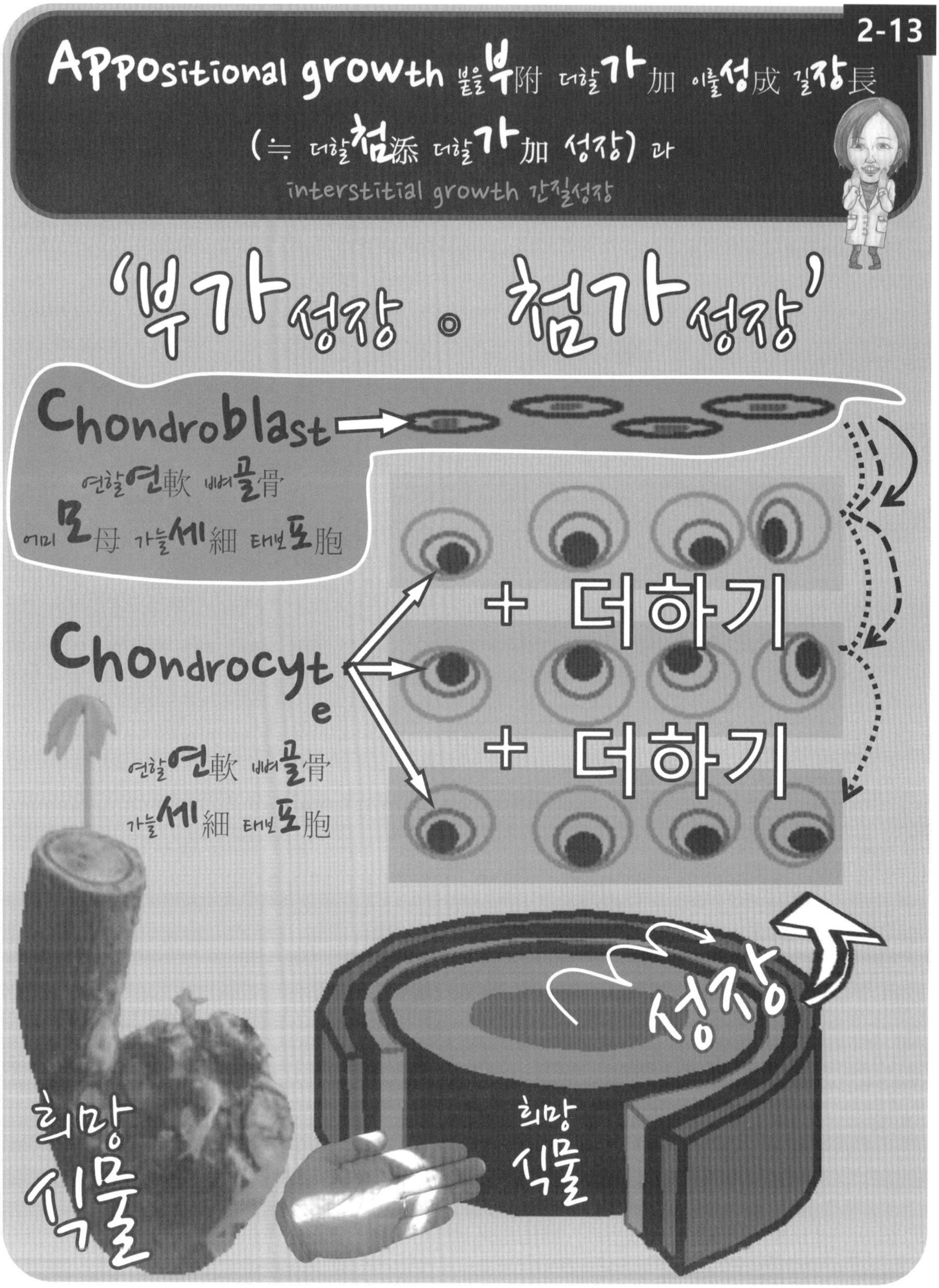
2-13
Appositional growth 붙을부附 더할가加 이룰성成 길장長
(≒ 더할첨添 더할가加 성장) 과
interstitial growth 간질성장
'부가성장 ◎ 첨가성장'
Chondroblast
연할연軟 뼈골骨
어미모母 가늘세細 태보포胞
Chondrocyte
연할연軟 뼈골骨
가늘세細 태보포胞
+ 더하기
+ 더하기
성장
희망 식물
희망 식물

2-14

Appositional growth 부가성장(≒ 첨가성장) 과

interstitial growth

사이 간間 바탕 질質 이룰 성成 길 장長

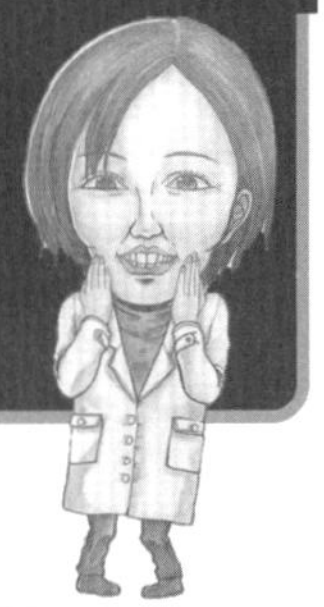

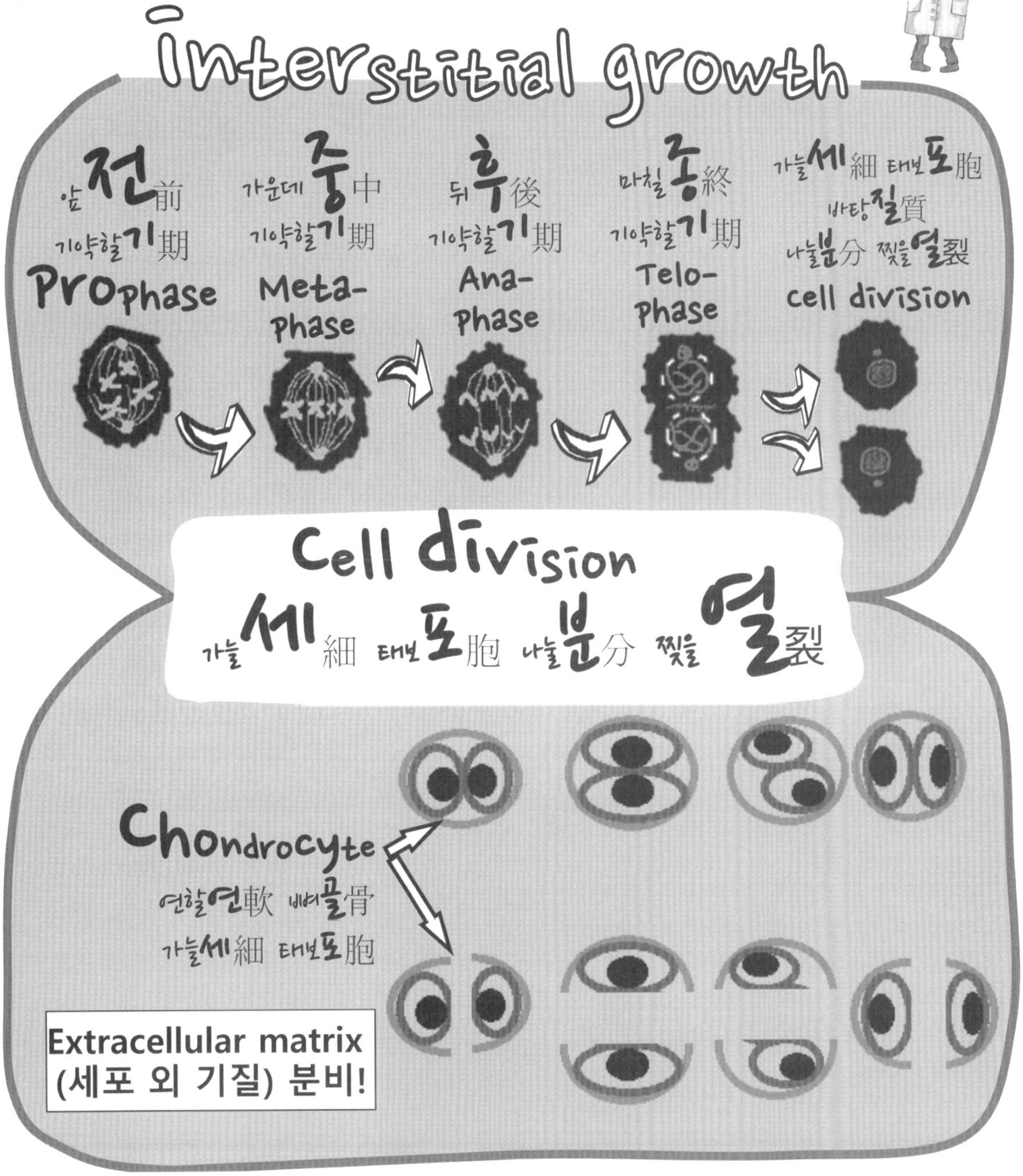

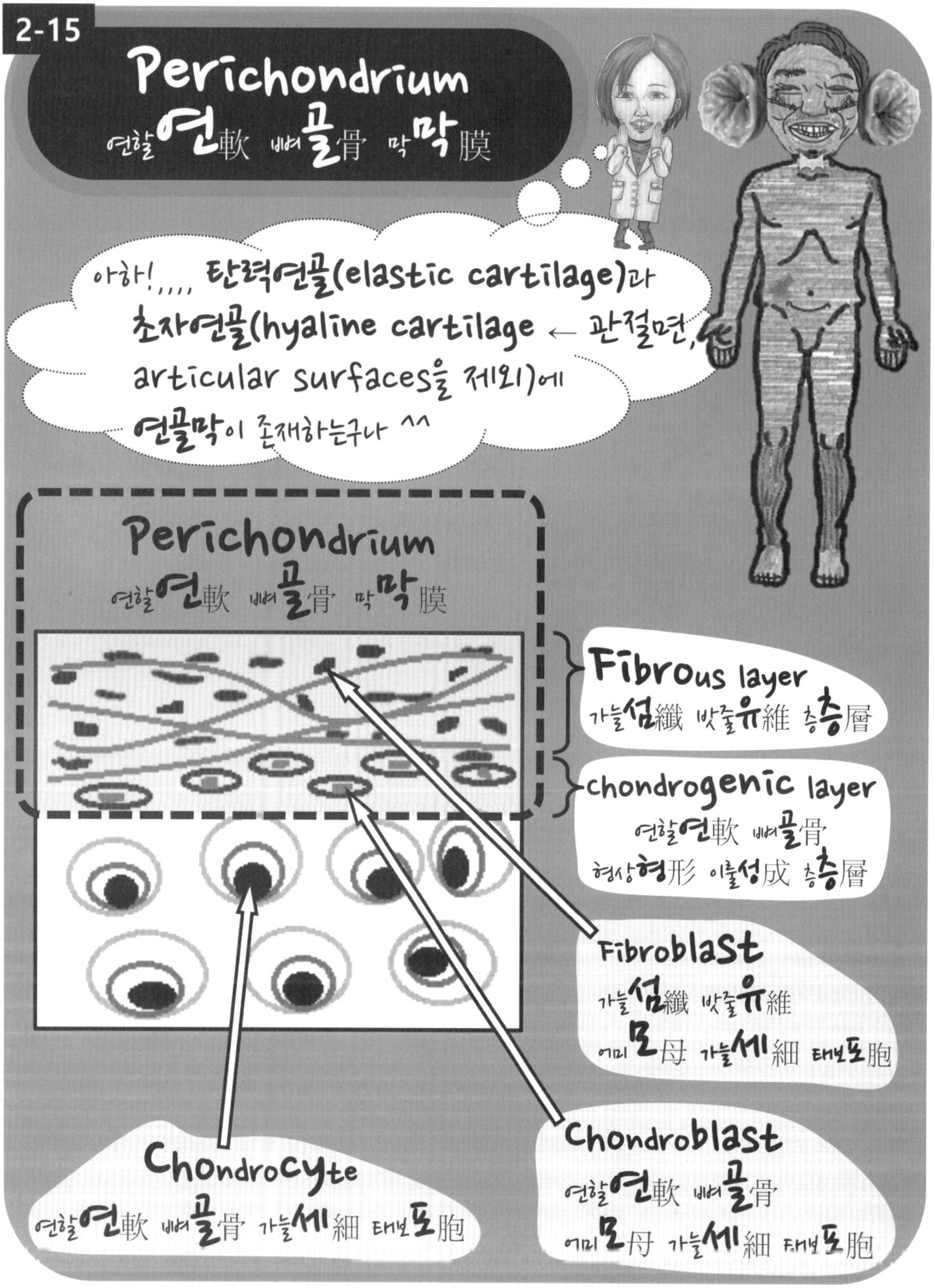
2-15
Perichondrium
연할연軟 뼈골骨 막막膜
아하!,,,, 탄력연골(elastic cartilage)과
초자연골(hyaline cartilage ← 관절면,
articular surfaces을 제외)에
연골막이 존재하는구나 ^^
Perichondrium
연할연軟 뼈골骨 막막膜
Fibrous layer
가늘섬纖 밧줄유維 층층層
chondrogenic layer
연할연軟 뼈골骨
형상형形 이룰성成 층층層
Fibroblast
가늘섬纖 밧줄유維
어미모母 가늘세細 태보포胞
Chondroblast
연할연軟 뼈골骨
어미모母 가늘세細 태보포胞
Chondrocyte
연할연軟 뼈골骨 가늘세細 태보포胞

2-16

Classification of Cartilage

연할연軟 뼈골骨 의 나눌분分 무리류類

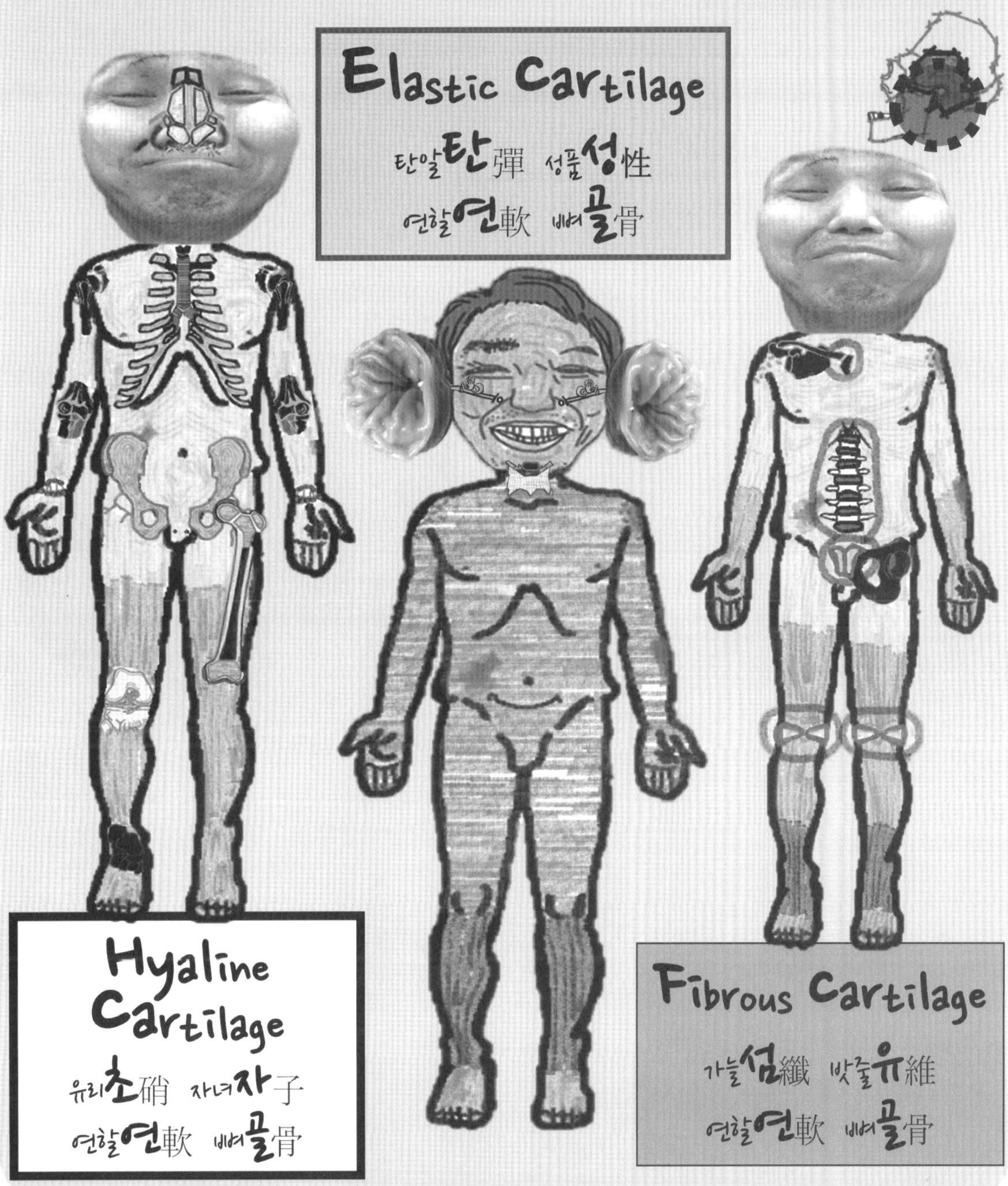

2-17

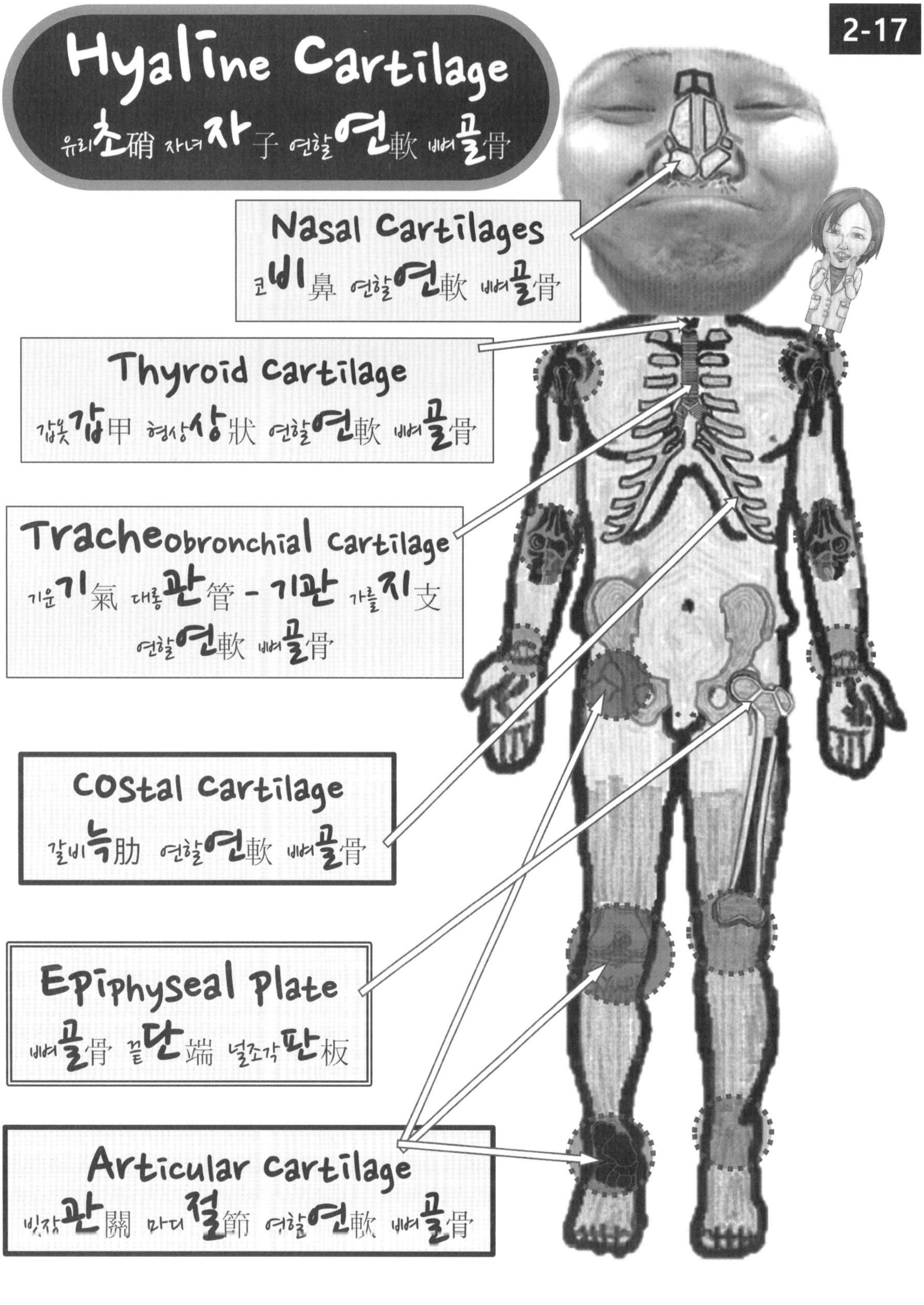
Hyaline Cartilage
유리초硝 자녀자子 연할연軟 뼈골骨
Nasal Cartilages
코비鼻 연할연軟 뼈골骨
Thyroid Cartilage
갑옷갑甲 형상상狀 연할연軟 뼈골骨
Tracheobronchial Cartilage
기운기氣 대롱관管 - 기관 가를지支
연할연軟 뼈골骨
Costal Cartilage
갈비늑肋 연할연軟 뼈골骨
Epiphyseal Plate
뼈골骨 끝단端 널조각판板
Articular Cartilage
빗장관關 마디절節 연할연軟 뼈골骨

2-18

Elastic cartilage

탄알 탄 彈 성품 성 性 연할 연 軟 뼈 골 骨

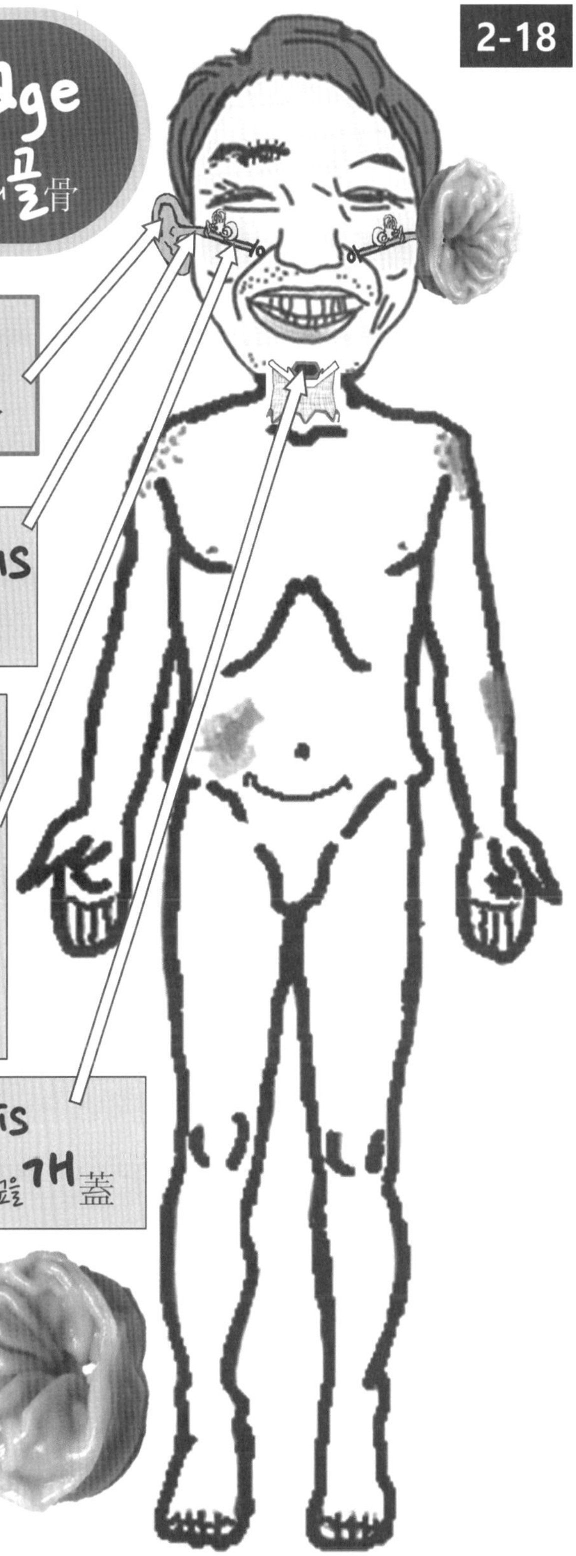

Auricular Cartilage

귀 이 耳 끼일 개 介 연할 연 軟 뼈 골 骨

External acoustic meatus

바깥 외 外 귀 이 耳 길 도 道

Pharyngotympanic Canal

목구멍 인 咽 머리 두 頭

두드릴 고 鼓 집 실 室 대롱 관 管

= Eustachian tube

귀 이 耳 대롱 관 管

Epiglottis

목구멍 후 喉 머리 두 頭 덮을 개 蓋

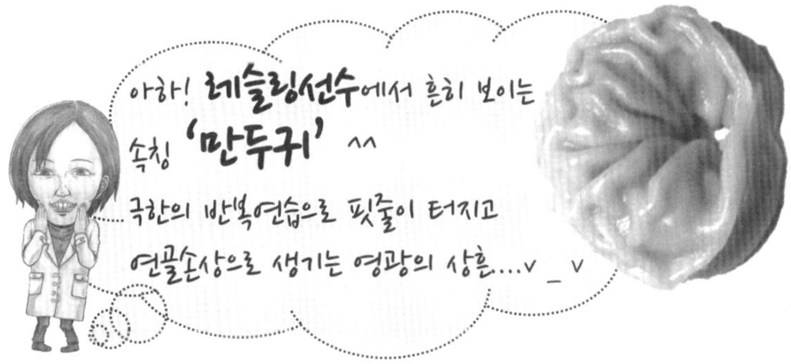

2-19

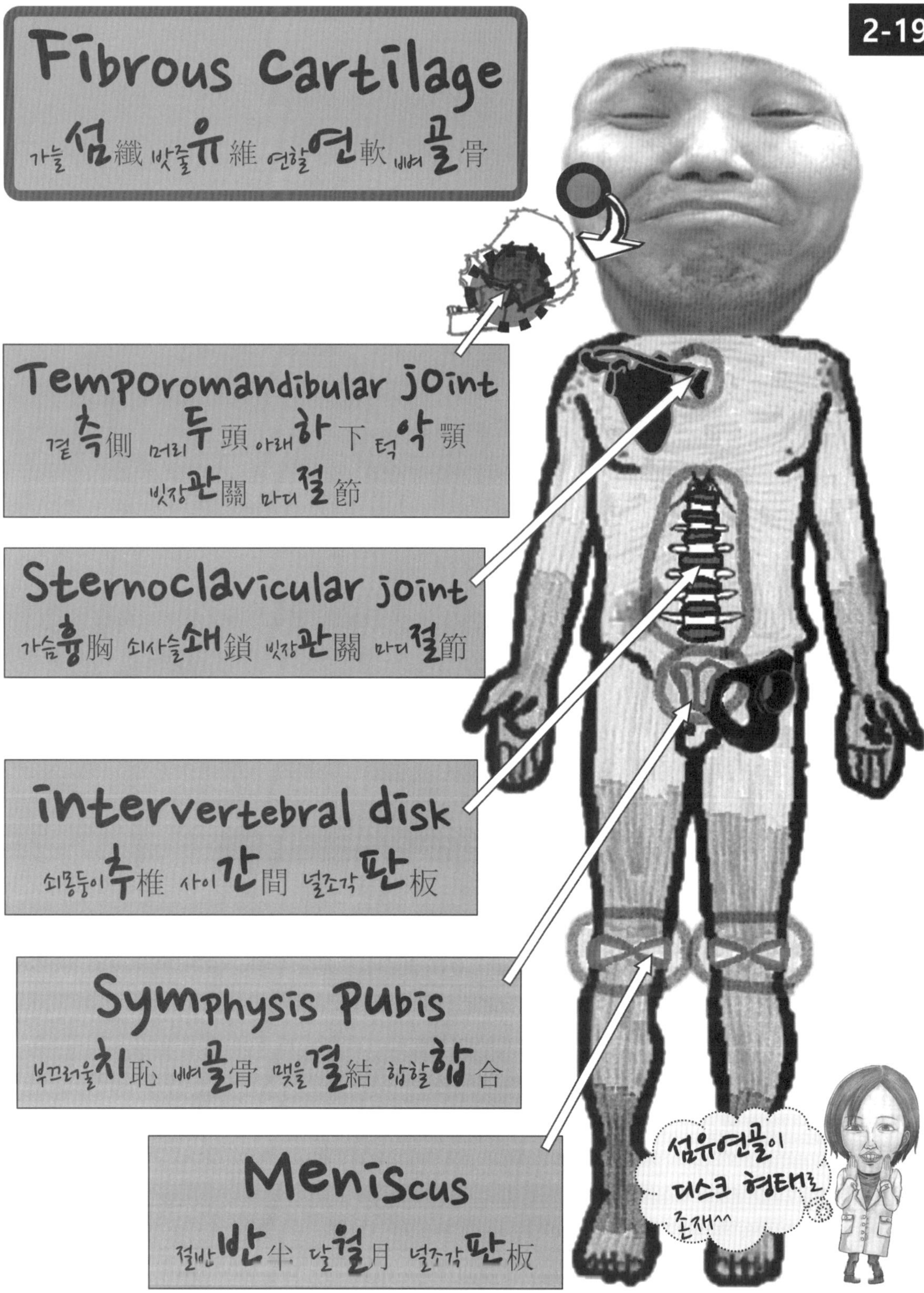
Fibrous cartilage
가늘 섬 纖 밧줄 유 維 연할 연 軟 뼈 골 骨
Temporomandibular joint
곁 측 側 머리 두 頭 아래 하 下 턱 악 顎
빗장 관 關 마디 절 節
Sternoclavicular joint
가슴 흉 胸 쇠사슬 쇄 鎖 빗장 관 關 마디 절 節
intervertebral disk
쇠몽둥이 추 椎 사이 간 間 널조각 판 板
Symphysis Pubis
부끄러울 치 恥 뼈 골 骨 맺을 결 結 합할 합 合
Meniscus
절반 반 半 달 월 月 널조각 판 板
섬유연골이
디스크 형태로
존재^^

classification of joints 빗장 관關 마디 절節의 분류 2-20

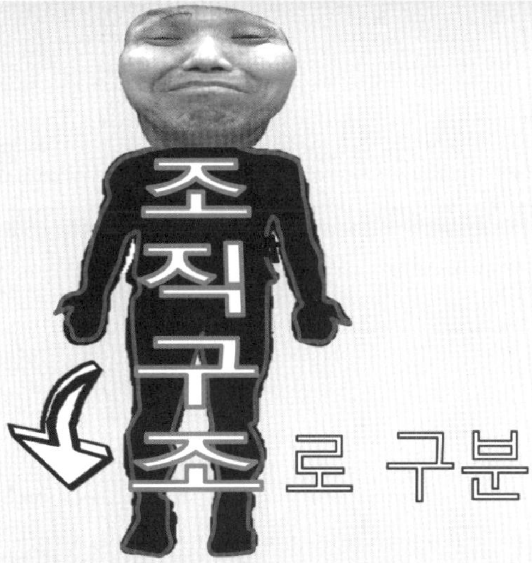

Fibrous joints
- → Suture
- → Gomphosis
- → Syndesmosis

Cartilaginous joints
- → Synchondrosis
- → Symphysis

Synovial joints
- → Pivot joint
- → Hinge joint
- → Saddle joint
- → plane joint
- → Condyloid joint
- → Ball & socket joint

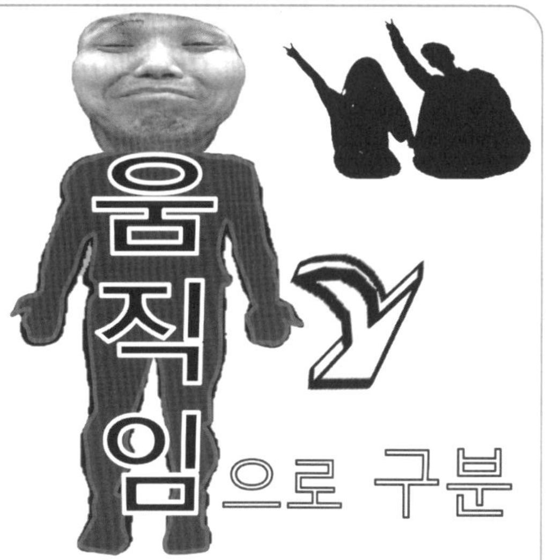

Synarthrosis
- → Suture
- → Gomphosis
- → Synchondrosis

Amphiarthrosis
- → Syndesmosis
- → Symphysis

Diarthrosis
- → Synovial joints

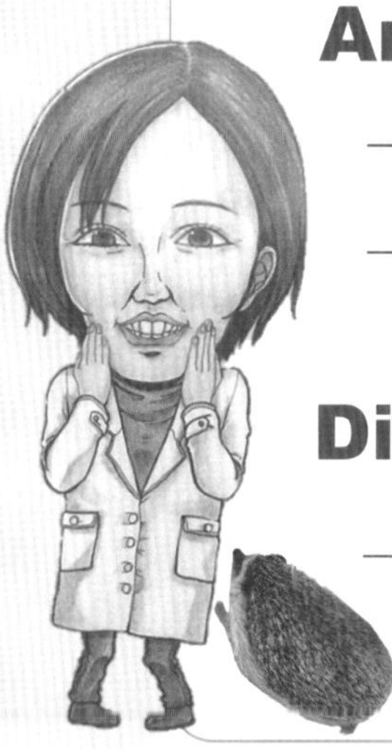

Classification of Joints 빗장관關 마디절節 의 분류 2-21

Fibrous joints 가늘섬纖 밧줄유維 빗장관關 마디절節

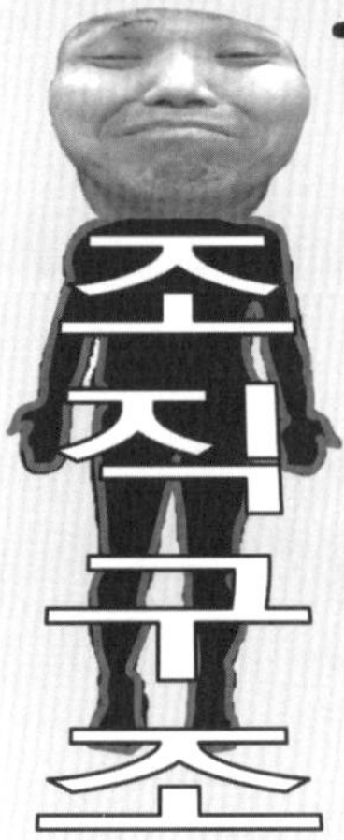

→ Suture 꿰맬봉縫 합할합合

→ Gomphosis 못정釘 심을식植

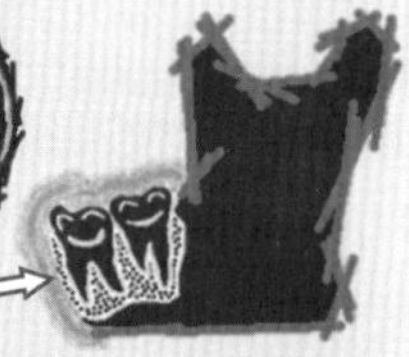

→ Syndesmosis
질길인靭 띠대帶 맺을결結 합할합合

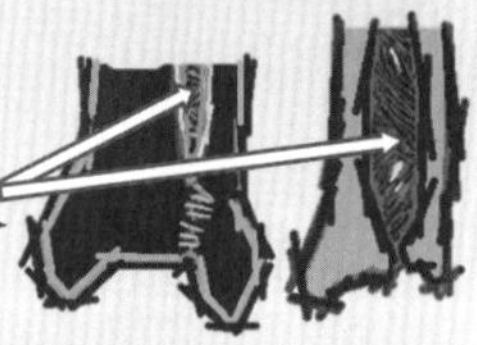

Cartilaginous joints 연할연軟 뼈골骨 빗장관關 마디절節

→ Synchondrosis 유리초硝 자녀자子
연할연軟 뼈골骨 맺을결結 합할합合

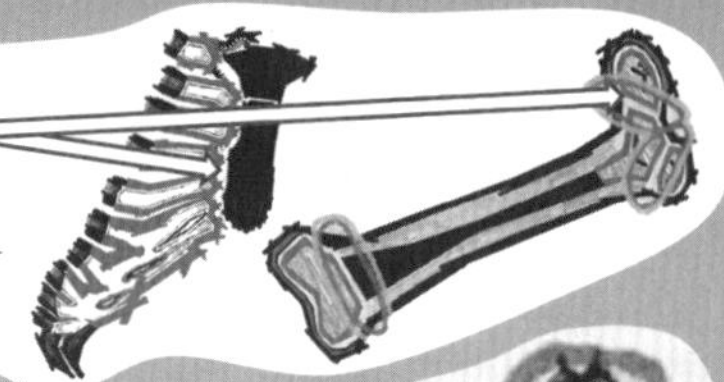

→ Symphysis 가늘섬纖 밧줄유維
연할연軟 뼈골骨 맺을결結 합할합合

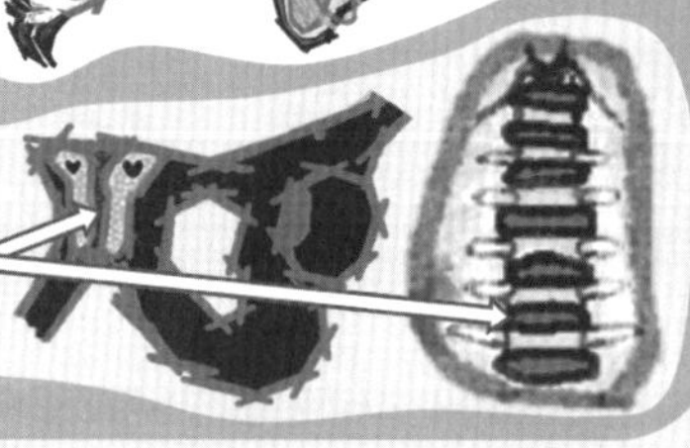

Synovial joints 미끄러울활滑 막막膜 빗장관關 마디절節

→ Pivot joint
→ Hinge joint
→ Saddle joint
→ plane joint
→ condyloid joint
› Ball & socket joint

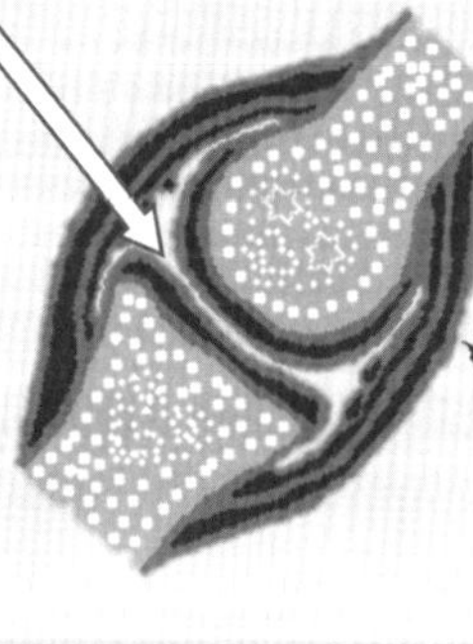

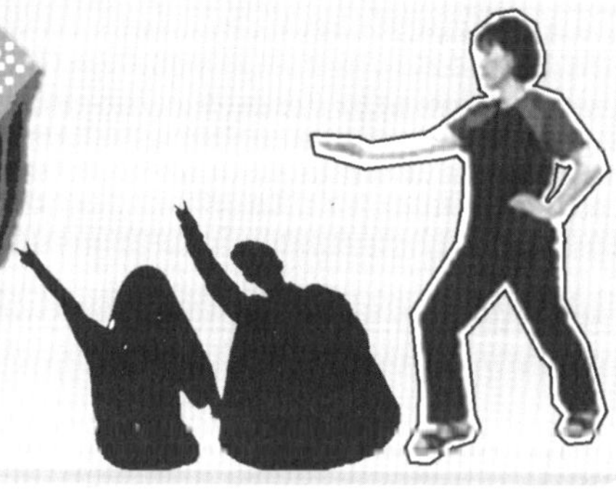

classification of joints 빗장관關 마디절節 의 분류 2-22

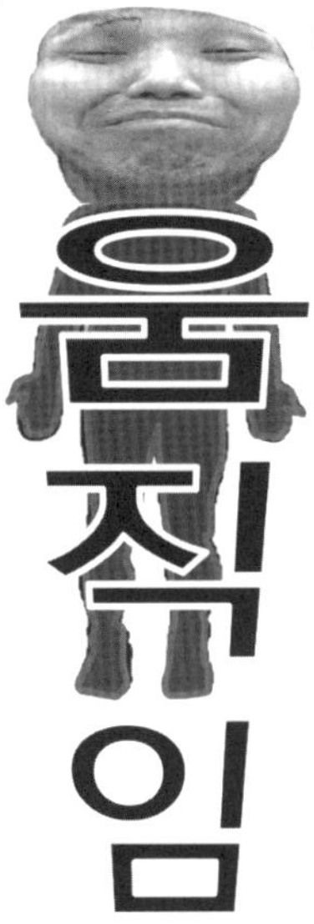

Synarthrosis 아닐부不 움직일동動 빗장관關 마디절節

→ **Suture** 꿰매볼봉縫 합할합合

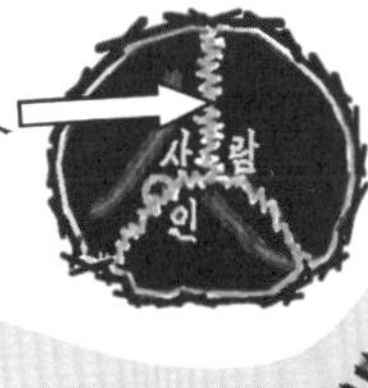

→ **Synchondrosis**
유리초硝 자녀자子 연할연軟 뼈골骨
맺을결結 합할합合

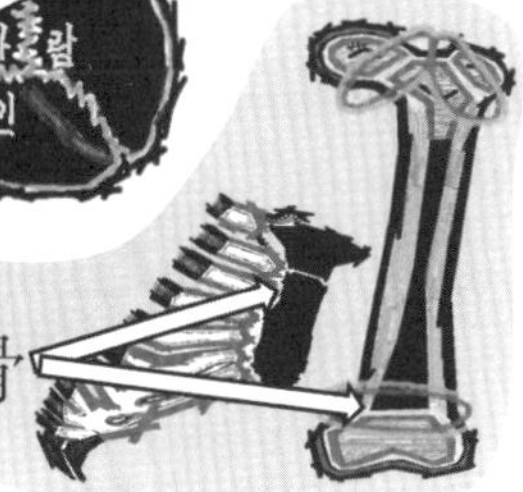

→ **Gomphosis** 못정釘 심을식植

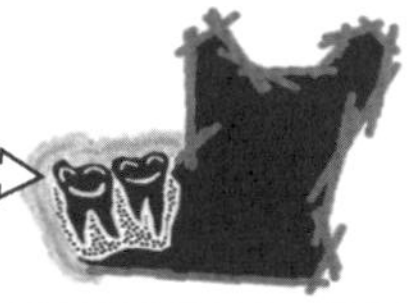

Amphiarthrosis 절반반半 가할가可 움직일동動 빗장관關 마디절節

→ **Syndesmosis**
질길인靭 띠대帶 맺을결結 합할합合

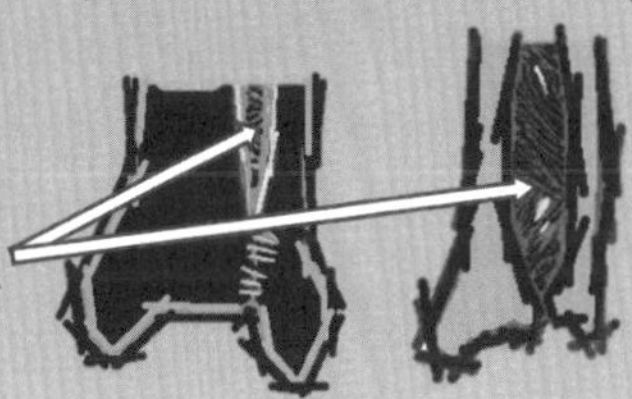

→ **Symphysis** 가늘섬纖 밧줄유維
연할연軟 뼈골骨 맺을결結 합할합合

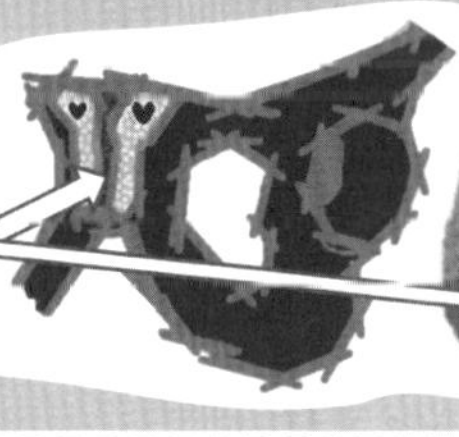

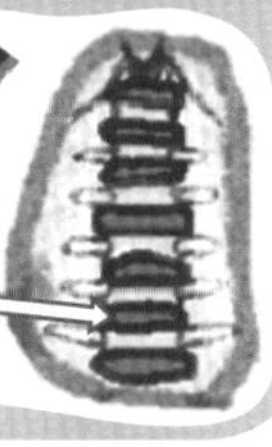

Diarthrosis 가할가可 움직일동動 빗장관關 마디절節

→ **Synovial joints**
미끄러울활滑 막막膜 빗장관關 마디절節

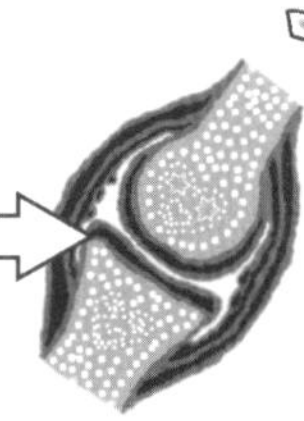

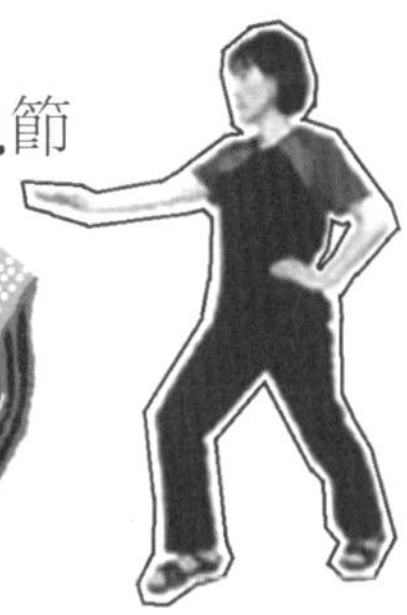

2-23

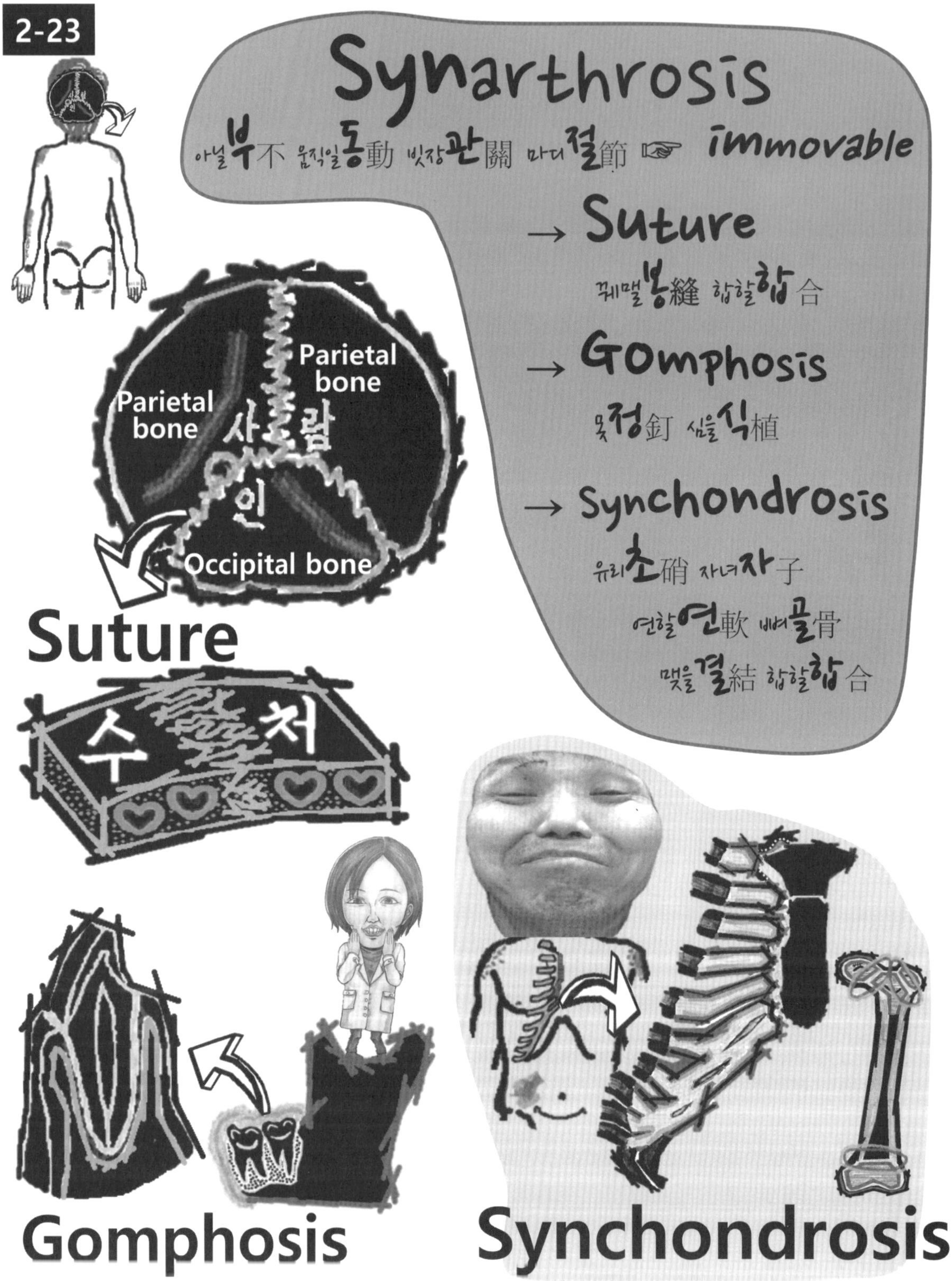
Synarthrosis
아닐부不 움직일동動 빗장관關 마디절節 ☞ immovable
→ Suture
꿰맬봉縫 합할합合
→ Gomphosis
못정釘 심을식植
→ Synchondrosis
유리초硝 자녀자子
연할연軟 뼈골骨
맺을결結 합할합合
Parietal bone
Parietal bone
사람 인
Occipital bone
Suture
수 처
Gomphosis
Synchondrosis

2-24

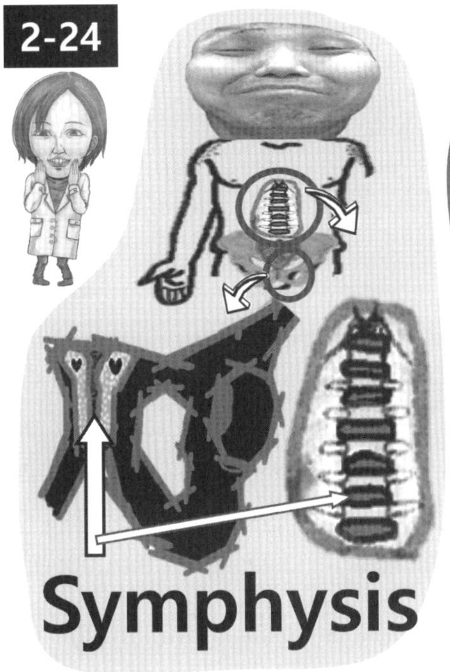

Amphiarthrosis

절반 반半 가할 가可 움직일 동動 빗장 관關 마디 절節

☞ *slightly movable*

→ Syndesmosis
질길 인靭 띠 대帶 맺을 결結 합할 합合

→ Symphysis
섬纖 유維 연軟 골骨 결結 합合

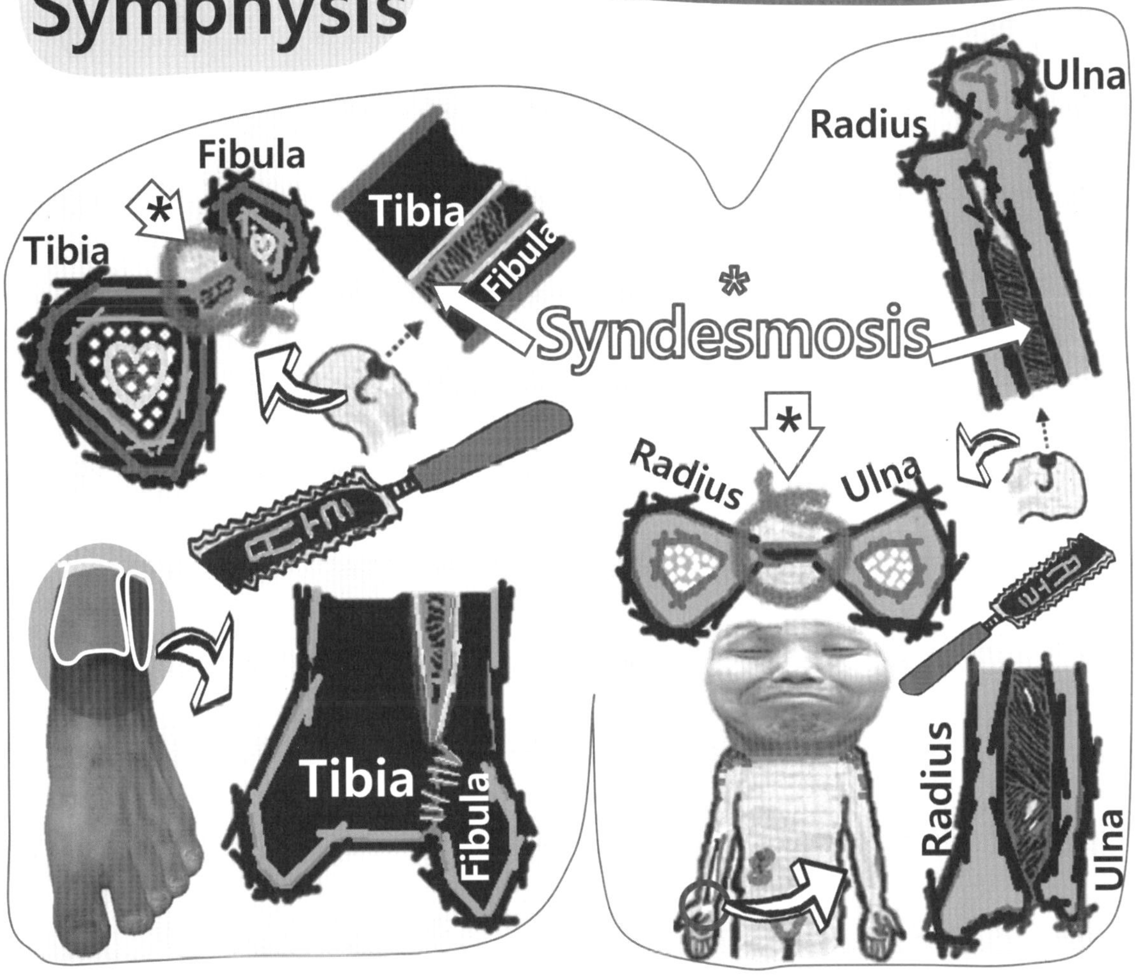

2-25

Diarthrosis

가할 가 可 움직일 동 動 빗장 관 關 마디 절 節 ☞ Freely movable

→ Synovial joints

미끄러울 활 滑 막 막 膜 빗장 관 關 마디 절 節

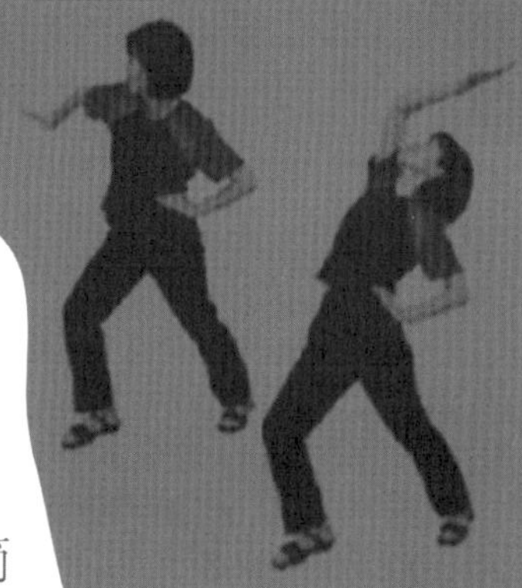

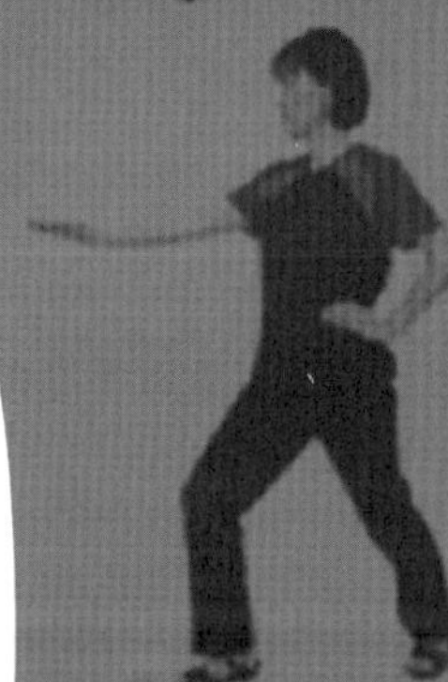

Pivot joint

수레 차 車 굴대 축 軸 빗장 관 關 마디 절 節

Hinge joint

나비 접 蝶 차례 번 番 빗장 관 關 마디 절 節

Saddle joint

안장 안 鞍 장식할 장 裝 빗장 관 關 마디 절 節

Plane joint

평평할 평 平 낯 면 面 빗장 관 關 마디 절 節

Condyloid joint

낟알 과 顆 형상 상 狀 빗장 관 關 마디 절 節

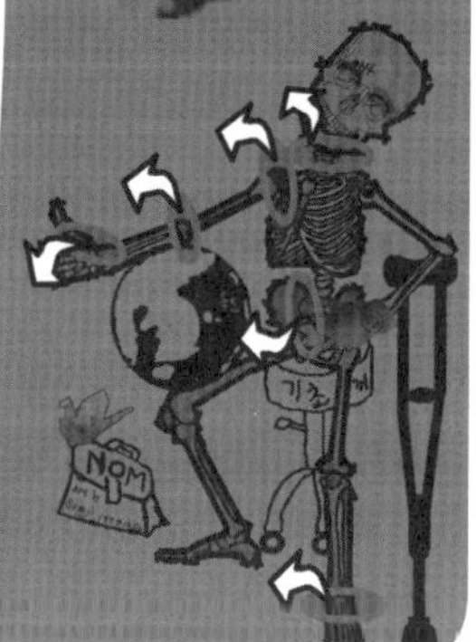

Ball & Socket joint

공 구 球 형상 상 狀 빗장 관 關 마디 절 節

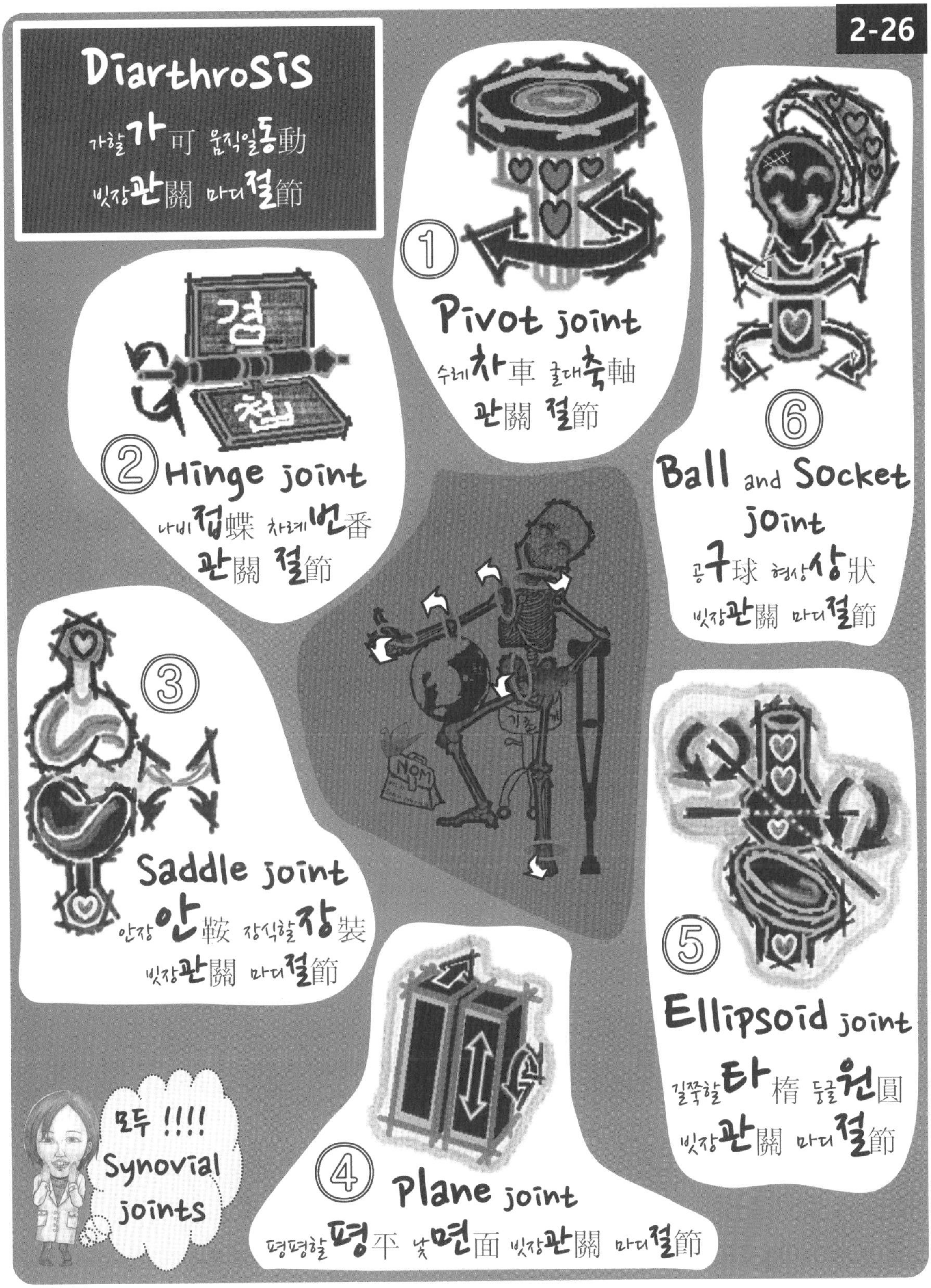
2-26
Diarthrosis
가할가可 움직일동動
빗장관關 마디절節
① Pivot joint
수레차車 굴대축軸
관關 절節
② Hinge joint
나비접蝶 차례번番
관關 절節
③ Saddle joint
안장안鞍 장식할장裝
빗장관關 마디절節
④ Plane joint
평평할평平 낯면面 빗장관關 마디절節
⑤ Ellipsoid joint
길쭉할타楕 둥글원圓
빗장관關 마디절節
⑥ Ball and Socket joint
공구球 형상상狀
빗장관關 마디절節
모두 !!!!
Synovial joints

① Pivot joint 수레차車 굴대축軸 빗장관關 마디절節 2-27

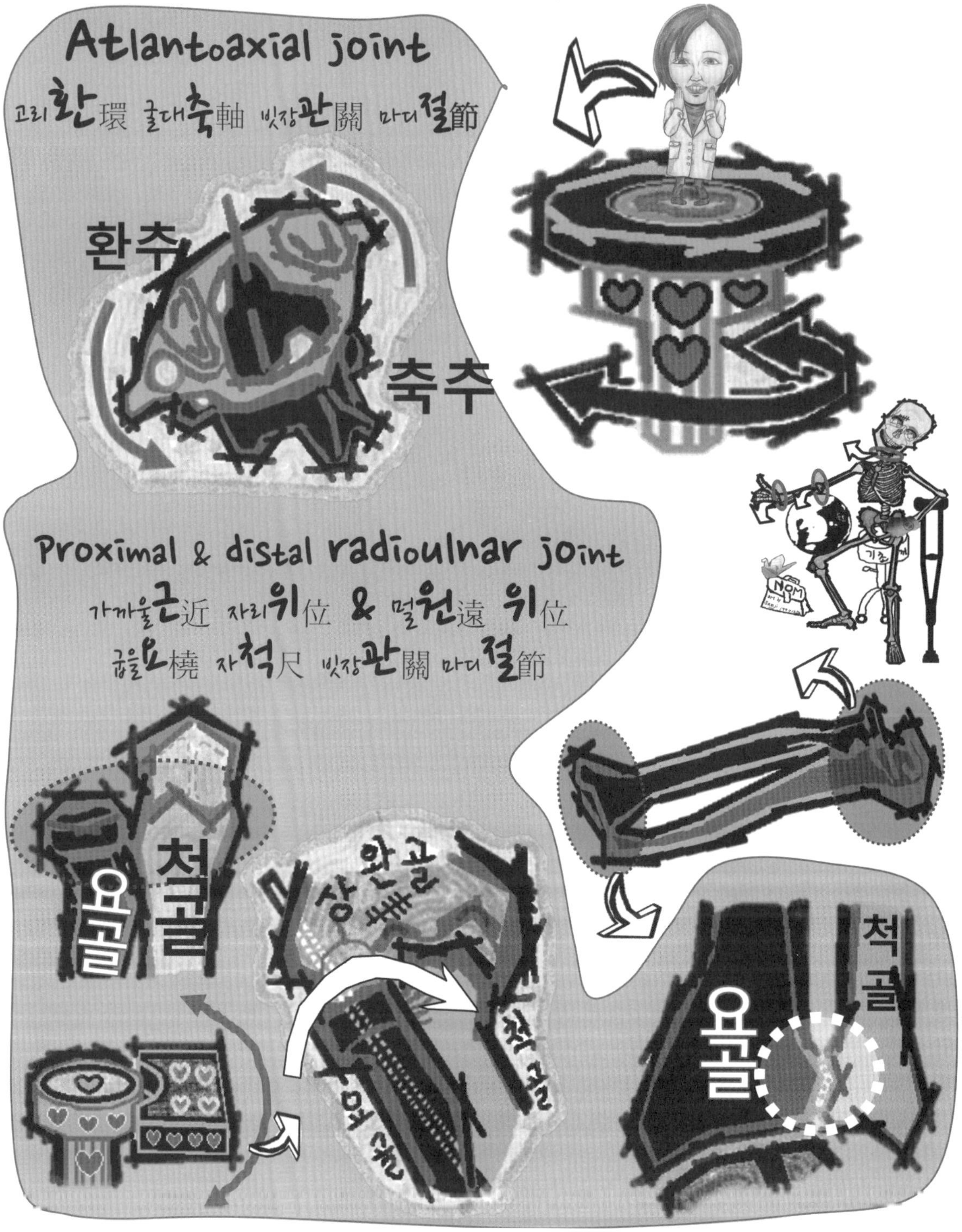

② Hinge joint

나비 접蝶 차례 번番 빗장 관關 마디 절節

2-28

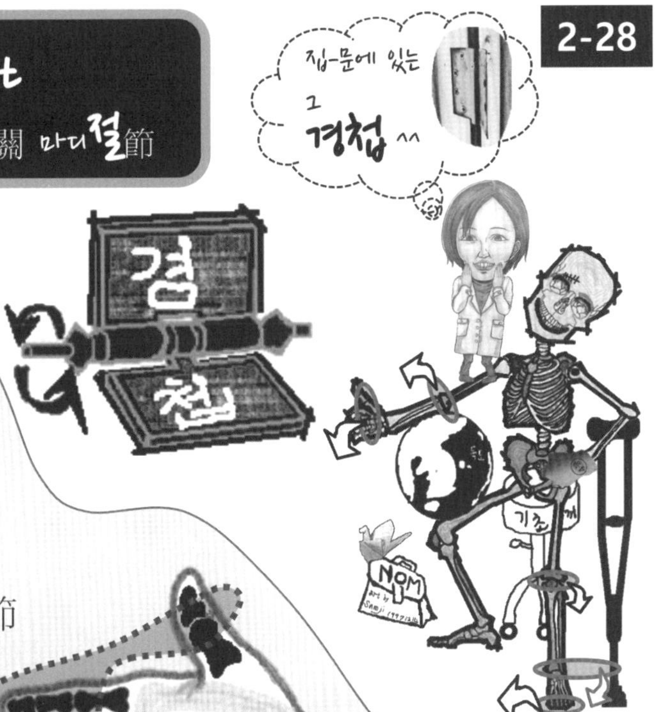

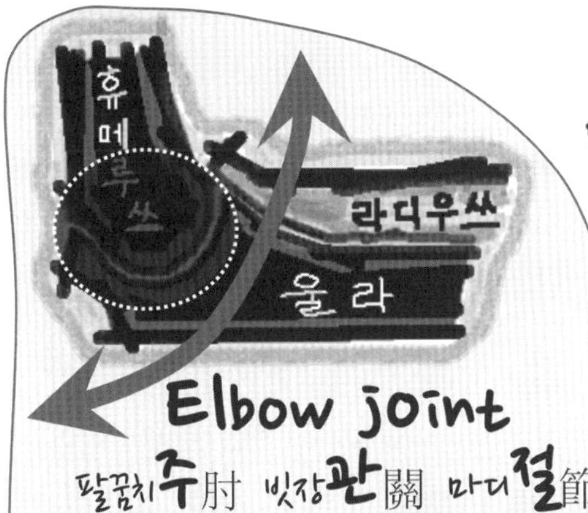

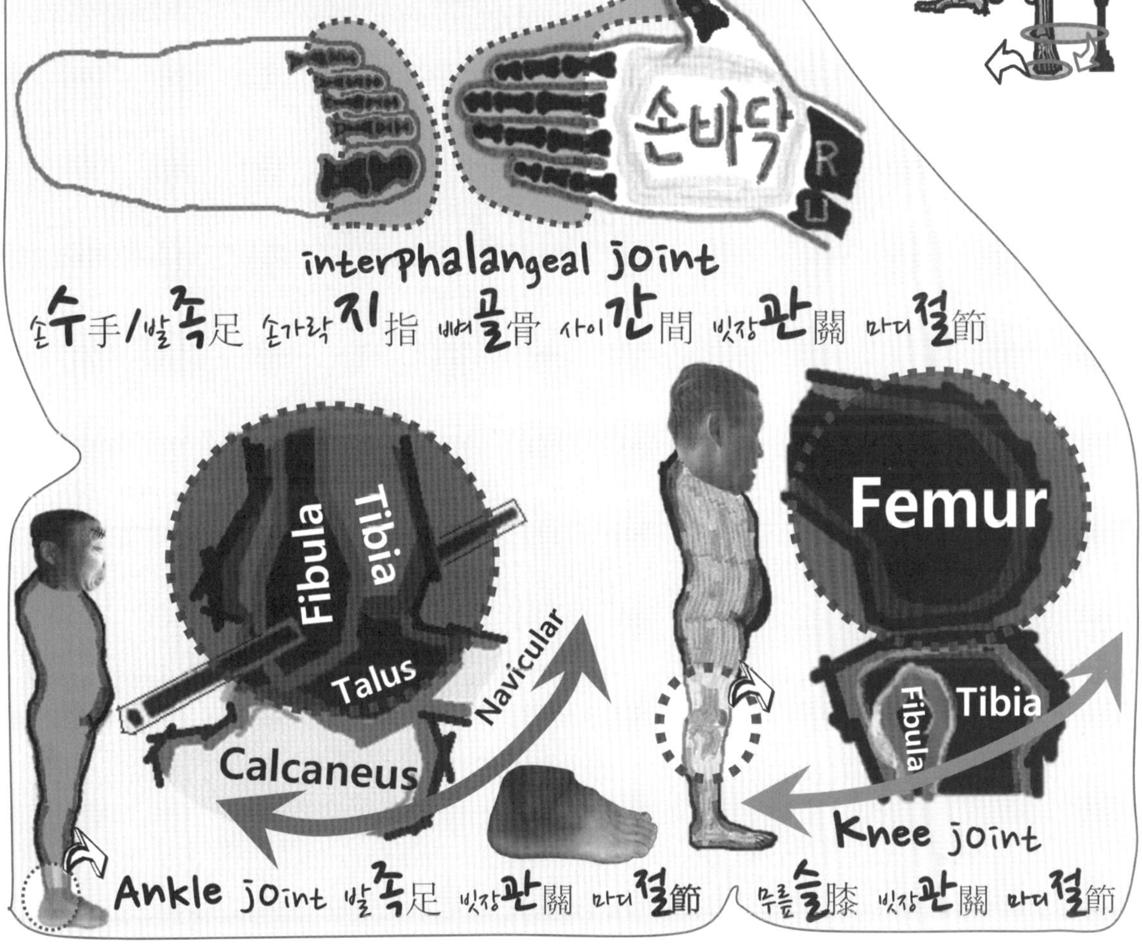

2-29

③ saddle joint 안장안鞍 장식할장裝 빗장관關 마디절節

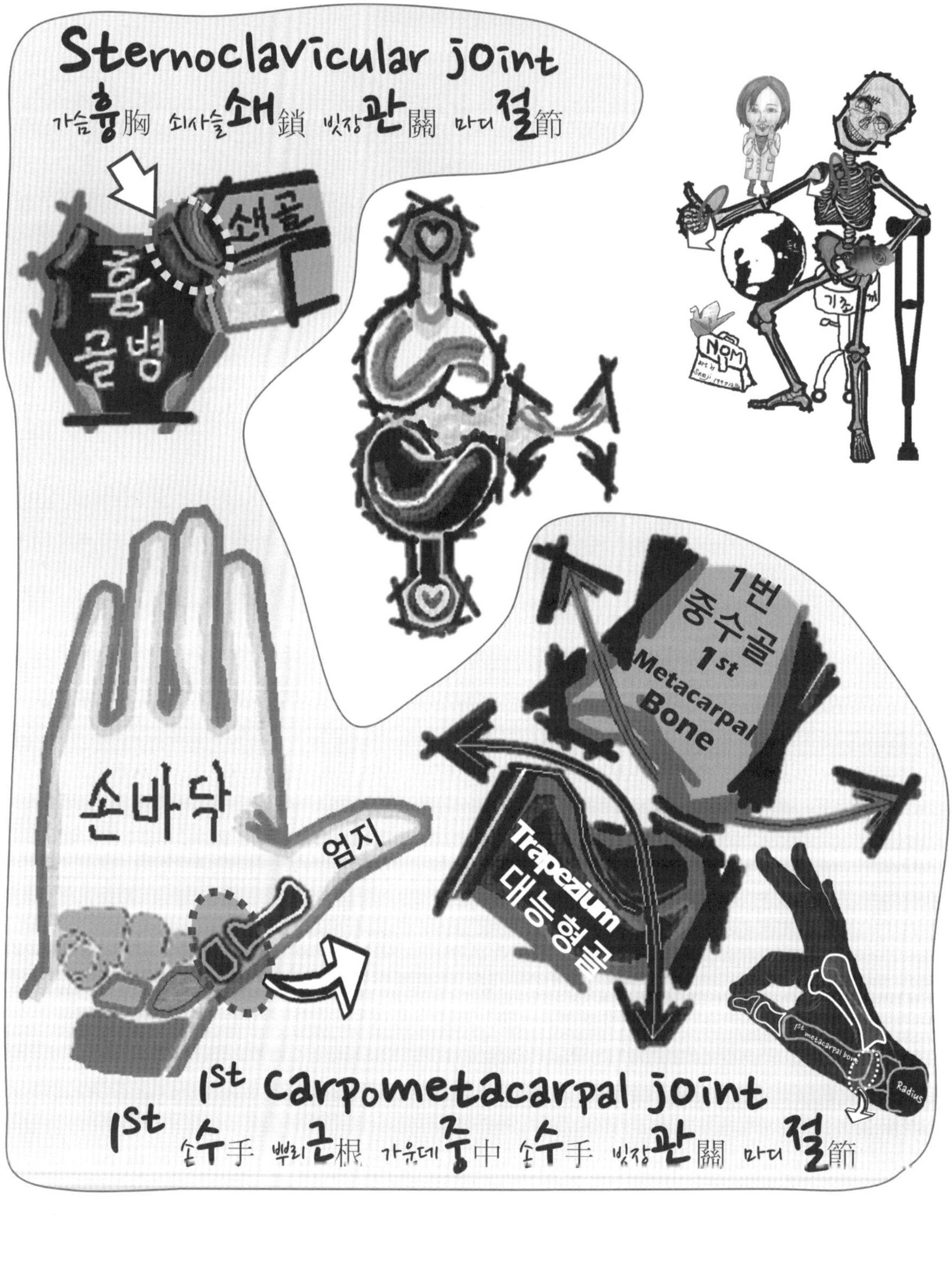

④ Plane joint 평평할평平 낯면面 빗장관關 마디절節 2-30

Acromioclavicular joint
어깨견肩 쇠사슬쇄鎖 빗장관關 마디절節

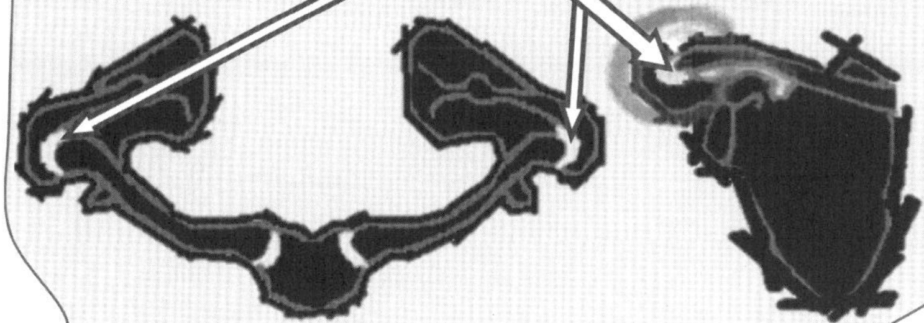

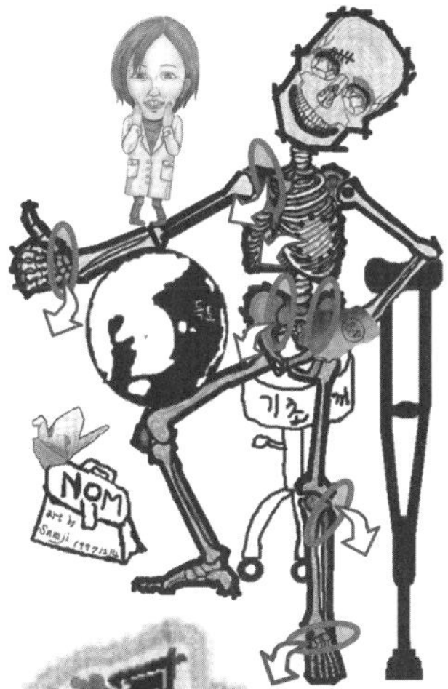

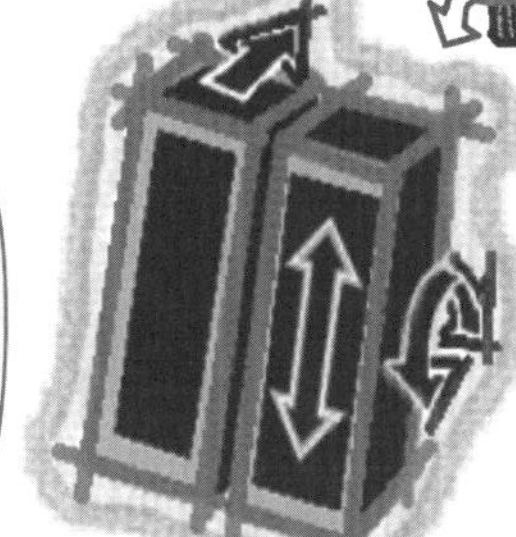

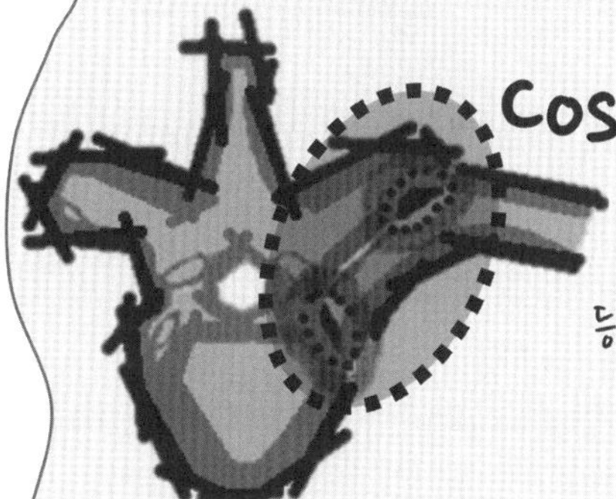

Costovertebral joints
갈비늑肋 뼈골骨
등마루척脊 쇠몽둥이추椎
빗장관關 마디절節

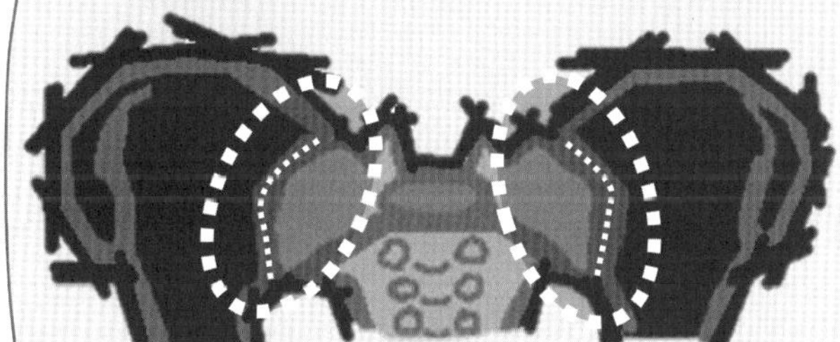

Sacroiliac joints
천거할, 깔개천薦 창자장腸 빗장관關 마디절節

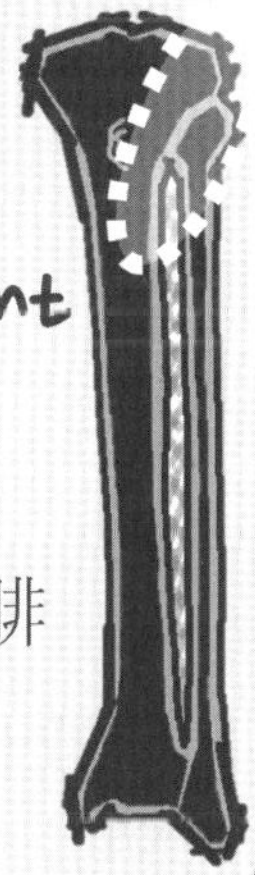

Proximal tibiofibular joint
가까울근近 자리위位
정강이경脛 장딴지비腓
빗장관關 마디절節

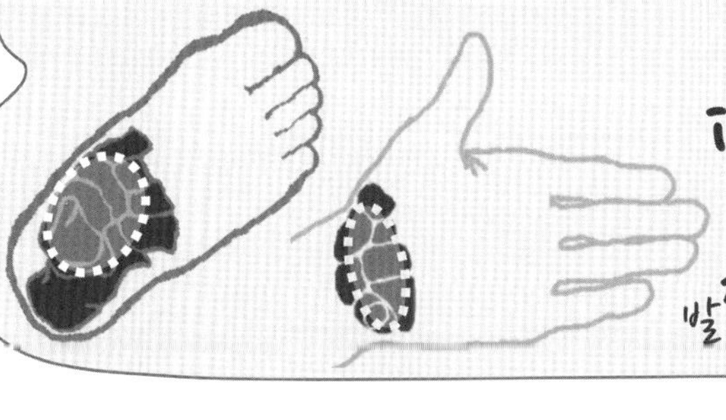

intercarpal & intertarsal
손수手 뿌리근根 joints 사이간間 관절 &
발족足 뿌리근根 사이간間 빗장관關 마디절節

⑤ Ellipsoid 혹은 Condyloid joint 2-31

길쭉할타楕 둥글원圓 ♧ 난알과顆 형상상狀 빗장관關 마디절節

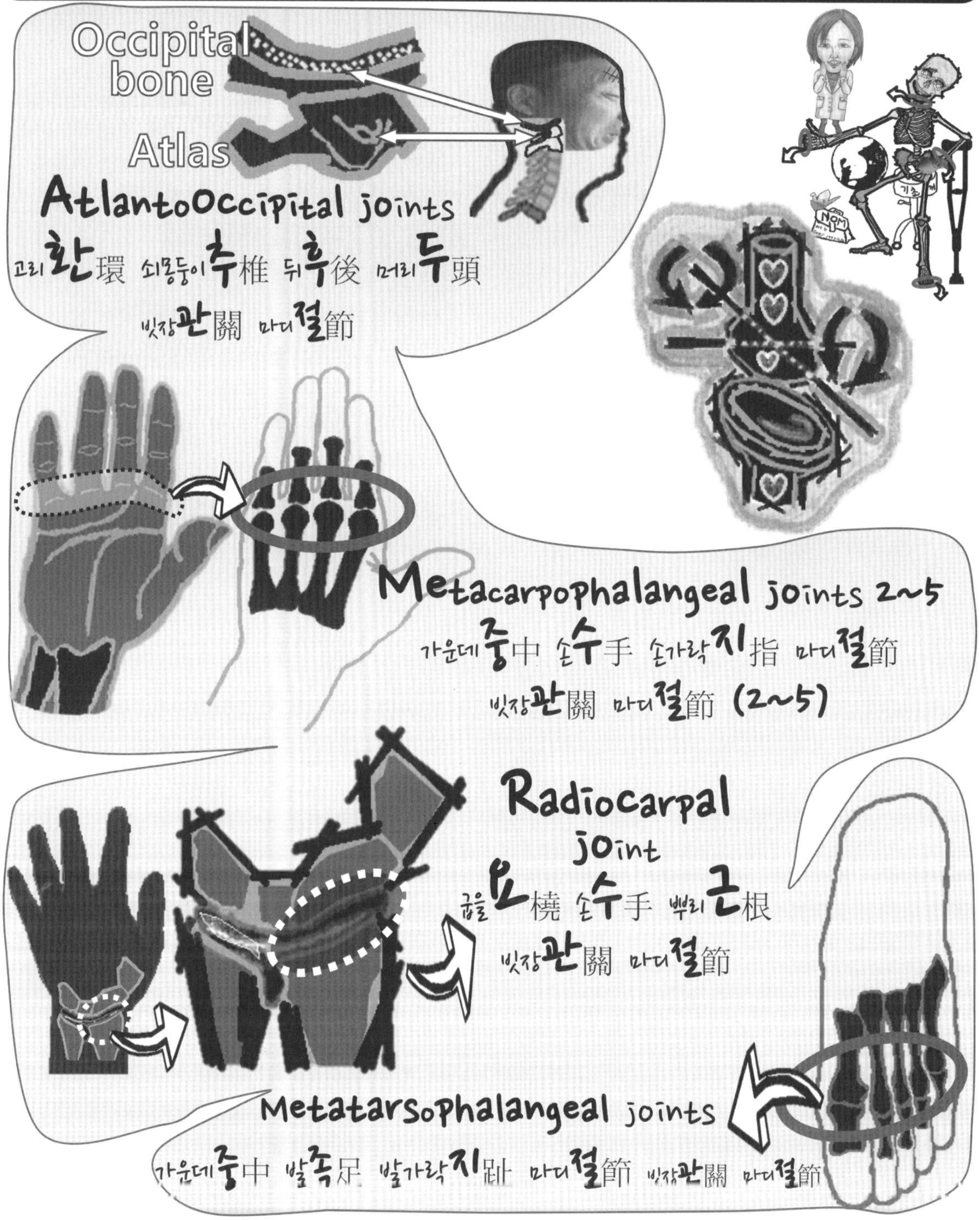

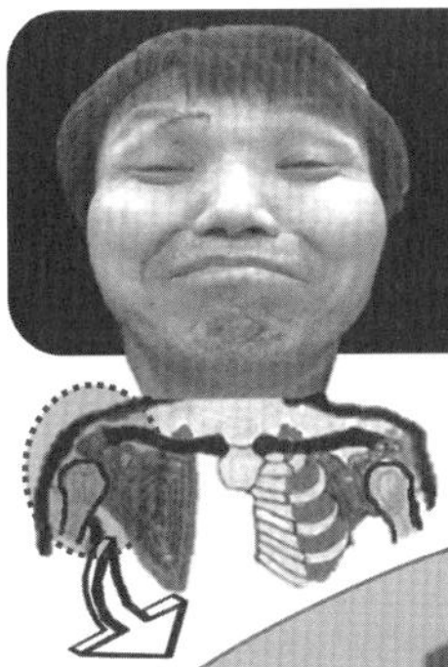

⑥ Ball & Socket joint

공구球 형상상狀 빗장관關 마디절節

2-32

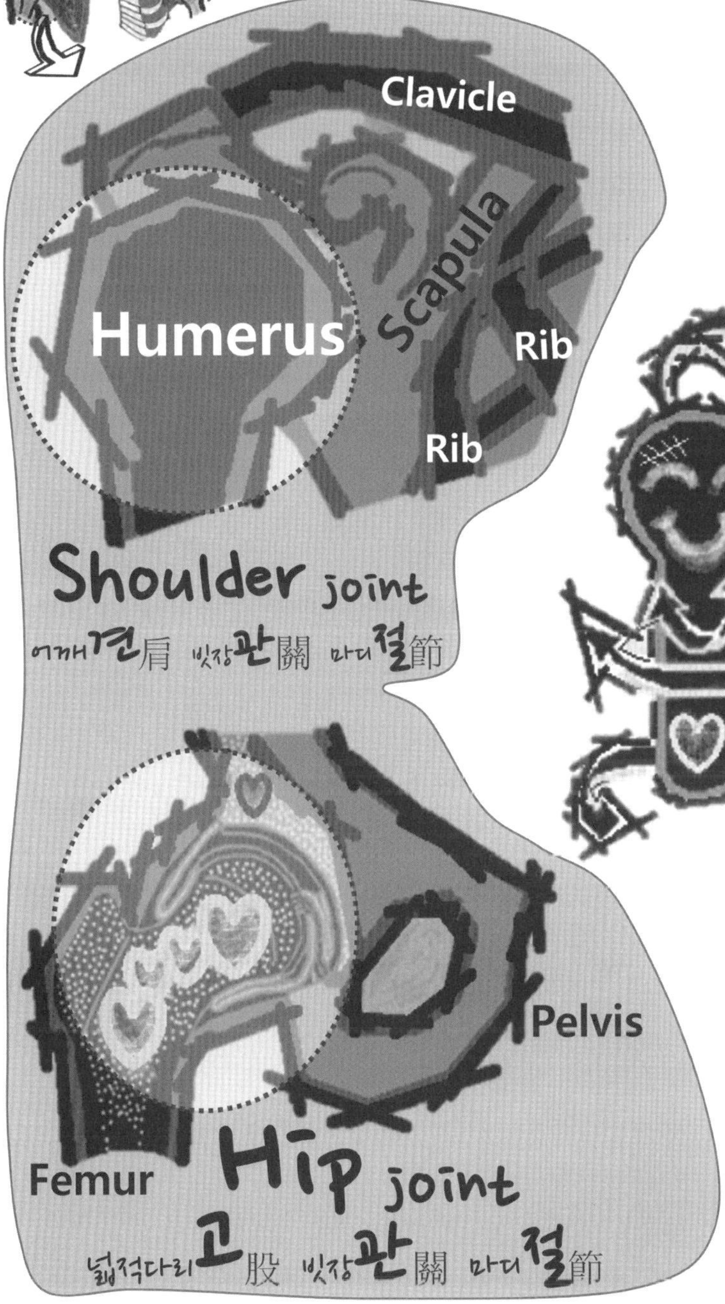

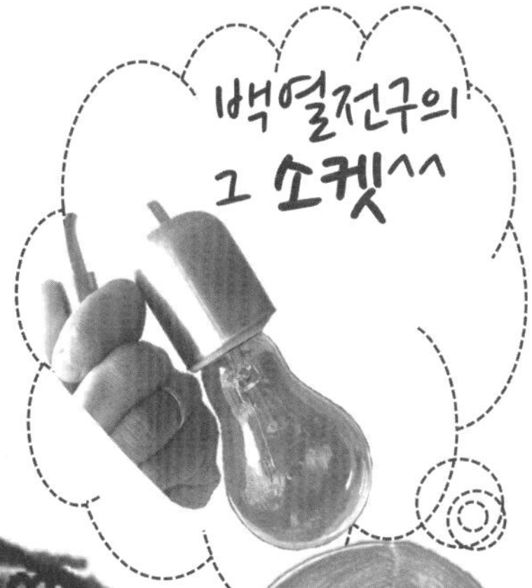

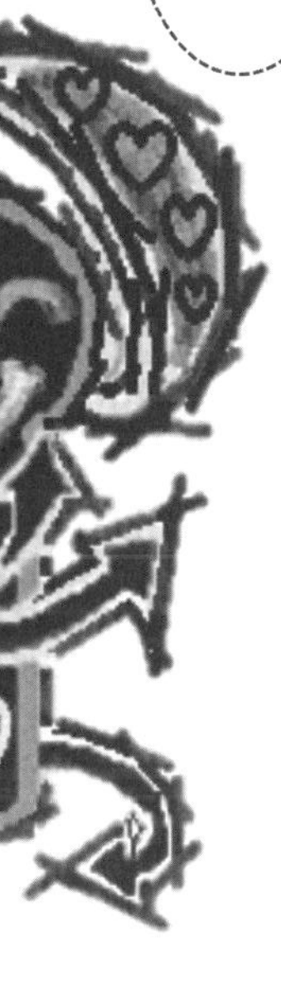

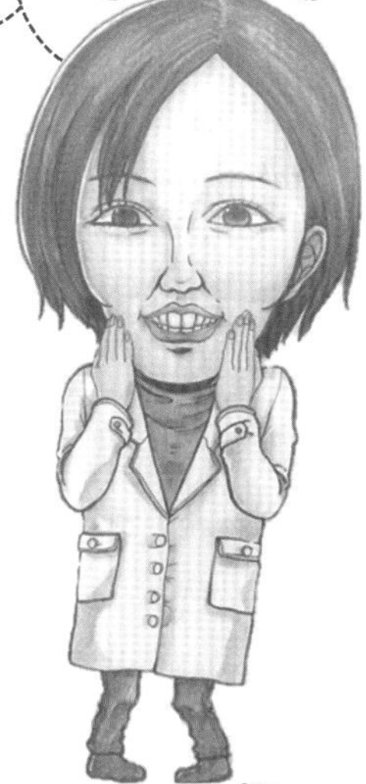

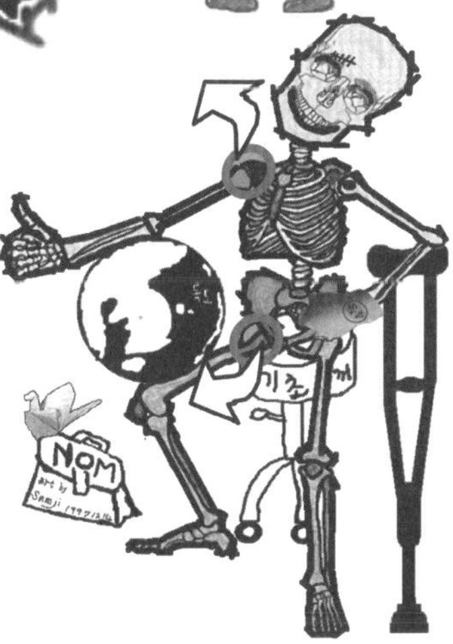

제 2장 인체 연골 및 관절의 구조와 생리

" Allahın kəlamı canlı və təsirlidir, hər ikiağızlı qılıncdan da itidir, canla ruhu, oynaqlarla iliyi bir-birindən ayıraraq keçir, ürəyin fikir və niyyətlərini ayırd edir. "
" 하나님의 말씀은 살았고 운동력이 있어 좌우에 날선 어떤 검보다도 예리하여 혼과 영과 및 **관절**과 골수를 찔러 쪼개기까지 하며 또 마음의 생각과 뜻을 감찰하나니 "
- 히브리서 4장 12절 -

❛연골, CARTILAGE❜의 발생과 분류 및 구조의 이해

✍ 문득,

누우~런 종이봉투에 'OO전기통닭'이라 쓰여진 추억의 닭다리 끝에 보였던 ❛물렁뼈❜를 옥상-계단에서 정성스레(≒최선을 다해?^^;) '오도독 오도독' 깨물어 먹던 기억이 스치는 가운데↴,

➜ 라틴어 cartilago ✐ "gristle 연골 등의 의미"로부터 유래한 용어! 즉↴,

☞ ❛칼틸라지 cartilage❜의 어원이↴

➜ 그리스어 κροτώνη /krotṓnē/ "chips of tree 나무부스러기 등의 의미"가 관여함을 확인해 보면서요 ✐ "나사로라 이름한 한 거지가 헌데를 앓으며 그 부자의 대문에 누워 부자의 상에서 떨어지는 것으로 배불리려 하매 심지어 개들이 와서 그 헌데를 핥더라 -누가복음 16장 20, 21절-"의 구절에서(요) ➜ 상에서 떨어지는 ↴

↳ ❛부스러기❜가 떠오르는 듯합니다(그림 2-1).

이처럼↴,

☞ ❛연골(연할**연**軟 뼈**골**骨 혹은 물렁뼈, Cartilage)❜은(요)↴,

↳ "특수결합조직(특별할**특**特 죽일,단절될,뛰어날**수**殊 맺을**결**結 합할**합**合 짤**조**組 짤직織, 특수결합조직, specialized connective tissue)"에 해당하는 구조로써, (그 조성을 근거로 분류해 보면요↴)

✓ "초자연골(초석,유리**초**硝 자녀**자**子 연할**연**軟 뼈**골**骨, 유리연골, Hyaline cartilage)" 과

✓ "섬유연골(가늘**섬**纖 밧줄**유**維 연할**연**軟 뼈**골**骨, 섬유연골, Fibrous cartilage)" 및,

✓ "탄성연골(탄알**탄**彈 성품**성**性 연할**연**軟 뼈**골**骨 혹은 탄알**탄**彈 힘**력**力 연할**연**軟 뼈**골**骨, 탄력연골, Elastic cartilage)"로 분류·확인할 수 있습니다(그림 2-1).

✐ 초석,유리초硝 자녀자子 연할연軟 뼈골骨, Hyaline cartilage ✎

(✷초석: 사전적 의미☞) 칠레 북부 '아타카마 사막'에 세계 제일의 초硝 돌석石이 매장되어 있다고 하고(요), 염화칼륨의 수용액에 질산나트륨을 가하여 제조하거나, 탄산칼륨 또는 수산화칼륨을 질산에 녹여 제조할 수 있는 결정으로, 화약, 성냥, 유리, 유약, 등을 만드는 데 사용함을 확인할 수 있습니다(그림 2-1).

한편,

☞ '연골'을 포함한 "결합조직"의 생성은(요)↘,

↳ "간엽세포(Mesenchymal cell)"로부터 ↘

✐ Mesenchymal cell ✎

✷ 사이간間 잎엽葉 가늘세細 태보포胞, **중간엽세포**, mesenchymal cell 혹은

✷ 사이간間 잎엽葉 줄기간幹 가늘세細 태보포胞, **중간엽줄기세포**, mesenchymal stem cell 및

✷ 아이밸배胚 자녀자子 사이간間 잎엽葉 가늘세細 태보포胞, **배자중간엽세포**, embryonic mesenchymal cell 이라고도 이름합니다.

↳ '분화된(differentiated)' ➜ 어리고 유약한 세포!,

↳ 즉 '□□-모세포(-어미모母 가늘세細 태보포胞, -blast)'(등으)로부터 시작됨을 확인·이해할 수 있습니다(그림 2-2).

(실제↘.)

◆ "연골모세포(연할연軟 뼈골骨 어미모母 가늘세細 태보포胞, **연골모세포**, Chondroblasts)"는(요),

✓ '섬유(가늘섬纖 밧줄유維, **섬유**, Fibers)'의 생성과 함께

✓ '기질(디기基 바탕질質, 혹은 없을무無 형상형形 바탕질質, **바탕질** Ground substance)'(등)을 조성·분비함을 확인·관찰할 수 있습니다(그림 2-2).

특히,

'기질 혹은 무형질'에는(요),

❶ '간질액(사이간間 바탕질質 진액액液, **사이질액**, interstitial fluid)'과

❷ '부착단백질(붙을부附 붙을착着 새알단蛋 흰백白 바탕질質, **부착단백질**, adhesion proteins

예를 들면(요) → laminin 라미닌,
→ chondronectin 콘드로넥틴,
→ fibronectin 파이브로넥틴 등)' 및

❸ '프로테오글리칸(프로테오글리칸, proteoglycans)' 등이
포함됨을 확인·관찰할 수 있습니다(그림 2-2~ 2-4).

여기서,

('프로테오글리칸'의 구조를 좀 더 살펴보면요↴)

✪ '프로테오글리칸(PROTEOGLYCANs)'은 "**복합체**(COMPLEX)" 형태로
존재하며 그 구성을 살펴보면 아래와 같습니다(그림 2-5).

✷ '**중심단백질**(가운데**중**中 마음**심**心 새알**단**蛋 흰**백**白 바탕**질**質,
core protein)'의 (아미노산의 하나인↴)
↳ '**세린**(serine, Ser, S) **잔기**'와 연결된 ↴
→ "xylose-galactose-galactose **공통구조**" 즉,
↳ '**삼당류 연결**(석**삼**三 사탕**당**糖 무리**류**類 잇닿을**연**連 맺을**결**結,
trisaccharide link)'과 함께
(그림 2-6~ 2-8),

✐ 이(→trisaccharide link) 연결에 이어지는 ↴
↳ '**이당류**(두**이**二 사탕**당**糖 무리**류**類, **이당류**, disaccharide)'의
반복구조!, 즉↴
→ **헥소오스**(hexose)·**헥소사민**(hexosamine)이 반복된 ↴

✷ '글리코사미노글리칸(glycosaminoglycans, GAGs,
글리코사미노글라이칸(←발음에 따라), 혹은
끈끈할**점**粘 진액**액**液 많을**다**多 사탕**당**糖 무리**류**類,
mucopolysaccharides)들이 연결되어↴,

⇨ '프로테오글리칸 단량체(proteoglycan monomer)'를 형성!
(그림 2-6~ 2-10)

✐ 이렇게 형성된 '프로테오글리칸 단량체들'은(요)↴,
✐ '히알루론산(hyaluronic acid)'에 결합-결합-결합하여 (최종)↴,

⇨ '프로테오글리칸 복합체(proteoglycan complex)' 형성을
확인·관찰할 수 있습니다(그림 2-5).

특히,

◆ 글리코사미노글리칸(GAG)-구조는(요↴),

✓ '**음전하**(그늘**음**陰 번개**전**電 짊어질**하**荷, negative charge)'를 띄고(요),

✓ '물 분자(H_2O molecule)'와의 친화력이 매우 큰 이유(등으)로
물을 거느린(≒머금은) ↘

✓ "**분자사**(나눌**분**分 자녀**자**子 채로칠**사**篩, **분자채**, molecular sieve)"의
역할(등)을 담당하는 것으로 확인·이해할 수 있습니다
(그림 2-2~ 2-11).

✐ Proteoglycan COMPLEX **프로테오글리칸 복합체** ✎

→ '**프로테오글리칸 단량체**(proteoglycan monomer)' 들이

✓ '**히알루론산**(hyaluronic acid 혹은 Hyaluronan)'이라는
거대한 '근간(뿌리**근**根 줄기**간**幹, 줏대, backbone)'에

✓ '**고리-단백질**(core protein)'을 중간 매개체로 연결되어
☞ '겹칠**복**複 합할**합**合 몸**체**體(complex)'를 **형성!**
↳ 즉, '**프로테오글리칸-복합체**'라는 덩치 큰 구조를
확인·관찰할 수 있습니다(그림 **2-5**, 2-6).

✐ AGGRECAN ✎

✷ 연골에 존재하는 '프로테오글리칸'은 "**어그레칸**(aggrecans)"이라는
용어(≒ 동의어)로 (보다) 잘 알려져 있습니다(그림 2-5).

✐ HYALURONAN ✎

✷ ✓ 'N-acetyl glucosamine (**N-아세틸 글루코사민**)' 과
✓ 'Glucuronic acid (**글루쿠론산**)'이 반복 연결되어↘,
↳ '여러 곳에 두루 분포하는 탄수화물 복합체
(ubiquitous carbohydrate polymer)'라 할 수 있고요,
동시에 (히알루론산은요↘),
↳ '이당류(disaccharide)'가 반복된 구조! 즉,
☞ '**글리코사미노글리칸**(glycosaminoglycan, GAG)'의
하나임을 확인·이해할 수 있습니다(그림 2-6).

✐ Glycosaminoglycan, GAG ✎

✷ '**산성당**(실**산**酸 성품**성**性 사탕**당**糖, acidic sugar)'과
✷ '**N-아세틸 단백당**(N-아세틸 새알**단**蛋 흰**백**白 사탕**당**糖,
N-acetylated amino sugar)'으로 이루어지는 구조로써 ↘,
✓ **콘드로이틴설페이트**(chondroitin sulfate),
✓ **더마탄설페이트**(dermatan sulfate),
✓ **케라탄설페이트**(keratan sulfate)
✓ **헤파린**(heparin) 등이 존재(그림 2-8, 2-9).

❛ 연할연軟 뼈골骨, 물렁뼈, Cartilage❜ 과 ❛ 뼈골骨, 뼈, Bone❜ 의 어긋날차差 다를이異

☞ 연골(Cartilage)과 골(bone)은 동일한 **'특수결합조직'**임에도 불구하고, 미네랄(mineral) 특히, **'칼슘(calcium)'**과 **'인(phosphorus)'**의 침착 유·무로 인하여 경도(consistency)를 비롯하여 유연성(flexibility) 및 영양공급(nutrient supply) 유형 등에서 구별 지어짐을 확인·이해할 수 있습니다(그림 2-12).

무엇보다(도요) **'성장-발육'**의 형태가 ⇁,

◆ '골(BONE)'에서는(요⇁),

✔ ❛ **부가성장**(붙을**부**附 가할**가**加 이룰**성**成 길**장**長 혹은 더할**첨**添 가할**가**加 이룰**성**成 길**장**長, **덧붙이성장**, Appositional growth)❜ (등, 혹 향후 다른 이론 등 제시될 수 있기에 '등'이라는 단어를 넣어드립니다^^:)이 가능한 데 비해(서요) ⇔

'연골(CARTILAGE)'은(요⇁),

✔ ❛ **부가성장**(Appositional growth)❜ 과 아울러,

➜ '세포분열(가늘**세**細 태보**포**胞 나눌**분**分 찢을**열**裂, cell division)'로 특징 지워지는⇁

✔ ❛ **간질성장**(사이**간**間 바탕**질**質 이룰**성**成 길**장**長, **사이질성장**, Interstitial growth)❜ 이 성장호르몬 작용과 영양섭취 등의 생체 내·외적 환경요인에 뒷받침되어 일어남이 큰 특징이라 확인·간주할 수 있습니다(그림 2-12~ 2-14).

✐ 이러한 성장유형의 차이로⇁,

✪ '골(bone)'에서는 ✓**두께 성장**이 가능하고(요),

✪ '연골(cartilage)'은 ✓**두께 성장**과 함께 ✓**길이 성장**이 (모두) 가능한 밑바탕이 되는 것으로 파악·이해됩니다(그림 2-12~ 2-14).

또한,

✐ '골(BONE)'과 '연골(CARTILAGE)'을 싸고 있는 ❛ **막** ❜ 의 유형을 살펴보면(요⇁),

◆ '골'에는 '**골수강**(뼈**골**骨 골수**수**髓 빈속**강**腔, **골수공간**, bone marrow cavity)'의 존재로 (골의 안쪽을 감싸주는➜) ✓'**골내막**(뼈**골**骨 안**내**內 막**막**膜, **뼈속막**, endosteum)'과 (골의 바깥쪽을 감싸는➜) ✓'**골외막**(뼈**골**骨 바깥**외**外 막**막**膜, **뼈바깥막**, periosteum)'이 존재하는 반면 ⇔,

'연골'에는(요)↴,

✓ '연골막(연할연軟 뼈골骨 막막膜, 페리콘드리움, 연골막, perichondrium)'이 존재함을 확인·관찰할 수 있습니다(그림 2-12).

특히,

✪ '연골막'은(요)↴,

✓ '탄성연골(탄알탄彈 성품성性 연할연軟 뼈골骨, 탄력연골, elastic cartilage)'과 함께,

✓ (관절면을 제외한→) '초자연골(유리초硝 자녀자子 연할연軟 뼈골骨, 유리연골, hyaline cartilage)'에 존재하는 특성으로,

↳ 바깥쪽은 ✷ '섬유층(가늘섬纖 밧줄유維 층층層, 섬유판, fibrous layer)' 그리고,

↳ 안쪽은 ✷ '연골형성층(연할연軟 뼈골骨 형상형形 이룰성成 층층層, 연골발생층, chondrogenic layer)'의 특징을 확인·이해할 수 있습니다(그림 2-15).

'연할연軟 뼈골骨'의 분류 (Classification of Cartilages)

☞ '연골'은 '조직 특이성'에 따라(서요↴),

(유리처럼 맑은→) ✓ '초자연골(유리초硝 자녀자子 연할연軟 뼈골骨, 유리연골, Hyaline cartilage)'과

(탄성을 지닌→) ✓ '탄성연골(탄알탄彈 성품성性 연할연軟 뼈골骨, 탄력연골, Elastic cartilage)' 및

(섬유조직이 발달 된→) ✓ '섬유연골(가늘섬纖 밧줄유維 연할연軟 뼈골骨, 섬유연골, Fibrous cartilage)'로 구분해 볼 수 있습니다 (그림 2-16).

(이러한 내용을 좀 더 살펴보면요↴)

▶ 초자연골(유리연골, Hyaline cartilage)의 단어 → '유리-초硝', '하이라인(HYALINE)' ↴,

✓ 라틴어 *hyalinus*로 부터 유래된 용어의 어원이 ↴

✓ 그리스어 ὑάλινος /huálinos / "glass 유리 등의 의미"로부터 거슬러 전해온 내용을 확인하면서(요), → 맑은 유리 형상의 연골을 어렵지 않게 이해·납득할 수 있습니다(그림 2-17).

◆ 이러한 연골의 인체-예는(요)¬,

✷ '비연골(코비鼻 연할연軟 뼈골骨, **코연골**, Nasal cartilage)',

✷ '갑상연골(껍질,조가비,갑옷갑甲 형상상狀 연할연軟 뼈골骨, **방패연골**, Thyroid cartilage)',

✷ '기관-기관지연골(기운기氣 대롱관管-기운기氣 대롱관管 가를지支 연할연軟 뼈골骨, **기관기관지연골**, Tracheobronchial cartilage)',

✷ '늑연골(갈비늑肋 연할연軟 뼈골骨, **갈비연골**, Costal cartilage)',

✷ '골단판(뼈골骨 끝단端 널조각판板, **뼈끝판**, Epiphyseal plate)',

✷ '관절연골(빗장관關 마디절節 연할연軟 뼈골骨, **관절연골**, Articular cartilage)' 등이 해당하는 것으로 확인·이해됩니다(그림 2-17).

▶ 탄성연골(탄력연골, Elastic cartilage) 역시, 그 이름이 의미하는 '**탄성**'! 즉, ¬ **탄알-탄彈 성품-성性!**, → 흡사 총알 발사의 힘을 의미하는 '**탄력**(사전적 의미: 용수철처럼 튀거나 팽팽하게 버티는 힘 혹은 탄성체가 외부의 힘에 대항하여 본래의 형태로 돌아가려는 힘)'이 특징인 연골을 확인·이해할 수 있습니다(그림 2-18).

◆ 이러한 연골의 인체-예는(요)¬,

✷ '이개연골(귀이耳 딱지,껍질,갑옷,끼일개介 연할연軟 뼈골骨, **귓바퀴연골**, Auricular cartilage)',

✷ '외이도(바깥외外 귀이耳 길도道, **바깥귀길**, External acoustic meatus)',

✷ '인두고실관(목구멍인咽 머리두頭 두드릴고鼓 집실室 대롱관管, **인두고실관**, Pharyngotympanic canal 혹은 **유스타키오관**, 귀이耳 대롱관管, **귀인두관**, Eustachian tube)',

✷ '후두개(목구멍후喉 머리두頭 덮을개蓋, **후두덮개**, epiglottis)' 등이 해당하는 것으로 확인·관찰됩니다(그림 2-18).

▶ 섬유연골(섬유연골, Fibrous cartilage) 또한 그 이름을 살펴보면(요) ¬ **가늘-섬纖 밧줄-유維!**, 즉 가느다란 '**실**'을 잇고 엮어서 '**밧줄**'이나 옷감의 천과 같은 조직을 지닌 연골을 어렵지 않게 확인·납득할 수 있습니다(그림 2-19).

◆ 이러한 연골의 인체-예는(요)¬,

✷ '측두하악관절(곁측側 머리두頭 아래하下 턱악顎 빗장관關 마디절節, **턱관절**, Temporomandibular joint, TM joint)',

✷ '흉쇄관절(가슴흉胸 쇠사슬쇄鎖 빗장관關 마디절節, 복장빗장관절, Sternoclavicular joint)',

✷ '추간판(쇠몽둥이추椎 사이간間 널조각판板, 혹은 등마루척脊 쇠몽둥이추椎 둥글원圓소반반盤, 척추사이원반, Intervertebral disk)',

✷ '치골결합(부끄러울치恥 뼈골骨 맺을결結 합할합合, 두덩결합, Symphysis pubis)',

✷ '반월판(절반반半 달월月 널조각판板, 관절반달, Meniscus)' 등이 해당하는 것으로 확인·이해됩니다(그림 2-19).

❛빗장관關 마디절節❜의 분류 (Classification of Joints)

☞ ❛ 관절(관절, Joint 혹은 articulation → Bone-Bone 즉, 골조직이 서로 구조·기능적으로 만나 이어진 부분을 일컬음)❜은 크게(≒ 일반적으로, 흔히)

✔ ❛조직구조의 특성❜과

> ✪ 조직 특성 ☞ ✓ 섬유관절 (가늘섬纖 밧줄유維 빗장관關 마디절節, 섬유관절, Fibrous joint)
> ✓ 연골관절 (연할연軟 뼈골骨 빗장관關 마디절節, 연골관절, Cartilaginous joint)
> ✓ 활막관절 (미끄러울활滑 막막膜 빗장관關 마디절節, 윤활관절, Synovial joint)

✔ ❛움직임❜으로

> ✪ 움직임 ☞ ✓ 부동관절 (아니불不 움직일동動 빗장관關 마디절節, 못움직관절, Synarthrosis)
> ✓ 반가동관절 (절반반半 옳을,가할가可 움직일동動 빗장관關 마디절節, 좀움직관절, Amphiarthrosis)
> ✓ 가동관절 (가할가可 움직일동動 빗장관關 마디절節, 움직관절, Diarthrosis)

각각 분류할 수(≒ 분류해볼 수) 있습니다(그림 2-20).

✪ 조직구조의 특성에 따라 분류

▶ 섬유관절(섬유관절, Fibrous joints)은 (연결되는 구조가→) 강인한 '**섬유결합조직**'에 의해 견고히 연결된 관절입니다(그림 2-20, 2-21).

◆ 이 '**섬유관절**'에 속하는 인체 구조의 예는(요)↴,

'두개골(머리두頭 덮을개蓋 뼈골骨, 머리뼈, cranial bone)'과

'두개골'이 서로 맞닿아 있는 ↴

✓ "**봉합**(꿰맬**봉**縫 합할**합**合, **꿰맴**, Suture)"과

'치아(이빨**치**齒 어금니**아**牙, **이빨**, teeth)'가 '치주인대(이빨**치**齒 둘레,두루,주위**주**周 질길**인**靭 띠**대**帶, 치아주위인대, periodontal ligament)'의 연결로 '치조골(이빨**치**齒 말구유**조**槽 뼈**골**骨, **이틀뼈**, alveolar bone)'에 박혀있는 ↴

✓ "**정식** 혹은 **치아치조관절**(못**정**釘 심을**식**植, **못박이관절**, **gomphosis** 혹은 이빨**치**齒 어금니**아**牙 이빨**치**齒 말구유**조**槽 빗장**관**關 마디**절**節, **치아이틀관절**, **dentoalveolar articulation**)" 및

✓ "**인대결합**(질길**인**靭 띠**대**帶 맺을**결**結 합할**합**合, **인대결합**, **syndesmosis**)"이 이에 해당됨을 확인·이해할 수 있습니다(그림 2-20~ 2-24).

특히,

→ "**인대결합**"은(요)↴,

↳ '요골(노뼈, radius)'과 '척골(자뼈, ulna)' 사이와

↳ '경골(정강뼈, tibia)'과 '비골(종아리뼈, fibula)' 사이에 발달해 있는 섬유결합조직 즉, →

✷ '**골간막**(뼈**골**骨 사이**간**間 막**막**膜, **뼈사이막**, **interosseous membrane**)'은 큰 근육-모둠의 경계선 역할(등)의 특징을 확인·관찰할 수 있습니다(그림 2-21, 2-24).

▶ 연골관절(연골관절, Cartilaginous joints)은 연결되는 구조가 '**연골조직**'에 의한 것으로, (특히) 조직성분의 특성에 좌우되어 각각

◈ **초자연골결합**(유리**초**硝 자녀**자**子 연할**연**軟 뼈**골**骨 맺을**결**結 합할**합**合, **신콘드로시쓰**, **유리연골결합**, **Synchondrosis**)과

◈ **섬유연골결합**(가늘**섬**纖 밧줄**유**維 연할**연**軟 뼈**골**骨 맺을**결**結 합할**합**合, **섬유연골결합**,

Symphysis)으로 구분함을 확인·이해할 수 있습니다(그림 2-21).

(여기서 좀 더 특성 등을 살펴보면요↘)

◆ '**초자연골결합**(Synchondrosis)'은(요)↘,

뼈와 뼈의 결합 부위가 '초자연골(유리연골, hyaline cartilage)'로 연결된 관절로써↘,

✓ '**제1번 흉늑 초자 연골결합**(차례**제**第 한**일**一 차례**번**番 가슴**흉**胸 갈비**늑**肋 유리**초**硝 자녀**자**子 연할**연**軟 뼈**골**骨 맺을**결**結 합할**합**合, **첫째복장갈비유리연골결합**, 1st first sternocostal synchondrosis)'으로

↳ 시작되어 → '늑골(갈비, rib)'과 '흉골(복장뼈, sternum)' 사이에 위치하는 '**늑연골**(갈비**늑**肋 연할**연**軟 뼈**골**骨, **갈비연골**, costal cartilages)'의 이어짐이 여기에 속합니다(그림 2-21, 2-23).

또한, '장골(길장長 뼈골骨, 긴뼈, long bone)'의 '골단(뼈골骨 끝단端, 뼈끝, epiphysis)'과 '골간(뼈골骨 줄기간幹, 뼈몸통, diaphysis)' 사이에 존재하는↘

✓ '**골단판**(뼈**골**骨 끝**단**端 널조각**판**板, **뼈끝판**, epiphyseal plate)' 같이 '**성장**'이 진행되고 있는 구조에서 발견되는 연골(등)이 이에 해당됨을 확인·관찰할 수 있습니다(그림 2-21~ 2-23).

한편,

◆ '**섬유연골결합**(Symphysis)'은(요)↘,

연골-기질 성분으로 '**섬유조직**'이 상대적으로 많은 구조로써↘,

✓ '**치골결합**(부끄러울**치**恥 뼈**골**骨 맺을**결**結 합할**합**合, **두덩결합**, Pubic symphysis)'과

✓ '**추간판**(쇠공둥이**추**椎 사이**간**間 널조각**판**板, **척추사이원반**, Intervertebral disk)'(등)이 인체 구조의 좋은 예임을 확인·이해할 수 있습니다(그림 2-21, 2-22, 2-24).

▶ **활막관절**(**윤활관절**, Synovial joints)은(요)↘,

✓ '**관절낭**(빗장**관**關 마디**절**節 주머니**낭**囊, **관절주머니**, joint capsule 혹은 articular capsule)' 속에 ↘

✓ '**활액**(미끄러울**활**滑 진액**액**液, **윤활액**, synovial fluid)' 등의 구조물과 어우러지는 "**관절**"을 의미합니다(그림 2-20~ 2-22).

흥미로운 점은(요)↴,

↳ 용어! 'SYNOVIAL 시노비알'의 어원이 ↴

✓ 라틴어 synovia 혹은 synophia의 단어로부터 유래!

이를 좀 더 살펴보면(요)↴,

↳ ❶ syn- 접두어와 ❷ ovum의 두 개념이 합쳐진 의미! 즉↴,

✓ 그리스어 ❶ συν- /sun-/ "together ~와 함께 등의 의미", 그리고

✓ 그리스어 ❷ ᾠόν /ōión / "egg 계란 등의 의미"가 어우러진 개념으로 달걀의 걸죽한 점성-액체의 느낌이 어렵지 않게 전해짐을 확인·납득할 수 있습니다(그림 2-3).

특히(실제),

◆ '관절낭'은 2겹으로 ↴

✷ '외측(바깥외外 곁측側, 가쪽, lateral side)'의 ↴

'섬유막(가늘섬纖 밧줄유維 막막膜, 섬유막, fibrous membrane)'과

✷ '내측(안내內 곁측側, 안쪽, medial side)'의 ↴

'활액막(미끄러울활滑 진액액液 막막膜, 윤활막, synovial membrane)'으로 구성되어 각각 관절의 보호와 활액-분비 등의 기능을 수행합니다(그림 2-3).

또한,

✷ '활액(미끄러울활滑 진액액液, 윤활액, synovial fluid)'은 점성(viscosity)이 있는 체액(body fluid)으로써 관절 움직임에 ↴

✓ 윤활제-역할과

✓ 영양분 공급 등의 중요기능을 ↴

✪ '관절강(빗장관關 마디절節 빈속강腔, 관절안, articular - 혹은 joint cavity)'이라는 한정된 공간에서 수행함을 확인·이해할 수 있습니다(그림 2-3, 2-25~ 2-32).

✪ 움직임의 특성에 따라 분류

▶ 부동관절(못움직관절, Synarthrosis)은 "아닐부不 움직일동動 !"이라는 단어가 의미하듯 움직임이 거의 없는 관절을 의미하고(요)↴,

✔ '봉합(봉합, suture)',

✔ '정식(못박이관절, gomphosis)',

✔ '초자연골결합(유리연골결합, synchondrosis)'이 해당됨을 확인·관찰할 수 있습니다(그림 2-20, 2-22, 2-23).

▶ 반가동관절(좀움직관절, Amphiarthrosis)은 "절반반半 가할가可 움직일동動 !"이라는 단어가 의미하듯 움직임이 약간 존재하는 관절을 의미하고(요)↘,

✔ '인대결합(인대결합, syndesmosis)'과

✔ '섬유연골결합(섬유연골결합, symphysis)'이 해당됨을 확인·관찰할 수 있습니다(그림 2-20, 2-22, 2-24).

▶ 가동관절(움직관절, Diarthrosis)은 "가할가可 움직일동動 !"이라는 단어가 의미하듯 (물론, 관절의 형태에 따라 차이가 있지만요) 움직임이 자유로운 관절을 의미하고(요)↘,

✔ '활막관절(윤활관절, synovial joint)'이 이에 해당됨을 확인·이해할 수 있습니다(그림 2-20, 2-22, 2-25~ 2-32).

▶ 활막 혹은 가동관절(Synovial joint & Diarthrosis)의 종류와 그 특성

☞ 조직구조의 특성에 의한 ➜ '활막관절' 혹은 움직임으로 구분하면 ➜ '가동관절'에 해당하는 구조는(요)↘,

▶ '차축관절(수레차車 굴대축軸 빗장관關 마디절節, 중쇠관절, Pivot joint)'과

▶ '접번관절(나비접蝶 갈마들,차례번番 빗장관關 마디절節, 경첩관절, Hinge joint)',

▶ '안장관절(안장안鞍 꾸밀,장식할장裝 빗장관關 마디절節, 안장관절, Saddle joint)',

▶ '평면관절(평평할평平 낯면面 빗장관關 마디절節, 평면관절, Plane joint)',

▶ '타원관절(길쭉할타橢 둥글원圓 빗장관關 마디절節 혹은 낟알과顆 형상상狀 빗장관關 마디절節, 타원관절, 융기관절, Ellipsoid joint 혹은 Condyloid joint)' 및

▶ '구상관절(공구球 형상상狀 빗장관關 마디절節, 절구관절, Ball & Socket joint)'로 구분함을 확인·관찰할 수 있습니다(그림 2-20, 2-25, 2-26).

> ✐ 갈마들다 ✎
> ☞ 사전적 의미: 서로 번갈아 들다. * 비슷한말: 교대하다 등..

(여기서 좀 더 특성 등을 살펴보면요↘)

▶ 차축관절(중쇠관절, Pivot joint)은(요)↘,

↳ 홈사, 멧돌의 임-맷돌과 숫-맷돌 사이 연결고리 축! 즉, 중쇠모앙의 관절로써,

회전(rotation)운동이 가능하게 해 줍니다(그림 2-26, 2-27).

◆ 이 '**차축관절**'에 속하는 인체 구조의 예는(요)¬,

✓ '**환축관절**(고리**환**環 굴대**축**軸 빗장**관**關 마디**절**節, **고리중쇠관절**, Atlantoaxial joint)'과

✓ '**근위/원위 요척관절**(가까울**근**近 자리**위**位/멀**원**遠 자리**위**位 굽을**요**橈 자**척**尺빗장**관**關 마디**절**節, **몸쪽/먼쪽 노자관절**, Proximal & distal radioulnar joint)' 등이 좋은 예가 됨을 확인·관찰할 수 있습니다(그림 2-26, 2-27).

▶ 접번관절(경첩관절, Hinge joint)은 단어 의미 그대로(요)¬,

↳ "나비**접**蝶 날을**번**翻, **나비가 날아다닙니다!**" 혹은

↳ 밀고 닫는 '**미닫이문**'의 "**경첩**"과 같은 ¬

『단일 '축(axis)'』을 중심으로,

『동일면(plane)』에서 일어나는 움직임 즉¬,

✷ '**굴곡**(굽을**굴**屈 굽을**곡**曲, **굽힘**, Flexion)'과

✷ '**신전**(펼**신**伸 펼**전**展, **폄**, Extension)'만 가능한 관절을 의미합니다 (그림 2-26, 2-28).

> ✐ 미닫이문 ✎
> ☞ 사전적 의미: **옆으로 밀어서 열고, 닫는 방식의 문.**
> ✐ 여닫이문 ✎
> ☞ 사전적 의미: 밀거나 당겨서 열고, 닫는 방식의 문.

◆ 이 '**접번관절**'에 속하는 인체 구조의 예는(요)¬,

✓ '**주관절**(팔꿈치**주**肘 빗장**관**關 마디**절**節, **팔굽관절**, Elbow joint)'과

✓ '**수/족 지골간관절**(손**수**手/발**족**足 손가락**지**指 뼈**골**骨 사이**간**間 빗장**관**關 마디**절**節, **손가락/발가락뼈사이관절**, Interphalangeal joint)',

✓ '**슬관절**(무릎**슬**膝 빗장**관**關 마디**절**節, **무릎관절**, Knee joint)' 및

✓ '**족관절**(발**족**足 빗장**관**關 마디**절**節, **발목관절**, Ankle joint)' 등이 좋은 예가 됨을 확인·납득할 수 있습니다(그림 2-28).

▶ 안장관절(안장관절, Saddle joint)은(요)¬,

↳ 맞물리는 뼈가 흡사 '말안장'처럼 양면이 모두 ✷'**볼록(볼록, convex)**'하고 ✷'오목(오목, concave)'한 면을 가지고 있는 이유로(요)¬,

『'축회전(axial rotation)'을 제외한 움직임』이 '면'을 따라 일어나는 특징을 보여줍니다(그림 2-29).

◆ 이 '안장관절'에 속하는 인체 구조의 예는(요)↴,

↳ '제1번 중수골(차례제第 한일一 차례번番 가운데중中 손수手 뼈골骨, 첫번째손허리뼈, metacarpal bone)'과

↳ '대능형골(큰대大 마름능菱 형상형形 뼈골骨, 큰마름뼈, trapezium)'이 서로 맞물려 형성되는 ↴

✓ '제1번 수근중수관절(차례제第 한일一 차례번番 손수手 뿌리근根 가운데중中 손수手 빗장관關 마디절節, 엄지손가락의 손목손허리관절, 1st carpometacarpal joint, 1st CM joint)'과 ↴

↳ '흉골(가슴흉胸 뼈골骨, 복장뼈, sternum)'의

↳ '흉골병(가슴흉胸 뼈골骨 자루병柄, 복장뼈자루, manubrium)'과

↳ '쇄골(쇠사슬쇄鎖 뼈골骨, 빗장뼈, clavicle)'이 서로 만나 이어진 ↴

✓ '흉쇄관절(가슴흉胸 쇠사슬쇄鎖 빗장관關 마디절節, 복장빗장관절, sternoclavicular joint)' 등이 대표적 좋은 예가 됨을 확인·관찰할 수 있습니다(그림 2-29).

특히, '흉쇄관절'은 '관절강(빗장관關 마디절節 빈속강腔, 관절안, articular cavity)' 속에 ↴

↳ '관절원판(빗장관關 마디절節 둥글원圓 널조각판板, 관절원반, articular disc, articular disk)'이 끼어 들어가 있는 독특한 특징을 (아울러) 확인·이해할 수 있습니다(그림 2-29).

▶ **평면관절(평면관절, Plane joint)**은(요)↴,

↳ 『뚜렷한 운동축(axis of movement)이 없는 없을무無-축성 관절』로써↴,

↳ 평면을 따라 이동하는 '**활주(미끄러울활滑 달릴주走, 미끄럼운동, gliding)**'가 특징인 관절의 형태를 보여줍니다(그림 2-30).

◆ 이 '평면관절'에 속하는 인체 구조의 예는(요)↴,

✓ '견쇄관절(어깨견肩 쇠사슬쇄鎖 빗장관關 마디절節 혹은 어깨견肩 봉우리봉峯쇠사슬쇄鎖 뼈골骨 빗장관關 마디절節, 봉우리빗장관절, acromioclavicular joint)'과

✓ '늑골척추관절(갈비늑肋 뼈골骨 등마루척脊 쇠몽둥이추椎 빗장관關 마디절節,

갈비척추관절, costovertebral joint)',

✓ '천장관절(깔개천薦 창자장腸 빗장관關 마디절節, 엉치엉덩관절,

sacroiliac joint, SI joint)',

✓ '근위 경비관절(가까울근近 자리위位 정강이경脛 장딴지비腓 빗장관關 마디절節,

몸쪽정강종아리관절, proximal tibiofibular joint)' 및

✓ '수근간/족근간 관절(손수手 뿌리근根 사이간間/발족足 뿌리근根 사이간間

빗장관關 마디절節, 손목뼈/발목뼈사이관절,

intercarpal & intertarsal joints)' 등이 좋은 예가

됨을 확인·관찰할 수 있습니다(그림 2-30).

▶ 타원관절(타원관절, Ellipsoid joint)은(요)↘,

↳ 관절의 한쪽 면이 계란형 즉↘,

↳ 타원형의 '난형낭함요(알난卵 형상형形 주머니낭囊 빠질함陷 오목할요凹,

타원오목, elliptical recess)' 부분을 나타내고(요)↘,

↳ 맞물리는 상대면은(요)↘,

↳ '과돌기(낟알과顆 부딪칠돌突 일어날기起, 관절융기, condyle: 뼈끝의 둥근 돌기)'로

구성된 독특한 관절을 보여줍니다(그림 2-26).

따라서,

→ 이러한 관절면의 모양은 360도 '회전(돌림, rotation)'을 제외한 움직임 즉,

↳ ✱ '굴곡(굽을굴屈 굽을곡曲, 굽힘, Flexion)'과

↳ ✱ '신전(펼신伸 펼전展, 폄, Extension)',

↳ ✱ '외전(바깥외外 구를전轉, 벌림, Abduction)',

↳ ✱ '내전(안내內 구를전轉, 모음, Adduction)' 및,

↳ ✱ '원회전(둥글원圓 돌,돌아올회回 구를전轉, 휘돌림, Circumduction)'

움직임을 가능하게 해줍니다(그림 2-26).

◆ 이 '평면관절'에 속하는 인체 구조의 예는(요)↘,

✓ '환추후두관절(고리환環 쇠몽둥이추椎 뒤후後 머리두頭 빗장관關 마디절節,

고리뒤통수관절, atlantooccipital joints)'과

✓ '제2~ 제5번 중수지절관절(차례제第 두이二 ~ 차례제第 다섯오五 차례번番

가운데중中 손수手 손가락지指 마디절節 빗장관關 마디절節,

제2~ 제5번 손허리손가락관절,

2nd~ 5th metacarpophalangeal joints)',

✓ '요수근관절(꺾을요橈 손수手 뿌리근根 빗장관關 마디절節, 손목관절,

radiocarpal joint)' 및

✓ '**중족지절관절**(가운데**중**中 발**족**足 발가락**지**趾 마디**절**節 빗장**관**關 마디**절**節,

발허리발가락관절, metatarsophalangeal joints)' 등이

좋은 예가 됨을 확인·관찰할 수 있습니다(그림 2-31).

▶ 구상관절(**절구관절**, Ball & socket joint)은(요)↘,

↳ 흡사 백열전구의 둥근 면과 움푹 들어간 소켓이 서로 맞물리듯 이와 비슷한 외형을 나타내는 구조로써↘,

↳ 움직임의 범위가 인체에서 가장 큼을 확인할 수 있습니다(그림 2-26).

◆ 이 '**구상관절**'에 속하는 인체 구조의 예는(요)↘,

✓ '**견관절**(어깨**견**肩 빗장**관**關 마디**절**節, **어깨관절**, Shoulder joint)'과

✓ '**고관절**(넓적다리**고**股 빗장**관**關 마디**절**節, **엉덩관절**, Hip joint)' 등이 좋은 예가 됨을 확인·관찰할 수 있습니다(그림 2-32).

특히,

큰 범위의 움직임을 지닌 관절이기에 '**견관절**'과 '**고관절**'에는(요), 각각

↳ ✷ '**관절순**(빗장**관**關 마디**절**節 입술**순**脣, **오목테두리**, glenoid labrum)'과

↳ ✷ '**관골순**(넓을**관**寬 뼈**골**骨 입술**순**脣, **절구테두리**, acetabular labrum)'이 존재하여 '관절'의 안정성을 도와줍니다(그림 2-32).

또한,

체중을 지지해야 하는 '고관절(hip joint)'의 ↘

↳ '**관골구**(넓을**관**寬 뼈**골**骨 절구**구**臼, **볼기뼈절구**, acetabulum)'는 보다 깊이 자리 잡음으로써 견관절의 운동 범위보다는 상대적으로 작으나 훨씬 견고함을 (아울러) 확인·이해할 수 있습니다(그림 2-32).

-삼사합니다-

"인체 연골 및 관절의 구조와 생리" 편에서,
꼭! '숙지-기억' 해 주시면 도움이 되는 (시험준비 등) 핵심어"는요^^

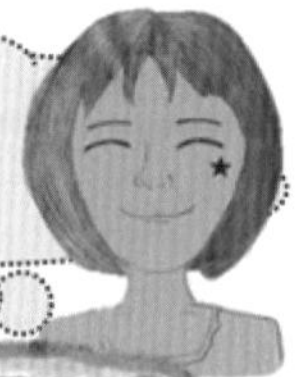

MEMO
인생에는 공짜가 없다

똑똑똑
누구니?
샌애긔예요.
너구나

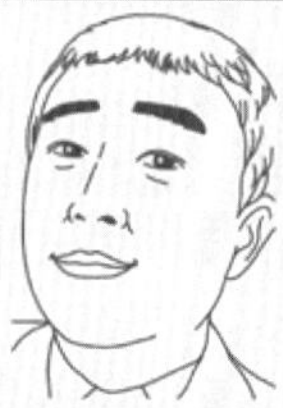

교실 게시판

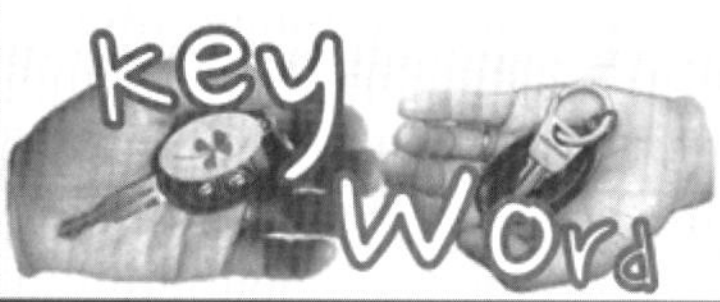

중환者ㅋ 교수님의 말씀을
받아드릴 것입니다♥

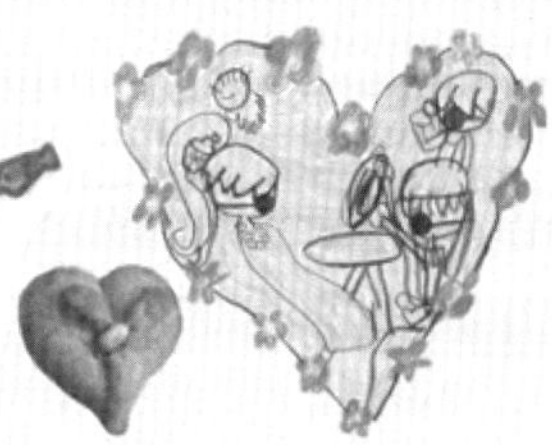

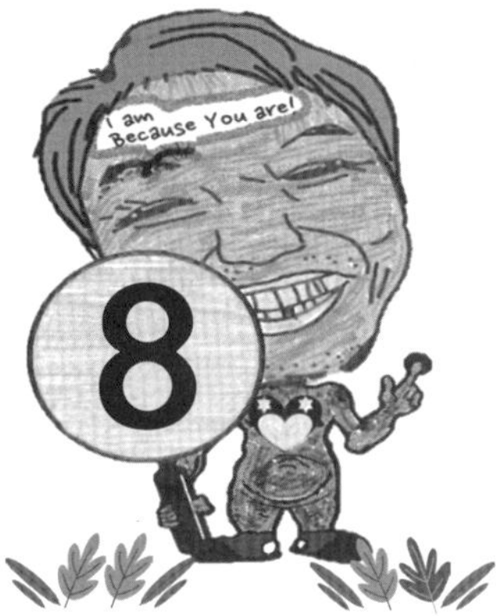

인체 호흡기의 구조와 생리

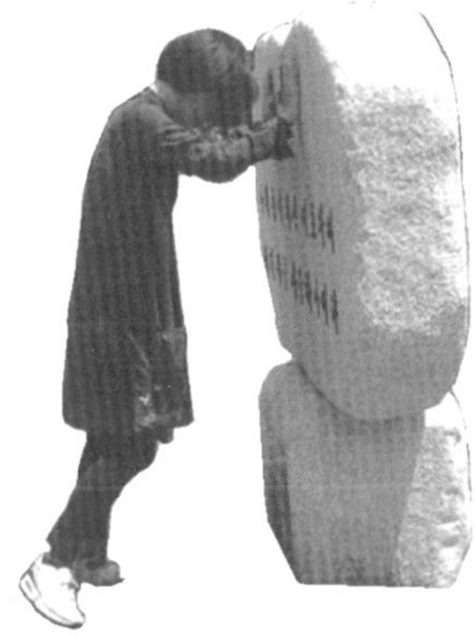

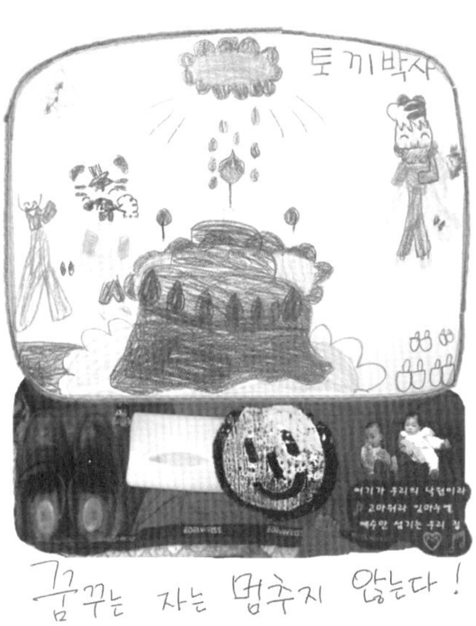

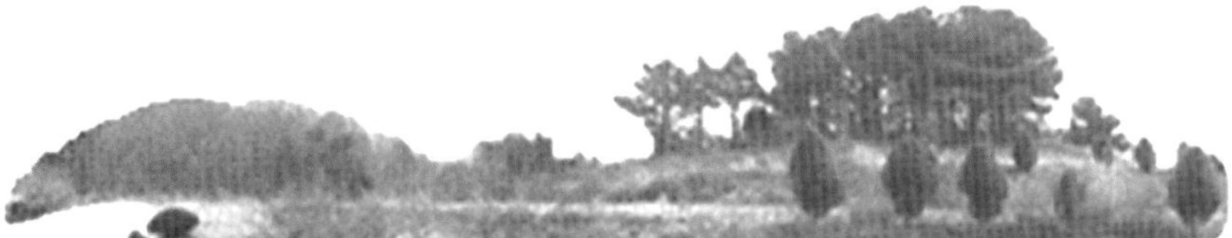

8-1

Respiratory System

숨 내쉴 호 呼 숨 들이실 흡 吸 이을 계 系

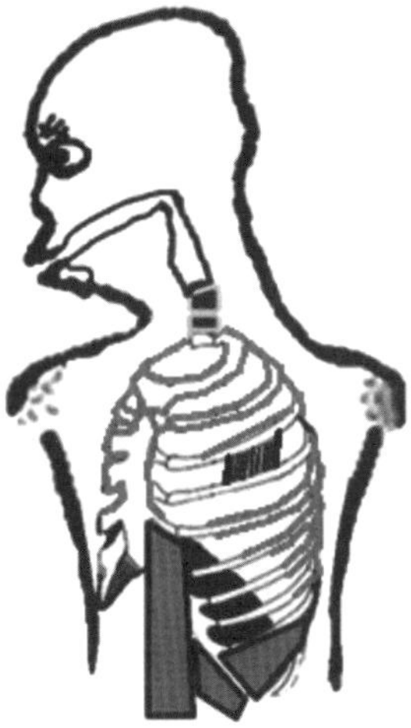

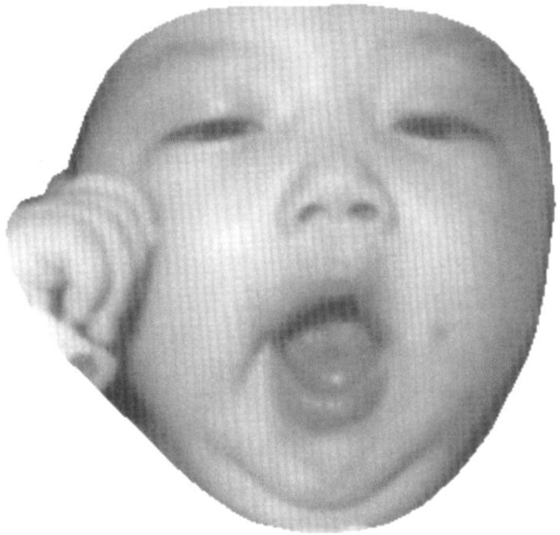

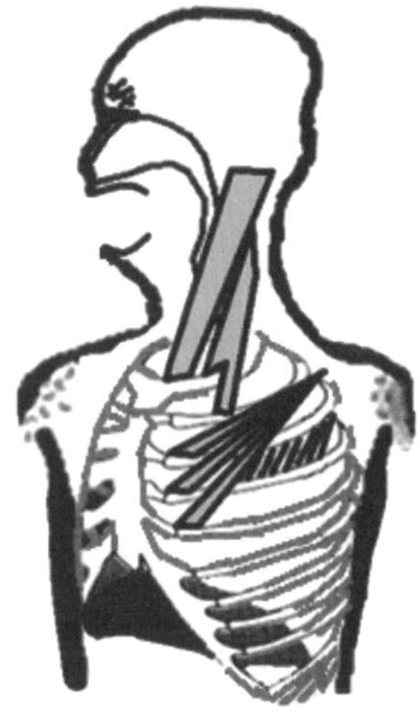

הֶבֶל

دم

साँस

تنفّس

การหายใจ

нийлэх

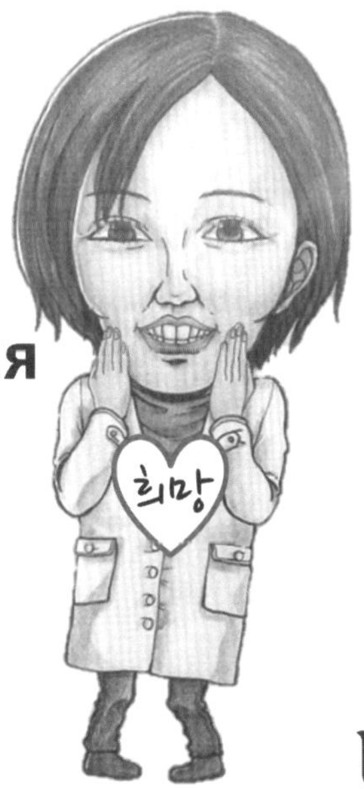

အရှူအရှိုက်

Процесс дыхания

ដកដង្ហើម

ἐπιπνίγω

sự hô hấp

αναπνοή

प्राण

სუნთქვა

呼吸

8-2

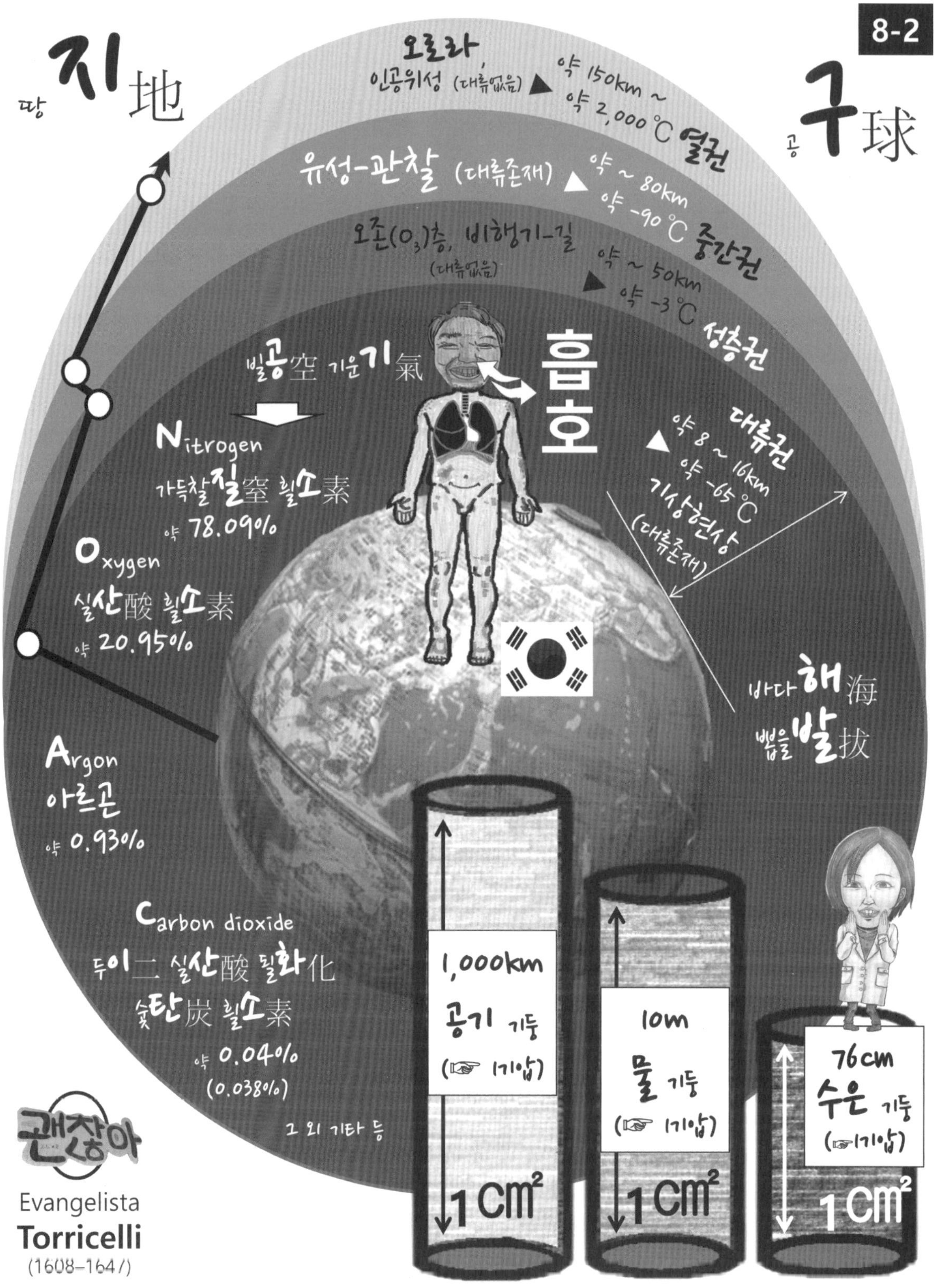
땅 지 地
공 구 球
오로라, 인공위성 (대류없음) ▲ 약 150km ~ 약 2,000℃ 열권
유성-관찰 (대류존재) ▲ 약 ~ 80km 약 -90℃ 중간권
오존(O_3)층, 비행기-길 (대류없음) ▲ 약 ~ 50km 약 -3℃ 성층권
빌공空 기운기氣
흡
호
대류권 ▲ 약 8 ~ 16km 약 -65℃ 기상현상 (대류존재)
Nitrogen
가득찰질窒 흴소素
약 78.09%
Oxygen
실산酸 흴소素
약 20.95%
Argon
아르곤
약 0.93%
Carbon dioxide
두이二 실산酸 될화化
숯탄炭 흴소素
약 0.04%
(0.038%)
그 외 기타 등
바다해海
뽑을발拔
1,000km
공기 기둥
(☞ 1기압)
1 ㎠
10m
물 기둥
(☞ 1기압)
1 ㎠
76cm
수은 기둥
(☞1기압)
1 ㎠
괜찮아
Evangelista
Torricelli
(1608–1647)

8-3 Respiratory Pathway 숨내쉴호呼 숨들이실흡吸 의 길여旅 헤아릴정程

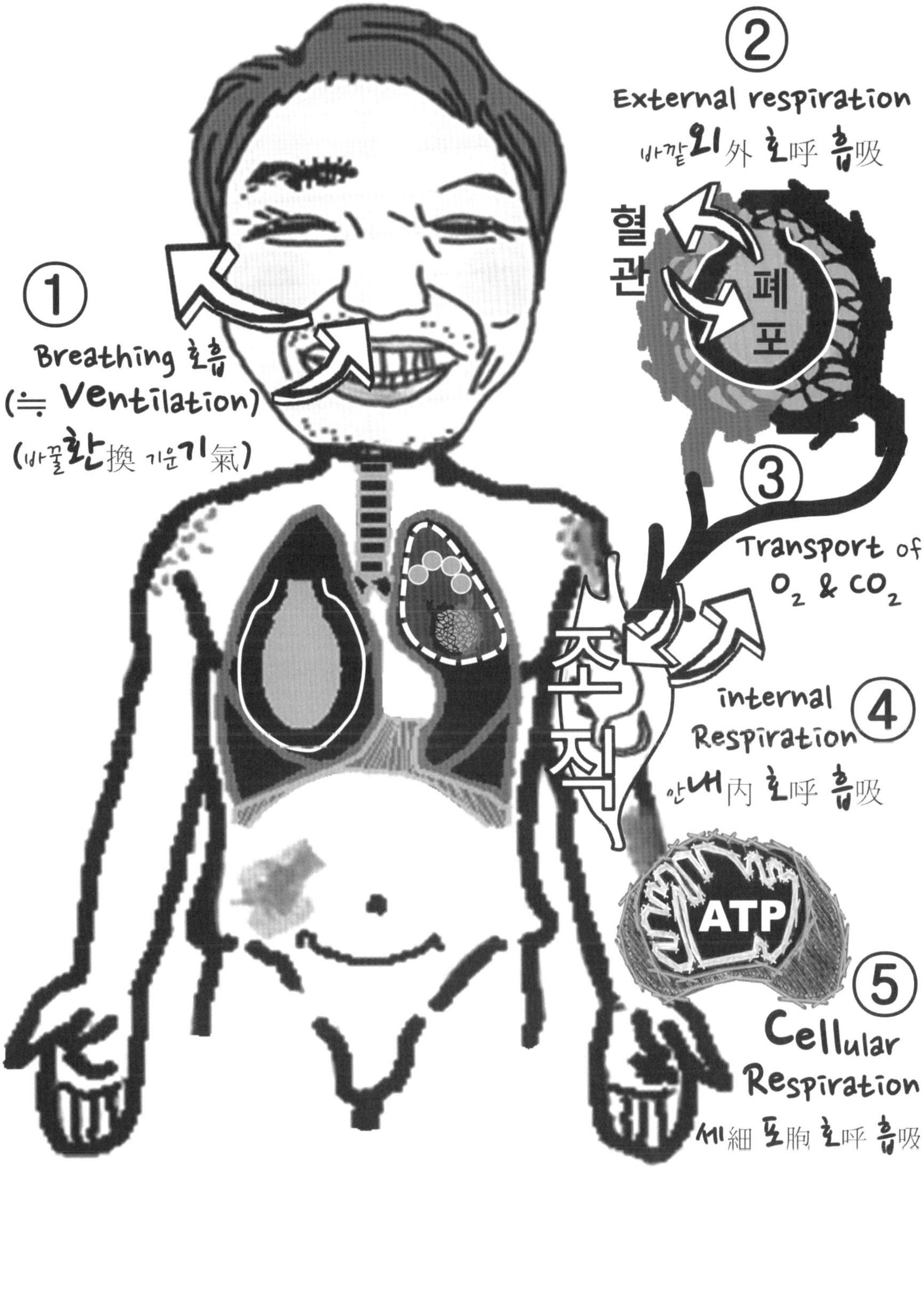

Respiratory System 숨내쉴호呼 숨들이쉴흡吸 이을계系

8-4

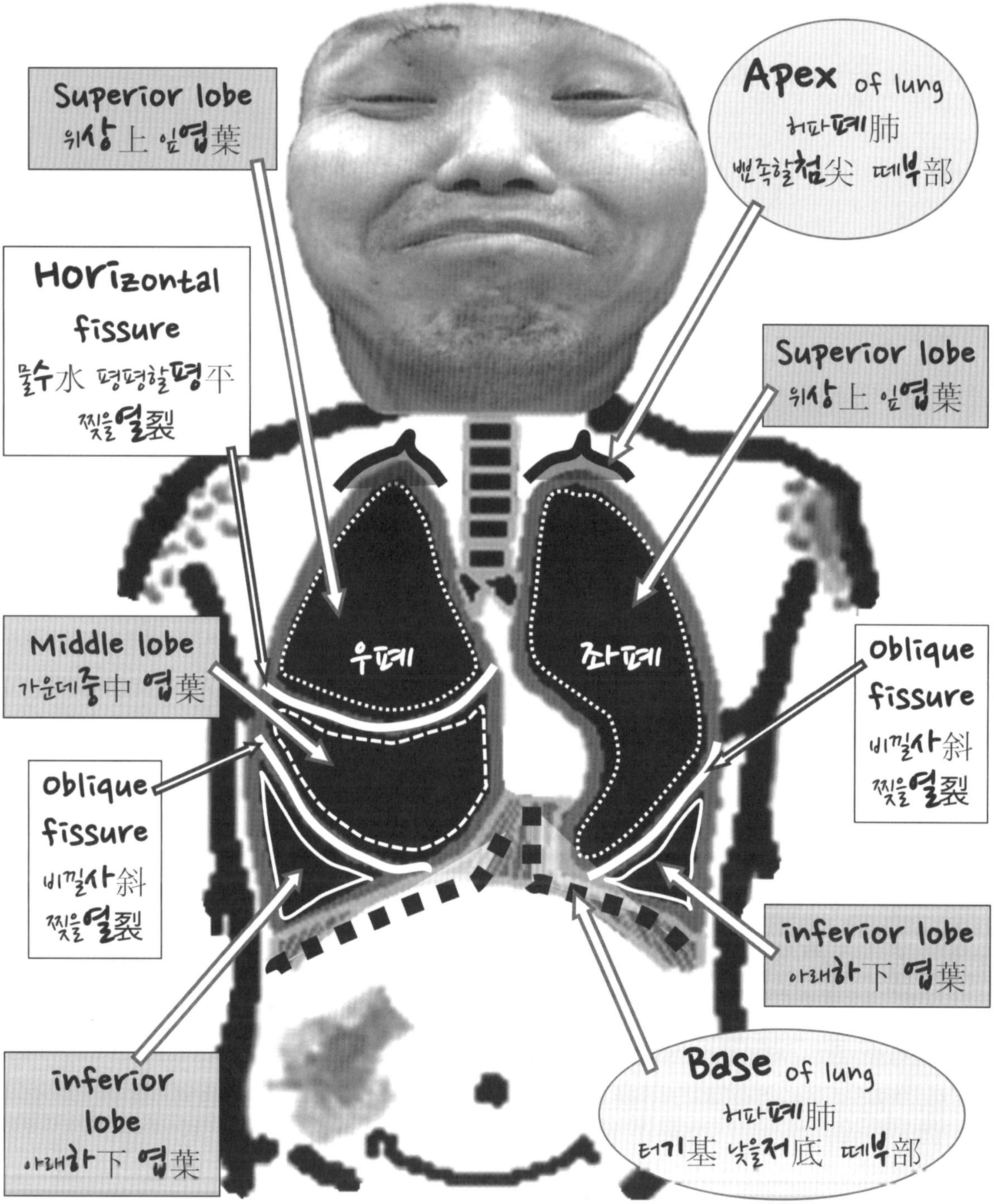

8-5

Respiratory System

숨 내쉴 호呼 숨 들이쉴 흡吸 이을 계系

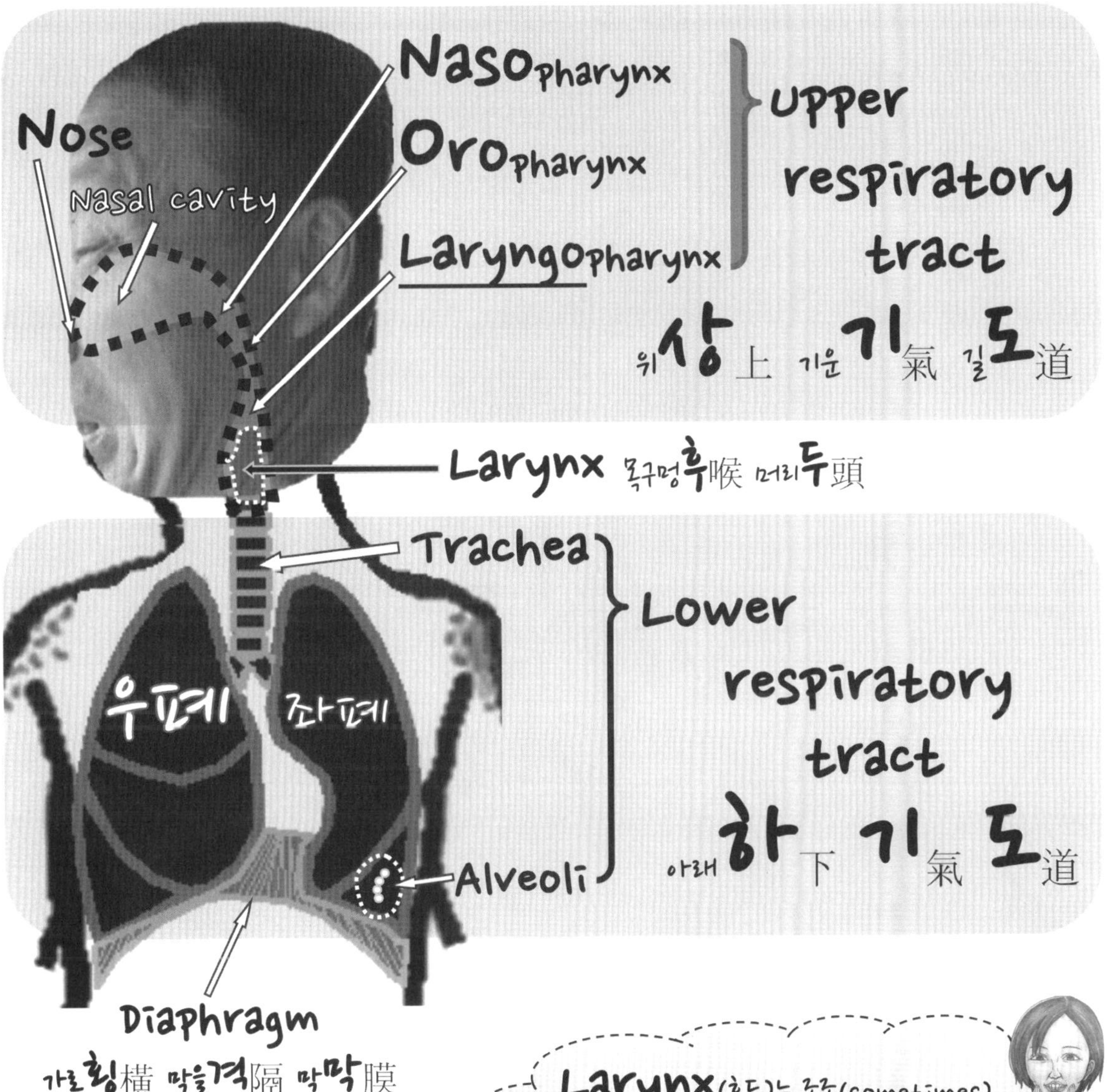

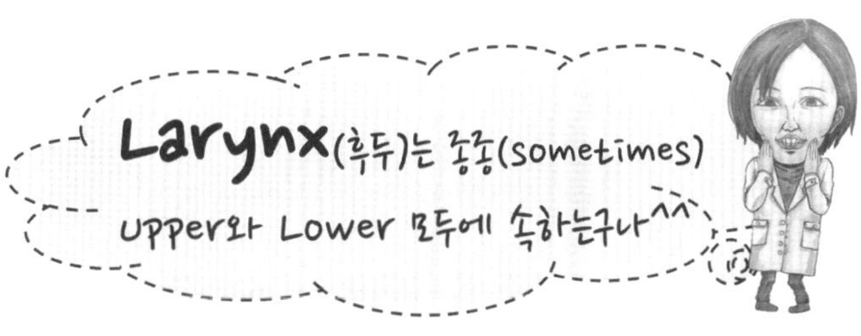

8-6 Pharynx 목구멍 인咽 머리 두頭

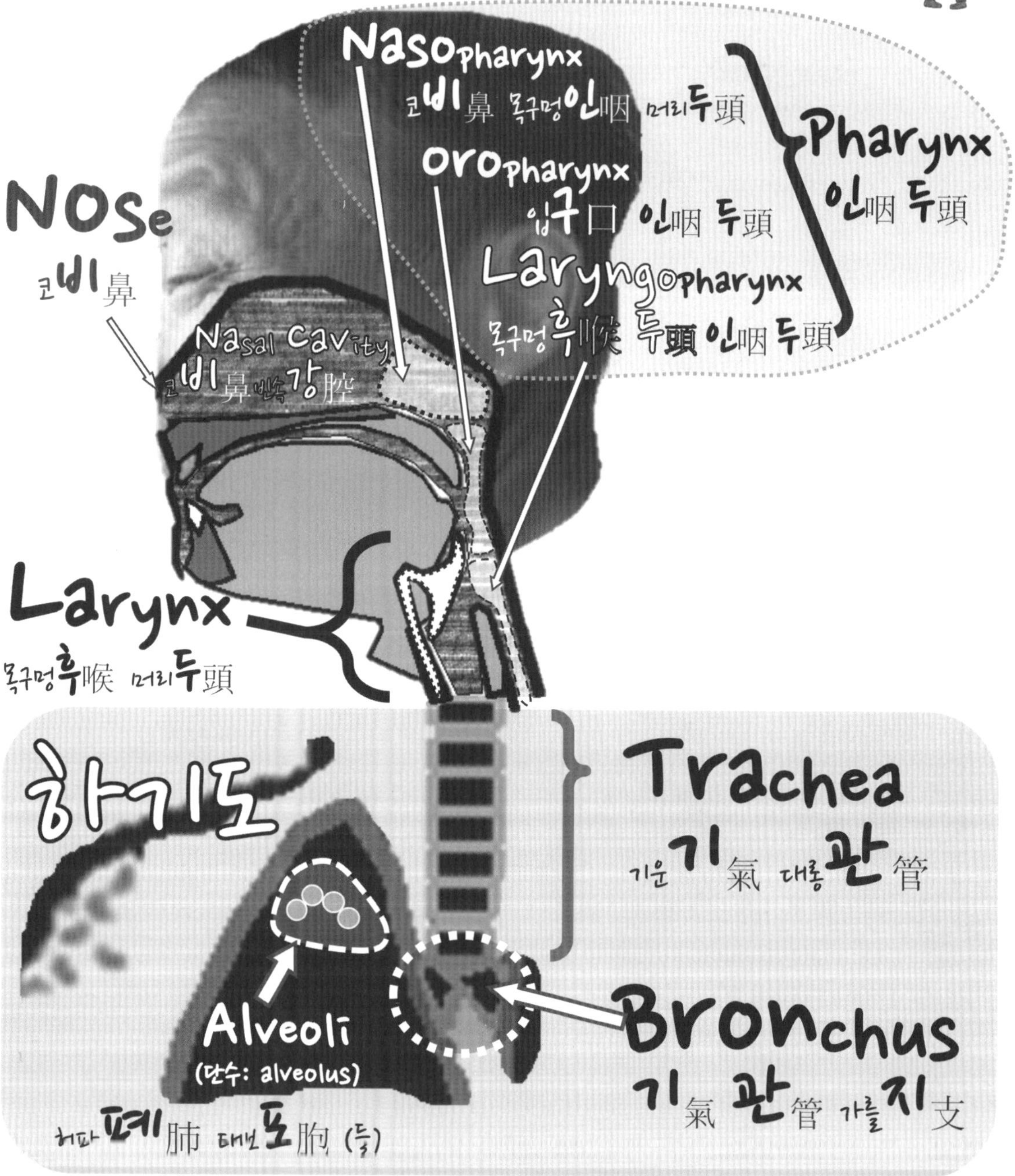

8-7 Larynx 목구멍 후 喉 머리 두 頭 (앞면)

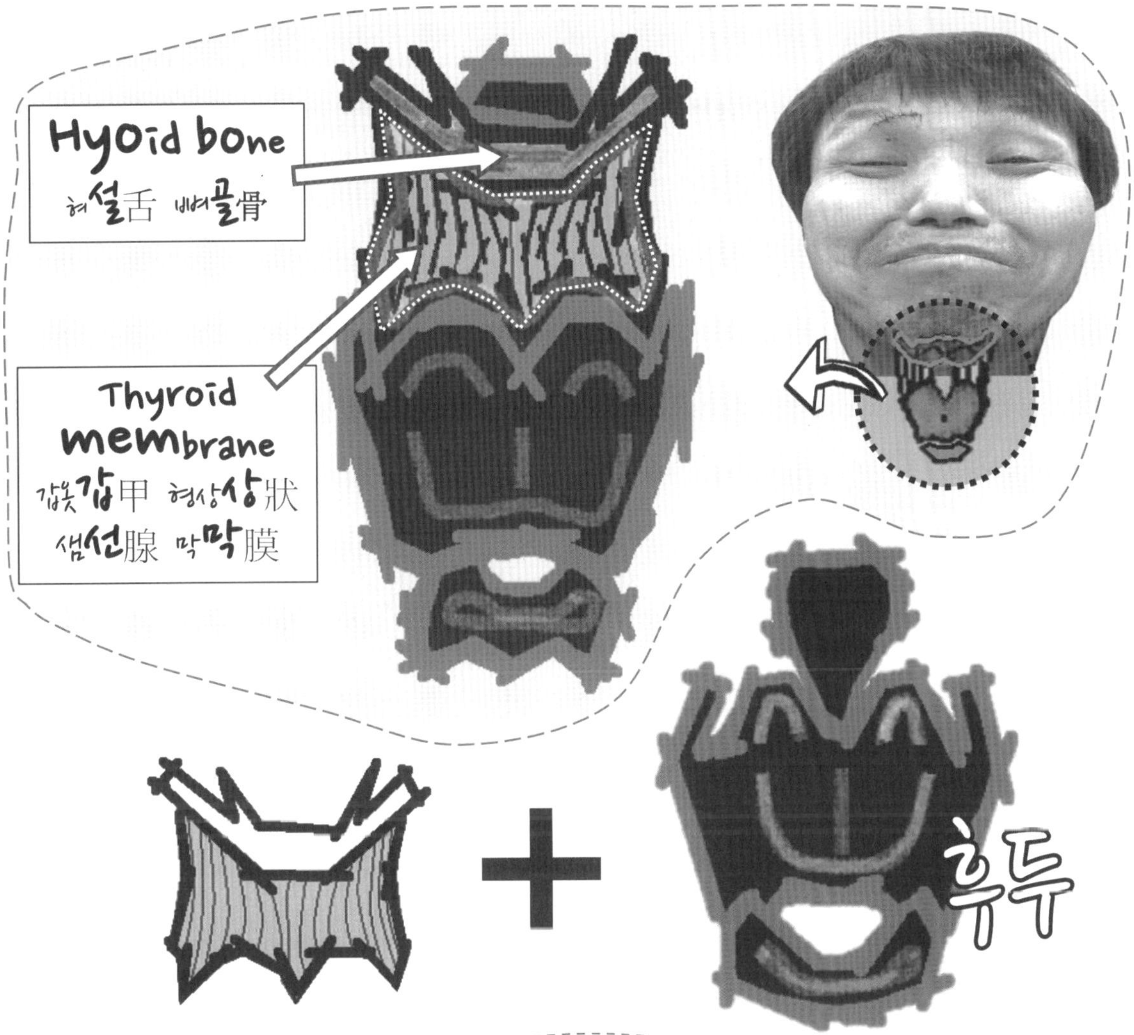

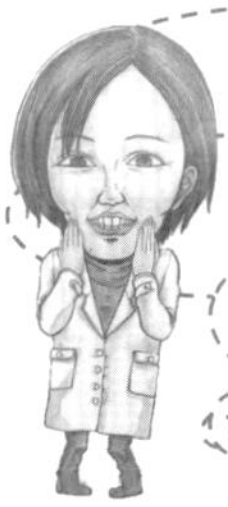

아하!
" 멱살(목의 앞부분의 살 혹은 그 부위)을 잡히다 "
에서의 그 멱 ^^*

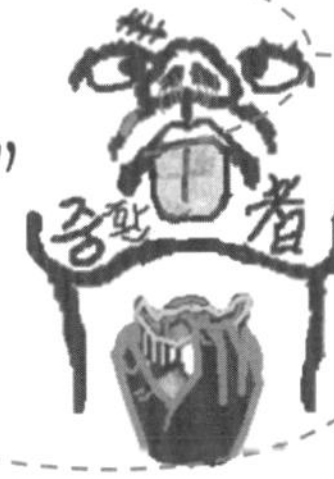

8-8 Larynx 목구멍후喉 머리두頭 (암면)

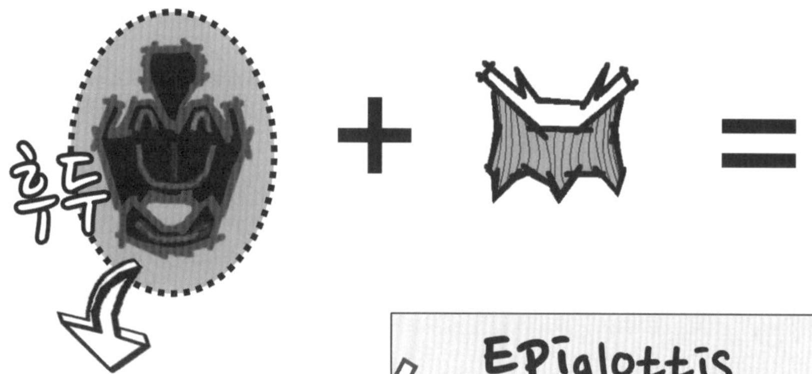

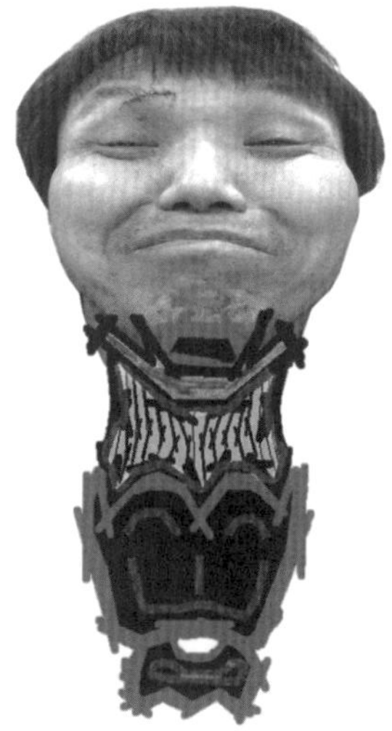

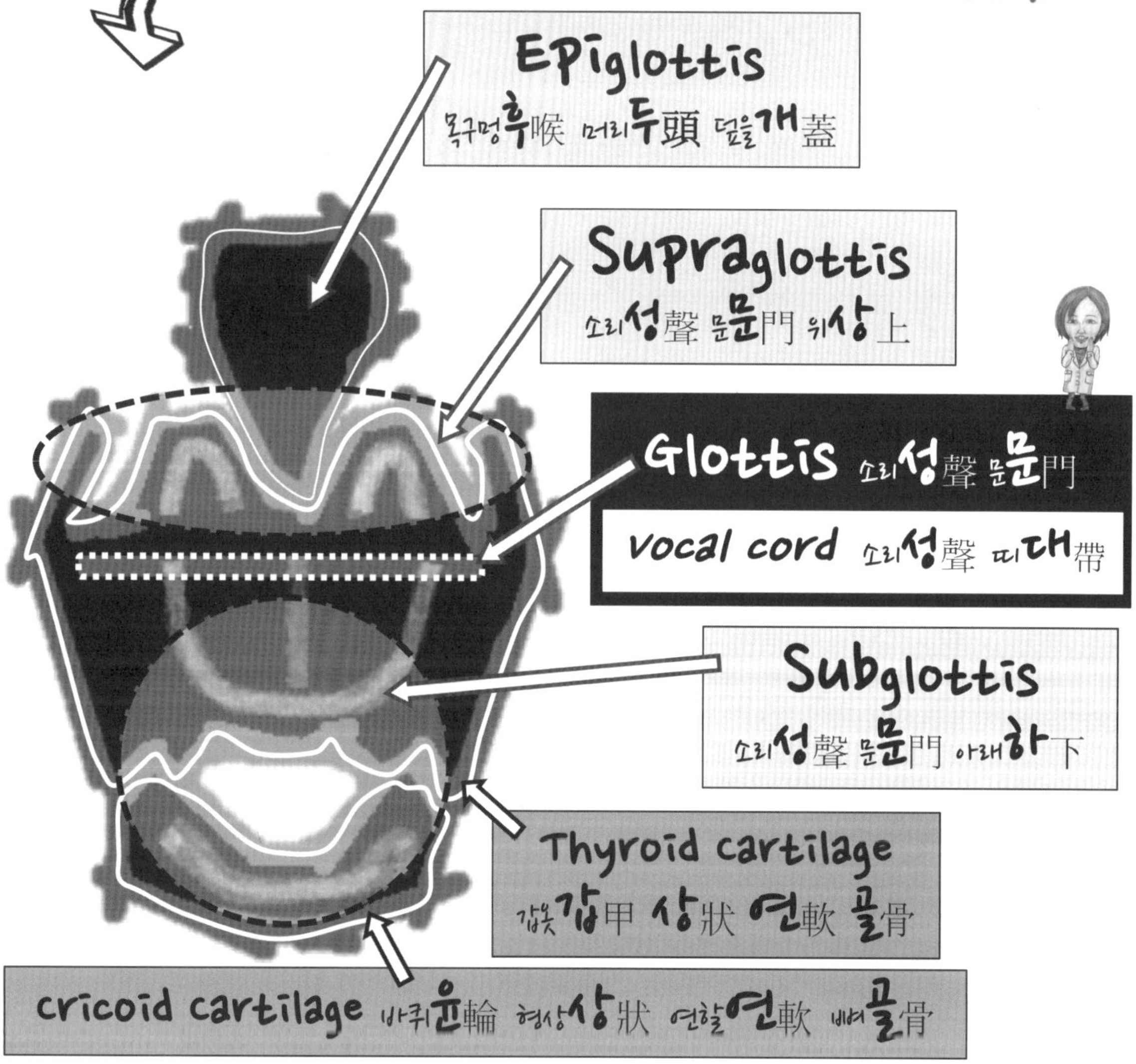

8-9 Larynx

목구멍후喉 머리두頭 (엽면)

'....여자가 그 실과를 따먹고 자기와 함께한 남편에게도 주매 그도 먹은 지라' 창세기 3:6

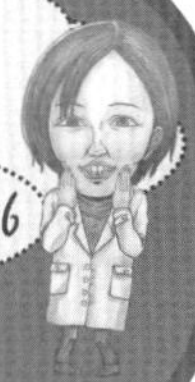

Adam's apple

Thyroid cartilage

갑옷갑甲 형상상狀 연할연軟 뼈골骨

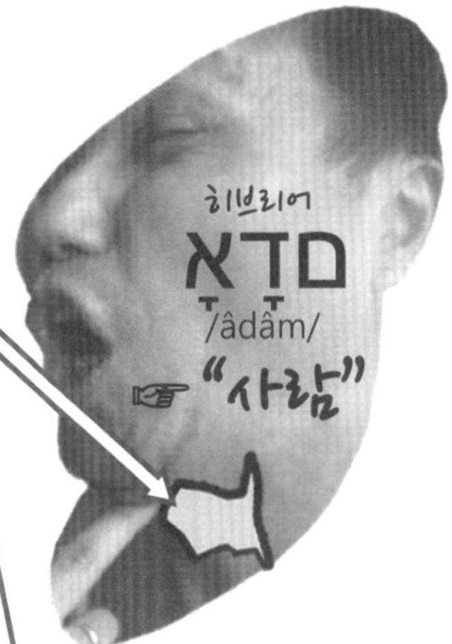

Epiglottis

목구멍후喉 머리두頭 덮을개蓋

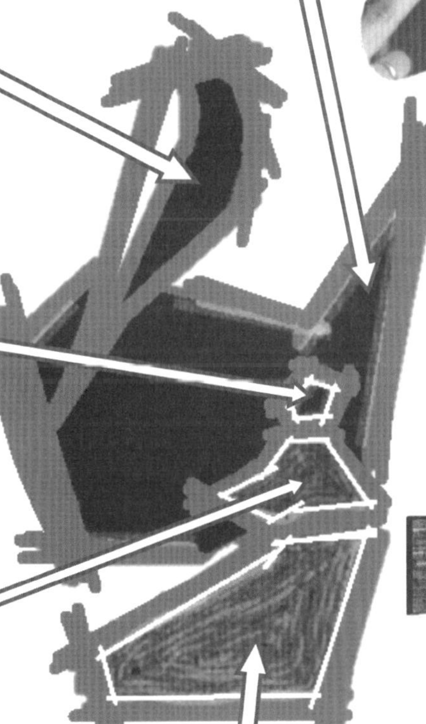

Corniculate cartilage

작을소小 뿔각角 연軟 골骨

Arytenoid cartilage

헤칠피披 찢을열裂 연軟 골骨

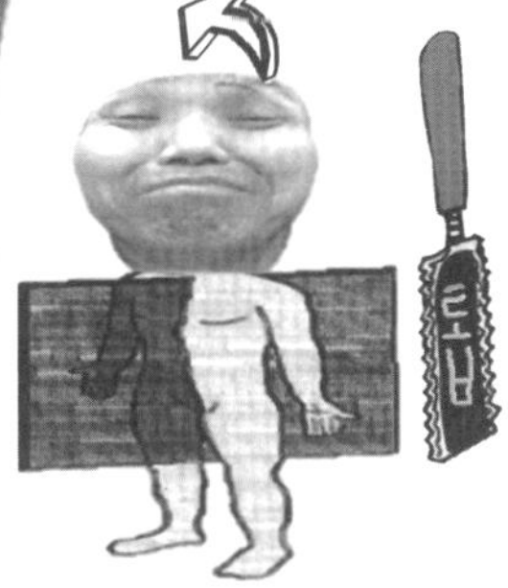

Cricoid cartilage

바퀴윤輪 상狀 연軟 골骨

8-10 Larynx 목구멍후喉 머리두頭 (뒷면)

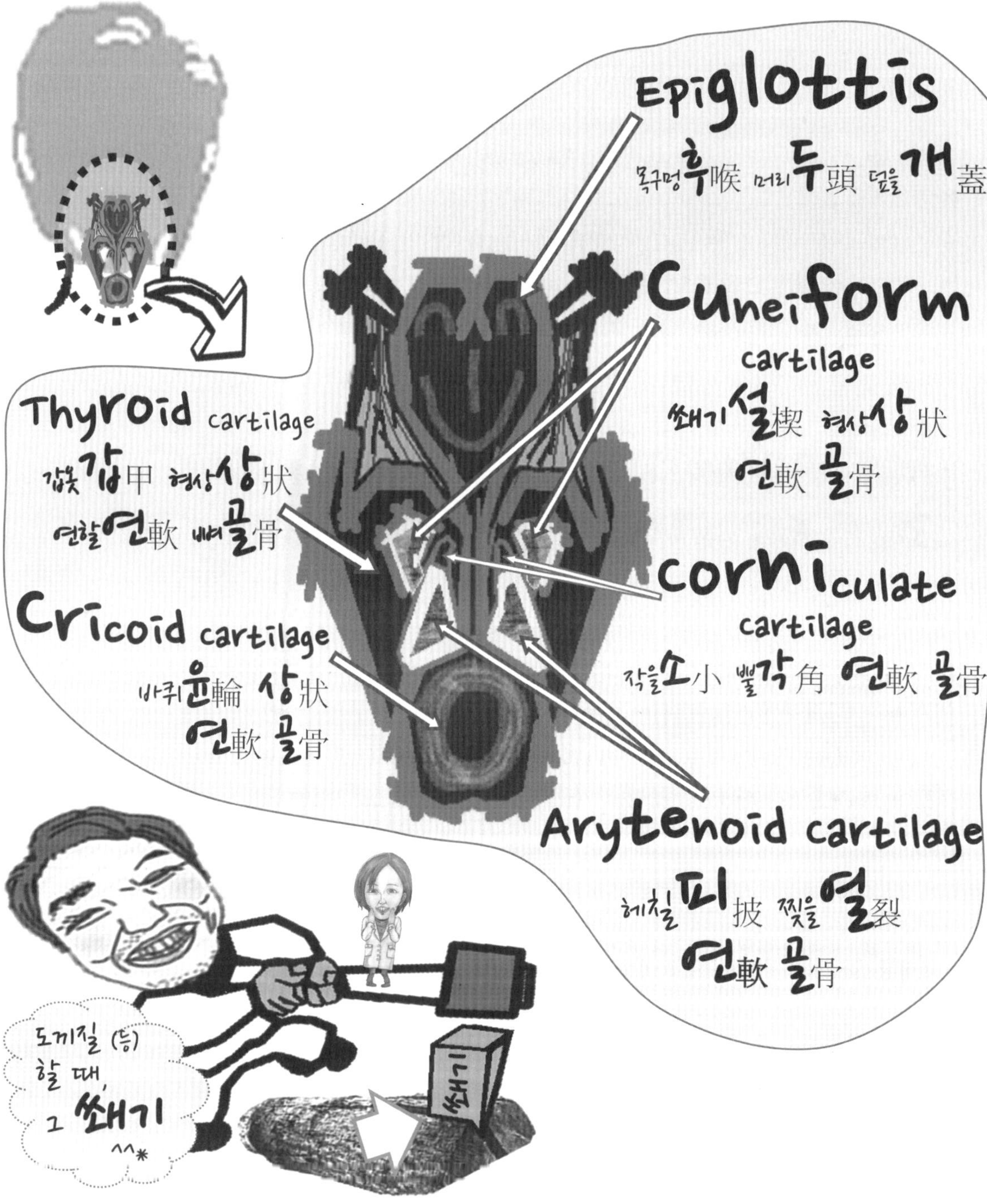

8-11 Vocal Cord 소리성聲 띠대帶

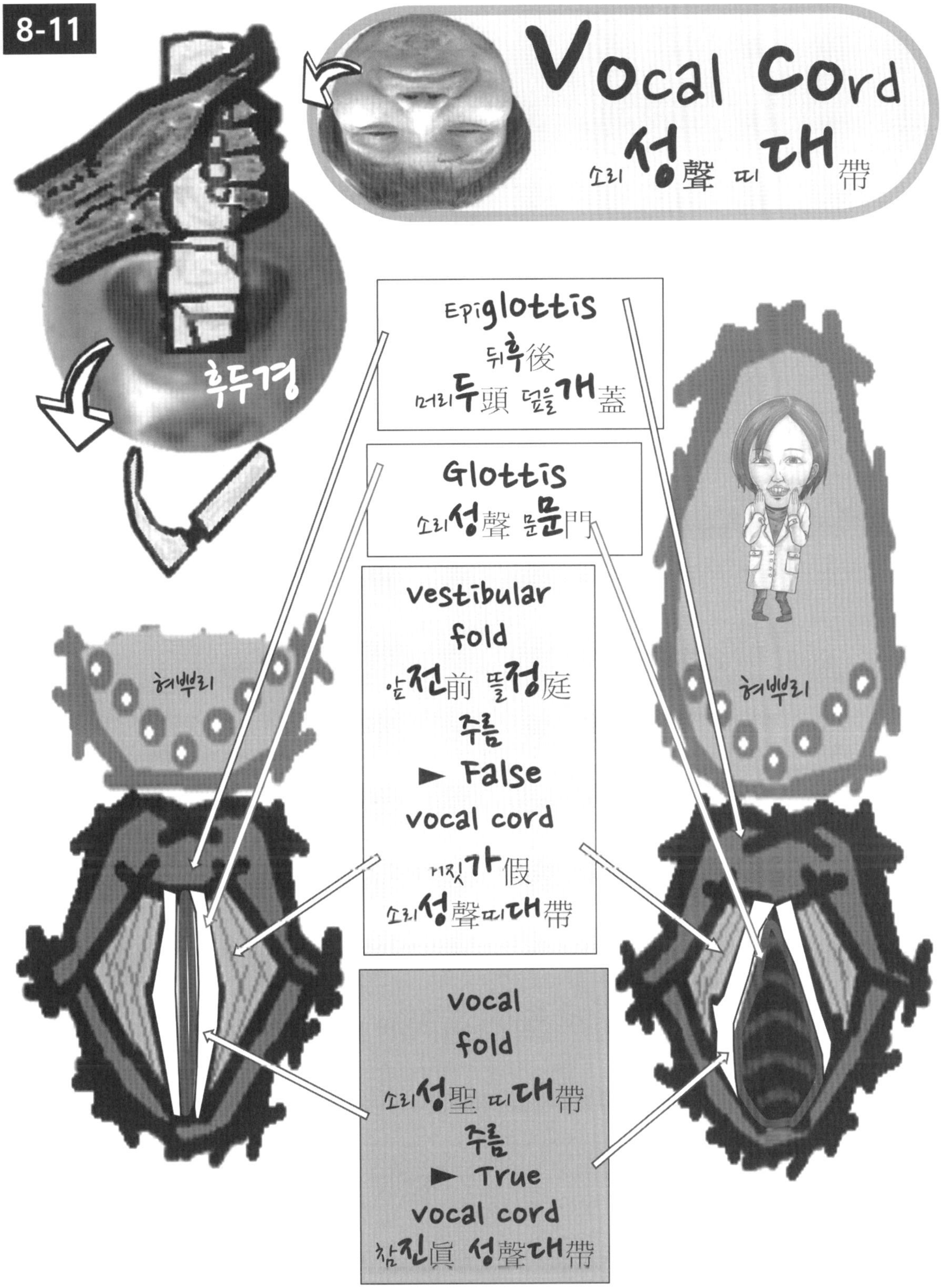

8-12

Vocal Cord
소리 성聲 띠 대帶

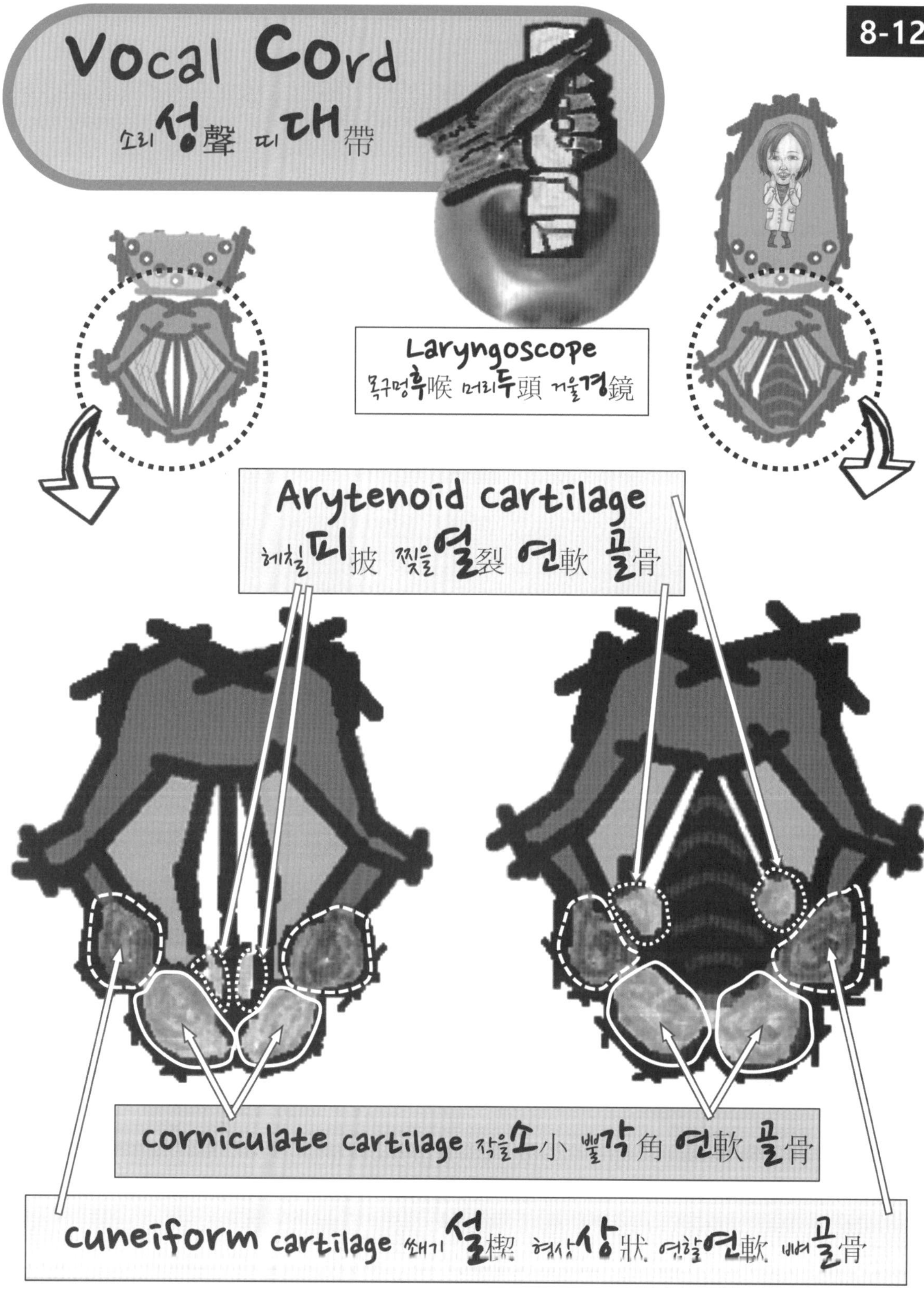

8-13 Vocal Cord 소리성聲 띠대帶

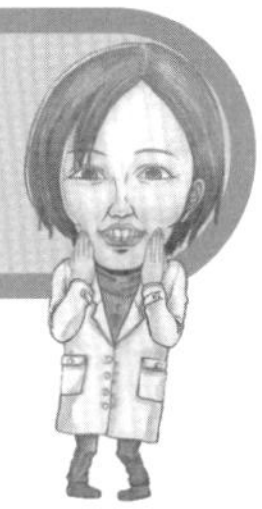

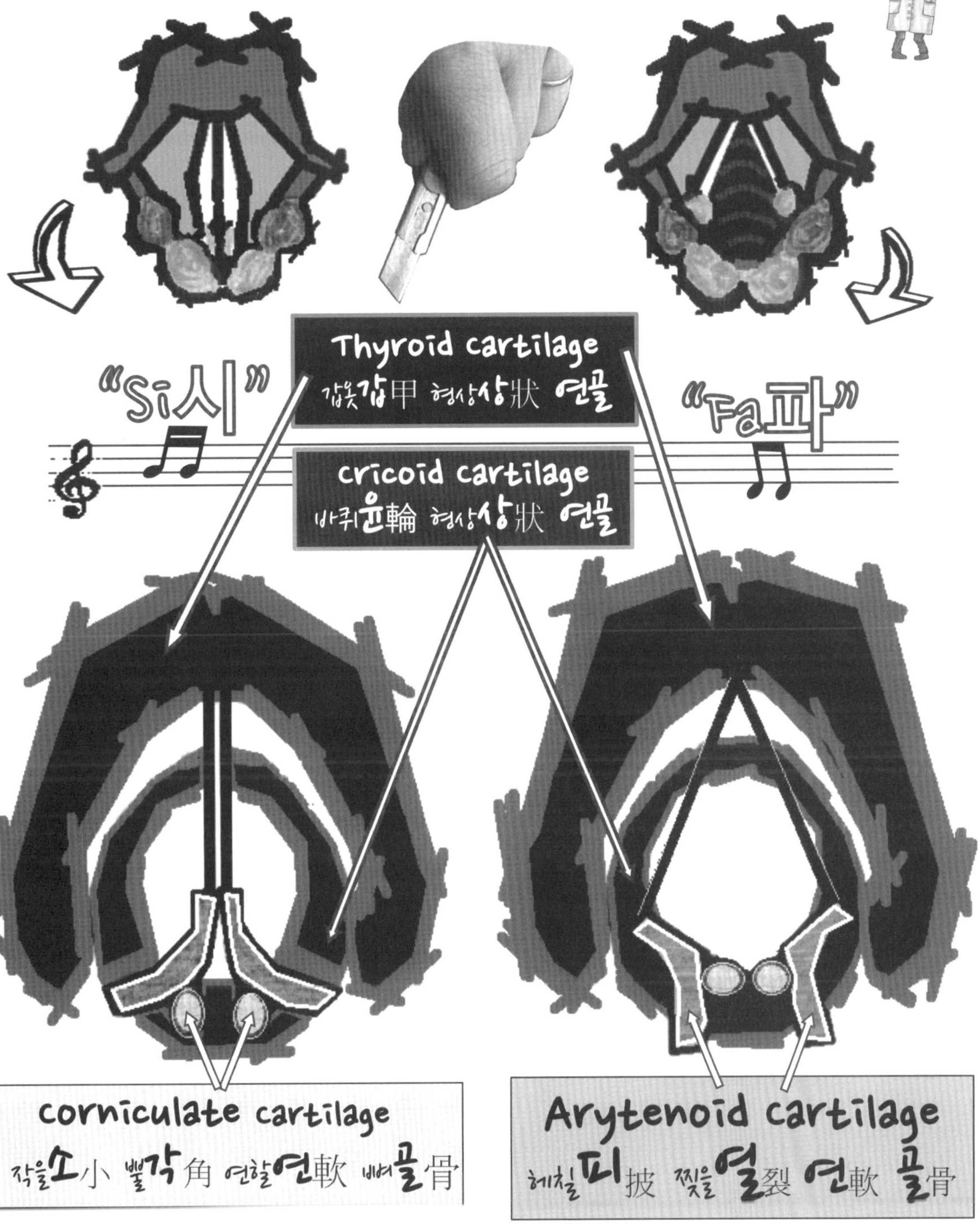

8-14

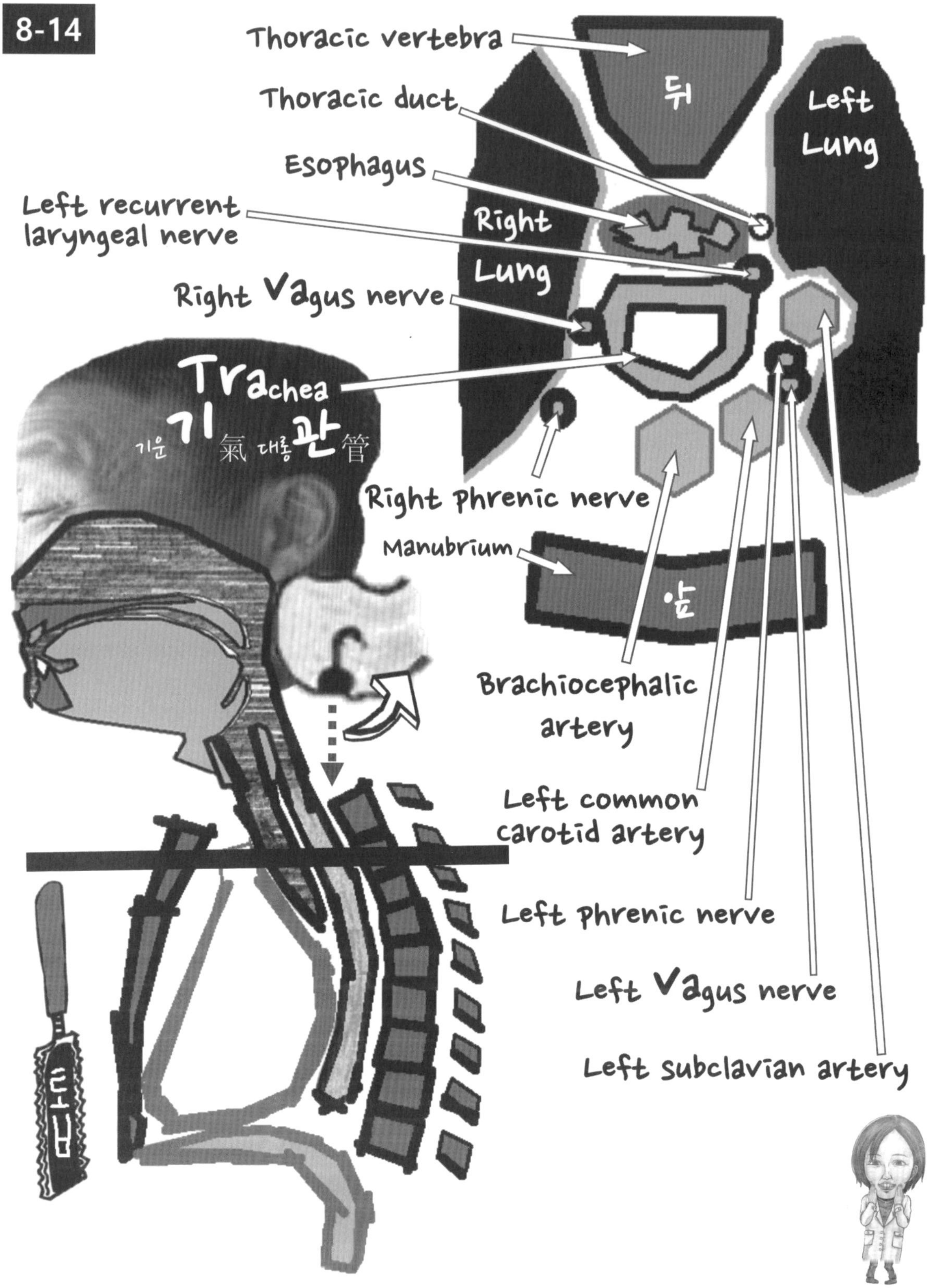
Thoracic vertebra
뒤
Thoracic duct
Left Lung
Esophagus
Left recurrent laryngeal nerve
Right Lung
Right Vagus nerve
Trachea
기운 기 氣 대롱 관 管
Right phrenic nerve
Manubrium
앞
Brachiocephalic artery
Left common carotid artery
Left phrenic nerve
Left Vagus nerve
Left subclavian artery

8-15 Trachea 기운 기 氣 대롱 관 管

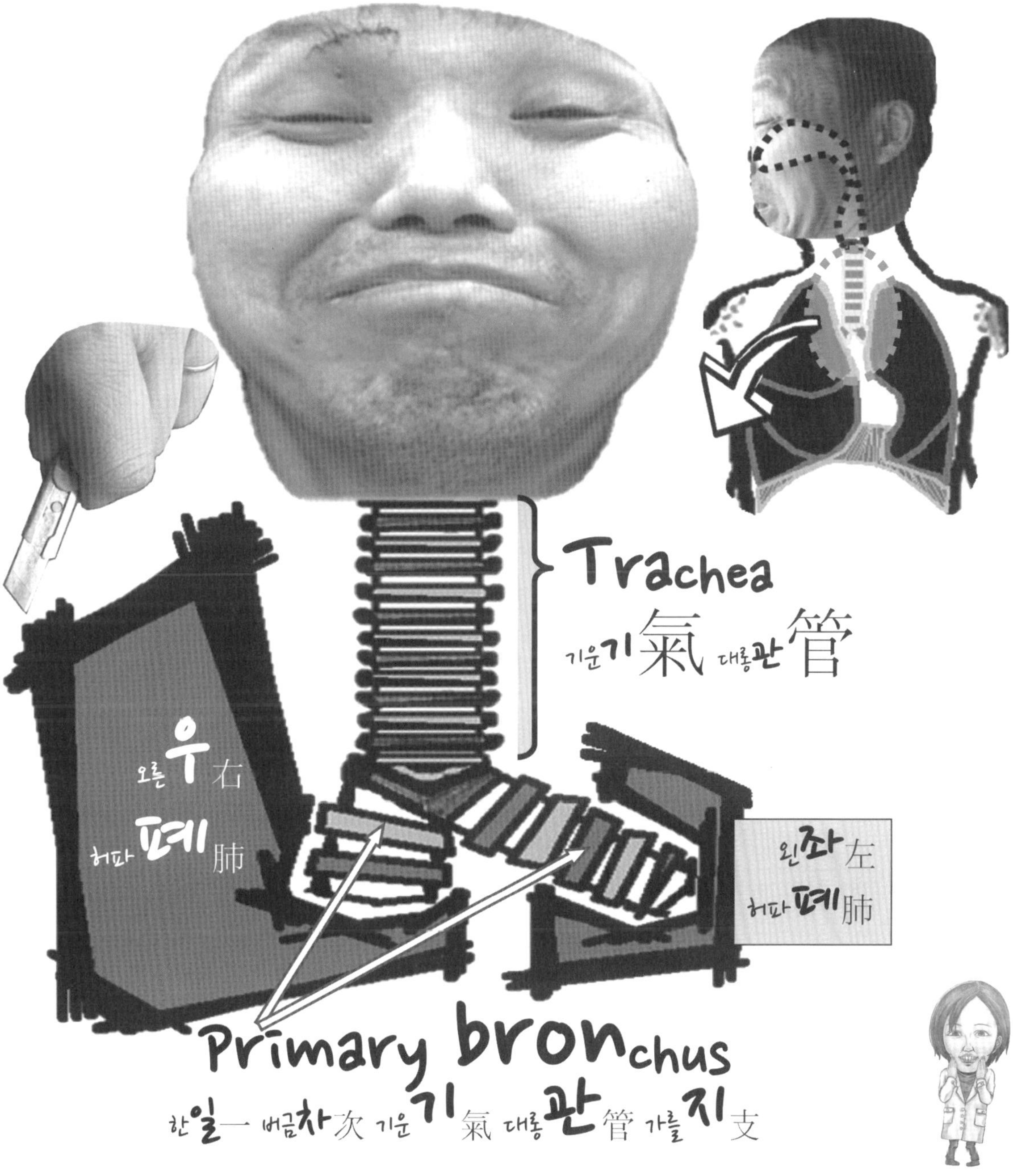

8-16 Trachea 기운 기 氣 대롱 관 管

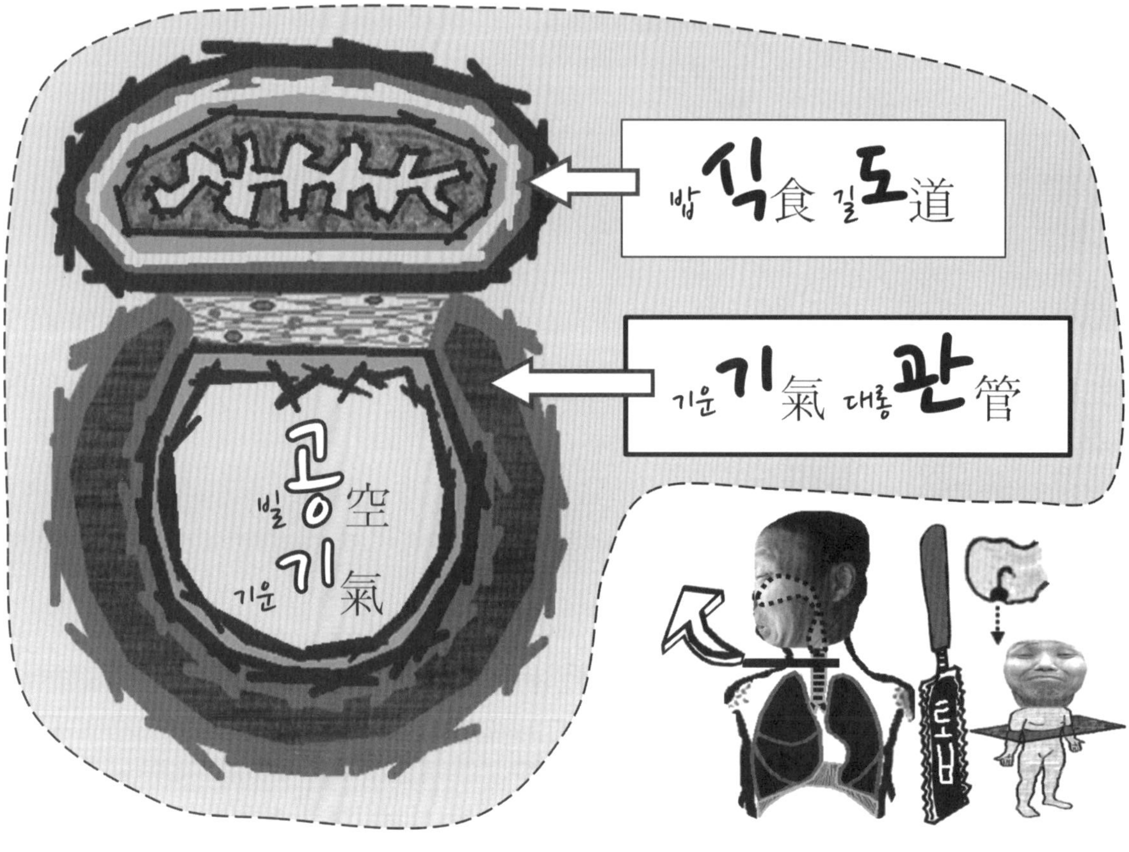

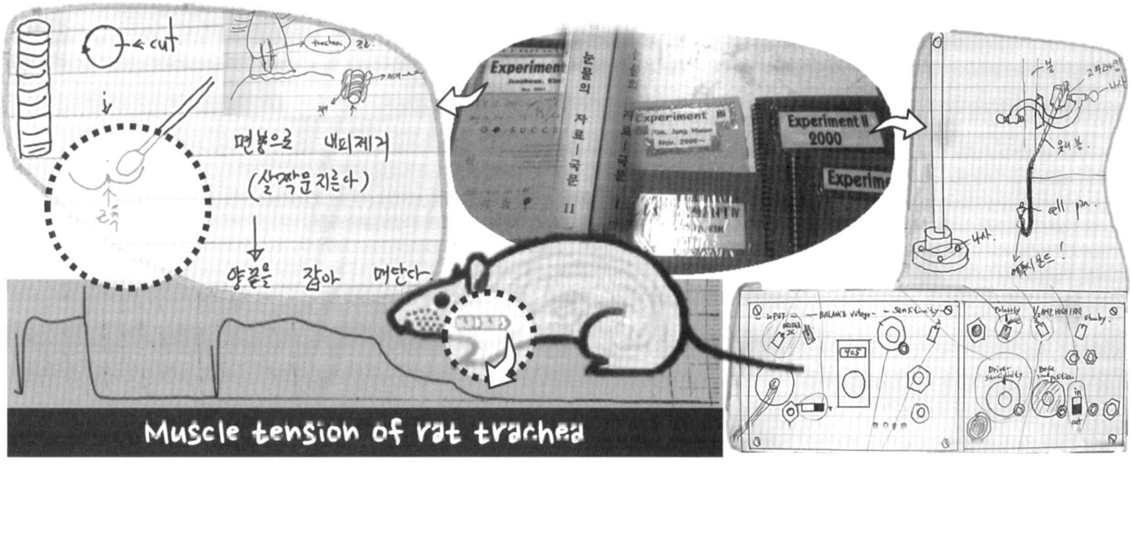

8-17 Trachea 기운기氣 대롱관管

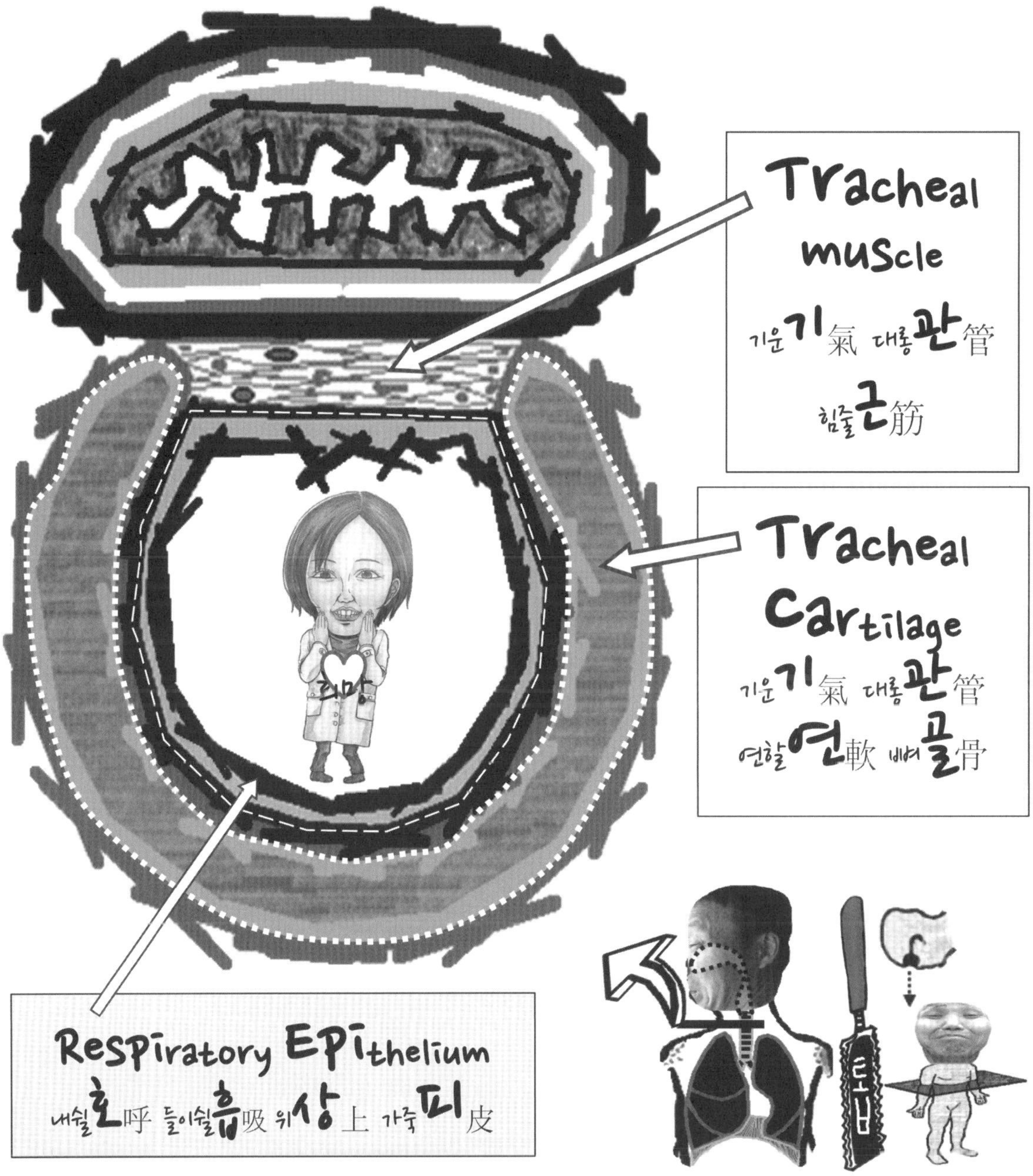

8-18 Respiratoty epithelium

숨내쉴호呼 숨들이쉴흡吸 위상上 가죽피皮

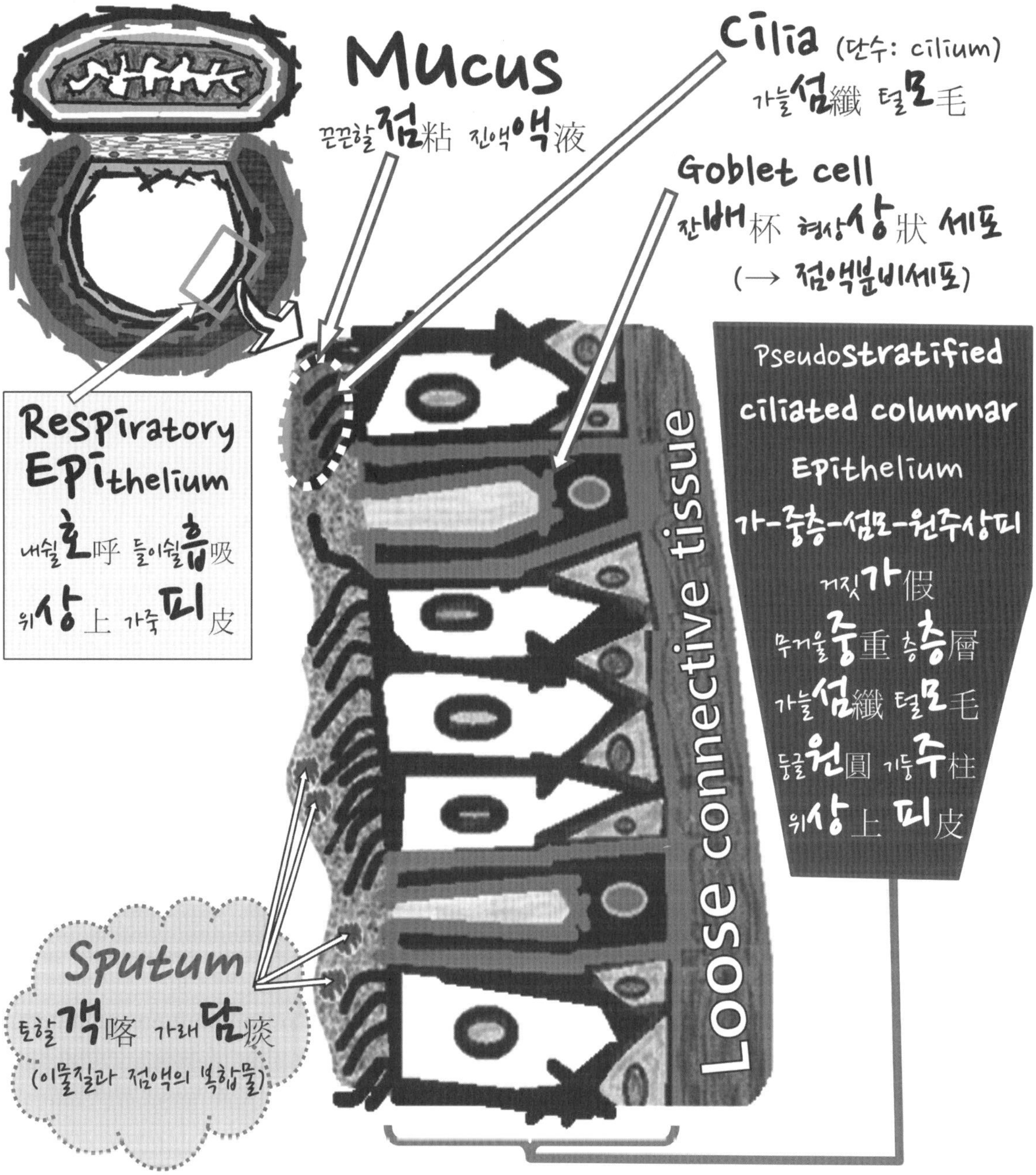

8-19 Postural Drainage

몸 체 體 자리 위 位 물리칠 배 排 가래 담 痰

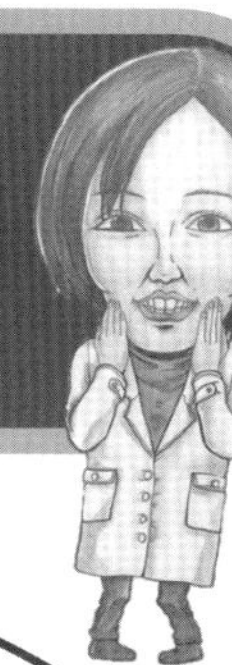

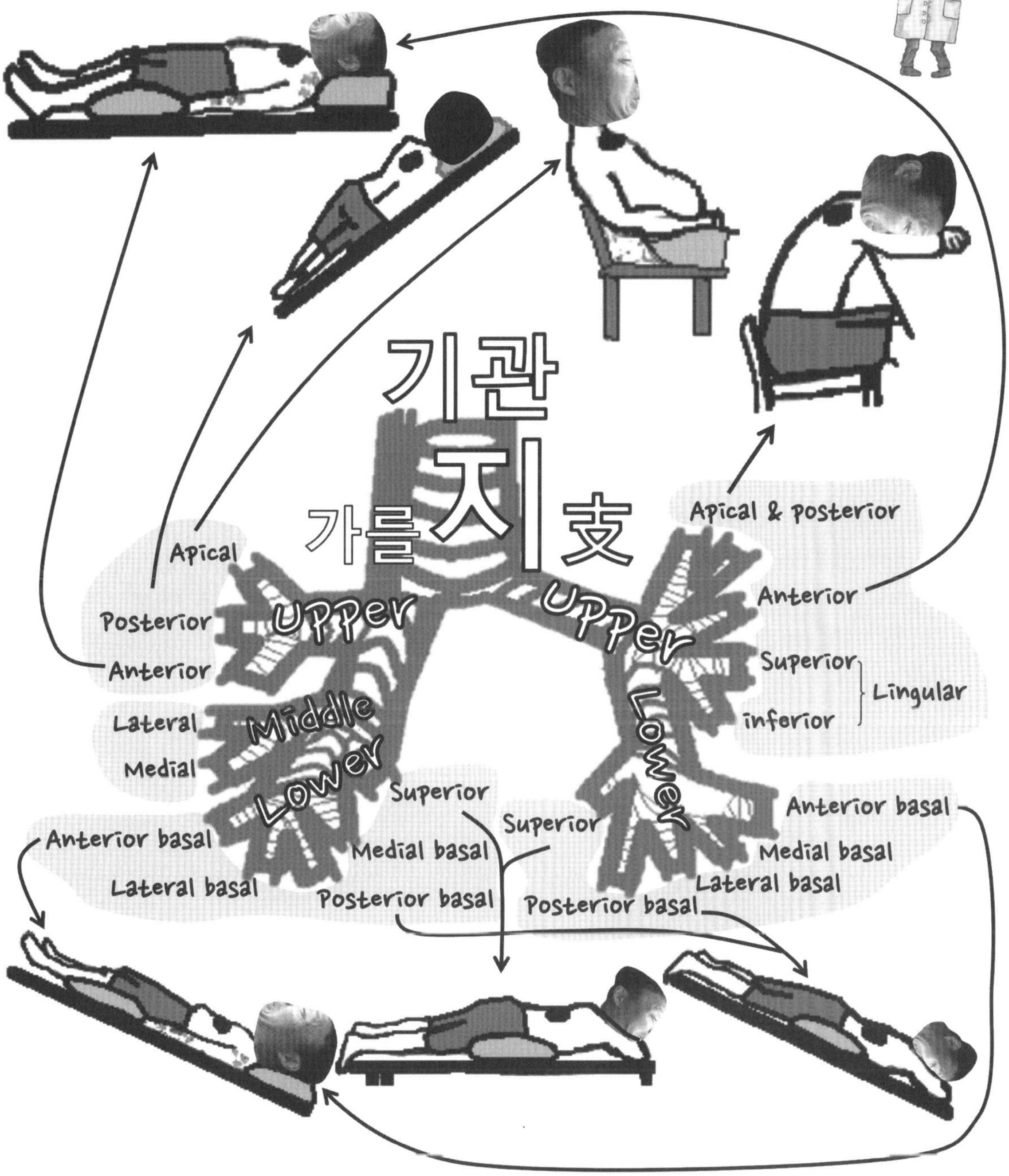

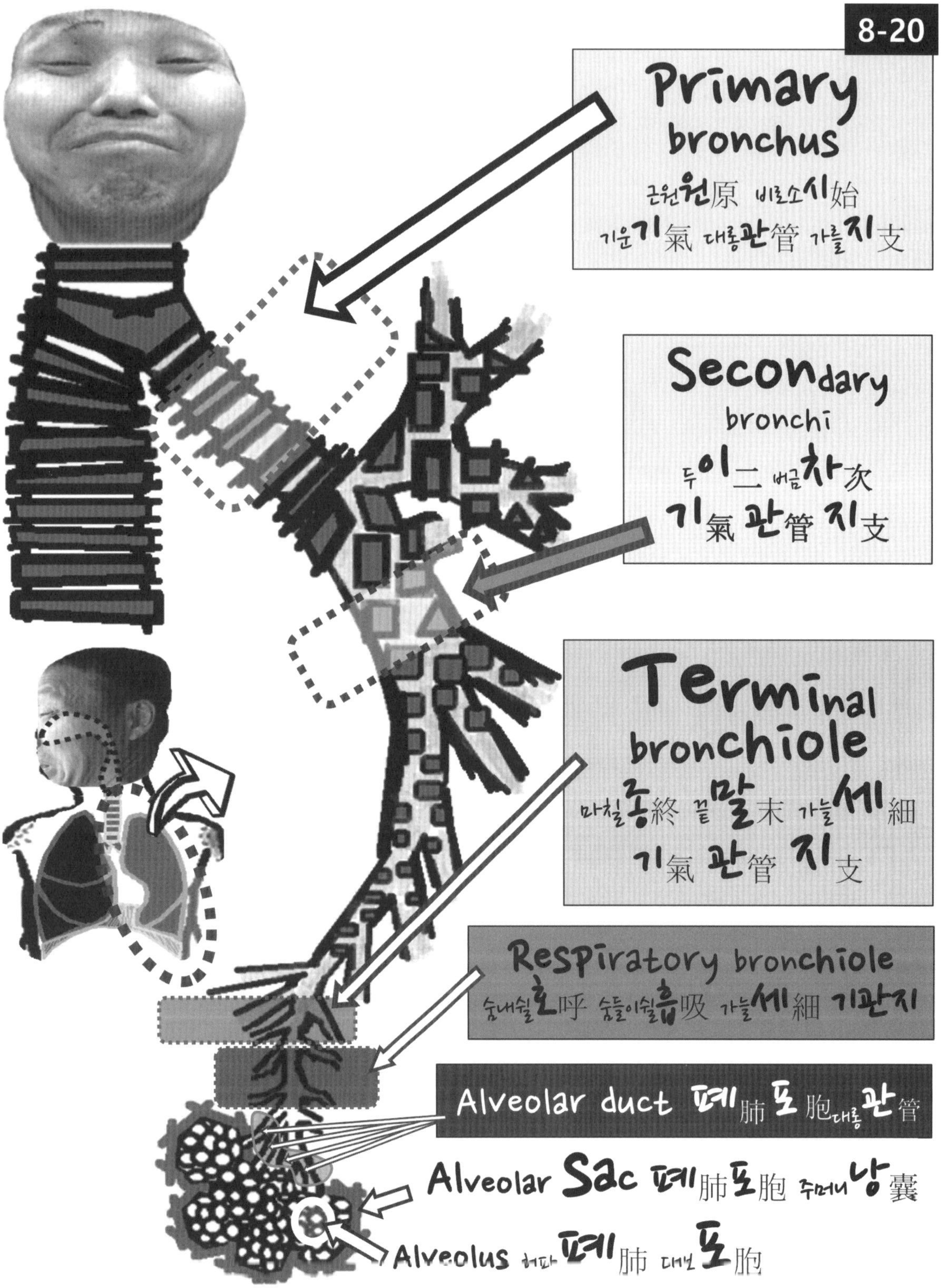
8-20
Primary bronchus
근원원原 비로소시始
기운기氣 대롱관管 가를지支
Secondary bronchi
두이二 버금차次
기氣 관管 지支
Terminal bronchiole
마칠종終 끝말末 가늘세細
기氣 관管 지支
Respiratory bronchiole
숨내쉴호呼 숨들이쉴흡吸 가늘세細 기관지
Alveolar duct 폐肺 포胞 대롱관管
Alveolar Sac 폐肺 포胞 주머니낭囊
Alveolus 허파폐肺 포胞

8-21

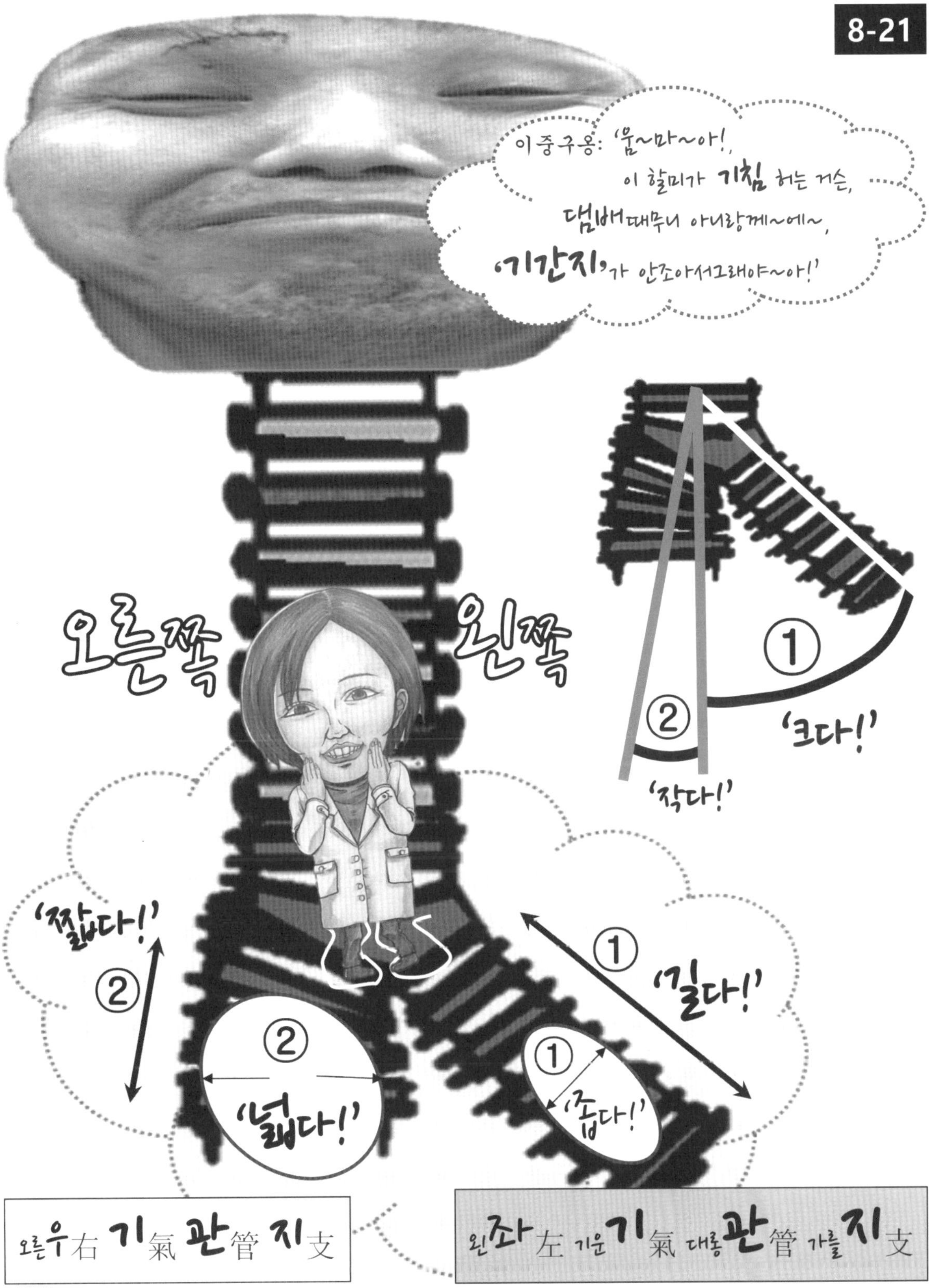
이중구옹: '움~마~아!,
이 할미가 기침 허는 거슨,
댐배때무니 아니랑께~에~,
'기간지'가 안조아서그래야~아!'
오른쪽
왼쪽
①
'크다!'
②
'작다!'
'짧다!'
②
①
'길다!'
②
'넓다!'
①
'좁다!'
오른우右 기氣 관管 지支
왼좌左 기운기氣 대롱관管 가를지支

8-22

Alveolus 허파 폐 肺 태보 포 胞 허파 꽈리

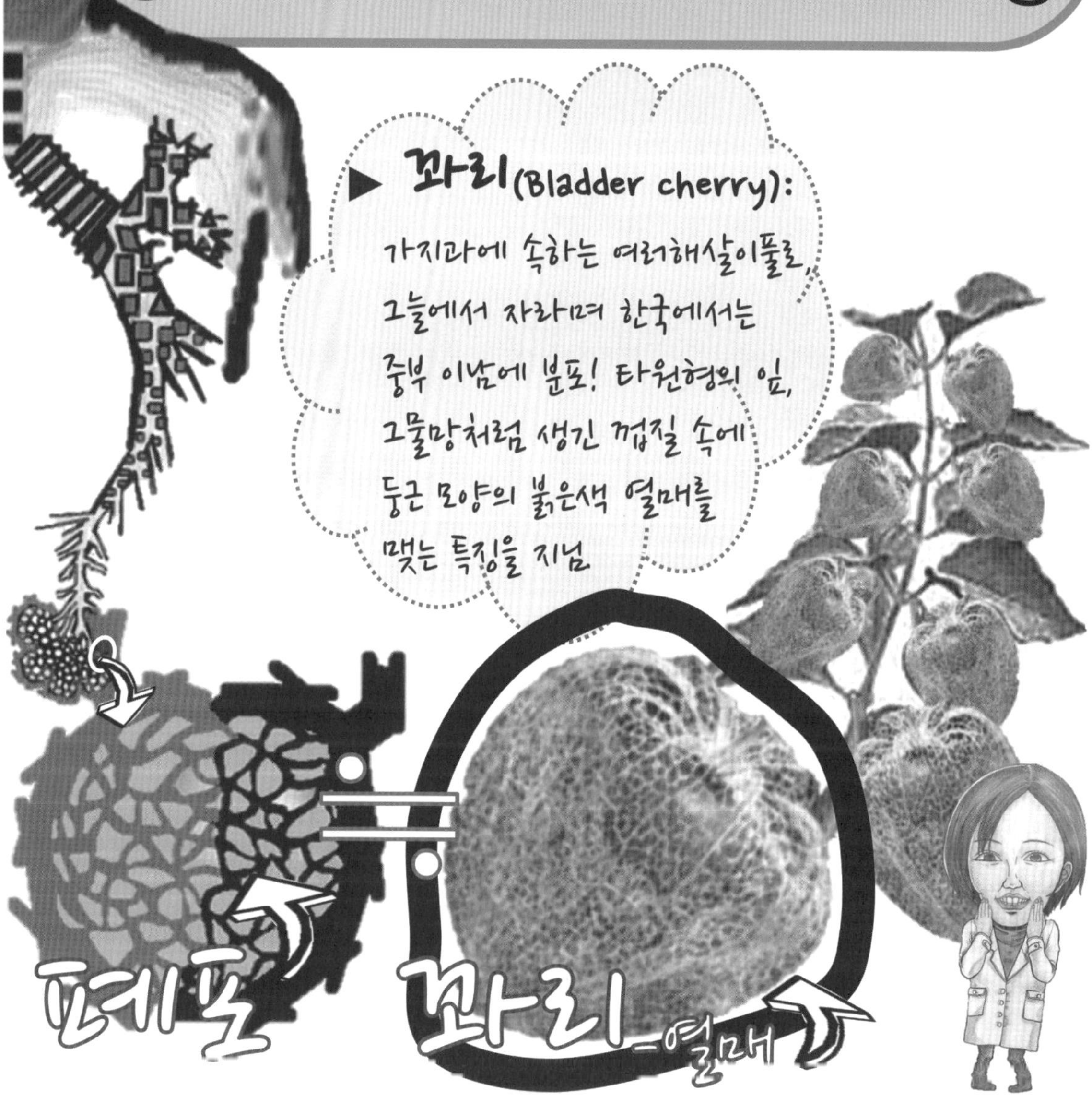
▶ 꽈리(Bladder cherry):
가지과에 속하는 여러해살이풀로,
그늘에서 자라며 한국에서는
중부 이남에 분포! 타원형의 잎,
그물망처럼 생긴 껍질 속에
둥근 모양의 붉은색 열매를
맺는 특징을 지님
폐포
=
꽈리-열매

Alveoli 허파 폐 肺 태보 포 胞 (들)

8-23

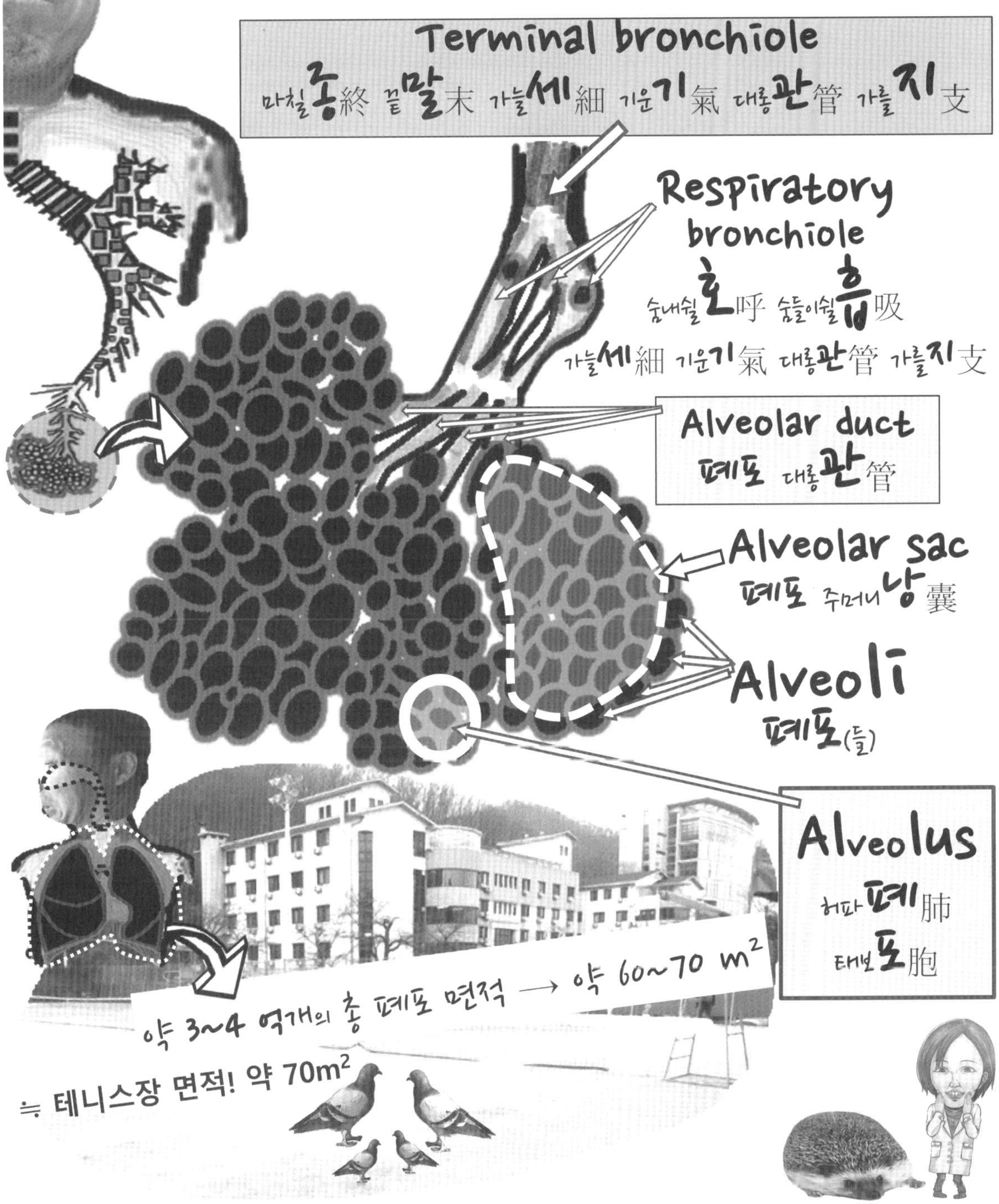

8-24

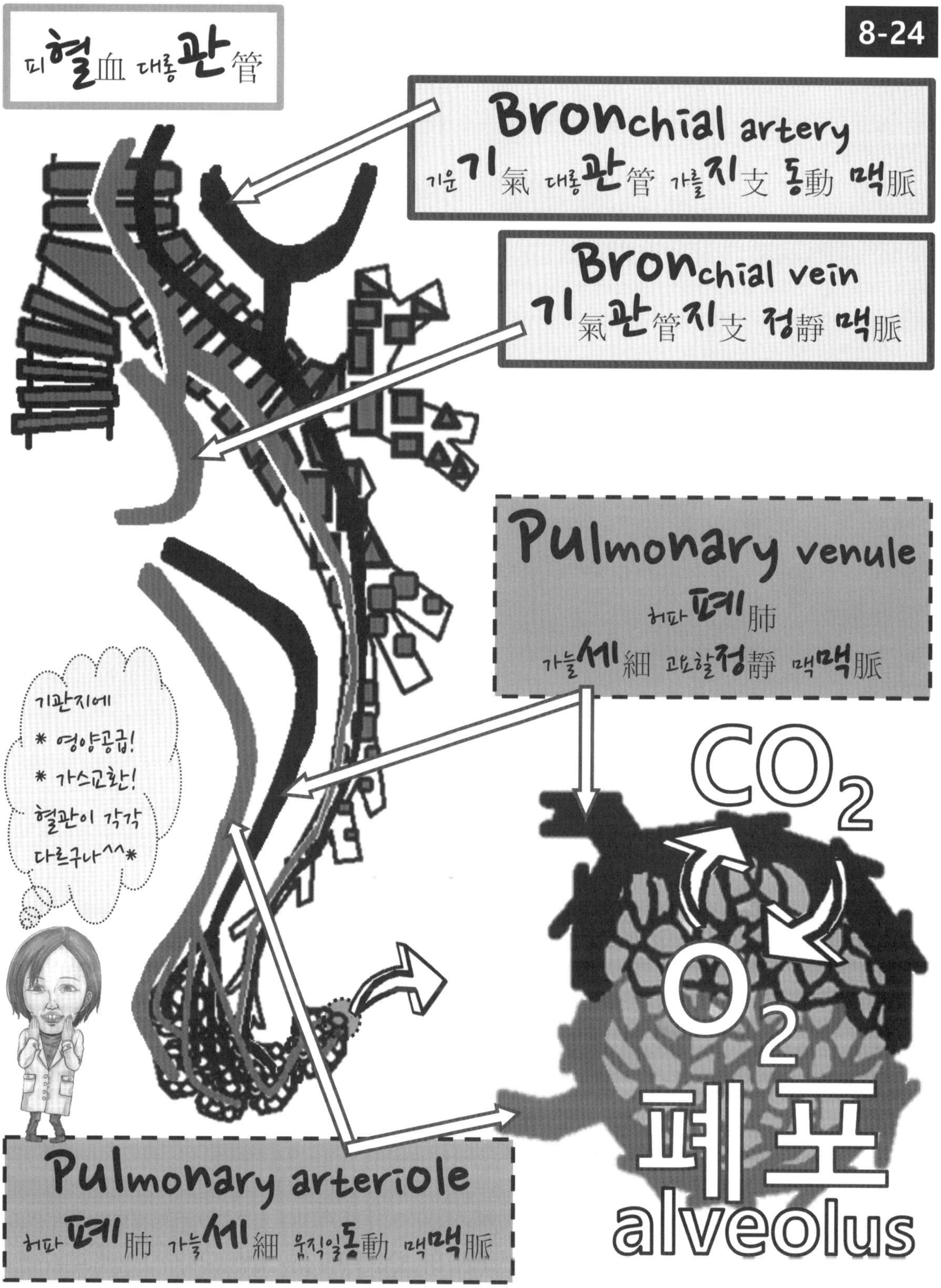
피혈血 대롱관管
Bronchial artery
기운기氣 대롱관管 가를지支 동動 맥脈
Bronchial vein
기氣관管지支 정靜 맥脈
Pulmonary venule
허파폐肺
가늘세細 고요할정靜 맥맥脈
기관지에
* 영양공급!
* 가스교환!
혈관이 각각
다르구나^^*
CO_2
O_2
폐포
alveolus
Pulmonary arteriole
허파폐肺 가늘세細 움직일동動 맥맥脈

8-25

Gas Exchange

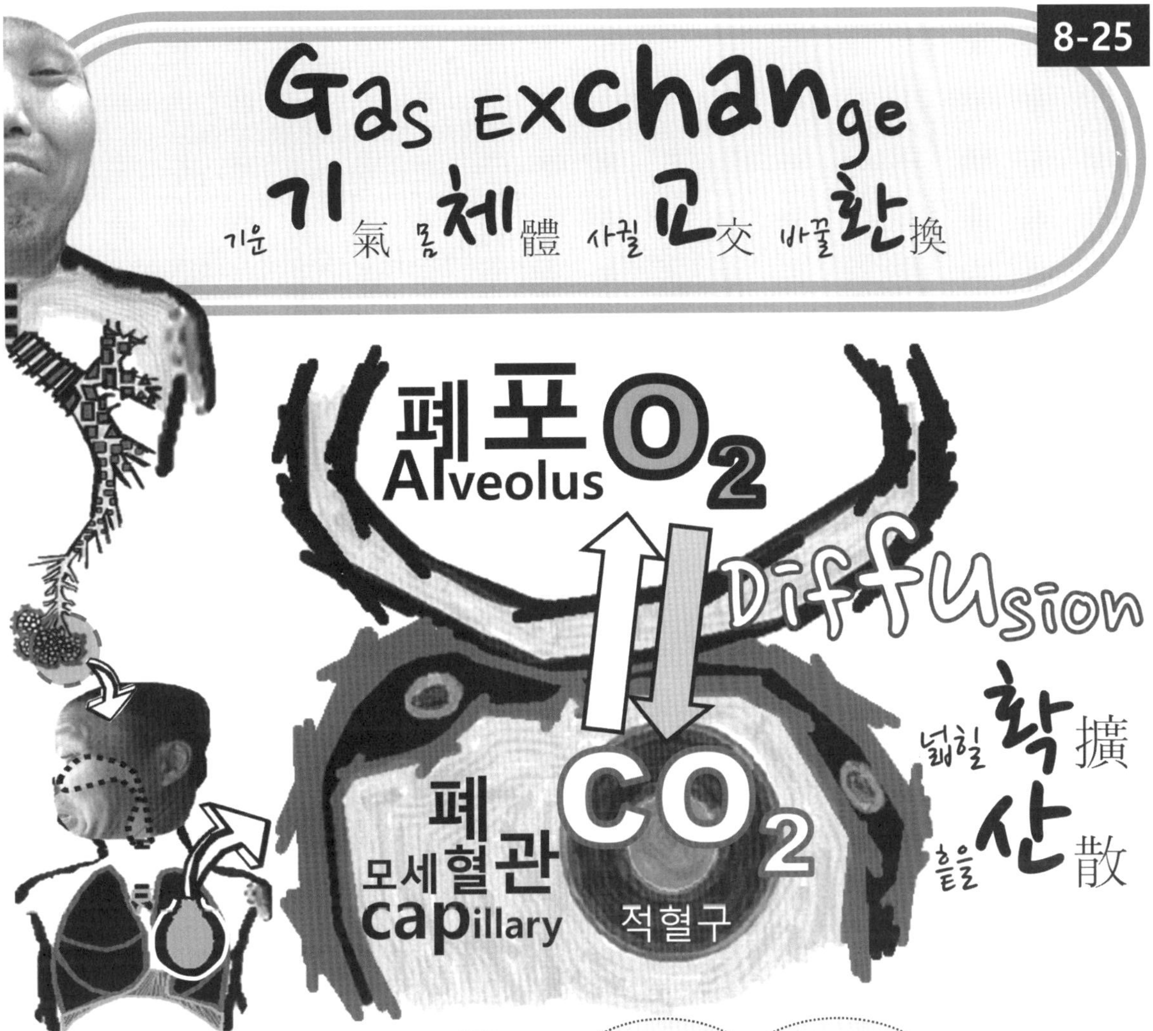

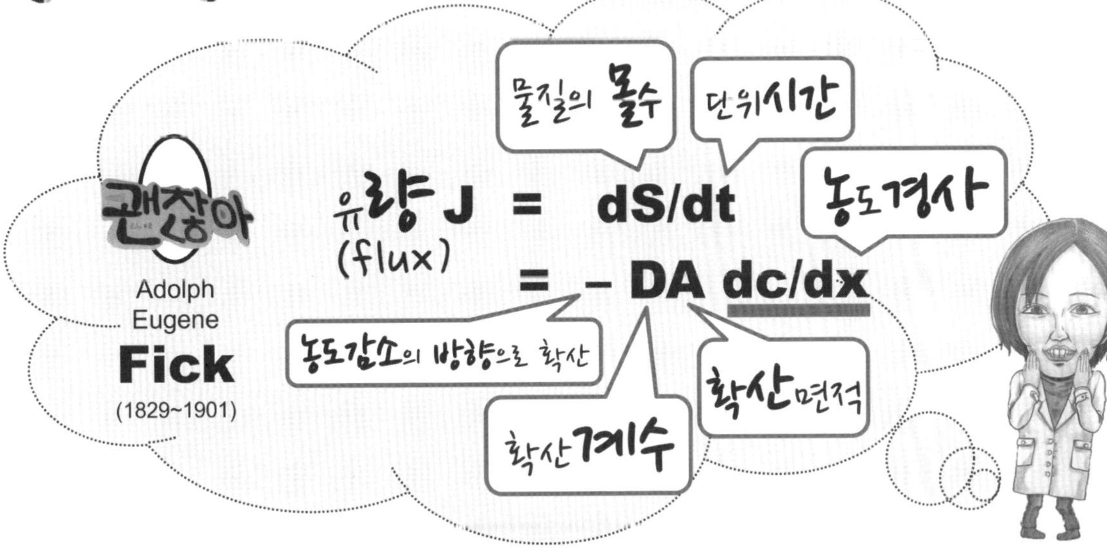

8-26

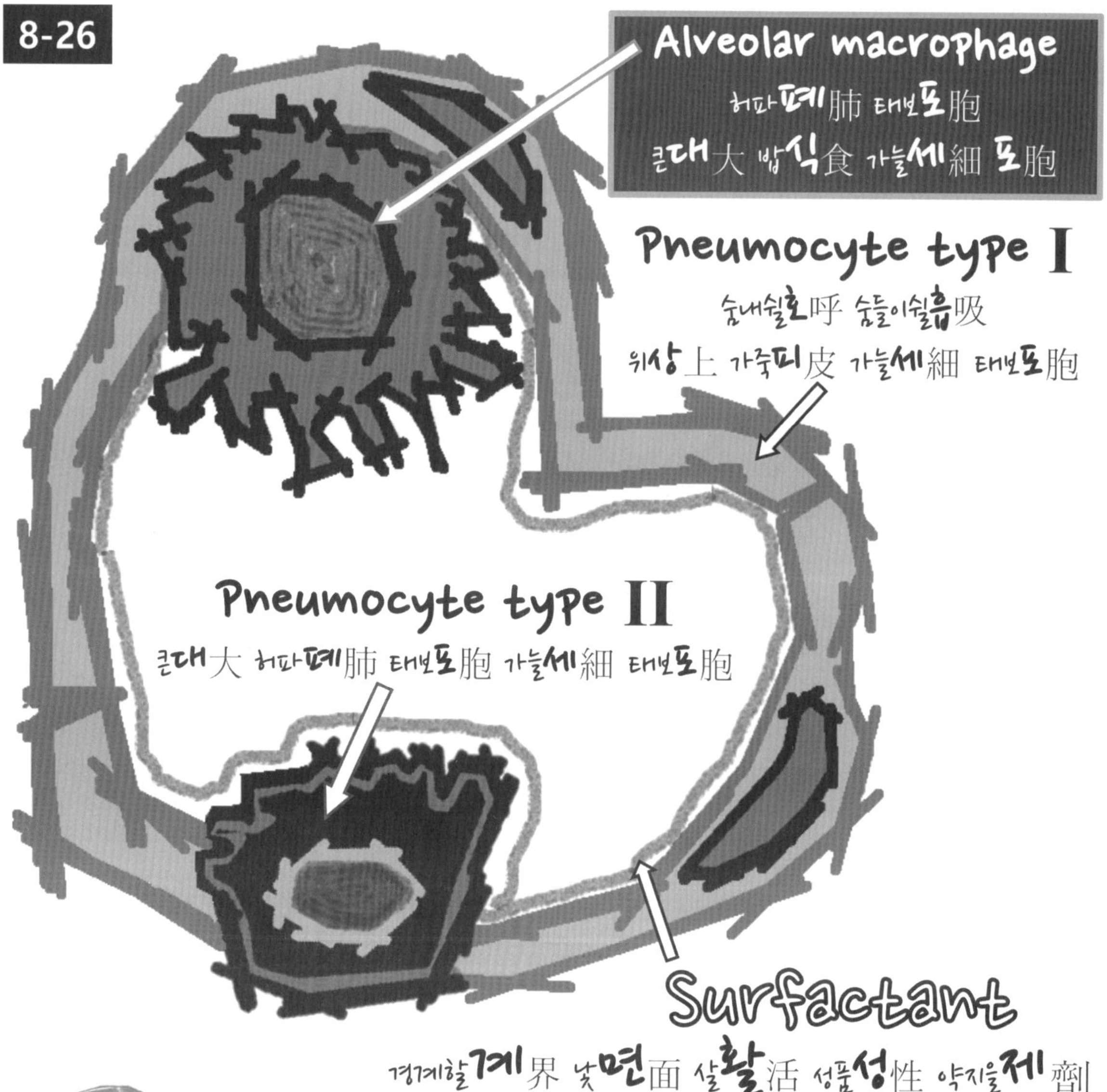
Alveolar macrophage
허파폐肺 태보포胞
큰대大 밥식食 가늘세細 포胞
Pneumocyte type I
숨내쉴호呼 숨들이쉴흡吸
위상上 가죽피皮 가늘세細 태보포胞
Pneumocyte type II
큰대大 허파폐肺 태보포胞 가늘세細 태보포胞
Surfactant
경계할계界 낯면面 살활活 성품성性 약지을제劑

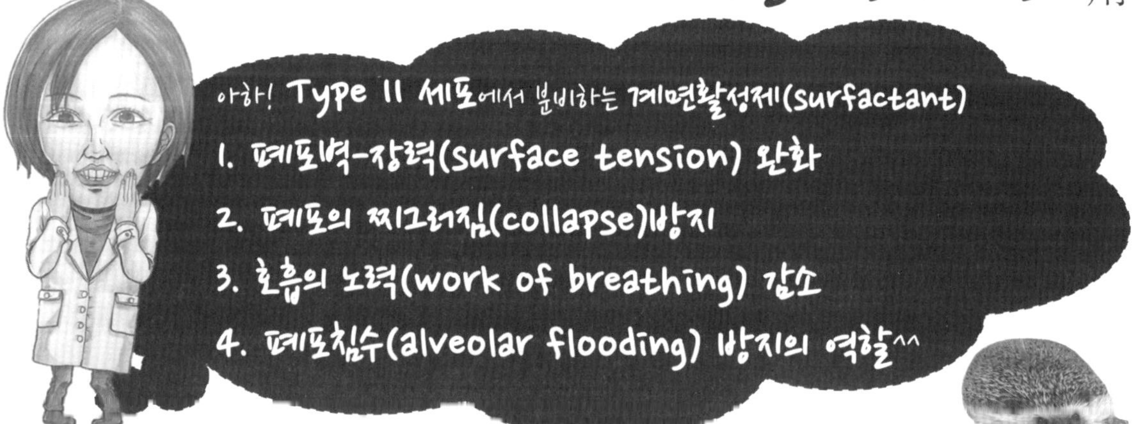
아하! Type II 세포에서 분비하는 계면활성제(surfactant)
1. 폐포벽-장력(surface tension) 완화
2. 폐포의 찌그러짐(collapse)방지
3. 호흡의 노력(work of breathing) 감소
4. 폐포침수(alveolar flooding) 방지의 역할^^

8-27

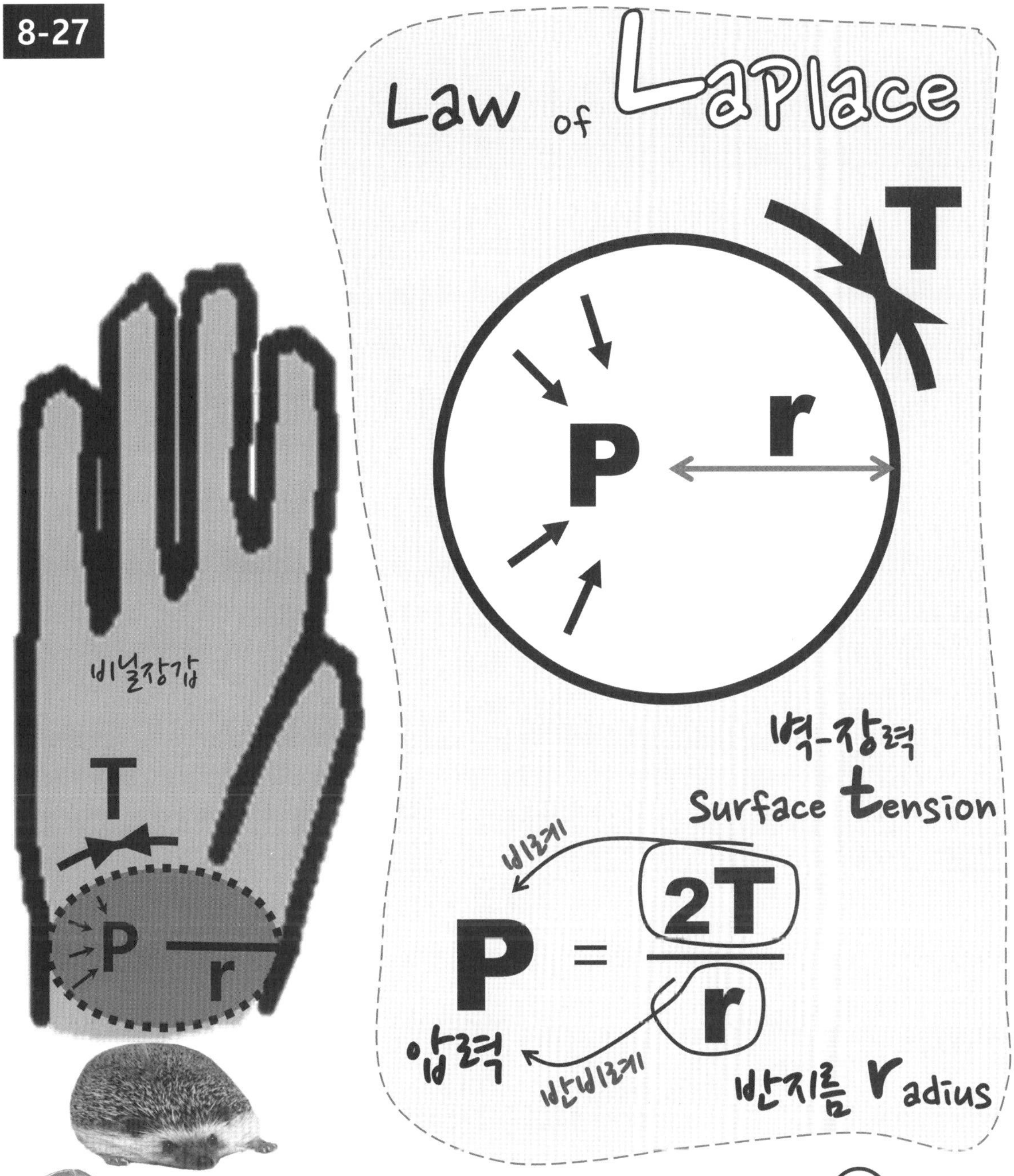

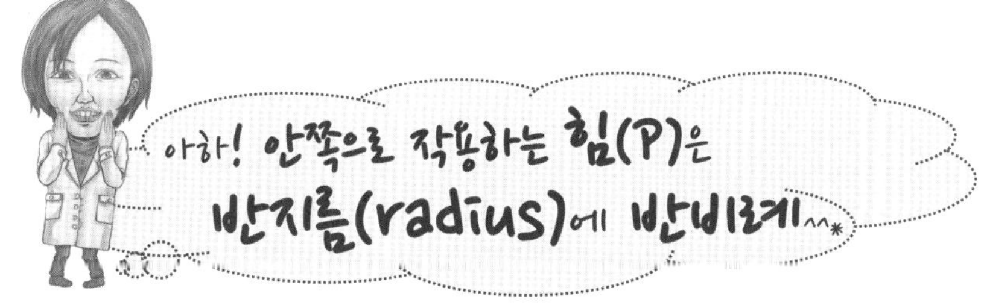

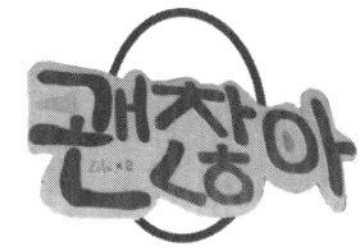

Pierre-Simon,
marquis de **Laplace**
(1749 – 1827)

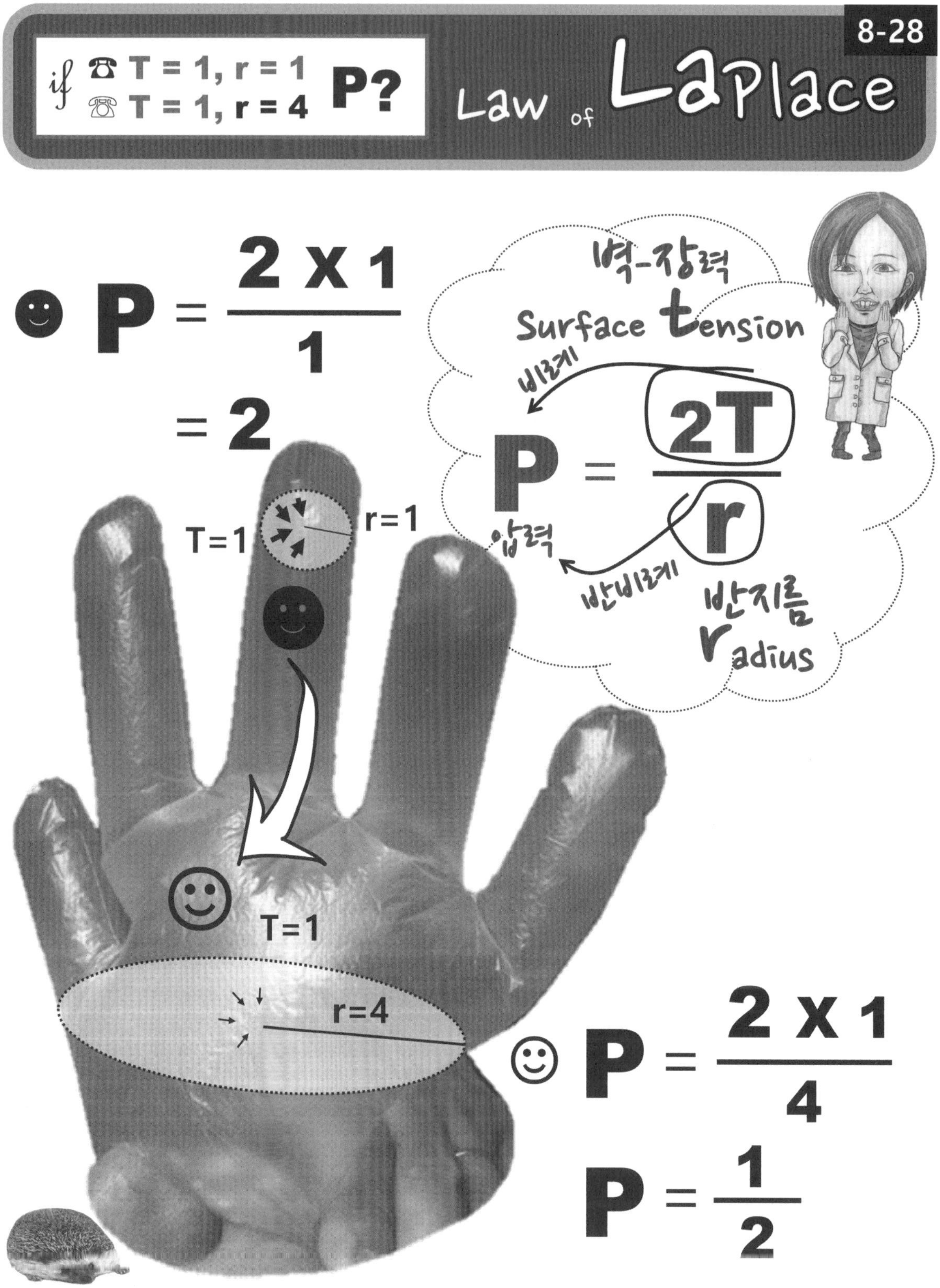
8-28
if ☎ T = 1, r = 1
☏ T = 1, r = 4 P?
Law of Laplace
P = 2 X 1 / 1
= 2
벽-장력
Surface tension
비례
P = 2T / r
압력
반비례
반지름
radius
T=1
r=1
T=1
r=4
P = 2 X 1 / 4
P = 1 / 2

8-29

if ☎ P = 1, r = 1
☎ P = 1, r = 4 **T?**

Law of Laplace

☻ $1 = \dfrac{2T}{1}$

$\dfrac{1}{2} = T$

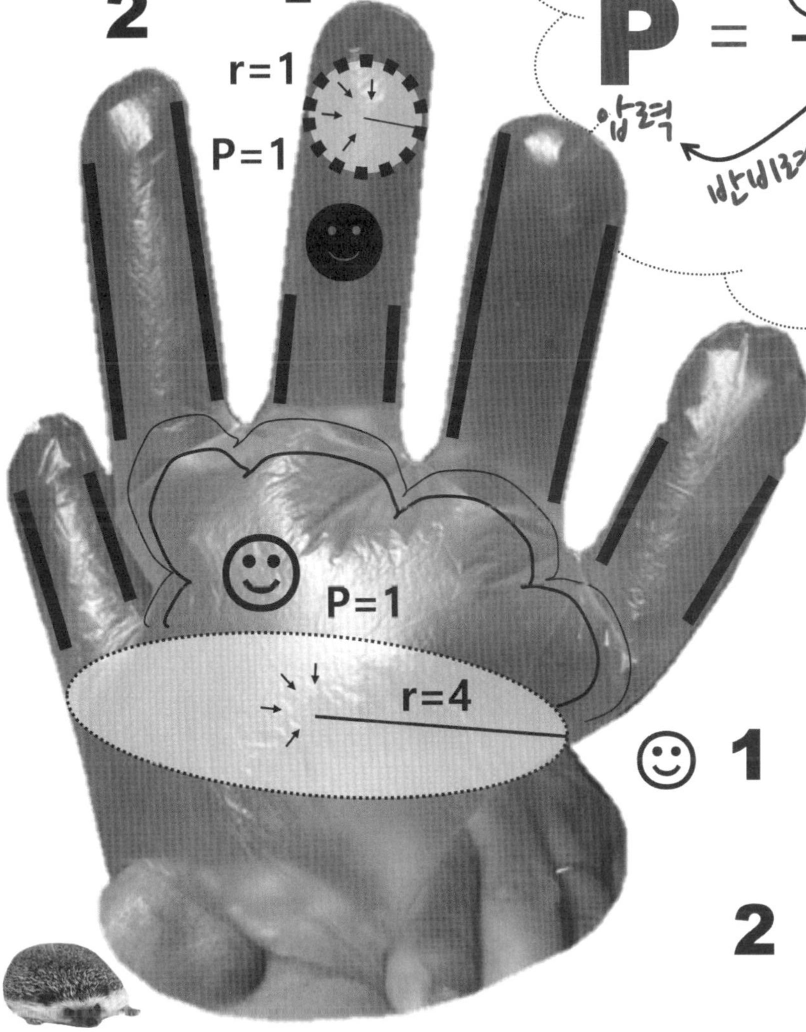

벽-장력
Surface tension

비례

$$P = \frac{2T}{r}$$

압력

반비례

반지름
radius

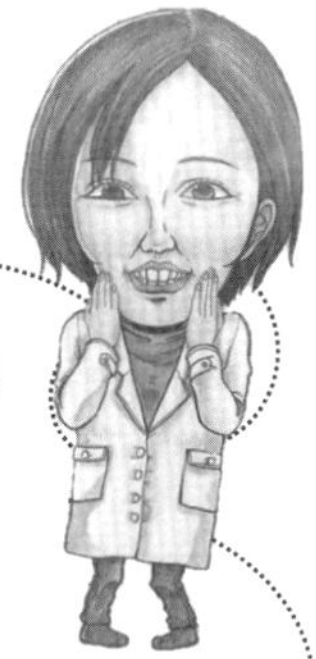

☺ $1 = \dfrac{2T}{4}$

$2 = T$

8-30 Pulmonary compliance

허파 폐肺 부드러울 유柔 순할 순順 정도 도度 (≒ 폐-탄성도)

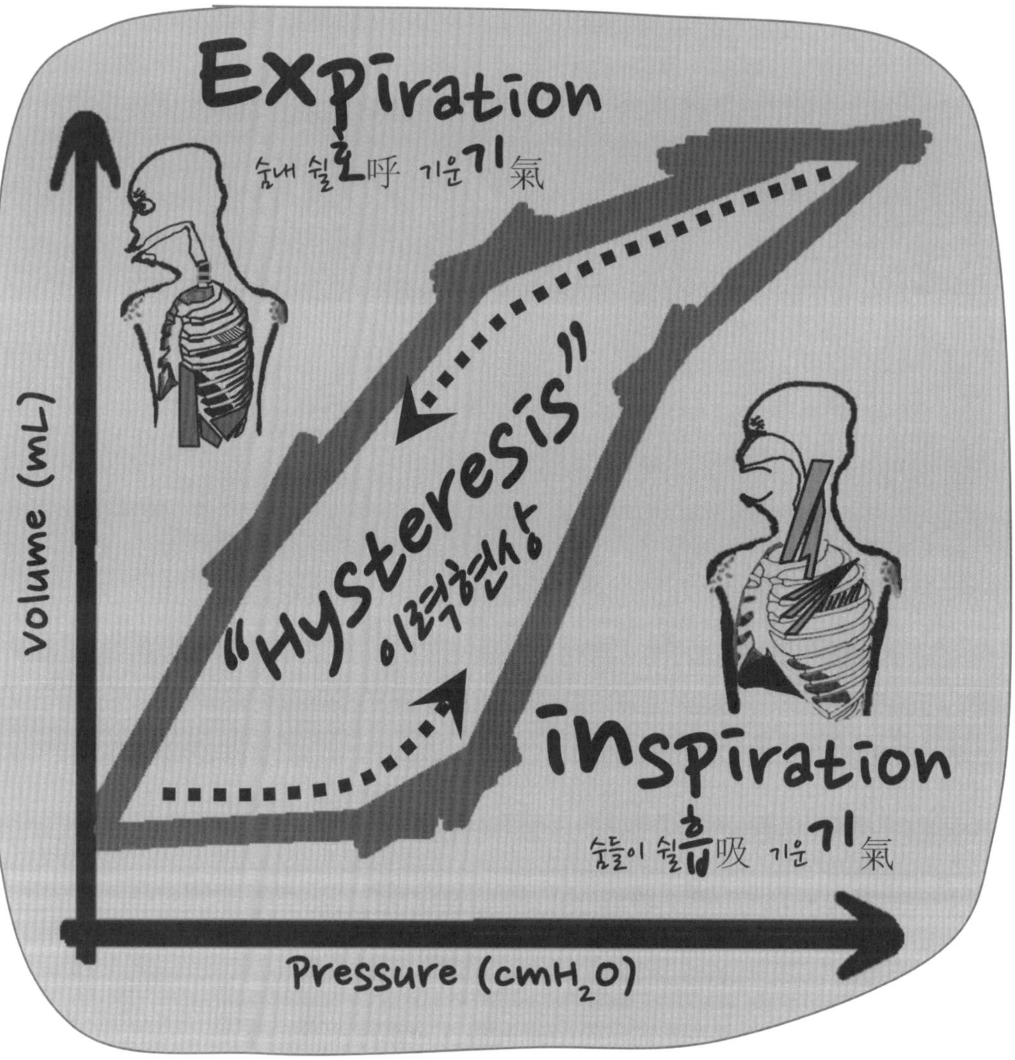

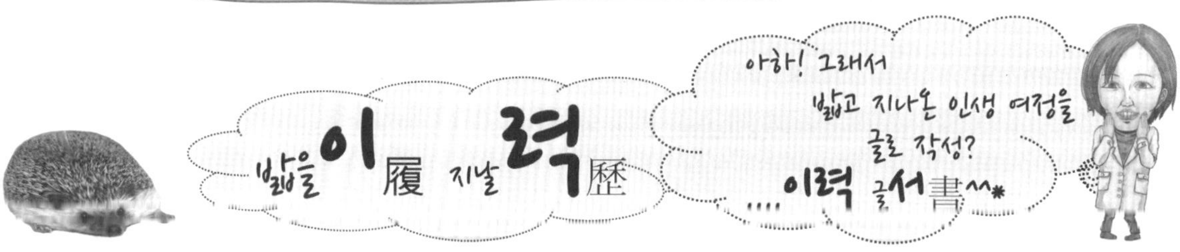

compliance 유柔 순順 도度 (≒ 탄성도) 8-31

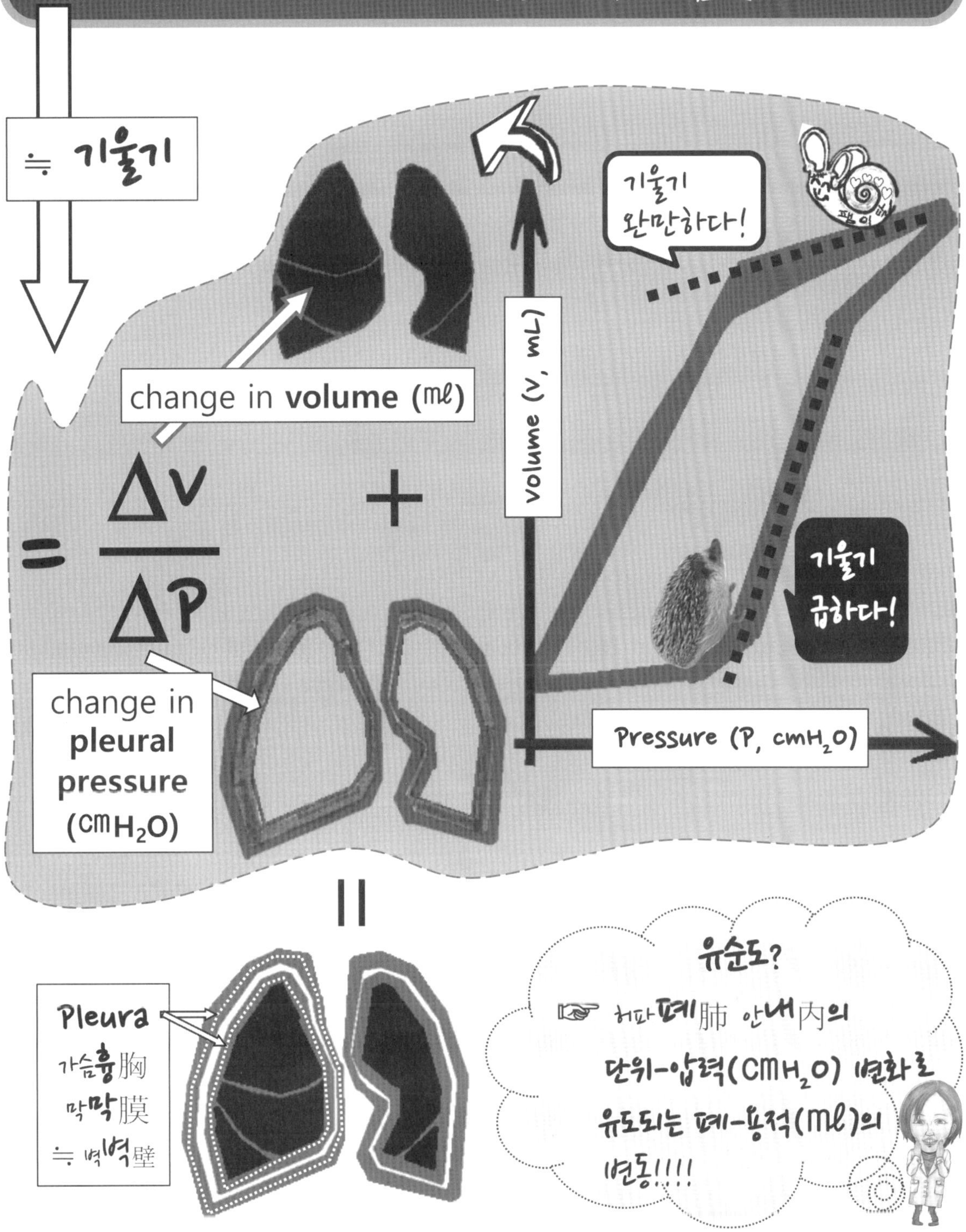

유순도?

☞ 허파폐肺 안내內의 단위-압력(cmH₂O) 변화로 유도되는 폐-용적(mℓ)의 변동!!!!

8-32

Pulmonary Compliance

허파폐肺 부드러울유柔 순할순順 정도도度 (≒ 폐-탄성도)

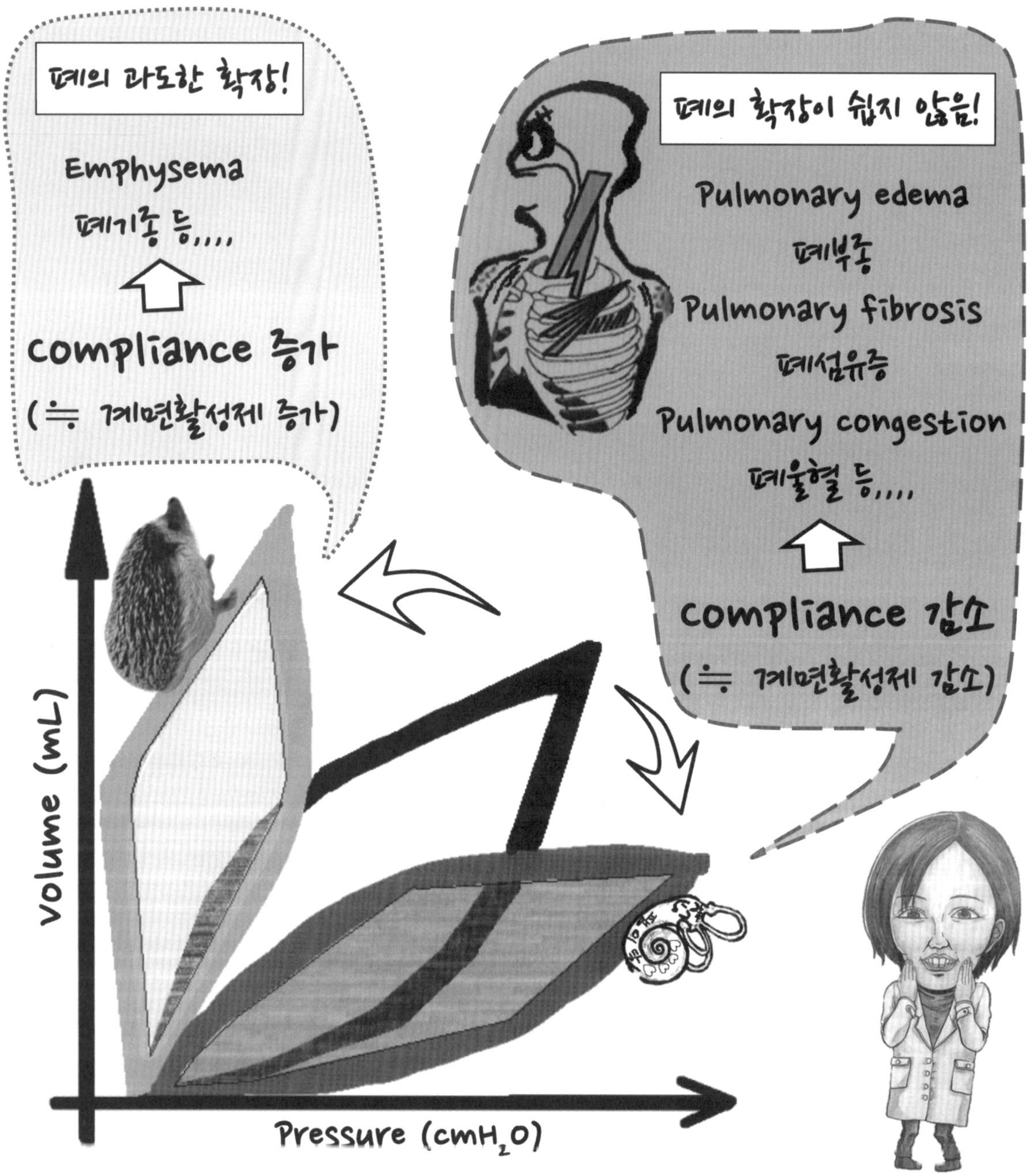

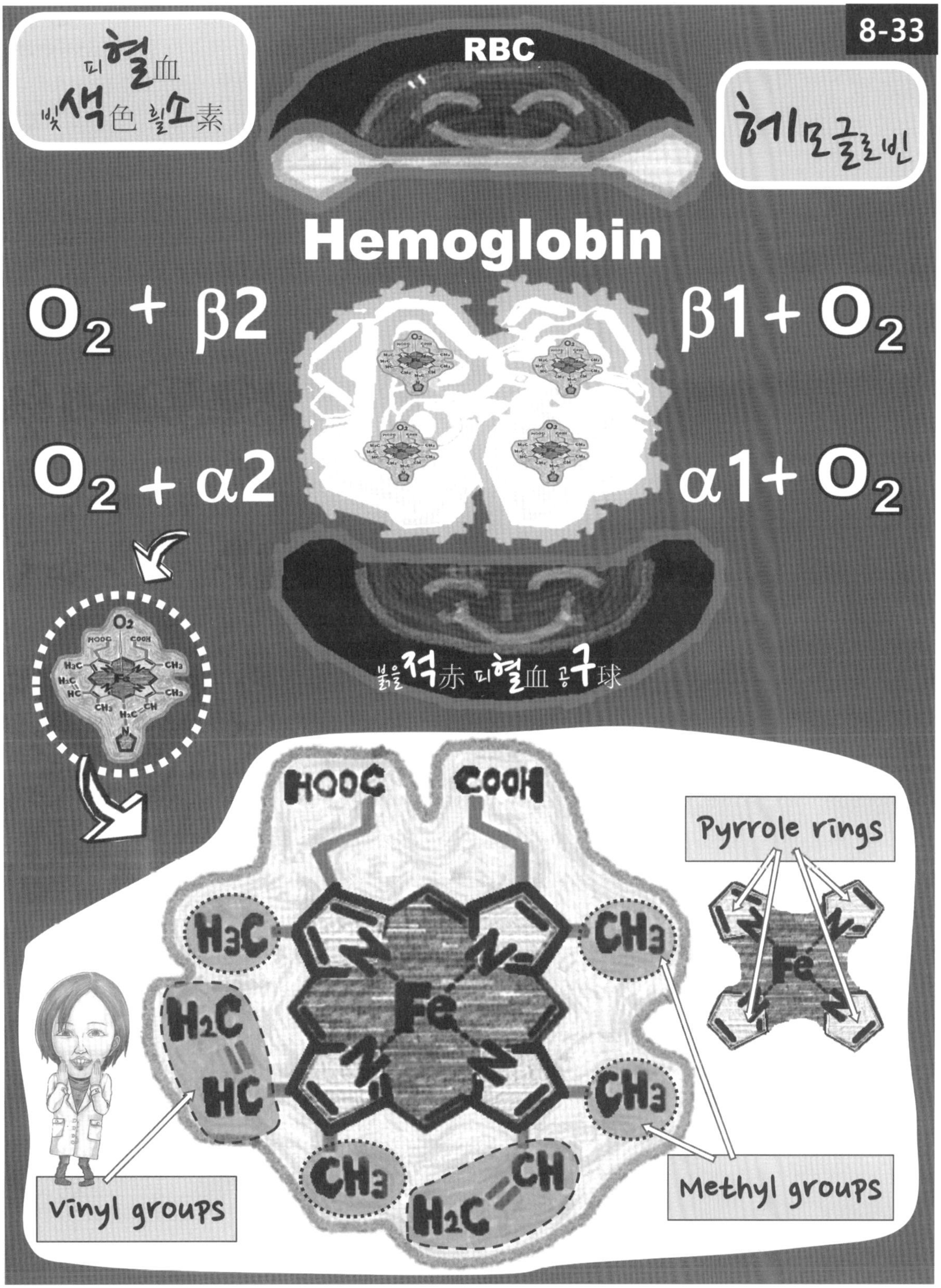
8-33
피 혈 血
빛 색 色 흴 소 素
RBC
헤모글로빈
Hemoglobin
O_2 + β2
β1 + O_2
O_2 + α2
α1 + O_2
붉을 적 赤 피 혈 血 공 구 球
HOOC
COOH
H_3C
CH_3
H_2C
HC
Fe
CH_3
CH_3
H_2C = CH
Pyrrole rings
Vinyl groups
Methyl groups

8-34

Transport of O_2 & CO_2 in blood

피 혈血 가운데 중中 기운 기氣 몸 체體 운전할 운運 옮길 반搬

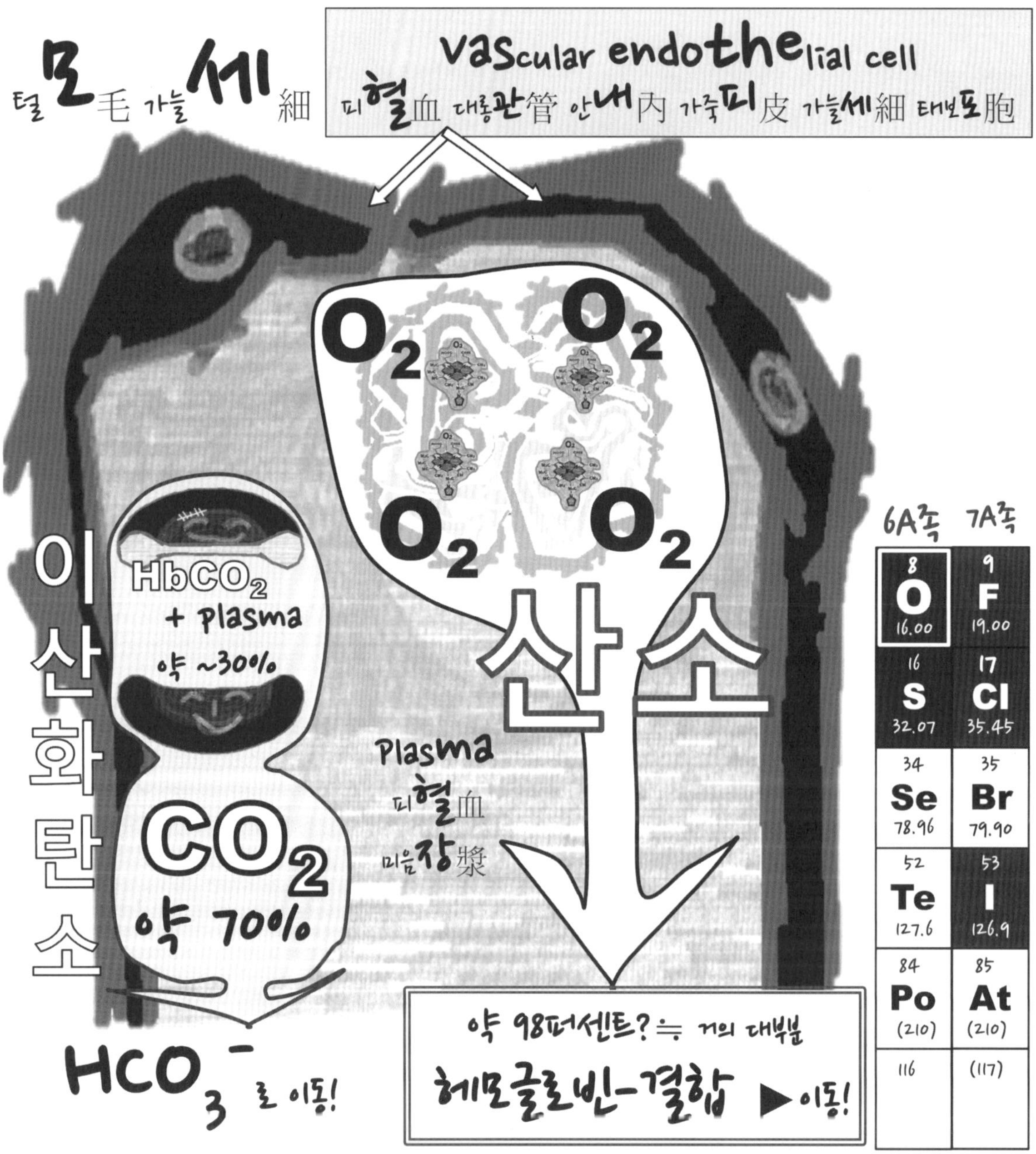

8-35

Oxygen dissociation curve
실산酸 힐소素 풀해解 떠날리離 굽을곡曲 줄선線

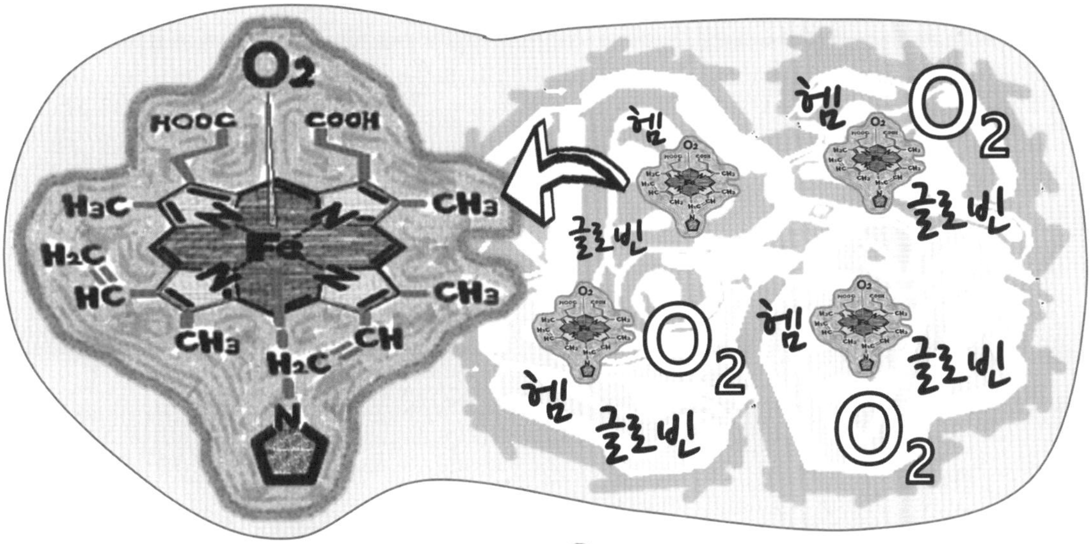

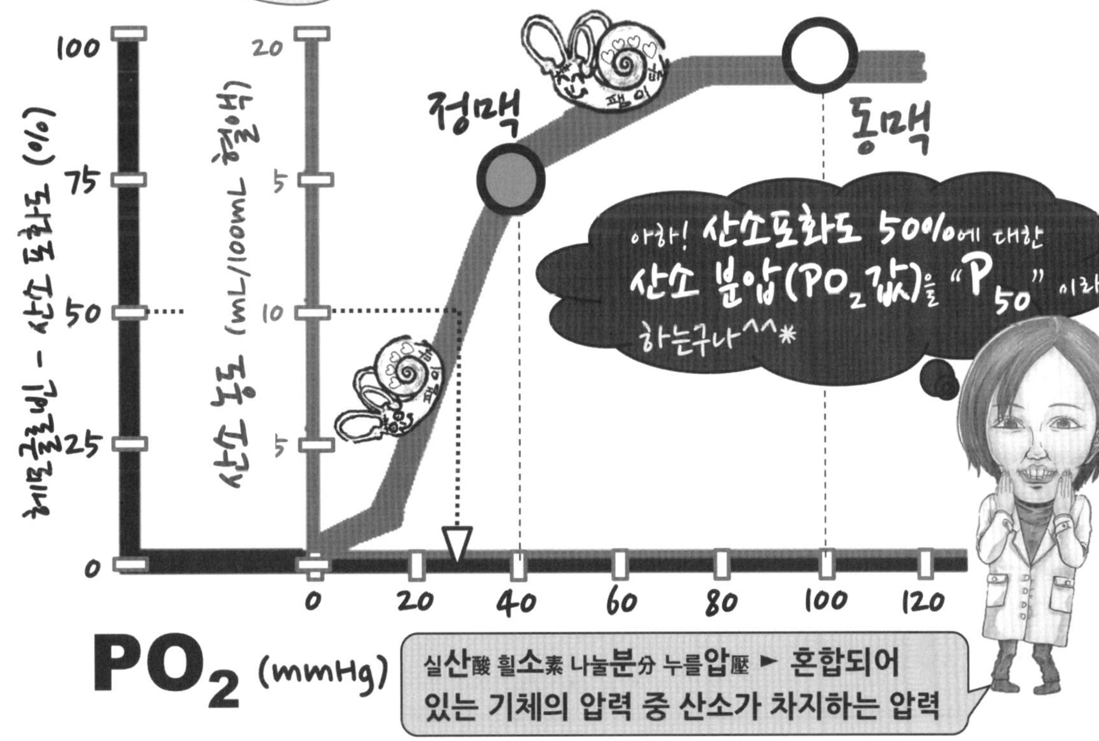

8-36

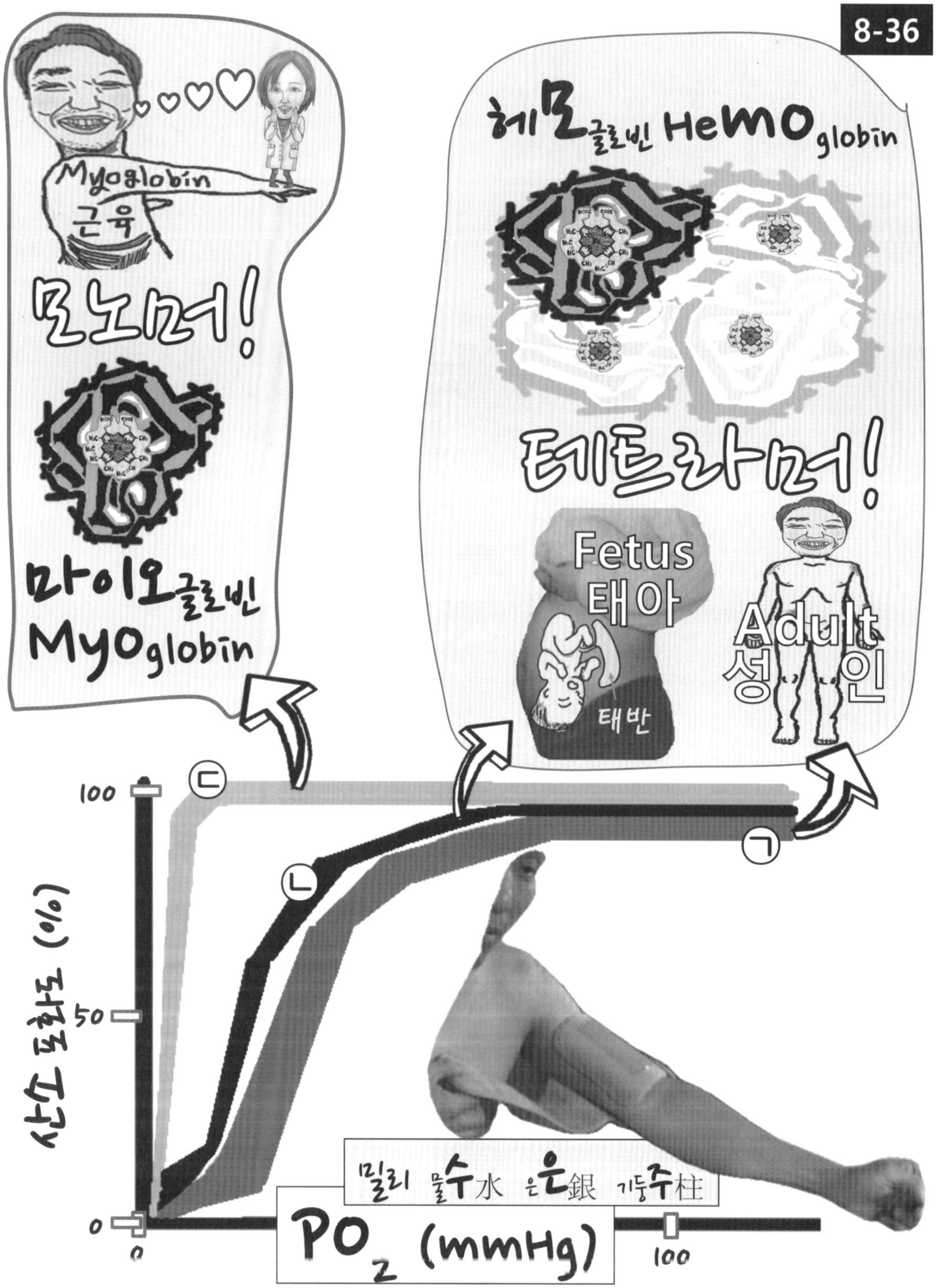
Myoglobin
근육
모노머!
마이오글로빈
Myoglobin
헤모글로빈 Hemoglobin
테트라머!
Fetus
태아
태반
Adult
성인
100
50
0
ㄷ
ㄴ
ㄱ
산소 포화도 (%)
밀리 물수水 은은銀 기둥주柱
PO_2 (mmHg)
0
100

8-37

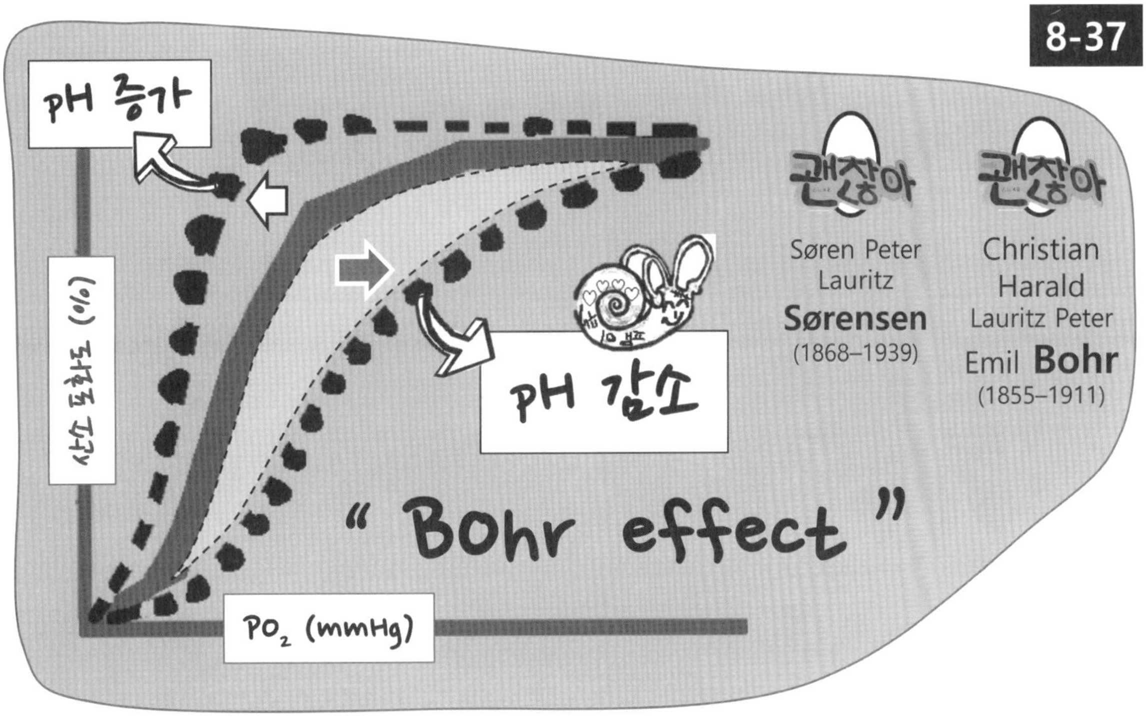

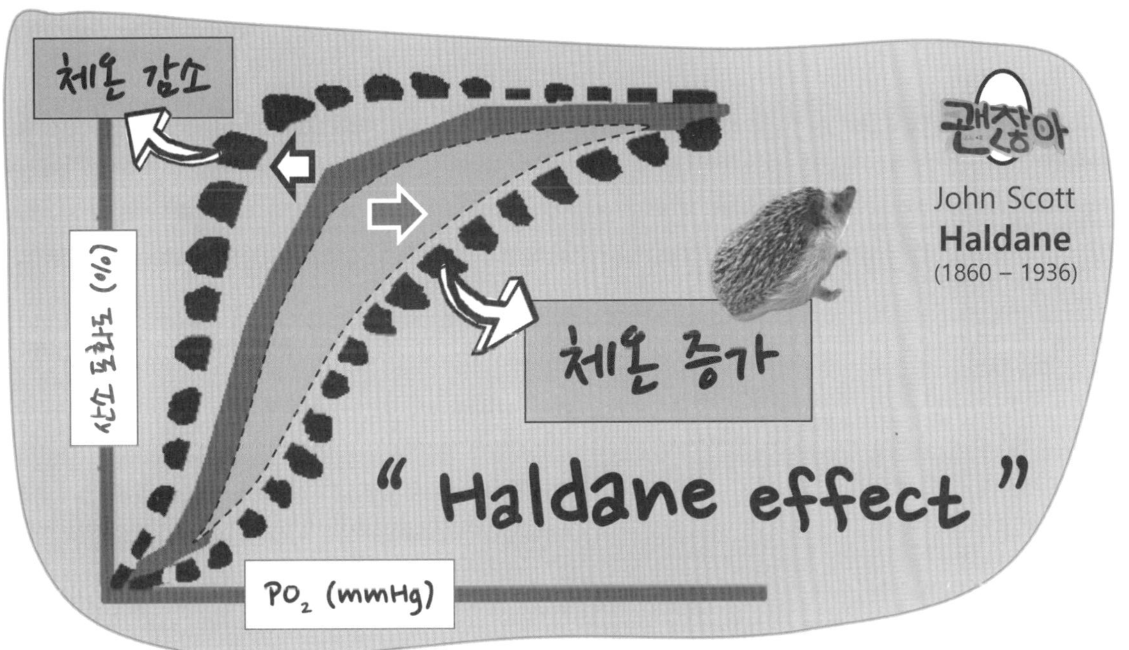

아하! 산소포화도 곡선이 체온 증가 와 pH 감소로 오른쪽으로 이동!
즉, 산소와 헴 사이 친화도 감소^^*

8-38

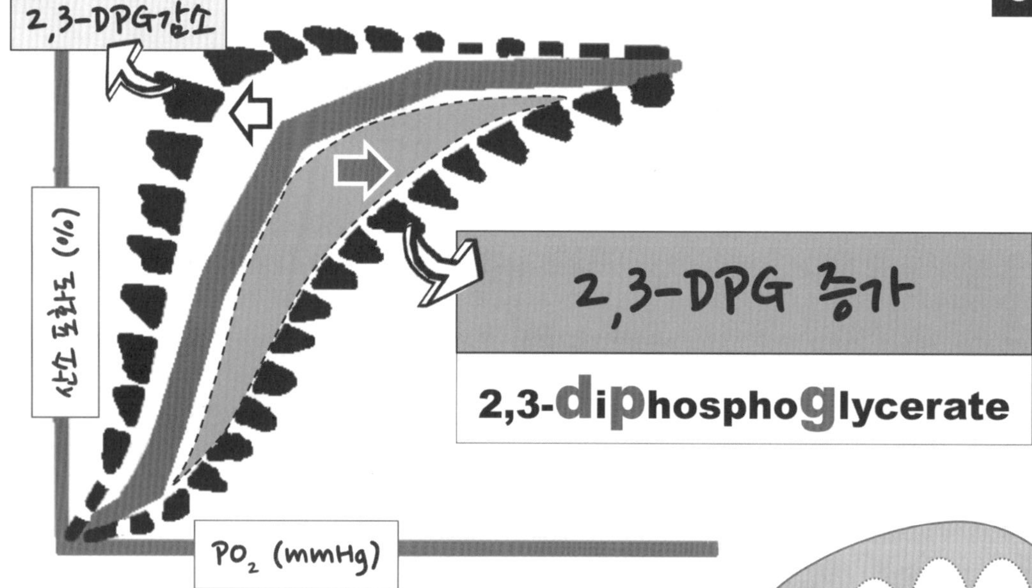

$$HbO_2 + 2,3\text{-DPG}$$
$$\rightarrow Hb\text{-}2,3\text{-DPG} + O_2$$

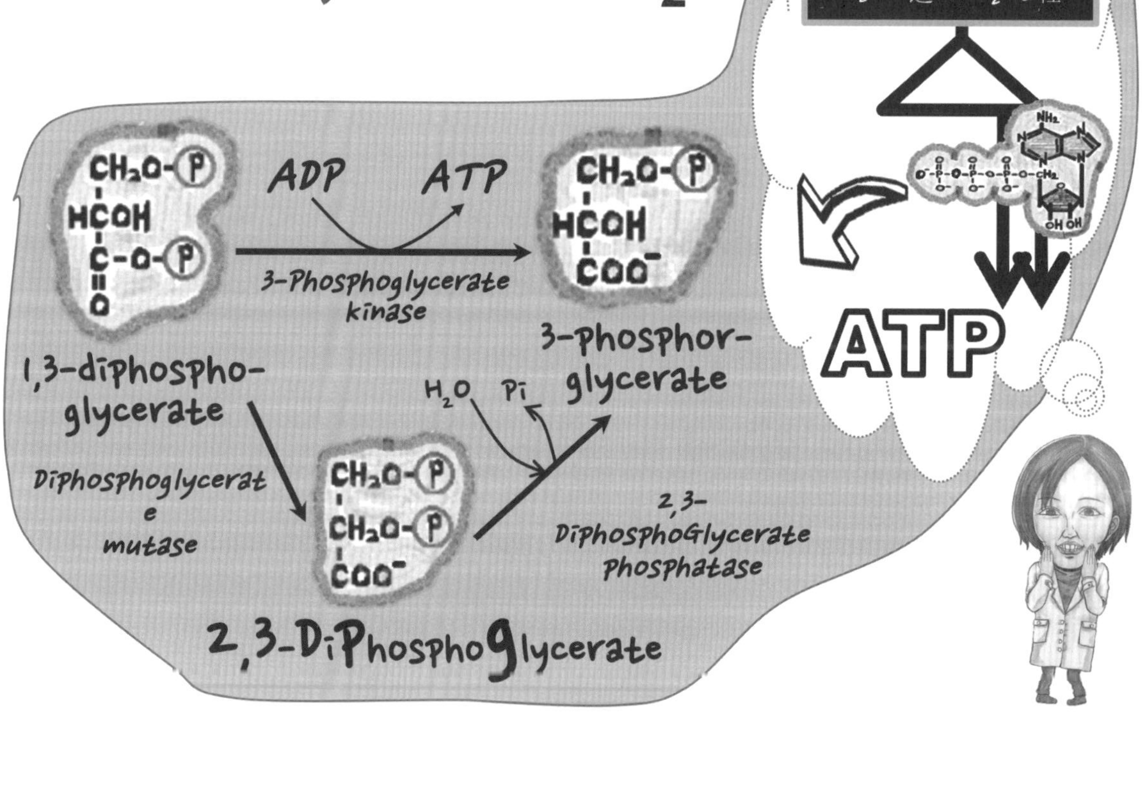

8-39

괜찮아

William
Henry
(1774 – 1836)

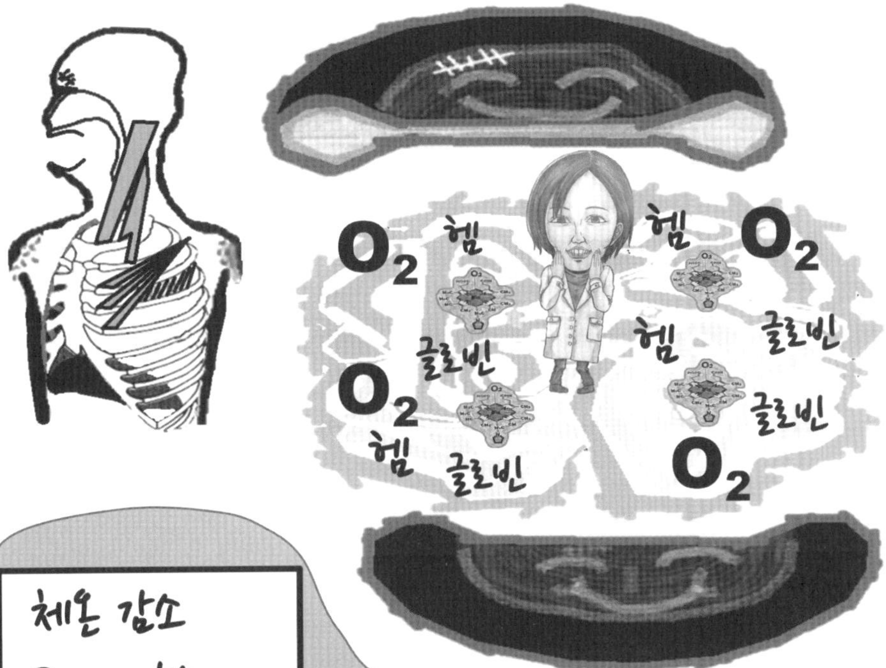

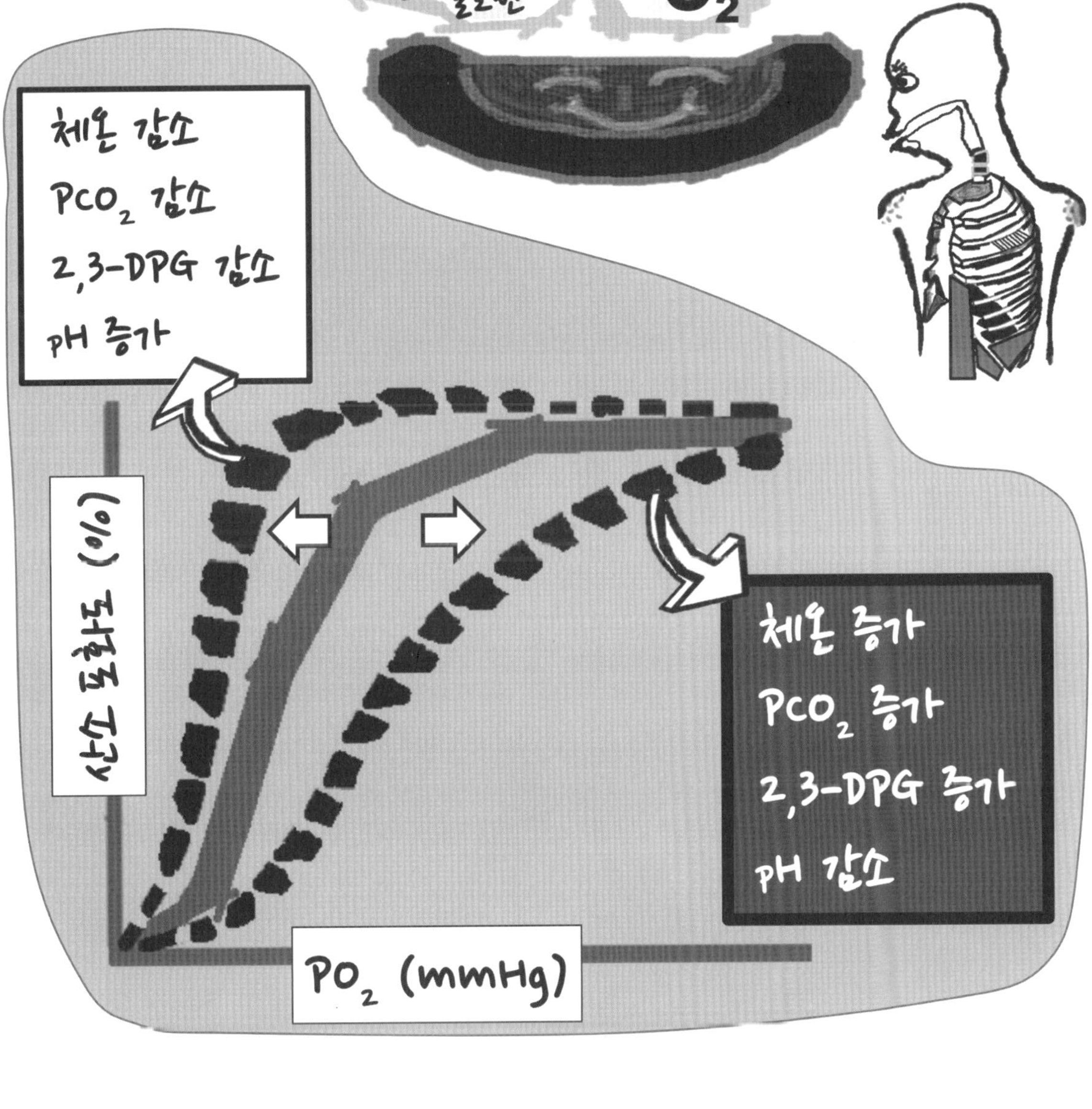

Gas exchange 기운 기 氣 몸 체 體 사귈 교 交 바꿀 환 換

8-40

허파 폐 肺-모세혈관 온전할 전 全 몸 신 身-모세혈관

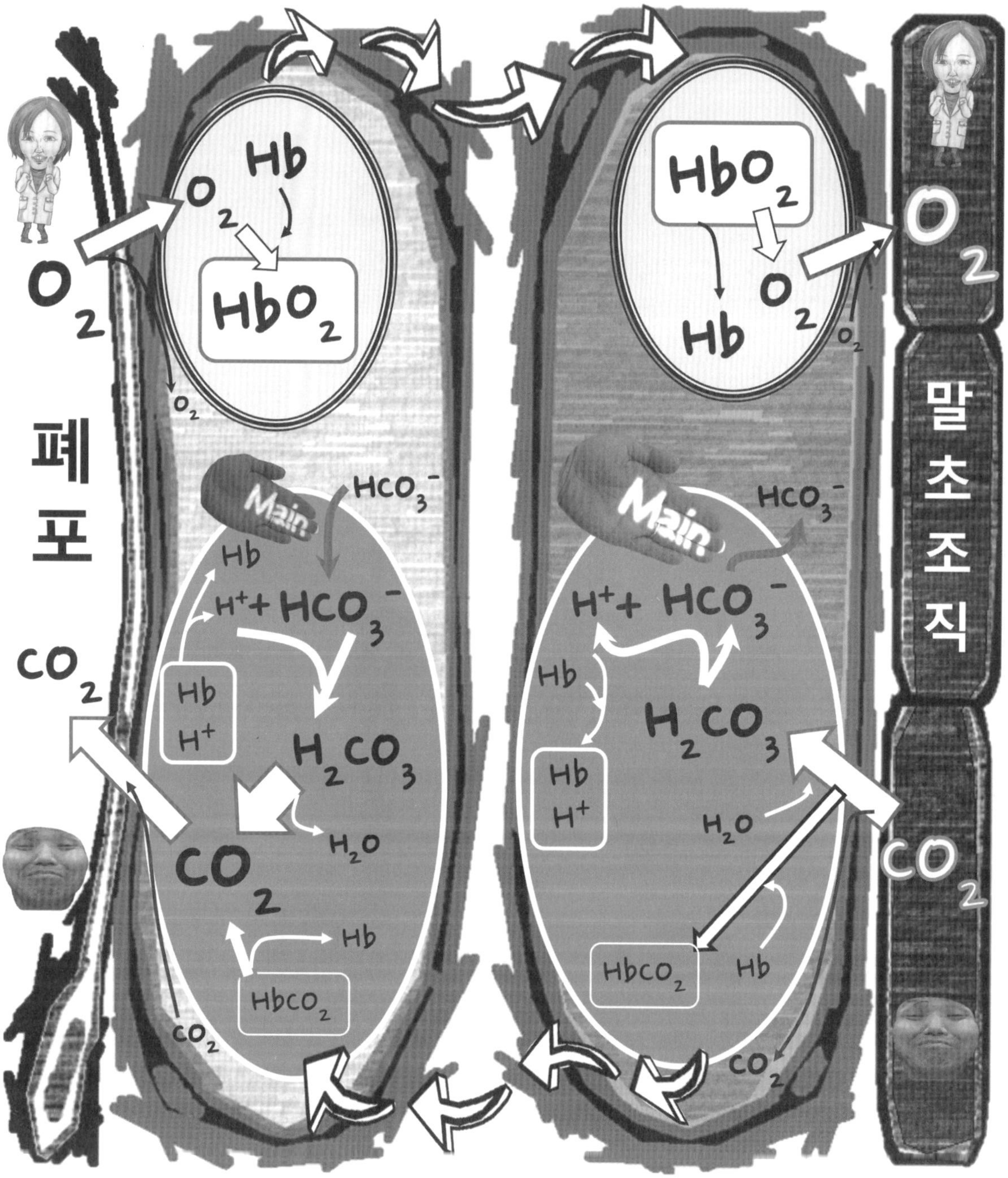

Chloride shift (염화물 이동) in CO_2 transport

8-41

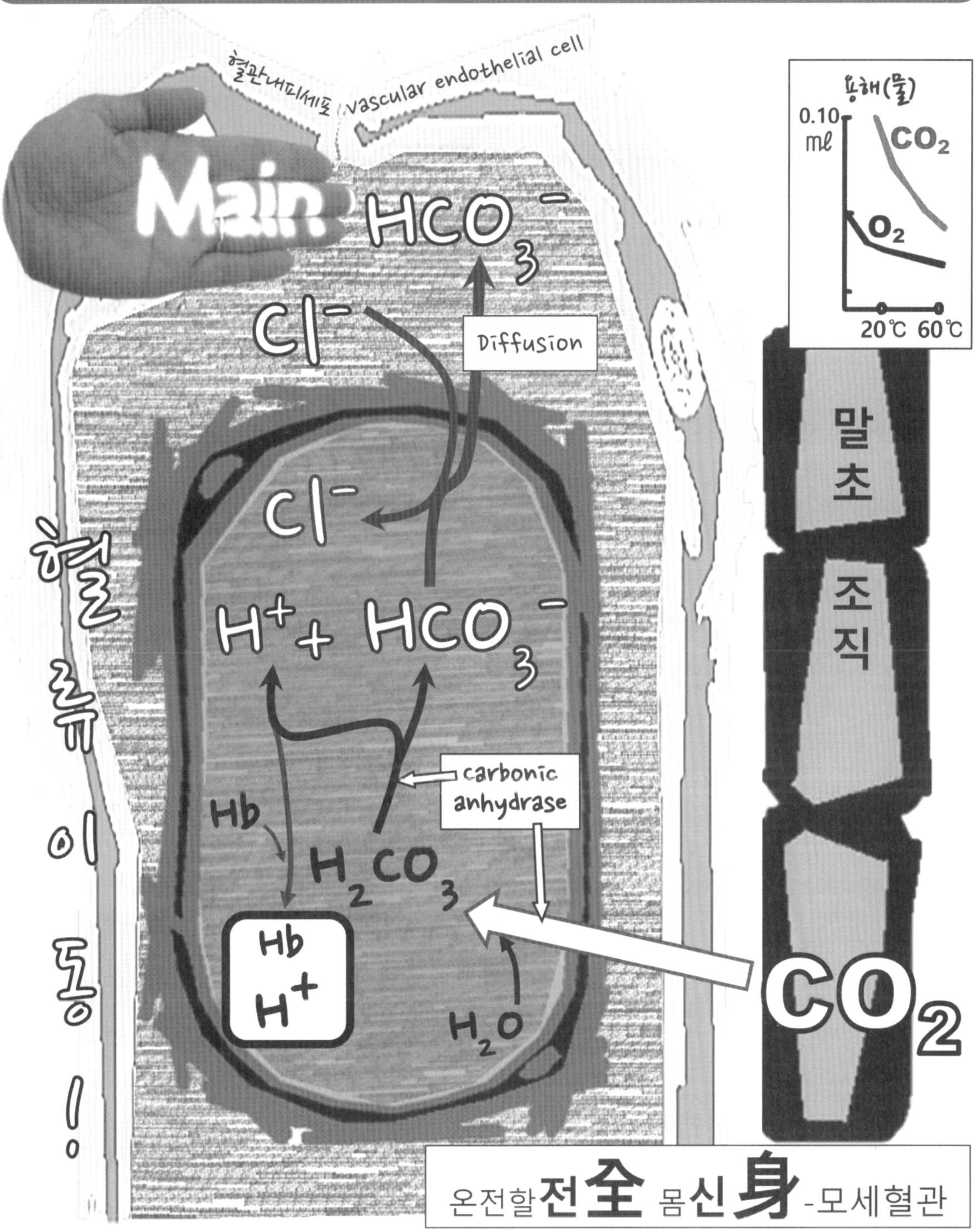

Chlorideshift (염화물 이동) in CO_2 transport

8-42

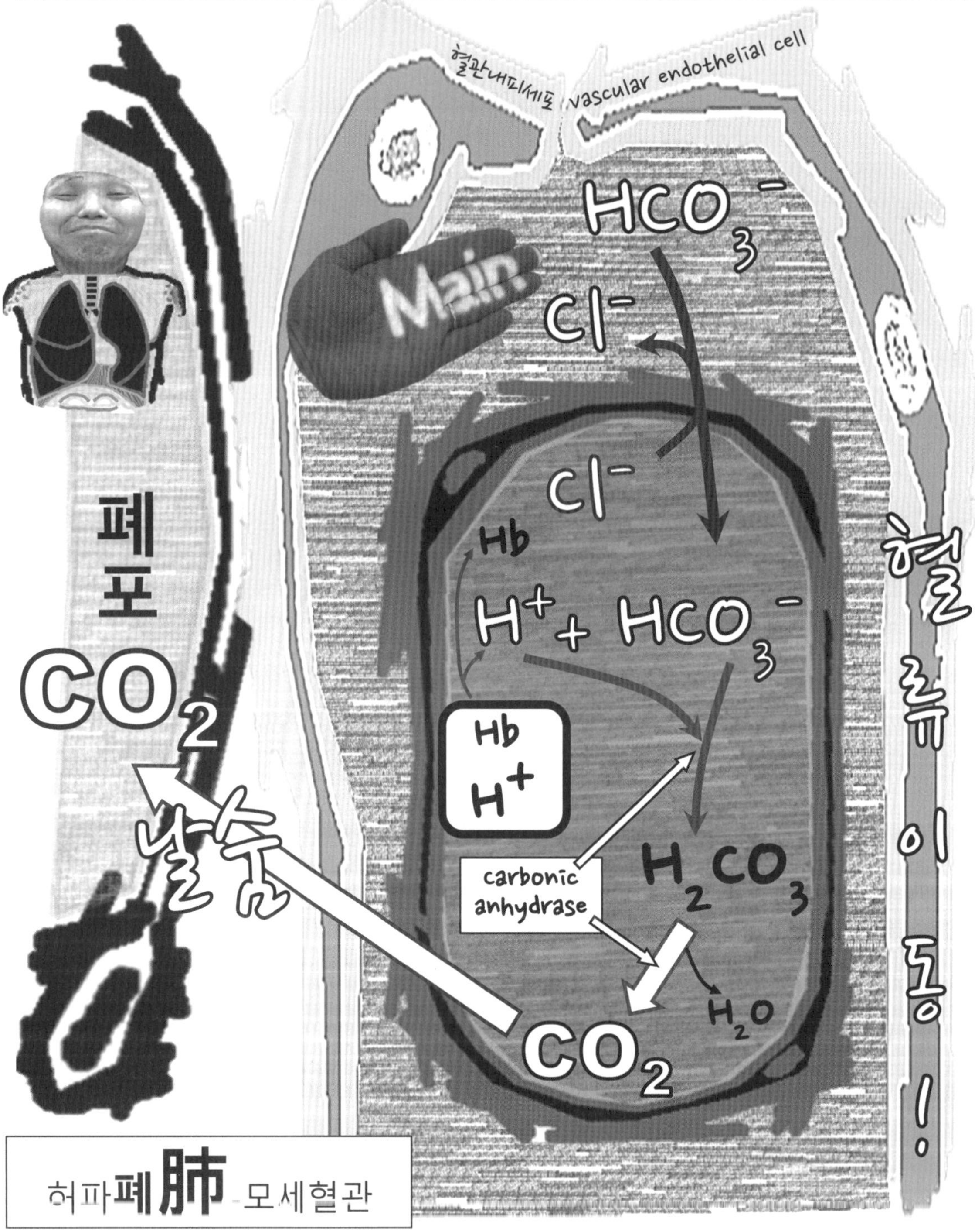

Chloride shift (염화물 이동) in CO_2 transport

8-43

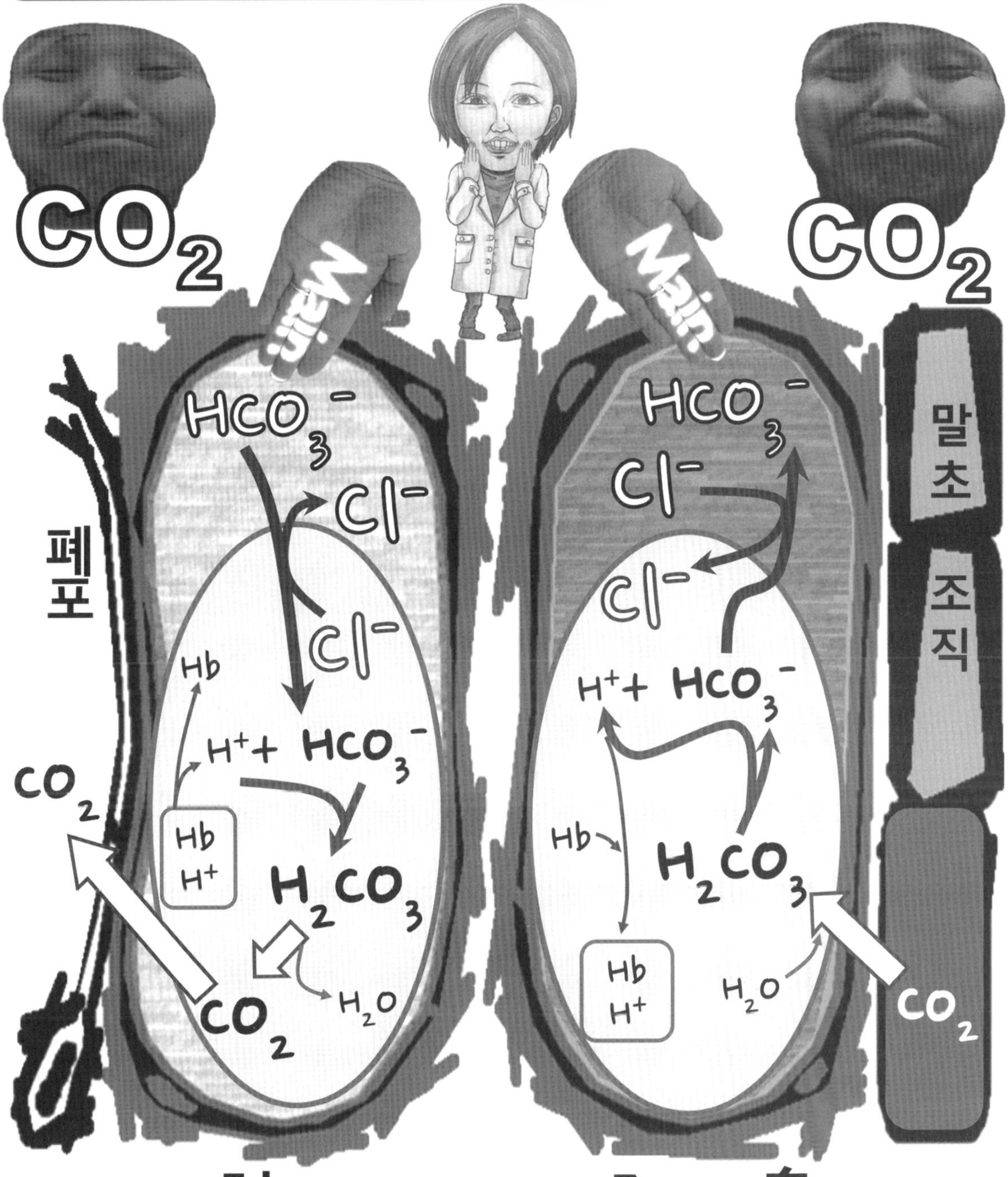

허파**폐肺**-모세혈관 온전할**전全** 몸**신身**-모세혈관

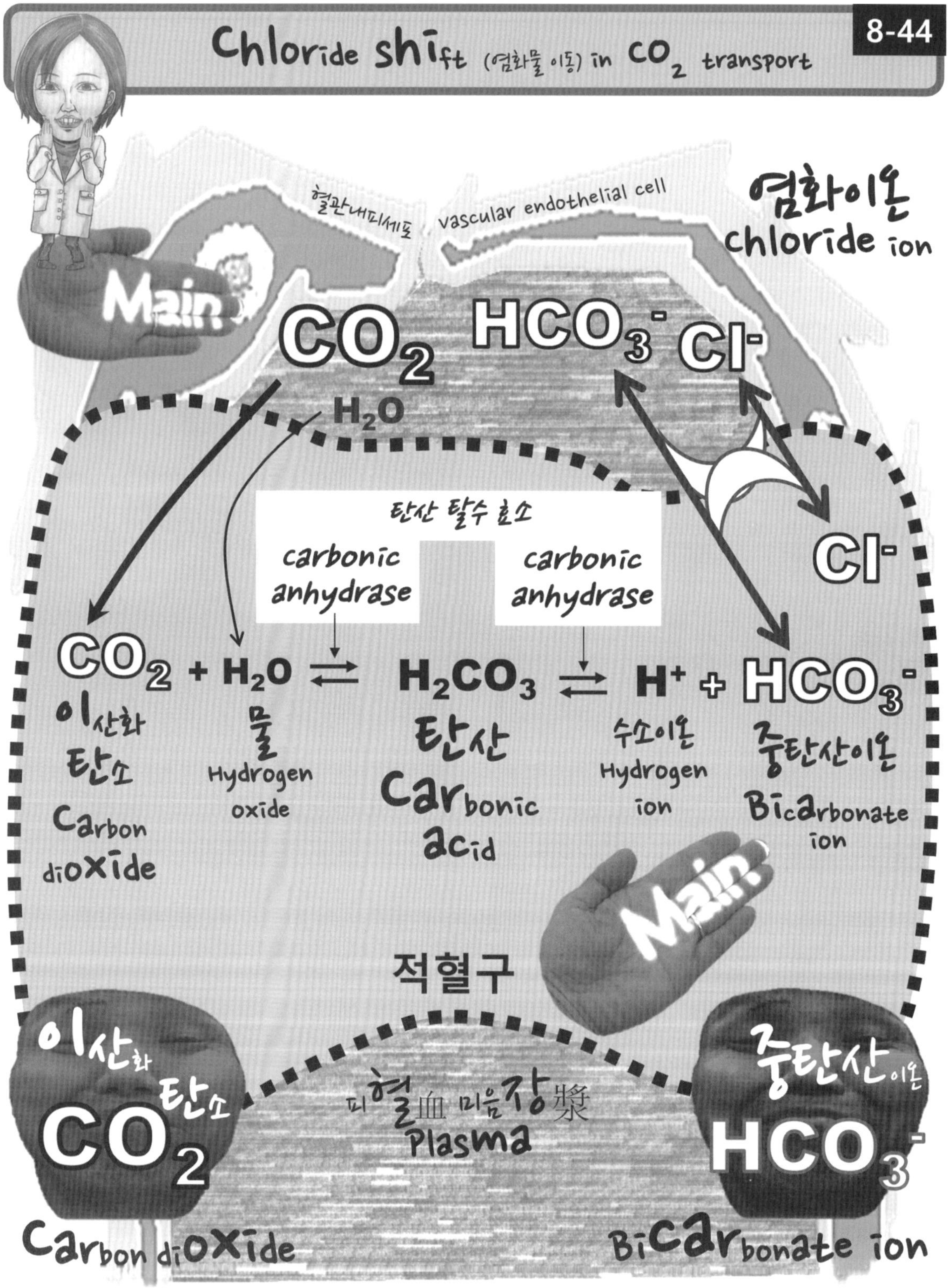
Chloride shift (염화물 이동) in CO_2 transport
8-44
혈관내피세포 vascular endothelial cell
염화이온 chloride ion
Main
CO_2
H_2O
HCO_3^-
Cl^-
탄산 탈수 효소
carbonic anhydrase
carbonic anhydrase
$CO_2 + H_2O \rightleftarrows H_2CO_3 \rightleftarrows H^+ + HCO_3^-$
이산화탄소 Carbon dioxide
물 Hydrogen oxide
탄산 Carbonic acid
수소이온 Hydrogen ion
중탄산이온 Bicarbonate ion
Cl^-
Main
적혈구
피혈血 미음장漿 Plasma
이산화탄소 CO_2 Carbon dioxide
중탄산이온 HCO_3^- Bicarbonate ion

8-45

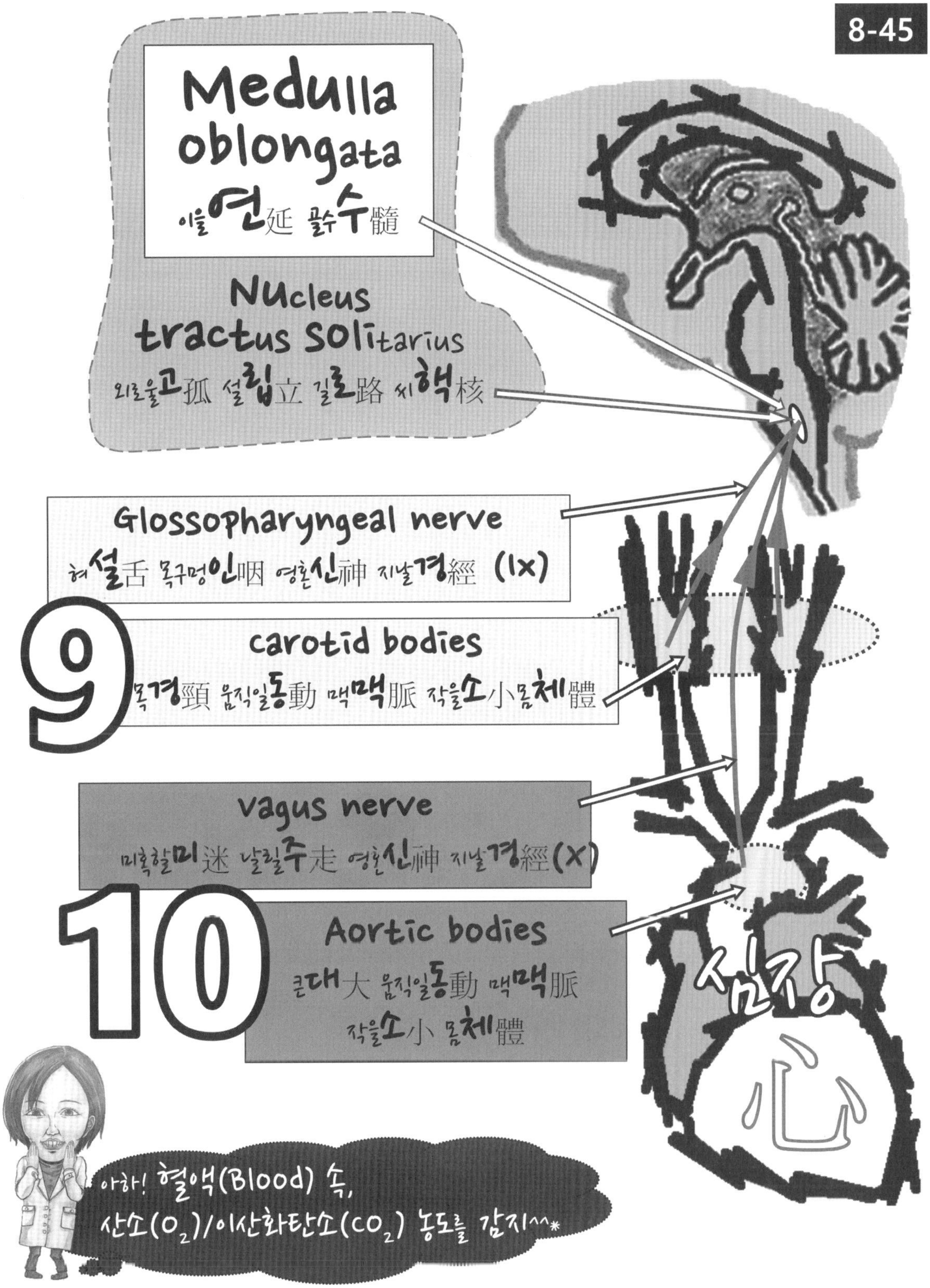
Medulla oblongata
이을연延 골수수髓
Nucleus tractus solitarius
외로울고孤 설립立 길로路 씨핵核
Glossopharyngeal nerve
혀설舌 목구멍인咽 영혼신神 지날경經 (IX)
9
carotid bodies
목경頸 움직일동動 맥맥脈 작을소小 몸체體
vagus nerve
미혹할미迷 달릴주走 영혼신神 지날경經(X)
10
Aortic bodies
큰대大 움직일동動 맥맥脈 작을소小 몸체體
심장
心
아하! 혈액(Blood) 속,
산소(O_2)/이산화탄소(CO_2) 농도를 감지^^*

8-46

"Perfusion 물댈관灌 흐를류流, 혈류, Q"과

"ventilation 바꿀환換 기운기氣, 폐포-공기, V_A"

P_AO_2

Alveolar oxygen partial pressure

폐포(A)산소분압

허파폐肺 태보포胞 실산酸 흴소素 나눌분分 누를압壓

P_aO_2

arterial Oxygen partial pressure

동맥혈산소분압

동動 맥脈 혈血(a) 산酸 소素 분分 압壓

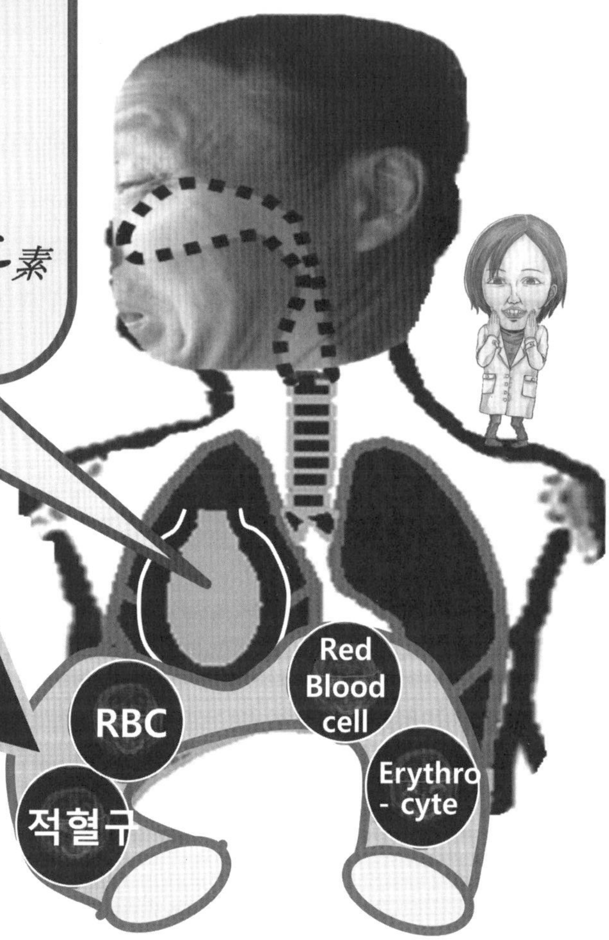

"Perfusion 물댈관灌 흐를류流, 혈류, Q" 과 "ventilation 바꿀환換 기운기氣, 폐포-공기, V_A" 8-47

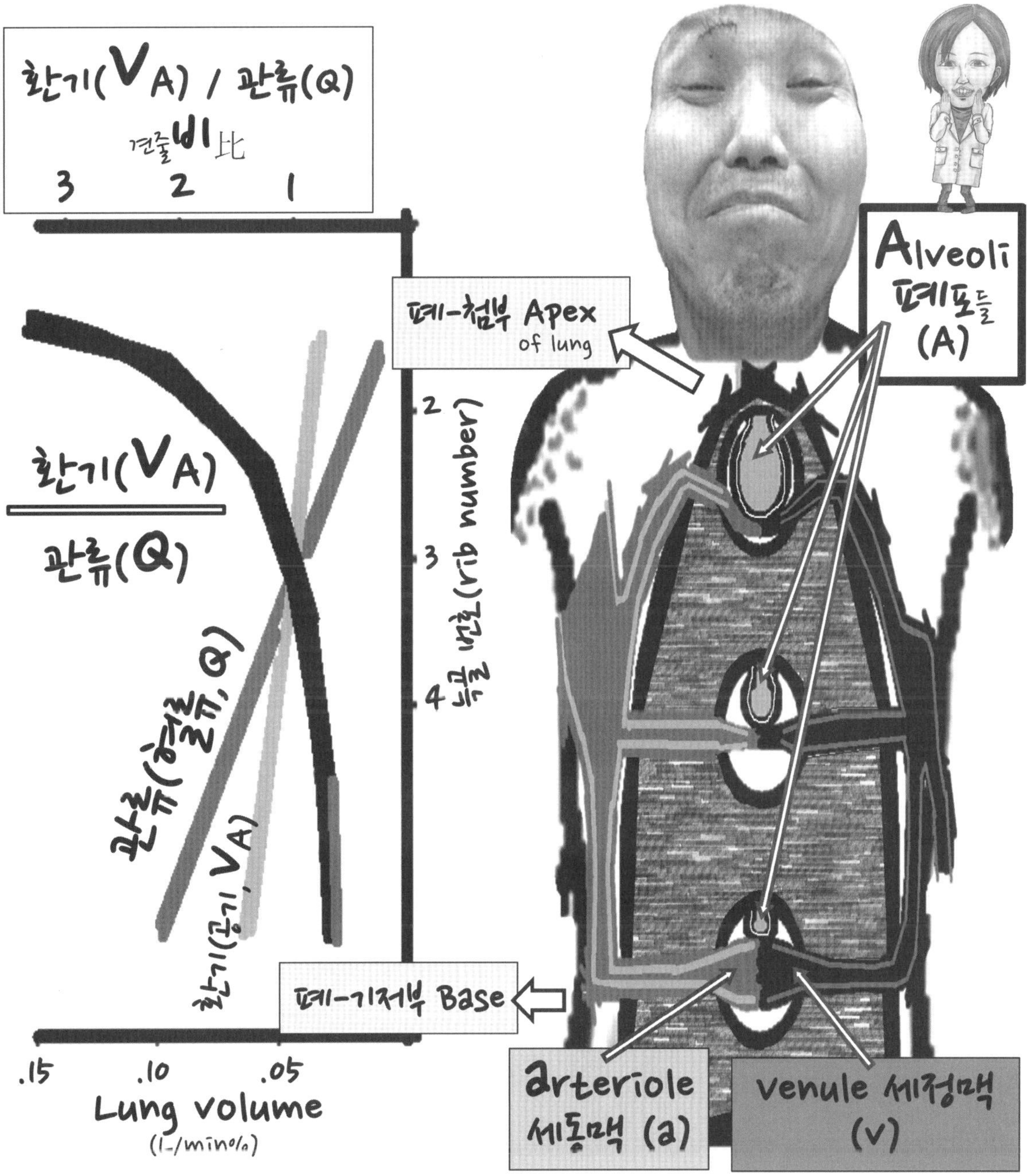

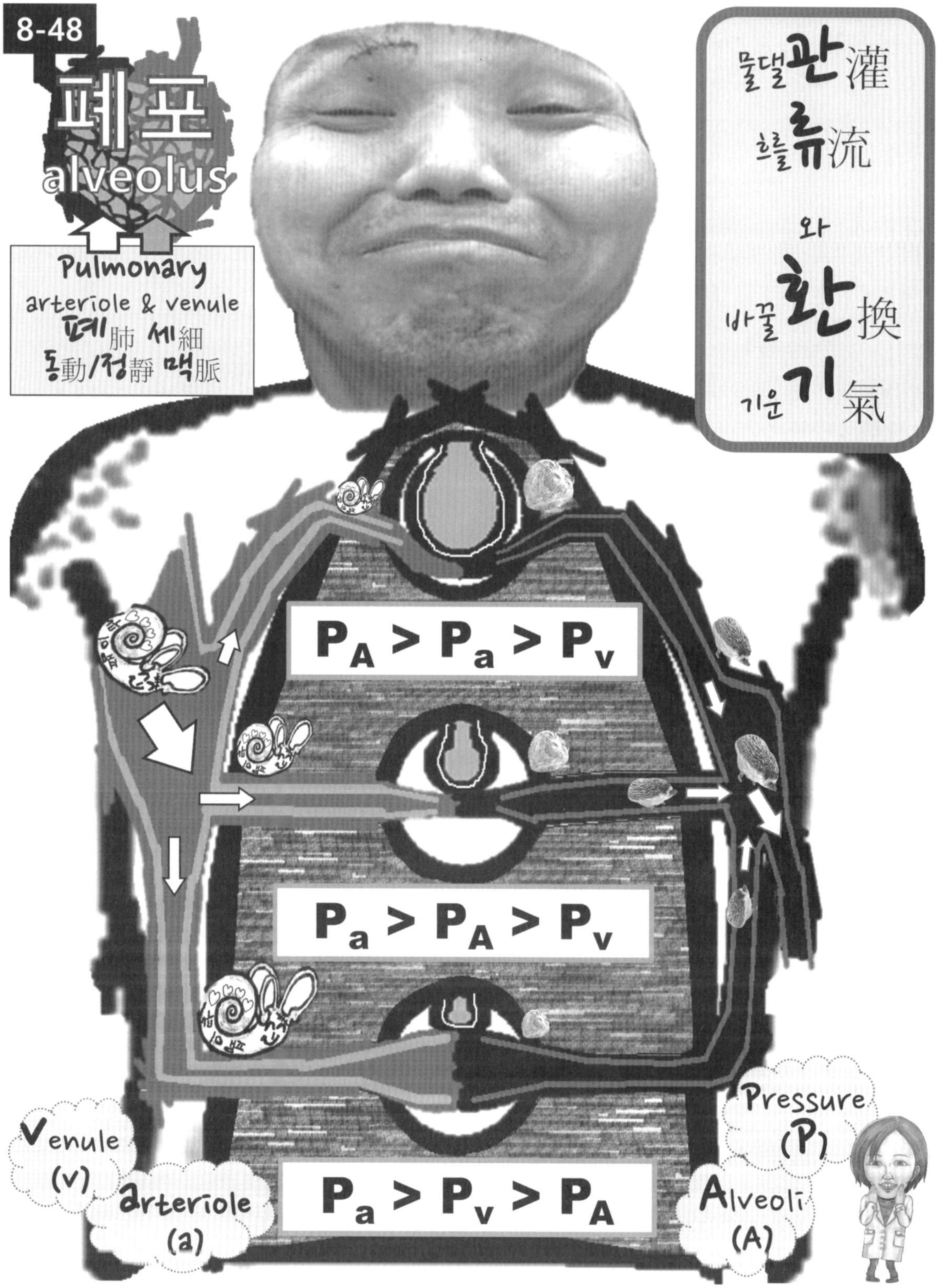
8-48
폐포
alveolus
Pulmonary
arteriole & venule
폐肺 세細
동動/정靜 맥脈
물댈관灌
흐를류流
와
바꿀환換
기운기氣
$P_A > P_a > P_v$
$P_a > P_A > P_v$
$P_a > P_v > P_A$
Venule
(v)
arteriole
(a)
Pressure
(P)
Alveoli
(A)

8-49

Spirometer

허파 폐肺 살 활活 헤아릴 량量 셈할 계計

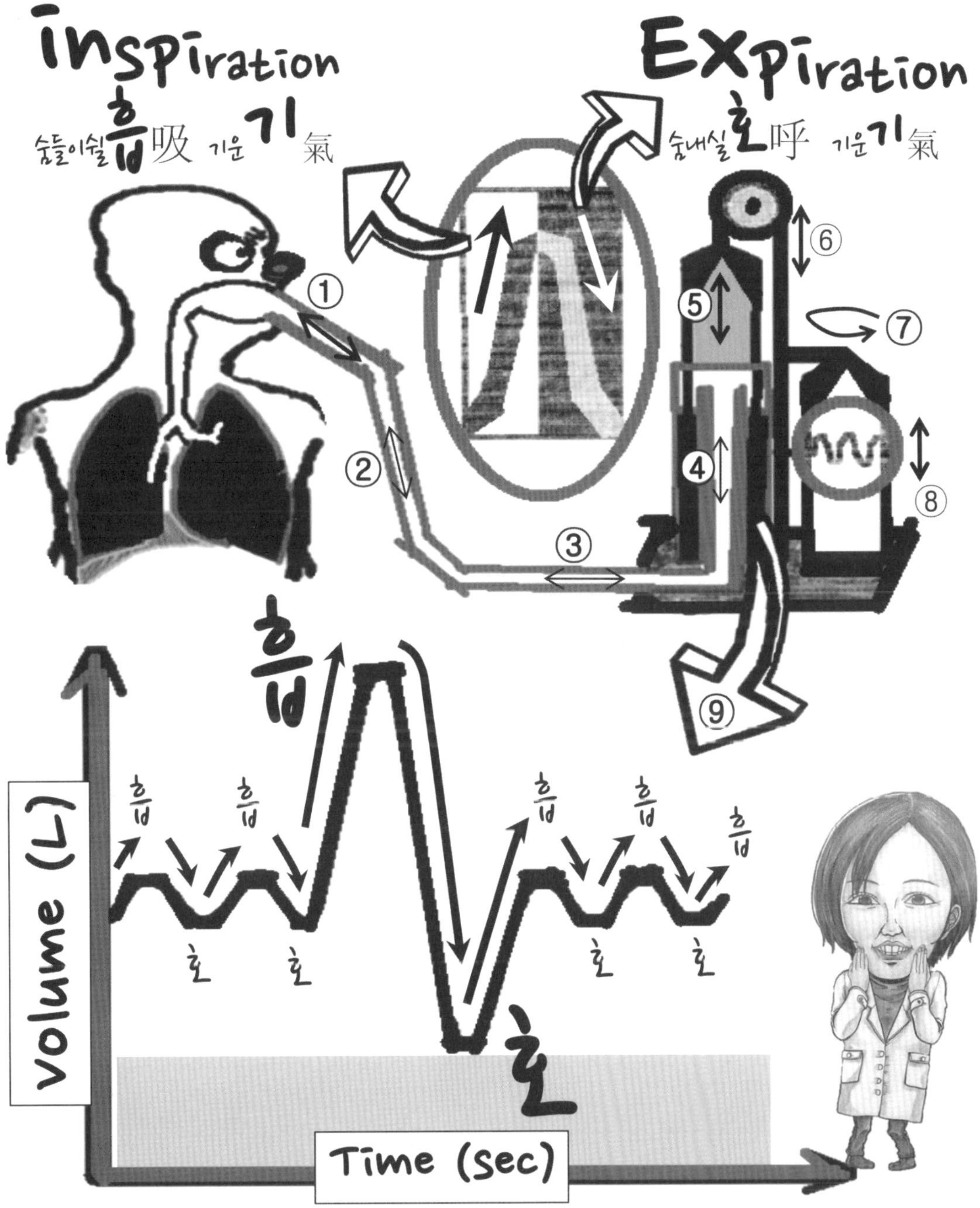

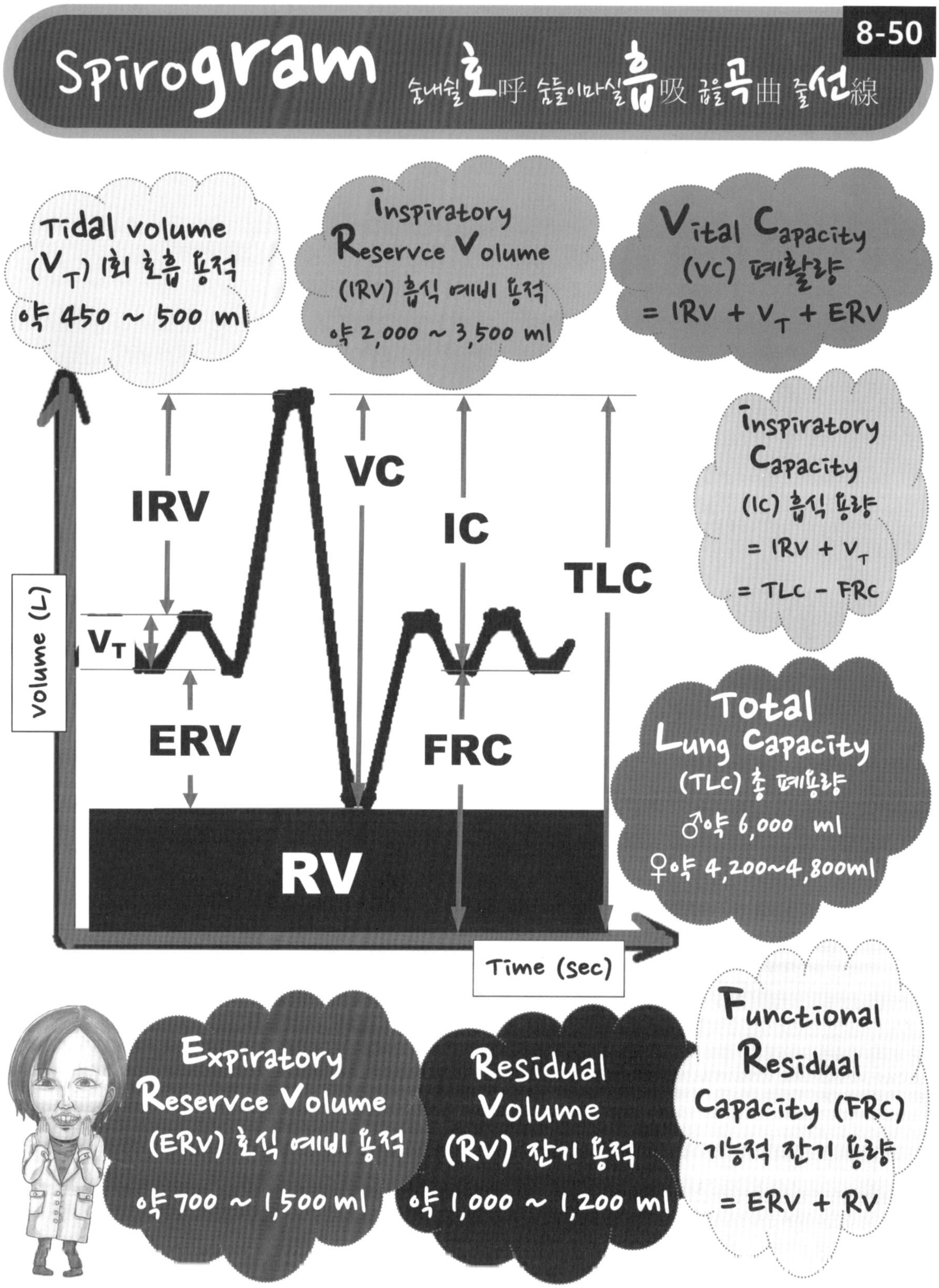
8-50
Spirogram 숨내쉴 호呼 숨들이마실 흡吸 굽을 곡曲 줄 선線
Tidal volume (VT) 1회 호흡 용적 약 450 ~ 500 ml
Inspiratory Reservce Volume (IRV) 흡식 예비 용적 약 2,000 ~ 3,500 ml
Vital Capacity (VC) 폐활량 = IRV + VT + ERV
Inspiratory Capacity (IC) 흡식 용량 = IRV + VT = TLC - FRC
Total Lung Capacity (TLC) 총 폐용량 ♂약 6,000 ml ♀약 4,200~4,800ml
Functional Residual Capacity (FRC) 기능적 잔기 용량 = ERV + RV
Expiratory Reservce Volume (ERV) 호식 예비 용적 약 700 ~ 1,500 ml
Residual Volume (RV) 잔기 용적 약 1,000 ~ 1,200 ml
IRV
VT
ERV
VC
IC
FRC
TLC
RV
Volume (L)
Time (sec)

8-51

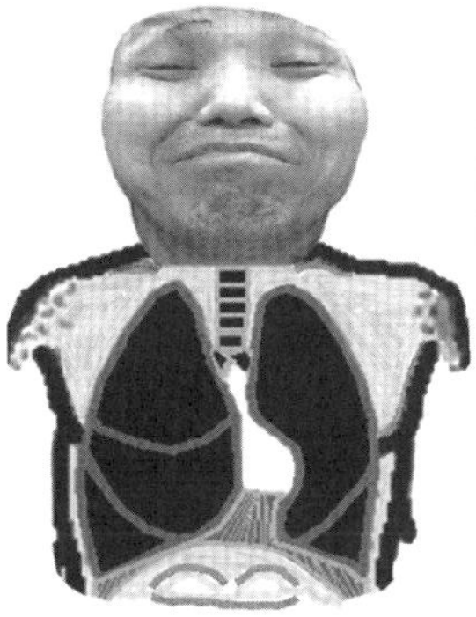

Total Lung Capacity (TLC)

거느릴**총**總 허파**폐**肺 담을**용**容 헤아릴**량**量

♂약 6,000 ml ↔ ♀약 4,200~ 4,800 ml

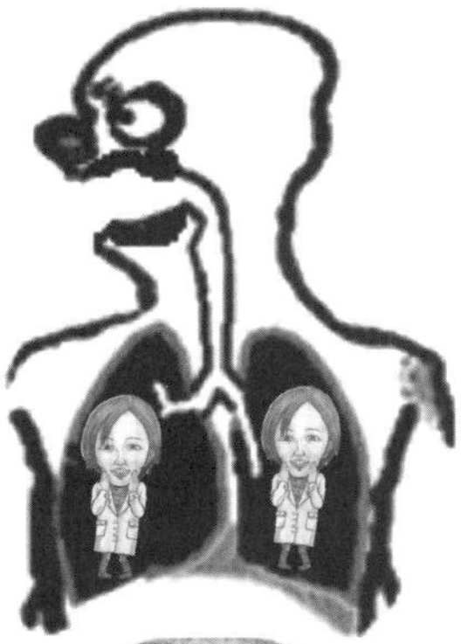

Vital capacity (VC)

허파**폐**肺 살**활**活 헤아릴**량**量

= IRV + V_T + ERV

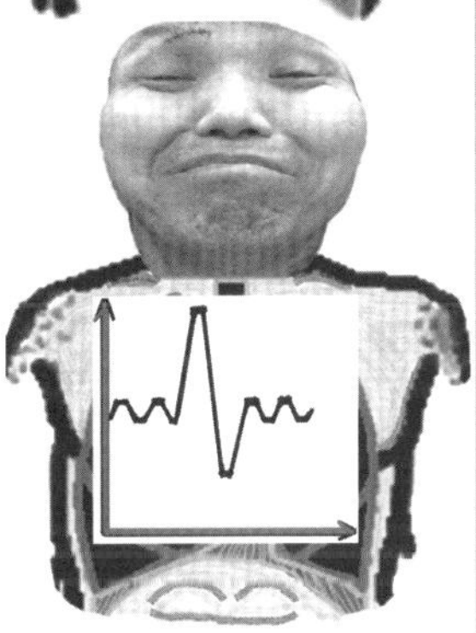

Inspiratory Capacity
흡식 용량
(IC)
= IRV + V_T
= TLC − FRC

Inspiratory Reservce volume (IRV)
들이마실**흡**吸 숨쉴**식**息 예비 용적
약 2,000 ~ 3,500 ml

Tidal volume (V_T)
1 회 **호**呼 **흡**吸 담을**용**容 쌓을**적**積
약 450 ~ 약 500 ml

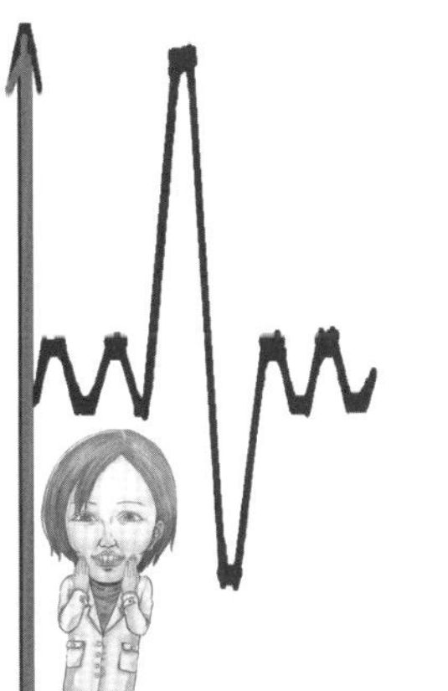

Functional Residual capacity (FRC)
기능적 잔기용량
= ERV + RV

Expiratory Reservce volume (ERV)
숨내쉴**호**呼 숨쉴**식**息 예비 용적
약 700 ~ 1,500 ml

Residual volume (RV)
잔인할**잔**殘 기운**기**氣 용적
약 1,000 ~ 1,200 ml

8-52

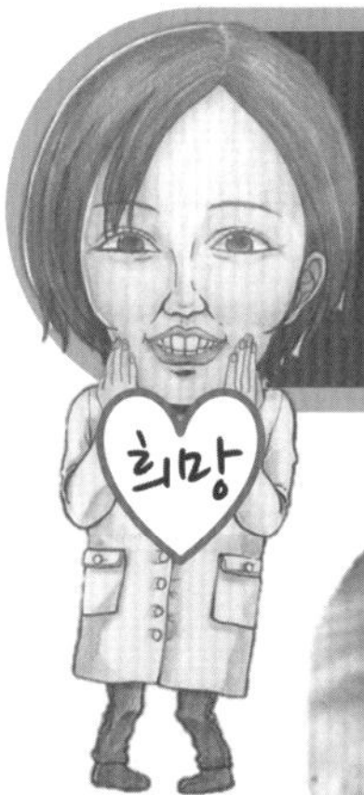

Control of Respiration

숨내쉴**호**呼 숨들이마실**흡**吸 고를**조**調 마디**절**節

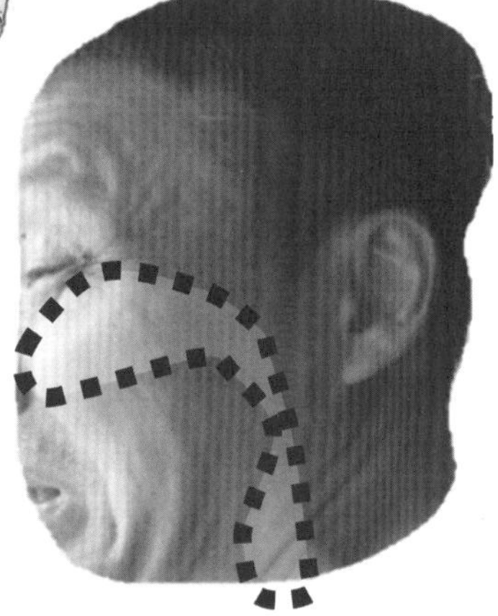

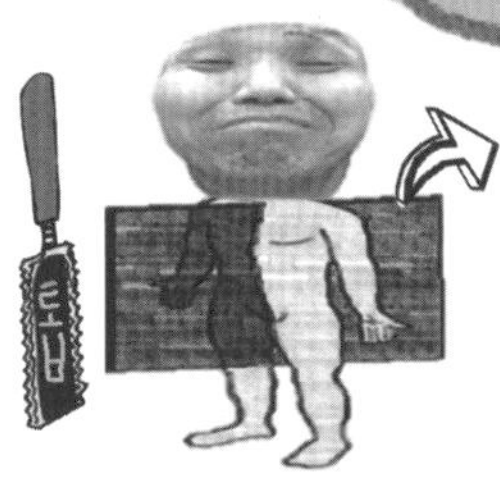

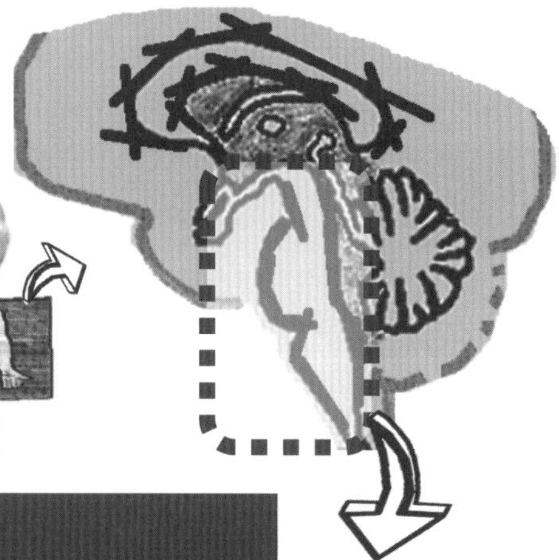

Pons 다리**교**橋 뇌**뇌**腦

Pontine respiratory centers

뇌**뇌**腦 다리**교**橋 숨내쉴**호**呼 숨들이쉴**흡**吸 가운데**중**中 지도리**추**樞

Medulla oblongata

이을**연**延 골수**수**髓

respiratory rhythmicity center

호흡 돌**주**週 기약할**기**期 **중추**

ㄴ ventral respiratory group

배**복**腹 곁**측**側 호흡 무리**군**群 (= VRG)

ㄱ Dorsal respiratory group

등**배**背 곁**측**側 호흡 무리**군**群 (= DRG)

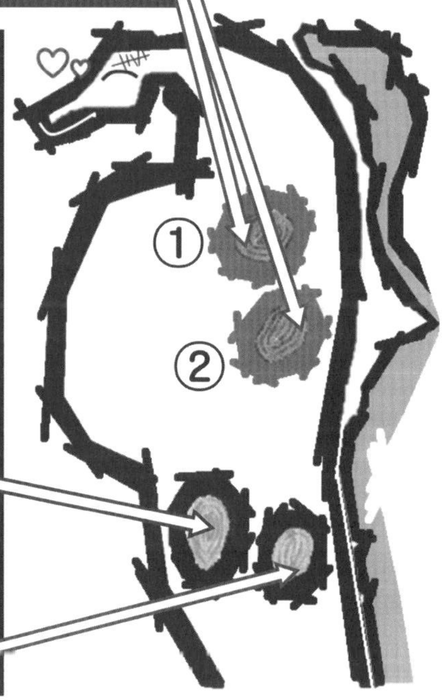

8-53

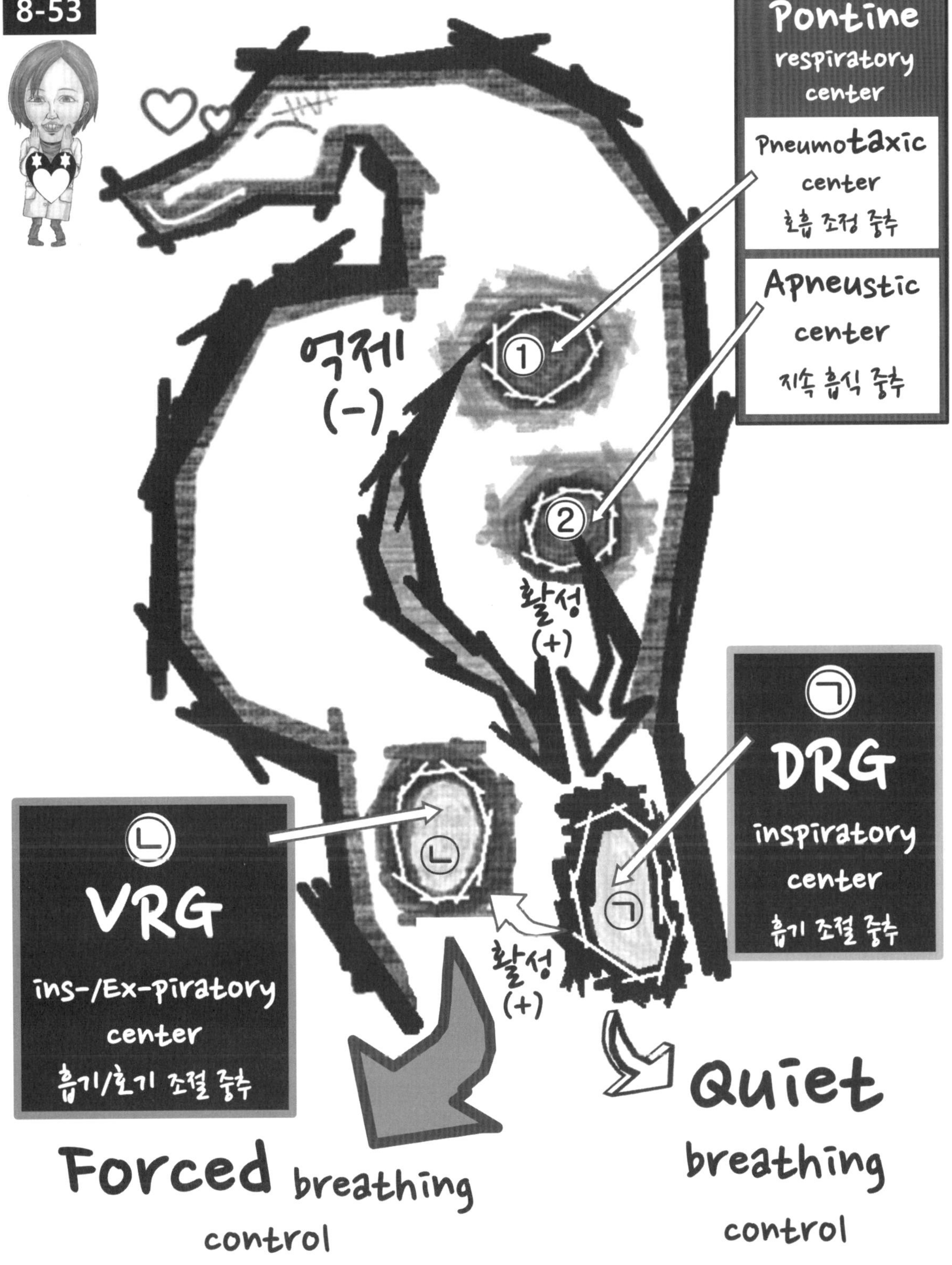
Pontine respiratory center
Pneumotaxic center
호흡 조정 중추
Apneustic center
지속 흡식 중추
①
②
억제 (-)
활성 (+)
ㄱ
DRG
inspiratory center
흡기 조절 중추
ㄴ
VRG
ins-/Ex-piratory center
흡기/호기 조절 중추
활성 (+)
Forced breathing control
Quiet breathing control

8-54

Quiet breathing

쉴 휴休 숨쉴 식息 때 시時 호흡!

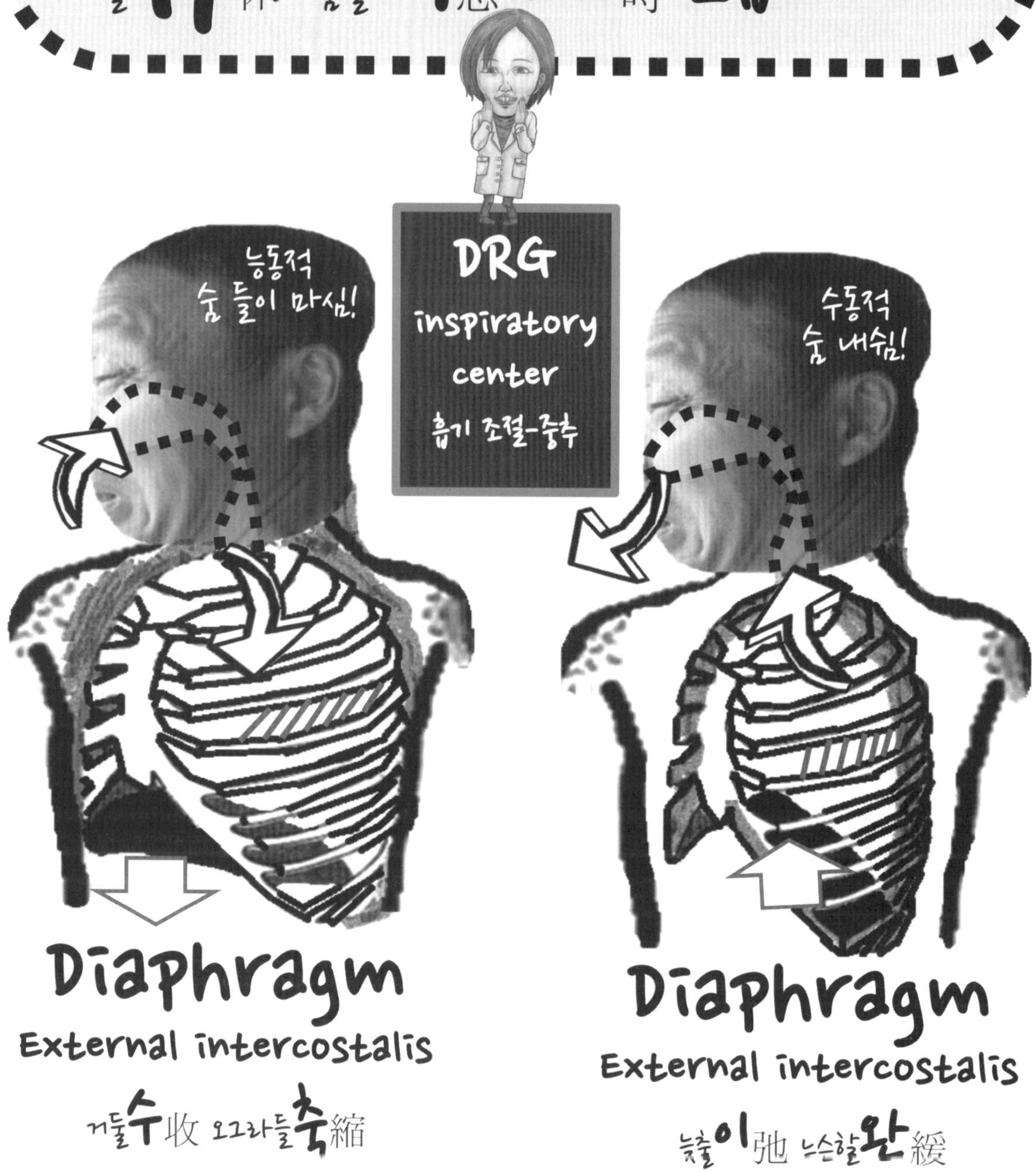

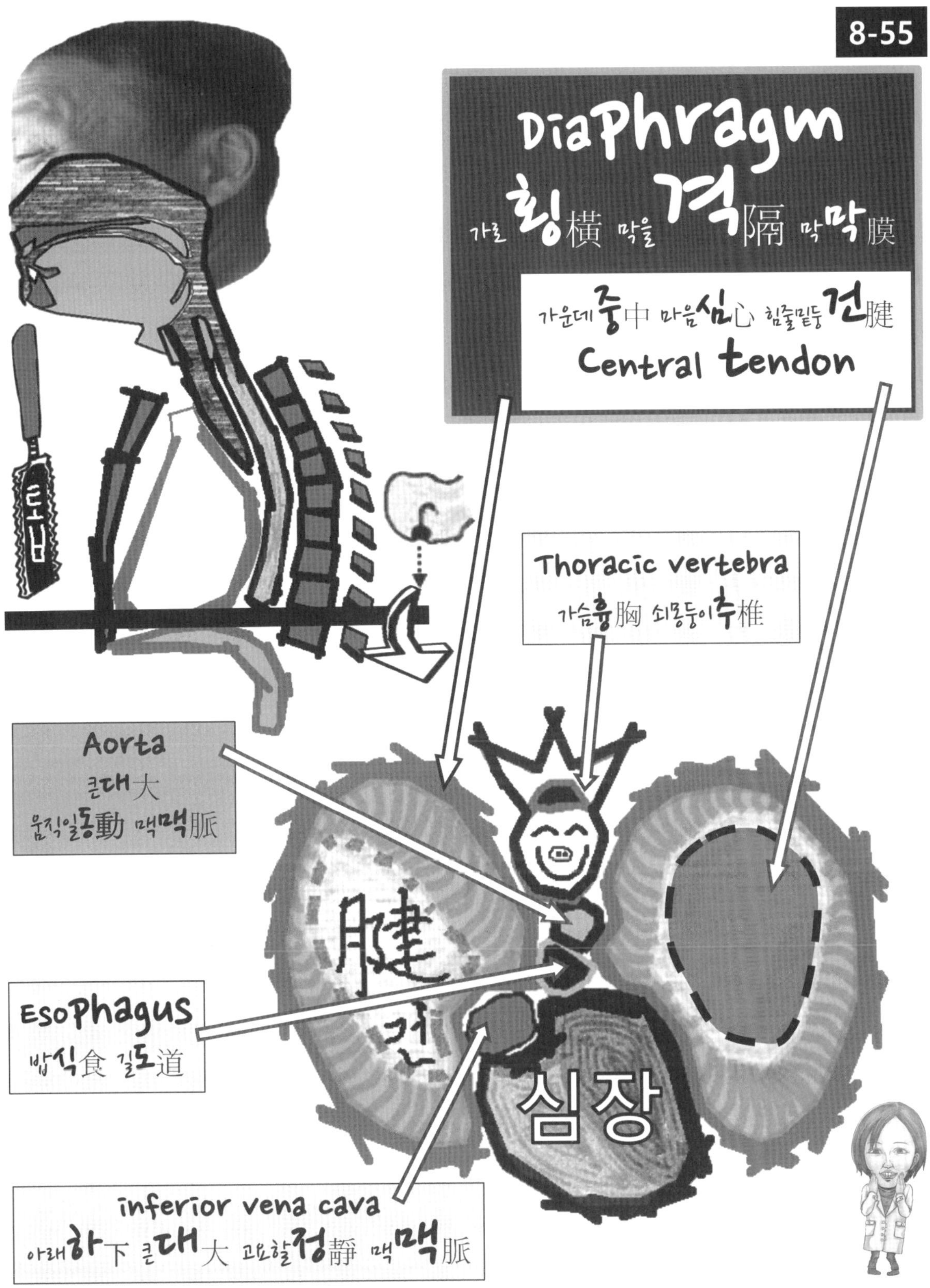
8-55
DiaPhragm
가로 횡橫 막을 격隔 막 막膜
가운데 중中 마음 심心 힘줄밑둥 건腱
Central tendon
Thoracic vertebra
가슴 흉胸 쇠몽둥이 추椎
Aorta
큰 대大
움직일 동動 맥 맥脈
腱
건
심장
Esophagus
밥 식食 길 도道
inferior vena cava
아래 하下 큰 대大 고요할 정靜 맥 맥脈

8-56

Forced breathing
노력성 흡기

힘쓸 努 힘 力 성품 性 숨 들이 쉴 吸!

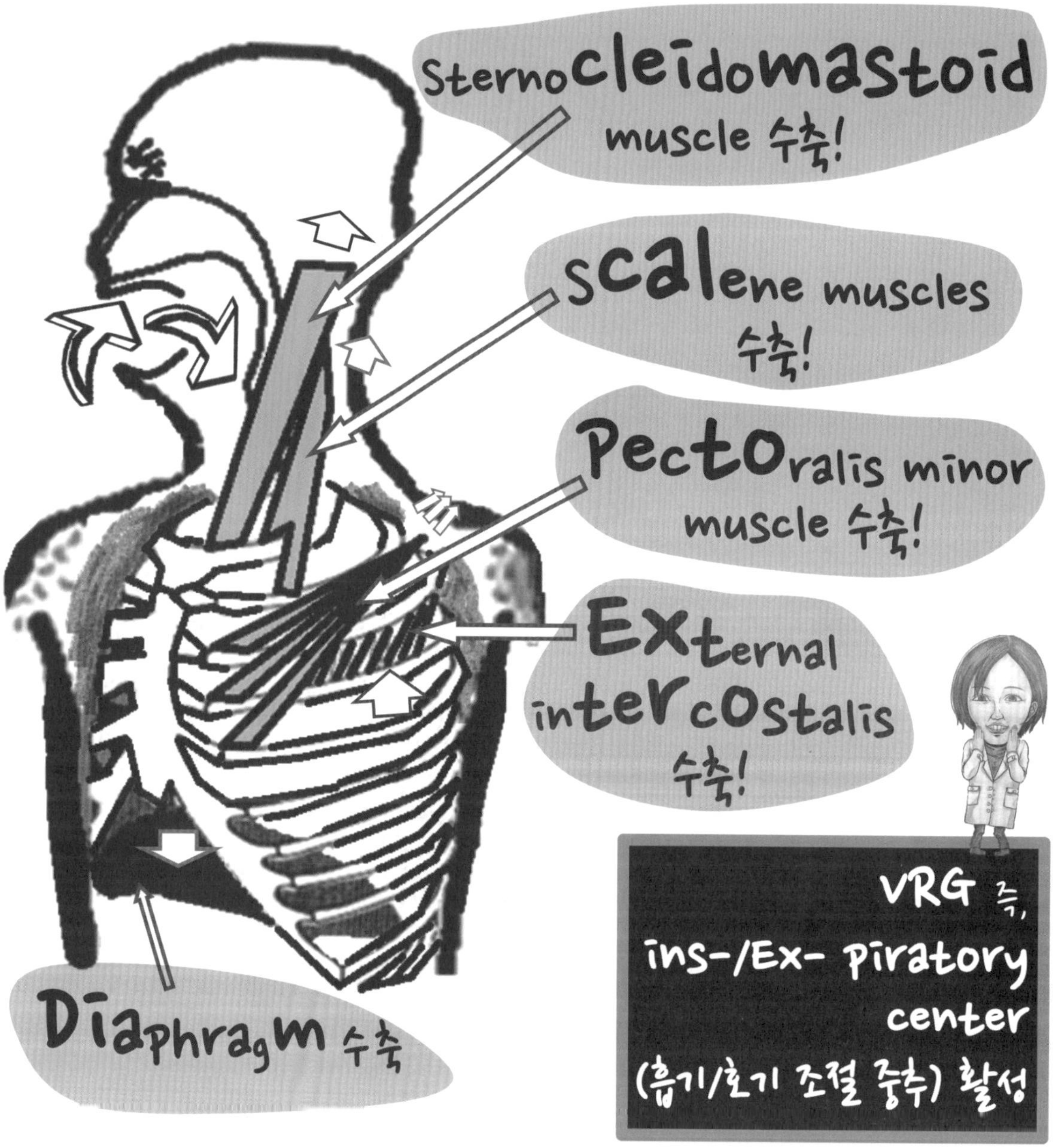

힘쓸노努 힘력力 성품성性 들이쉴흡吸!

8-57

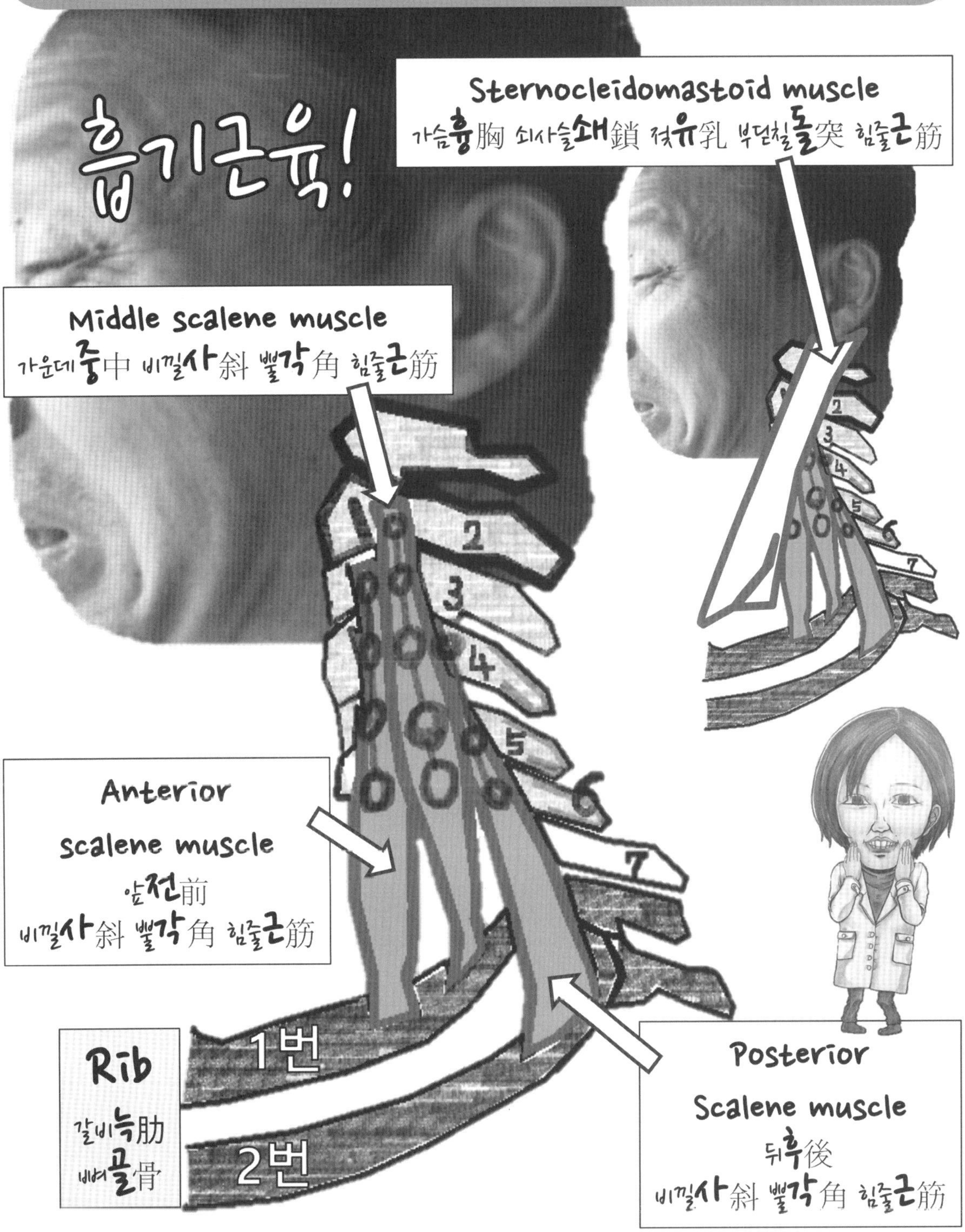

8-58

Forced breathing 노력성 호

힘쓸 노 努 힘 력 力 성품 성 性 숨 내쉴 호 呼!

VRG 즉, ins-/Ex- piratory center (흡기/호기 조절 중추) 활성

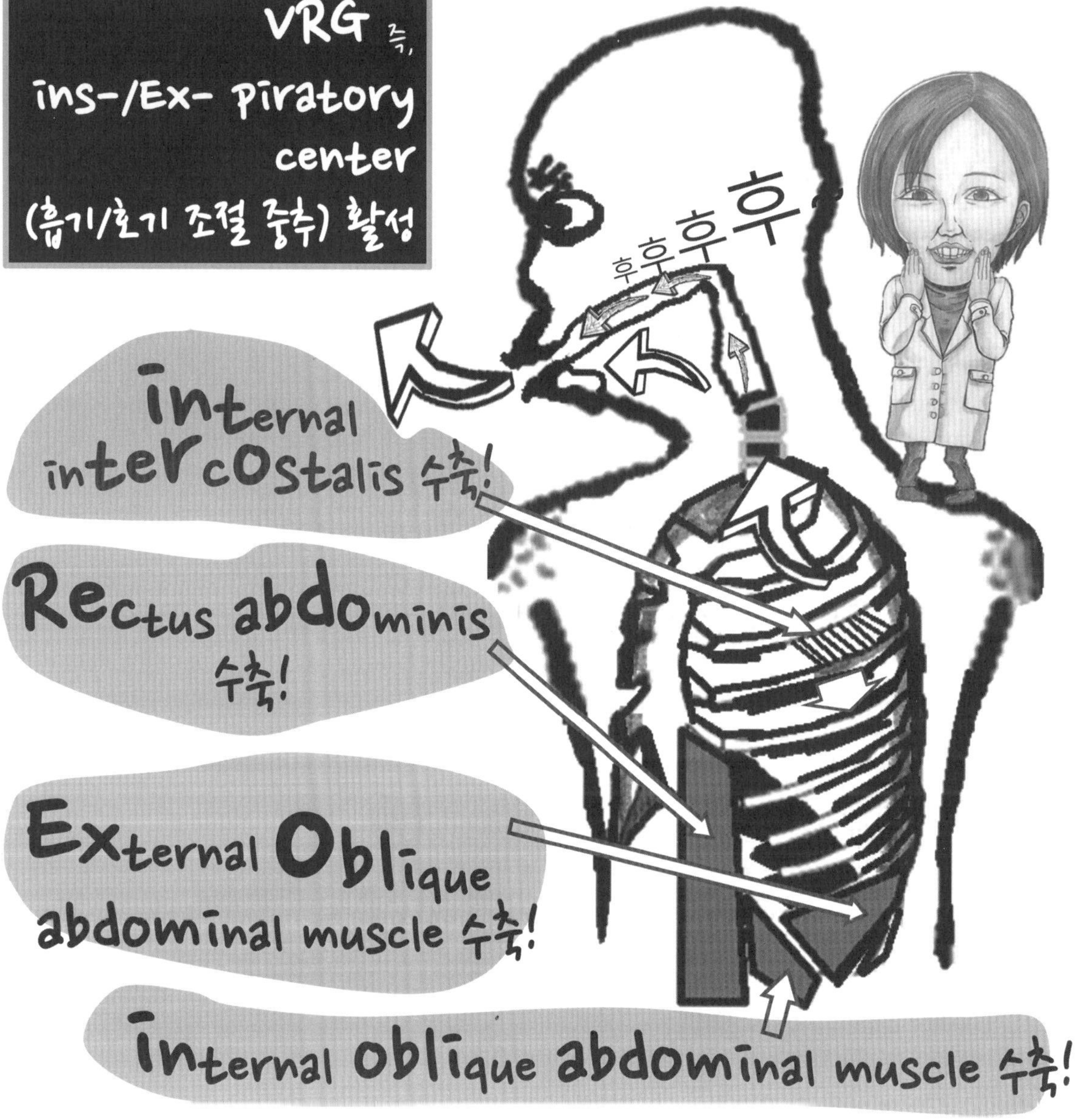

제 8장 인체 호흡기의 구조와 생리

" Adamların təkəbbürlü baxışları alçaldılacaq, İnsanların qüruru qırılacaq, O gün yalnız Rəbb yüksəldiləcək. Çünki o gün Ordular Rəbbi Bütün qürurluları, lovğaları, məğrurları alçaldacaq. Nəfəsi burunda olan insandan əl çəkin, Onun nə dəyəri var ki? "

" 그 날에 눈이 높은 자가 낮아지며 교만한 자가 굴복되고 여호와께서 홀로 높임을 받으시리라. 대저 만군의 여호와의 날이 모든 교만한 자와 거만한 자와 자고한 자에게 임하리니 그들이 낮아지리라. 너희는 인생을 의지하지 말라. 그의 **호흡**은 코에 있나니 셈할 가치가 어디 있느냐 "

(이사야 2장 11절, 12절, 22절)

" 호흡(숨 내쉴 호呼 숨 들이쉴 흡吸, Respiration) "의 개념 및 그 특성의 이해

☞ " RESPIRATION, **호흡** "! 이라는 단어는 **라틴어** respīrātiō에서 출발한 개념!, 즉 re- "again 다시 등의 의미" 와 spīrō "breathe 호흡 등의 의미" 등이 기초를 이루는 용어로 숨의 반복을 어렵지 않게 유추·이해할 수 있습니다(그림 8-1).

특히(흥미로운 것은요),

☞ '**숨지다**', '**숨 막히다**', '**숨이 붙어 있다**', '**목숨**', 및 '**숨결**' 등의 언어를 사용하는 "흰**백**白 옷**의**衣 백성**민**民 겨레**족**族" ⇒ 우리나라 대한민국-사람의 밑바탕을 이루는 한자어-문화권 등의 영향으로 번역된 단어!,

즉 "숨 내쉴 **호** 呼, 숨 들이쉴 **흡** 吸"이라는 재치있는 언어제시의 해안은 용어-단어를 차근히 들여다보면서(≒ 장인공工 지아비부夫하면서) 탄복으로까지 다다르게 됩니다(그림 8-2).

(잠시 눈을 감고 생각의 꼬리를 잡아보면요¬)

☞ '수-금-지-화-목-토-천-해-명'으로 흔히 알고 있는 태양계! →

▷ 태양으로부터 세 번째(인간에 매우 적절한 위치로)로 줄을 서 있으면서,

▷ '달**월**月'이라고 하는 **위성**(호위할**위**衛 별**성**星, **위성**, satellite)을 가까이하며,

▷ 스스로 돌고(스스로**자**自 구를**전**轉 → '**하루**'라 약속!),

▷ 태양을 주위로 돌며(공평할**공**公 구를**전**轉 → '**일년**'이라 약속!),

▷ 약간의 각도를 이루어 기울어진 이유 등으로 공기의 흐름(즉, → 대할**대**對 흐를**류**流,

Convection: 기체 혹은 액체에서 물질-이동으로 열이 전달되는 현상 등으로 이해되는 내용)의 형성 (그림 8-2)!

✓ 궁극적으로 " 지구(땅지地 공구球, EARTH) "에 사는(조금 높은 곳에 살든지 조금 낮은 곳에 살든지, 조금 키가 크든지 조금 작든지에 상관없이 위에서 보면 고만고만한 ^^ㅋ) 모든 살아있는(生) 물체(物)는 1기압(⇒ 수은-기둥의 높이를 밀리로 계산하면 760토르-torr- 혹은 760밀리-수은주)을 육지에서 받고 있다는 것과 질소와 산소 등으로 구성된 공기와 어울려 살아간다는 것입니다(물론, 바다 표면, 즉 해발-formal elevation-을 기준으로 바닷속 깊이 10미터씩 내려감에 따라 수압이 더해져 1기압씩 증가하는 것과 ↔ 높은 산으로 올라가면서 기압이 낮아지는 예외도 있지만요^^)(그림 8-2).

이처럼,

(빈부귀천을 구분하지 않고) 누구한테나 허용된 공기! → 그 공기에서 (질소 등 다른 것 아닌) (원자번호 8번^^) ' 산소, OXYGEN ' 를 이용하여 생을 영위하는 체계를 들여보고 있으면 신기하고 → 궁극적-감사의 표현이 읊조려집니다(그림 8-3).

잠시, 눈을 감고 공기의 체내-여정(→ 무리, 군사, 많은, 나그네**여**旅; 단위, 법도, 도량형, 헤아릴**정**程)을 그려보면요(물론, 정확한 진리라고는 결코 단정 지을 수 없구요, 보다 체계적이고 보다 국제적으로 인정·통용되는 내용의 확인 시 반드시 수정-보완하여 올려드릴 것을 다짐해봅니다).

✓ 환경·공기가 코를 통해 비강 → 인두 → 후두 → 기관(지) → 폐포에 도달하고 역으로 공기가 다시 외부 환경으로 나가는, 즉 기도를 통해 폐의 가장 말단조직까지 도달하고 역으로 코를 통해 공기의 흐름이 이루어지는 개념인↴

① **환기**(바꿀**환**換 기운**기**氣, **통풍**, Ventilation, 혹은 **호흡**, **숨쉬기**, breathing)!

✓ 폐포(Alveolus ← 폐조직의 최말단조직)와 이를 둘러싼 모세혈관(즉, 폐세동맥, pulmonary arteriole, 과 폐세정맥, pulmonary venule) 사이에서 일어나는 공기교환(O_2 ↔ CO_2) 개념인↴

② **외호흡**(바깥**외**外 숨내쉴**호**呼 숨들이쉴**흡**吸, **바깥호흡**, External respiration)!

✓ **혈관**(피**혈**血 대롱**관**管 → **속 혈액**)을 통해, 교환된 공기를 목표-조직(즉, 목표-세포, target cell)으로 전도의 개념인↴

③ **산소/이산화탄소의 운반**(운전할**운**運 옮길**반**搬, **옮김**, Transport of O_2 & CO_2)!

✓ 운반되어 온 모세혈관 내 혈액과 목표-조직(즉, 목표-세포, target cell) 사이에서 일어나는 공기 교환(O_2 ↔ CO_2) 개념인↴

④ **내호흡**(안**내**內 숨내쉴**호**呼 숨들이쉴**흡**吸, **속호흡**, Internal respiration)!

✓ 목표-조직(즉, 목표-세포, target cell)가 받아들인 산소를 이용한 에너지 생성 → 그 과정에서 생성된 이산화탄소의 배출(확산 등을 통한) 등의 개념인

⑤ **세포호흡**(가늘**세**細 태보**포**胞 숨내쉴**호**呼 숨들이쉴**흡**吸, **세포호흡**, Cellular respiration)!

(등)으로 ❛여정❜이 마무리 됨을 확인·이해할 수 있습니다
(그림 8-3: ① → ② → ③ → ④ → ⑤).

호흡계(Respiratory System)의 구조 및 이해

☞ ❝ **폐**(허파**폐**肺, **허파**, Lung) ❞!,

(매우 중요한 장기이기에

✓ 갈비**늑**肋 뼈**골**骨-ribs-로 감싸주어 보호 및

✓ 움직임-제한! 동시에 오른쪽/왼쪽에

✓ 매우 큰 용적을 차지하면서도 조용히 침묵하는 우직한 장기! 호흡이 몇 분만 멈추어도 목숨을 잃기에 존재 자체를 간과할 만큼 자신의 존재를 알리지 않는 겸손의 장기! 그러나, ❝코로나바이러스감염증-19(coronavirus disease 2019, COVID-19)❞과 같은 역병-창궐 등 병적 상황에서는 그 중요성을 강하게 인지·인식하게 되는 장기!)

(그림 8-4)

→ 이러한

▷ ❝**폐**❞를 의미하는 "**렁**, **Lung**"이라는 용어는 어원이 **그리스어** ἐλαφρός /claphrós/ "unheavy 무겁지 않은 등의 의미" (등으)로 부터 유래한 용어가 의미하듯 적출하여 식염수에 담그면 둥둥 뜨는(→ 실제 실험용 쥐의 폐를 적출!, 생리식염수에 넣으면 아무리 가라앉히려 해도 다시 뜨는 특징을 확인할 수 있습니다! ㅋ)(크기에 상대적으로 가벼운) 장기임을 어렵지 않게 파악할 수 있습니다(그림 8-4).

또한,

▷ 한 쌍의 폐에서 ❝오른쪽 폐(RIGHT LUNG)❞는 왼쪽 폐(left lung)보다,

✓ "**중량**(무거울**중**重 헤아릴**량**量, **무게**, **weight**)"이 더 나가며,

✓ 좀 더 큰 부피-용적를 지니며(→ 왼쪽에 약간 치우쳐 있는 심장의 용적만큼의 부피가 작은 이유 등으로 이해됩니다),

✓ 육안으로도 확연히 관찰되는 세 개의 "**엽**(잎**엽**葉, lobe)"으로 구분!, 즉

"수평열(물수水 평평할평平 찢을열裂, 수평틈새, Horizontal fissure)"과
"사열(비낄사斜 찢을열裂, 빗틈새, Oblique fissure)"로 구분되는
❶ "상엽(위상上 잎엽葉, 위엽, Superior lobe)" ↔ (왼쪽 폐: "상엽")
❷ "중엽(가운데중中 잎엽葉, 중간엽, Middle lobe)" ↔ (왼쪽 폐: X)
❸ "하엽(아래하下 잎엽葉, 아래엽, Inferior lobe)" ↔ (왼쪽 폐: "하엽")으로
나뉘는 특징을 보이는 것으로 확인·이해됩니다(그림 8-4).

(해부학적 자세-Anatomical position-를 기준으로 하여↴)

▷ 좌/우 폐의 가장 윗부분을

※ "폐첨부(허파폐肺 뾰족할첨尖 떼부部, 허파꼭대기, apex of lung)"라고 약속하고,
폐의 아랫부분, 즉 "횡격막(가로횡橫 막을격隔 막막膜, 가로막, diaphragm)"과
접하고 있는 부분을

※ "폐기저부(허파폐肺 터기基 밑저底 떼부部, 허파바닥, base of lung)"라 약속하는
내용을 확인·이해할 수 있습니다(그림 8-4).

한편,

☞ ❝ 호흡계(숨내쉴호呼 숨들이쉴흡吸 이을계系, 호흡계통, Respiratory system) ❞는

(흔히, 일반적으로→ 상기도와 하기도로 구분하는 것을 확인·이해할 수 있습니다)(그림 8-5, 8-6)

즉,

✓ ‘상기도(위상上 기운기氣 길도道, 위숨길, Upper respiratory tract)’는

▷ 비와 비강(코비鼻, 코, Nose 와 코비鼻 빈속강腔, 코안, nasal cavity: 점막 등에 의한
습기조절, 공기-온도조절, 이물질-걸러내는 작용 및 빈-공간 공기-흐름 조절
등으로 인한 소리의 공명, 냄새를 맡는 기능 등) ↴

▷ 인두(목구멍인咽 머리두頭, 인두, Pharynx: "페링쓰"라는 용어가 그리스어 φάρυγξ /phárunx/
"throat 목구멍 등의 의미" 에서 유래한 개념으로 코를 통한 공기-호흡-와 입을 통한 음식-소화-
이 지나가는 공통의 경로임을 확인·이해할 수 있습니다, 그림 8-6.)

↳ 비인두(코비鼻 목구멍인咽 머리두頭, 코인두, Nasopharynx)

↳ 구인두(입구口 목구멍인咽 머리두頭, 입인두, Oropharynx)

↳ 후두인두(목구멍후喉 머리두頭 목구멍인咽 머리두頭, 후두인두,
Laryngopharynx)로 (좀 더 세밀히) 구분!

그러나,

☎ ‘후두(목구멍후喉 머리두頭, 후두, Larynx)’는 상기도에도 하기도에도 속하는
구조로 확인·이해됩니다(물론 제시되는 교과서에 따라 하기도에 속하는 구조로 보는 견해도

있으나 상기도에도 예속하는 내용도 확인되는 -등의- 이유로 본 내용에서는 상기도-하기도 모두에 속하는 구조로 -조심스레- 제시해 드립니다)(그림 8-5, 8-6).

동시에,

✓ **'하기도**(아래**하**下 기운**기**氣 길**도**道, **아래숨길**, Lower respiratory tract)' 는

▷ **기관**(기운**기**氣 대롱**관**管, **기관**, Trachea) →

▷ **기관지**(기운**기**氣 대롱**관**管 가를**지**支, **기관지**, Bronchus) →→→

▷ **종말세기관지**(끝날**종**終 끝**말**末 가늘**세**細 기운**기**氣 대롱**관**管 가를**지**支, **종말세기관지**, Terminal bronchiole) →

▷ **호흡세기관지**(숨내쉴**호**呼 숨내쉴**흡**吸 가늘**세**細 기운**기**氣 대롱**관**管 가를**지**支, **호흡세기관지**, Respiratory bronchiole) →

▷ **폐포관**(허파**폐**肺 태보**포**胞 대롱**관**管, **허파꽈리관**, Alveolar duct) →

▷ **폐포낭**(허파**폐**肺 태보**포**胞 주머니**낭**囊, **허파꽈리주머니**, Alveolar sac) →

▷ **폐포**(허파**폐**肺 태보**포胞**, **허파꽈리**, Alveolus)까지의 공기-교환이 이루어지기 전, 폐-구조를 의미하는 것으로 확인·이해됩니다(그림 8-5, 8-6, 8-19~ 8-21).

특히,

'후두(목구멍**후**喉 머리**두**頭, **후두**, Larynx)' 는 혀뿌리의 아래쪽, 기관의 위쪽, 후두인두의 앞쪽에 위치하는 구조로, **"라링쓰**, larynx"라는 용어의 어원이 **그리스어** λάρυγξ /lárunx/ "upper part of windpipe 기관의 윗부분 등의 의미"를 지닌 개념이 바탕을 이루어 후두-이해에 도움이 됨을 확인할 수 있습니다(그림 8-7~ 8-10).

이러한 **'후두'**를 살펴보고자,

(목의 전면에서 피부와 근육 및 결합조직 등을 -조심스레- 걷어내고 보면요~)

♨ ▷ **"설골**(혀**설**舌 뼈**골**骨, **목뿔뼈**, Hyoid bone)"이 드러나고 이와 함께

▷ **"갑상선막**(갑옷**갑**甲 형상**상**狀 샘**선**腺 막**막**膜, **갑상선막**, Thyroid membrane)에 의해 설골~갑상연골(thyroid cartilage) 사이를 덮고 있는 구조를 확인·이해할 수 있습니다(그림 8-7).

(이어서, 위의 두 개의 구조-설골과 갑상선막-를 조심스레 걷어내면요~)

♨ **'후두**, Larynx' 는

▷ **"성문**(소리**성**聲 문**문**門, **성대문**, Glottis)"을 기준으로

('성문' ⇒ 성대-소리**성**聲 띠**대**帶, vocal cord-의 움직임이 마치 소리-조절의 문이 열리고 닫힘에 따라 소리의 높낮이 등이 조절되는 개념을 의학용어로 표현한 용어!)

그 윗부분을 ↴

▷ ❝ **성문상**(소리**성**聲 문**문**門 위**상**上, **성대위**, Supraglottis) ❞!,

그 아랫부분을 ↴

▷ ❝ **성문하**(소리**성**聲 문**문**門 아래**하**下, **성문아래**, Subglottis) ❞!,

그리고↴

▷ ❝ 후두개(목구멍**후**喉 머리**두**頭 덮을**개**蓋, **후두덮개**, Epiglottis) ❞로 구분하여

이해에 도움이 됨을 확인·납득할 수 있습니다(그림 8-8, 8-11).

또한,

♨ ❛**후두**, Larynx❜의 구성!

즉,

총 9개 연할**연**軟 뼈**골**骨(짝을 이루는 친구들 → 3쌍, 짝을 이루지 않는 친구들 → 3개^^)

→ 입장에서 살펴보면요 ↴,

▷ **후두개**(목구멍**후**喉 머리**두**頭 덮을**개**蓋, **후두덮개**, Epiglottis) 1개와

▷ **갑상연골**(갑옷**갑**甲 형상**상**狀 연할**연**軟 뼈**골**骨, **방패연골**, Thyroid cartilage) 1개,

특히, 이 연골은 남성에서 두드러진 형태를 보여 주는 (등의) 이유로

(→ " 여호와 하나님이 그 사람에게 명하여 가라사대 동산 각종 나무의 실과는 네가 임의로 먹되
선악을 알게 하는 나무의 실과는 먹지 말라 네가 먹는 날에는 정녕 죽으리라 하시니라.
여자가 그 나무를 본즉 먹음직도 하고 보암직도 하고 지혜롭게 할 만큼 탐스럽기도 한
나무인지라 여자가 그 실과를 따먹고 자기와 함께 한 남편에게도 주매 그도 먹은지라
-창세기 2장 16절과 17절, 3장 6절-)

❝ 아담의 선악과(착할**선**善 악할**악**惡 실과**과**果), Adam's apple ❞라는

재치있는 용어로 해부-구조의 이해를 돕는 별칭을 접할 수

있습니다(그림 8-9).(♨ 본 저자의 목이 짧고 오랑우탄-비슷한 체형이라 눈에는 잘 보이지는 않지만요. 만지면 어느 정도? 만져지는 ㅋ)

▷ **윤상연골**(바퀴**윤**輪 형상**상**狀 연할**연**軟 뼈**골**骨, **반지연골**, Cricoid cartilage)

1개,

▷ **피열연골**(헤칠**피**披 찢을**열**裂 연할**연**軟 뼈**골**骨, **모뿔연골**, Arytenoid cartilage)

1쌍(= 2개),

▷ **소각연골**(작을**소**小 뿔**각**角 연할**연**軟 뼈**골**骨, **잔뿔연골**, Corniculate cartilage)

1쌍(= 2개),

▷ **설상연골**(쐐기**설**楔 형상**상**狀 연할**연**軟 뼈**골**骨, **쐐기연골**, Cuneiform cartilage)

1쌍(= 2개)이 확인·이해됩니다(그림 8-8~ 8-10, 8-12, 8-13).

한편,

❝**후두**❞라 하면 가장 먼저 떠오르는 중요기능

⇒ ❛언어, 말씀언言 말씀어語, Language 혹은 speech 등❜!

이는 성서(Bible)를 통해서도 간접적으로 이해할 수 있습니다. 즉

온 땅의 구음이 하나이요 언어가 하나이었더라. 그러므로 그 이름을 바벨이라 하니 이는 여호와께서 거기서 온 땅의 언어를 혼잡케 하셨음이라 여호와께서 거기서 그들을 온 지면에 흩으셨더라. 창세기 11장 1절, 9절-

(이러한 견지에서.)

❛후두경(목구멍후喉 머리두頭 거울경鏡, laryngoscope)❜으로 살펴보면요,

♨ ❛후두, Larynx❜를 구성하는 연골 중,

한 쌍의 **피열연골**(arytenoid cartilage)에서 각각 시작되어 ~

한 개의 **갑상연골**(thyroid cartilage)에 부착-형성된(그림 8-13) ↴

▷ ❝**성대주름**(소리**성**聲띠**대**帶 **주름**, **성대주름**, vocal fold ⇒ 남성에 비해 여성은 두께가 상대적으로 얇고, 길이가 짧은 이유 등으로 진동의 수가 많아 -아름다운- 높을고高소리음音 형성을 이해할 수 있습니다^^)❞은 실제 '**발성**(일어날**발**發 소리**성**聲, phonation)'에 관여하는 이유 등으로

→ ❛참**진**眞 소리**성**聲 띠**대**帶, true vocal cord❜로 구분하는 반면,

진성대 주위에 존재하는

▷ ❝**전정주름**(앞**전**前 뜰**정**庭 **주름**, **안뜰주름**, vestibular fold)❞은 발성에 직접 관여하지 않는 이유 등으로

→ ❛거짓**가**假 소리**성**聲 띠**대**帶, False vocal cord❜로 구분하는 내용을 확인·이해할 수 있습니다(그림 8-11~ 8-13).

❛기관(기운기氣 대롱관管, 기관, Trachea)❜

은 후두(larynx) 아래, 식도(esophagus)의 앞에 위치하며 흡사, 파이프를 연상케 하는 구조로 "**트라키아**"라는 용어의 근원이 **그리스어 τραχεια** /trakheîa/ "windpipe 숨통 등의 의미" 에서 유래한 개념임을 확인·이해할 수 있습니다(그림 8-14, 8-15).

(불현듯, 우리-할머니의 유일한 의학용어를 쓰시던 기억 - '움~마~아!, 이 할미가 기침허는거슨, 댐배때무니 아니랑께~에~, ❛기간지❜가 안조아서그래야~아!'- 이 스칩니다^^)

특히,

♨ ❛기관, Trachea❜은 식도와 접촉된 부분이 평활근(smooth muscle)인

▷ "**기관근**(기운**기**氣 대롱**관**管 힘줄**근**筋, **기관근**, tracheal muscle)"으로 구성되어 상황에 따라 수축(contraction)과 이완(relaxation)으로 (연결된) →

▷ "**기관연골**(기운**기**氣 대롱**관**管 연할**연**軟 뼈**골**骨, **기관연골**, tracheal cartilage)"
(← 약 16개 ~ 약 20개로 구성된, 알파벳 "C"자 형태의 유리연골)을 잡아당기거나
놓아주는 작용으로 → 기관의 '**직경**(곧을**직**直 지름길**경**徑, diameter: 원이나 구 -등- 에서, 중심을 지나는 직선으로 그 둘레 위의 두 점을 이은 선분. 혹은 그 선분의 길이를 의미)'을 (수축으로→)좁히고 (이완으로→)넓혀주는 결과로 호흡량 등을 조절해 주는 내용을 확인·이해할 수 있습니다(그림 8-15~ 8-17).

또한, (은혜의 흔적으로 늘 상, '호흡상피'의 고마움-객담형성-을 느끼고, 마음에 새겨지기에 감~사드리며, 아래 내용을 이어가 봅니다 v _ v)

▷ "**호흡상피**(숨내쉴**호**呼 숨들이쉴**흡**吸 위**상**上 가죽**피**皮, Respiratory epithelium)"는
기관의 가장 안쪽!, 즉 '공기'를 대면하는 층에 존재하는 조직층으로써,
→ '**섬모**(가늘**섬**纖 털**모**毛, **섬모**, cilium)'가 잘 발달 된

☏ "**가중층섬모원주상피**
(거짓**가**假 무거울**중**重 층**층**層 가늘**섬**纖 털**모**毛 둥글**원**圓 기둥**주**柱 위**상**上 가죽**피**皮,
거짓중층섬모원주상피, Pseudostratified ciliated columnar epithelium)'
로 구성됨을 확인·이해할 수 있습니다(그림 8-18).
동시에,

☏ "**배상세포**(잔**배**杯 형상**상**狀 가늘**세**細 태보**포**胞, **술잔세포**, Goblet cell)"가
상피 층에 존재하여 '**점액**(끈끈할**점**粘 진액**액**液, **점액**, mucus)'을 형성 및 분비하여 '**이물질**(foreign body 혹은 corpus alienum)' 등을 고착시키는 등의 작용(→ 토할**객**喀 가래**담**痰-sputum-의 형성)을 통해 몸을 보호해줌을 역할을 확인·납득할 수 있습니다(그림 8-18).

특히, 수술 후 객담배출의 중요성 등으로 시행되는

※ "**체위배담**(몸**체**體 자리**위**位 물리칠**배**排 가래**담**痰 혹은
몸**체**體 자리**위**位 물리칠**배**排 진액**액**液,
몸**체**體 자리**위**位 떨어없앨**거**祛 가래**담**痰, 및
몸**체**體 자리**위**位 물리칠**배**排 나갈**출**出, postural drainage)"은
상피세포(배상세포 포함)의 중요성을 강조해 준다고 할 수 있습니다(그림 8-19).

한편(→ 기관 아래로 갈라지는),

♨ '**기관지**, (기운**기**氣 대롱**관**管 가를**지**支, **기관지**, Bronchus)'는 용어! "브롱쿠쓰"가
그 어원을 **그리스어** βρόγχος /brónkhos/ "trachea 기관 등의 의미" 에
근간을 둔 개념으로, 폐 실질(lung)로 들어가기에 앞서 '왼**좌**左/오른**우**右'로

갈라져↴.

㉠ "**원시기관지**(근원**원**原 비로소**시**始 기운**기**氣 대롱**관**管 가를**지**支, **일차기관지**, Primary bronchus)"를 이루는 것을 확인·이해할 수 있습니다

(그림 8-20, 8-21).

(재미있는 구조의 특성을 좀 더 살펴보면요)

※ 왼 쪽 기관지(①) → 길이-길다, 직경-작다, 각도-크다(≒수평에 가까움)

※ 오른쪽 기관지(②) → 길이-짧다, 직경-크다, 각도-작다(≒수직에 가까움)

이렇게 갈라진 기관지는 폐-실질(lung)로 각각 들어간 후 폐 속에서 다시↴.

㉡ "**이차기관지**(두**이**二 버금**차**次 기운**기**氣 대롱**관**管 가를**지**支, **이차기관지**, Secondary bronchi)"로 갈라지고...., 갈라짐이 계속되어 매우 가늘어지는 즉, '가늘**세**細'를 용어로 사용하는→ → ↴

㉢ "**종말세기관지**(끝날**종**終 끝**말**末 가늘**세**細 기운**기**氣 대롱**관**管 가를**지**支, **종말세기관지**, Terminal bronchiole)"에 이르고,

다시 갈라져 ↴

㉣ "**호흡세기관지**(숨내쉴**호**呼 숨들이쉴**흡**吸 가늘**세**細 기운**기**氣 대롱**관**管 가를**지**支, **호흡세기관지**, Respiratory bronchiole)"

(≒ 호흡의 시작-가지로 여겨지는 것으로 확인·이해되는), ↴

㉤ "**폐포관**(허파**폐**肺 태보**포**胞 대롱**관**管, **허파꽈리관**, Alveolar duct)"↴

㉥ "**폐포낭**(허파**폐**肺 태보**포**胞 주머니**낭**囊, **허파꽈리주머니**, Alveolar sac)"↴

㉦ "**폐포**(허파**폐**肺 태보**포**胞, **허파꽈리**, Alveolus)"로 최종 귀결됨을 확인·이해할 수 있습니다(그림 8-20~ 8-22).

⇒ 여기서 용어!, "**알베오루쓰**"는 **라틴어** alveolus "small hollow 작은 공간 등의 의미"로부터 유래한 개념을 대변하듯,

⇒ 양쪽-한 쌍의 폐 속에 존재하는 사람-폐포의 수는 약 3억에서 약 4억 개 정도로 이를 펼치면, 약 60㎡에서 약 70㎡ 넓이로

추정되며 이는 테니스장(tennis court)의 면적과 유사한 것으로 확인·이해됩니다(그림 8-23).

⇒ 또한,

폐포는 그 기능이 '**환기**, **ventilation**'를 통해 유입된 산소(O_2)를 모세혈관(capillary)에 건네주고 말초조직(peripheral tissue)으로부터 받아온 이산화탄소(CO_2)를 건네받는 이유(☞ '확산, diffusion' 등에 의해) 등으로 매우 얇은, 즉 단일 층으로 구성된 납작한 형태의 상피인 "**단층편평상피**(홑**단**單 층**층**層 넓적할**편**扁 평평할**평**平 위**상**上 가죽**피**皮, **단층편평상피**, simple squamous epithelium)"로 구성되어 있음을 확인·이해할 수 있습니다(그림 8-24, 8-25).

⇒ **특히**(흥미로운 것은요),

'**폐포**, **Alveolus**'를 둘러싼 모세혈관은 '**공기-교환**(O_2↔CO_2)'을 담당하는 혈관으로써

※ "**폐세동맥**(허파**폐**肺 가늘**세**細 움직일**동**動 맥**맥**脈, **허파세동맥**, Pulmonary arteriole)" 과

※ "**폐세동맥**(허파**폐**肺 가늘**세**細 고요할**정**靜 맥**맥**脈, **허파세정맥**, Pulmonary venule)"이라는 용어로 약속하는 혈관과

세기관지를 포함한 기관지 및 폐-실질을 먹여 살리는,

(물론, 좀 더 타당하고 정확한 자료 등의 확인 시 반드시 수정-보완해드릴 것을 다짐해 봅니다)

즉, '**영양공급**(경영할**영**營 기를**양**養 이바지할**공**供 넉넉할**급**給, nutrition supply)'의 혈관인 ↴

※ "**기관지동맥**(기운**기**氣 대롱**관**管 가를**지**支 움직일**동**動 맥**맥**脈, **기관지동맥**, Bronchial artery)"과

※ "**기관지정맥**(기운**기**氣 대롱**관**管 가를**지**支 고요할**정**靜 맥**맥**脈, **기관지정맥**, Bronchial vein)"의 용어로 약속하는 내용(☞ 이 약속으로 인하여 오해를 덜어주는 배려!)을 확인·이해할 수 있습니다(그림 8-24).

호흡계(Respiratory System)의 기능 및 그 특징의 이해

☞ "**기체교환**(기운**기**氣 몸**체**體 사귈**교**交 바꿀**환**換, **가스교환**, Gas exchange)"은 결국,

㊣ **폐포**(Alveolus) ↔ **폐세동/정맥**(pulmonarty arteriole & venule (☞ 폐에서) 과

㊣ **모세혈관**(Capillary) ↔ **말초조직**(peripheral tissue)에서 이루어지는

❛산소/이산화탄소의 교환❜으로 요약할 수 있음을 확인·이해됩니다(그림 8-25).

특히, ❛분압(나눌분分 누를압壓, 분압, partial pressure ☜ 부분-압력을 줄여 이르는 용어로 혼합-기체에 있어서 각각의 기체 성분이 그 기체를 담고 있는 용기 등에 미치는 압력이라 할 수 있는 개념! 예: ✓산소분압-partial pressure of oxygen, PO_2- ✓이산화탄소분압-partial pressure of carbon dioxide, PCO_2-)❜ 차이로 → 필연-유도되는 물리·화학 현상!

→ 즉, ❛확산(넓힐확擴 흩을산散, 퍼짐, Diffusion)❜ 등으로 기체교환의 완성을 어렵지 않게 확인·이해·납득된다 할 수 있습니다(그림 8-25).

(이처럼 확산이라는 물리·화학적 개념-Fick선생님-이 인체-적용에 시작되는 중요-구조! ☞ ❛폐포❜!)
(그림 8-25 참조-부탁-드립니다^^)
(이러한↓)

❛폐포(허파폐肺 태보포胞, 허파꽈리, Alveolus)❜

는 독특한 두 종류의 세포로 구성!,

즉

✓ "호흡상피세포(숨내쉴호呼 숨들이마실흡吸 위상上 가죽피皮 가늘세細 태보포胞, 호흡허파꽈리세포, Pneumocyte type I: 실제 폐포-형태를 구성하는 '단층편평상피'의 주된 세포로써 '확산'의 주체!)",

그리고

✓ "대폐포세포(큰대大 허파폐肺 태보포胞 가늘세細 태보포胞, 과립허파꽈리세포, Pneumocyte type II: '계면활성제, surfactant'를 분비하는 세포로 폐포가 쉽게 늘어남 등에 관여하는 세포!)"로 구성됨을 확인·이해할 수 있습니다(그림 8-26).

특히,

이러한 "제2형 상피세포(Type II epithelial cell) 즉, → 대폐포세포"는

❛경계할계界 낯면面 살활活 성품성性 약지을세劑❜ 분비의 기능과 연관성 있는 법식!,

즉

☞ ❝ 라플라스의 법칙, Law of Laplace ❞에서 → 대문자 "T, 티"로 표현한 "벽벽壁-베풀장張 힘력力 (≒ 겉표表 낯면面 베풀장張 힘력力, surface tension)"을 감소시켜주는 역할의 주체가 됨을 재차 확인·이해할 수 있습니다 (그림 8-26~ 8-29).

좀 더 나아가

(지금껏 이해해온 Pneumocyte type II-SURFACTANT-라플라스의 법칙 -surface TENSION이라는 이해의 끈을 집어 들어가면요.)

(사람의) ❛흡기(숨 들이마실 흡吸 기운기氣, 들숨, INSPIRATION)❜ 와

' 호기(숨 내쉴 호呼 기운기氣, 날숨, EXPIRATION)' 에서 보여 주는

☞ "이력현상(밟을이履 지낼력歷 나타날현現 형상상像, 히스테레시스, HYSTERESIS: ⇒ '어떤 값이 주기적 혹은 범위를 갖고 움직였을 때, 출발지, 즉 처음 상태로 돌아가는 것이 아닌, 그 물질이 경과 해 온 변화과정에 의존하는 상태-변화에 따라 다른 값으로 돌아가는 현상을 의미 → 예: 자성체가 될 수 있는 금속체에 강한 자기장을 적용 후 이를 단락시켜도, 자성 없던 초기-상태로 되돌아가지 않고 자성이 남아서 자석의 성질을 띠는 원리')"의 이해와

☞ "폐-유순도(허파폐肺 부드러울유柔 순할순順 정도도度, 허파-탄성도, Pulmonary Compliance, 즉 호흡 시 폐가 어렵지 않게 늘어날 수 있는 정도라 할 수 있는 개념! ▶ -실제- 병이 없는 상태에서 1 ㎝H_2O의 압력이 가해지면 폐-용적이 약 200㎖ 확장되는 → 200㎖/㎝H_2O 유순도를 가짐을 살펴볼 수 있습니다)"의 이해-측면에서 '계면활성제' 역할의 중요성은 병태·생리의 인지·납득에 까지 그 범위가 넓어짐을 확인·이해할 수 있습니다(그림 8-26~ 8-32).

동시에,

✓ "폐포대식세포(허파폐肺 태보포胞 큰대大 먹을식食 가늘세細 태보포胞, 꽈리큰포식세포, Alveolar macrophage)", 즉 백혈구로부터 유래된 혈구-세포가 공기 통로의 방어벽을 빠져나온 이물질 등을 제거해주는 보호-역할의 담당을 확인·이해할 수 있습니다(그림 8-26).

' 적혈구(붉을적赤 피혈血 공구球, 적혈구, Erythrocyte)의 구조와 그 특성 '

☞ "적혈구"! 흔히 R알 B비 C씨, 즉 Red Blood Cell로 친숙해 있는 혈액(blood) 속의 세포!, "이리쓰로-싸이트, erythrocyte"는 그리스-접두어 ἐρυθρός /eruthrós/ "red 붉은 등의 의미" 와 접미어 -cyte (☜ 그리스어 κύτος /kútos/ "jar 단지 등의 의미")와의 합성어임을 확인·이해할 수 있습니다.

동시에,

☞ "적혈구"는 '핵(씨핵核, 핵, nucleus)'이 없는 세포(→ 골수-bone marrow-에서 형성되는 과정에서 핵이 제외된 상태로 혈액으로 방출되는 것으로 이해됨!)로써, 한 개의 적혈구에는

▷ 약 33% 용적을 차지하는 **"혈색소(피혈血 빛색色 흴소素, 헤모글로빈, hemoglobin 혹은 haemoglobin)"**가 존재하기에 붉은색을 띠는 특징을 나타내지만요, 원반의 중심부위는 양쪽으로 오목(concave)하기에 붉은색의 정도가 원의 가장자리에 비해 옅은 특징을 확인·이해할 수 있습니다(그림 8-33).

특히,

☞ **"혈색소(Hemoglobin)"**는 **'테트라머, tetramer'**로 인지되는 단백질-4차의 입체구조로 존재!,

즉 **"헴(heme)-색소 + 글로빈(globin)-단백질"**이 하나의 **'소단위(작을소小 홑단單 자리위位, subunit)' 네 개** → 알파-원($\alpha 1$), 알파-투($\alpha 2$), 베타-원($\beta 1$), 베타-투($\beta 2$)가 모여 **'$\alpha 2\beta 2$'**의 네 덩어리 분자(tetramer)의 형성을 확인·이해할 수 있습니다.

동시에,

▶ 각 **"헴-색소"**는

✓메틸기(methyl group, $-CH_3$) 4개와

✓피롤고리(pyrrole ring, ⌂ ← 오각형-고리구조) 4개,

✓비닐기(vinyl group, $CH=CH_2$) 2개 등으로 구성된 구조를 관찰할 수 있으며, 4개의 피롤고리에 **'공유결합(함께공共 있을유有 맺을결結 합할합合, 공유결합, covalent bond)'** 되어 있는 철-이온에 산소가 결합·해리됨을 확인·이해할 수 있습니다(그림 8-33).

또한,

☞ **'혈색소(Hemoglobin, Hb) 한 분자는 산소(oxygen, O_2) 4분자와 결합'**하는 능력을 지니며, 산소와 결합 된 혈색소를

▶ **"산화혈색소 (실산酸 될화化 피혈血 빛색色 흴소素, 산화헤모글로빈,** Oxyhemoglobin, HbO_2: $Hb + O_2 \rightarrow HbO_2$)"로 약속함을 확인 납득할 수 있습니다 (아래 네모박스 내용 참조!)(그림 8-33, 8-34).

☞ HHb	+	O_2	해리반응 ⇆ 결합반응	HbO_2	+	H^+
Deoxyhemoglobin		Oxygen		Oxyhemoglobin		
= **환원 혈색소**		(산소의 약 1~2%만 혈장-용해-운반)		= **산화 혈색소** (산소의 약 98% 혈색소-운반)		
⇓				⇓		
= reduced hemoglobin → Fe^{2+} (Ferrous iron) → **철(II), 2가철, 제1철 이온**				= oxidative hemoglobin → Fe^{3+} (Ferric iron) → **철(III), 3가철, 제2철 이온**		

한편,

호흡으로 체내에 유입된 산소(O_2)의 (혈중)이동 대부분이 (적혈구 속에 존재하는→) 혈색소 (= 헤모글로빈)과 결합하여(그림 8-33, 8-34) 산소를 요구하는 말초조직에 전달해 줌으로써 에너지 생성과 궁극적으로 생(날생生)을 이어간다는 여정을 볼 때!

▶ 혈색소와 결합하여 이동하는 산소의 이동 곡선!

즉,

☞ ❝**산소해리곡선**(실**산**酸 흴**소**素 풀**해**解 떠날**리**離 굽을**곡**曲 줄**선**線, Oxygen dissociation curve 혹은 실**산**酸 될**화**化 **헤모글로빈** 풀**해**解 떠날**리**離 굽을**곡**曲 줄**선**線, oxyhemoglobin dissociation curve)❞은 매우 중요한 개념임을 확인·이해할 수 있습니다(그림 8-35).

이 곡선은↴

❶ "**산소분압**(실**산**酸 흴**소**素 나눌**분**分 누를**압**壓, partial pressure of oxygen, PO_2)"과

❷ "**혈색소(hemoglobin)의 산소-포화**(배부를**포**飽 화할**화**和, saturation)**-정도(%)**"와의 관계를 표현해 주는 곡선을 의미하는 내용으로(그림 8-35),

특히,

"❷ 혈색소의 산소-<u>포화</u> 정도"에서 ❛**포화**❜는 **산소**와 **혈색소** 사이의 ❛**친화성**(친할**친**親 화할**화**和 성품**성**性, affinity 혹은 맺을**결**結 합할**합**合 힘**력**力, bond strength)❜에 의하여 결정되는 이유(등으)로

▶ 전체 **혈색소** 중 산소(O_2)와 결합한 혈색소,

즉 **산화 혈색소**(oxyhemoglobin)가 차지하는 비율(%)을 표현한 개념인 ↴

⇒ ❝**산소포화도**(실**산**酸 흴**소**素 배부를**포**飽 화할**화**和 정도**도**度, oxygen saturation)❞로 이해할 수 있으며,

동시에,

(이 개념을 거스를**역**逆으로 보면,)

▶ 전체 **혈색소** 중 산소와 결합하지 않는 혈색소,

즉 **환원 혈색소**(deoxyhemoglobin)가 차지하는 비율(%)을 표현한 개념인 ↴

⇒ ❝**산소해리도**(실**산**酸 흴**소**素 풀**해**解 떠날**리**離 정도**도**度, oxygen dissociation)❞로 (유추해) 볼 수 있음이 확인·이해됩니다(그림 8-35).

여기서,

(❝산소해리곡선❞을 좀 더 자세히 들여다보면요,)

▷ 폐의 **폐포**(Alveolus)와 **폐세동·정맥**(pulmonary arteriole·venule) 사이에서 기체교환을 이룬 동맥의 산소분압은 약 100mmHg이며(← x-축),

이때 산화 혈색소의 포화도는 약 100%를 나타내며(← y-축),

⇒ 이는 **거의 모든 혈색소가 산소(O_2)와 결합**하고 있음을 관찰·이해할 수 있습니다(그림 8-35).

그러나,

▷ 말초-조직의 정맥에서는 산소분압이 약 40mmHg로 감소하고(← x축), 이때 산화 혈색소의 포화도는 약 75%를 보여줌(← y-축)을 관찰·확인할 수 있습니다(그림 8-35).

특히,

▷ x-축의 **산소분압(PO_2)**이 약 10mmHg~ 40mmHg 범위일 때, **"산소해리곡선"의 기울기가 가장 크며,**

(→ 동시에 y-축을 확인하면 산화-혈색소 포화도의 변동 폭이 크고.)

♨ 이는

"산소(O_2)가 혈색소에 붙고 떨어지는 변동이 그만큼 쉽게 일어남"을 이해·납득할 수 있습니다(그림 8-35).

한편,

㉠ 일반**성인**(의 헤모글로빈)과

㉡ 엄마 뱃속 → **태아**(의 헤모글로빈) 및

㉢ **골격근**(에 존재하는 마이오글로빈) 에서 관찰할 수 있는

→ (헴-색소와 산소의 친화성을 표현하는)

❝산소해리곡선❞의 특성을 살펴보면 ↴,

▷ ㉢ **골격근** ≫ ㉡ **태아** ≫ ㉠ **성인**의 순으로 **"친화도"**에 차이가 남을 관찰·확인할 수 있습니다(그림 8-36).

♨ 이는

(그림 8-34의 그래프를 보면요 →) 산소(O_2)에 대한 친화 정도가 가장 큰

㉢ (골격근→) **마이오글로빈(myoglobin)**의 구조가 **"모노머, monomer"**, 즉 (헤모글로빈처럼→) 네 덩어리 분자가 아닌,

한 덩어리로 산소 한 분자만을 소유할 수 있는 제한적 특징과

㉡ **"태아(Fetus)"**라고 하는 태반-탯줄-의존! → 엄마-절대믿음 바탕의 **태아-헤모글로빈**의 **'산소친화성, O_2-affinity'**은 ↴

㉠ 일반**성인**에서 보여 주는 **"친화도"**에 비해 훨씬 강할 것이라는 예측·이해가 그리 어렵지 않은 것으로 확인·납득됩니다(그림 8-36).

또한,

▷ **❝산소해리곡선❞**은 위에서 설명-드린 x-축 ⇒ **❛산소분압, PO_2❜** 및

y-축 ‘산소포화도(%)’의 변동 외에도(→ pH, 온도, PCO_2, DPG 관여, 즉 ↴),

✓ “pH” ⇒ ‘(영어)피에이치, (독일어)페하’(로 발음되는),

⇒ “수소이온농도지수(물수水 흴소素 이온 짙을농濃 정도도度 손가락지指 셈수數, hydrogen ion exponent 혹은 potential of hydrogen 및 power of hydrogen ions (등))”

(혹은 “페하지수”라고도 하는 ↴)

☞ “페하지수” : 액체상의 수소이온농도를 표현하는 개념으로,

→ 수소이온농도-역수의 상용대수(common logarithm)를 의미!,

$$‘pH = \log \frac{1}{[H+]_{\text{수소이온농도}}} = -\log[H^{+}] = -\log 10^{-7} = 7’$$

pH0, 1, 2, 3, 4, 5, 6,	pH7,	pH8, 9, 10, 11, 12, 13, 14
산성	중성	알칼리성

즉, 1기압, 25℃에서의 물 1리터에는 10^{-7}몰의 수소이온이 존재하는 것으로 약속! (❤ ≒ 물 속에 수소이온이 얼마나 있지?)

☞ Sørensen 선생님에 의해 처음 도입된 개념^^

[↳ 라틴어 ‘pondus hydrogenii’ “weight of hydrogen 수소의 무게 등의 의미”]

(이러한 개념을 근거로 살펴보면요^^↴)

→ pH가 증가할 때, 산소(O_2)와 혈색소(Hb)의 친화성이 상승하여 “산소해리곡선”은 (전체적으로) **왼쪽으로 이동**함을 보여 주고,

→ pH가 감소하면, 산소(O_2)와 혈색소(Hb)의 친화성이 감소하여 “산소해리곡선”은 (전체적으로) **오른쪽으로 이동**함을 확인·이해할 수 있습니다(그림 8-35, 8-37).

✓ “온도(따뜻할온溫 정도도度, Temperature)”

→ (항상항恒 따뜻할온溫 움직일동動 만물물物-분류에 속하는 ‘사람’에서→)

체온이 상승하면, 산소(O_2)와 혈색소(Hb)의 친화성이 감소하여 “산소해리곡선”은 (전체적으로) **오른쪽으로 이동**함을 확인·이해할 수 있습니다(그림 8-37).

❤ 이러한 내용은 흔히, 땀 흘릴-정도의 운동강도로 활동할 때, 체온(≒온도)이 상승하여 혈중 (혈색소와 결합 되어 있는→) 산소(O_2)가 쉽사리 떨어져, → 말초-조직인 운동-근육에

산소를 전달! → 미토콘드리아-mitochondria-활동을 통한 에너지원(adenosine triphosphate, ATP) 생성을 원활하게 해주시는 배려가 확인·이해됩니다 (그림 8-35, 8-37).

✓ ❝2,3-DPG❞ ⇒ ❝2,3-디포스포글리세레이트 혹은 글리세린산이삼이인산 (글리세린 실**산**酸 두**이**二 석**삼**三 두**이**二 도깨비불**인**燐 실**산**酸,

♨ 2,3-diphosphoglycerate **혹은** 2,3-diphosphoglyceric acid,

♨ 2,3-bisphosphoglycerate **혹은** 2,3-bisphosphoglyceric acid)❞

→ 이 물질은 **'혐기성(**싫어할**혐**嫌 기운**기**氣 성품**성**性**, anaerobic)'** 에너지 생성체계, 즉 산소(O_2) 없이 **'효소(**술밑**효**酵 흴**소**素**, enzyme)'** (등)의 작용만으로 에너지를 조성하는 과정에서 생산되는 중간-산물임을 확인·이해할 수 있습니다(그림 8-38). 여기서,

특히, 적혈구(RBC)는 **"핵(**씨**핵**核**, nucleus)"**과 **"사립체(**실**사**絲 알**립**粒 몸**체**體**, 미토콘드리아, mitochondria)"** (등)과 같은 세포소기관(organelle)이 존재하지 않는 특징-세포이기에 혐기성으로만 에너지를 조달받는 이유(등으)로 (필연적으로) 산물인 2,3-DPG가 생성되는 것은 당연하다 이해·확인됩니다(그림 8-38).

더욱이,

▶ ❝2,3-DPG❞는 **"환원혈색소(deoxyhemoglobin:** ☞ 산소-O_2-와 결합하지 않은 헤모글로빈-hemoglobin-)"와의 친화도(affinity)가 **"산화혈색소(oxyhemoglobin:** ☞ 산소-O_2-와 결합 되어 있는 헤모글로빈)" 사이의 친화도보다 훨씬 크며,

동시에,

(2,3-DPG의 ❝다른 자리 입체적 조절, allosteric regulation❞의 효과기로서의 작용을 통해, 즉 ↴)

▶ ❝**알로스테릭 효과기(Allosteric effector)**❞로서 2,3-DPG가 주가 되어 (말초-조직에서) 산소가 **산화혈색소**로부터 방출이 일어나도록 조장하는 역할을 확인·이해할 수 있습니다 (그림 8-38).

따라서,

▶ (이러한 이유 등으로) ❛**2,3-DPG 생성의 증가**❜는 혈색소로부터 "산소-해리의 증가"라는 결과를 가져옴으로써,

→ "산소해리곡선"을 (전체적으로) 오른쪽으로 이동시키는 결과를 확인·이해할 수 있습니다(그림 8-37, 8-38).

또한,

✓ "PCO_2" ⇒ '피씨오투', 즉

"이산화탄소분압(두이二 실산酸 될화化 숯탄炭 흴소素 나눌분分 누를압壓, partial pressure of carbon dioxide, PCO_2)"

(결과적으로)

→ PCO_2가 증가하면, "산소해리곡선"은 (전체적으로) 오른쪽으로 이동! 이는 산소-해리가 많이 일어남을 확인·이해할 수 있습니다 (그림 8-39).

특히, (아래의 네모상자 안의 내용으로 운을 돌려주시면요^^↴)

☎ "이산화탄소(두이二 실산酸 될화化 숯탄炭 흴소素, Carbon dioxide, CO_2)"는 산소(oxygen)와 비교하여 '용해도(solubility)'가 (작게는) 약 2.5배 이상 (크게는) 48배 이상 (☜ 그래프 등을 참조하여 일정 온도에서 계산해 보거나 온도 변화에 따라 달라지는 수치를 계산해 보면요) **높은 특징을 나타내는 기체**로써,

'**헨리의 법칙**(Henry's law: 기체의 용해도-mol/L-는 용매-solvent-와 평형을 이루고 있는 그 기체의 부분압력-partial pressure-에 비례한다는 법칙)' 적용이 기본 바탕을 이루지만, 산소(oxygen, O_2)와 달리,

대부분(▶생성된 이산화탄소의 약 70% 혹은 그 이상)이 ↴

✓ '**중탄산이온**(무거울중重 숯탄炭 실산酸 이온, bicarbonate ion, HCO_3^-)'

혹은 '**탄산수소이온**(숯탄炭 실산酸 물수水 흴소素 이온, hydrogen carbonate ion, HCO_3^-(이라고도 명명하는)'의 형태로 (혈류를 통해) 이동하고,

✓ 약 7%~ 10%가 (혈액의) '**혈장**(피혈血 미음장漿, plasma)'에 **용해**(질펀히흐를용溶 풀해解, solubilization)되어 (혈류를 통해) 이동하며,

✓ 약 20%~ 23% 이하만 (적혈구 속 →) **혈색소(hemoglobin)에 결합!**, 즉

→ '카르바미노헤모글로빈, carbaminohemoglobin, $HbCO_2$' 형태를 이루어 (혈류를 통해) 이동하는 기체임을 확인·이해할 수 있습니다 (그림 8-34, 8-40~ 8-44).

여기서,

(이산화탄소의 혈류 운반 중에서 매우 큰 부분을 차지하는 양상, 즉 ↴)

▶ ‘중탄산이온(Bicarbonate, HCO_3^-)’의 형태로 이동하는 경로를 좀 더 살펴보면요,

(적혈구 안에 존재하는↴)

✓ “**탄산탈수효소**(숯**탄**炭 실**산**酸 벗을**탈**脫 물**수**水 술밑**효**酵 흴**소**素, carbonic anhydrase)”의 ‘**촉매작용**(닿을**촉**觸 중매**매**媒 지을**작**作 쓸**용**用, catalysis)’이 ‘**주**(주인**주**主, main)’가 됨을 확인·이해할 수 있니다(그림 8-41~ 8-44).

⇒ 즉,

❶ 조직에서 생성된 **이산화탄소(CO_2)**가 “**탄산탈수효소**”의 작용을 받아 (빠른 속도로) “**탄산**(숯**탄**炭 실**산**酸, carbonic acid, H_2CO_3)”으로 전환되며(그림 8-41),

❷ 이렇게 전환된 “**탄산**”은(≒ 적혈구 안에서) 인체의 상태(≒ 세포호흡을 통한 탄산의 누적 등)에 따라 (동일-이름의 효소인 →) “**탄산탈수효소**”의 작용으로 ↴

❸ “탄산(Carbonic acid, H_2CO_3)”이

→ ✓ “**수소이온(H^+)**”과 ↴

✓ “**중탄산이온**(무거울**중**重 숯**탄**炭 실**산**酸 **이온**, bicarbonate ion, HCO_3^-)”으로 해리되며,

❹ → 해리된, 수소이온(H^+)은 혈색소(hemoglobin)과 강한 친화력으로 결합하고(그림 8-41),

❺ → (해리되어 남겨져 있는→) “**중탄산이온**, HCO_3^-”은 **세포**막을 경계로 밖을 향해(= 혈관 내강의 ‘혈상’ 쪽) 이동·확산(diffusion)의 진행!

❻ → 적혈구-막 안팎의 전기적 평형을 이루기 위해(≒ 즉, 전기화학적 평형을 이루기 위해) 혈장에 존재하는(= 적혈구 막-밖에 존재하는) “**염화이온**(소금**염**鹽 될**화**化 **이온**, chloride ion, Cl^-)”이 적혈구 안으로 유입되는 이온의 이동!(그림 8-41),

⇒ 즉 “**염화물 이동**(소금**염**鹽 될**화**化 만물**물**物 옮길**이**移 움직일**동**動, chloride shift)”이라고 약속하는 움직임이 일어남을 확인·이해할 수 있습니다 (그림 8-40, 8-41, 8-43, 8-44).

한편,

❼ "중탄산이온(HCO_3^-)"의 형태로 혈류를 통해 말초조직에서 폐(肺)로 운반된 중간산물은 폐-모세혈관에 이르러 HCO_3^-의 적혈구 안으로 재-유입됨과 함께 연동되는 적혈구 내 염소이온의 적혈구-막 밖으로 이동되는 → "역-염소 이동, reverse chloride shift"과 함께(그림 8-42),

❽ 적혈구 안에서 (다시 동일이름의 효소! 즉 '탄산탈수효소'의 작용을 받아) '탄산(H_2CO_3)'의 형성과 이어지는 반응의 연속으로,

❾ '이산화탄소(CO_2)'와 '물(H_2O)'로 전환된 후,

❿ '확산(Diffusion)' 및 '날숨(숨내쉴호呼, expiration)' 등으로 CO_2를 공기 중으로 내보내는 역할을 확인·이해할 수 있습니다 (8-42~ 8-44).

(이처럼, PO_2와 PCO_2 등의 혈액-화학-수용기 및 감각-전깃줄은 ↴)

☎ **경동맥소체**(목경頸 움직일동動 맥맥脈 작을소小 몸체體, **목동맥토리**, Carotid body)

⇒ '**설인신경**(혀설舌 목구멍인咽 영혼신神 지날경經, **혀인두신경**, Glossopharyngeal nerve, IX)' 경유-전달!

및

☎ **대동맥소체**(큰대大 움직일동動 맥맥脈 작을소小 몸체體, **대동맥토리**, Aortic body)

⇒ '**미주신경**(미혹할미迷 달릴주走 영혼신神 지날경經, **미주신경**, Vagus nerve, X)'을 거쳐 혈액-화학-중추인

☞ **연수**(이을연延 골수수髓, **숨뇌**, medulla oblongata)의

→ "**고속핵**(외로울고孤 묶을속束 씨핵核, **고립로핵**, Nucleus tractus solitarius)"으로 전달됨을 확인·이해할 수 있습니다(그림 8-45).

'물댈관灌 흐를류流, Perfusion'와 '바꿀환換기운기氣, Ventilation'의 이해

☞ 안정 시, (물론 영·유아기로부터 나이가 늘어남에 따라 호흡-횟수가 줄어드는 경향을 보이지만요)

정상 성인의 경우 1분에 약 13회~ 약 20회의 빈도로 '**호기**(숨내쉴호呼 기운기氣, EXPIRATION)'와 '**흡기**(숨들이마실흡吸 기운기氣, INSPIRATION)'를 반복하며,

멈추기 전까지 허락해 주신 생(❤의학-역사만 보더라도요. 모든 위인의 "프럼~ 투"의 태어난 해와 돌아가신 해를 확인해보면서. 산다는 것! → "Near a to my god"의 진리를 깨닫습니다)을 유지합니다....

☞ 실제 호기와 흡기를 측정할 때,
"폐활량계(Spirometer)"의 물에 잠겨있는 통이 위아래로 오르내리는 움직임이 마치, 바닷가의 밀물과 썰물처럼 들어갔다 나갔다 하는 표현의 용어!,
→ "TIDAL, 물결 등의 의미"를 **"1회 호흡량, tidal volume → 약 500mℓ~ 약 600mℓ"**, 즉 숨을 한번 들이마시고 내쉬는 공기의 양으로 제시·표현한 내용은 감탄에 이르게 됩니다(그림 8-49).

그렇지만,

☞ '**1회 호흡량**, Tidal volume' 모두가 기체교환(gas exchange)에 관여하지 않는 것은 코(鼻)와 **입**(口)을 통해 기관(氣管) → 기관지(氣管支) 등을 거쳐 **폐포**(肺胞) 이전까지의 **공간**(빌**공**空 사이**간**間, SPACE)!,

즉

공기가 그저 '**지나가는 길**(≒WINDway)'의 역할만을 허락하는 통로의 용량!

→ (모두 합하면) '**약 150mℓ**' 정도의 ┐

♨ "**해부학 사강**(풀**해**解 쪼갤**부**剖 배울**학**學 죽을**사**死 빈속**강**腔, **해부학적죽은공간**, anatomical dead space)"의 존재와 함께

♨ "**폐포사강**(허파**폐**肺 태보**포**胞 죽을**사**死 빈속**강**腔, **죽은꽈리공간**, alveolar dead space: 정상에서는 간과할 정도로 무시되지만. 병적 상태에서는 문제가 되는 공간)"이라는,

즉 폐포가 차지하여 형성된 폐포-자세의 공간으로 (→ 혈액의 흐름이 거의 정체 되어 있는 공간!) 기체교환이 이루어지지 않는 영역이 존재하기 때문으로 확인·이해할 수 있습니다(그림 8-20).

이러한

❤ " **폐포사강** "이 차지하는 용량(→ 약 150mℓ)은 사강이 넓어질수록 그만큼 기체교환에 어려움을 주며, 스노클(snorkel: 잠수 등 수면에서 호흡할 수 있도록 도와주는 보조 기구) 착용에서 스노클의 길이를 무한정 길게 만들 수 없는 이유가 된다고 확인·이해됩니다(☞ 이러한 내용을 몰랐던. 저의 어릴 적 착각의 상상: 십 미터 정도의 파이프를 입에 물고. 물속에 앉아 물고기와 얘기하는 상상????ㅋ).

여기서,

(폐포사강을 조심스레-자세히 들여다보면요-그림 8-46 ↴)

특히,

✓ ‘**폐포사강**’에서 일어나는 공기의 원활함, 즉

⇒ ‘P_AO_2, Alveolar oxygen partial pressure, V_A, **폐포산소분압**,
허파**폐**肺 태보**포**胞 실**산**酸 흴**소**素 나눌**분**分 누를**압**壓’의 개념인 ↴

⇒ “**환기**, 바꿀**환**換 기운**기**氣, ≒폐포-공기, Ventilation”와 (그림 8-46)

(‘폐포사강’을 둘러싸고 있는 폐-모세혈관 구조로 조성된 ↴)

✓ **혈관 내강**(안**내**內 빈속**강**腔)**의 원활한 혈액순환의 정도!**, 즉

⇒ ‘P_aO_2, arterial oxygen partial pressure, Q, **동맥혈산소분압**,
움직일**동**動 맥**맥**脈 피**혈**血 실**산**酸 흴**소**素 나눌**분**分 누를**압**壓’의 개념인 ↴

⇒ “**관류**, 물댈**관**灌 흐를**류**流, ≒혈류, Perfusion”가 서로 어우러져
숨지지 않는 즉, 숨 붙어 있는 상태가 지속함을
인지·이해할 수 있습니다(그림 8-46).

또한,

(환기와 관류의 특성 등을 조심스레 좀 더 살펴보면요)

♨ ‘**해부학적 자세**(풀**해**解 쪼갤**부**剖 배울**학**學 과녁**적**的 맵시**자**姿 기세**세**勢,
Anatomical position)’에서 폐(肺)를 보면,

⇒ “**폐첨부**(허파**폐**肺 뾰족할**첨**尖 떼**부**部, Apex of lung)”로 거슬러 올라갈수록
‘**환기/관류 비**(**환기/관류** 견줄**비**比, ventilation/perfusion ratio)’가
포물선을 그리며 커지고(≒ 환기가 관류보다 크고),

아래쪽, 즉

⇒ “**폐기저부**(허파**폐**肺 터**기**基 밑**저**底 떼**부**部, Base of lung)”로 내려갈수록
포물선을 그리며 작아지는 특징(≒ 관류가 환기보다 큼)을 확인·이해
할 수 있습니다(그림 8-47, 8-48).

‘SpiroMETER, 허파**폐**肺 살**활**活 헤아릴**량**量 셈할**계**計’의 구조 및 그 특성의 이해

(❤ 가만히 눈을 감고 호흡생리-실습시간에 코를 막고, 마우스-피스를 입에 물고 시범을 보인다고 ‘폐활량계’를 번갈-배난 새, 트레드밀을 밟다나 쓰러지려 했던-병원신세, ‘과호흡증후군’이다 판명 등^^;- 아찔했던 기억이 스치고, 떠오릅니다ㅠ)(그림 8-49)

(여기서 단어의 의미를 살짝 살펴보면요 ↴)

❤ ‘VOLUME, 볼륨 → 용적, 담을용容 쌓을적積’이라 번역·약속한 단어는

라틴어 volūmen “book 책 등의 의미”에서 유래! (약간의 힌트를 얻을 수 있듯)

⇒ 호흡을 통해 폐-조직에 들어가고-나가는 **공기의 부피**를 의미하고,

상대적으로↴

❤ ‘CAPACITY, 카파씨티 → 용량, 담을용容 헤아릴량量’이라 번역·약속한 단어!는

라틴어 capācitās “able to contain 담을 수 있는 등의 의미”에서 유래! (힌트를 얻어)

⇒ **‘용적’과 ‘용적’을 합한 개념**(≒ 즉, 용적+용적=용량)을 의미하는 것으로 (조심스레)

이해·납득됩니다(그림 8-50, 8-51).

“ SpiroGRAM ”

✓ “ **호흡곡선**(숨내쉴호呼 숨들이마실흡吸 굽을곡曲 줄선線, 혹은

허파폐肺 담을용容 헤아릴량量 굽을곡曲 줄선線, **스파이로그램, spiroGRAM**) ”은

☞ 호흡하는 동안 위·아래로 오르내리는 통의 움직임을 기록하기 위해 기록지를

(빙빙 돌고 있는 또 다른) 원통에 붙이고 펜(pen)을 연결하여 호흡에 따라 표현되는

곡선을 확인·이해할 수 있습니다(그림 8-49~ 8-51).

(호흡-측정을 마친 후, 기록지를 떼어서 분석해 보면요^^ ↴)

▶ ‘**일회호흡용적**(한일 一돌회回 숨내쉴호呼 숨들이쉴흡吸 담을용容 쌓을적積,

일호흡용적, Tidal volume, TV, 혹은 V_T)’

☞ 안정 상태에서 1회(=한번) 호흡하는 동안 들이마시고(inspiration)

내쉬는(expiration) 공기의 양 ⇒ **약 450㎖~ 500㎖**

▶ ‘**흡식예비용적**(숨들이쉴흡吸 숨쉴식息 미리예豫 갖출비備 담을용容 쌓을적積,

들숨예비용적, Inspiratory reserve volume, IRV)’

☞ 안정 상태에서 숨을 들이마실 경우, 최대한 (조금) 더 들이마실 수

(= 흡입할 수) 있는 공기의 양 ⇒ **약 2,000㎖~ 3,500㎖**

▶ ‘**호식예비용적**(숨내쉴호呼 숨쉴식息 미리예豫 갖출비備 담을용容 쌓을적積,

날숨예비용적, Expiration reserve volume, ERV)’

☞ 안정 상태에서 숨을 내쉴 경우, 최대한 (조금) 더 내쉴 수 있는

공기의 양 ⇒ **약 700㎖~ 1,500㎖**

▶ ❛ 잔기용적(잔인할잔殘 기운기氣담을용容 쌓을적積, 남은공기량,
Residual volume, RV)❜

☞ 최대한 (노력으로) 숨을 내쉬어도(expiration), 폐포(alveolus) (등)에
(여전히) 남아 있는 공기의 양 ⇒ 약 1,000㎖~ 1,200㎖

한편

(☞ '용적' 과 '용적'을 합한 개념인 ❛Capacity❜를 살펴보면요↴),

▷ ❝폐활량(허파폐肺 살활活 헤아릴량量, 폐모세관혈액량, Vital capacity, VC)❞

☞ 숨을 최대한 (노력하여) 들이마신(inspiration) 후,
최대로 숨을 내쉴 때까지의 여정을 모두 합한 공기의 양.

즉,

$VC = IRV + V_T + ERV$

▷ ❝흡식용량(숨들이마실흡吸 숨쉴식息 담을용容 헤아릴량量, 들숨용량,
Inspiratory capacity, IC)❞

☞ 안정 상태에서 숨을 내쉰 후, 최대한 (노력하여) 들이마실 수 있는 공기의 양.

즉,

$IC = IRV + V_T$

$= TLC - FRC$

▷ ❝기능적잔기용량(재주기技 능할능能 과녁적的 잔인할잔殘 기운기氣 담을용容 헤아릴량量,
기능적잔류용량, Functional residual capacity, FRC)❞

☞ 안정 상태에서 (1회 호흡과정-V_T-에서 →) 숨을 내쉰(expiration) 후,
(노력하여) 숨을 내쉴 수 있는 공기의 양과 (그 이후 아무리 노력해도↴)
(내 쉴 수 없는→) 폐포 (등)에 남아 있는 공기의 양을 합한 개념.

즉,

$FRC = ERV + RV$

▷ ❝총 폐용량(거느릴총總 허파폐肺 담을용容 헤아릴량量, 온허파용량,
Total lung capacity, TLC)❞

☞ 안정 상태에서 **1회 호흡** 후(V_T), 공기를 최대한 (노력으로) 더 들이마실 수
있는 공기의 양(IRV)과 (이어서) 최대한 숨을 내쉴 수 있는 공기의 양(IRV),

그리고, 아무리 내쉬어도 (모두 내 쉴 수 없는→) 폐포 (등)에 남아 있는 공기의 양(RV)을 모두 ❛누적(포갤누累 쌓을적積)❜ 하여 합한 개념의 공기량, 즉

TLC = VC + RV

= IRV + V_T + ERV + RV 로 표현할 수 있으며,

(총 폐용량은↓)

♂성인 남성: 약 6,000㎖ 과 ♀성인 여성: 약 4,200㎖~ 4,800㎖로 차이가 존재함을 확인·이해할 수 있습니다(그림 8-50, 8-51).

❛호흡조절의 이해❜

☞ (예전, ㉠ 논산훈련소-화생방 훈련장에서 방독면을 벗으라는 조교님의 명령! → 방독면을 벗고 독가스를 맡지 않으려 숨을 참다, 참다가 "아버지!"의 외마디 기억!

㉡ 신혼-초! 잠을 자다 갑자기 숨이 않 쉬어져 쭈그리고 앉아 손 따고, 숨을 몰아쉬었던 기억!)

⇒ 이러한 ❛수의적(따를수隨 뜻의意 과녁적的, voluntary)❜ 호흡-조절은 (정확한 기전-해설 등 충분히 이해되고 있지 않지만요) 대뇌(cerebrum)의 ❛일차운동피질(primary motor cortex)❜이 (일부분) 관여함을 확인·이해할 수 있습니다(물론, 정확한 기전의 이해 및 이론이 정립될 경우, 반드시 수정-보완하여 올려드릴 것을 다짐해봅니다).

(이에 비해 불수의적-불不수隨의意적的, involuntary- 호흡조절에 대한 ↓)

☞ ❝호흡중추(숨내쉴호呼 숨들이마실흡吸 가운데중中 지도리추樞, Respiratory center)❞는 "연수"와 "교뇌", 즉 → ❛뇌간(뇌뇌腦 줄기간幹, 뇌줄기, Brainstem)❜에 존재함을 확인·이해할 수 있습니다(그림 8-52).

(좀 더 자세히 살펴보면요^^↓)

호흡중추 ▷ ❛연수(이을연延 골수수髓, 숨뇌, Medulla oblongata)❜

에 존재하는

⇒ ❛호흡주기중추(숨내쉴호呼 숨들이쉴흡吸 돌주週 기약할기期 가운데중中 지도리추樞, 호흡율동중추, Respiratory rhythmicity center)❜를 확인할 수 있으며, ㉠ 과 ㉡으로 구성됨을 관찰·이해할 수 있습니다(그림 8-52, 8-53).

즉,

㉠ "배측호흡군(등배背 곁측側 숨내쉴호呼 숨들이쉴흡吸 무리군群, 등쪽호흡군,
Dorsal respiratory group, DRG)"은

(안정 시 유지되는 호흡에 가장 근원적 역할을 담당하는 중추로써 ↲)

▷ '횡격신경(가로횡橫 막을격隔 영혼신神 지날경經, 가로막신경,
phrenic nerve)'의 활성-조절 → "횡격막(가로횡橫 막을격隔막막膜,
가로막, diaphragm)" 수축과

▷ '늑간신경(갈비늑肋 사이간間 영혼신神 지날경經, 갈비사이신경,
intercostal nerve)'의 활성-조절 → "외늑간근
(바깥외外 갈비늑肋 사이간間 힘줄근筋, 바깥갈비사이근,
external intercostalis)" (등의) 수축을 유발하는 능동적
수축의 개념인 "흡기(inspiration)"를 이루고,
↔ 신경활성-억제를 통해 횡격막과 외늑간근이 이완으로
(제자리로 돌아와) 자연스러운 "호기(expiration)"를
유발하여, 안정 시 유지되는 호흡(quiet breathing)을
가능케 하는 내용이 확인·이해됩니다(그림 8-53~ 8-55).

반면,

㉡ "복측호흡군(배복腹 곁측側 숨내쉴호呼 숨들이쉴흡吸 무리군群, 배쪽호흡군,
Ventral respiratory group, VRG)"은

→ (DRG가 안정 시 호흡-리듬에 관여함과는 달리)

'노력성 호흡(힘쓸노努 힘력力 성품성性 숨내쉴호呼 숨들이마실흡吸,
강제호흡, Forced breathing)'에 주(main)된 관여로
강한 '흡기(inspiration)'와 강한 '호기(expiration)'
를 관장하는 흡기/호기 조절-중추로 확인·이해됩니다
(그림 8-52, 8-53, 8-56, 8-58).

또한,

호흡중추 ▷ '교뇌(다리교橋 뇌뇌腦, 다리뇌, Pons)'

에서는

⇒ '뇌교호흡중추(뇌뇌腦 다리교橋 숨내쉴호呼 숨들이쉴흡吸 가운데중中 지도리추樞,
다리뇌호흡중추, Pontine respiratory centers)'를 확인할
수 있으며, ❶과 ❷로 구성됨을 관찰·이해할 수 있습니다
(그림 8-52, 53).

❶ "호흡조정중추(숨내쉴호呼 숨들이쉴흡吸 고를조調 가지런할정整 가운데중中 지도리추樞,

호흡조절중추, Pneumotaxic center)"는

→ 연수의 DRG를 억제하여 안정 시 호흡을 조절해 주는 것으로 제시 됩니다(그림 8-53).(그러나, 정확한 기전에 대한 이해는 조금 더 시간이 필요한 것으로 확인되기에 이론이 정립될 경우, 반드시 수정-보완하여 올려드릴 것을 다짐해봅니다).

❷ "지속흡식중추(보존할**지**持 이을**속**續 숨들이쉴**흡**吸 숨쉴**식**息 가운데**중**中 지도리**추**樞, 지속흡입중추, Apneustic center)"는

→ 연수의 DRG를 활성화하여 안정 시 호흡을 조절해 주는 역할을 담당하는 것으로 제시됩니다(그림 8-53).(그러나, -이 부분 역시-정확한 기전에 대한 이해는 조금 더 시간이 필요한 것으로 확인되기에 이론이 정립될 경우, 반드시 수정-보완하여 올려드릴 것을 다짐해봅니다)(감사합니다).

노력성 흡기근 ▷ 흉쇄유돌근(가슴**흉**胸 쇠사슬**쇄**鎖 젖**유**乳 부딪칠**돌**突 힘줄**근**筋, 목빗근, Sternocleidomastoid muscle)

▷ 사각근(비낄**사** 혹은 비스듬할**사**斜 뿔**각**角 힘줄**근**筋, 목갈비근, Scalene muscles)

❤ 전사각근(앞**전**前 비낄**사**斜 뿔**각**角 힘줄**근**筋, 앞목갈비근, Anterior scalene muscle)

❤ 중사각근(가운데**중**中 비낄**사**斜 뿔**각**角 힘줄**근**筋, 중간목갈비근, Middle scalene muscle)

❤ 후사각근(뒤**후**後 비낄**사**斜 뿔**각**角 힘줄**근**筋, 뒤목갈비근, Posterior scalene muscle)

▷ 소흉근(작을**소**小 가슴**흉**胸 힘줄**근**筋, 작은가슴근, Pectoralis minor muscle)

▷ 외늑간근(바깥**외**外 갈비**늑**肋 사이**간**間 힘줄**근**筋, 바깥갈비사이근, External intercostalis)

(그림 8-56, 8-57)

노력성 호기근 ▶ 복직근(배**복**腹 곧을**직**直 힘줄**근**筋, 배곧은근, Rectus abdominis)

▶ 외복사근(바깥**외**外 배**복**腹 비낄**사**斜 힘줄**근**筋, 배바깥빗근, External oblique abdominal muscle)

▶ 내복사근(안**내**內 배**복**服 비낄**사**斜 힘줄**근**筋, 배속빗근, Internal oblique abdominal muscle)

▶ 내늑간근(안**내**內 갈비**늑**肋 사이**간**間 힘줄**근**筋, 속갈비사이근, Internal intercostalis)

(그림 8-58)

"인체 호흡기의 구조와 생리" 편에서,
꼭! '숙지-기억' 해 주시면 도움이 되는 (시험준비 등) 핵심어"는요^^

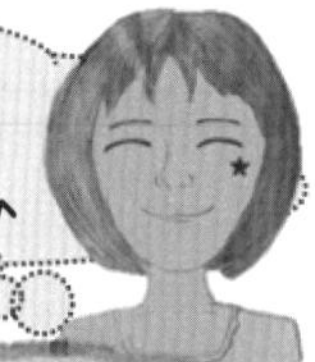

MEMO
인생에는 공짜가 없다

똑똑똑
누구니?
샌애긔에요.
너구나

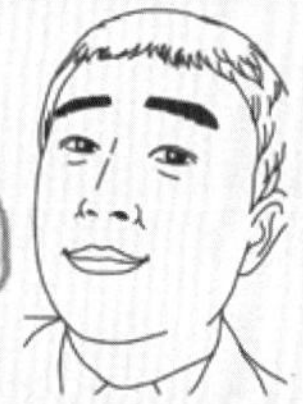

교실 게시판

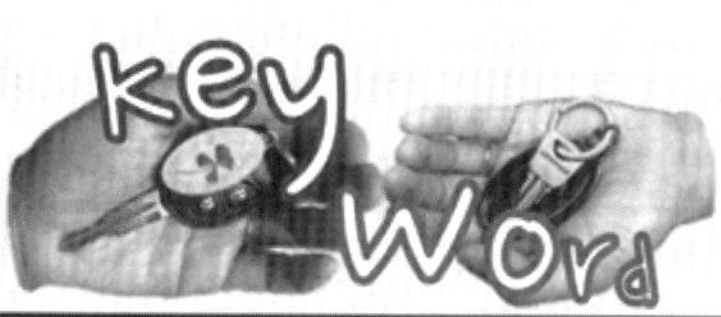

중환者ㅋ 교수님의 말씀을
받아드릴 것입니다♥

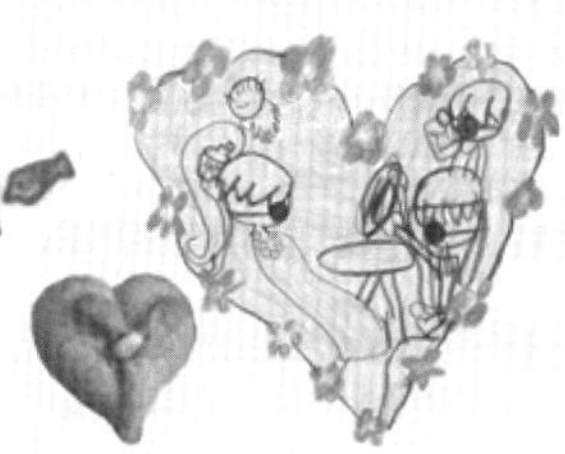

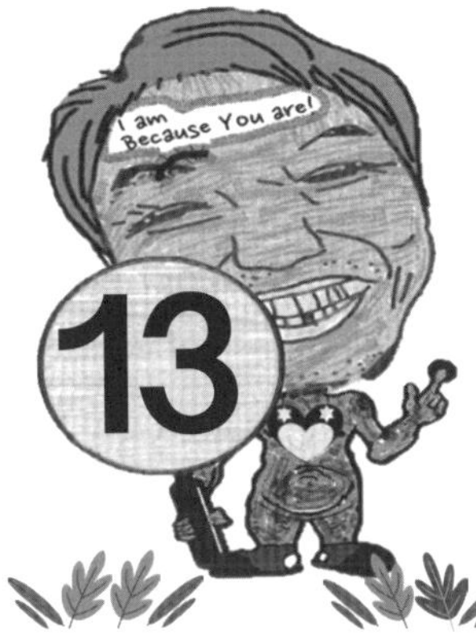
I am Because You are!

13

인체 배설기관의 구조와 생리

NO.12 | 쉼 relax

놀 줄 알고, 쉴 줄 안다

그들은 일과 휴식의 조화를 잃지 않는다.

A대학의 K교수는 매사에 성실하다. 그냥 성실한 게 아니라 '너~무' 지나치게 성실하다. 처음에는 그의 성실함이 참 존경스러웠다. 교수가 자기 분야에서 땀 흘려 연구하는 것만큼 멋진 일이 있을까? 그는 실험실에서 항상 무엇인가를 하고 있었고, 식사시간과 수면시간을 줄여가며 연구에 몰두했다. 그 결과 타교수에 비해서 뛰어난 연구성과를 발표했고 촉망받는 젊은 학자로 주목받았다. 최소한 겉으로 보기에는 그랬다.

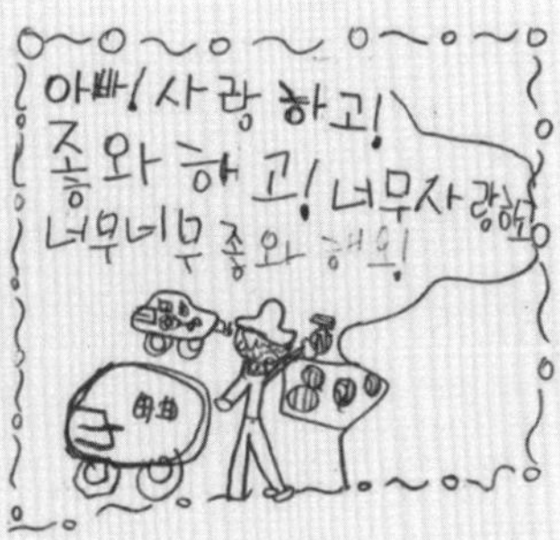
아빠! 사랑하고!
좋와 하고! 너무사랑해요
너무너무 좋와 행복!

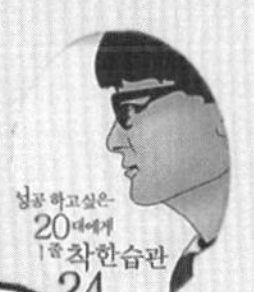
20대에게
착한습관
24

가정문제가 본격화될 즈음, K교수는 부족한 연구실 기자재를 사기 위해 융자를 얻어야 했고, 그런 경제적인 부담은 가정에 더 큰 불화를 가져왔다. 가정에 불화가 있고, 경제적으로 쫓기는 그가 좋은 강의를 하기는 어려웠을 것이다. 이 점은 강의를 수강하는 학생들도 감지하게 되었다. 더 큰 문제는 K교수가 자신의 어려운 상황을 잊기 위해 더 많은 시간을 연구에 몰입했다는 것이다. 그러던 가운데 혈색이 바뀔 정도로 건강이 나빠졌다. 주변에서 "좀 쉬라"는 충고를 했다.

그러나 제법 친분이 두터운 나는 겉으로 보이는 그의 모습이 조금 염려되었다. 무엇보다 그는 일주일에 6일을 학교에서 먹고 잤으며, 단 하루만 집에 갔다. 그랬기 때문에 아빠의 보살핌이 필요했던 두 명의 초등학생 자녀는 '아빠'라는 존재에 낯설어 했다. 아내는 거의 혼자 가정을 꾸려 나가야 했고, 일주일에 한 번 방문(?)하는 남편을 만날 때마다 처한 현실에 대해 불만을 토로하지 않을 수 없었다. 이런 가정이 평탄하게 유지될 리 만무했다.

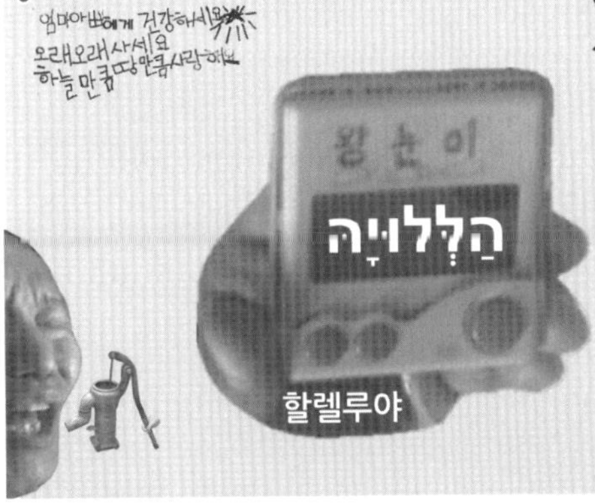

5분도 안 되는 식사 시간은 휴식의 대부분을 차지했다. 분명 K교수는 '일중독(Workaholic)'이었다. 거의 연구실을 떠나지 못했고, 떠나서도 '연구' 생각뿐이었다. 그가 앞으로 어떻게 될지는 보지 않아도 알 수 있다. 아마도 건강 문제부터 불거질 것이다. 필자가 지켜본 그의 모습은 결코 행복해 보이지 않았다. 그가 아무리 대단한 연구 성과를 발표할지라도 나는 K교수처럼 되고 싶지 않다.

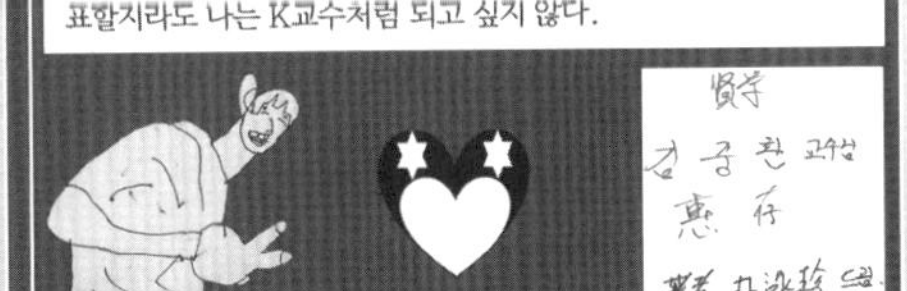

13-1

Excretory system

배설계

물리칠 배 排 샐 설 泄 이을 계 系

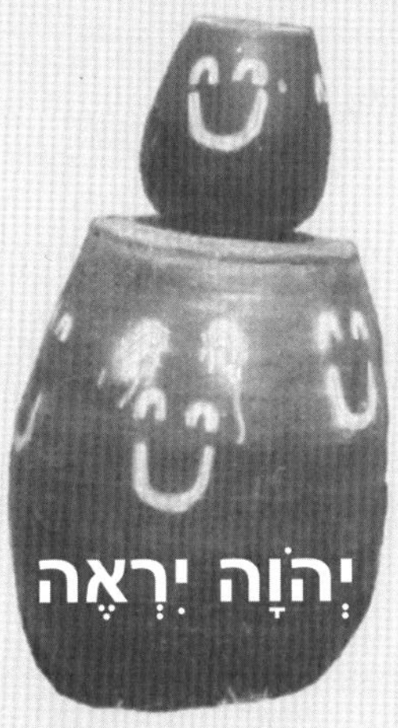

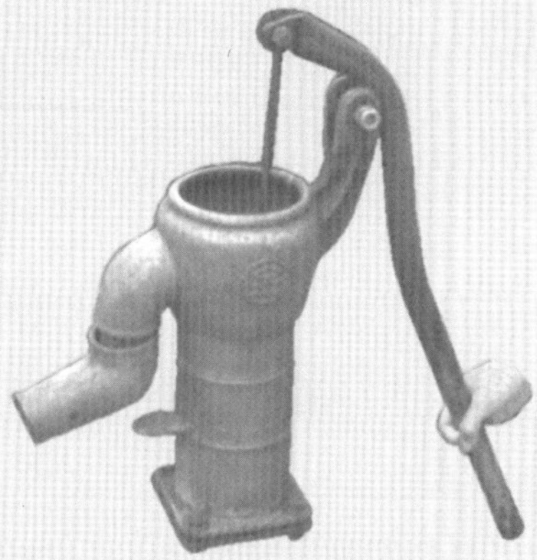

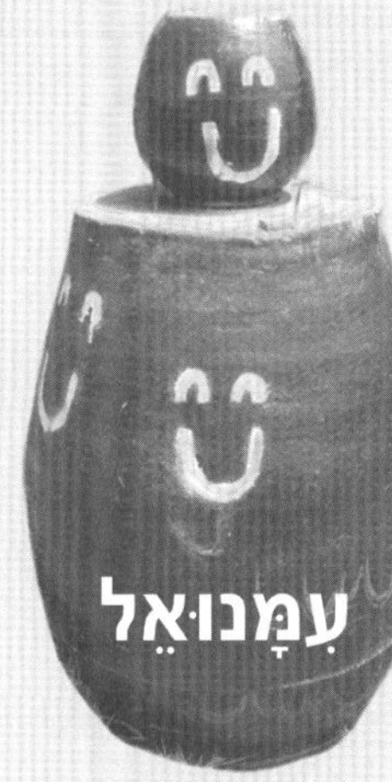

נִדָּה

ejéctĭo

تغوّط

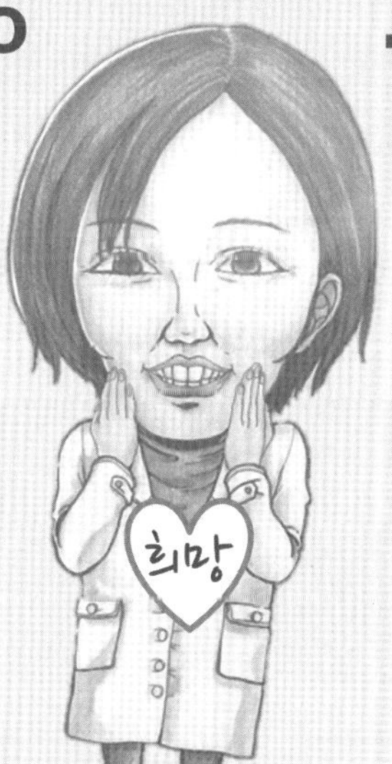

मलत्याग

excreţie

การขับถ่าย

Виділення

të dalët jashtë

အညစ်အကြေးစွန့်ခြင်း

Vylučování

гадагшлуулалт

إفراز

sự bài tiết

éliminasi

Boşaltım

排泄

13-2 Excretory system

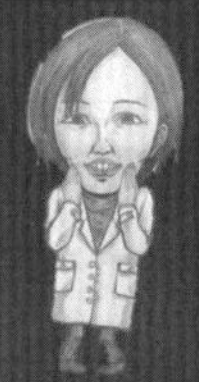

물리칠 배 排 샐 설 泄 이을 계 系

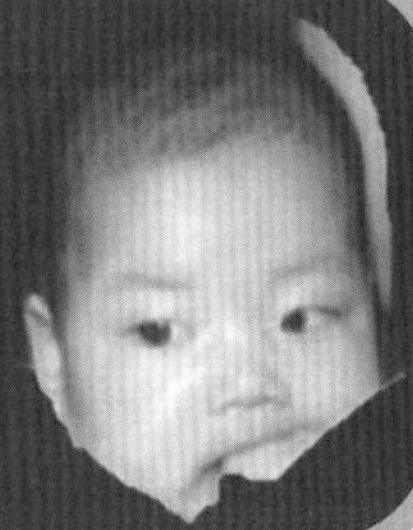

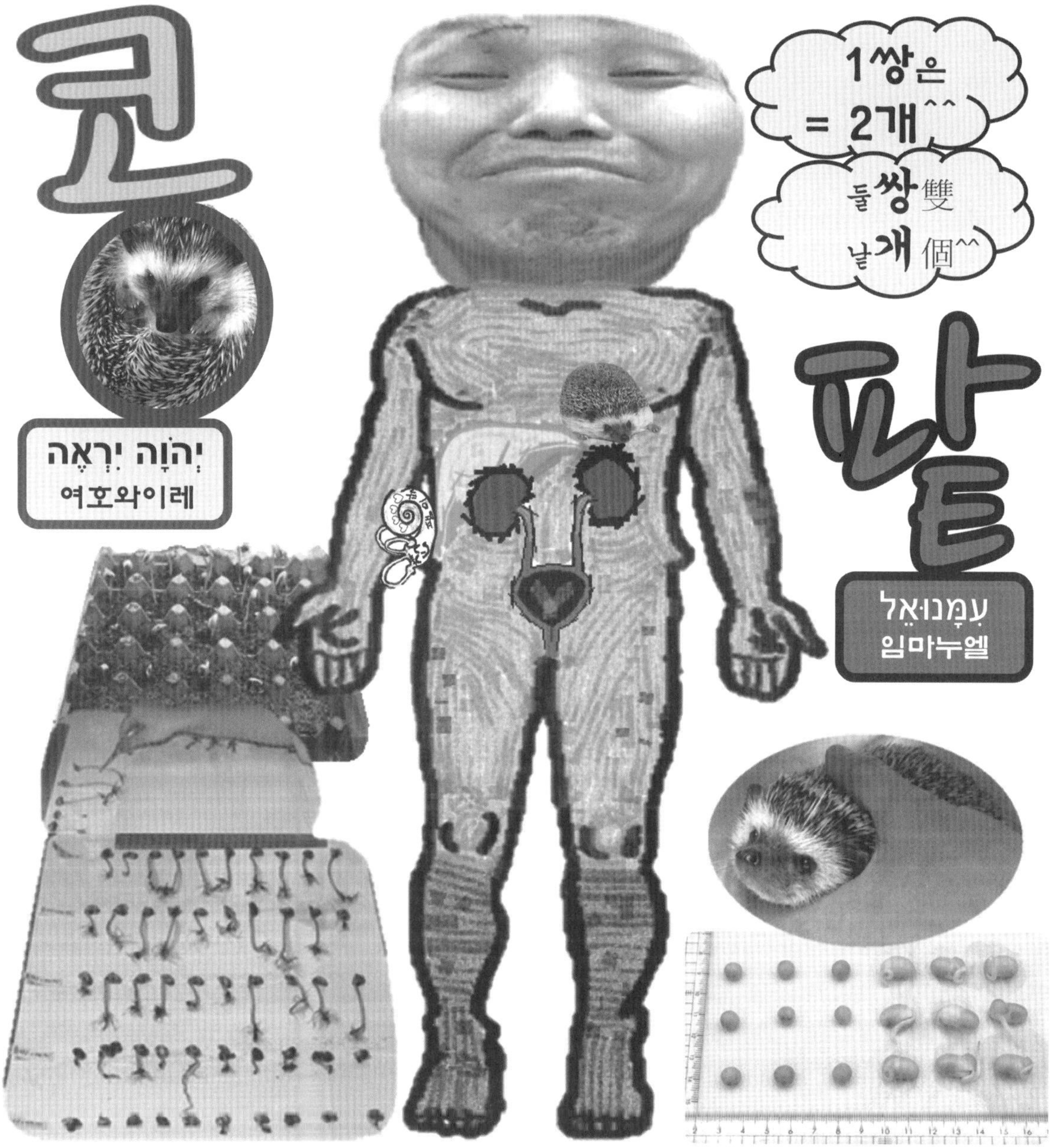

13-3 Excretory system 물리칠배排 샐설泄 이을계系

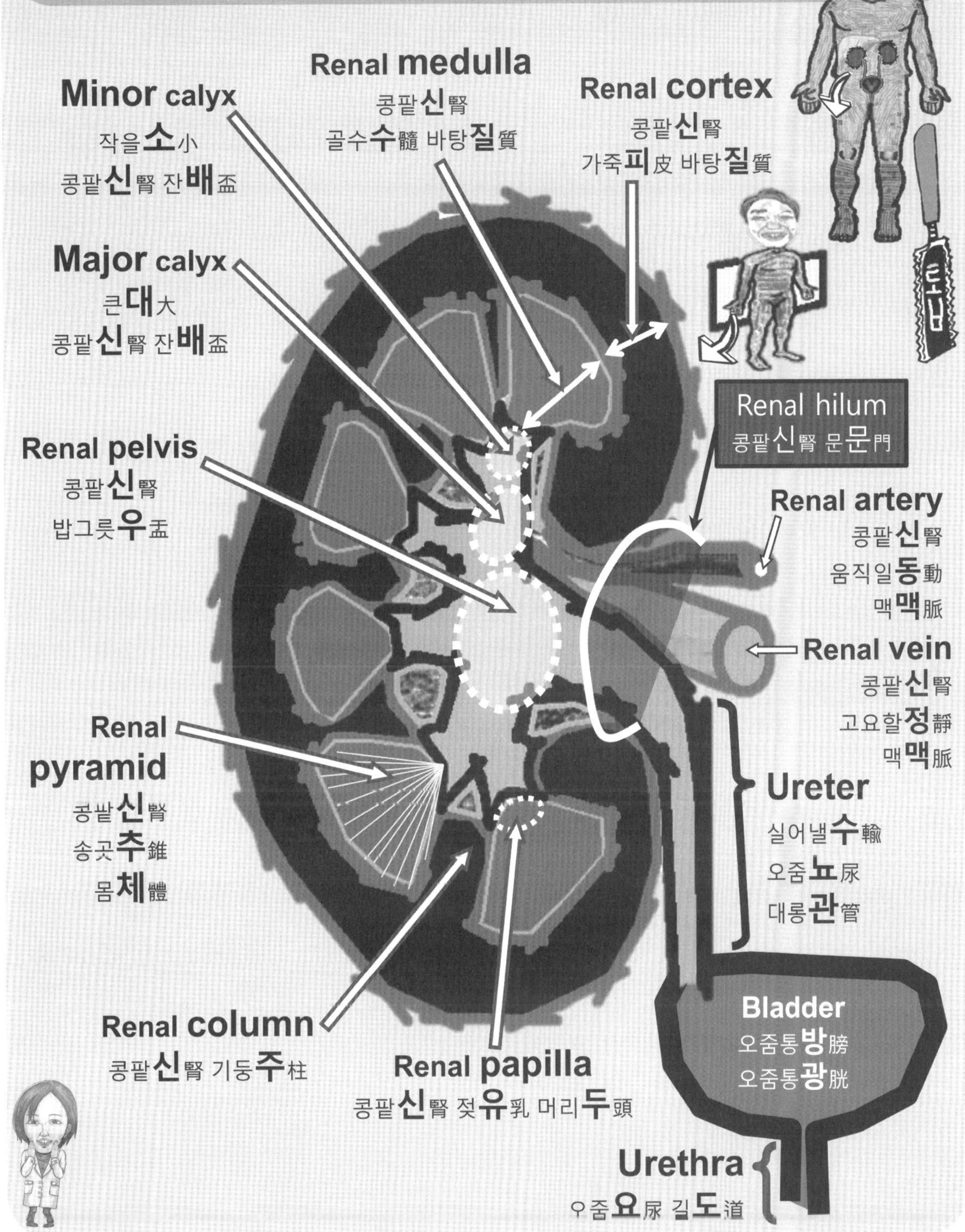

13-4

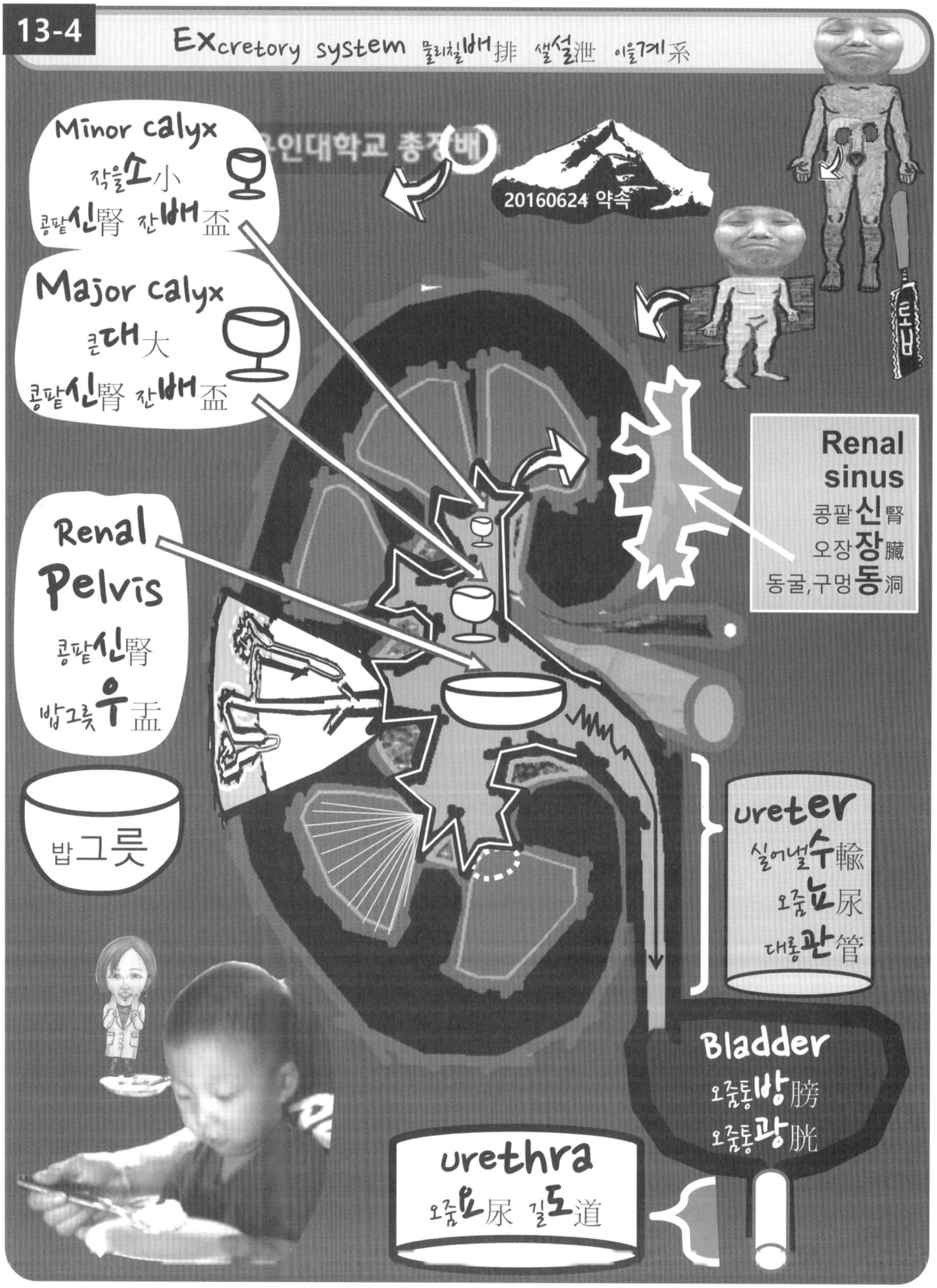
Excretory system 물리칠배排 샐설泄 이을계系
Minor calyx
작을소小
콩팥신腎 잔배盃
Major calyx
큰대大
콩팥신腎 잔배盃
Renal Pelvis
콩팥신腎
밥그릇우盂
밥그릇
20160624 약속
Renal sinus
콩팥신腎
오장장臟
동굴,구멍동洞
ureter
실어낼수輸
오줌뇨尿
대롱관管
Bladder
오줌통방膀
오줌통광胱
urethra
오줌요尿 길도道

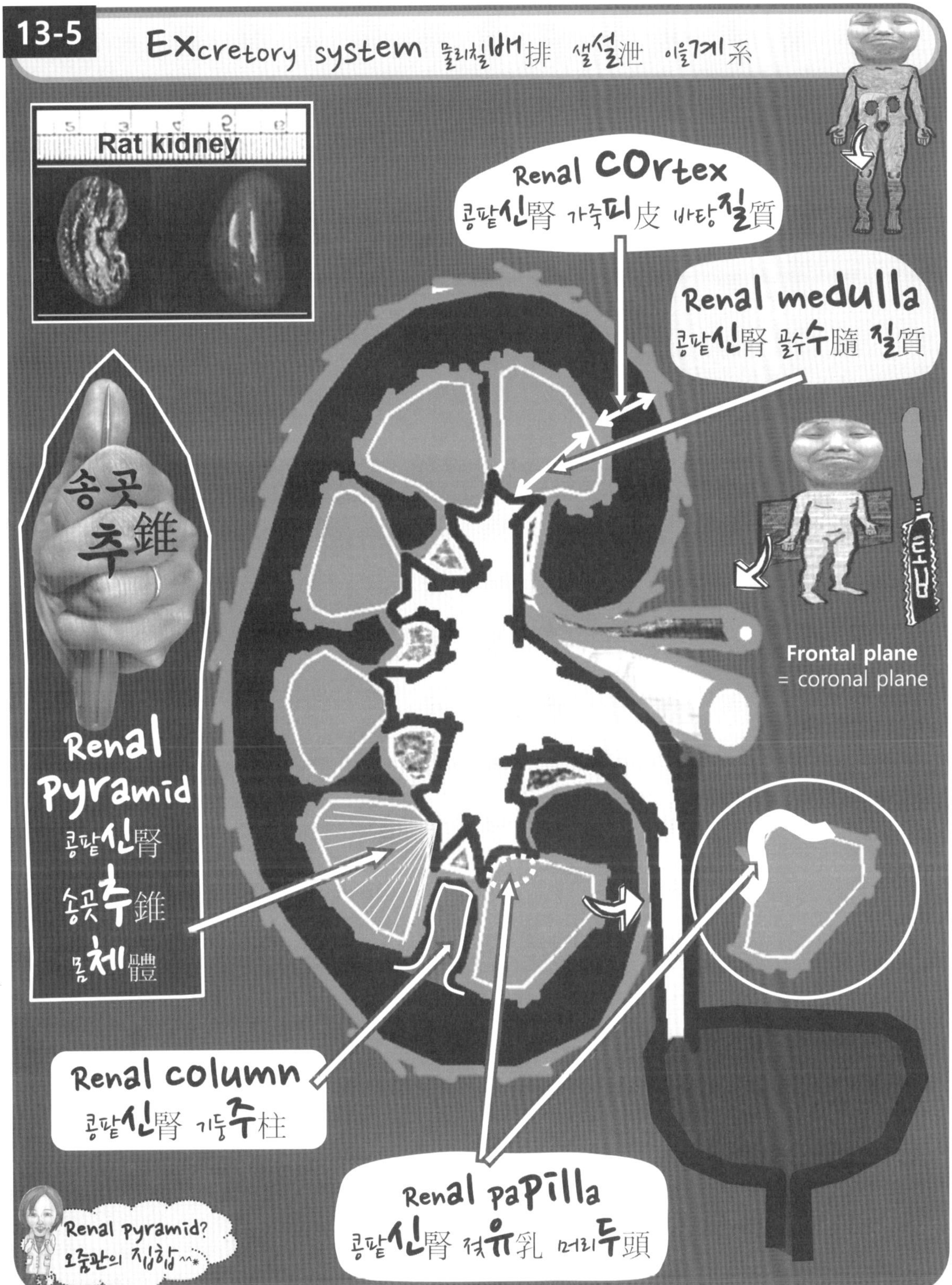
13-5
Excretory system 물리칠배排 샐설泄 이을계系
Rat kidney
Renal Cortex
콩팥신腎 가죽피皮 바탕질質
Renal medulla
콩팥신腎 골수수髓 질質
송곳추錐
Renal Pyramid
콩팥신腎
송곳추錐
몸체體
Frontal plane
= coronal plane
Renal column
콩팥신腎 기둥주柱
Renal papilla
콩팥신腎 젖유乳 머리두頭
Renal pyramid?
오줌관의 집합^^*

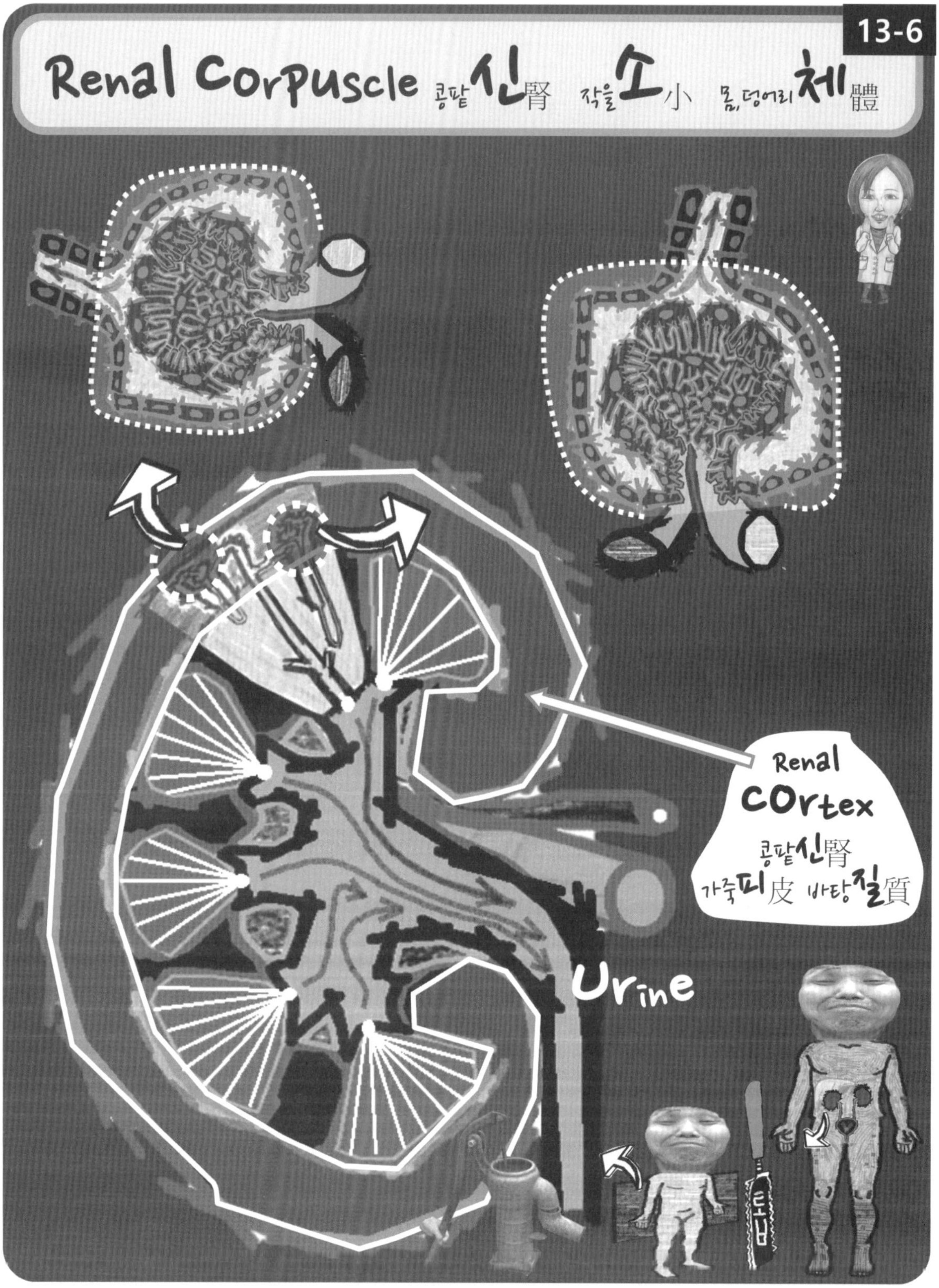
13-6
Renal Corpuscle 콩팥신腎 작을소小 몸,덩어리체體
Renal Cortex
콩팥신腎
가죽피皮 바탕질質
Urine

13-7 Renal corpuscle

콩팥 신 腎 작을 소 小 몸 체 體

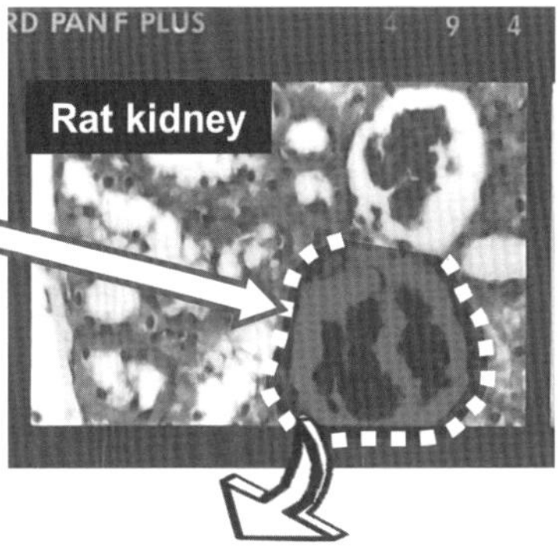

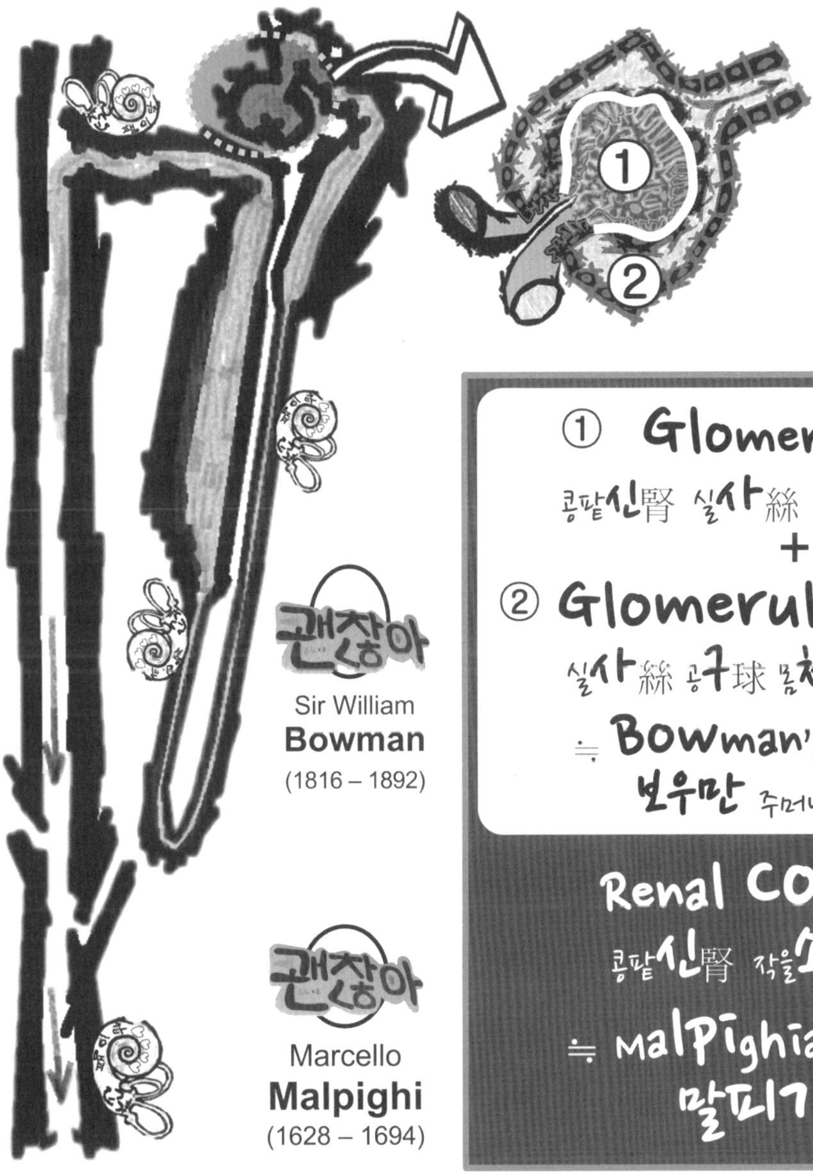

괜찮아

Sir William **Bowman** (1816 – 1892)

괜찮아

Marcello **Malpighi** (1628 – 1694)

① Glomerulus

콩팥 신 腎 실 사 絲 공 구 球 몸 체 體

\+

② Glomerular capsule

실 사 絲 공 구 球 몸 체 體 주머니 낭 囊

≒ Bowman's capsule

보우만 주머니 낭 囊

Renal corpuscle

콩팥 신 腎 작을 소 小 몸 체 體

≒ Malpighian corpuscle

말피기-소체

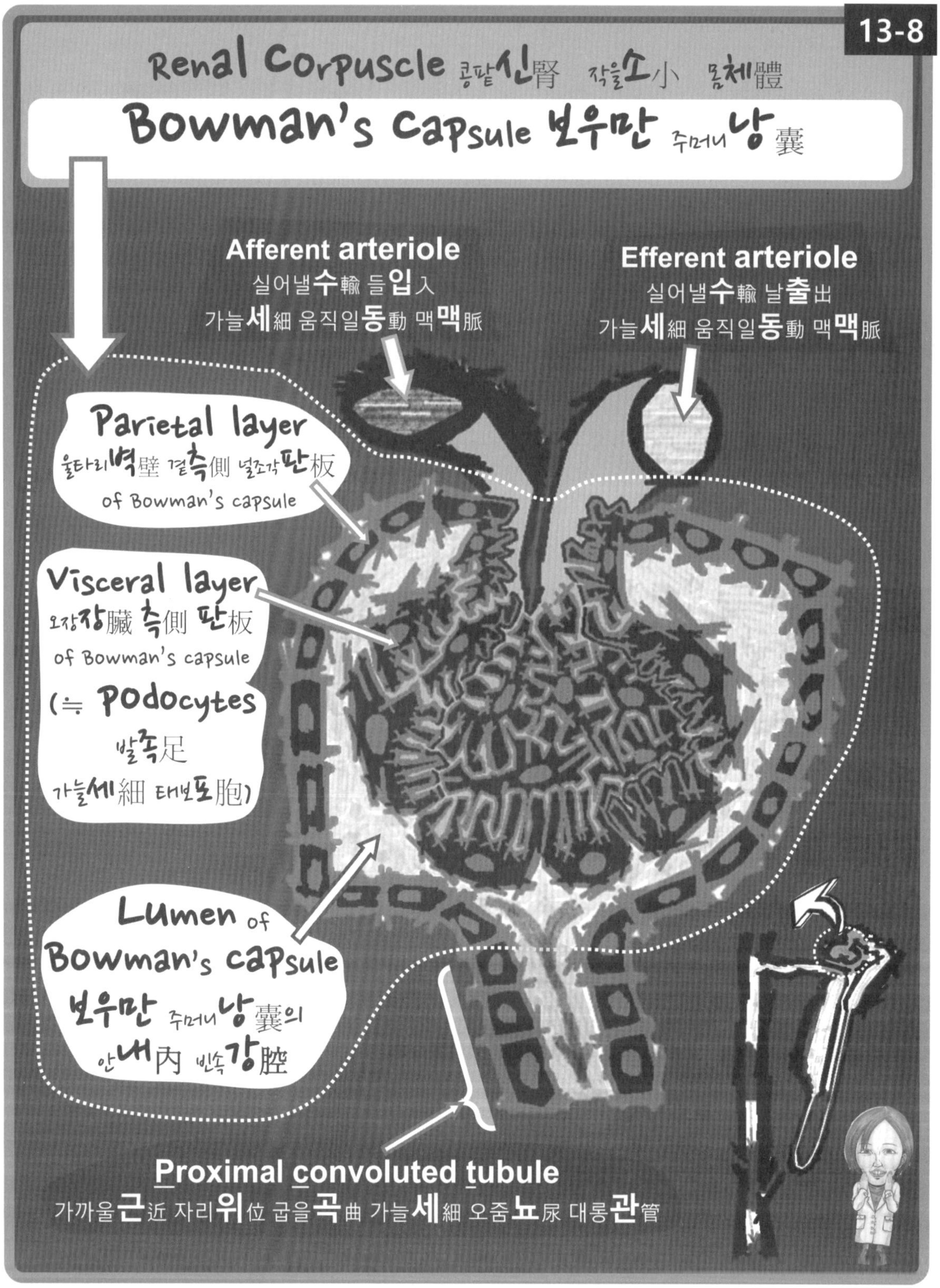
13-8
Renal Corpuscle 콩팥신腎 작을소小 몸체體
Bowman's capsule 보우만 주머니낭囊
Afferent arteriole
실어낼수輸 들입入
가늘세細 움직일동動 맥맥脈
Efferent arteriole
실어낼수輸 날출出
가늘세細 움직일동動 맥맥脈
Parietal layer
울타리벽壁 곁측側 널조각판板
of Bowman's capsule
Visceral layer
오장장臟 측側 판板
of Bowman's capsule
(≒ Podocytes
발족足
가늘세細 태보포胞)
Lumen of
Bowman's capsule
보우만 주머니낭囊의
안내內 빈속강腔
Proximal convoluted tubule
가까울근近 자리위位 굽을곡曲 가늘세細 오줌뇨尿 대롱관管

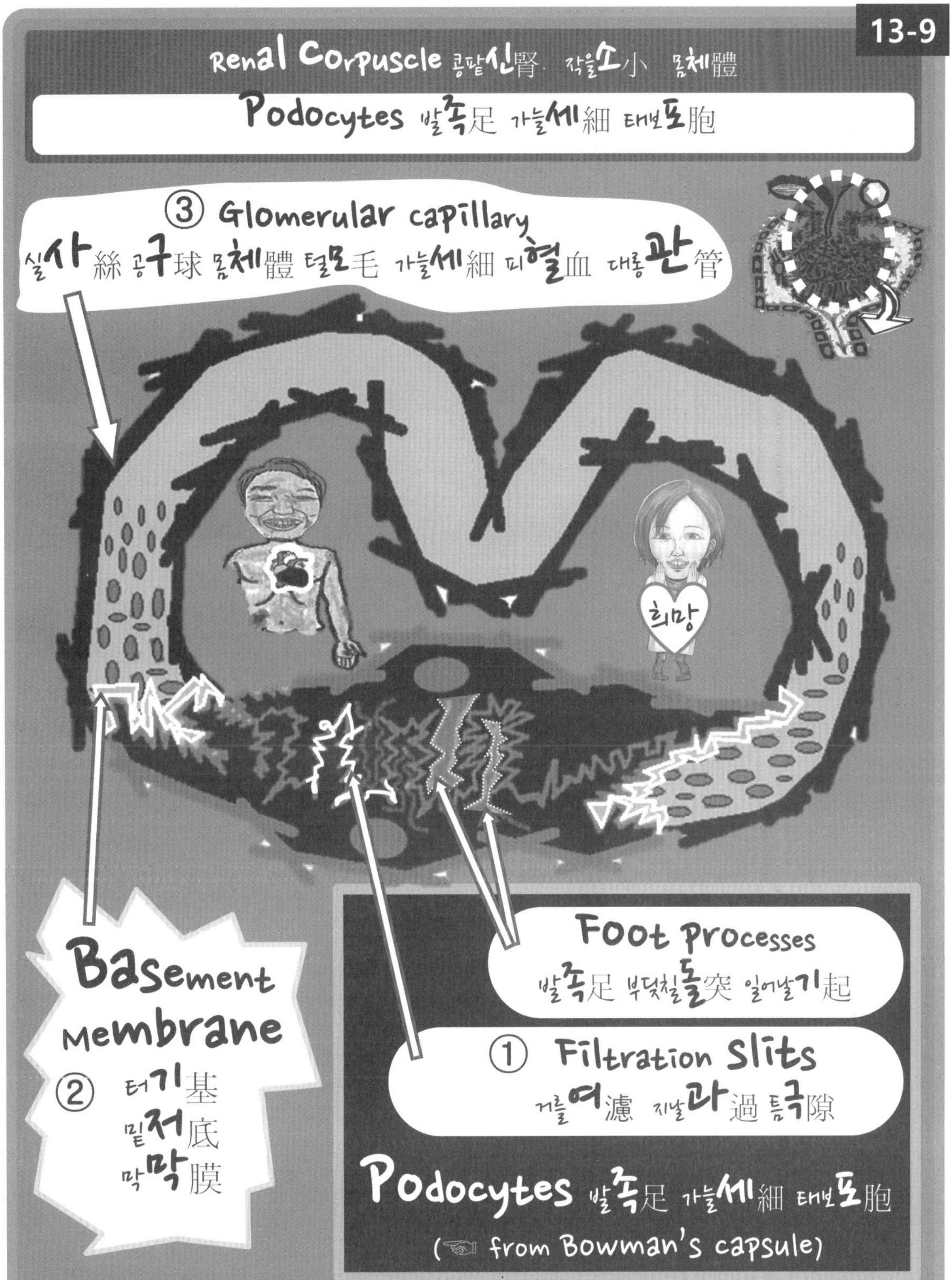
13-9
Renal Corpuscle 콩팥신腎, 작을소小 몸체體
Podocytes 발족足 가늘세細 태보포胞
③ Glomerular capillary
실사絲 공구球 몸체體 털모毛 가늘세細 피혈血 대롱관管
희망
Foot processes
발족足 부딪칠돌突 일어날기起
① Filtration Slits
거를여濾 지날과過 틈극隙
Basement Membrane
② 터기基 밑저底 막막膜
Podocytes 발족足 가늘세細 태보포胞
(☞ from Bowman's capsule)

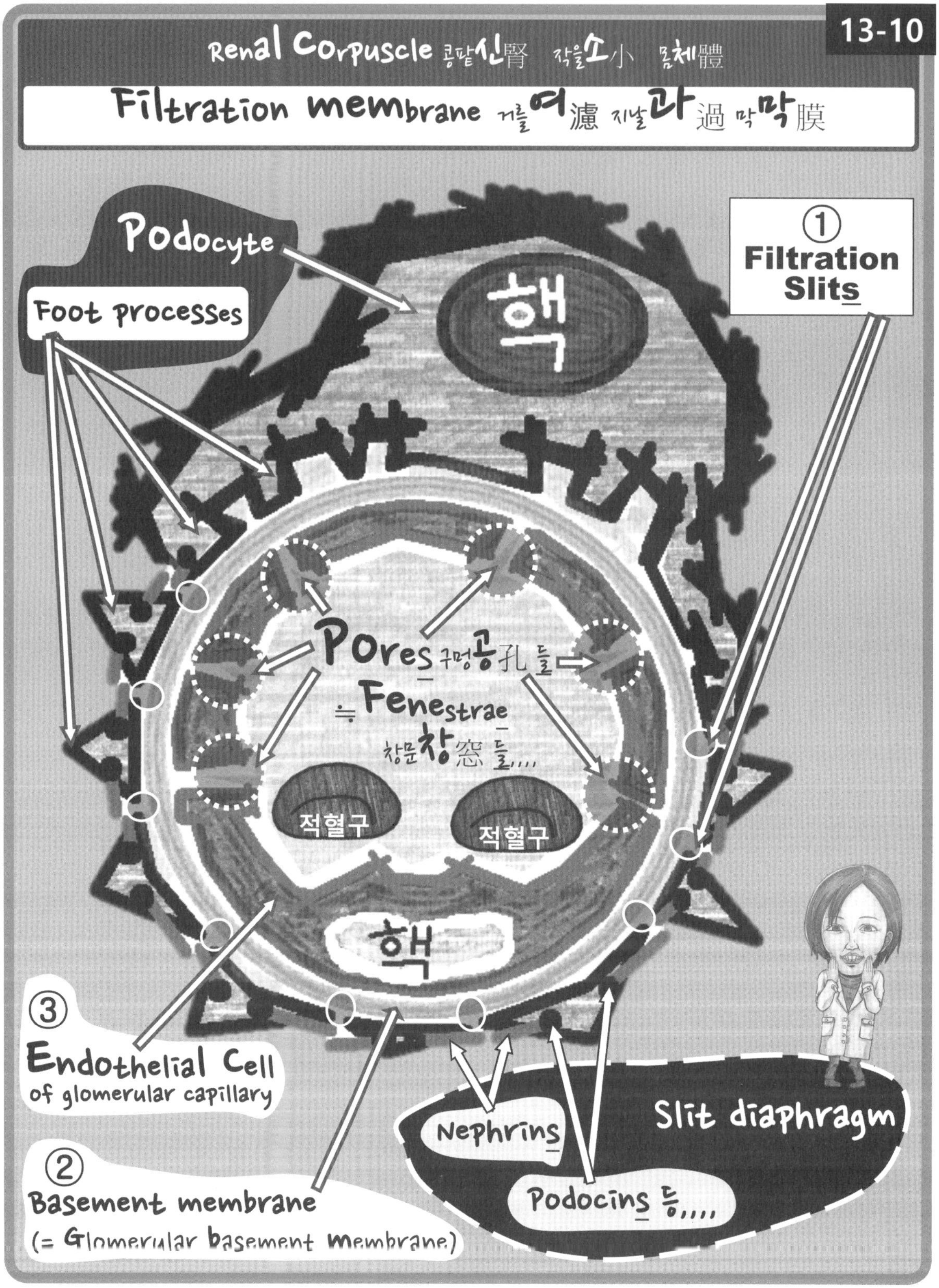
13-10
Renal Corpuscle 콩팥신腎 작을소小 몸체體
Filtration membrane 거를여濾 지날과過 막막膜
Podocyte
Foot processes
① Filtration Slits
핵
Pores 구멍공孔 들
≒ Fenestrae
창문창窓 들,,,,
적혈구
적혈구
핵
③ Endothelial Cell of glomerular capillary
② Basement membrane (= Glomerular basement membrane)
Nephrins
Podocins 등,,,,
Slit diaphragm

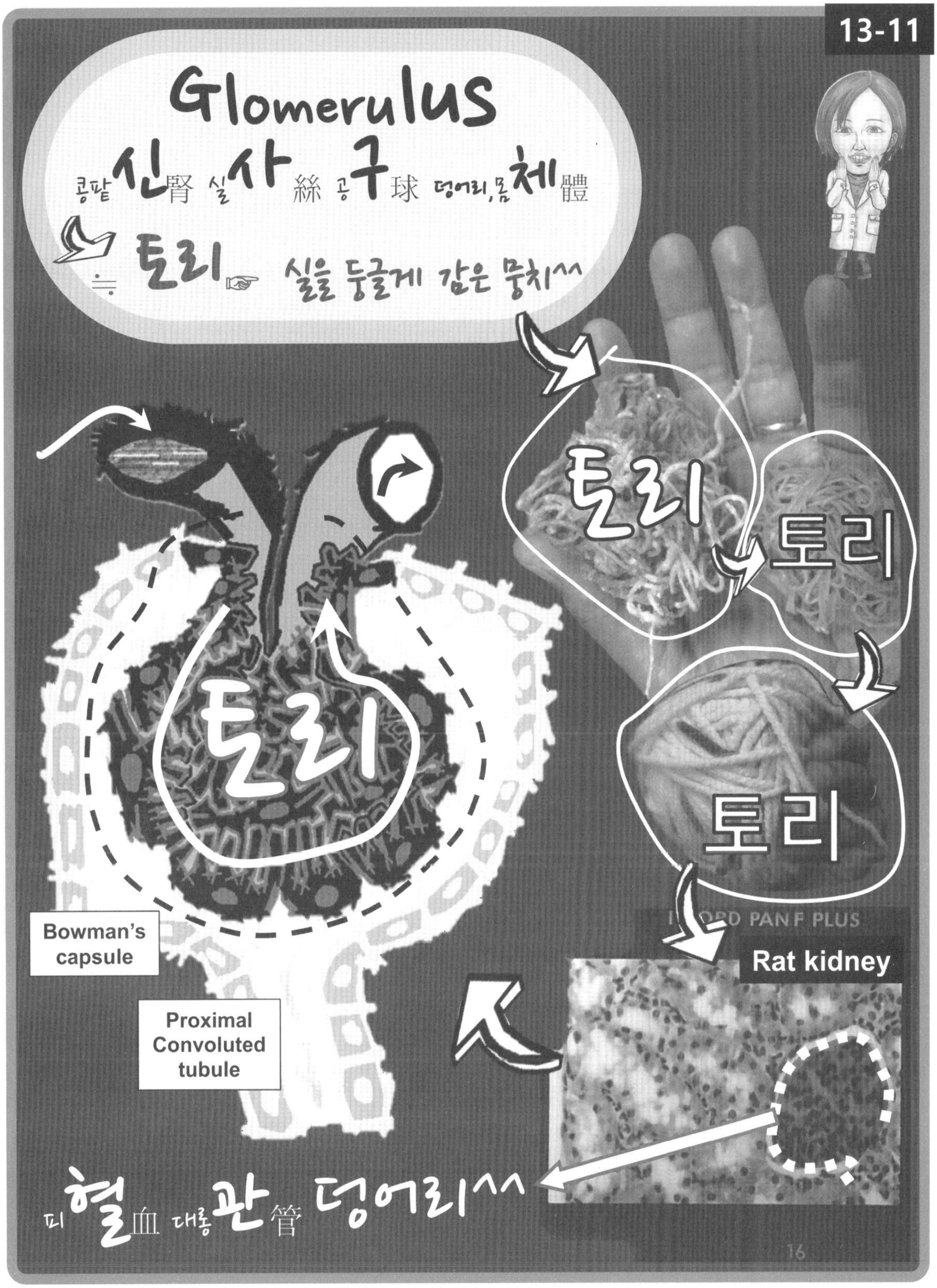
13-11
Glomerulus
콩팥 신腎 실 사絲 공 구球 덩어리,몸 체體
≒ 토리 ☞ 실을 둥글게 감은 뭉치^^
토리
토리
토리
토리
Bowman's capsule
Proximal Convoluted tubule
Rat kidney
피 혈血 대롱 관管 덩어리^^

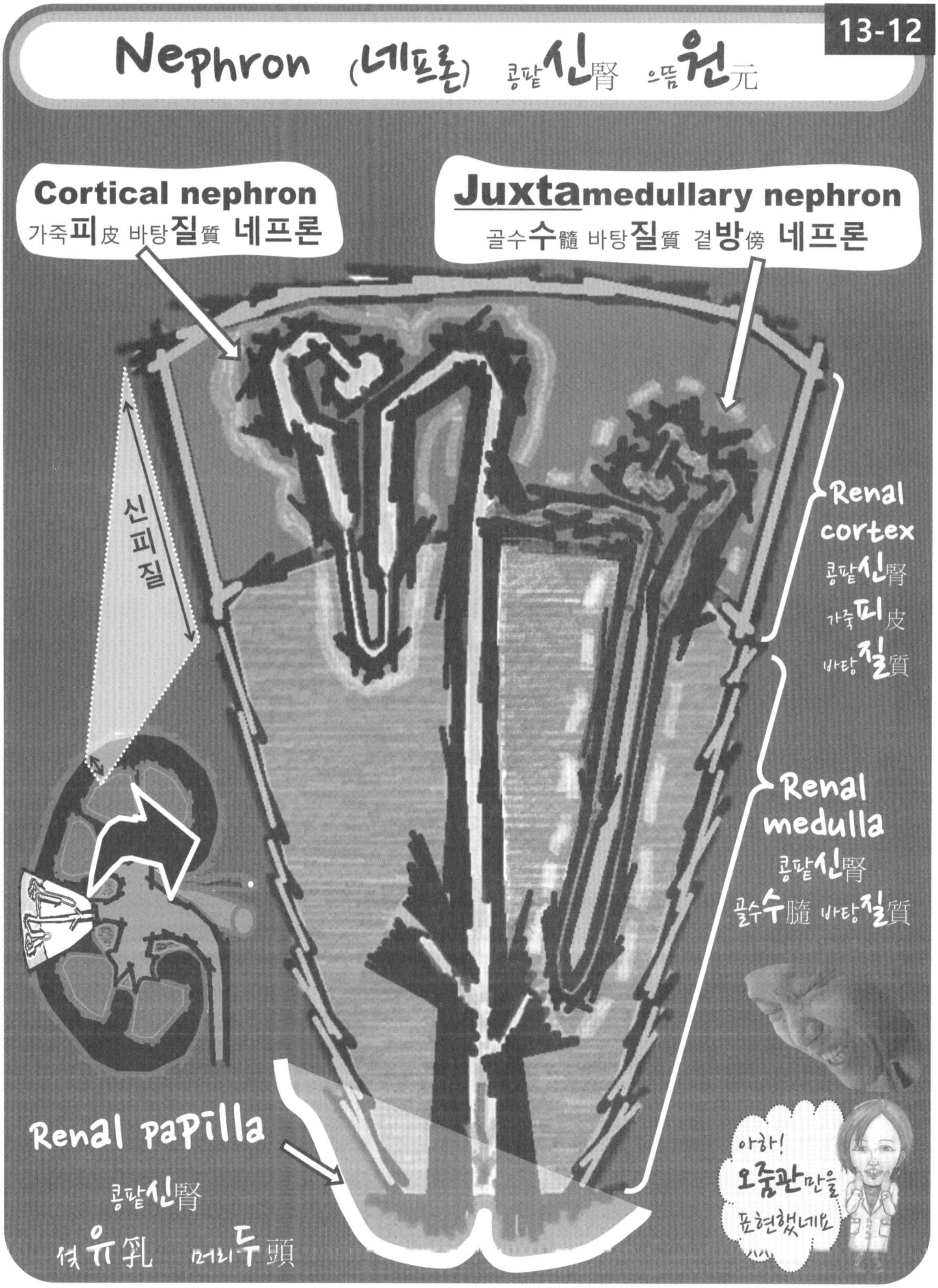
13-12
Nephron (네프론) 콩팥신腎 으뜸원元
Cortical nephron
가죽피皮 바탕질質 네프론
Juxtamedullary nephron
골수수髓 바탕질質 곁방傍 네프론
신피질
Renal cortex
콩팥신腎
가죽피皮
바탕질質
Renal medulla
콩팥신腎
골수수髓 바탕질質
Renal papilla
콩팥신腎
젖유乳 머리두頭
아하! 오줌관만을 표현했네요

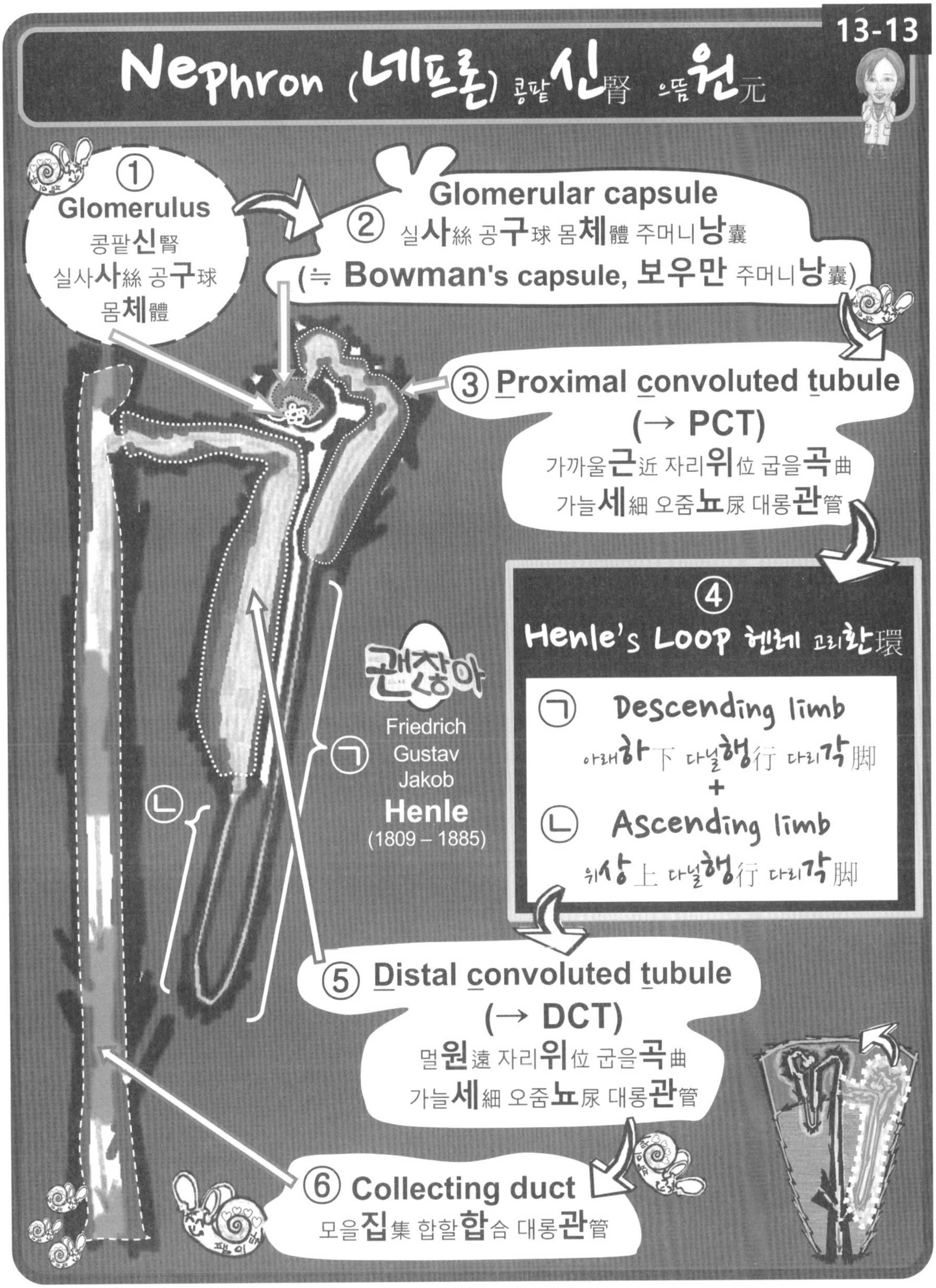
13-13
Nephron (네프론) 콩팥신腎 으뜸원元
① Glomerulus
콩팥신腎
실사사絲 공구球
몸체體
② Glomerular capsule
실사絲 공구球 몸체體 주머니낭囊
(≒ Bowman's capsule, 보우만 주머니낭囊)
③ Proximal convoluted tubule
(→ PCT)
가까울근近 자리위位 굽을곡曲
가늘세細 오줌뇨尿 대롱관管
④
Henle's LOOP 헨레 고리환環
㉠ Descending limb
아래하下 다닐행行 다리각脚
+
㉡ Ascending limb
위상上 다닐행行 다리각脚
괜찮아
Friedrich
Gustav
Jakob
Henle
(1809 – 1885)
㉠
㉡
⑤ Distal convoluted tubule
(→ DCT)
멀원遠 자리위位 굽을곡曲
가늘세細 오줌뇨尿 대롱관管
⑥ Collecting duct
모을집集 합할합合 대롱관管

13-14

Mesangeal cell

피혈血 대롱관管 사이간間 가늘세細 태보포胞

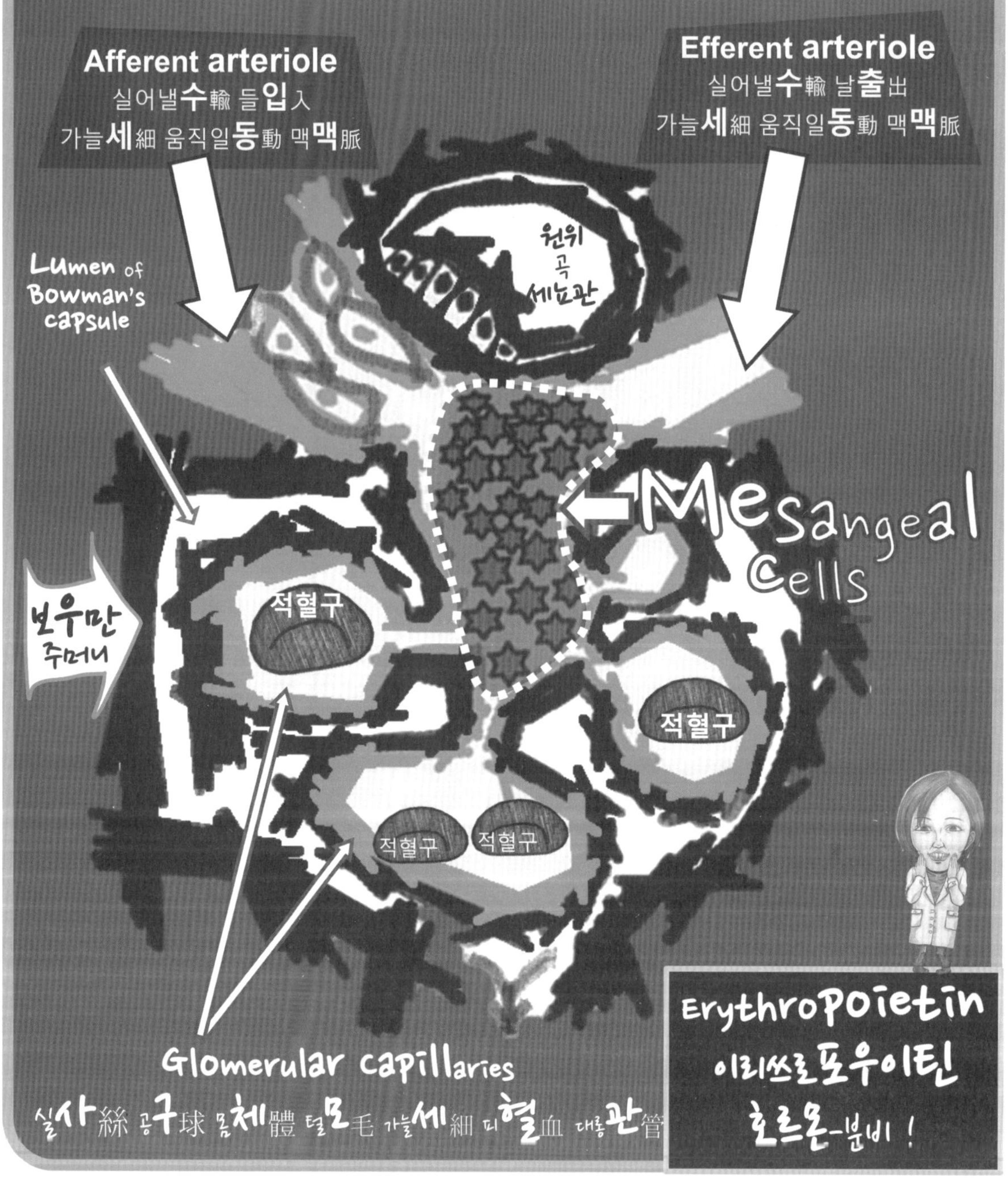

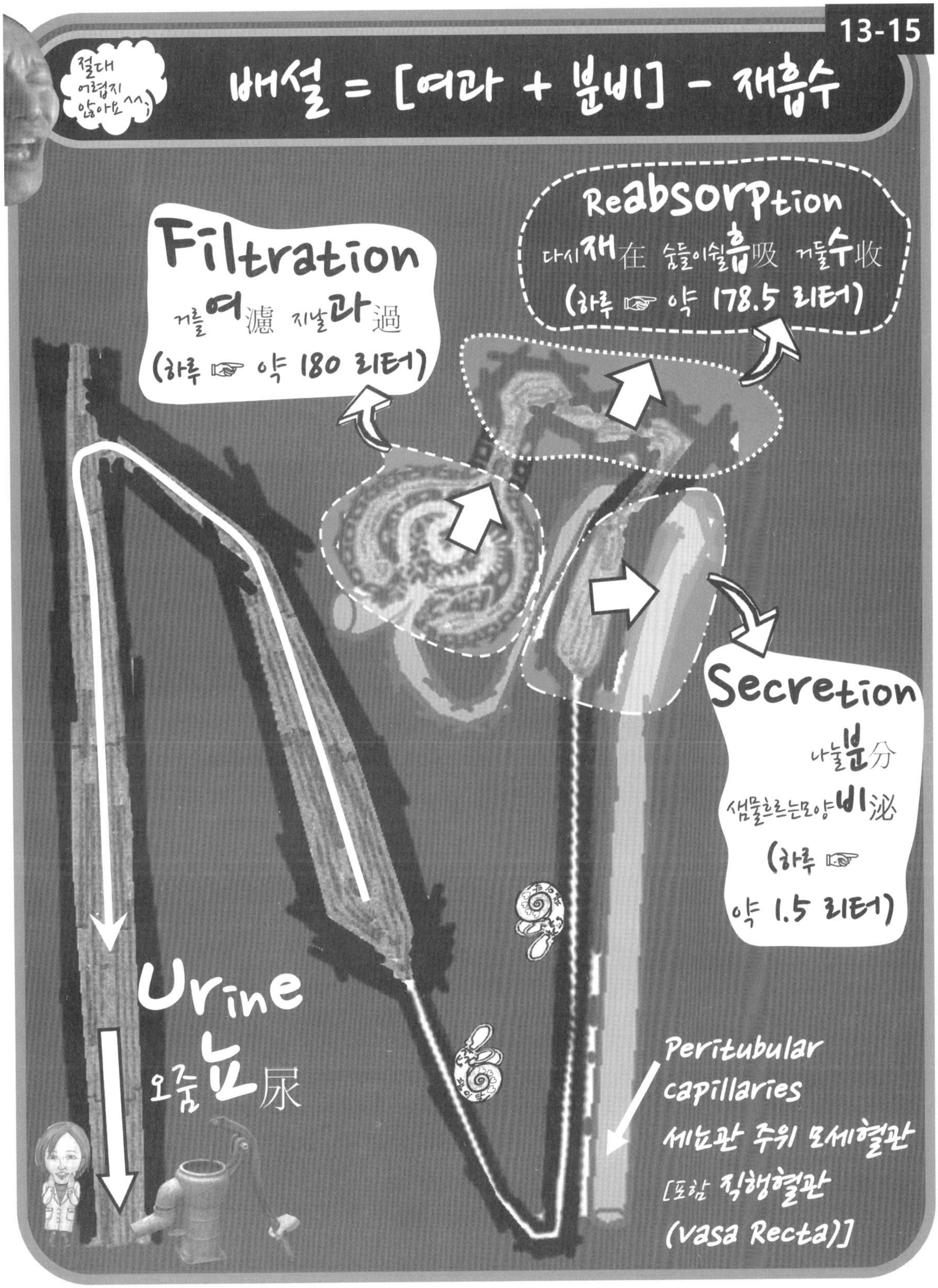
13-15
절대 어렵지 않아요 ^^;
배설 = [여과 + 분비] - 재흡수
Filtration
거를 여 濾 지날 과 過
(하루 ☞ 약 180 리터)
Reabsorption
다시 재 在 숨들이쉴 흡 吸 거둘 수 收
(하루 ☞ 약 178.5 리터)
Secretion
나눌 분 分
샘물흐르는모양 비 泌
(하루 ☞ 약 1.5 리터)
Urine
오줌 뇨 尿
Peritubular capillaries
세뇨관 주위 모세혈관
[포함 직행혈관 (vasa Recta)]

13-16

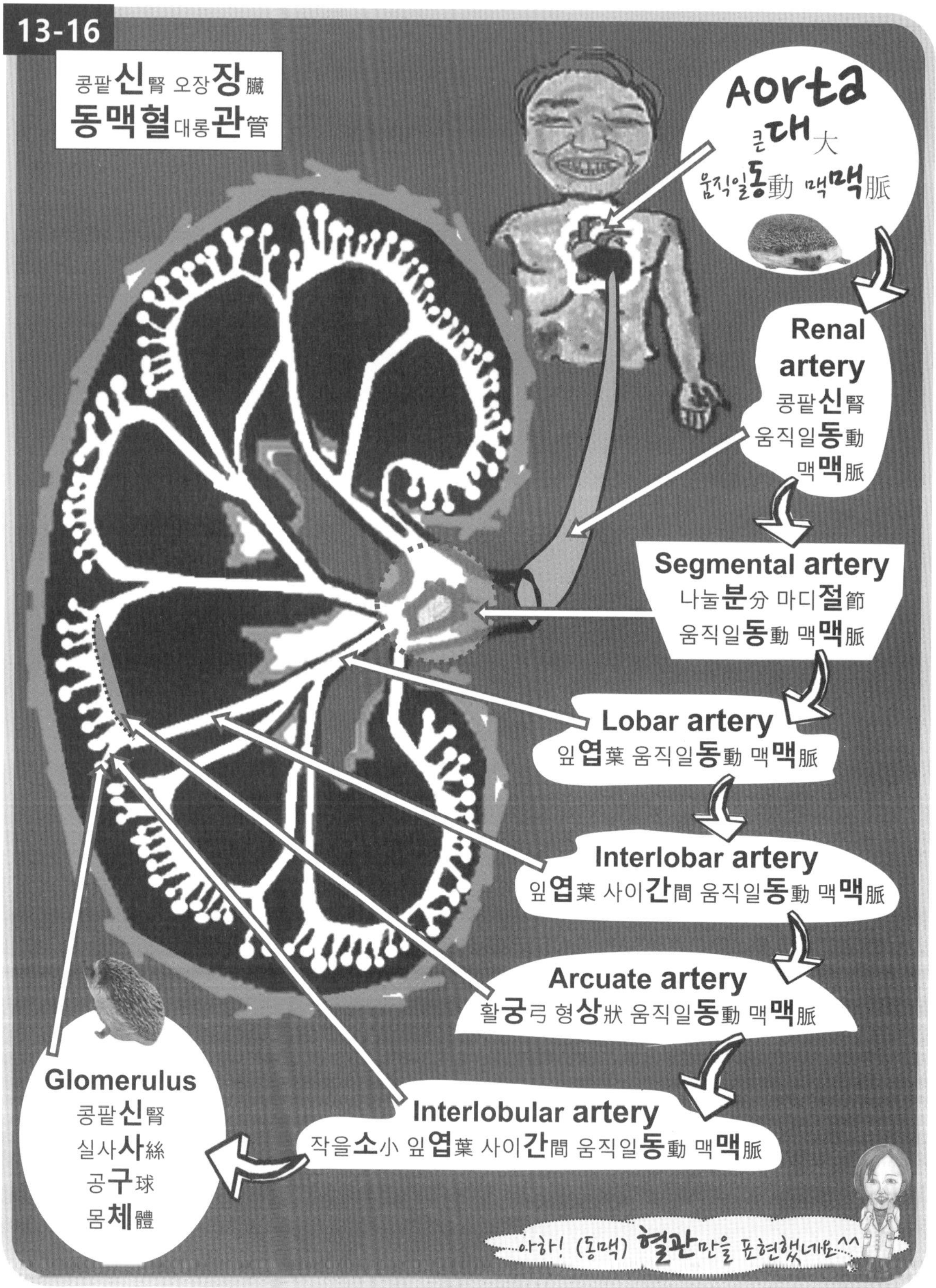
콩팥신腎 오장장臟
동맥혈대롱관管
Aorta
큰대大
움직일동動 맥맥脈
Renal artery
콩팥신腎
움직일동動
맥맥脈
Segmental artery
나눌분分 마디절節
움직일동動 맥맥脈
Lobar artery
잎엽葉 움직일동動 맥맥脈
Interlobar artery
잎엽葉 사이간間 움직일동動 맥맥脈
Arcuate artery
활궁弓 형상狀 움직일동動 맥맥脈
Interlobular artery
작을소小 잎엽葉 사이간間 움직일동動 맥맥脈
Glomerulus
콩팥신腎
실사사絲
공구球
몸체體
아하! (동맥) 혈관만을 표현했네요^^

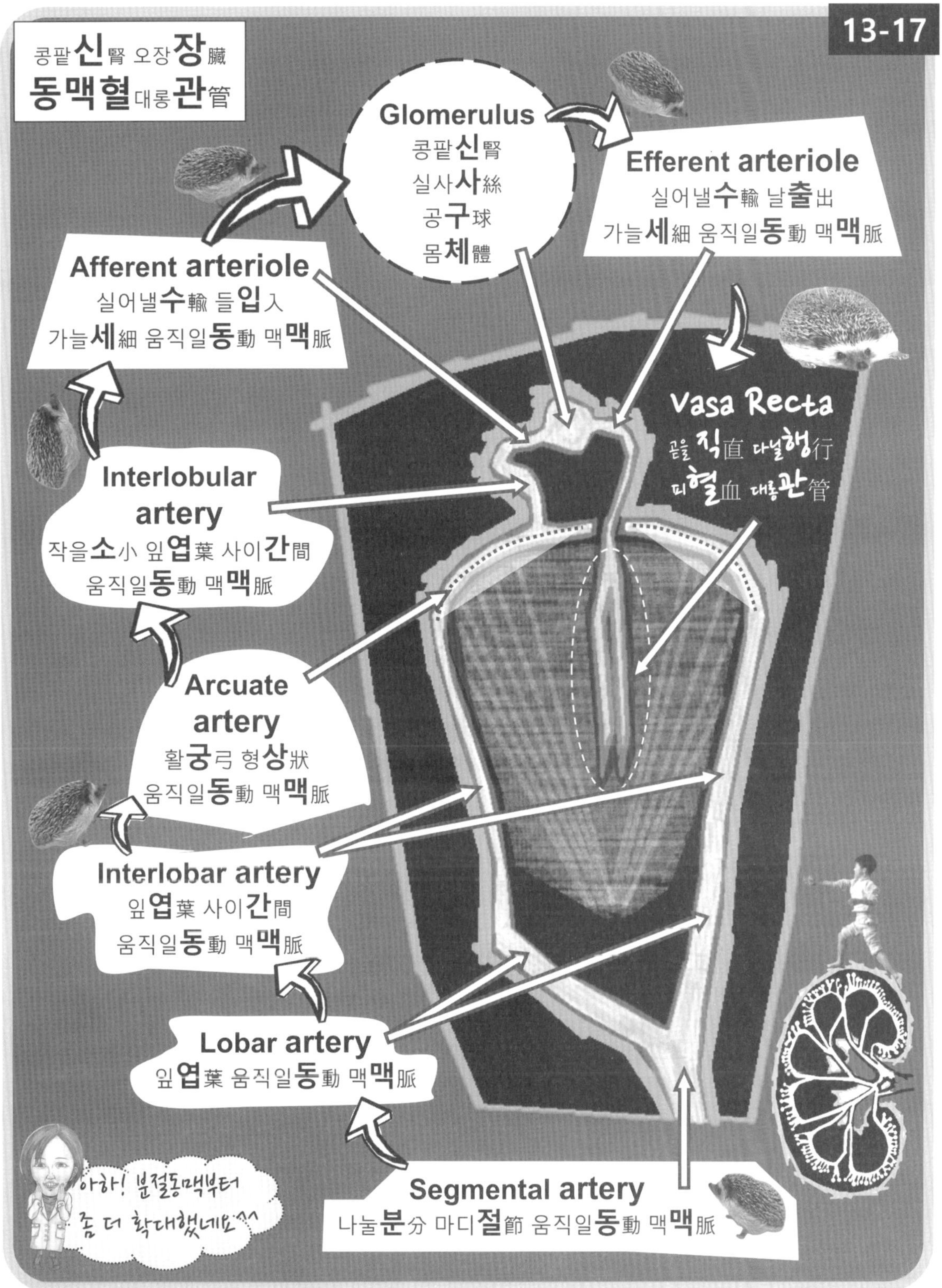
13-17
콩팥신腎 오장장臟
동맥혈대롱관管
Glomerulus
콩팥신腎
실사사絲
공구球
몸체體
Efferent arteriole
실어낼수輸 날출出
가늘세細 움직일동動 맥맥脈
Afferent arteriole
실어낼수輸 들입入
가늘세細 움직일동動 맥맥脈
Vasa Recta
곧을직直 다닐행行
피혈血 대롱관管
Interlobular artery
작을소小 잎엽葉 사이간間
움직일동動 맥맥脈
Arcuate artery
활궁弓 형상상狀
움직일동動 맥맥脈
Interlobar artery
잎엽葉 사이간間
움직일동動 맥맥脈
Lobar artery
잎엽葉 움직일동動 맥맥脈
아하! 분절동맥부터
좀 더 확대했네요^^
Segmental artery
나눌분分 마디절節 움직일동動 맥맥脈

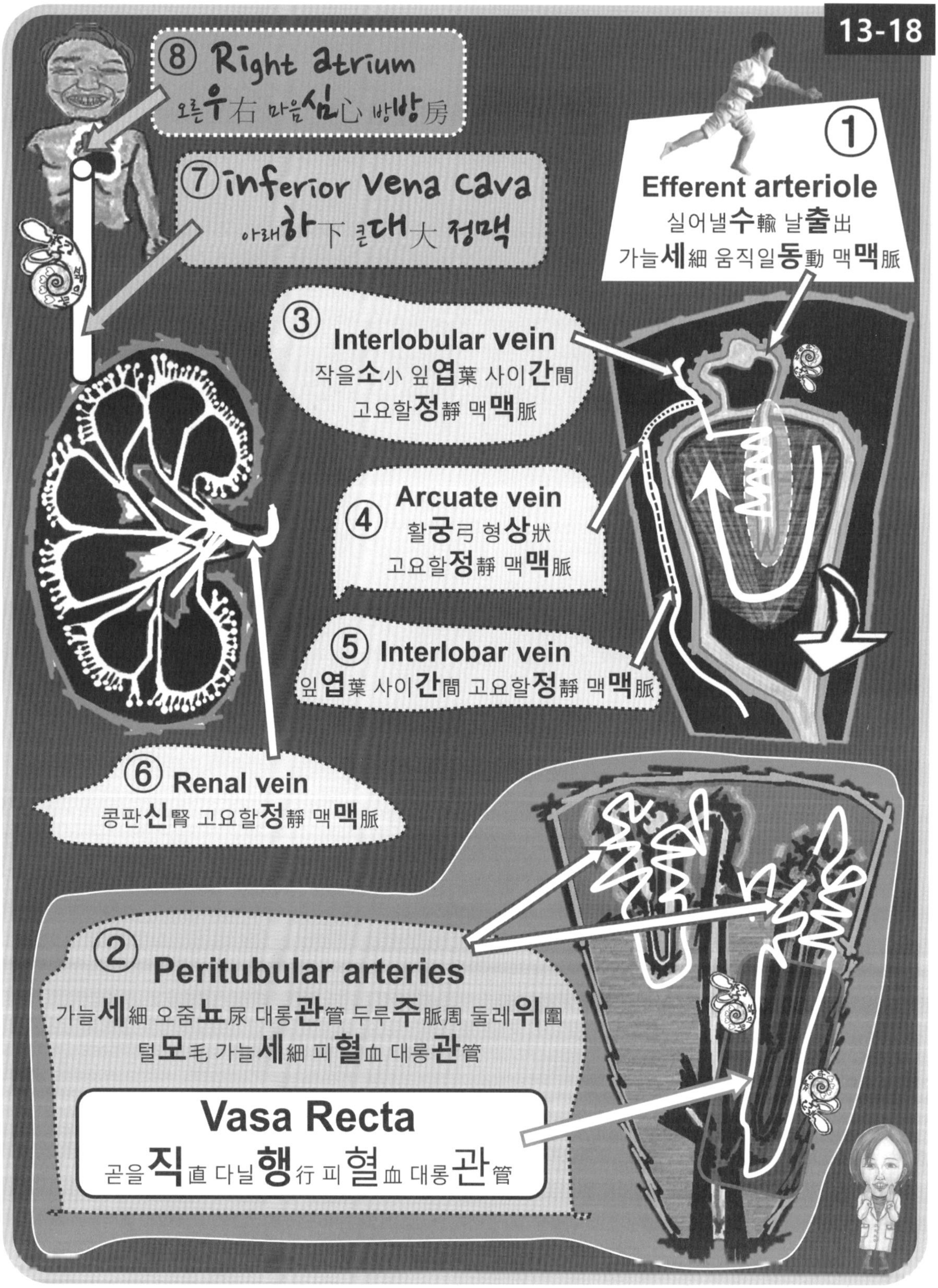
13-18
⑧ Right atrium
오른우右 마음심心 방방房
⑦ inferior vena cava
아래하下 큰대大 정맥
① Efferent arteriole
실어낼수輸 날출出
가늘세細 움직일동動 맥맥脈
③ Interlobular vein
작을소小 잎엽葉 사이간間
고요할정靜 맥맥脈
④ Arcuate vein
활궁弓 형상狀
고요할정靜 맥맥脈
⑤ Interlobar vein
잎엽葉 사이간間 고요할정靜 맥맥脈
⑥ Renal vein
콩판신腎 고요할정靜 맥맥脈
② Peritubular arteries
가늘세細 오줌뇨尿 대롱관管 두루주周 둘레위圍
털모毛 가늘세細 피혈血 대롱관管
Vasa Recta
곧을직直 다닐행行 피혈血 대롱관管

13-19

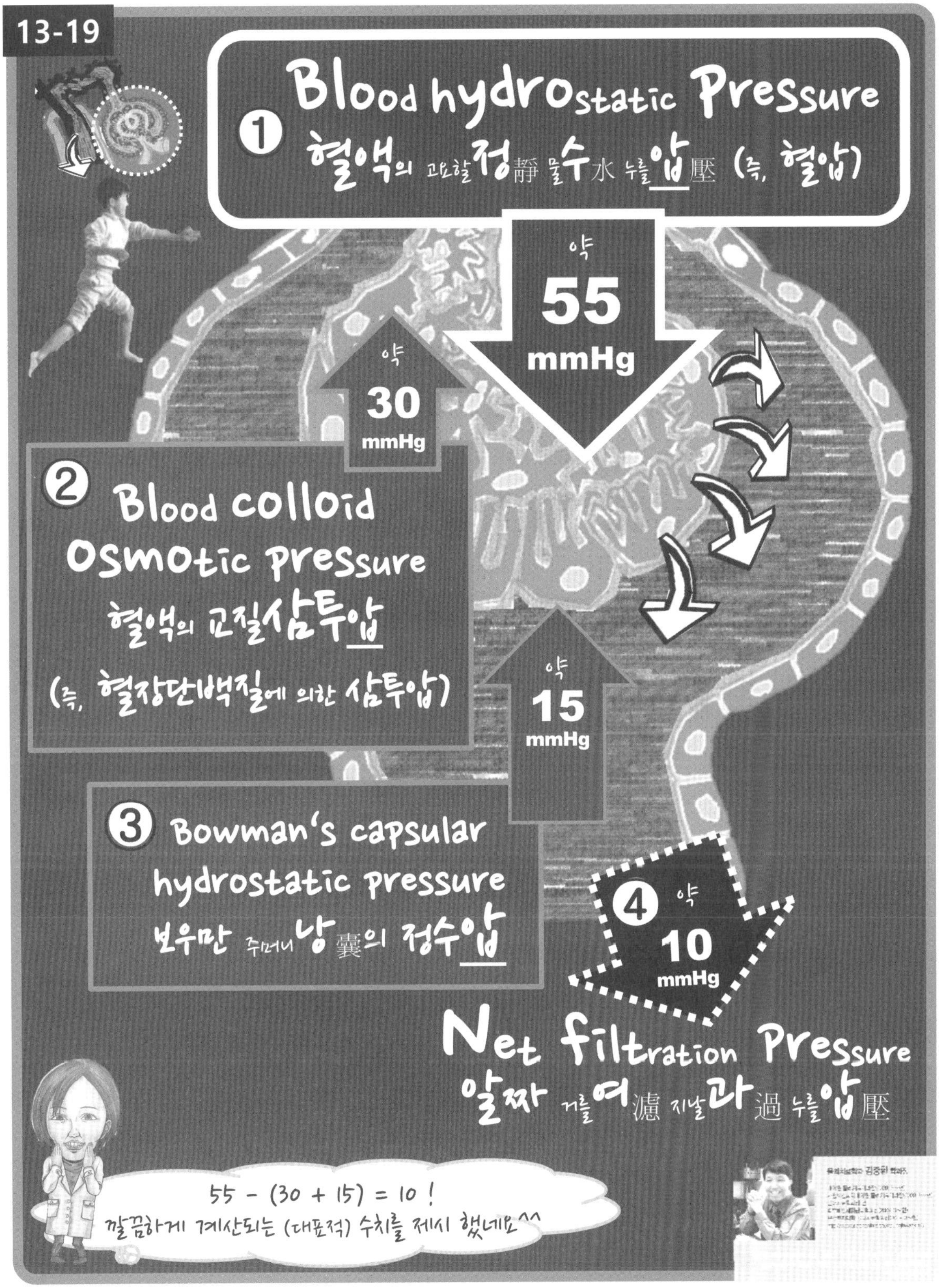
① Blood hydrostatic Pressure
혈액의 고요할 정靜 물 수水 누를 압壓 (즉, 혈압)
약 55 mmHg
약 30 mmHg
② Blood colloid Osmotic pressure
혈액의 교질삼투압
(즉, 혈장단백질에 의한 삼투압)
약 15 mmHg
③ Bowman's capsular hydrostatic pressure
보우만 주머니 낭囊의 정수압
④ 약 10 mmHg
Net filtration Pressure
알짜 거를 여濾 지날 과過 누를 압壓
55 - (30 + 15) = 10 !
깔끔하게 계산되는 (대표적) 수치를 제시 했네요^^

13-20

피 **혈**血 미음 **장**漿

스밀 **삼**滲 통할 **투**透 바탕 **질**質 짙을 **농**濃 정도 **도**度

☞ (사람-건강에 이상 없다고 가정하면요) **300 mOsm/L**

☞ **300 <u>milli</u>os<u>moles</u> per liter**

Main 300 <u>밀리</u> <u>오쓰</u> <u>몰</u> /퍼/ 리터...

$\frac{1}{1,000}$ 의 개념^^

미터법에 의한 **부피**의 단위

* SI기본단위 ☞ 물질의 양 (amount of substance)

► 단위 이름: 몰(mole)

► 기호: mol

► 개념: 정확히 탄소-12 동위원소 12 그램에 포함되어 있는 원자 수와 동일한 양의 원소구성물 (원자, 분자 혹은 다른 입자)을 포함하는 물질의 양^^

Osmosis

스밀**삼**滲 통할**투**透: 서로 농도가 다른 두 액체가 반투막을 사이에 두고 서로 대할 때, 농도가 낮은 쪽에서 높은 방향으로 '용매'가 이동! 점차 ► 농도가 같아지는 현상

(막을 사이에 두고요^^)

아하! **물의 삼투**는 **물의 농도가 높은 곳**(≒ 용질의 농도가 낮은 곳)**에서 물의 농도가 낮은 곳**(≒ 용질의 농도가 높은 곳)**으로 물**(≒ 용매)**이 이동**하기에 확산의 한 현상이듯이,

* **혈장-삼투** 역시 **혈장**의 농도 차이로 **혈장**이 이동하는 확산 현상의 예에 해당되는구나^^ 그리고(요), 그 **혈장-이동**이 가능하도록 해주는 **용질**의 농도 ▶ **"혈장삼투질농도"** ..아하^_^ ..

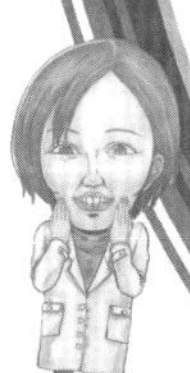

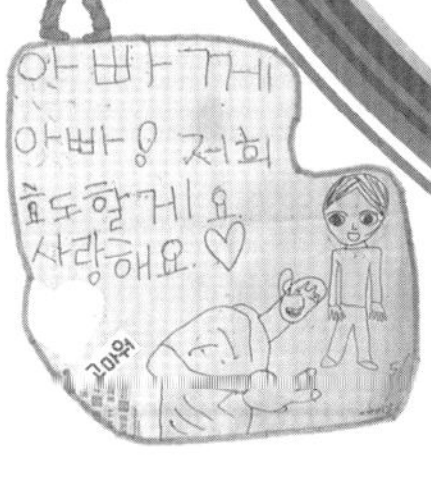

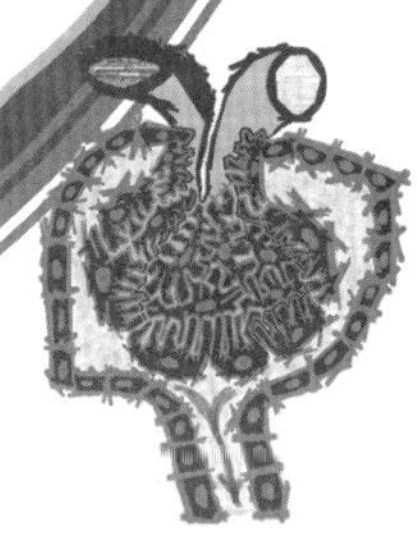

13-21

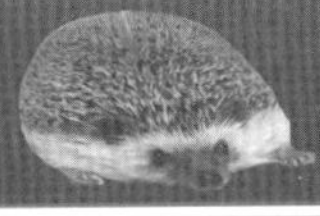

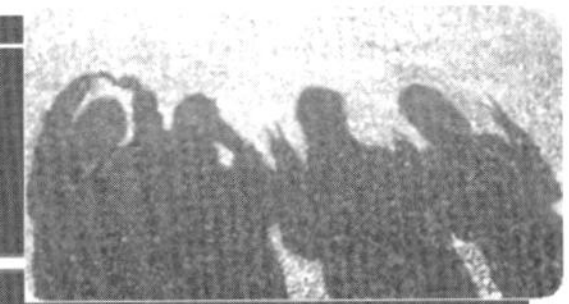

접두어	기호		의미
yotta	Y	10^{24}	1,000,000,000,000,000,000,000,000
zetta	Z	10^{21}	1,000,000,000,000,000,000,000
exa	E	10^{18}	1,000,000,000,000,000,000
peta	P	10^{15}	1,000,000,000,000,000
tera	T	10^{12}	1,000,000,000,000
Giga	G	10^{9}	1,000,000,000
Mega	M	10^{6}	1,000,000
Kilo	k	10^{3}	1,000
Hecto	h	10^{2}	100
Deka	da	10^{1}	10
Deci	d	10^{-1}	0.1
centi	c	10^{-2}	0.01
Milli	**m**	10^{-3}	**0.001**
Micro	μ	10^{-6}	0.000001
Nano	n	10^{-9}	0.000000001
Pico	p	10^{-12}	0.000000000001
femto	f	10^{-15}	0.000000000000001
atto	a	10^{-18}	0.000000000000000001
zepto	f	10^{-21}	0.000000000000000000001
yocto	y	10^{-24}	0.000000000000000000000001

지수: 어떤 수나 문자의 오른쪽 위에 덧붙여 ► 그 거듭제곱을 나타내는 문자나 숫자 ^^

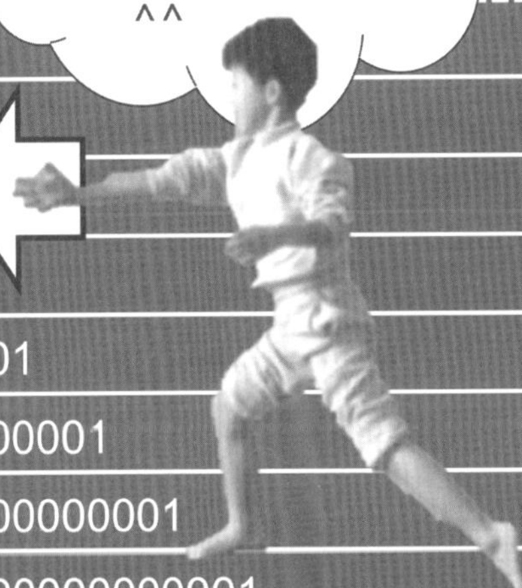

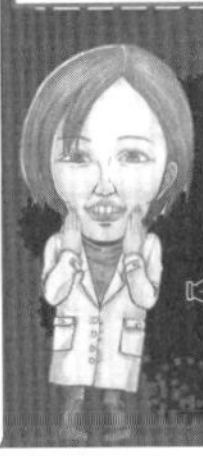

지수? ☞ 동그라미 수^^*

$$10^{9} = 1{,}000{,}000{,}000$$

$$10^{-9} = \frac{1}{1{,}000{,}000{,}000}$$

13-22

ppm ☞ Parts Per million
(즉, 1 ppm은 백만 개 당 하나? 10^{-6})

ppb ☞ Parts Per billion
(즉, 1 ppb는 십억 개 당 하나? 10^{-9})

ppt ☞ Parts Per trillion
(즉, 1 ppt는 일조 개 당 하나? 10^{-12})

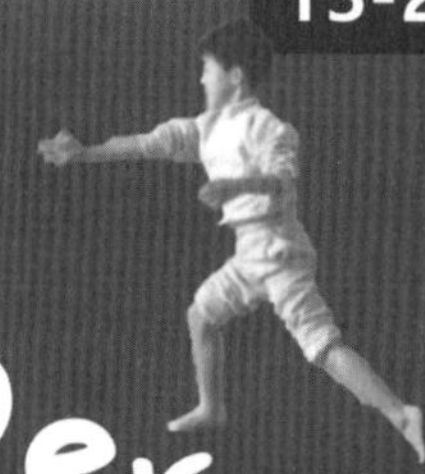

퍼 Per

각 …에 대하여,
…당 (마땅할 당 當)
…마다

Percentage ('백분율, 퍼센트, 백분율 등으로 나타낸 비율')
☞ 라틴어 'per centum' '100단위로, by a hundred' 의 의미 ^^

아하! * 비 7:10에서 기호 ':' 의 왼쪽에 있는 숫자 7은 비교하는 양이고,
오른쪽에 있는 숫자 → 10은 기준량.

즉, ☞ **비교하는 양 : 기준량 = 7 : 10**

비교하는 양을 기준량으로 나눈 값을 '비의 값' 혹은 '비율'!

따라서 비 7:10을 비율로 나타내면 $\frac{7}{10}$ 또는 0.7 !!!!^^

즉, 비율 = 비교하는 양 ÷ 기준량 = $\frac{\text{비교하는 양}}{\text{기준량}}$

아하! 그래서 **비**는 달라도 **비율**은 같을 수 있구나?^^*

(비) 2:4 ⟶ 2/4 = 0.5 (비율)

(비) 5:10 ⟶ 5:10 = 0.5 (비율)

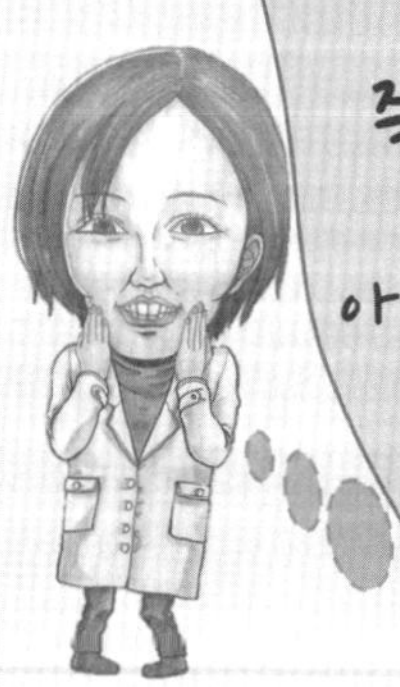

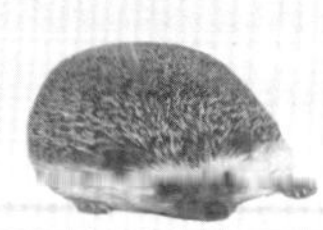

13-23

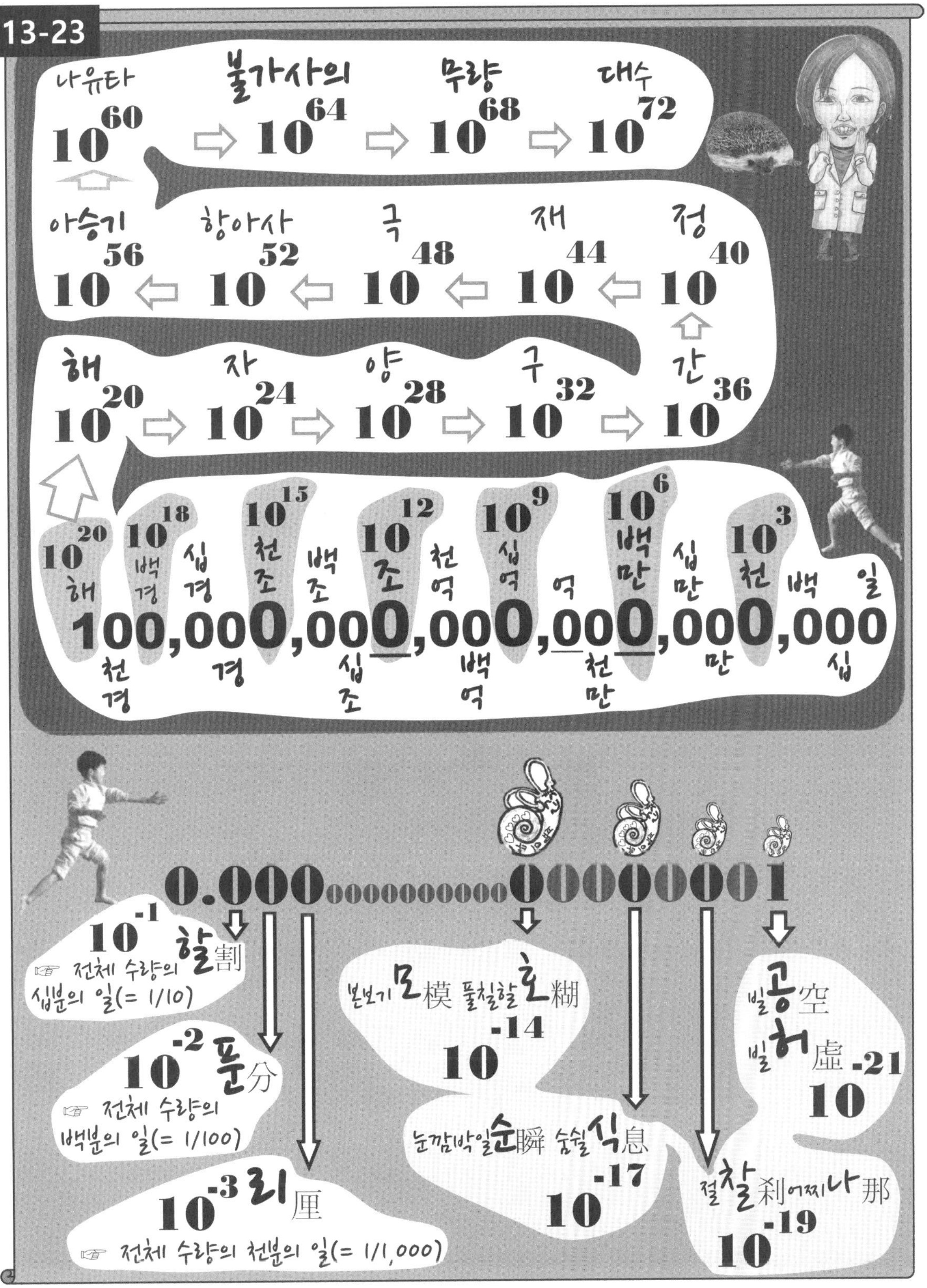
나유타 10^60 → 불가사의 10^64 → 무량 10^68 → 대수 10^72
아승기 10^56 ← 항아사 10^52 ← 극 10^48 ← 재 10^44 ← 정 10^40
해 10^20 → 자 10^24 → 양 10^28 → 구 10^32 → 간 10^36
10^20 해, 10^18 백경, 십경, 10^15 천조, 백조, 10^12 조, 천억, 10^9 십억, 억, 10^6 백만, 십만, 10^3 천, 백, 일
100,000,000,000,000,000,000
천경, 경, 십조, 백억, 천만, 만, 십
0.000000000000000000001
10^-1 할割
☞ 전체 수량의 십분의 일(= 1/10)
10^-2 푼分
☞ 전체 수량의 백분의 일(= 1/100)
10^-3 리厘
☞ 전체 수량의 천분의 일(= 1/1,000)
본보기 모模 풀칠할 호糊 10^-14
눈깜박일 순瞬 숨쉴 식息 10^-17
절 찰刹 어찌 나那 10^-19
빌 공空 빌 허虛 10^-21

13-24

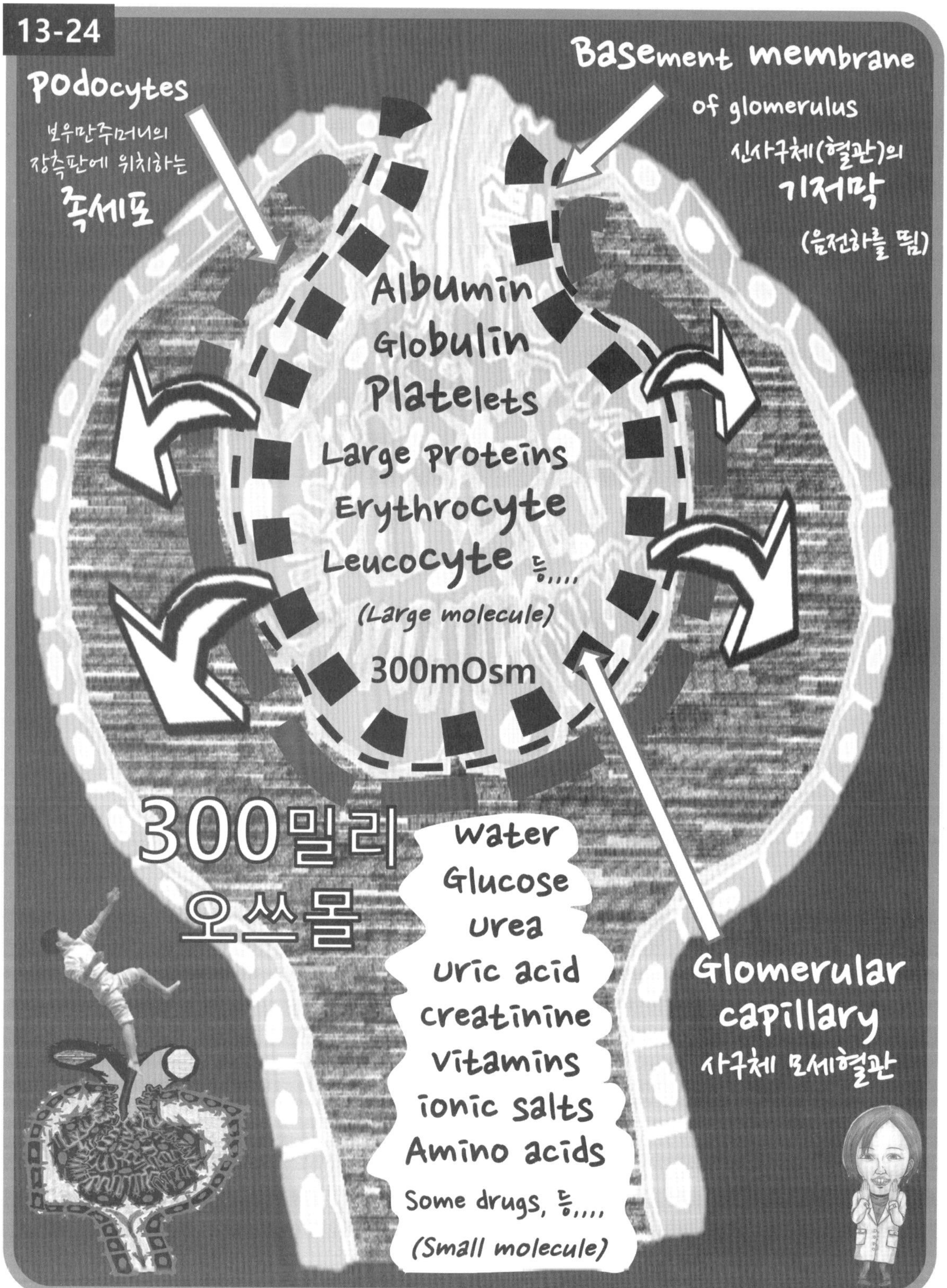
Podocytes
보우만주머니의
장측판에 위치하는
족세포
Basement membrane
of glomerulus
신사구체(혈관)의
기저막
(음전하를 띰)
Albumin
Globulin
Platelets
Large proteins
Erythrocyte
Leucocyte 등,,,,
(Large molecule)
300mOsm
300밀리
오스몰
Water
Glucose
Urea
Uric acid
creatinine
Vitamins
ionic salts
Amino acids
Some drugs, 등,,,,
(Small molecule)
Glomerular
capillary
사구체 모세혈관

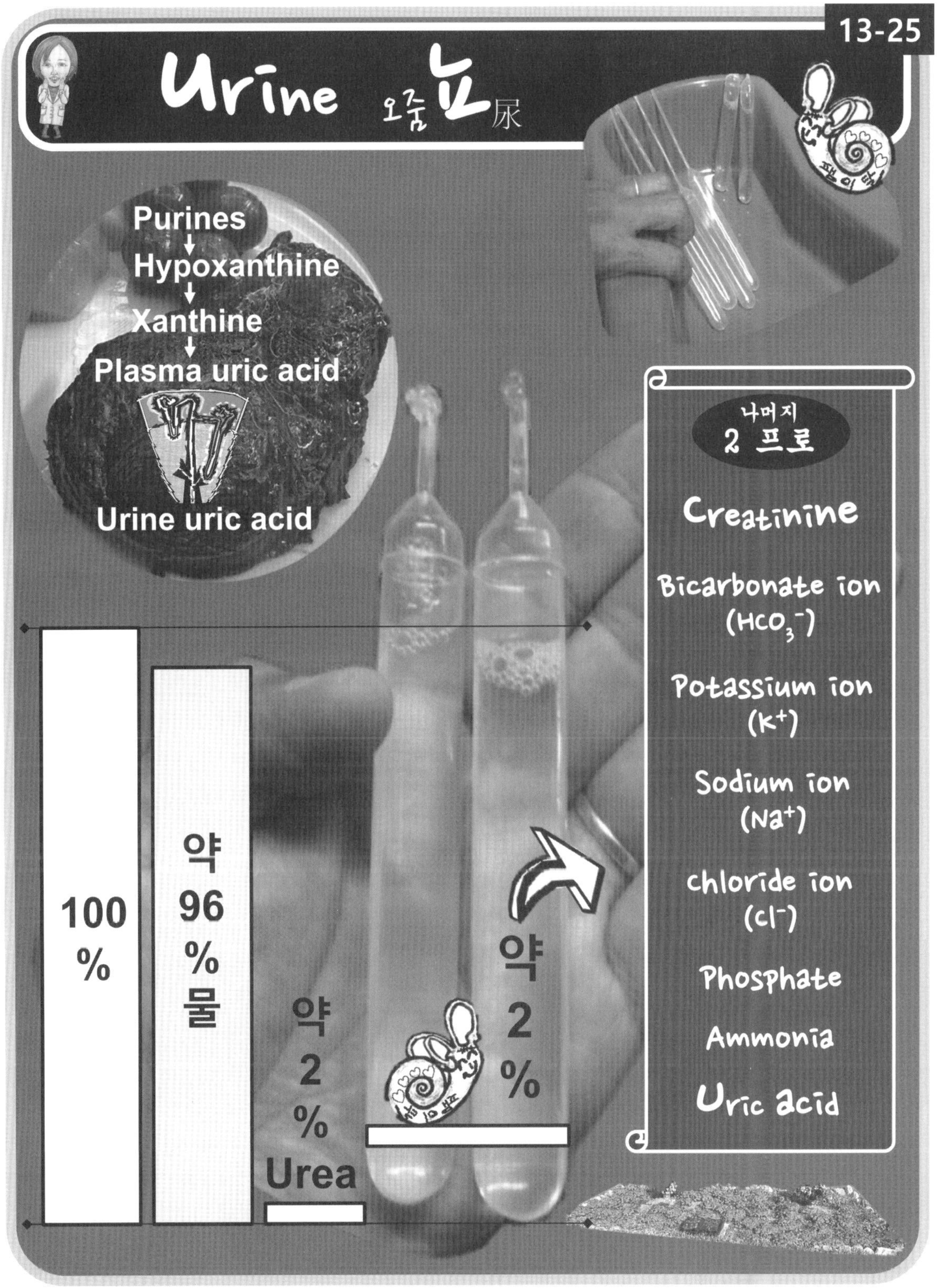
13-25
Urine 오줌 뇨 尿
Purines
Hypoxanthine
Xanthine
Plasma uric acid
Urine uric acid
100 %
약 96 % 물
약 2 % Urea
약 2 %
나머지 2 프로
Creatinine
Bicarbonate ion (HCO_3^-)
Potassium ion (K^+)
Sodium ion (Na^+)
chloride ion (Cl^-)
Phosphate
Ammonia
Uric acid

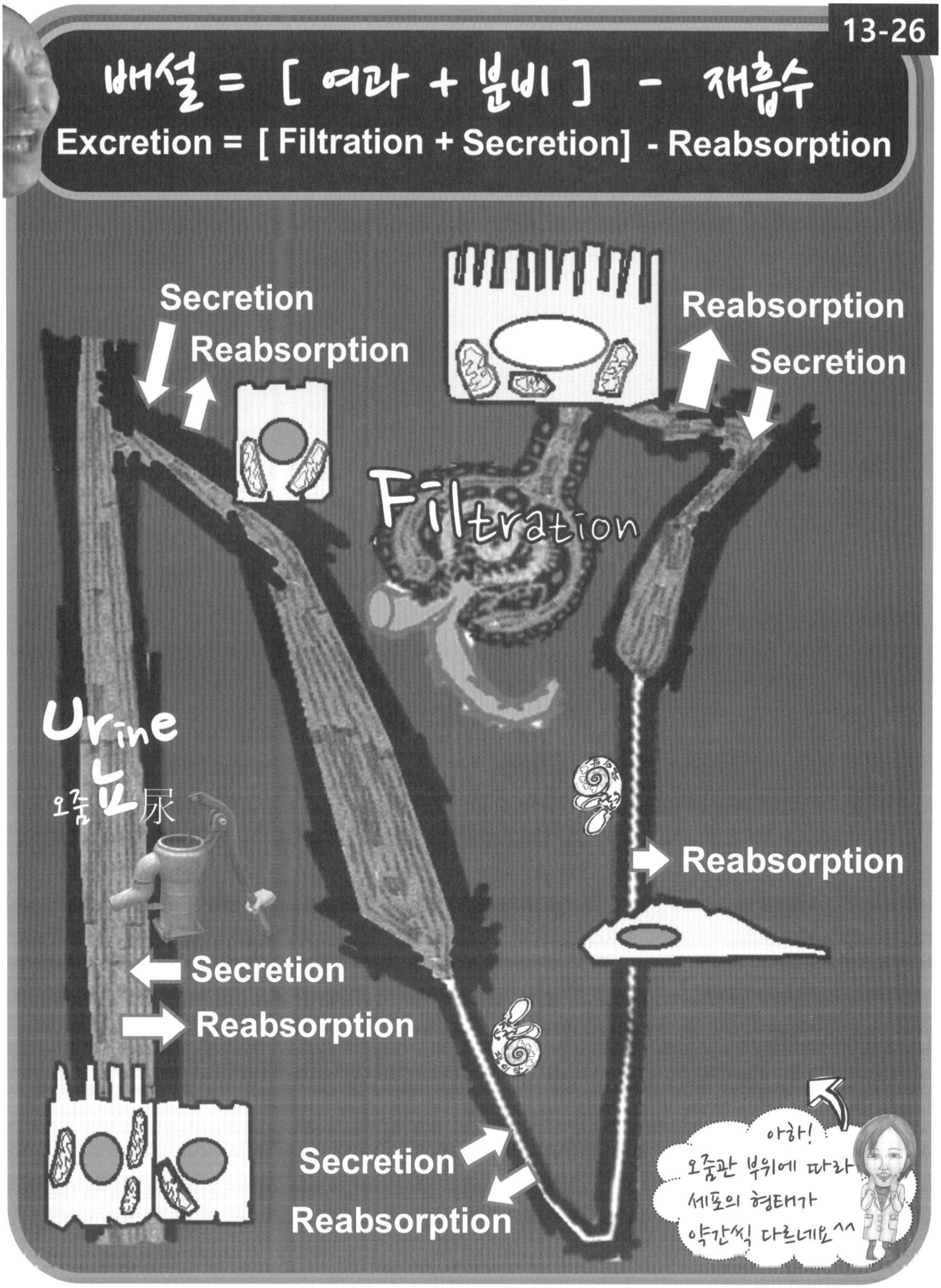
13-26
배설 = [여과 + 분비] - 재흡수
Excretion = [Filtration + Secretion] - Reabsorption
Secretion
Reabsorption
Reabsorption
Secretion
Filtration
Urine
오줌 뇨 尿
Reabsorption
Secretion
Reabsorption
Secretion
Reabsorption
아하!
오줌관 부위에 따라
세포의 형태가
약간씩 다르네요^^

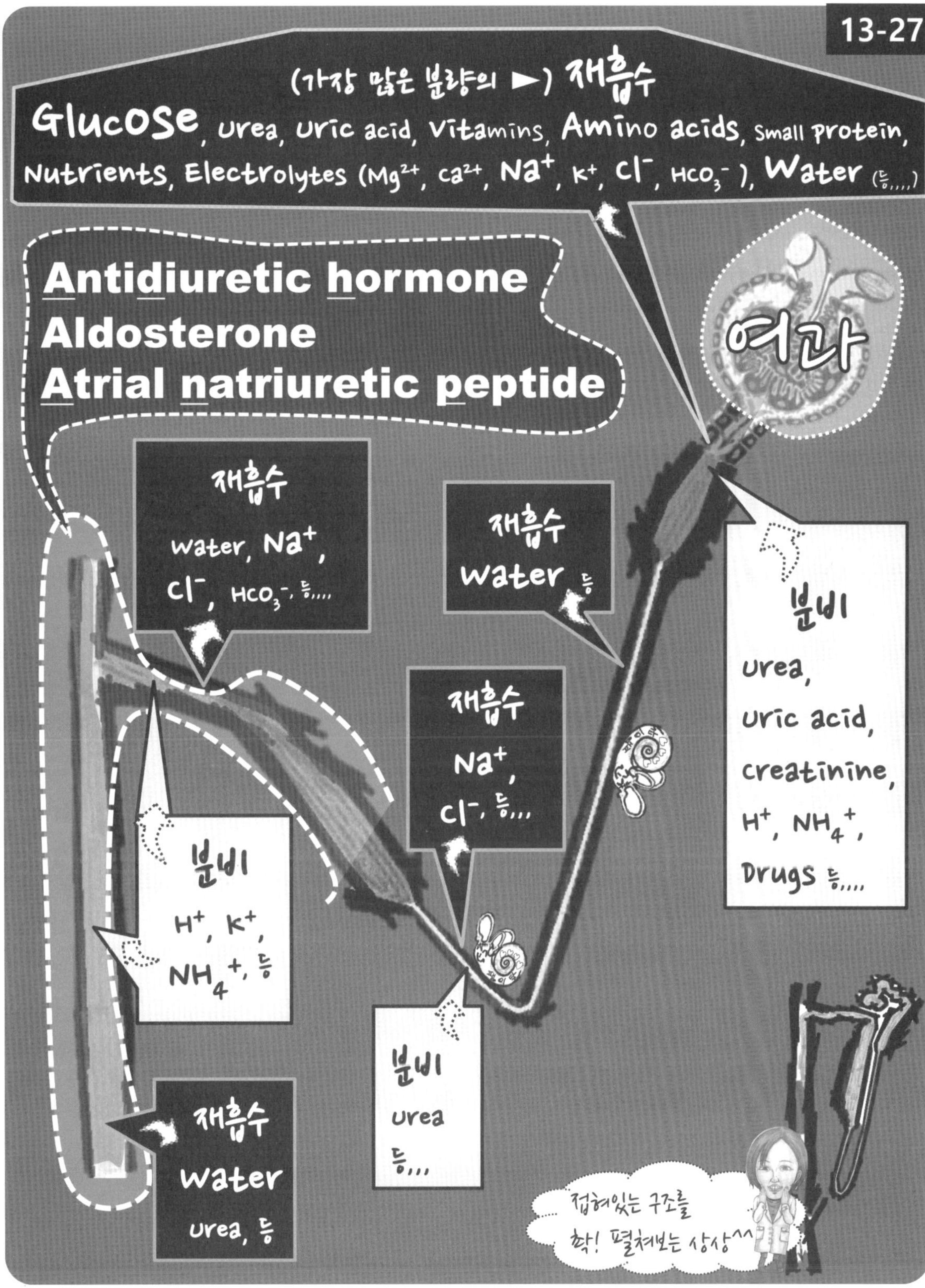
13-27
(가장 많은 분량의 ►) 재흡수
Glucose, Urea, Uric acid, Vitamins, Amino acids, Small protein, Nutrients, Electrolytes (Mg2+, Ca2+, Na+, K+, Cl-, HCO3-), Water (등,,,,)
Antidiuretic hormone
Aldosterone
Atrial natriuretic peptide
여과
재흡수
Water, Na+, Cl-, HCO3-, 등,,,,
재흡수
Water 등
분비
Urea, Uric acid, creatinine, H+, NH4+, Drugs 등,,,,
재흡수
Na+, Cl-, 등,,,
분비
H+, K+, NH4+, 등
분비
Urea 등,,,
재흡수
Water
Urea, 등
접혀있는 구조를
확! 펼쳐보는 상상^^

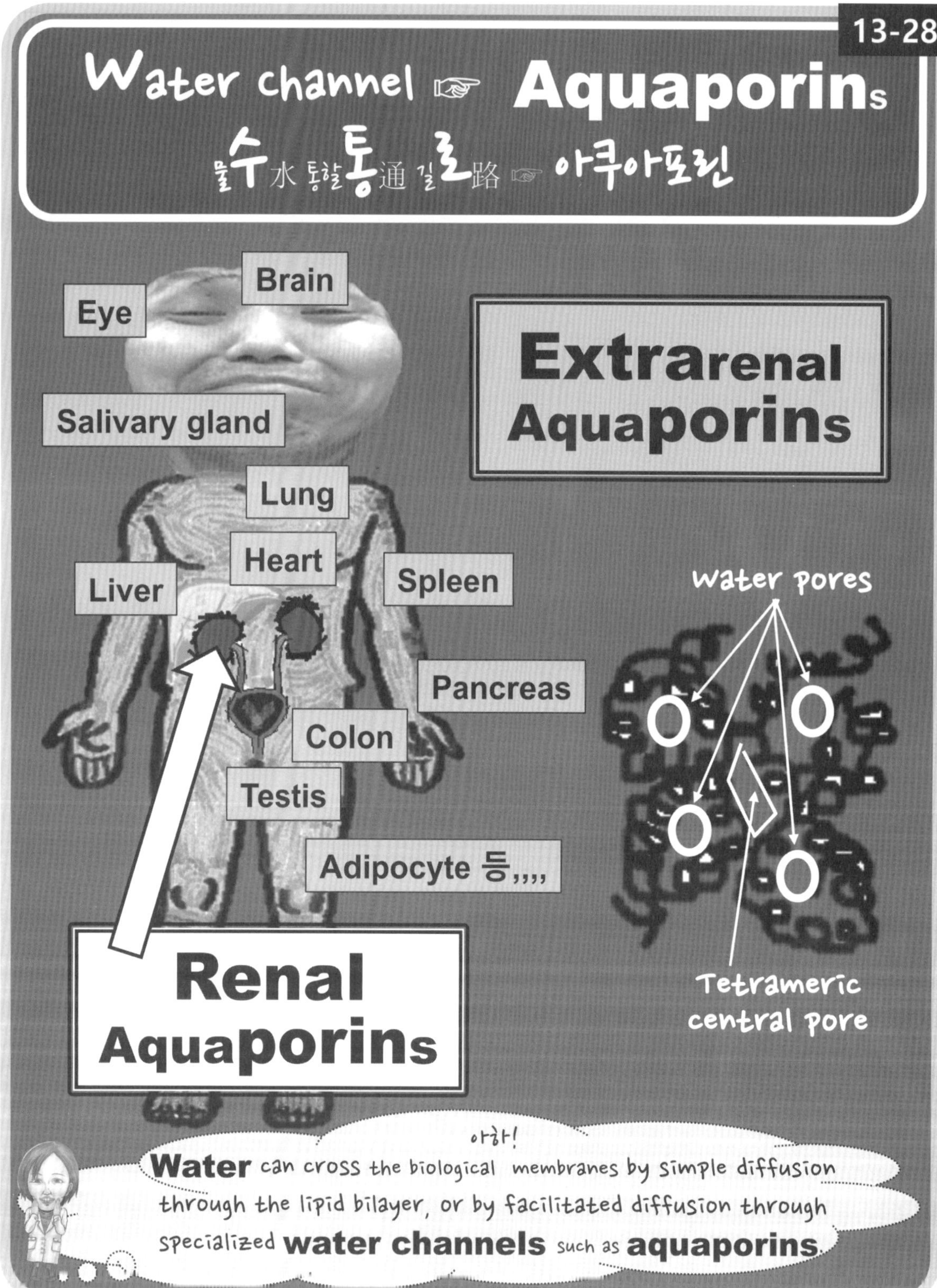
13-28
Water channel ☞ Aquaporins
물수水 통할통通 길로路 ☞ 아쿠아포린
Brain
Eye
Extrarenal Aquaporins
Salivary gland
Lung
Heart
Liver
Spleen
Water pores
Pancreas
Colon
Testis
Adipocyte 등,,,,
Renal Aquaporins
Tetrameric central pore
아하!
Water can cross the biological membranes by simple diffusion through the lipid bilayer, or by facilitated diffusion through specialized water channels such as aquaporins.

13-29 Countercurrent Exchanger

되돌릴 반反 흐를 류流 사귈 교交 바꿀 환換 경계할 계界

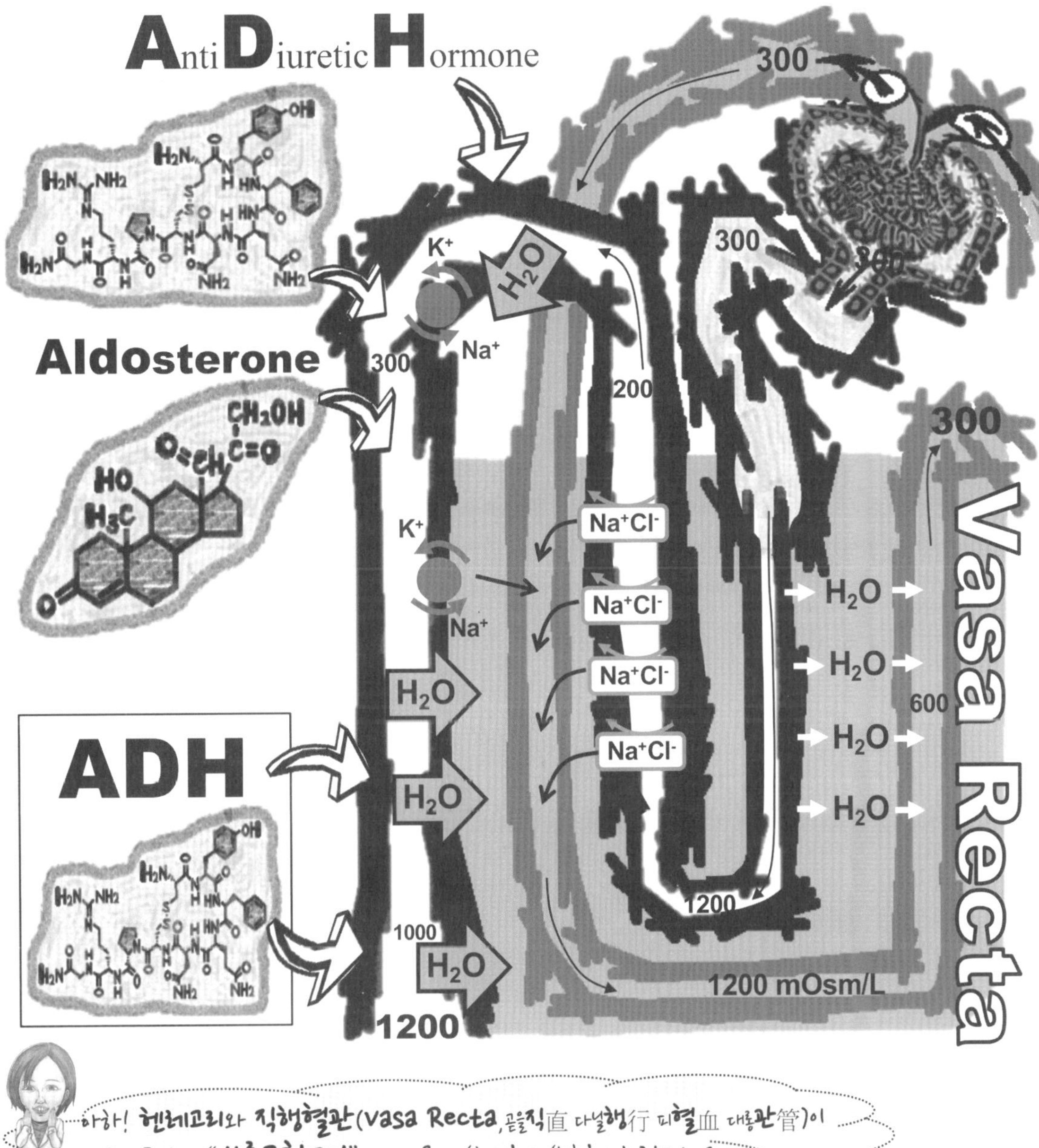

아하! 헨레고리와 직행혈관(Vasa Recta, 곧을직直 다닐행行 피혈血 대롱관管)이 이루는 콩팥의 "반류교환계"에서 오줌의 '희석'과 '농축'이 허락되는 구나^^*

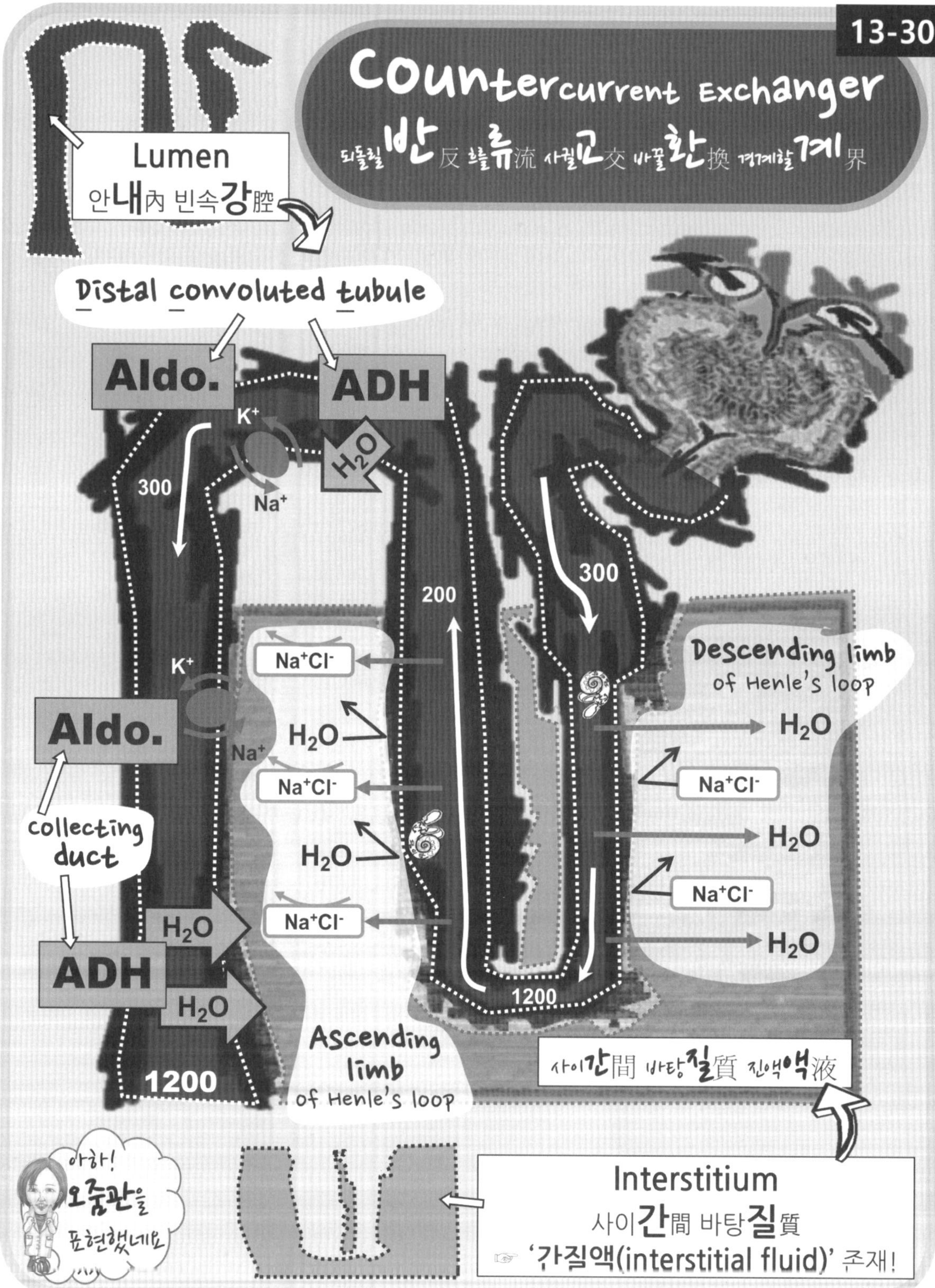
13-30
Countercurrent Exchanger
되돌릴반反 흐를류流 사귈교交 바꿀환換 경계할계界
Lumen
안내內 빈속강腔
Distal convoluted tubule
Aldo.
ADH
K+
Na+
H2O
300
200
300
Na+Cl-
H2O
Descending limb of Henle's loop
Aldo.
collecting duct
ADH
H2O
1200
1200
Ascending limb of Henle's loop
사이간間 바탕질質 진액액液
Interstitium
사이간間 바탕질質
☞ '간질액(interstitial fluid)' 존재!
아하! 오줌관을 표현했네요

13-31

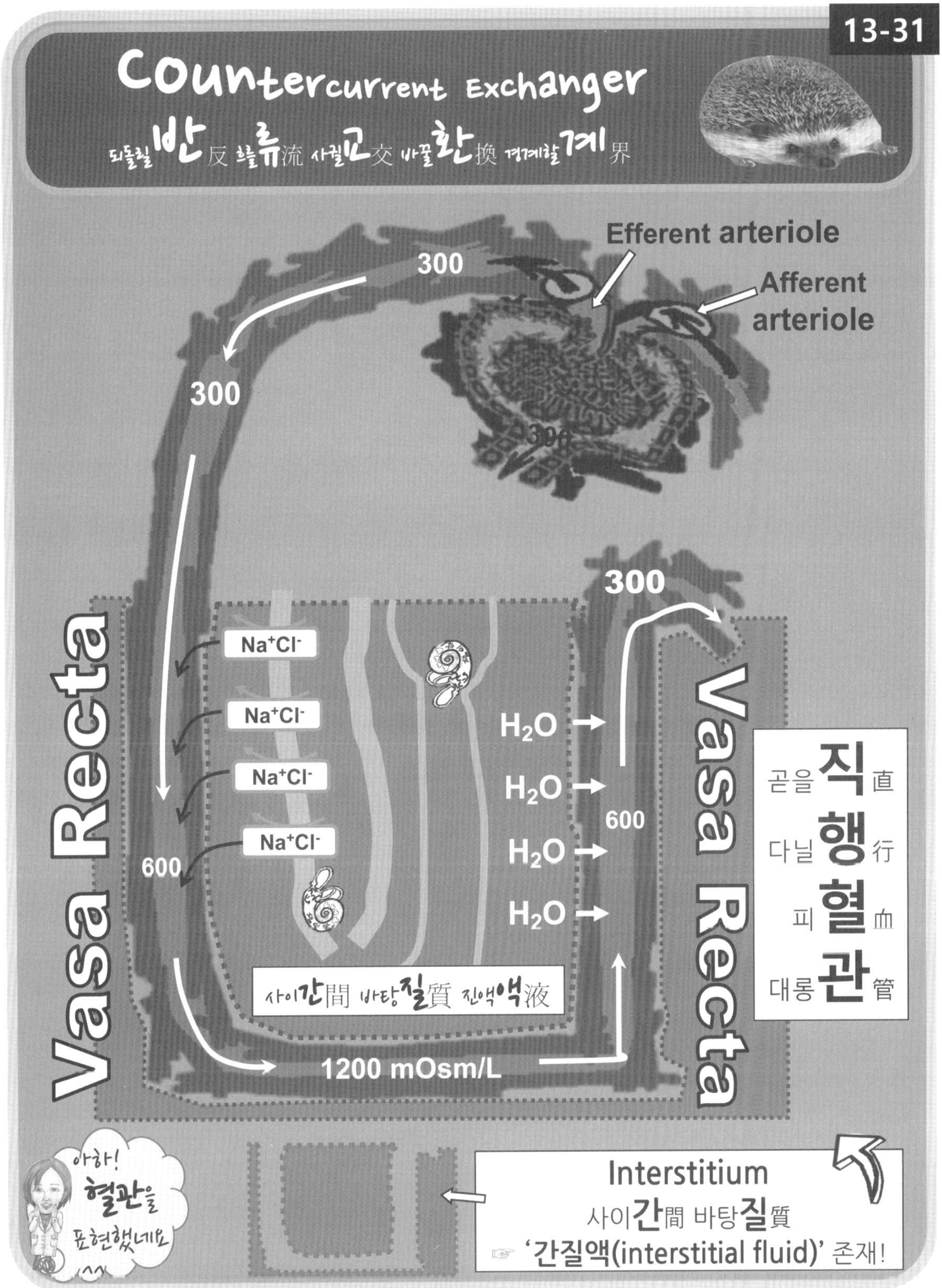
Countercurrent Exchanger
되돌릴 반 反 흐를 류 流 사귈 교 交 바꿀 환 換 경계할 계 界
Efferent arteriole
Afferent arteriole
300
300
300
Vasa Recta
Na⁺Cl⁻
Na⁺Cl⁻
Na⁺Cl⁻
Na⁺Cl⁻
600
H₂O
H₂O
H₂O
H₂O
600
300
Vasa Recta
곧을 직 直
다닐 행 行
피 혈 血
대롱 관 管
사이 간 間 바탕 질 質 진액 액 液
1200 mOsm/L
아하! 혈관을 표현했네요 ^^
Interstitium
사이 간 間 바탕 질 質
☞ '간질액(interstitial fluid)' 존재!

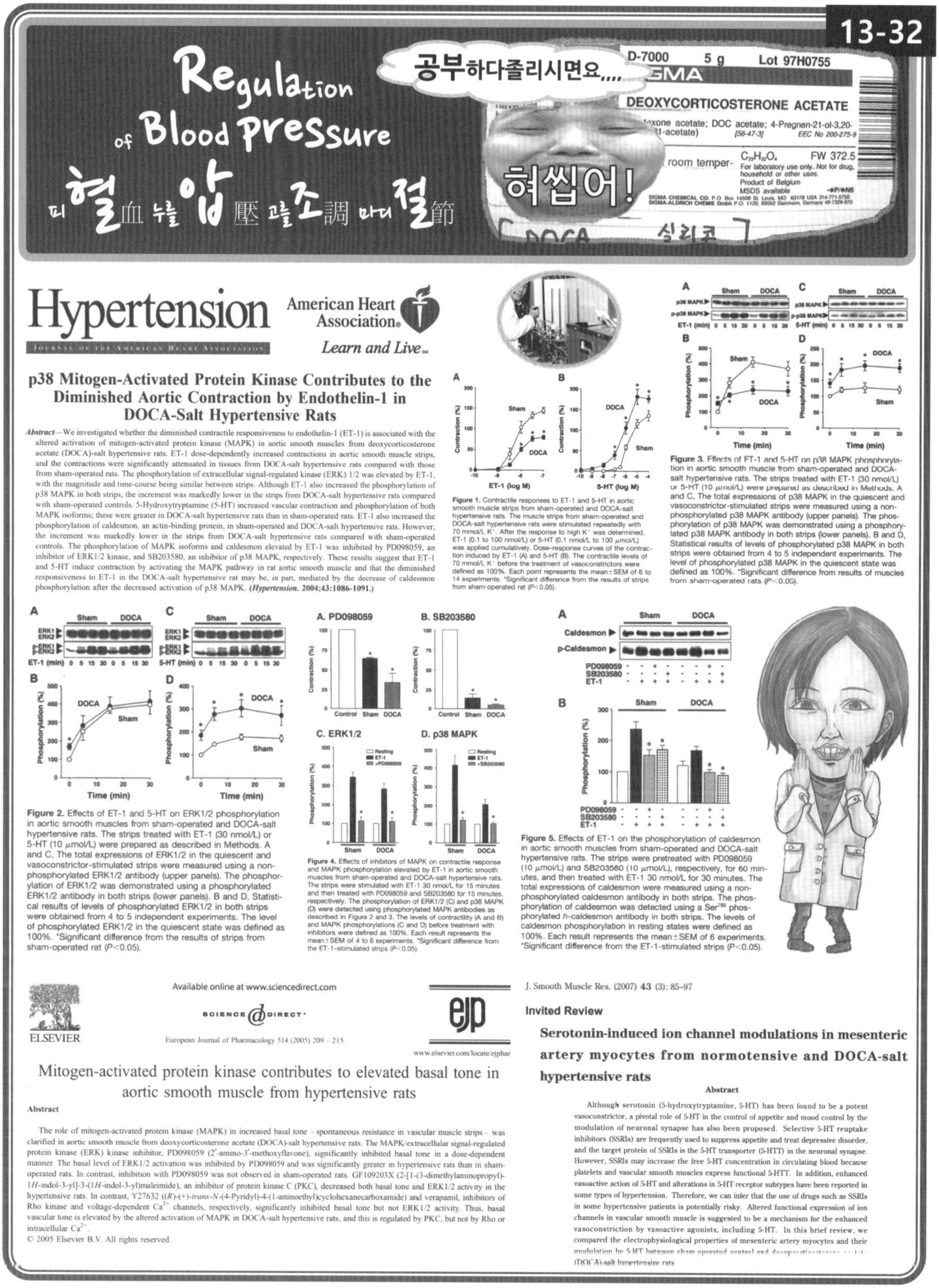

Hypertension
JOURNAL OF THE AMERICAN HEART ASSOCIATION
American Heart Association® Learn and Live

p38 Mitogen-Activated Protein Kinase Contributes to the Diminished Aortic Contraction by Endothelin-1 in DOCA-Salt Hypertensive Rats

Abstract—We investigated whether the diminished contractile responsiveness to endothelin-1 (ET-1) is associated with the altered activation of mitogen-activated protein kinase (MAPK) in aortic smooth muscles from deoxycorticosterone acetate (DOCA)-salt hypertensive rats. ET-1 dose-dependently increased contractions in aortic smooth muscle strips, and the contractions were significantly attenuated in tissues from DOCA-salt hypertensive rats compared with those from sham-operated rats. The phosphorylation of extracellular signal-regulated kinase (ERK) 1/2 was elevated by ET-1, with the magnitude and time-course being similar between strips. Although ET-1 also increased the phosphorylation of p38 MAPK in both strips, the increment was markedly lower in the strips from DOCA-salt hypertensive rats compared with sham-operated controls. 5-Hydroxytryptamine (5-HT) increased vascular contraction and phosphorylation of both MAPK isoforms; these were greater in DOCA-salt hypertensive rats than in sham-operated rats. ET-1 also increased the phosphorylation of caldesmon, an actin-binding protein, in sham-operated and DOCA-salt hypertensive rats. However, the increment was markedly lower in the strips from DOCA-salt hypertensive rats compared with sham-operated controls. The phosphorylation of MAPK isoforms and caldesmon elevated by ET-1 was inhibited by PD098059, an inhibitor of ERK1/2 kinase, and SB203580, an inhibitor of p38 MAPK, respectively. These results suggest that ET-1 and 5-HT induce contraction by activating the MAPK pathway in rat aortic smooth muscle and that the diminished responsiveness to ET-1 in the DOCA-salt hypertensive rat may be, in part, mediated by the decrease of caldesmon phosphorylation after the decreased activation of p38 MAPK. (*Hypertension*. 2004;43:1086-1091.)

Figure 1. Contractile responses to ET-1 and 5-HT in aortic smooth muscle strips from sham-operated and DOCA-salt hypertensive rats. The muscle strips from sham-operated and DOCA-salt hypertensive rats were stimulated repeatedly with 70 mmol/L K^+. After the response to high K^+ was determined, ET-1 (0.1 to 100 nmol/L) or 5-HT (0.1 nmol/L to 100 μmol/L) was applied cumulatively. Dose–response curves of the contraction induced by ET-1 (A) and 5-HT (B). The contractile levels of 70 mmol/L K^+ before the treatment of vasoconstrictors were defined as 100%. Each point represents the mean±SEM of 6 to 14 experiments. *Significant difference from the results of strips from sham-operated rat ($P<0.05$).

Figure 3. Effects of ET-1 and 5-HT on p38 MAPK phosphorylation in aortic smooth muscle from sham-operated and DOCA-salt hypertensive rats. The strips treated with ET-1 (30 nmol/L) or 5-HT (10 μmol/L) were prepared as described in Methods. A and C, The total expressions of p38 MAPK in the quiescent and vasoconstrictor-stimulated strips were measured using a non-phosphorylated p38 MAPK antibody (upper panels). The phosphorylation of p38 MAPK was demonstrated using a phosphorylated p38 MAPK antibody in both strips (lower panels). B and D, Statistical results of levels of phosphorylated p38 MAPK in both strips were obtained from 4 to 5 independent experiments. The level of phosphorylated p38 MAPK in the quiescent state was defined as 100%. *Significant difference from results of muscles from sham-operated rats ($P<0.05$).

Figure 2. Effects of ET-1 and 5-HT on ERK1/2 phosphorylation in aortic smooth muscles from sham-operated and DOCA-salt hypertensive rats. The strips treated with ET-1 (30 nmol/L) or 5-HT (10 μmol/L) were prepared as described in Methods. A and C, The total expressions of ERK1/2 in the quiescent and vasoconstrictor-stimulated strips were measured using a non-phosphorylated ERK1/2 antibody (upper panels). The phosphorylation of ERK1/2 was demonstrated using a phosphorylated ERK1/2 antibody in both strips (lower panels). B and D, Statistical results of levels of phosphorylated ERK1/2 in both strips were obtained from 4 to 5 independent experiments. The level of phosphorylated ERK1/2 in the quiescent state was defined as 100%. *Significant difference from the results of strips from sham-operated rat ($P<0.05$).

Figure 4. Effects of inhibitors of MAPK on contractile response and MAPK phosphorylation elevated by ET-1 in aortic smooth muscles from sham-operated and DOCA-salt hypertensive rats. The strips were stimulated with ET-1 30 nmol/L for 15 minutes and then treated with PD098059 and SB203580 for 15 minutes, respectively. The phosphorylation of ERK1/2 (C) and p38 MAPK (D) were detected using phosphorylated MAPK antibodies as described in Figure 2 and 3. The levels of contractility (A and B) and MAPK phosphorylations (C and D) before treatment with inhibitors were defined as 100%. Each result represents the mean±SEM of 4 to 6 experiments. *Significant difference from the ET-1–stimulated strips ($P<0.05$).

Figure 5. Effects of ET-1 on the phosphorylation of caldesmon in aortic smooth muscles from sham-operated and DOCA-salt hypertensive rats. The strips were pretreated with PD098059 (10 μmol/L) and SB203580 (10 μmol/L), respectively, for 60 minutes, and then treated with ET-1 30 nmol/L for 30 minutes. The total expressions of caldesmon were measured using a non-phosphorylated caldesmon antibody in both strips. The phosphorylation of caldesmon was detected using a Ser^{789} phosphorylated *h*-caldesmon antibody in both strips. The levels of caldesmon phosphorylation in resting states were defined as 100%. Each result represents the mean±SEM of 6 experiments. *Significant difference from the ET-1-stimulated strips ($P<0.05$).

ELSEVIER
Available online at www.sciencedirect.com
SCIENCE DIRECT
European Journal of Pharmacology 514 (2005) 209 – 215
ejp
www.elsevier.com/locate/ejphar

Mitogen-activated protein kinase contributes to elevated basal tone in aortic smooth muscle from hypertensive rats

Abstract

The role of mitogen-activated protein kinase (MAPK) in increased basal tone – spontaneous resistance in vascular muscle strips – was clarified in aortic smooth muscle from deoxycorticosterone acetate (DOCA)-salt hypertensive rats. The MAPK/extracellular signal-regulated protein kinase (ERK) kinase inhibitor, PD098059 (2′-amino-3′-methoxyflavone), significantly inhibited basal tone in a dose-dependent manner. The basal level of ERK1/2 activation was inhibited by PD098059 and was significantly greater in hypertensive rats than in sham-operated rats. In contrast, inhibition with PD098059 was not observed in sham-operated rats. GF109203X (2-[1-(3-dimethylaminopropyl)-1*H*-indol-3-yl]-3-(1*H*-indol-3-yl)maleimide), an inhibitor of protein kinase C (PKC), decreased both basal tone and ERK1/2 activity in the hypertensive rats. In contrast, Y27632 ((*R*)-(+)-*trans*-*N*-(4-Pyridyl)-4-(1-aminoethyl)cyclohexanecarboxamide) and verapamil, inhibitors of Rho kinase and voltage-dependent Ca^{2+} channels, respectively, significantly inhibited basal tone but not ERK1/2 activity. Thus, basal vascular tone is elevated by the altered activation of MAPK in DOCA-salt hypertensive rats, and this is regulated by PKC, but not by Rho or intracellular Ca^{2+}.

© 2005 Elsevier B.V. All rights reserved.

J. Smooth Muscle Res. (2007) **43** (3): 85–97

Invited Review

Serotonin-induced ion channel modulations in mesenteric artery myocytes from normotensive and DOCA-salt hypertensive rats

Abstract

Although serotonin (5-hydroxytryptamine, 5-HT) has been found to be a potent vasoconstrictor, a pivotal role of 5-HT in the control of appetite and mood control by the modulation of neuronal synapse has also been proposed. Selective 5-HT reuptake inhibitors (SSRIs) are frequently used to suppress appetite and treat depressive disorder, and the target protein of SSRIs is the 5-HT transporter (5-HTT) in the neuronal synapse. However, SSRIs may increase the free 5-HT concentration in circulating blood because platelets and vascular smooth muscles express functional 5-HTT. In addition, enhanced vasoactive action of 5-HT and alterations in 5-HT receptor subtypes have been reported in some types of hypertension. Therefore, we can infer that the use of drugs such as SSRIs in some hypertensive patients is potentially risky. Altered functional expression of ion channels in vascular smooth muscle is suggested to be a mechanism for the enhanced vasoconstriction by vasoactive agonists, including 5-HT. In this brief review, we compared the electrophysiological properties of mesenteric artery myocytes and their modulation by 5-HT between sham operated control and deoxycorticosterone acetate (DOCA)-salt hypertensive rats

13-33 Clearance 맑을청淸 쓸소掃 비율율率

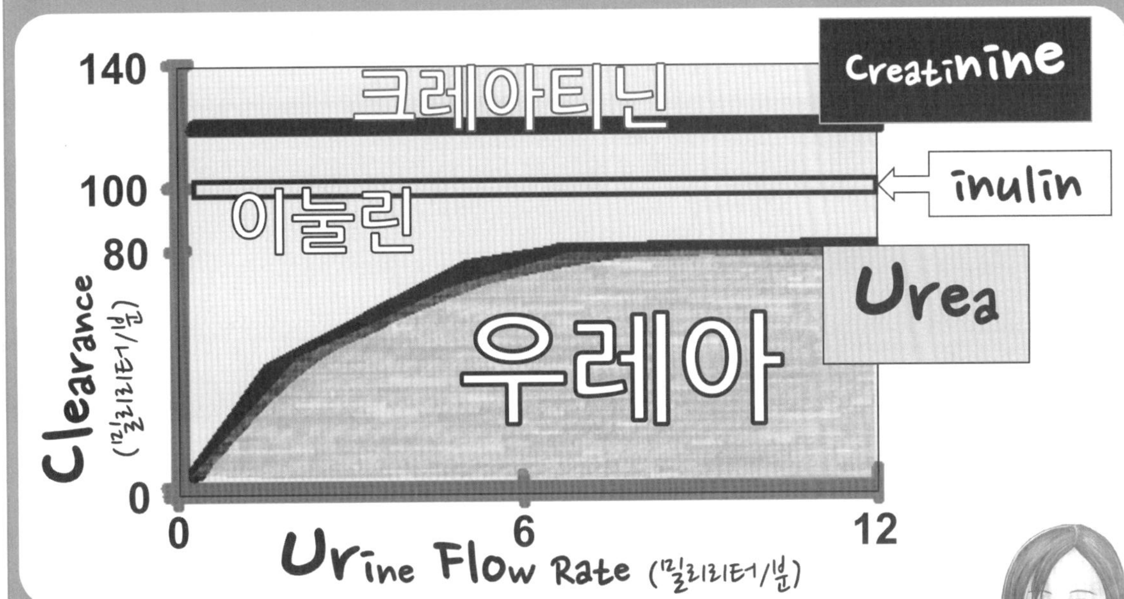

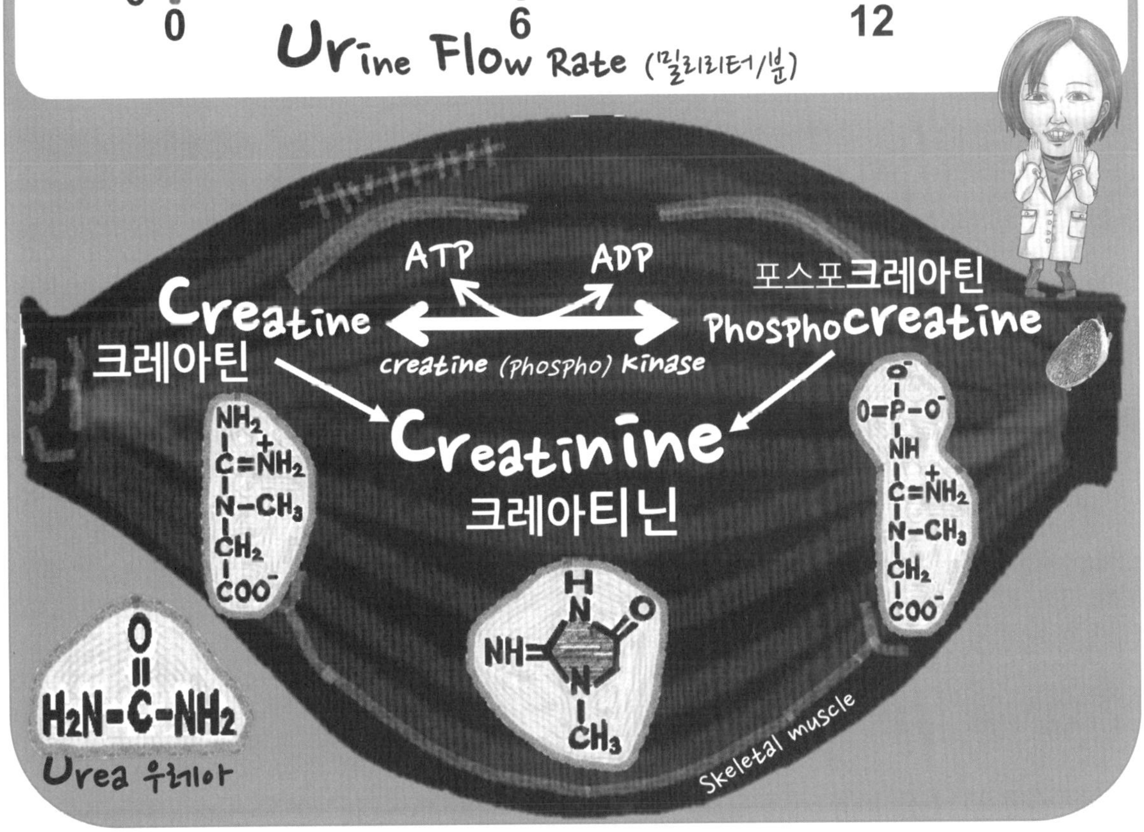

13-34

Inulin 이눌린

☞ 단위 시간 당: 여과 100%, 재흡수 0%, 분비 0% (기준이 되는) 물질! 이므로,

∴ 단위시간 당 (소변으로) 배설된 양 = (신장에서) 여과 된 양과 같습니다!

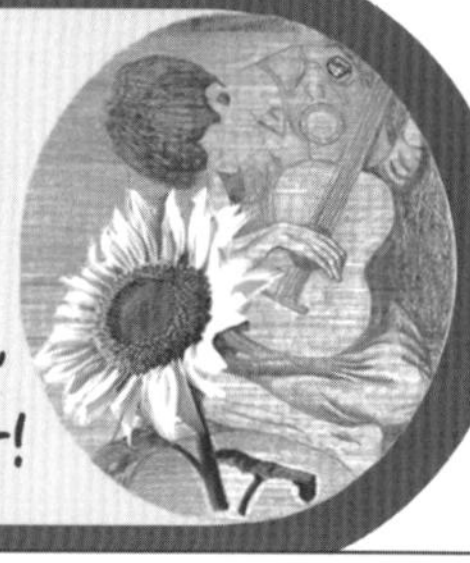

해바라기, 마늘, 우엉 등,,,,에 존재!

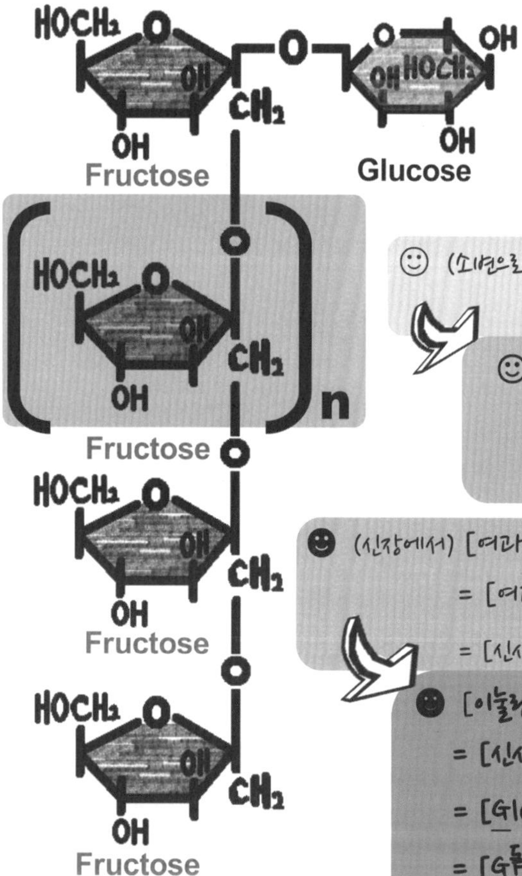

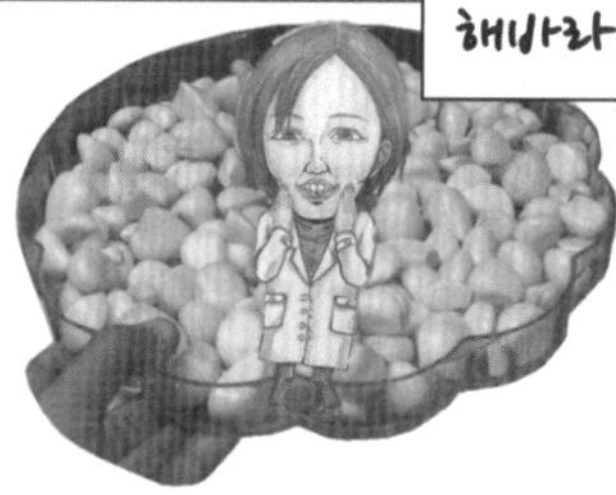

☺ (소변으로) [배설된 이눌린의 양/단위시간]

= [배설된 소변 양/단위시간] × [소변 속 이눌린 농도]

☺ [이눌린의 배설율]

= [소변형성율] × [소변 속 이눌린 농도]

= **V**(ml/min) × **U**(mg/ml)

☻ (신장에서) [여과된 이눌린의 양/단위시간]

= [여과된 혈장 양/단위시간] × [혈장 속 이눌린 농도]

= [신사구체에서 여과된 혈장 양/단위시간] × [혈장 속 이눌린 농도]

☻ [이눌린의 여과율]

= [신사구체 여과율] × [혈장 속 이눌린 농도]

= [Glomerular Filtration Rate] × [혈장 속 이눌린 농

= [GFR] × [혈장 속 이눌린 농도]

= **GFR**(ml/min) × **P**(mg/ml)

♥ 이눌린 : ∴ 단위시간 당 (소변으로) **배설**된 양 = (신장에서) **여과** 된 양과 같습니다! 를 근거로 보면요

☞ **GFR**(ml/min) × **P**(mg/ml) = **V**(ml/min) × **U**(mg/ml)

☞ $$\mathbf{GFR}(ml/min) = \frac{\mathbf{V}(ml/min) \times \mathbf{U}(mg/ml)}{\mathbf{P}(mg/ml)}$$

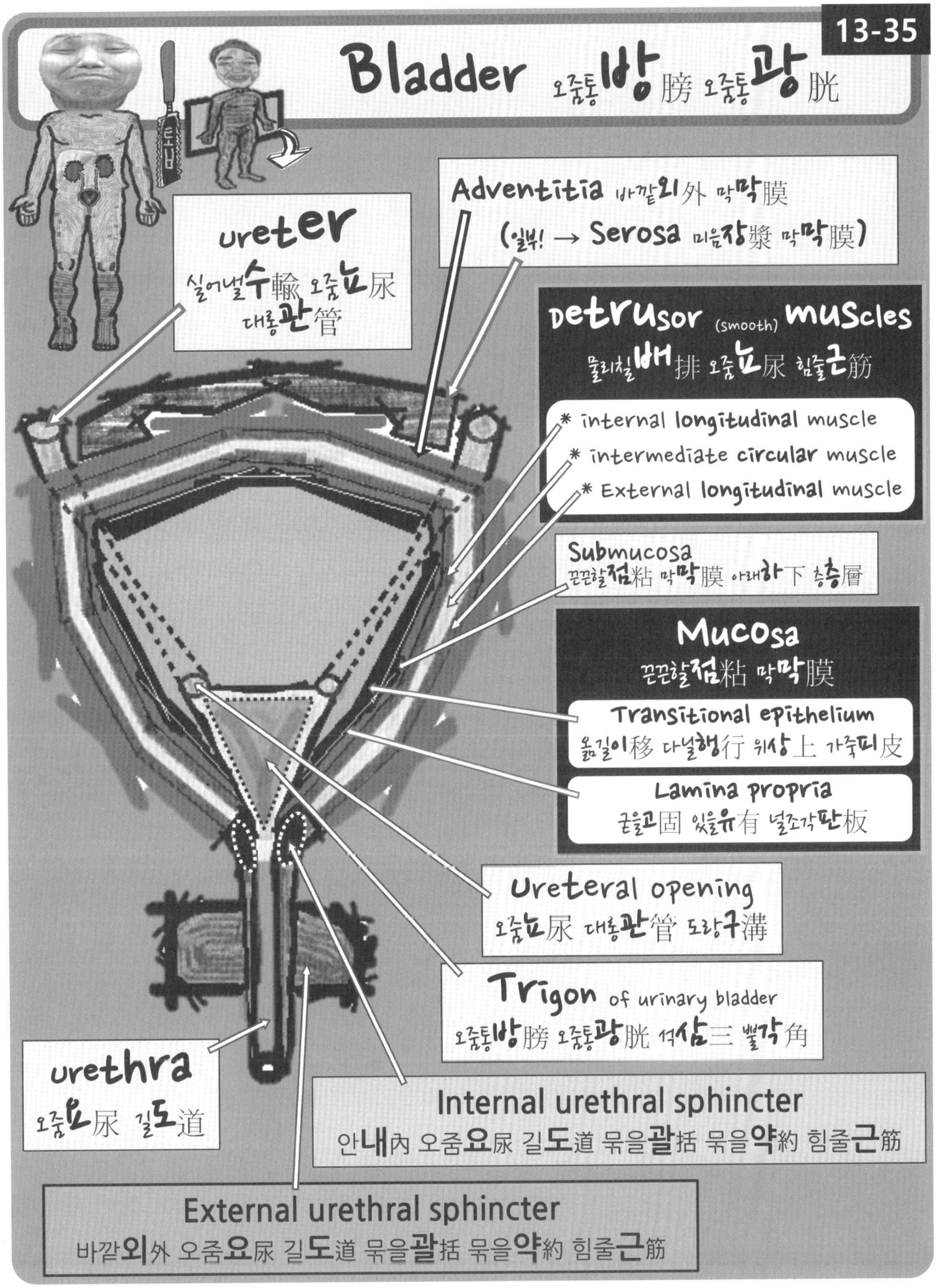
13-35
Bladder 오줌통방膀 오줌통광胱
토니
ureter
실어낼수輸 오줌뇨尿
대롱관管
Adventitia 바깥외外 막막膜
(일부! → Serosa 미음장漿 막막膜)
Detrusor (smooth) muscles
물리칠배排 오줌뇨尿 힘줄근筋
* internal longitudinal muscle
* intermediate circular muscle
* External longitudinal muscle
Submucosa
끈끈할점粘 막막膜 아래하下 층층層
Mucosa
끈끈할점粘 막막膜
Transitional epithelium
옮길이移 다닐행行 위상上 가죽피皮
Lamina propria
굳을고固 있을유有 널조각판板
Ureteral opening
오줌뇨尿 대롱관管 도랑구溝
Trigon of urinary bladder
오줌통방膀 오줌통광胱 석삼三 뿔각角
urethra
오줌요尿 길도道
Internal urethral sphincter
안내內 오줌요尿 길도道 묶을괄括 묶을약約 힘줄근筋
External urethral sphincter
바깥외外 오줌요尿 길도道 묶을괄括 묶을약約 힘줄근筋

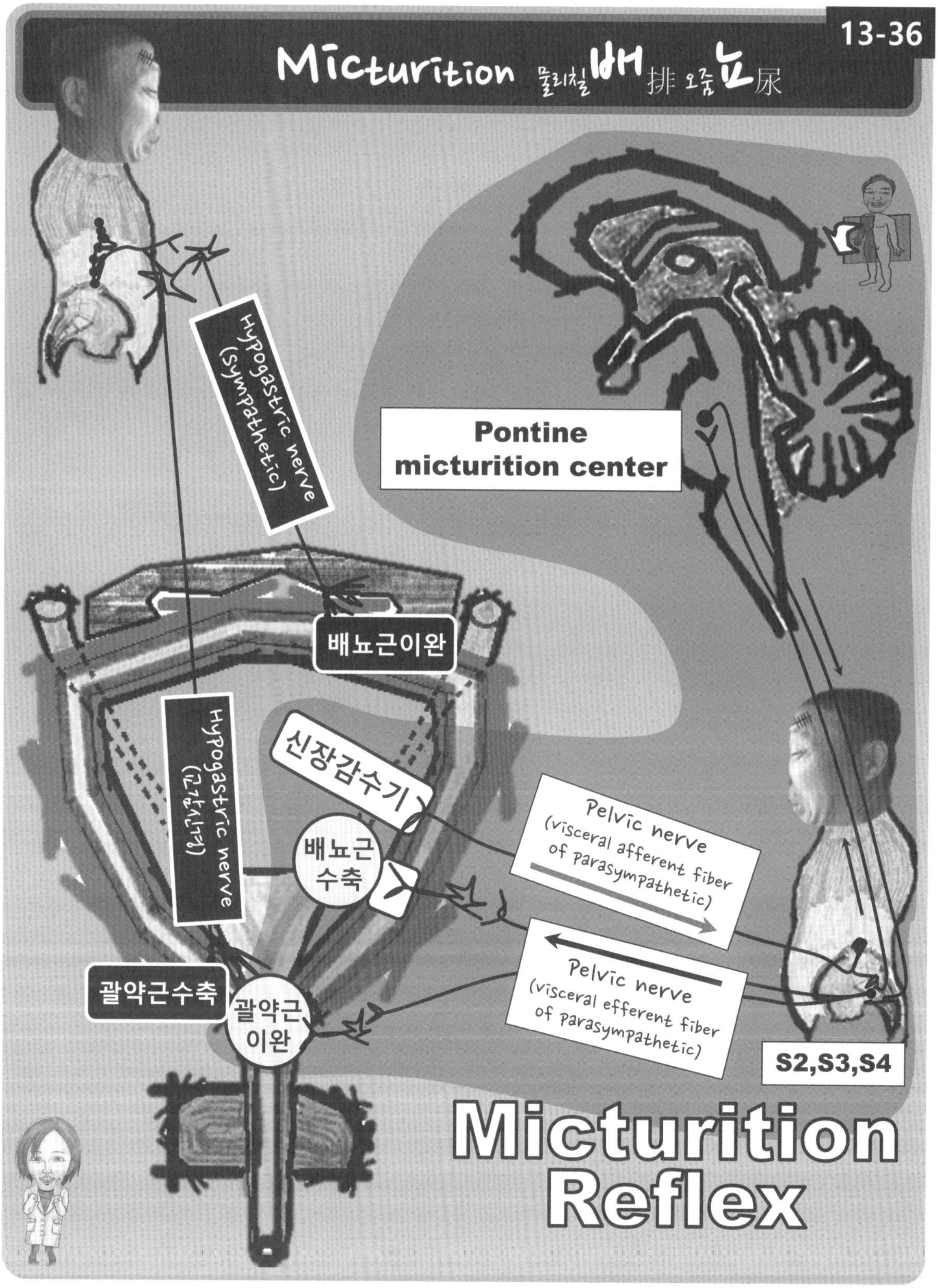
13-36
Micturition 물리칠 배 排 오줌 뇨 尿
Hypogastric nerve (Sympathetic)
Pontine micturition center
배뇨근이완
Hypogastric nerve (교감신경)
신장감수기
배뇨근 수축
Pelvic nerve (visceral afferent fiber of parasympathetic)
Pelvic nerve (visceral efferent fiber of parasympathetic)
괄약근수축
괄약근 이완
S2,S3,S4
Micturition Reflex

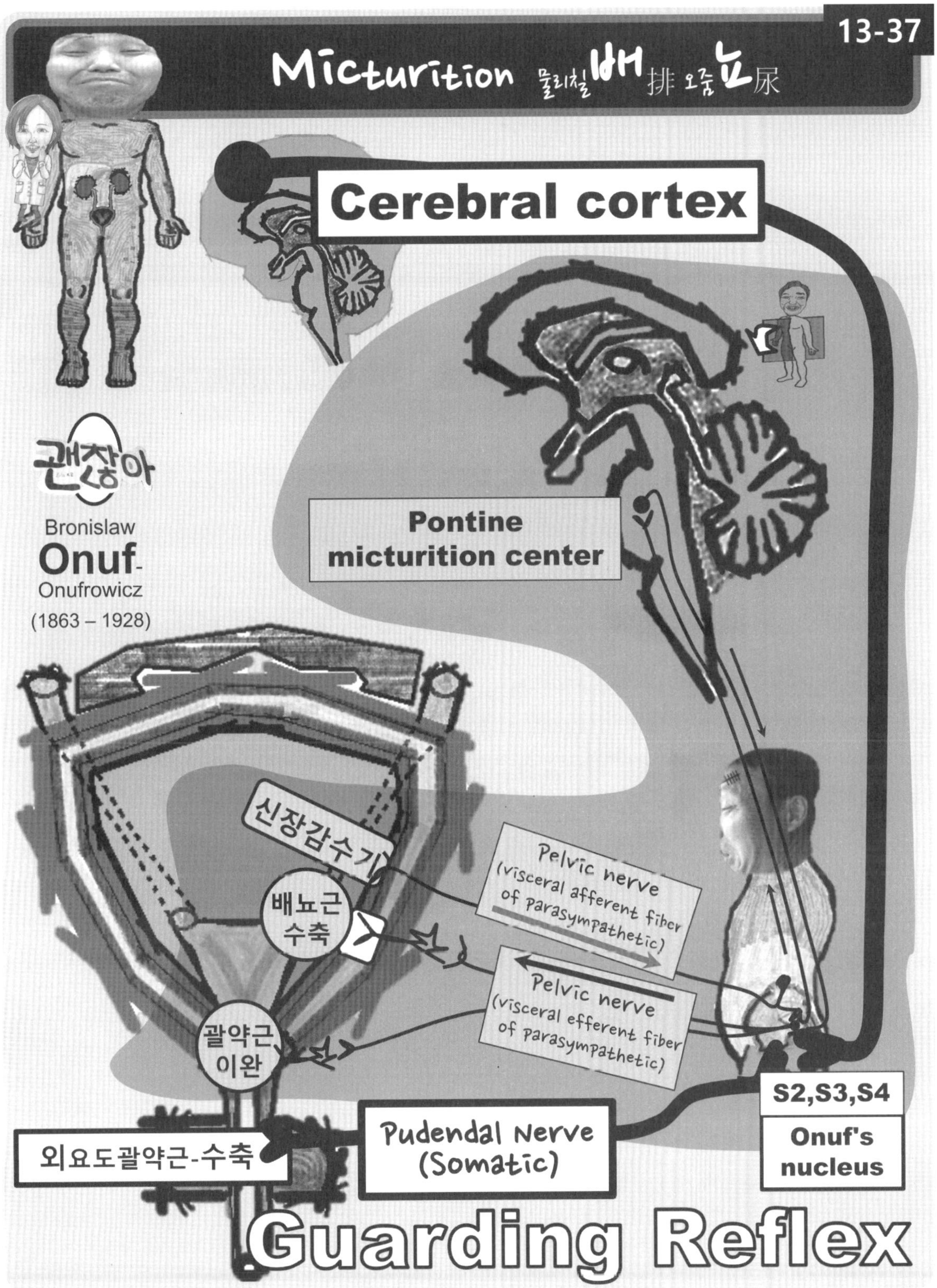
13-37
Micturition 물리칠 배 排 오줌 뇨 尿
Cerebral cortex
괜찮아
Bronislaw
Onuf-
Onufrowicz
(1863 – 1928)
Pontine
micturition center
신장감수기
배뇨근
수축
Pelvic nerve
(visceral afferent fiber
of parasympathetic)
Pelvic nerve
(visceral efferent fiber
of parasympathetic)
괄약근
이완
외요도괄약근-수축
Pudendal Nerve
(Somatic)
S2,S3,S4
Onuf's
nucleus
Guarding Reflex

제 13장 인체 배설기관의 구조와 생리

" Ey millətlər, yaxın gəlin, eşidin, Ey ümmətlər, dinləyin! Ey dünya və sakinləri, Yer üzü və onun bütün yetirmələri, qulaq asın! Çünki Rəbb bütün millətlərə qarşı qəzəbləndi, Onların ordularına qarşı qeyzə gəldi. Onların hamısını məhv edəcək, Ölümə məhkum edəcək. Rəbbin qılıncı qanla, quzu və təkə qanı ilə doydu, Qoç böyrəklərinin yağı ilə piy bağladı. Çünki Rəbb Bosrada qurban, Edomda isə böyük qırğın hazırlayıb. Çünki Rəbbin qisas günü var, Siona edilən zülmlərin intiqam ili var. Rəbbin kitabını araşdırın, oxuyun, Bunlardan heç biri əskik olmayacaq, Hər bir dişi heyvan öz cütünü tapacaq, Çünki bu əmr Onun ağzından çıxdı, Ruhu da onları toplayacaq. "

" 열국이여 너희는 나아와 들을찌어다. 민족들이여 귀를 기울일찌어다. 땅과 땅에 충만한 것, 세계와 세계에서 나는 모든 것이여 들을찌어다. 대저 여호와께서 만국을 향하여 진노하시며 그들의 만군을 향하여 분내사 그들을 진멸하시며 살륙케 하셨은즉 여호와의 칼이 피 곧 어린 양과 염소의 피에 만족하고 기름 곧 수양의 **콩팥** 기름에 윤택하니 이는 여호와께서 보스라에서 희생을내시며 에돔땅에서 큰살륙을 행하심이라. 이것은 여호와의 보수할 날이요 시온의 송사를 위하여 신원하실 해라. 너희는 여호와의 책을 자세히 읽어보라. 이것들이 하나도 빠진 것이 없고, 하나도 그 짝이 없는 것이 없으리니 이는 여호와의 입이 이를 명하셨고 그의 신이 이것들을 모으셨음이라. "

(이사야 34장 1절, 2절, 6절, 8절, 16절)

" 배설계(Excretory system) "의 개념 및 그 특성의 이해

✍ 어느덧 20대로 잘 성장해 준, 큰딸에게 늘 미안한 마음! 흔히, (정상발달의 경우,) **두 살에서~ 세 살**(경)**에 이르러서야 '소변-가리기'가 완성**(☜ 약간의 차이는 있겠지만요^^)됨을 귀동냥으로 알고 있었고요. **다섯 살**이 넘어서까지 낮(≒ 활동 기간)에는 잘 가리다가 밤(≒취침)이 되면 소변을 지리거나 배설하는 경우 → **"야뇨증(**밤**야**夜 오줌**뇨**尿 증세**증**症, **야간뇨, nocturnal enuresis)"**이라는 병적-상태의 내용을 소아과-전문의 선생님(등)으로부터 상담을 통해 익히 알고 있었지만요. 일찍 가려야 했던 상황-핑계로 조기교육의 실시! 그 후유증으로 → "**오줌소태**(사전적의미: 방광염이나 요도염 등으로 오줌이 자주 마려운 부인병)" 증상의 출현! → 급기야.. 초등학교-담임선생님의 친절 어린 전화!. 한참을 두고 천장 바라보며 가슴 먹먹했던 시간이 기억에 스칩니다(그림 13-1, 13-2).

(한편,)

☞ "익쓰크레토리(EXCRETOTY)"의 어원이 ↴

✓ 라틴어 excretum에서 ex- "out, 밖으로 등의 의미" 개념과

✓ 그리스어 κρίνω /krínō / "separate, 분리되다 등의 의미" 로부터 연관, 유래-유도된 용어를 보면서(요) ↴

❛배설❜의 중요성! 즉,

➜ 물리칠 ☞ '배 → 排'

➜ 샐 ☞ '설 → 泄'을 음미해 보게 됩니다(그림 13-1~ 13-5).

특히, 아픈 증세를 보일 때면(요), 늘 고열을 동반했던 딸! 엄마의 지극정성 밤샘-간호로 열이 약 36.5℃ 정상체온으로 내리면, 어김없이 **소변**을 보았던 다행스러움 ➜ 행복의 기억은(요), "**체열조절**"에도 중요함을 재차 깨닫게 해 주는 듯합니다.

이러한

☞ ❝**배설계**(물리칠**배**排 샐**설**泄 이을**계**系, **배설계**, Excretory system)❞에 속하는 구조는(요),

✔ "**신장**(콩팥**신**腎 오장**장**臟, **콩팥**, Kidney)" - 좌/우 각각 한 개,

✔ "**수뇨관**(실어낼**수**輸 오줌**뇨**尿 대롱**관**管, 혹은 **요관**, **수뇨관**, Ureter)" - 한 쌍,

> ❤ 자녀**자**子 소리**음**音 같을**동**同 될**화**化 나타날**현**現 코끼리**상**象
> ➜ 음절(音節) 끝 자음(子音)이 그 뒤에 오는 자음과 만날 때, 어느 한쪽이 다른 쪽을 닮아서 그와 비슷하거나 동일한 소리로 바뀌거나, 혹은 양쪽이 서로 닮아 두 소리가 모두 바뀔 수 있는 현상. **예) 뇨관 ☞ 요관 ^^**

✔ "**방광**(오줌통**방**膀 오줌통**광**胱, **오줌보**, Bladder)" - 한 개, 및

✔ "**요도**(오줌**요**尿 길**도**道, **오줌길**, Urethra)"가 포함됨을 확인·관찰할 수 있습니다(그림 13-2, 13-3).

결국,

'소변 생성'과 '소변 배출'로 요약되는 연결-형상-구조를 좀 더 살펴보면요↴.

❀ "신장(키드니, KIDNEY)"!

✍ 통속적이라 할 만큼, 귀에 낯익은 단어! → "**콩팥!**"

→ 그 모양이 흡사 '**강낭콩**(☞ 학명 *Phaseolus vulgaris*, 콩목-콩과-강낭콩속-강낭콩종에 속하는 한해살이풀로 알려진)' **같고**(요),

→ 그 색깔이 검붉은 색의 '**팥**(☞ 학명 *Vigna angularis*. 콩목-콩과-동부속-콩종에 속하는 한해살이풀로, 천연염료로도 사용될 만큼 빛깔 고운)'을

닮은 듯하여 예부터 전해져 온다고(**➜ 콩 + 팥 = 콩팥**) 이해·납득되는 단어를

보면서(요) → 재치있고 관찰-집중력이 탁월한 선조분들에 대한 존경심을 느끼게 됩니다

(그림 13-3, 13-4).

이 "신장(Kidney)"을

'**전**두면(앞**전**前 머리**두**頭 낯**면**面, **이마면**, Frontal plane 혹은

갓**관**冠 형상**상**狀 낯**면**面, **관상면**, coronal plane)'으로 절개하여 보면요,

(그림 13-3~ 13-6)

남/여 생식기와 연결된 구조!, 즉

↳ ❋ "요도(Urethra)"를 지나고, 위로 연결된

↳ ❋ "방광(Bladder)"과 "수뇨관(Ureter)"의 확인이 어렵지 않구요,

이 구조를 따라 좀 더 위로 올라가면(요) ↘

혈관과 신경 및 림프관(등)이 '나들목(사전적 의미: 나가고 들어오는 길목)'으로 이용하는↘,

↳ ❋ "**신문**(콩팥**신**腎 문**문**門, **콩팥문**, Renal hilum)"을 통해 신장 내부로 들어갈 수 있습니다(그림 13-3).

이 신문에 이어지는 구조! ↘

↳ ❋ "**신장동**(콩팥**신**腎 오장**장**臟 동굴,구멍**동**洞, **콩팥굴**, Renal sinus: 신피질, 신수질, 신유두를 제외한 비어있는 공간)"이라는 소변이 모이는

공간!(그림 13-4), 즉

✓ "**신우**(콩팥**신**腎 밥그릇**우**盂, **콩팥깔때기**, Renal pelvis)"와,

✓ "**대신배**(큰**대**大 콩팥**신**腎 잔**배**杯, **큰콩팥잔**, Major calyx)",

✓ "**소신배**(작을**소**小 콩팥**신**腎 잔**배**杯, **작은콩팥잔**, Minor calyx)"로 연결되는 구조!,

동시에

➽ "**신수질**(콩팥**신**腎 골수**수**髓 바탕**질**質, **콩팥속질**, Renal medulla)" 영역을 대변하는 구조!, 즉 ↘

✔ "**신추체**(콩팥**신**腎 송곳**추**錐 몸**체**體, **콩팥피라미드**, Renal pyramid)"와 그 모서리처럼 보이는 신추체의 끝부분(처럼 보이는) ↘

✔ "**신유두**(콩팥**신**腎 젖**유**乳 머리**두**頭, **콩팥유두**, Renal papilla)"!(그림 13-5), 및

그 신추체-추체 사이를 구분해 주는 듯한

기둥 모양의 구조! ↘

✔ "**신주**(콩팥**신**腎 기둥**주**柱, **콩팥기둥**, Renal column)"로

구성되는 신수질(renal medulla)을 확인·관찰할 수 있습니다(그림 13-3~ 13-5).

또한,

이 신수질을 경계로 활(활궁弓)모양으로 바깥쪽에 위치하는(그림 13-6),

➽ "**신피질**(콩팥**신**腎 가죽**피**皮 바탕**질**質, **콩팥겉질**, Renal cortex)"에는(요),

✔ "**신소체**(콩팥**신**腎 작을**소**小 몸**체**體, **콩팥소체**, Renal corpuscle **혹은** **말피기** 작을**소**小 몸**체**體, Malpighian corpuscle)"!

즉,

➜ "**신사구체**(콩팥**신**腎 실**사**絲 공**구**球 몸**체**體, **토리**, Glomerulus)"와

➜ "**신사구체낭**(콩팥**신**腎 실**사**絲 공**구**球 몸**체**體 주머니**낭**囊, **토리주머니**, Glomerular capsule 혹은 **보우만** 주머니**낭**囊, **보우만주머니**, Bowman's capsule)"으로 구성되는 특징적 구조를 확인할 수 있습니다

(그림 13-6~ 13-12).

> **' 보우만 주머니낭囊(Bowman's capsule) '**
>
> ⁕ '**벽측판**(울타리**벽**壁 곁**측**側널조각**판**板, Parietal layer 혹은 parietal outer layer ☜ 주머니의 바깥쪽을 구성하는)'과
>
> ⁕ '**장측판**(오장**장**臟 곁**측**側 널조각**판**板, Visceral layer 혹은 visceral outer layer ☜ 주머니의 안쪽을 구성하는)'로 구성되고요(그림 13-8),
>
> ⁕ "**족세포**(발**족**足 가늘**세**細 태보**포**胞, **발세포**, Podocyte)"라는 이름으로 (약속하는) **특수-분화된 세포**(☜ 보우만-주머니의 안쪽-장측판 상피세포가 특수분화된)가 양손의 손가락을 서로 깍지낀 형태로 (흡사, ➜ 늘 중보-기도하는 안사람의 두 손 모은 모습이 연상되는^^) '**사구체-모세혈관**'과 ('**기저막**'을 매개로) 서로 대치하고 있음을 확인·관찰·이해할 수 있습니다(**그림 13-9, 13-10**).

특히,

이 "**신소체**(Renal corpuscle)"가 터를 잡은 위치를 기준으로 신피질(renal cortex)에 존재하는↴

⁕ "**피질네프론**(가죽**피**皮 바탕**질**質 **네프론**, **겉질콩팥단위**, Cortical nephron: Henle's loop 등의 발달이 상대적으로 미약함)"과

'신피질'과 '신수질'의 경계 부위에 위치하는↴

※ "수질방네프론(골수수髓 바탕질質 곁방傍 네프론, 속질곁콩팥단위,
Juxtamedullary nephron: Henle's loop 등의 발달이
매우 충실하여 소변의 농축-희석에 중요한 역할 담당)"으로
구분·약속함을 아울러 확인·이해할 수 있습니다
(그림 13-12).

'NEPHRON'
'네프론, 콩팥신腎 으뜸원元 ☞ 신장의 기능단위'

☞ 신장 하나에 약 100 만개~ 약 120 만개 존재!
(∴ 한쌍의 신장 ➜ 약 200만개~ 약 240만개 존재^^)

❶ '신사구체(콩팥신腎 실사絲 공구球 몸체體, 토리,
Glomerulus)'와
❷ '사구체낭(실사絲 공구球 몸체體 주머니낭囊, 토리주머니,
Glomerular capsule 혹은 보우만 주머니낭囊,
보우만주머니, Bowman's capsule)',
❸ '근위곡세뇨관(가까울근近 자리위位 굽을곡曲 가늘세細 오줌뇨尿 대롱관管,
토리쪽곱슬세관, Proximal convoluted tubule)',
❹ '헨레-환(헨레 고리환環, 헨레고리 혹은 콩팥세관고리,
Henle's loop)'
➜ ㉠ '하행각(아래하下 다닐행行 다리각脚, 내림다리,
Descending limb)'
➜ ㉡ '상행각(위상上 다닐행行 다리각脚, 오름다리,
Ascending limb)'
❺ '원위곡세뇨관(멀원遠 자리위位 굽을곡曲 가늘세細 오줌뇨尿 대롱관管,
먼쪽곱슬세관, Distal convoluted tubule)', 및
❻ '집합관(모을집集 합할합合 대롱관管, 집합관, Collecting duct)'으로
구성됨을 확인·이해할 수 있습니다(그림 13-13).

한편,

☎ "신장(KIDNEY)"의 주된(main) 기능은 (크게 보면요^^ ↘)

㉮ 소변 '생성'과 '배설'(등으)로 연관-유도되는
➜ 수분/전해질과 산/염기 균형(← 정상-생리 → 약산성!)
(☜ 호르몬의 직/간접작용-기전이 관여!)과

㉯ 레닌(Renin) 분비 등을 통한 **혈압 조절**,

㉰ 효소(*1-alpha hydroxylase*) 분비-작용 등을 통한
비타민 D **흡수의 조절**, 및

㉣ 조혈(hematopoiesis)작용 등....

조용하면서도 활발한 신腎장臟의 역할을 확인·이해할 수 있습니다(그림 13-14).

❤ '**혈관간세포**(피**혈**血 대롱**관**管 사이**간**間 가늘**세**細 태보**포**胞, **혈관사이세포, 메산지움세포**, Mesangeal cell)'에서 생성-분비하는 **호르몬!**
→ "붉을**적**赤 피**혈**血 공**구**球 형상**형**形 이룰**성**成 인할**인**因 자녀**자**子, **이리뜨로포이에틴**, Erythropoietin)" 생성-분비!
→ 골수(bone marrow) 자극 등을 통한 적혈구 생성!
(그림 13-14)

❝신장 순환(Renal circulation)❞의 이해

☞ ❝**신장 순환**(콩팥**신**腎 오장**장**臟 좇을**순**循 고리**환**環, **콩팥순환**, Renal circulation)❞은 궁극적으로 하루에 약 180 리터에 해당되는 피를 거르기 위해 "**신장**"에 부탁-방문하는 여정이라 볼 수 있고(요),

동시에,

"**신장**"은 일종의 ↘

✓ ❛**필터**(filter ☞ 사전적 의미: 거를**여**濾 지날**과**過 꾸밀**장**裝 둘**치**置)❜ 로써,

→ (약) 180리터/하루=24시간

↳ = (약) 7.5리터/1시간 ← 사람(남/녀)이 지니는 혈액과 맞먹는 양.

다시(생각을 더듬어서요)↘,

사람의 (토탈, total) 혈액을 약 5리터로 가정해보면(요)↘, 하루에 약 서른 여섯(← 180 ÷ 5 = 36)번(= 36회) ➜ 전체 피를 묵묵히 쉼 없이 걸러주는 신장(KIDNEY)의 역할을 어렵지 않게 계산·납득할 수 있습니다 (그림 13-15).

(이 여정을 좀 더 살펴보면요↘)

✈ 심장의 "**좌심실**(왼**좌**左 마음**심**心 집**실**室, **왼심실**, Left ventricle)"에서 시작!

✈ "**대동맥**(큰**대**大 움직일**동**動 맥**맥**脈, **대동맥**, Aorta)"을 경유!

✈ "**신동맥**(콩팥**신**腎 움직일**동**動 맥**맥**脈, **콩팥동맥**, Renal artery)"과

✈ "**분절동맥**(나눌**분**分 마디**절**節 움직일**동**動 맥**맥**脈, **구역동맥**, Segmental artery)",

✈ "**엽동맥**(잎**엽**葉 움직일**동**動 맥**맥**脈, **엽동맥**, Lobar artery)",

✈ "엽간동맥(잎엽葉 사이간間 움직일동動 맥맥脈, 엽사이동맥, Interlobar artery)",

✈ "궁상동맥(활궁弓 형상상狀 움직일동動 맥맥脈, 활꼴동맥, Arcuate artery)", 즉 신피질(renal cortex)과 신수질(renal medulla) 경계를 '마지노선' 삼아 내달리는 혈관의 모양이 흡사, 고구려 태조 '주몽'으로 떠오르는 → '영혼신神 활궁弓'과 닮았기에 붙여진 이름을 보면서 학자분들의 재치를 느낄 수 있는 듯합니다(그림 13-16).

> ✍ **'마지노선(Maginot 줄선線)'**
> ☞ 제1차 세계 대전 후, 프랑스가 대(對)독일 방어선으로 국경에 구축한 요새 선으로, 마지노(André Maginot, 1877~ 1932)가 건의하여 1936년에 완성하였으나, 독일이 이 선을 우회하여 벨기에를 침공함으로써 무용지물이 되었던, '최후 방어선'.

(이 "궁상동맥"에서 다시 머리카락처럼 가느다란 작은 샛길을 내어 조성된↴)

✈ "소엽간동맥(작을소小 잎엽葉 사이간間 움직일동動 맥맥脈, 소엽사이동맥, Interlobular artery)"으로 (계속)이어지고(요^^),

✈ "수입세동맥(실어낼수輸 들입入 가늘세細 움직일동動 맥맥脈, 들세동맥, Afferent arteriole)"을 지나서,

둥그런 공 모양의 모세혈관-덩어리인↴

✈ "신사구체(콩팥신腎 실사絲 공구球 몸.덩어리체體, 토리, Glomerulus)"로 유입! (그림 13-17)

➜ 이곳에서(요) 덩치 큰 단백질(예, 알부민-albumin- 등)을 제외한 모든 혈액-내용물이 ↴

↳③ '사구체모세혈관(실사絲 공구球 몸체體 털모毛 가늘세細 피혈血 대롱관管, 토리모세혈관, Glomerular capillary)'의

→ '내피세포(안내內 가죽피皮 가늘세細 태보포胞, 내피세포, endothelial cell: 창문 형태의 구멍을 지닌)'를 지나(≒ 통과하여),

↳② '기저막(터기基 밑저底 막막膜, 바닥막, Basement membrane: 사탕당糖 새알단蛋 흰백白 바탕질質 -glycoprotein, 글리코프로틴- 재질의 '그늘음陰 번개전電 짊어질하荷, negative charge'를 띄는 막성 구조 ∴ 음전기를 띠는 혈장-단백질은 반발력에 의해 기저막-통과가 거의 이루어지지 않음)'에 이르고(요),

이곳을 무사히 통과한 물질들은 마지막 관문인↴

↳① '여과극(거를여濾 지날과過 틈극隙, 여과틈새, Filtration slits:

'족돌기 -foot processes-' 사이에 존재하는 공간)'을
빠져나와 '**보우만낭**(Bowman's capsule)'으로
이행됨을 확인·이해할 수 있습니다
(그림 13-9~ 13-11).

이렇게,
"**신사구체**(glomerulus)"를 벗어난 혈액은 곧이어↴
✈ "**수출세동맥**(실어낼**수**輸 날**출**出 가늘**세**細 움직일**동**動 맥**맥**脈, **날세동맥**,
Efferent arteriole)"으로 이행되고(요)(그림 13-18),
이 혈관은 다시↴,
'**신세뇨관**(콩팥**신**腎 가늘**세**細 오줌**뇨**尿 대롱**관**管, **콩팥세뇨관**,
renal tubule)'을 감싸고 도는↴
↳ "**세뇨관주위모세혈관**(가늘**세**細 오줌**뇨**尿 대롱**관**管
두루**주**周 둘레**위**圍 털**모**毛 가늘**세**細 피**혈**血 대롱**관**管,
세뇨관주위모세혈관, peritubular capillary)"을
형성!,
특히,
"**헨레환**(Henle's loop)"의
✓ '**하행각**(descending limb)'과
✓ '**상행각**(ascending limb)'에서는
➜ "**직행혈관**(곧을**직**直 다닐**행**行 피**혈**血 대롱**관**管,
곧은혈관, vasa recta)"의 형태를
이루어 소변의 농축/희석에 핵심
역할을 확인·이해할 수 있습니나.
(그림 13-17, 13-18)

이처럼,
여과-재흡-분비 및 **소변의 농축/희석**의 결과!
청결(cleanliness)해진 혈액은(요)↴,
'**소엽간정맥**(작을**소**小 잎**엽**葉 사이**간**間 고요할**정**靜 맥**맥**脈, **소엽사이정맥**,
Interlobular vein)'을 거쳐,
'**궁상정맥**(활**궁**弓 형상**상**狀 고요할**정**靜 맥**맥**脈, **활꼴정맥**, Arcuate vein)',
'**엽간정맥**(잎**엽**葉 사이**간**間 고요할**정**靜 맥**맥**脈, **엽사이정맥**,
Interlobar vein)',
'**신정맥**(콩팥**신**腎 고요할**정**靜 맥**맥**脈, **콩팥정맥**, Renal vein)',

'하대정맥(아래하下 큰대大 고요할정靜 맥맥脈, 아래대정맥,
Inferior vena cava)',
(심장의) '우심방(오른우右 마음심心 방방房, 오름심방,
Right atrium)'으로 귀환하여 순환계로 재차
이행되는 여정을 확인·이해할 수 있습니다
(그림 그림 13-17, 13-18).

❛거를여濾 지날과過❜ ✷ ❛다시재在 숨들이쉴흡吸 거둘수收❜ ✷ ❛나눌분分 샘물흐르는모양비泌❜

✍ 하루 스물-네-시간 5박 6일의 야생생활....중간중간 짬-잠을 이어가면서(요). 너무도 확실히 느끼는 것!
→ ❝키드니(Kidney)❞의 쉼 없는 걸러냄을 확인·인지하는 "커피(coffee)" 효능인 것 같습니다. 물론, 여러 메스컴, 논문 등, 적지 않은 학자분들의 커피에 대한 자료제시 및 견해 등을 때론 의지하고 때론 반문했던 기억이 떠오르지만(요). (제가 겪어본) 가장 확실한 것은요, ✓정신이 또렷해지고요. ✓무언가 계속 밀어 넣는, 넣어야 하는 음식 가운데 (제)몸이 그나마 힘들지 않기에 계속 버릇처럼 시-분-초 간격으로 무심코 밀어주는 친구임을 지금, 이 시각에도 자각하게 됩니다 V _ v (그림 13-19).

"신소체(Renal corpuscle)"에서 일어나는 피의 걸러냄!
즉,
☞ ❛여과(Filtration)❜는 막 양쪽의 물수水 누를압壓(hydrostatic pressure) 차이!
→ 심장(HEART)으로부터 ↝ 신장(KIDNEY)에 전달된 수압! ↴
➜ ① '혈액의 정수압(고요할정靜 물수水 누를압壓),
Blood hydrostatic pressure'이 여과의 출발점이 되는
내용을 (어렵지 않게) 이해할 수 있습니다(그림 13-19).

그러나,

('신사구체, Glomerulus' ➜ 혈관-덩어리에 존재하는)
혈액의 여러 입자 (특히, 혈장-단백질 등)로 형성되는
삼투압!, 즉
➜ ② '혈액의 교질삼투압(아교교膠 바탕질質 스밀삼滲 통할투透 누를압壓),
Blood colloid osmotic pressure 이
(정수압에) 반대-힘으로 균형을 이루려 함과

동시에,

독특한 (신사구체의) 구조!

즉,

'신사구체(Glomerulus)'를 감싸고 있는

'보우만 낭(Bowman's capsule)' 속에 존재하는

(여과된) 체액으로 형성되는 ↴

➜ ③ **'보우만 낭의 정수압**(고요할**정**靜 물**수**水 누를**압**壓),

Bowman's capsular hydrostatic pressure' !

(☜ -여기서요- **보우만 낭의 교질삼투압은 거의 없기에 무시^^)**

⇓

↳ 그 힘들이 함께 어우러져,

↳ '가-감-승-제' ➜ [① - (② + ③) = ④]의 결과! ↴

(정상-상태 사람의 경우)

➼ **' 알짜**(배기) **여과압**(거를**여**濾 지날**과**過 누를**압**壓),

Net filtration pressure ' 이 형성되어,

결국,

' 신사구체에서 ☞☞☞ **보우만 낭을 향해 여과-가능! '**

즉,

순환계에 존재하는 (영양물질 및 노폐물 등으로 탁한) 혈액이 깨끗해지는(clearance) 결과를 확인·이해 할 수 있습니다(그림 13-19~ 13-24).

☞ **' 재흡수(Rcabsorption) '** 와 **' 분비(Secretion) '** ☜

✍ 그렇게 건강하시고 늘 긍정적 모습의 장모님! ➜ ✓ **"당뇨병**(사탕**당**糖 오줌**뇨**尿 병**병**病, **당뇨병 diabetes mellitus, DM)"** 이환 후, 확연히 나타나셨던 체중감소! 급기야 '중환자실'에서 보이셨던 ✓**"단백뇨**(새알**단**蛋 흰**백**白 오줌**뇨**尿, **단백뇨, proteinuria)"**와 ✓**"알부민뇨증**(알부민 오줌**뇨**尿 증세**증**症, **알부민뇨증, albuminuria)"** 등의 증상은 먹먹했던 가슴-앓이로 다가오는 듯합니다(그림 13-25). 문득! 떠오르는 성경구절! ✍ "예수께서 힘쓰고 애써 더욱 간절히 기도하시니 땀이 땅에 떨어지는 피방울 같이 되더라 -누가복음 22장 44절-" (등)은 정상적 해부/생리 상태에서는 나타나지 않는 특이-상황임을 어렵지 않게 확인·이해할 수 있는 듯합니다(그림 13-25).

이러한 내용을 상기하여,

신장의 '재흡수'와 '분비' 측면을 들여다보면(요) ↘,

➸ '네프론(Nephron)'을 구성하는 요관의

✓ '**상피세포**(위**상**上 가죽**피**皮 가늘**세**細 태보**포**胞, epithelial cell)' 형태가 서로 다름(≒ 재흡수/분비도 다른 양상)을 확인·관찰할 수 있습니다 (그림 13-26).

특히,

✓ '**근위곡세뇨관**(가까울**근**近 자리**위**位 굽을**곡**曲 가늘**세**細 오줌**뇨**尿 대롱**관**管, 토리쪽곱슬세관, Proximal convoluted tubule)'**의** '**상피세포**(epithelial cell)'는 흡사, '소장상피(intestinal epithelium)'에서 흔히 볼 수 있는 '**융모**(가는베**융**絨 털**모**毛, **융모**, villi)'와 같은 구조가 발달된 형상을 이루어 여과-물질 대부분이 이곳에서 → **재흡수**!

더욱이,

➜ ✓ '포도 사탕**당**糖(Glucose)'과

✓ '아미노 실**산**酸(Amino acids)',

✓ '알부민(Albumin)' (등)은 (정상 해부/생리 상태에서➜) (거의) 100% 재흡수 됨과 동시에,

다른 물질들은 체내 상황에 따라 조절됨을 이해할 수 있고(요),

✷ '원위곡세뇨관(distal convoluted tubule)'과

✷ '집합관(collecting duct)'과는 달리,

'근위곡세뇨관(Proximal convoluted tubule)'은↘

'**호르몬**(HORMONE)'**의 영향을 받지 않음**을 확인·이해할 수 있습니다(그림 13-26~ 13-29).

이와 달리,

'부신피질(Adrenal cortex)'에서 분비되는 호르몬 ↘

✓ "알도스테론(Aldosterone)"과

'뇌하수체 후엽(posterior lobe of pituitary gland)'에서 분비되는↘

✓ "**항이뇨호르몬**(막을**항**抗 이로울**이**利 오줌**뇨**尿 **호르몬**, antidiuretic hormone, ADH)"은

✷ '원위곡세뇨관(멀**원**遠 자리**위**位 굽을**곡**曲 가늘**세**細 오줌**뇨**尿 대롱**관**管, 먼쪽곱슬세관, distal convoluted tubule)'과

✷ '집합관(모을집集 합할합合 대롱관管, 집합관, collecting duct)'에 작용하여

→ 물(☞ 특히, 물 통로-water channel-의 관여는 단순-확산에 비해 약 50배에서~ 약 100배 증가시킴 등, 그림 13-28)과

→ 전해질의 재흡수에 관여함과

동시에,

'심장(Heart)'의 "심방(atrium)"에서 분비되는

✓ "심방나트륨이뇨펩타이드(마음심心 방방房 나트륨 이로울이利 오줌뇨尿 펩타이드, 심방나트륨이뇨펩타이드, atrial natriuretic peptide, ANP)"는

✷ '집합관(collecting duct)'에 작용하여 나트륨(natrium) 배설의 촉진(등)을 확인·이해할 수 있습니다(그림 13-27~ 13-32).

이에 비해,

❛ 분비(나눌분分 샘물흐르는모양비泌, Secretion)❜ 는

⇔ ❛ 재흡수(reabsoption)❜ 와 상반되는 개념으로 물질이

➳ '세뇨관주위모세혈관(Peritubular arteries)'에서~ 세뇨관의 '상피세포(epithelial cell)'로 이동! → 이어서 ↴

➳ '상피세포'에서~ 뇨관의 '내강(안내內 빈속강腔, 속공간, lumen)'으로 분비하는 과정을 의미하고요.

(여기에는요↴)

➜ 암모니아(Ammonia), 크레아티닌(creatinine: 크레아티닌은 특히, ❛ 분비 ❜ 가 일어나는 이유-등-으로 이눌린에 비해 약간 높은 청소율을 보이고요. 골격근-크레아틴이 내일 -거의-일정하게 배설되기에 생리적 기준치로 간주·적용됨을 어렵지 않게 확인할 수 있습니다), 및

항생제(antibiotics)와 같은 약물 등이 ❛ 분비 ❜ 되어 인체의 항상성 조절을 확인·납득할 수 있습니다(그림 13-27).

❛ 되돌릴반反 흐를류流 사귈교交 바꿀환換 경계할계界(Countercurrent exchanger)❜ 의 이해

✍ 문득! 우리나라 대한민국 공용방송에서 보았던 다큐멘터리의 한 장면? → (짊을지고 다녔던 ❛ 낙타-camel- ❜ 로 기억되고요^^) 코를 벌름거리며 먹이를 맷돌 갈 듯 같은 방향으로 턱을 움직여 먹는 장면과 함께 해설자의 설명내용이 귀에 들어오지 않던 처음 보았던 장면!, ➜ 분명, 소변을 보는 것 같았는데요. 물기가 없는

소금 결정체-유사 물질을 몸 밖으로 보내는 장면이 지금도 강하게 기억되네요. 아마도, 물이 귀한 사막! 그곳에서 짊을지는 동물을 위해 '네프론-nephron-'의 구조에서 특히, "헨레 고리환環, 헨레고리, -Henle's loop-"의 발달·배려해 주심으로서 ➜ '소변의 농축'에 보다 효율적으로 대처하는 내용을 확인·납득 할 수 있었습니다(그림 13-29~ 13-31)^^.
(이러한 소변의 농축/희석의 여정을 좀 더 살펴보면요 ↘)

☞ '반류교환계(되돌릴반反 흐를류流 사귈교交 바꿀환換 경계할계界, 역류교환계, Countercurrent exchanger)'는
"헨레환(헨레 고리환環, 헨레고리, Henle's loop)"의
✷ "하행각(아래하下 다닐행行 다리각脚, 내림다리, Descending limb)"과
✷ "상행각(위상上 다닐행行 다리각脚, 오름다리, Ascending limb)" 및 그 주변의
✷ "직행혈관(곧을직直 다닐행行 피혈血 대롱관管, 곧은혈관, Vasa recta)"이라는
특이 공간-구조로 비롯됨을 확인·이해할 수 있습니다
(그림 13-29~ 13-31).

즉,

➜ ✷ "하행각(Descending limb)"은
✔ '물(H_2O)'에 대한 투과성이 매우 뛰어남에 비해,
✔ '염화나트륨(NaCl)'에 대한 막의 투과성은 (거의) 없는 이유(등으)로
➻ 요관-내강(lumen of renal tubule) 속의 '물'이 ↘
➻ "간질액(사이간間 바탕질質 진액액液, 사이질액, interstitial fluid ☞ 즉 요관의 바깥쪽, 동시에 직행혈관이 자리하는 공간의 액체)"으로
빠져나가 요관-내강 공간이 ↘
(소변이 ➜) 약 1,100 밀리오쓰몰~ 1,200 밀리오쓰몰까지
강하게 '짙을농濃 쌓을축築, concentration'되는 ↘

반면,

➜ ✷ "상행각(Ascending limb)"은
✔ '염화나트륨(NaCl)'에 대한 투과성(permeability) 존재와 함께 '능동수송(active transport)'이 관여하지만(요),
✔ '물'에 대한 투과성은 (거의) 없는 이유(등으)로 "상행각"을 경유하여 "원위곡세뇨관(distal convoluted tubule)"으로 이행되면서, 약 100 밀리오쓰몰~ 200 밀리오쓰몰까지
'드물희稀 풀석釋, dilution'되는 현상(등)을 확인·이해할

수 있습니다(그림 13-29~ 13-31).

❛ 맑을청淸 쓸소掃 비율율率, ☞ 클리어런쓰, Clearance ❜ 의 이해

✍ '사람의 피를 하루 약 36회 가까이 온몸의 피를 걸러주는 장기! 그래서 **오른쪽 ❝신장**(콩팥**신**腎 오장**장**臟, **콩팥**, kidney)❞은 약간 아래에, **상대적으로 왼쪽 신장은 약간 위쪽**에 좌/우 한 쌍이 최선을 다해 일하는구나!' 하는 경이로움과 함께 의학-드라마에서 종종 등장하는 ✓"**신장이식**(콩팥**신**腎 오장**장**臟 옮길**이**移 심을**식**植, **콩팥이식**, renal transplantation)"에 대한 내용!, 실제 논산훈련소 동기, 어머님의 건강진단 결과 **"청소율**(맑을**청**淸 쓸**소**掃 비율**율**率, **clearance)"**의 정밀진단 후 ➜ "**신부전**(콩팥**신**腎 아니**불**不 온전할**전**全, **콩팥기능상실**, renal failure)"으로 "**혈액투석**(피**혈**血 진액**액**液 통할**투**透 가를,분석할**석**析, **혈액투석**, hemodialysis)"을 주기적으로 해야만 하는 상황 등을 직/간접으로 대하면서, '아하! 두 개를 만들어 주신 이유는 누군가에게 하나를 줄 수 있는 사랑의 씨앗'이라는 생각이 문득! 스쳐 갑니다(그림 13-33).

이처럼 병원-임상(실험-연구실 포함^^)에서 일상적으로 표현하는 **신장(kidney)의**
"청소율"은 단위시간 당(※ 흔히, 1분으로 약속!),

⟴ "신사구체(glomerulus)"의 **'혈관내피세포**(vascular endothelial cell)'와

⟴ '**기저막**(basement membrane)' 및

⟴ '**보우만 낭**(Bowman's capsule)'으로 이어져(≒ 통과하여) 모아진

여과액의 개념,

즉↴

☞ **"사구체여과율**(실**사**絲 공**구**球 몸**체**體 거를**여**濾 지날**과**過 비율**율**率, **도리여과율**,
Glomerular filtration rate, GFR)"을 지칭함을 어렵지 않게 접할 수
있습니다(그림 13-33)

그러나(실제),

'**네프론**(nephron)'은 1분 동안,

✓"**재흡수**(reabsorption)"와

✓"**분비**(secretion)"의 개념이 진행되기에 직접 GFR을

측정하기란 쉽지 않기에,

✷ 여러 식물에서 생산되는 '**다당류**(많을**다**多 사탕**당**糖 무리**류**類, **polysaccharide**)'

➜ "**이눌린**(inulin)"의 청소율(clearance)을 이용하여, (비교) 간접 측정함을

확인·이해할 수 있습니다(그림 13-34). 특히,

➜ "이눌린"은 '사구체(glomerulus)'에서 (거의) 100% '여과' 되고,
'신세뇨관(renal tubule)'에서 (거의) 0% **'재흡수'**,
(거의) 0% **'분비'** 에 해당하는

즉,

주입한 양 모두가 소변으로 배출되기에 "기준 시약"의 비교개념으로 청소율을 추정할 수 있습니다. 그러나, 보다 일반적으로 사용하는 청소율로는 ↴

➜ **"크레아티닌 청소율(크레아티닌** 맑을**청**淸 쓸**소**掃 비율**율**率,
Creatinine clearance)"로서,

↳ 이는 골격근의 **'크레아틴(creatine)'**이 남/녀를 막론하고 매일 (정상 생리 상태에서) 일정량 분비되는 단백질 분해-산물로서,

→ 이눌린과 비교하여 (오히려) 요관-상피에서 약간 더 '분비' 되는 이유(등으)로 (≒ 이눌린의 수치에 거의 비슷하여) (실제➜) 병원-임상에서 흔히 사용되는 수치(건강검진 포함)임을 어렵지 않게 확인·이해할 수 있습니다(그림 13-33, 13-34).

'물리칠**배**排 오줌**뇨**尿, Micturition' 의 이해

하루에도 몇 번씩, 화장실을 왔다갔다! 그러나, 상황이 여의치 않았던 경우(예: 방학기간, 학교복도-왁스 작업으로, 화장실을 가려고 ➻방문을 열었다가 환경도우민 분들의 애타는 염원의 불호령ㅋ?에 얼른 다시 문을 닫고 들어와 몇 시간을 참았던 기억^^;),

✷ **"방광(bladder)"**을 이루는 상피(epithelium)는 저장되는 소변의 양이 증가함에 따라 모양이 변하여 용적-용량을 늘릴 수 있는 독특한 상피,

즉

✓**"이행상피(**옮길**이**移 다닐**행**行 위**상**上 가죽**피**皮, **이행상피**, Transitional epithelium)"답게 늘어나는 용량에 적응하는 저를 발견할 수 있었습니다^^(그림 13-35).

그러나,

COFFEE를 습관적으로 들이키는(?) 수분-커피-섭취에 비례하여 방광-벽이 늘어나고 → 방광 벽(… 평활근으로 구성된)에 존재하는 ↓

✓**"신장수용기(**펼**신**伸 길**장**長 받을**수**受 담을**용**容 그릇**기**器, **뻗침수용기**,

stretch receptor)"를 자극!

➜ (부교감신경-parasympathetic nerve-에 해당하는)

✓ "골반신경(뼈골骨 소반반盤 영혼신神 지날경經, 골반신경, pelvic nerve)"의

→ '내장구심섬유(안내內 오장장臟 구할구求 마음심心 가늘섬纖 밧줄유維, 내장들신경섬유, visceral afferent fiber)'를 통해,

(≒ 방광-벽이 늘어났다는 감각이 전달!^^ ↴)

✓ "천수분절(천거할,깔개천薦 골수수髓 나눌분分 마디절節, sacral segments of the spinal cord, S2, S3, S4)"로 유입-상행하여↴

✓ "교뇌배뇨중추(다리교橋 뇌뇌腦 물리칠배排 오줌뇨尿 가운데중中 지도리추樞, 다리뇌배뇨중추, Pontine micturition center)" 자극!

다시 아래로 하행하여

→ (부교감신경의) '내장원심섬유(안내內 오장장臟 멀원遠 마음심心 가늘섬纖 밧줄유維, 내장날신경섬유, visceral efferent fiber)'를 통해 이루어지는 결과,

(그림 13-36) ↴

➻ '배뇨반사(물리칠배排 오줌뇨尿 되돌릴반反 쏠사射, 배뇨반사, Micturition reflex)'!

즉,

➻ (smooth muscle로 구성된 ~) "배뇨근(물리칠배排 오줌뇨尿 힘줄근筋, 배뇨근, detrusor muscle)"의 수축반응에 동반되는 ↴

➻ "내요도괄약근(안내內 오줌뇨尿 길도道 묶을괄括 묶을약約 힘줄근筋, 속요도조임근, internal urethral sphincter)"의 '이완(relaxation)'! 이에 대한 자각은(요) ↴

> ✍ '변소(대번변便 비,위치소所, 될화化 단장할단粧 집실室, 풀해解 근심우憂 바소所-사전적의미: 근심을 푸는 곳이라는 뜻으로, 절에서 '변소'를 달리 이르는 말-, 뒷간 혹은 측간, 등,.., toilet, bathroom, rest room, 및 lavatory, loo, water closet, WC 등,..^^웃어보아요)'

➜ '뇨의(오줌뇨尿 뜻의意, 오줌마려움, micturition desire)'라는 심리상태로(까지) 이어지지만요,

그 순간!

(장소가 '화장실'이 아니기에,)(그림 13-37)

✷ 고위-중추를 지닌 저로서는(요), '참아야 하느니라, In a peace'를 연이어 되새긴

결과!

✔ "고위중추(CEREBRAL CORTEX)"-**통제**!에 연결되는↴

✷ '**체신경**(몸**체**體 영혼**신**神 지날**경**經, **몸신경**, Somatic nerve)'인 ↴

✔ "**음부신경**(그늘**음**陰 떼**부**部 영혼**신**神 지날**경**經, **음부신경**, Pudendal nerve)"의 활성!

➻ "**외요도괄약근**(바깥**외**外 오줌**뇨**尿 길**도**道 묶을**괄**括 묶을**약**約 힘줄**근**筋, **바깥요도조임근**, external urethral sphincter)"의 **강력한 '수축**(contraction)'으로 ↴
아무 곳에서나 소변을 보는 일(≒뇨상방뇨^^)을 제지할 수 있었습니다^^;.

(즉, ↴)

➻ "**방위반사**(둑**방**防 지킬**위**衛 되돌릴**반**反 쏠**사**射,
망꾼반사-사전적 의미: 망을 보는 사람-,
Guarding reflex"

그러나,

'눈**설**雪 위**상**上 더할**가**加 서리**상**霜'으로요, 학교-복도 → 왁스-작업으로 거울 같은 바닥을 '한 발짝' '한 발짝' 겨우 이동하여 흡사, 영화 '그린마일(The Green Mile)'을 연상시키는 보건대-복도를 가로질러 '화장실'로 들어가 소변을 보려는 순간! 눈에 들어오는 문구!

→ *'제발, 가래침을 배지 마세요'*의 문구와 함께

갑자기(≒ 써든니^^, suddenly)!

누군가 화장실 문을 열고 들어왔을 땐,

➻ (저의) "**교감신경**(사귈**교**交 느낄**감**感 영혼**신**神 지날**경**經,
≒ 씸파떼틱널브^^, Sympathetic nerve

→ '아래**하**下 배**복**腹 영혼**신**神 지날**경**經, **아랫배신경**,
hypogastric nerve)"이 **극도로 흥분**!하여

(∵ 분명, 아무 인기척이 없어야 할 시각인 23시 이후 → 커다란 유리문을 환풍기가 돌아갈 정도로 급하고 강하게 열고 들어오셔서요.)

➻ 마음은 간절하였지만요(≒ 소변을 보고싶으나)

➻ 교감신경의 흥분-충격으로(요)↴

✷ '**방광벽-근육은 이완**'되고,

✷ '**내요도괄약근**(internal urethral sphincter)'이 **강하게 수축**되어
(있는 상태인지라) 아무리 소변을 보아야 한다고 하지만,

(교감신경의 흥분-충동이 가라앉기에는 시간이 소요되는지요^^;)

아주 한~~~~참 만에 겨우 (부교감신경이 작용하여 ≒ 편한 마음에)

→ **"배뇨근(Detrusor muscles) 수축** (+ 복부-골격근육의 긴장과 함께)"과

→ **"내요도괄약근(Internal urethral sphincter)"의 이완** 및

→ **"외요도괄약근(External urethral sphincter)"의 이완**이라는

근육들의 협력으로 시원스레 소변을 볼 수

있었습니다(그림 13-36, 13-37).

-끝까지 읽어주시고 숙지해 주셔서 감사합니다^^-

"인체 배설기관의 구조와 생리" 편에서,
꼭! '숙지-기억' 해 주시면 도움이 되는 (시험준비 등) 핵심어"는요^^

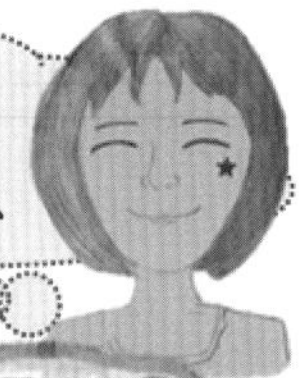

MEMO
인생에는 공짜가 없다

똑똑똑
누구니?
샌애긔예요.
너구나

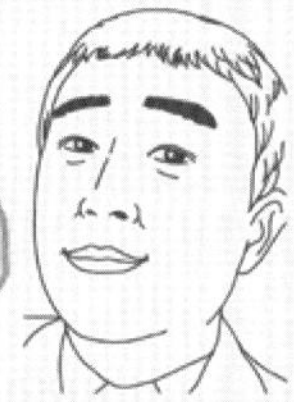

교실 게시판

key Word

중환者교수님의 말씀을
받아드릴 것입니다♥

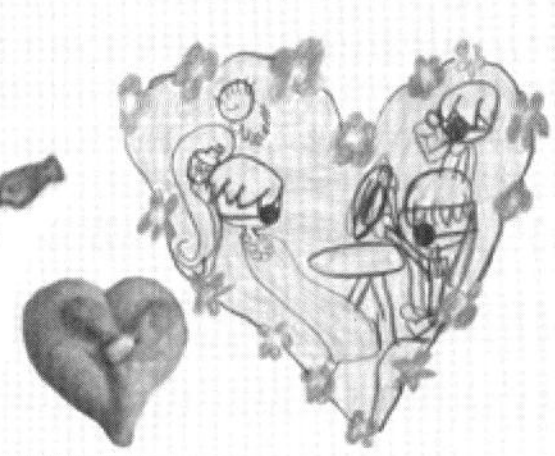

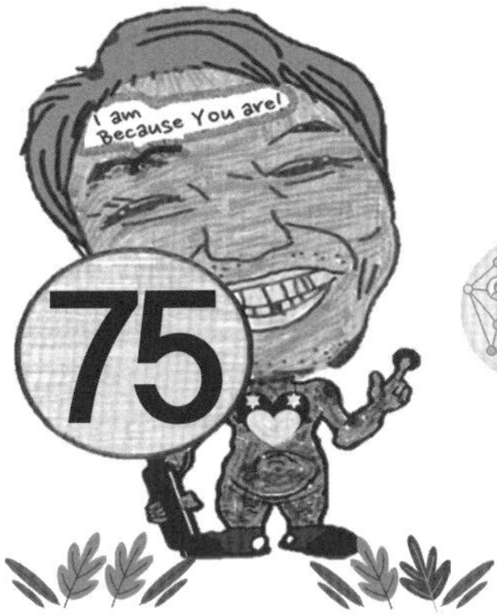

"내용 이해를 위해서 라면, 창피함도 감당할 수 있는,, 줄아니? 살신성인의 장?"

"줄아나?

나는, 남 때리지 말고,

마저라 잉?

때린 노믄 다리 오구리고자고,

마즌 노믄 다리펴고 잔당께~!"

"줄아나?

이 할미, 유언이랑께?

써납업는 예수 잘~ 미꼬,

일쩜, 일획또 써납업는

성경만 부뜨러라~ 잉?"

"이 세상 싸람, 날 몰라조도,

이 세상 싸람~, 날~ 몰라조도

이 세상 싸람, 날 몰라조도,

뒤 도라 서지 안컸네……,

세상짐 지고 십짜가 보네~"

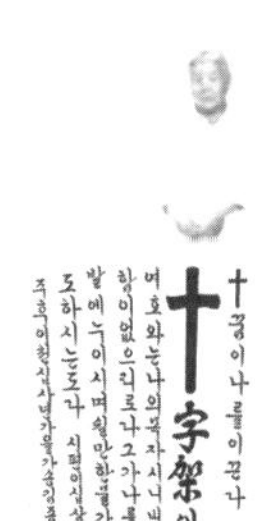

75-1-1

Anatomical Position

풀해解 쪼갤부剖 배울학學 과녁적的 맵시자姿 기세세勢

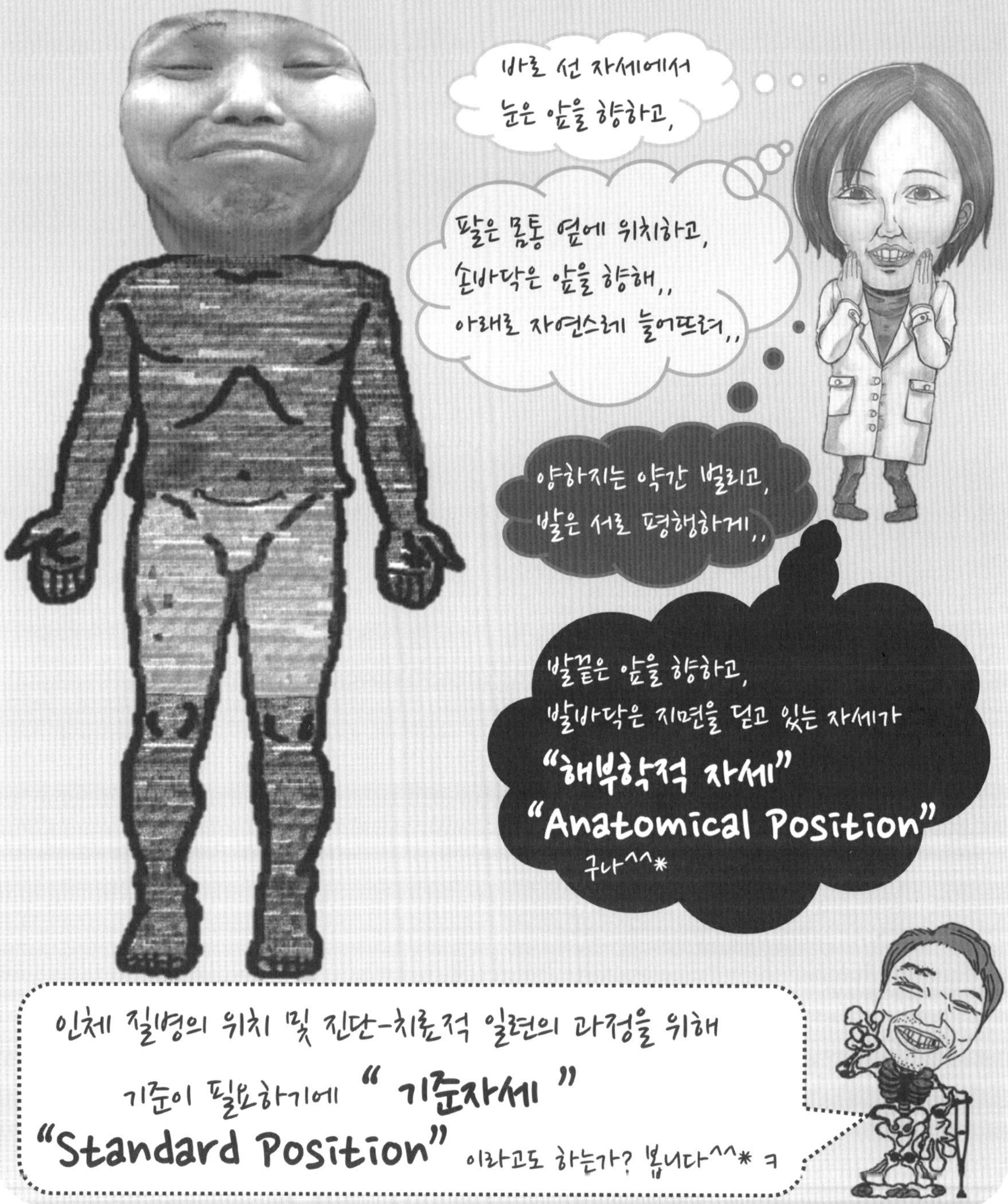

75-1-2

Anatomical Plane & Axis

풀해解 쪼갤부剖 배울학學 과녁적的 평평할평平 낯면面 과 굴대축軸

Sagittal Plane

화살시矢 형상상狀 낯면面

Frontal 혹은 Coronal Plane

앞전前 머리두頭 낯면面

갓관冠 형상상狀 낯면面

Transverse 혹은 Horizontal Plane

가로횡橫 자를단斷 낯면面

물수水 평평할평平 낯면面

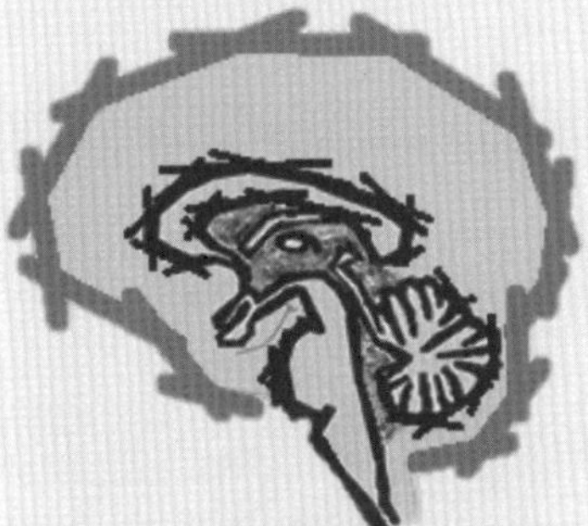

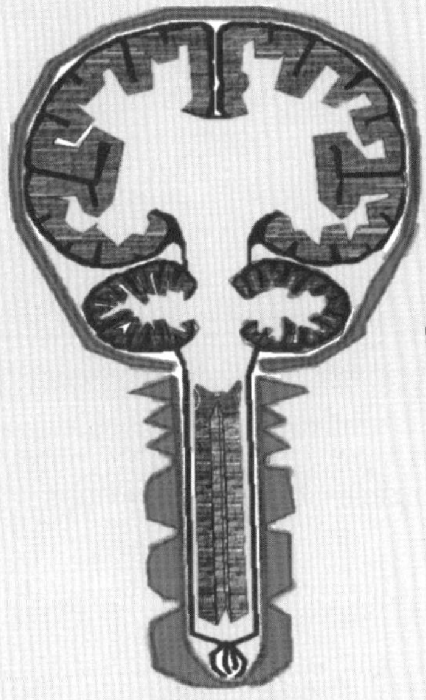

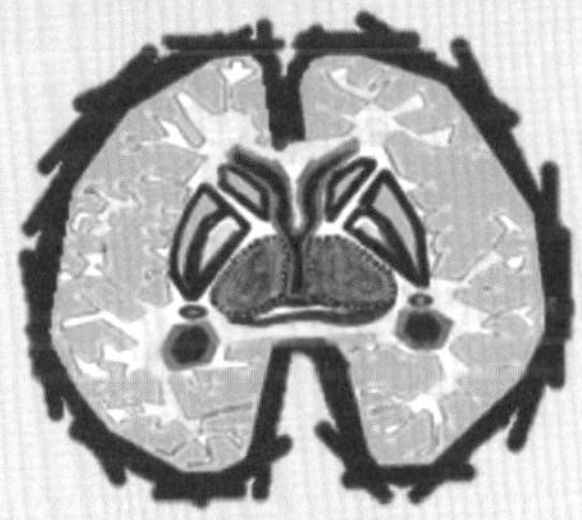

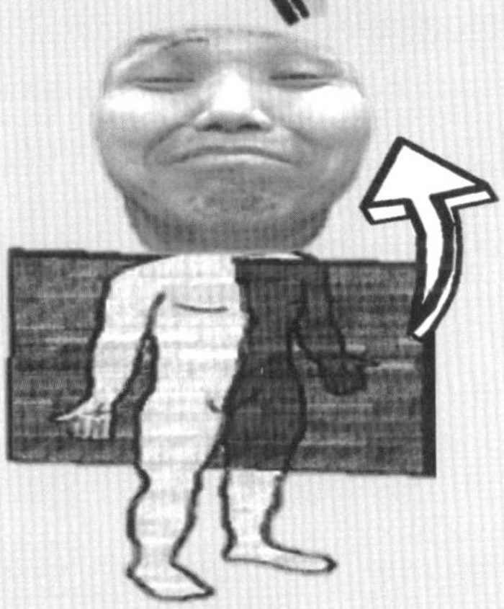

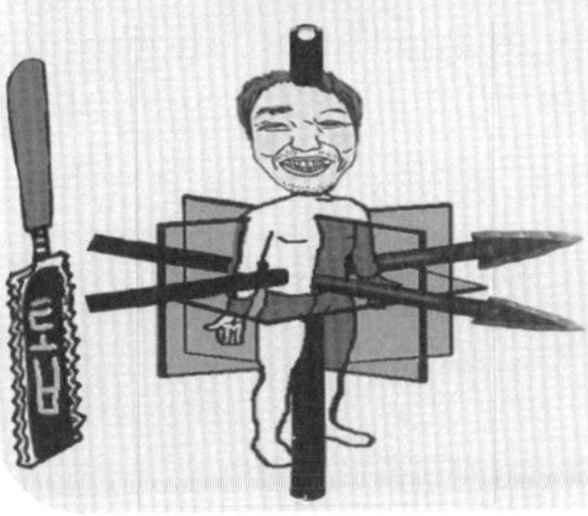

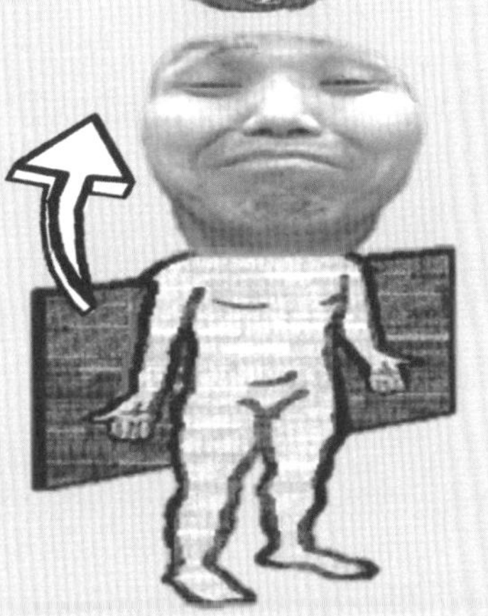

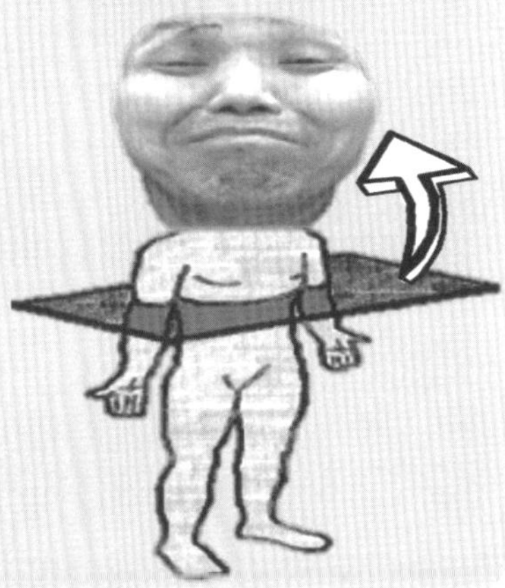

75-1-3

Anatomical Plane

풀해解 쪼갤부剖 배울학學 과녁적的 평평할평平 낯면面

Sagittal Plane 화살시矢 형상상狀 낯면面

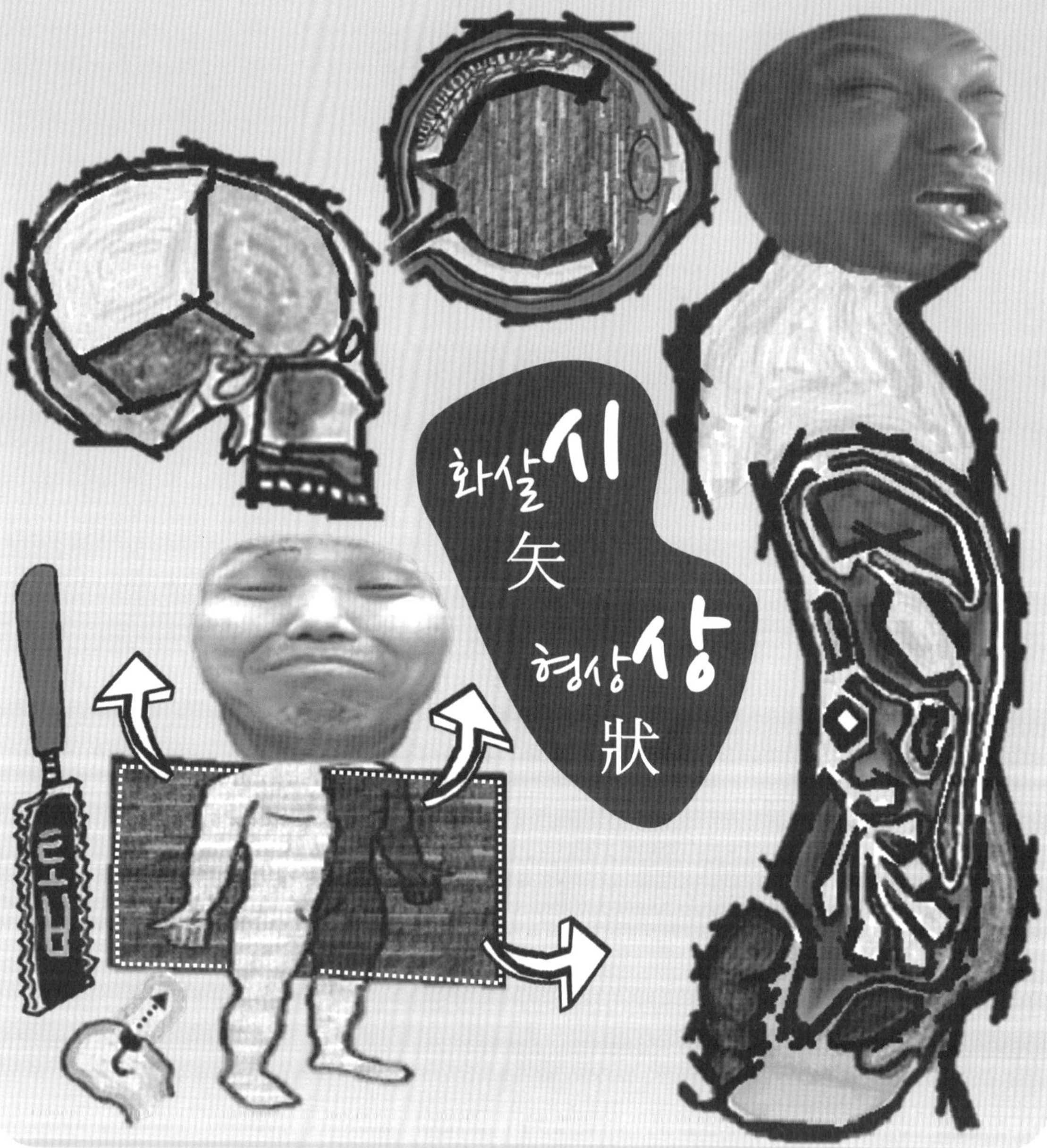

75-1-4

Anatomical Plane

풀해解 쪼갤부剖 배울학學 과녁적的 평평할평平 낯면面

Frontal Plane 혹은 Coronal plane

앞전前 머리두頭 낯면面 혹은 갓관冠 형상상狀 낯면面

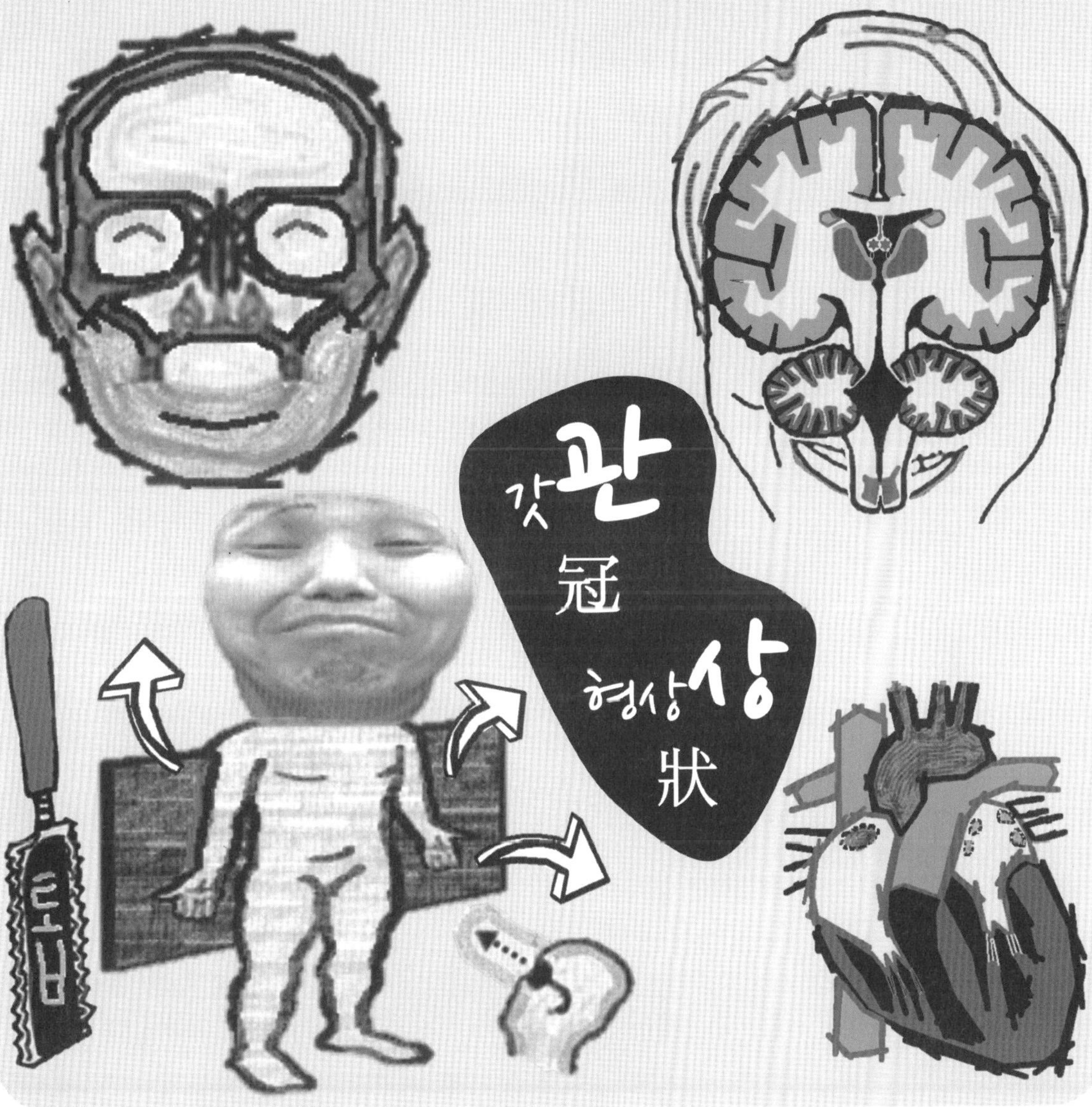

75-1-5

Anatomical Plane

풀해解 쪼갤부剖 배울학學 과녁적的 평평할평平 낯면面

Transverse 혹은 Horizontal Plane

가로횡橫 자를단斷 낯면面 혹은 수수水 평평할평平 낯면面

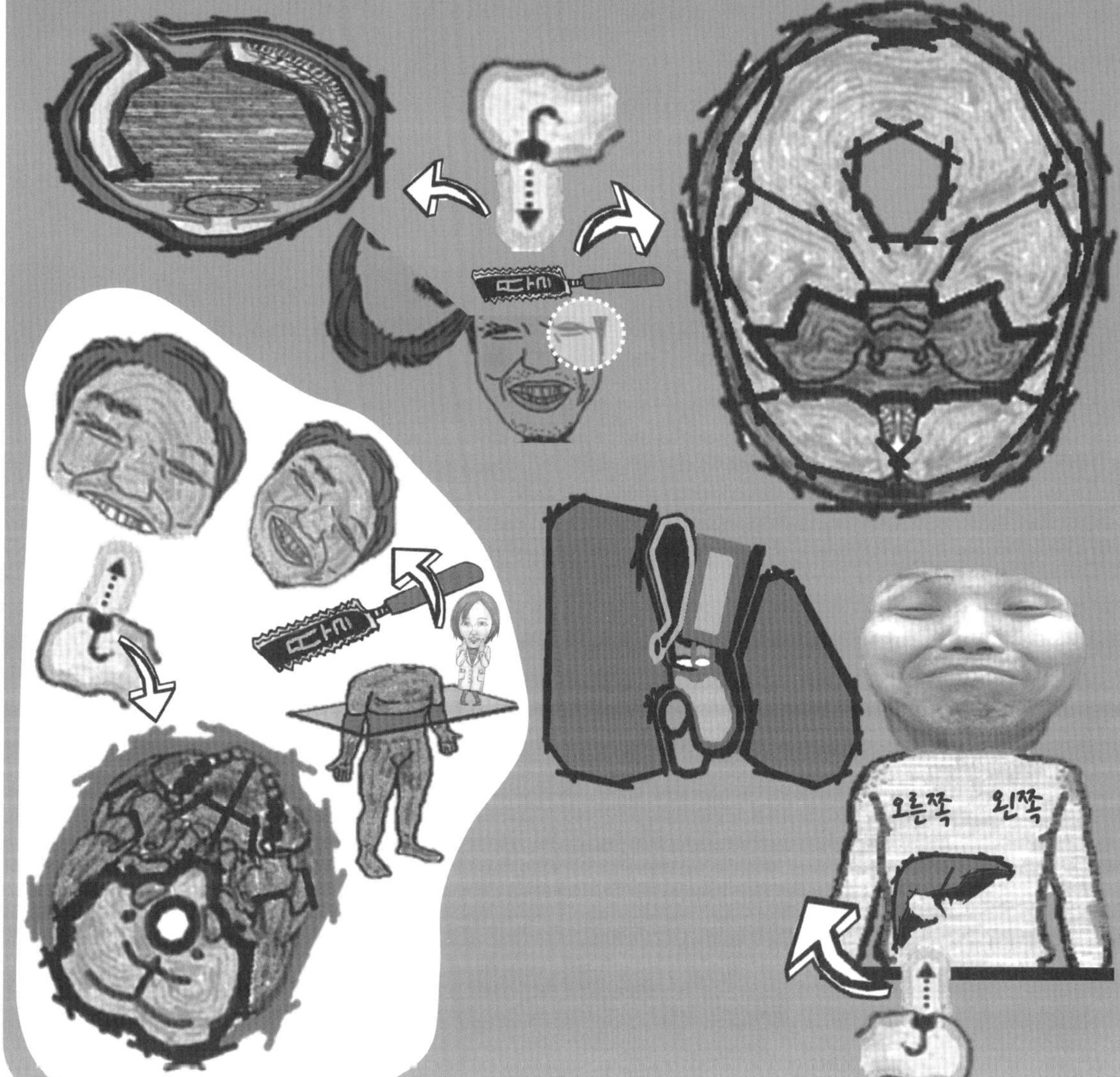

75-1-6

Anatomical Axis

풀해解 쪼갤부剖 배울학學 과녁적的 굴대축軸

Axis 굴대 축軸

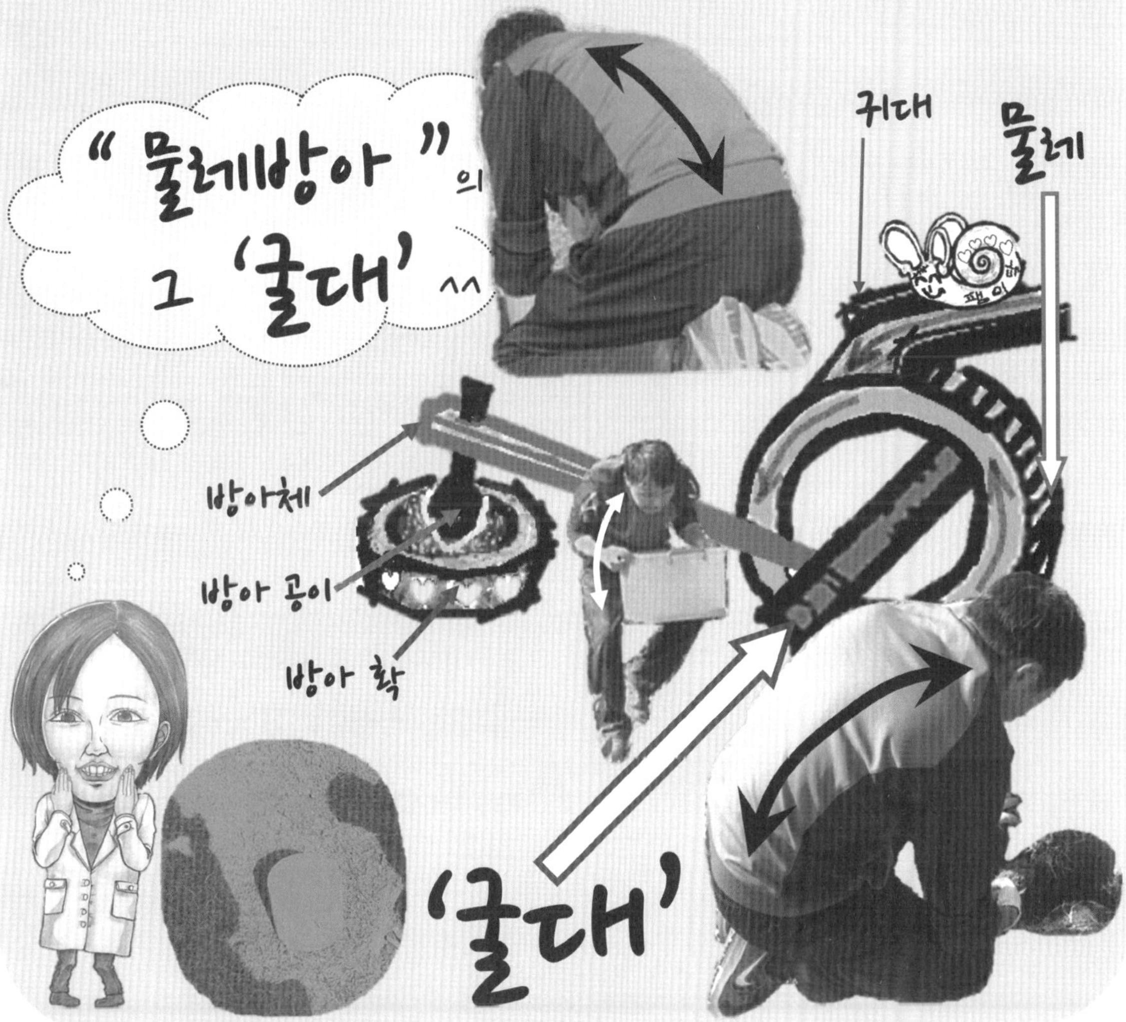

75-1-7

Anatomical Axis 풀해解 쪼갤부剖 배울학學 과녁적的 굴대축

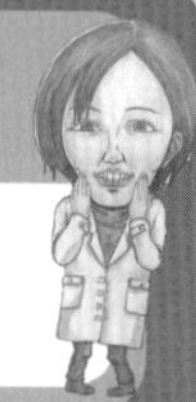

Axis 굴대축軸

Y 축 Vertical axis or Longitudinal axis

매달릴수垂 곧을직直 굴대축軸 혹은 세로종縱 굴대축軸

X 축 Transverse axis or Mediolateral axis

가로횡橫 굴대축軸 혹은

안내內 바깥외外 굴대축軸

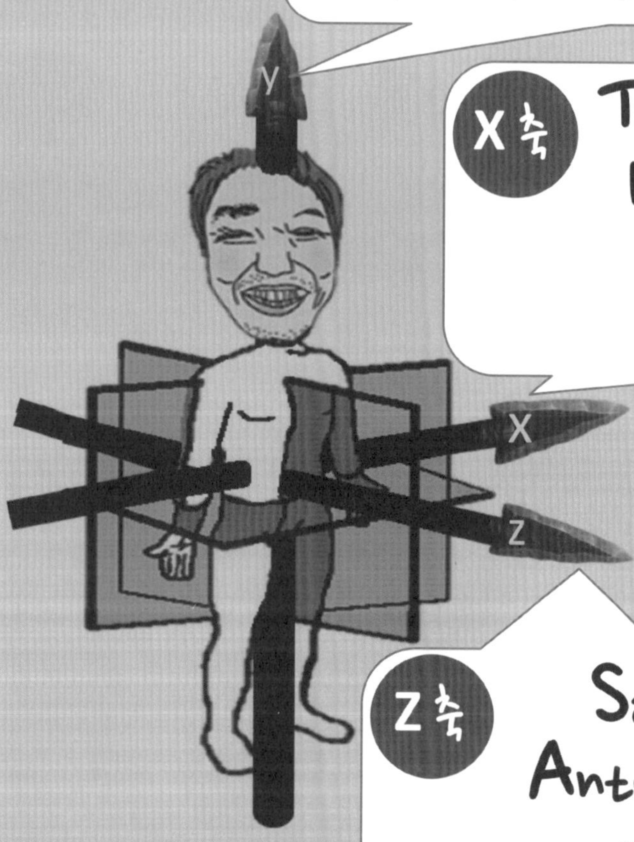

Z 축 Sagittal axis or Anteroposterior axis

화살시矢 형상상狀 굴대축軸 혹은

앞전前 뒤후後 굴대축軸

75-1-8

X 엑쓰 굴대축軸

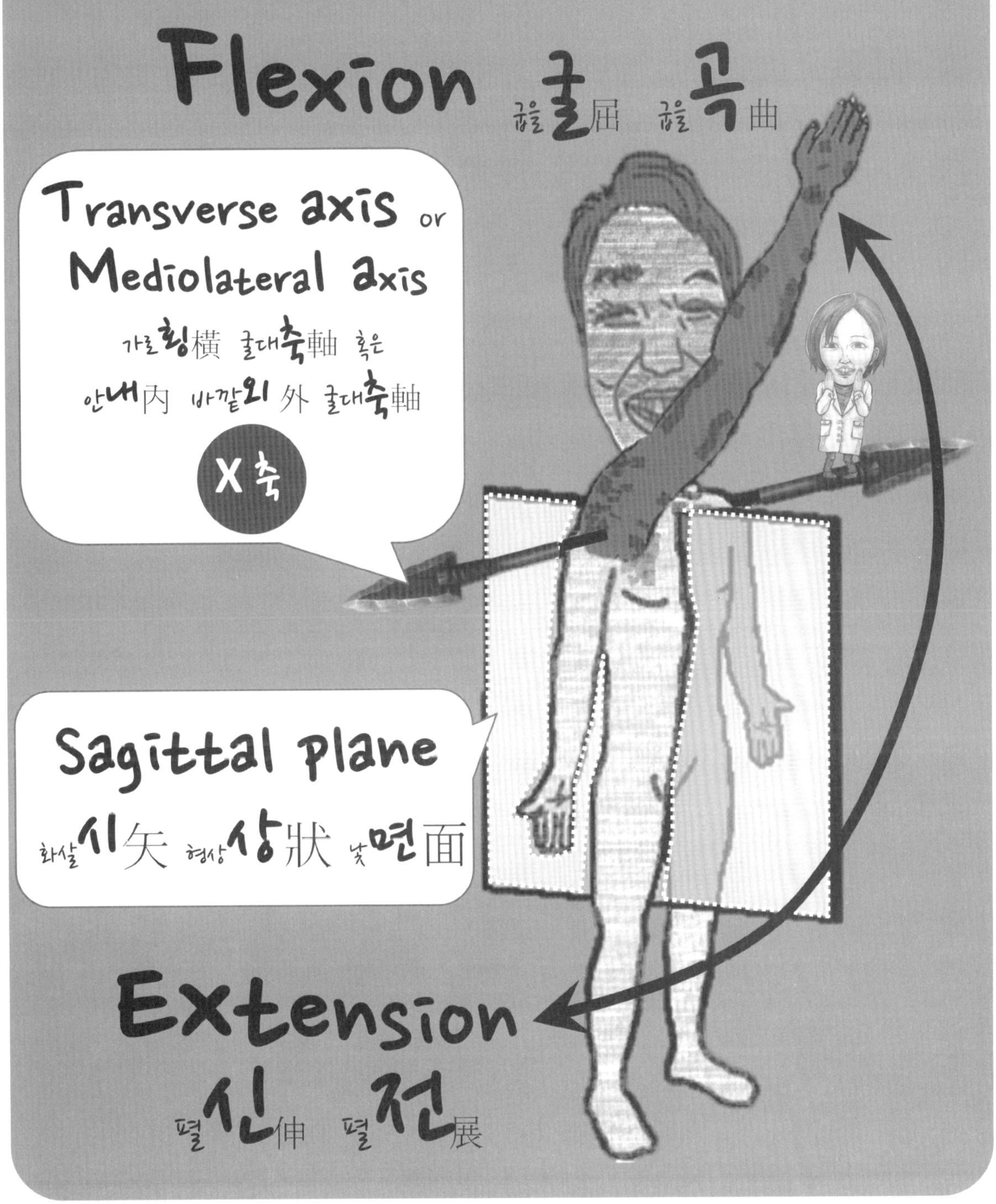

75-1-9

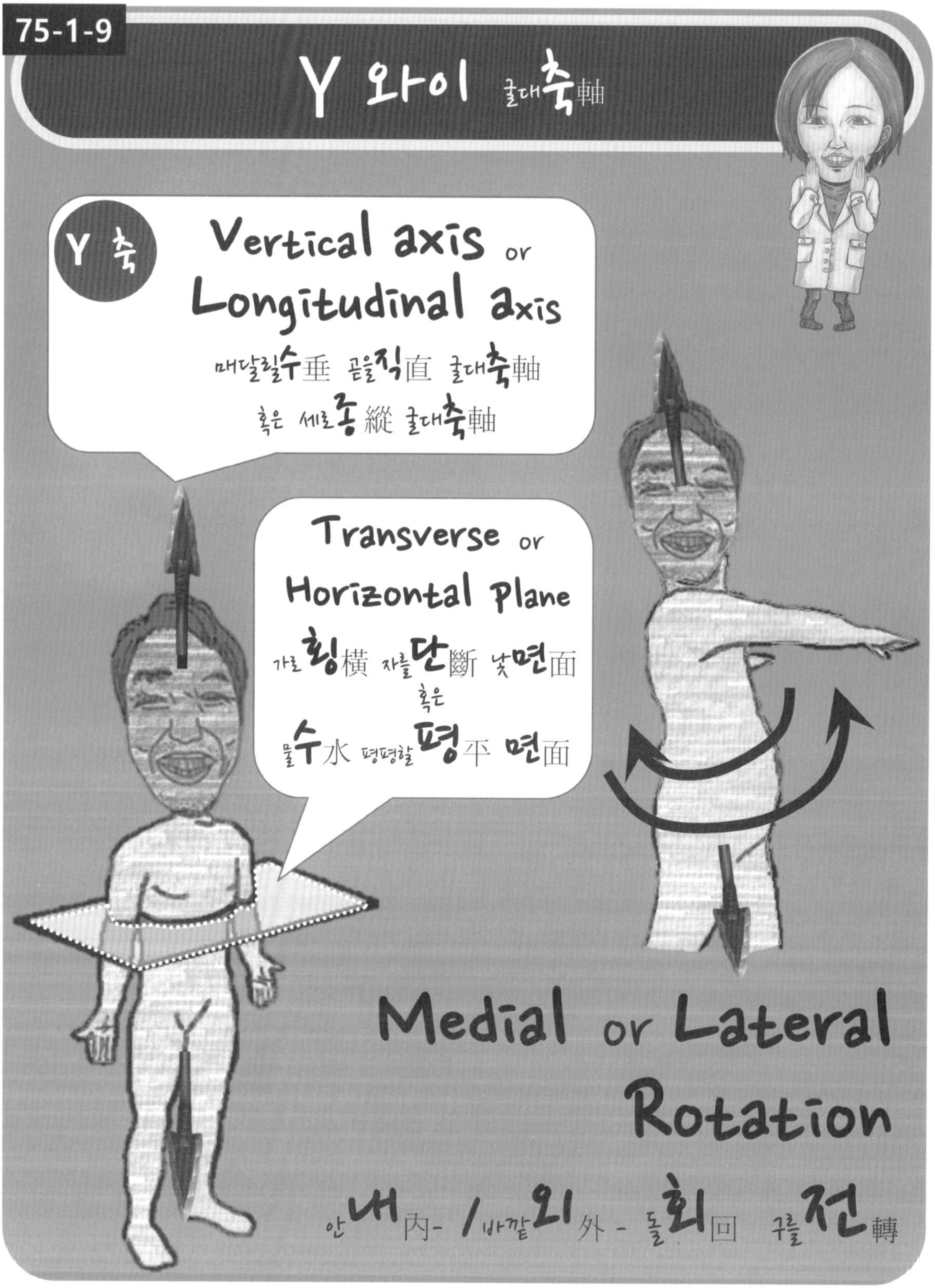
Y 와이 굴대축軸
Y 축
Vertical axis or
Longitudinal axis
매달릴수垂 곧을직直 굴대축軸
혹은 세로종縱 굴대축軸
Transverse or
Horizontal plane
가로횡橫 자를단斷 낯면面
혹은
물수水 평평할평平 면面
Medial or Lateral
Rotation
안내內- / 바깥외外 - 돌회回 구를전轉

75-1-10

Z 제트 굴대축軸

Z축 Sagittal axis or Anteroposterior axis

화살시矢 형상상狀 굴대축軸 혹은

앞전前 뒤후後 굴대축軸

Abduction

바깥외外 구를전轉

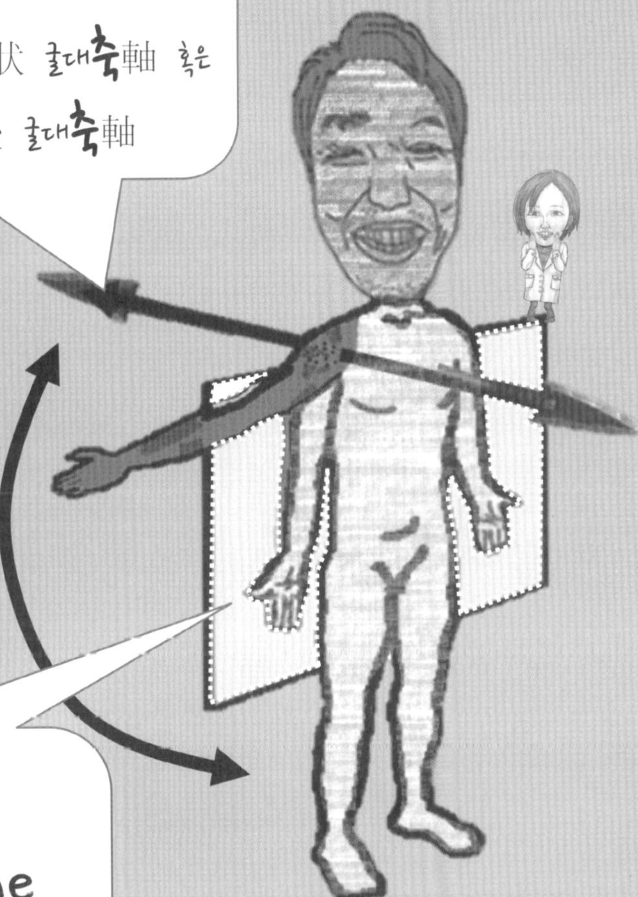

Frontal or Coronal Plane

앞전前 머리두頭 낯면面

≒ 갓관冠 형상상狀 낯면面

Adduction

안내內 구를전轉

75-1-11

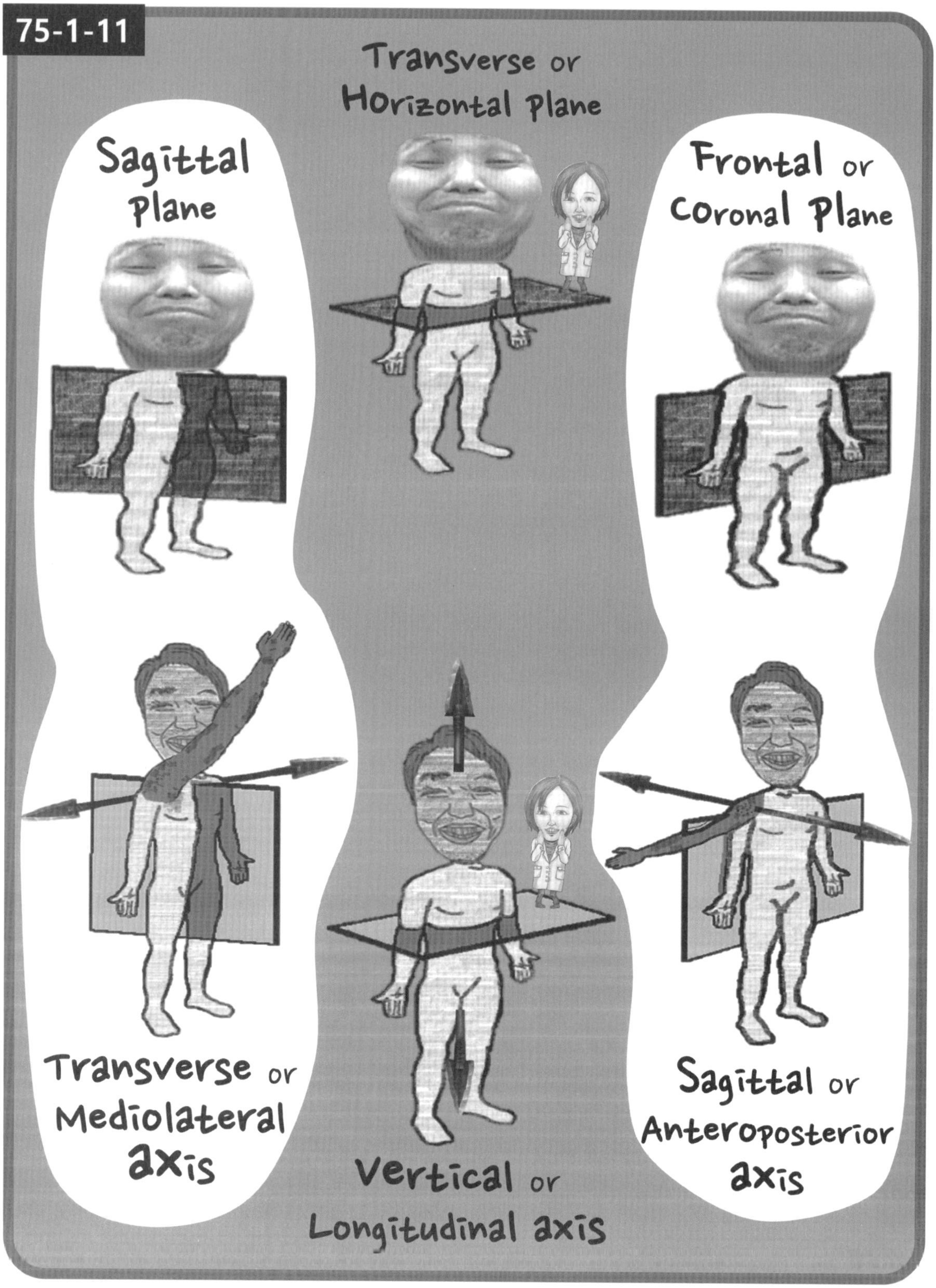
Transverse or
Horizontal Plane
Sagittal
Plane
Frontal or
Coronal Plane
Transverse or
Mediolateral
axis
Vertical or
Longitudinal axis
Sagittal or
Anteroposterior
axis

75-1-12

Hydroxyapatite crystal

20
Ca
Calcium
40.08

물 수水 실 산酸 될 화化

도깨비불 인燐 재 회灰 돌 석石

맺을 결結 밝을 정晶

15
P
Phosphorus
30.97

$$Ca_{10}(PO_4)_6(OH)_2$$

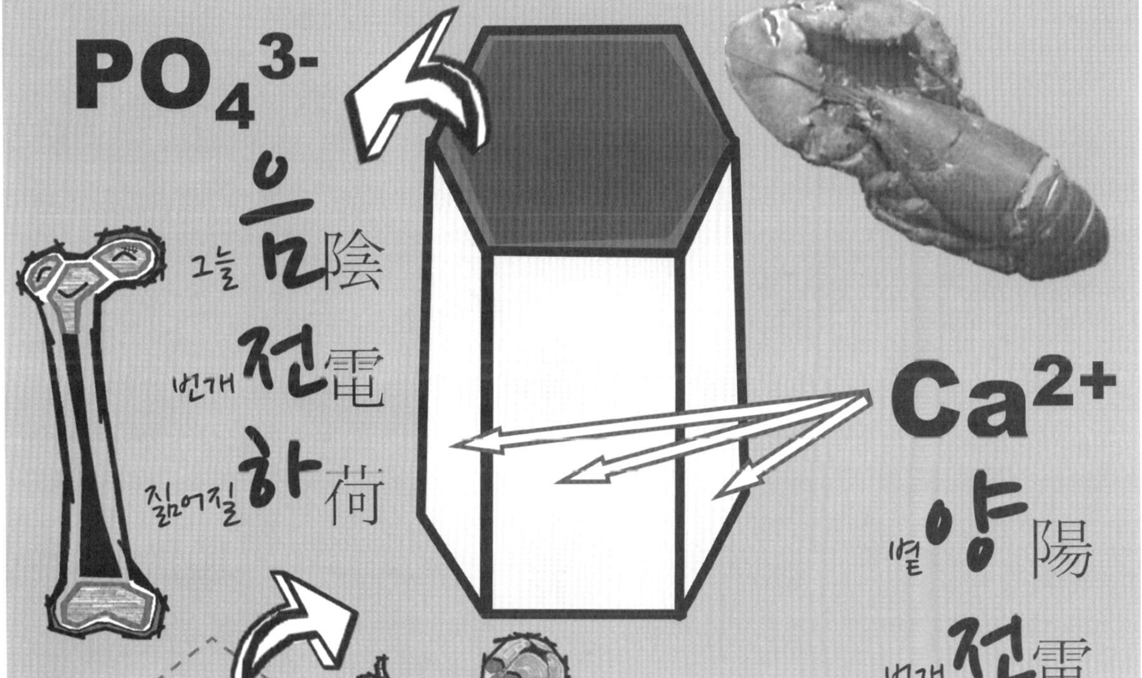

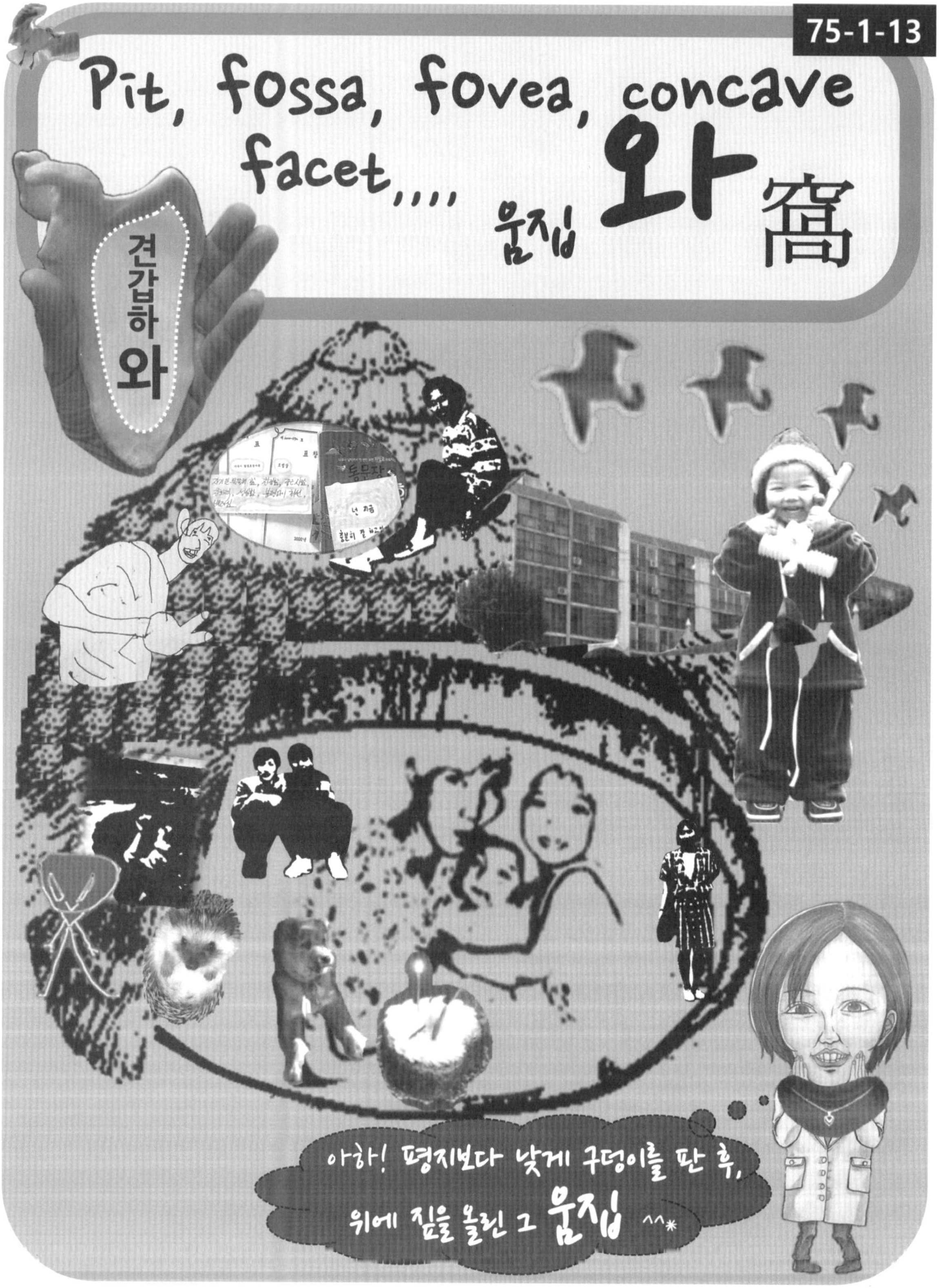
75-1-13
Pit, fossa, fovea, concave facet,,,,
움집 와 窩
견갑하와
아하! 평지보다 낮게 구덩이를 판 후,
위에 집을 올린 그 움집 ^^*

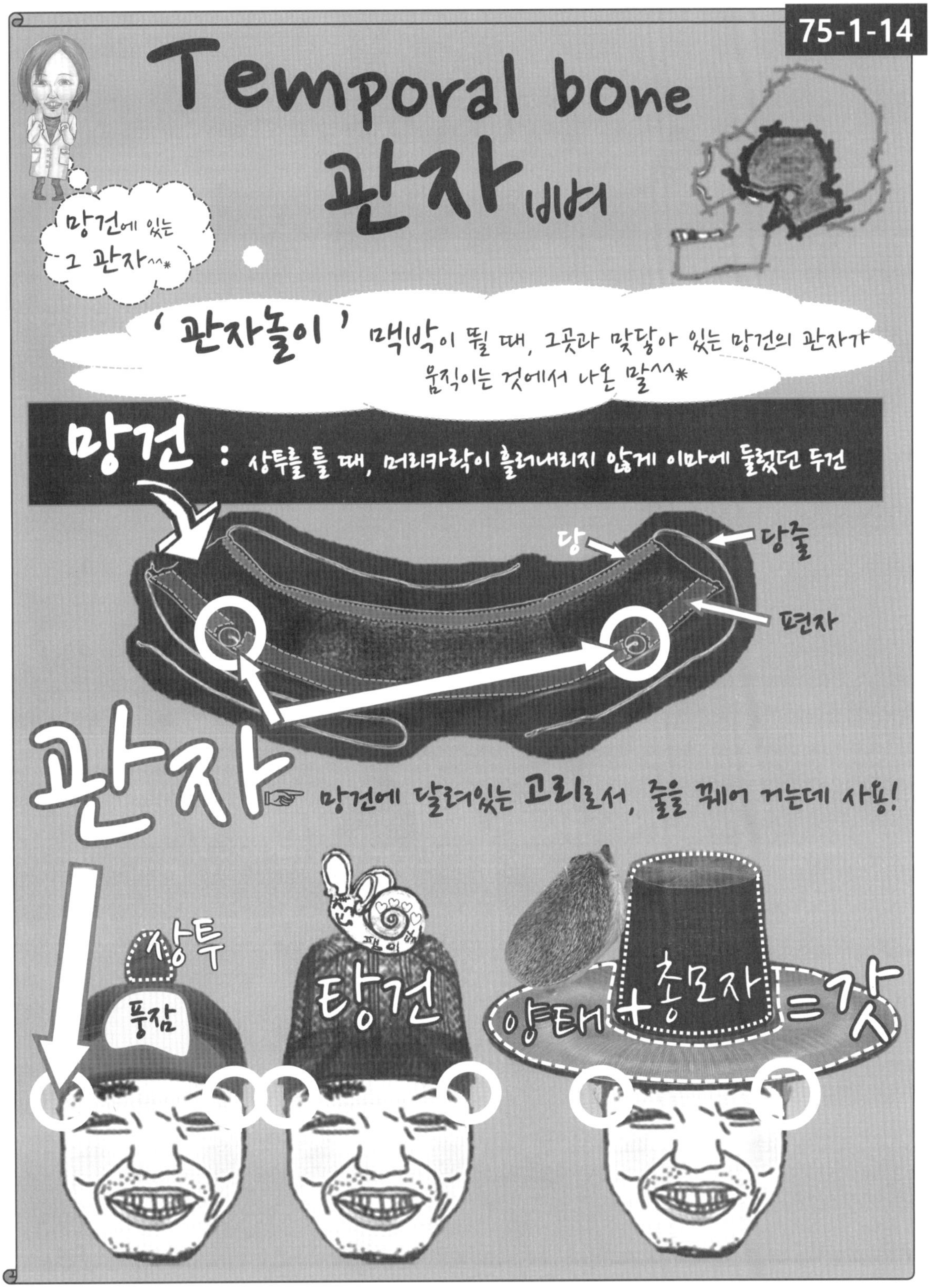
75-1-14
Temporal bone
관자뼈
망건에 있는 그 관자^^*
'관자놀이' 맥박이 뛸 때, 그곳과 맞닿아 있는 망건의 관자가 움직이는 것에서 나온 말^^*
망건 : 상투를 틀 때, 머리카락이 흘러내리지 않게 이마에 둘렀던 두건
당
당줄
편자
관자 망건에 달려있는 고리로서, 줄을 꿰어 거는데 사용!
상투
풍잠
탕건
양태 + 총모자 = 갓

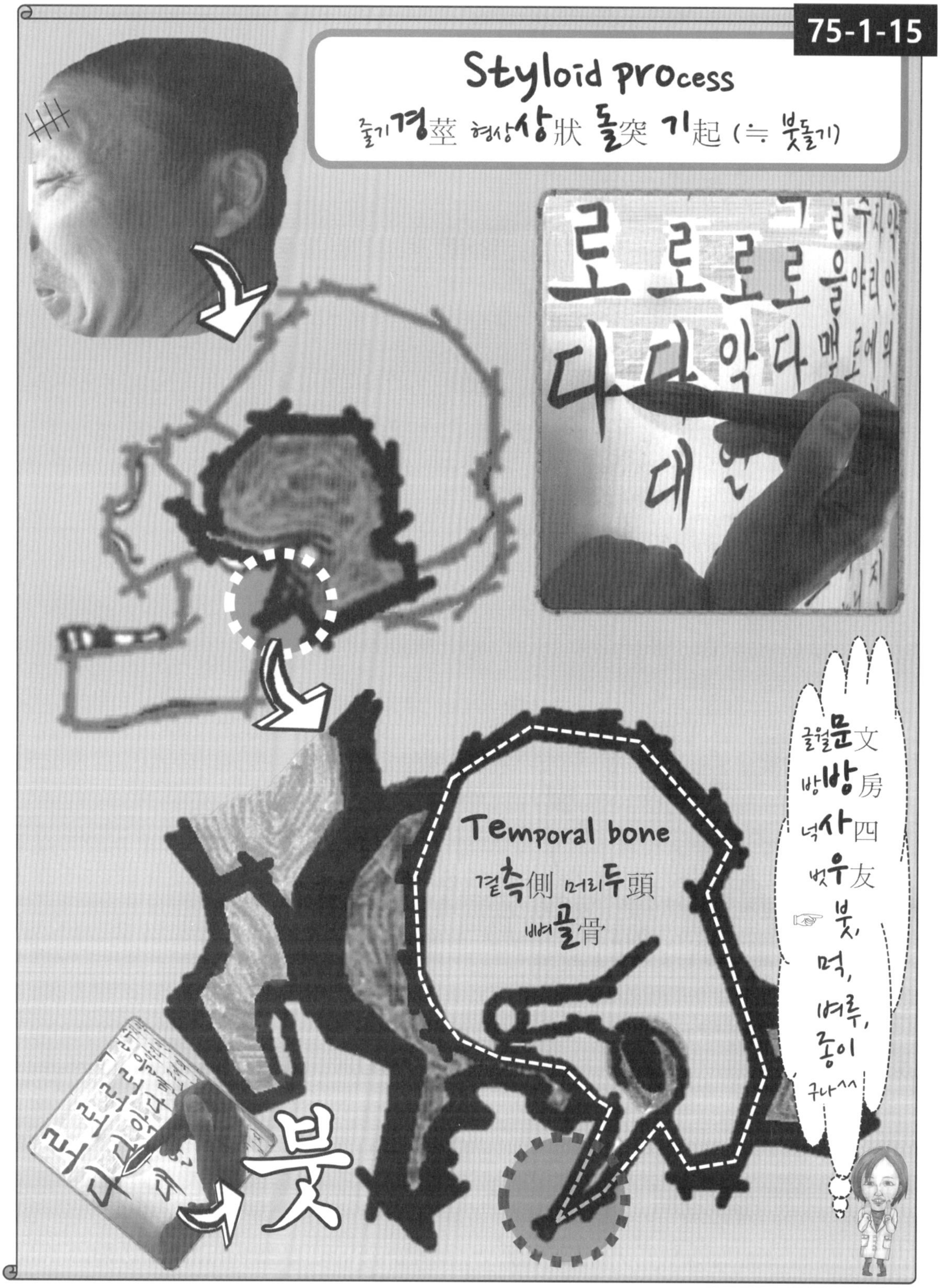
75-1-15
Styloid process
줄기경莖 형상상狀 돌突 기起 (≒ 붓돌기)
Temporal bone
곁측側 머리두頭 뼈골骨
글월문文
방방房
넉사四
벗우友
☞ 붓, 먹, 벼루, 종이 구나^^
붓

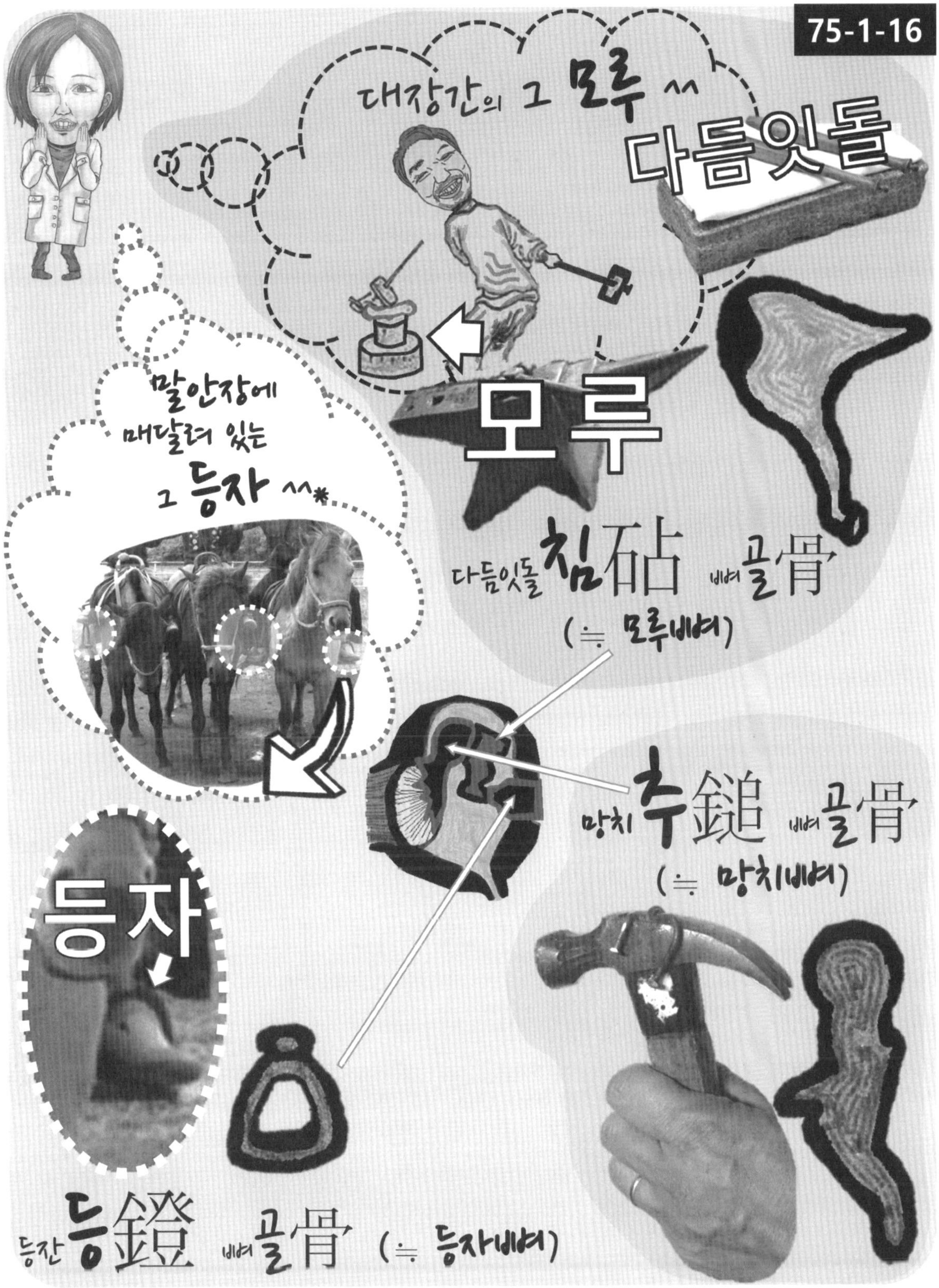
75-1-16
대장간의 그 모루 ^^
다듬잇돌
모루
다듬잇돌 침砧 뼈 골骨
(≒ 모루뼈)
말안장에 매달려 있는 그 등자 ^^*
망치 추鎚 뼈 골骨
(≒ 망치뼈)
등자
등잔 등鐙 뼈 골骨 (≒ 등자뼈)

75-1-17

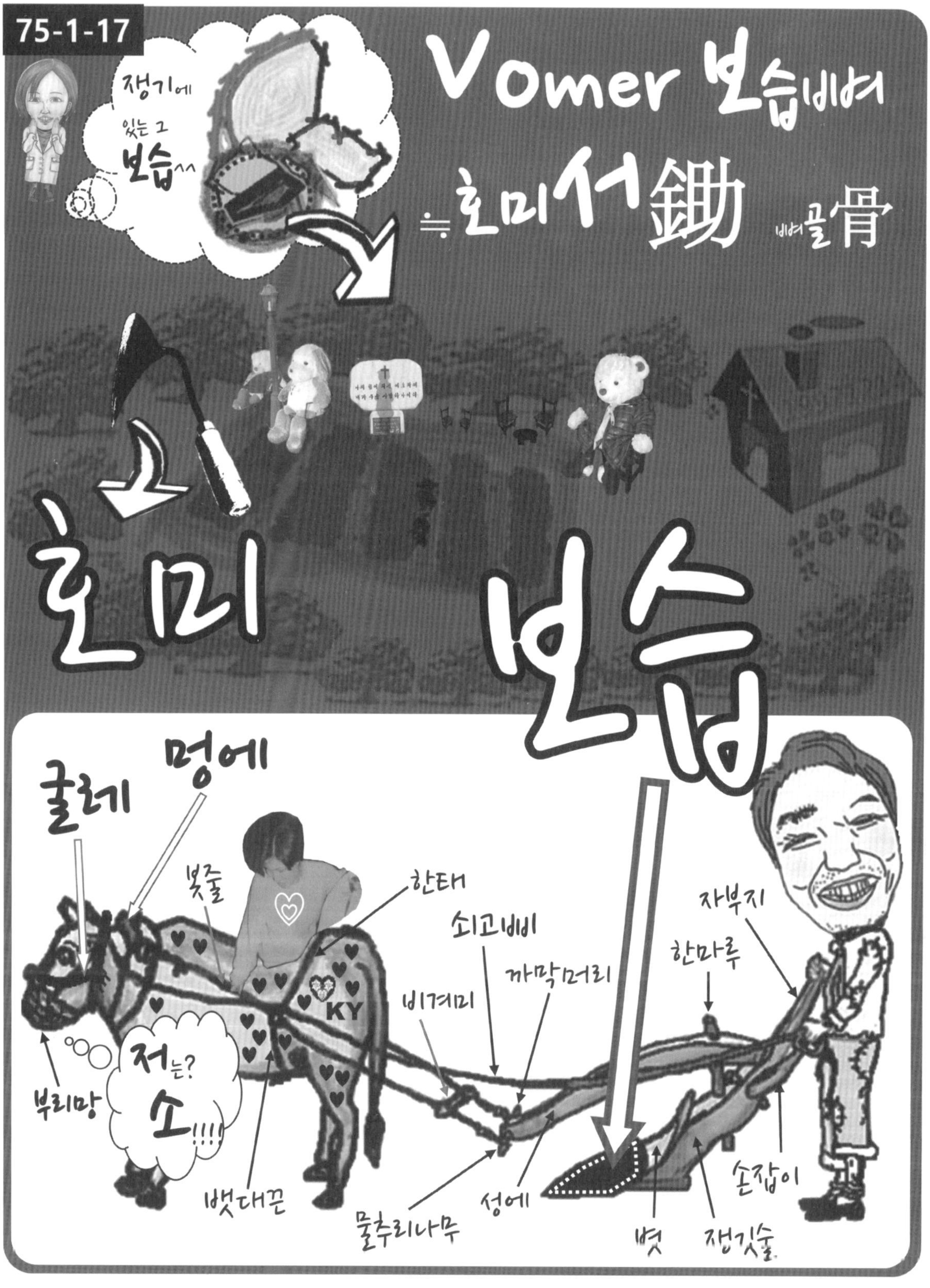
쟁기에
있는 그
보습^^
Vomer 보습뼈
≒호미서鋤 뼈골骨
호미
보습
굴레
멍에
봇줄
한태
쇠고삐
자부지
까막머리
한마루
비게미
부리망
저는?
소!!!!
뱃대끈
물추리나무
성에
볏
손잡이
쟁깃술

75-1-18

Vomer 호미 서鋤 뼈 골骨 ≒보습뼈

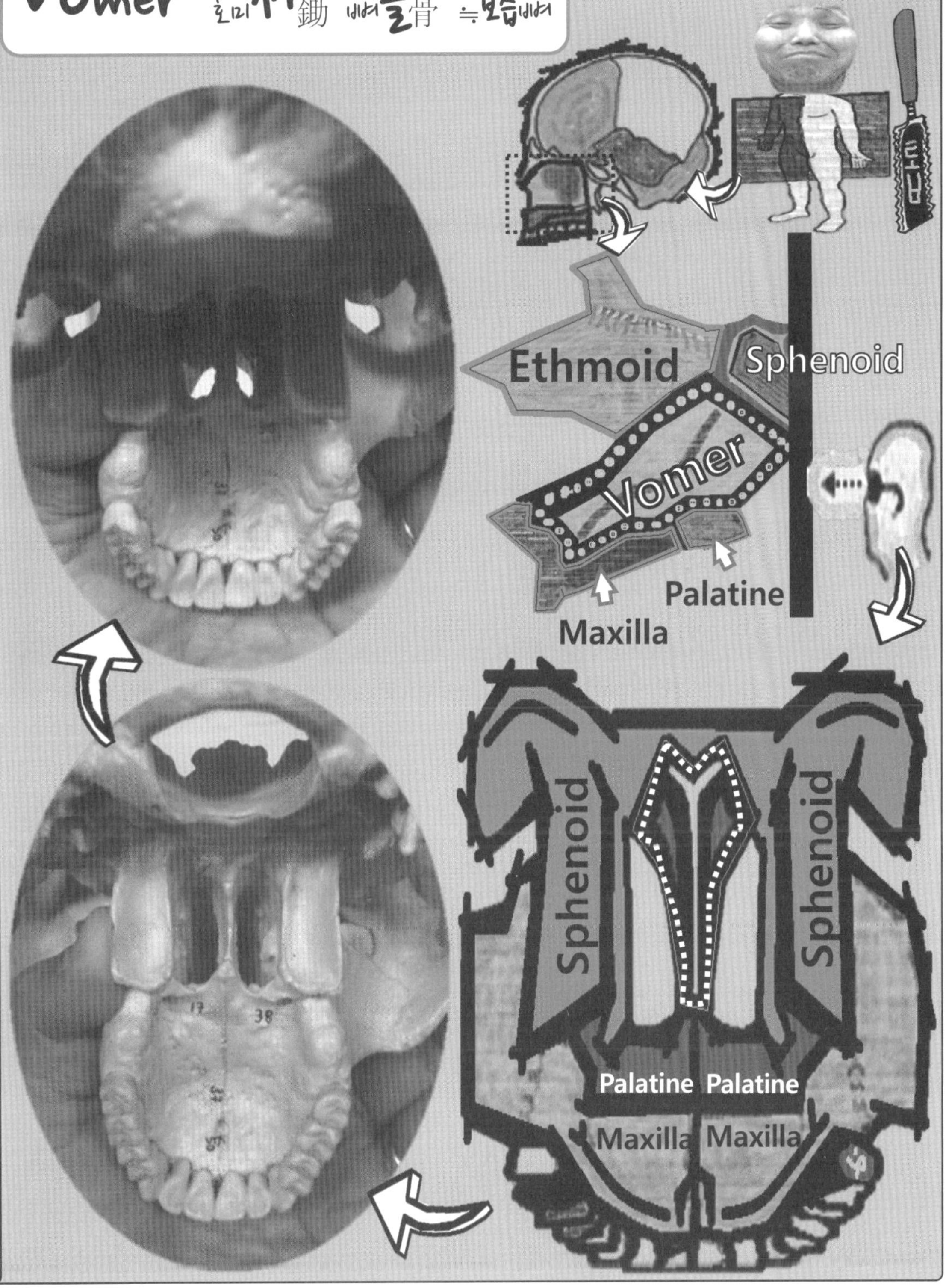

75-1-19

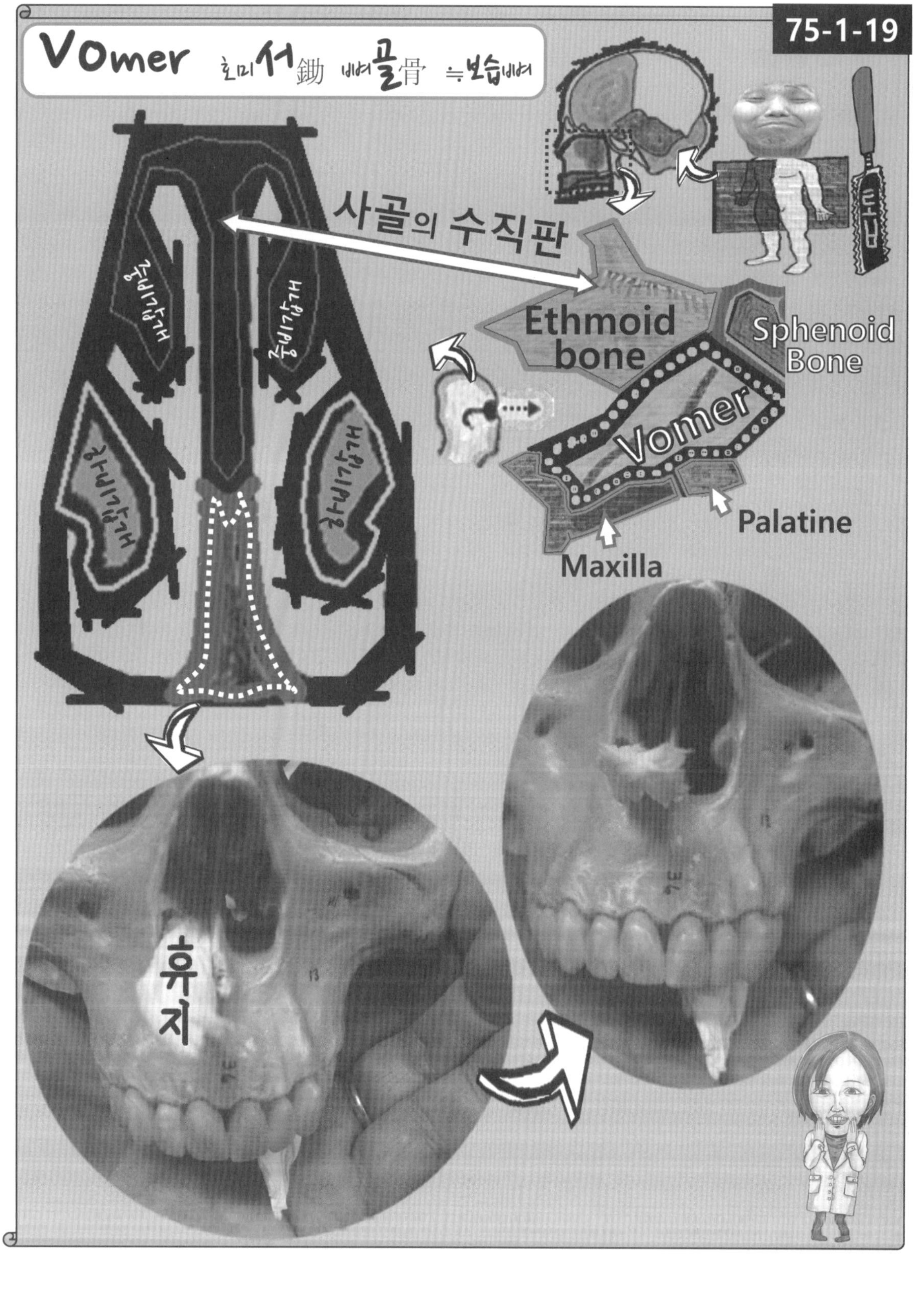
Vomer 호미서鋤 뼈골骨 ≒보습뼈
사골의 수직판
Ethmoid bone
Sphenoid Bone
Vomer
Palatine
Maxilla
휴지

75-1-20

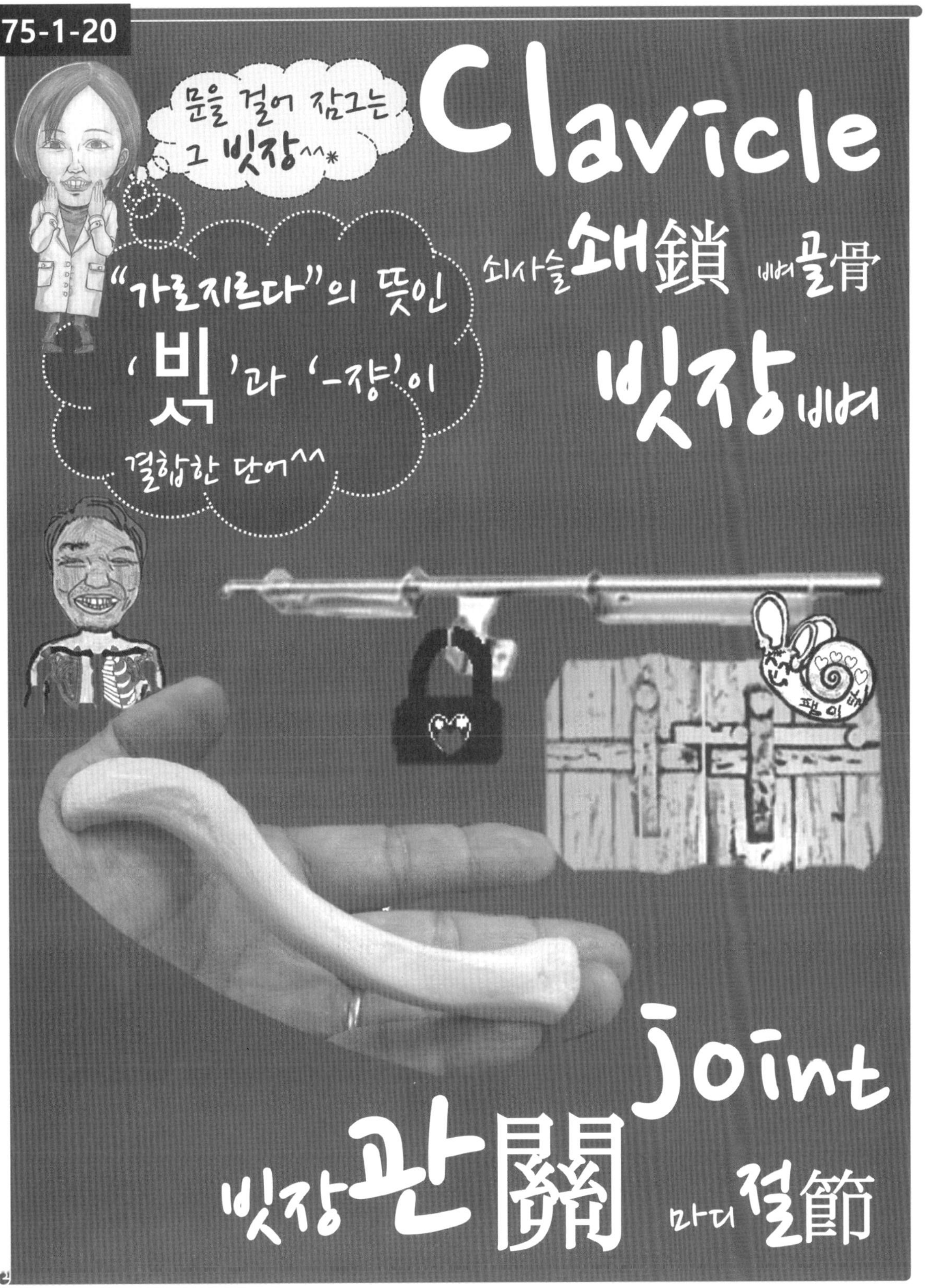

문을 걸어 잠그는 그 빗장^^*
"가로지르다"의 뜻인 '빗'과 '-장'이 결합한 단어^^
Clavicle
쇠사슬 쇄鎖 뼈 골骨
빗장뼈
Joint
빗장 관關 마디 절節

75-1-21

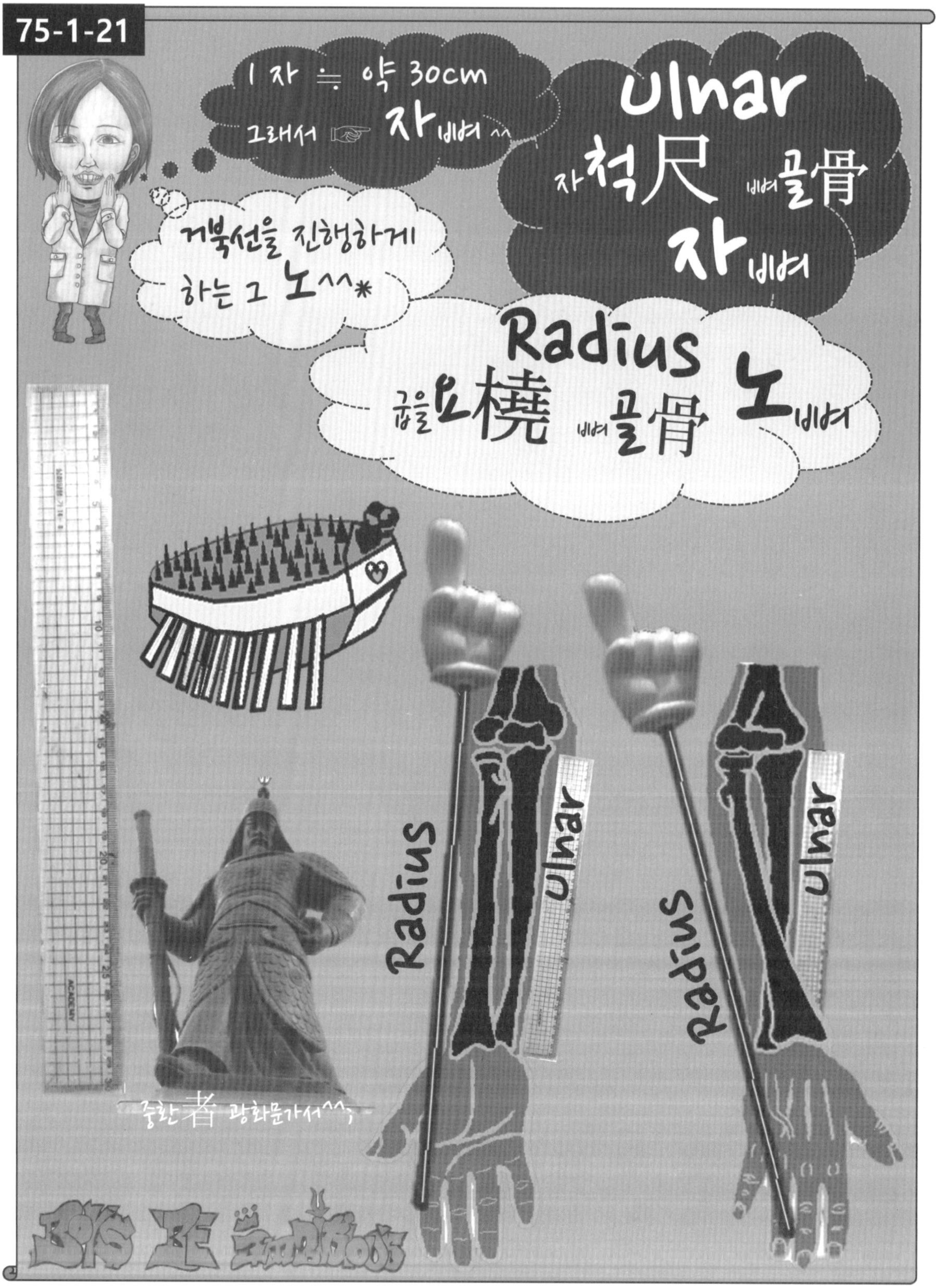
1 자 ≒ 약 30cm
그래서 ☞ 자뼈 ^^
Ulnar
자척尺 뼈골骨
자뼈
거북선을 진행하게 하는 그 노^^*
Radius
굽을요橈 뼈골骨 노뼈
Radius
Ulnar
Radius
Ulnar
중한 者 광화문가서^^;

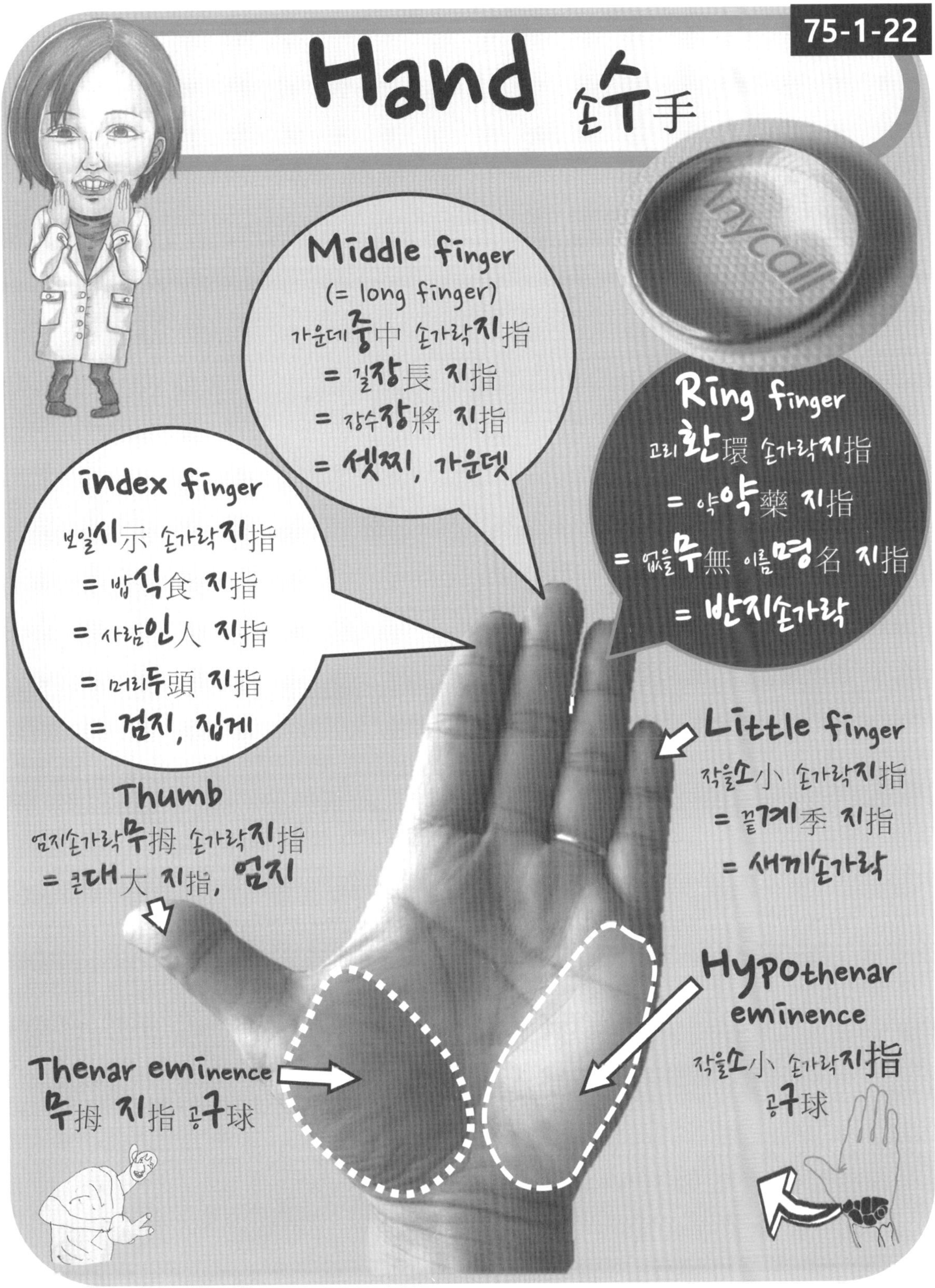
75-1-22
Hand 손수手
Anycall
Middle finger
(= long finger)
가운데중中 손가락지指
= 길장長 지指
= 장수장將 지指
= 셋째, 가운뎃
Ring finger
고리환環 손가락지指
= 약약藥 지指
= 없을무無 이름명名 지指
= 반지손가락
index finger
보일시示 손가락지指
= 밥식食 지指
= 사람인人 지指
= 머리두頭 지指
= 검지, 집게
Little finger
작을소小 손가락지指
= 끝계季 지指
= 새끼손가락
Thumb
엄지손가락무拇 손가락지指
= 큰대大 지指, 엄지
Hypothenar eminence
작을소小 손가락지指
공구球
Thenar eminence
무拇 지指 공구球

75-1-23

Inguinal ligament

쥐 서 鼠 지름길 혜 蹊 질길 인 靭 띠 대 帶 (= Poupart's ligament)

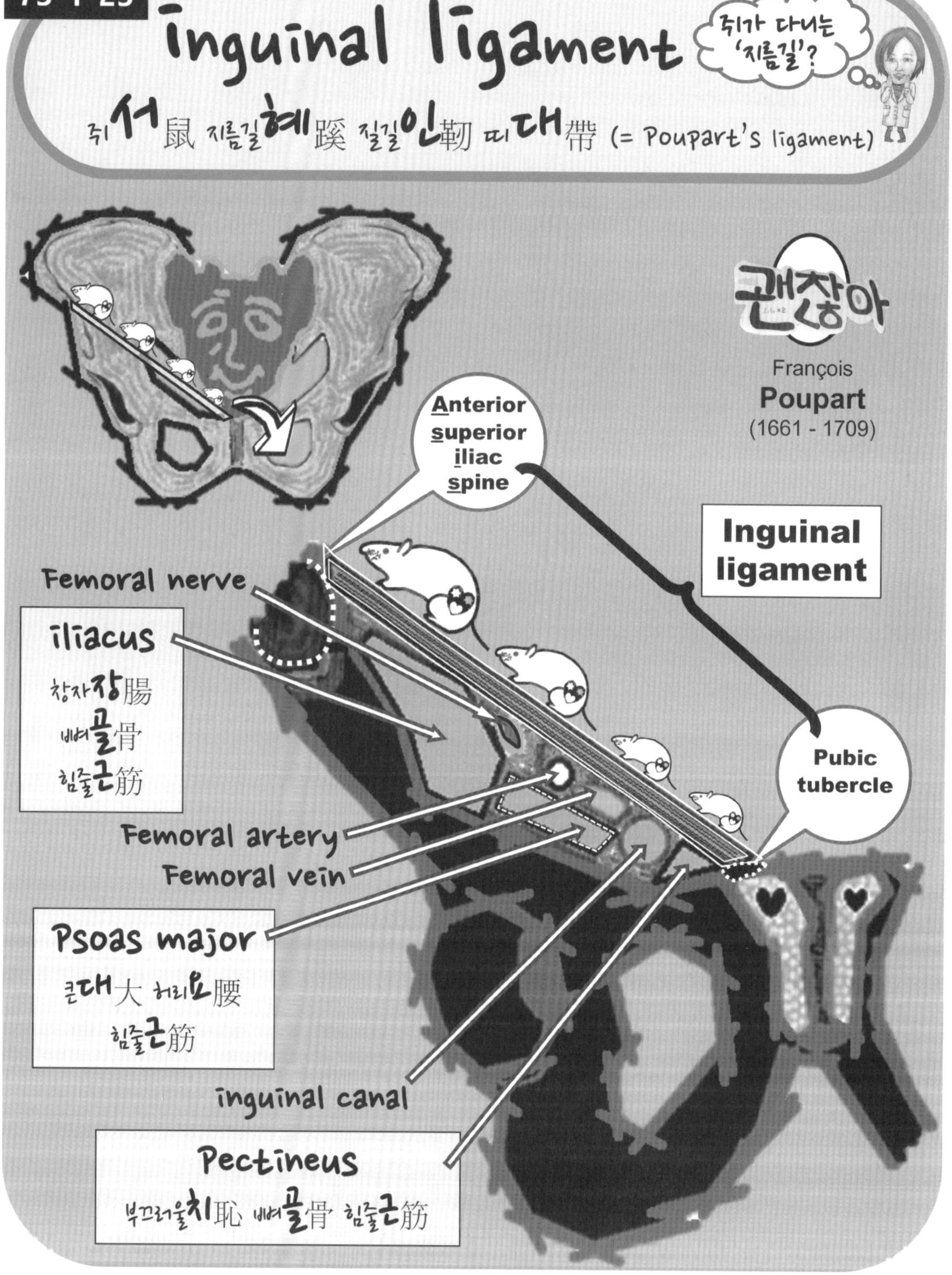

75-1-24

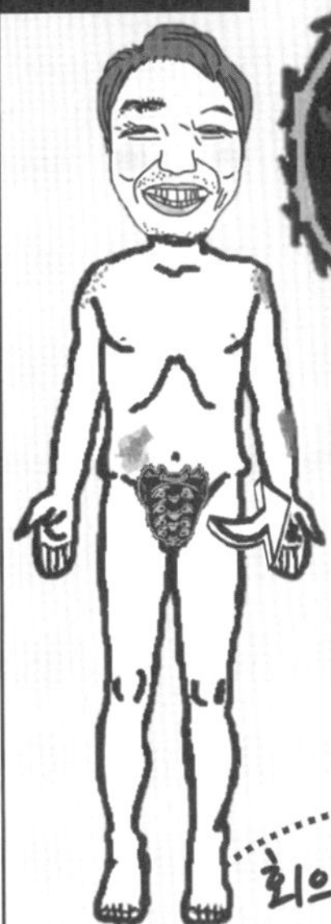

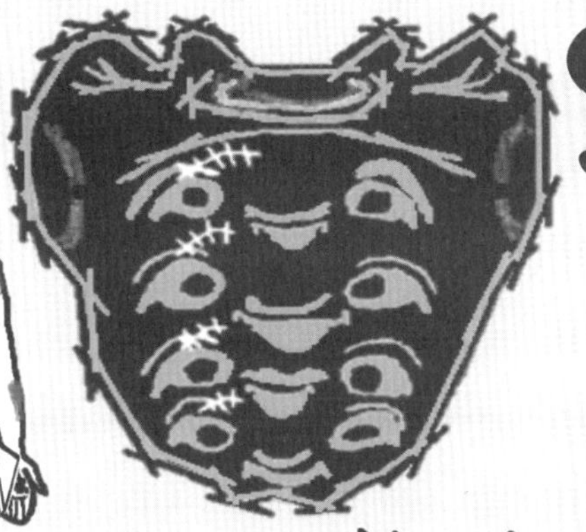

Sacrum

엉치뼈

☞ 천거할, 깔개 천薦 뼈골骨

회의문자: 풀초(초++ =艸) + 해태치(廌 사슴과 닮은 상상의 동물)

의미: '해태'가 먹는 풀, 음을 빌어 천거의 뜻으로 사용!

→ 몸을 치켜세운 해태의 모습에서 '올리다'라는 뜻이 파생,,,,

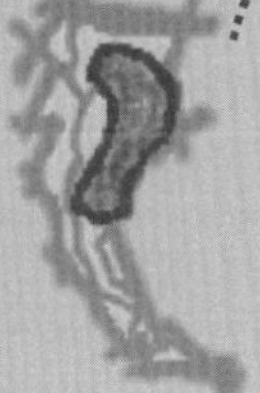

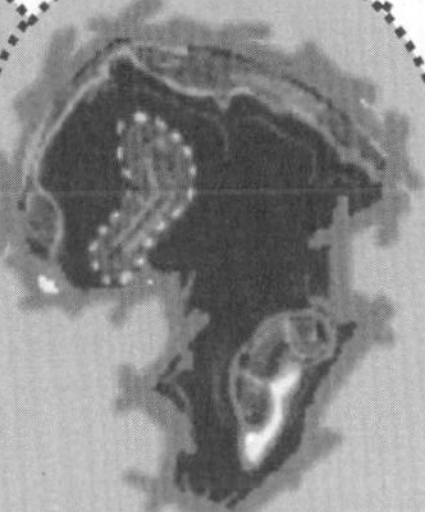

1. 천거하다
2. 드리다, 올리다
3. 늘어놓다, 진술하다
4. **깔다** 5. 우거지다
6. **견뎌 내다, 이겨 내다**
7. 줄곧, 계속, 거듭
8. **자리, 깔개, 거적**(짚으로 쳐서 자리처럼 만든 물건)
9. 꼴(말이나 소에게 먹이는 풀) 등,,,,

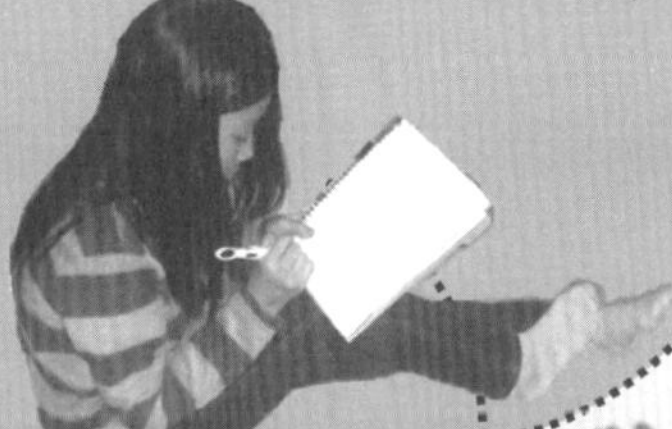

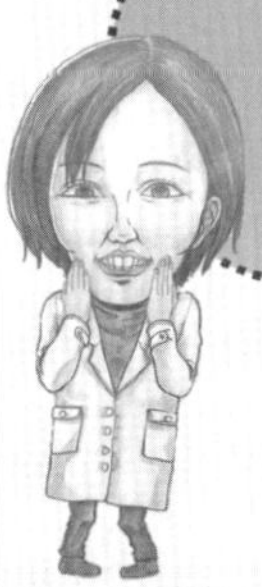

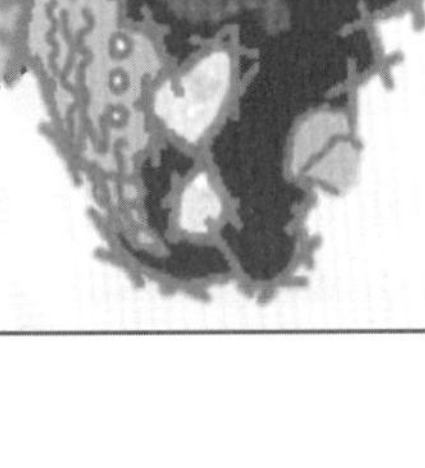

75-1-25

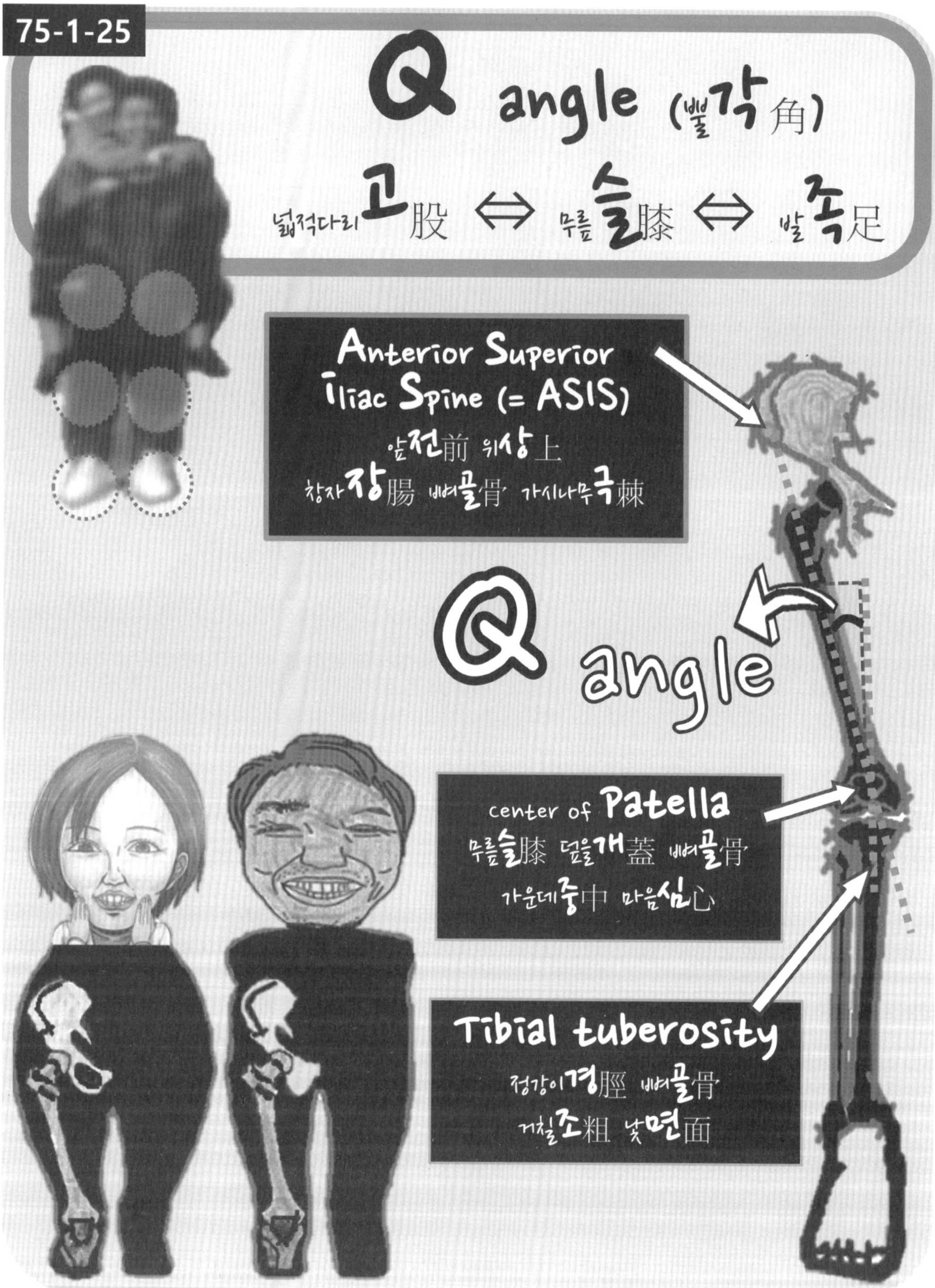
Q angle (뿔각角)
넓적다리고股 ⇔ 무릎슬膝 ⇔ 발족足
Anterior Superior Iliac Spine (= ASIS)
앞전前 위상上
창자장腸 뼈골骨 가시나무극棘
Q angle
center of Patella
무릎슬膝 덮을개蓋 뼈골骨
가운데중中 마음심心
Tibial tuberosity
정강이경脛 뼈골骨
거칠조粗 낯면面

75-1-26

Coxa	Genu	Pes
넓적다리 고 股	무릎 슬 膝	발 족 足

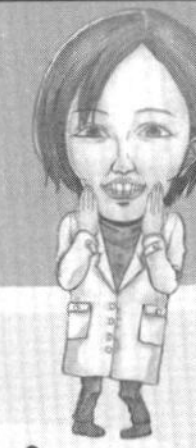

Coxa vara	Normal	Coxa valga
안 내 內 반 反 고 股	바를 정 正 항상 상 常	바깥 외 外 반 反 고 股
약 120° 이하	약 120° ~135°	약 135° 이상

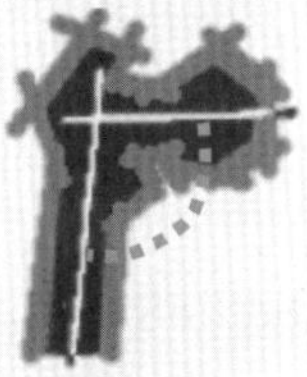
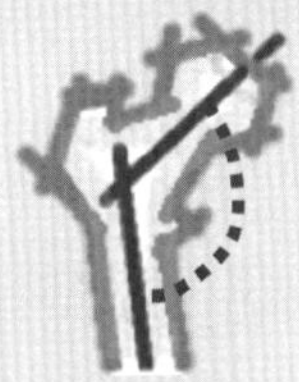
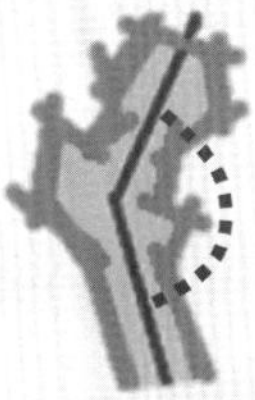

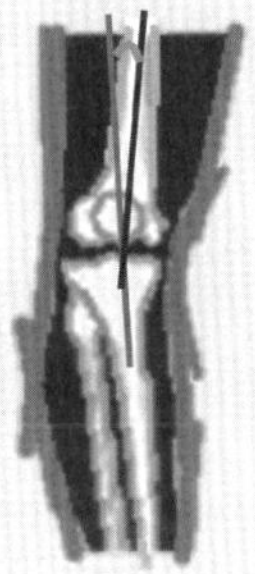
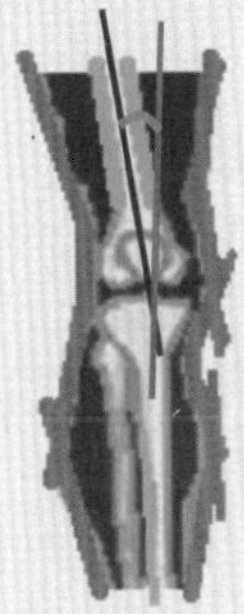
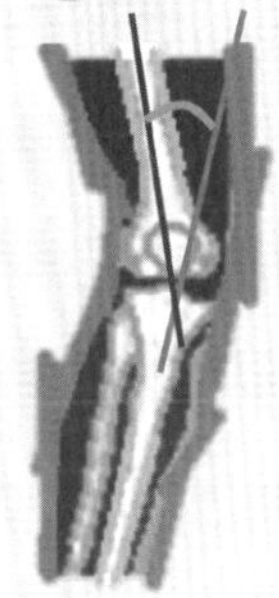

Genu varum	Normal	Genu valgum
내 內 반 反 슬 股	약 12° ~17°	외 外 반 反 무릎 슬 膝
정상범위 보다 감소 ⇩		정상범위 보다 증가 ⇧

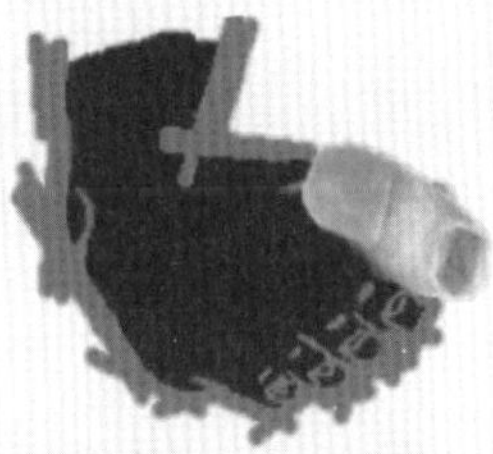
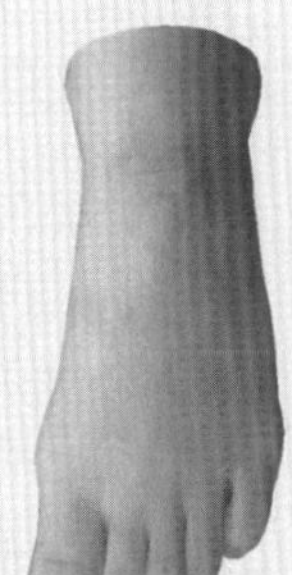
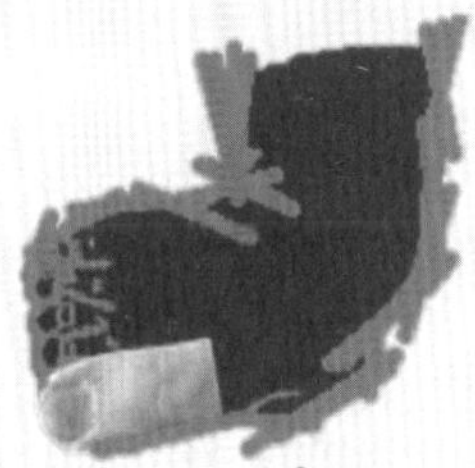

Pes varus	Normal	Pes valgus
내 內 반 反 족 足	정 正 상 常	외 外 반 反 발 족 足

75-1-27

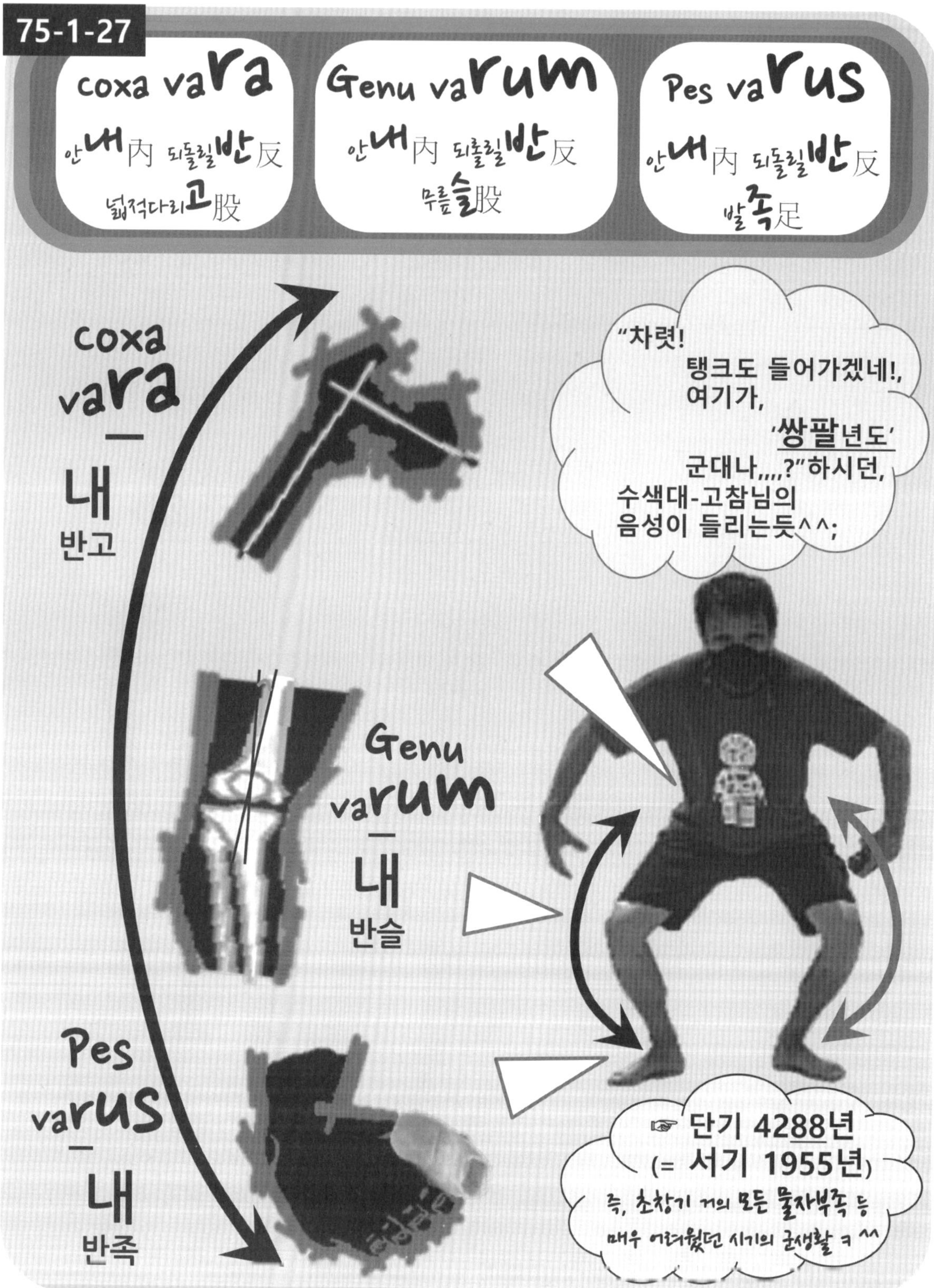
coxa vara
안내內 되돌릴반反
넓적다리고股
Genu varum
안내內 되돌릴반反
무릎슬膝
Pes varus
안내內 되돌릴반反
발족足
coxa vara
내
반고
Genu varum
내
반슬
Pes varus
내
반족
"차렷!
탱크도 들어가겠네!,
여기가,
'쌍팔년도'
군대나,,,,?"하시던,
수색대-고참님의
음성이 들리는듯^^;
☞ 단기 4288년
(= 서기 1955년)
즉, 초창기 거의 모든 물자부족 등
매우 어려웠던 시기의 군생활 ㅋ ^^

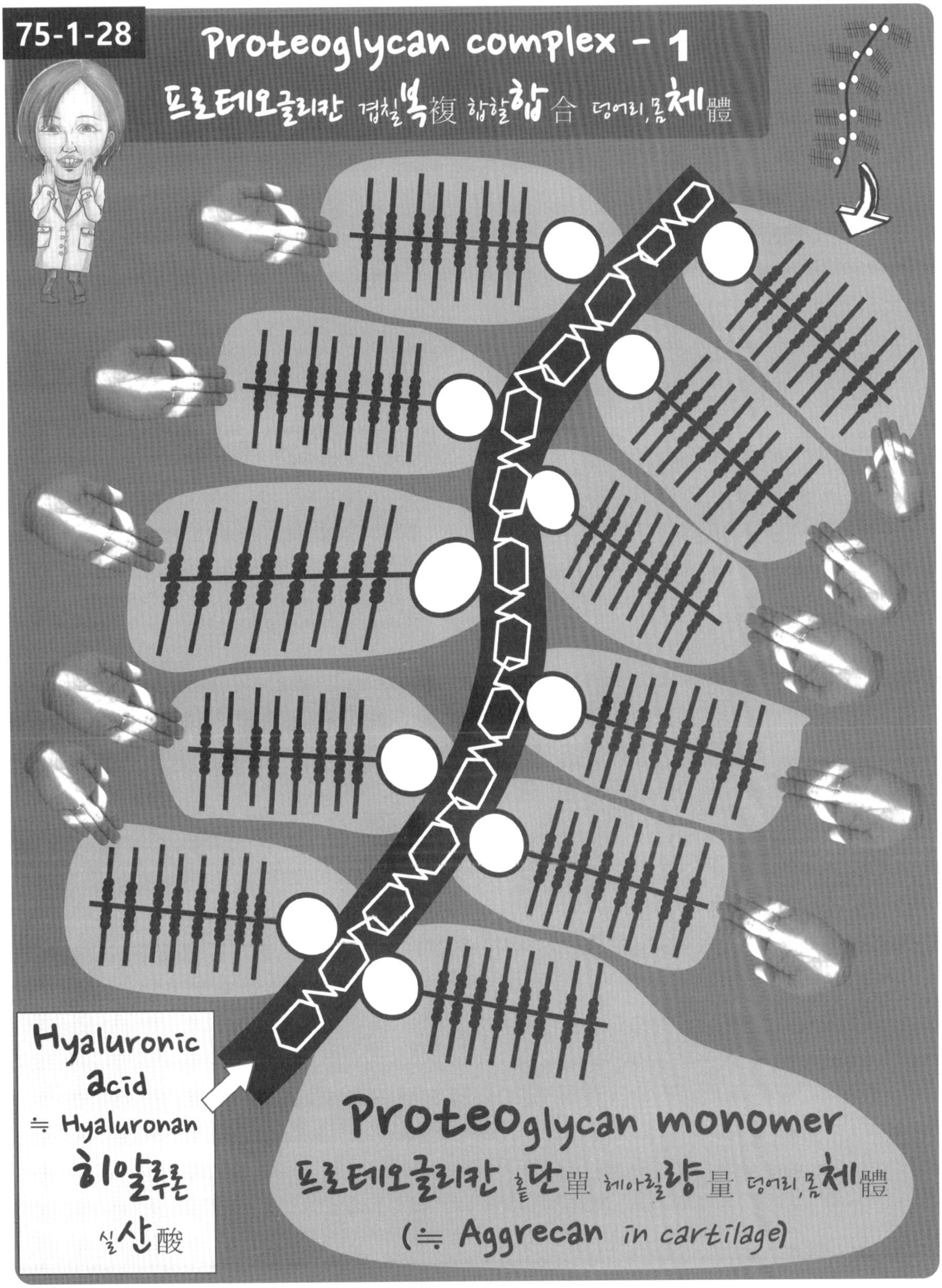

75-1-28
Proteoglycan complex - 1
프로테오글리칸 겹칠복複 합할합合 덩어리,몸체體
Hyaluronic acid
≒ Hyaluronan
히알루론 실산酸
Proteoglycan monomer
프로테오글리칸 홑단單 헤아릴량量 덩어리,몸체體
(≒ Aggrecan in cartilage)

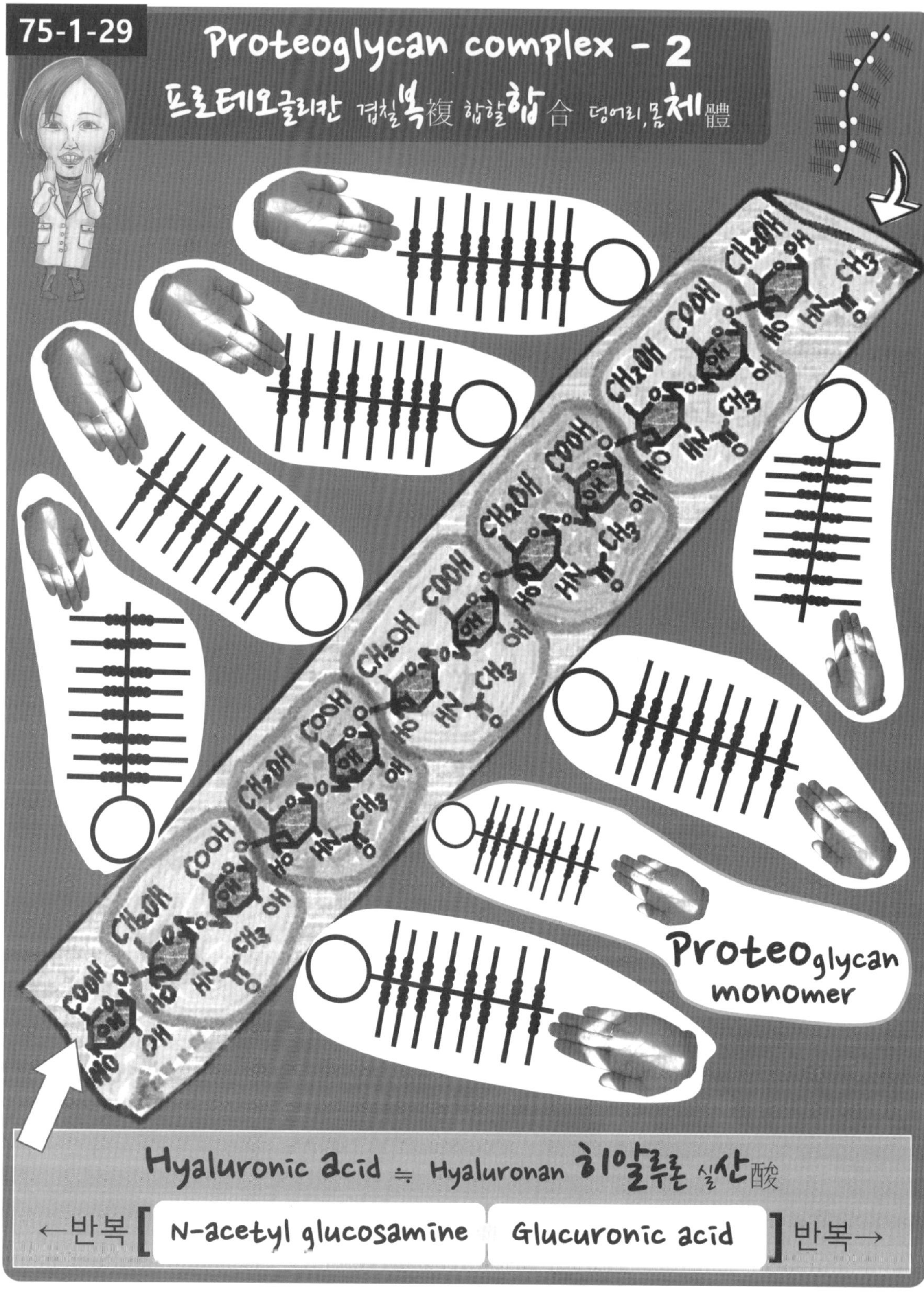
75-1-29
Proteoglycan complex - 2
프로테오글리칸 겹칠복複 합할합合 덩어리,몸체體
Proteoglycan monomer
Hyaluronic acid ≒ Hyaluronan 히알루론 실산酸
←반복 [N-acetyl glucosamine Glucuronic acid] 반복→

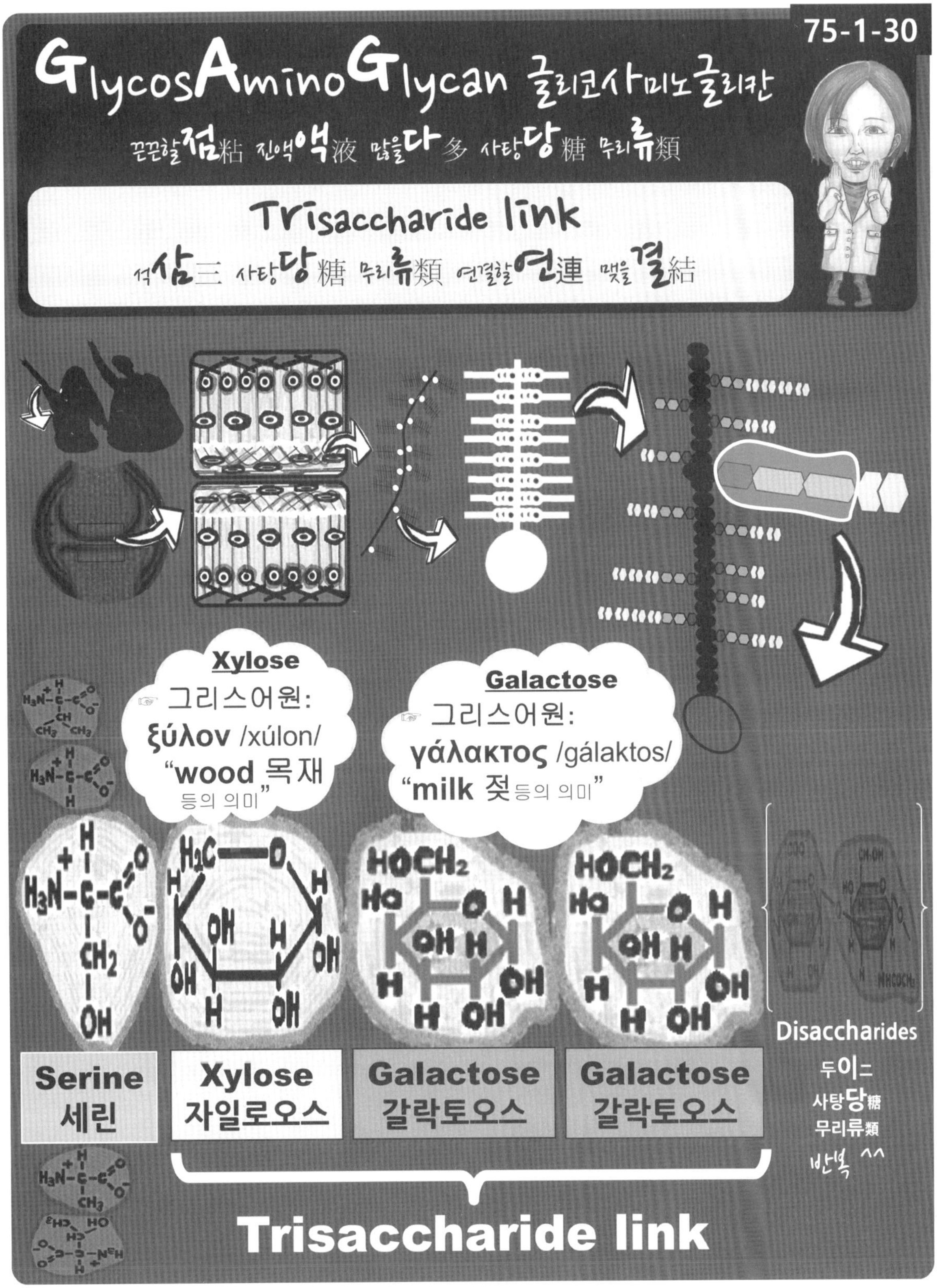
75-1-30
GlycosAminoGlycan 글리코사미노글리칸
끈끈할점粘 진액액液 많을다多 사탕당糖 무리류類
Trisaccharide link
석삼三 사탕당糖 무리류類 연결할연連 맺을결結
Xylose
☞ 그리스어원:
ξύλον /xúlon/
"wood 목재 등의 의미"
Galactose
☞ 그리스어원:
γάλακτος /gálaktos/
"milk 젖 등의 의미"
Serine
세린
Xylose
자일로오스
Galactose
갈락토오스
Galactose
갈락토오스
Disaccharides
두이二
사탕당糖
무리류類
반복 ^^
Trisaccharide link

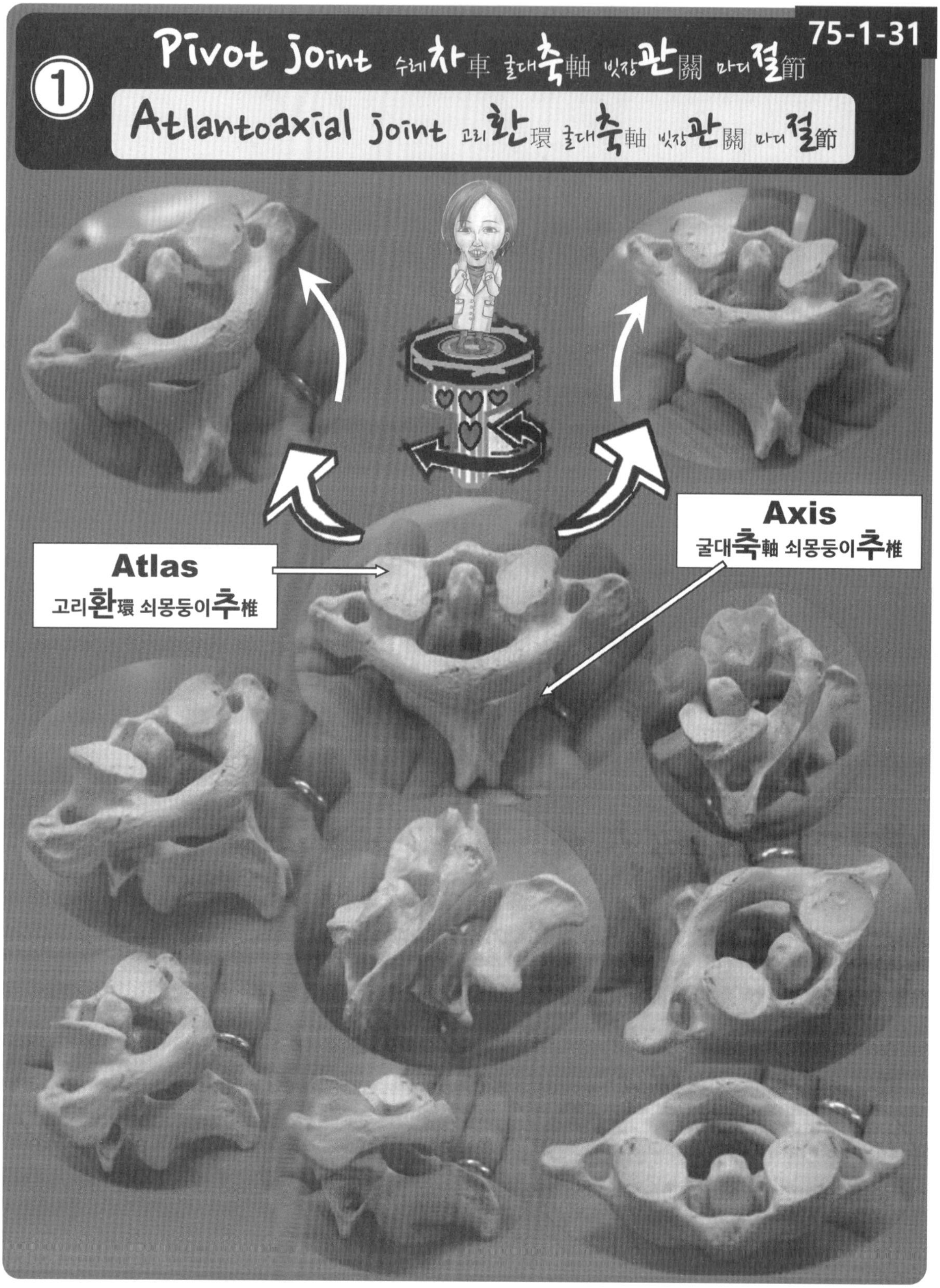
75-1-31
①
Pivot joint 수레차車 굴대축軸 빗장관關 마디절節
Atlantoaxial joint 고리환環 굴대축軸 빗장관關 마디절節
Atlas
고리환環 쇠몽둥이추椎
Axis
굴대축軸 쇠몽둥이추椎

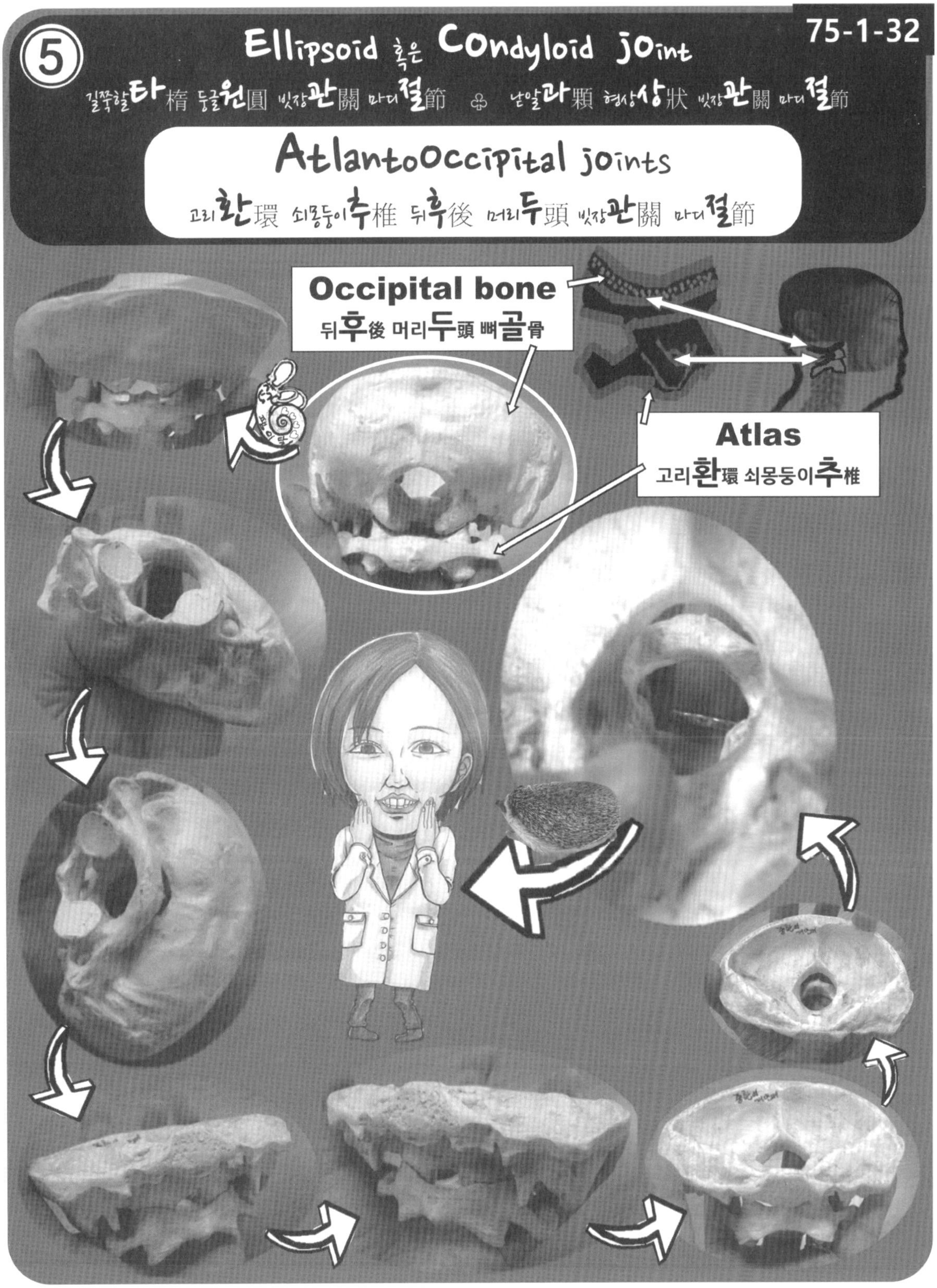
⑤ Ellipsoid 혹은 Condyloid joint
75-1-32
길쭉할타楕 둥글원圓 빗장관關 마디절節 ♧ 낟알과顆 형상상狀 빗장관關 마디절節
Atlantooccipital joints
고리환環 쇠몽둥이추椎 뒤후後 머리두頭 빗장관關 마디절節
Occipital bone
뒤후後 머리두頭 뼈골骨
Atlas
고리환環 쇠몽둥이추椎

남을 여餘 흰 백白

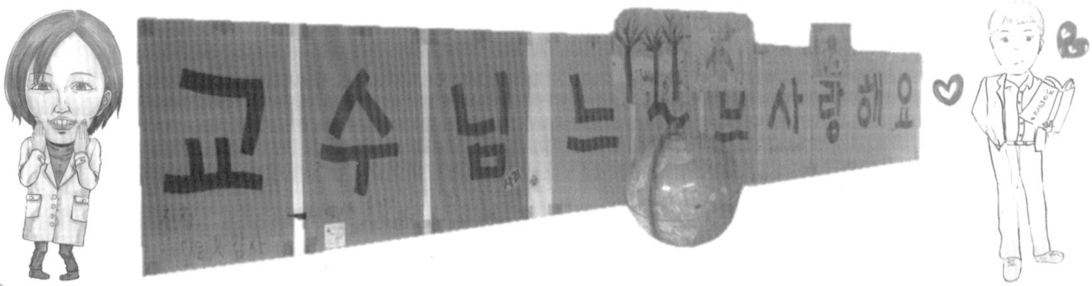